谨以此书

缅怀已故肿瘤外科学家陈峻青教授、

器官移植学家石炳毅教授、

普通外科与移植外科学家刘永锋教授

国家科学技术学术著作出版基金资助出版

移植肿瘤学

Transplant Oncology

主 审

郝希山　石炳毅

主 编

郑　虹　沈中阳

副主编

徐　骁　周　俭

人民卫生出版社

·北 京·

图书在版编目（CIP）数据

移植肿瘤学 / 郑虹，沈中阳主编 . —北京：人民
卫生出版社，2023.6
ISBN 978-7-117-35007-5

Ⅰ.①移… Ⅱ.①郑…②沈… Ⅲ.①器官移植
Ⅳ.①R617

中国国家版本馆 CIP 数据核字（2023）第 114900 号

人卫智网	www.ipmph.com	医学教育、学术、考试、健康，
		购书智慧智能综合服务平台
人卫官网	www.pmph.com	人卫官方资讯发布平台

移植肿瘤学
Yizhi Zhongliuxue

主　　编：郑　虹　沈中阳
出版发行：人民卫生出版社（中继线 010-59780011）
地　　址：北京市朝阳区潘家园南里 19 号
邮　　编：100021
E - mail：pmph @ pmph.com
购书热线：010-59787592　010-59787584　010-65264830
印　　刷：人卫印务（北京）有限公司
经　　销：新华书店
开　　本：889×1194　1/16　印张：30
字　　数：726 千字
版　　次：2023 年 6 月第 1 版
印　　次：2023 年 9 月第 1 次印刷
标准书号：ISBN 978-7-117-35007-5
定　　价：298.00 元

打击盗版举报电话：010-59787491　E-mail：WQ @ pmph.com
质量问题联系电话：010-59787234　E-mail：zhiliang @ pmph.com
数字融合服务电话：4001118166　　E-mail：zengzhi @ pmph.com

编 委

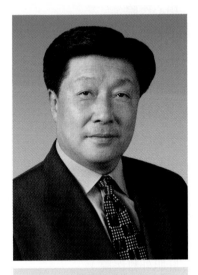

郝希山

中国工程院院士，我国著名肿瘤学家。现任天津市肿瘤研究所所长、国家肿瘤临床医学研究中心主任、中国医学科学院学部委员、国际乳腺疾病学会常务理事会主席、中国抗癌协会名誉理事长、《中国肿瘤临床》及 Cancer Biology & Medicine 主编等。曾任天津医科大学校长、天津医科大学肿瘤医院院长、国际抗癌联盟（Union for International Cancer Control，UICC）常务理事、中国抗癌协会理事长、中华医学会副会长等。

郝希山院士致力于肿瘤临床和科研工作五十余年，在肿瘤外科、肿瘤免疫治疗以及肿瘤流行病学等方面取得多项创新性科研成果，发表论文 500 余篇，主编专著 5 部。首创"功能性间置空肠代胃术"治疗胃癌，成果获得 2001 年国家科学技术进步奖二等奖；在国内率先开展实体肿瘤生物治疗，形成独具特色的肿瘤综合治疗模式；率先在我国开展了大规模的中国妇女乳腺癌筛查，"恶性肿瘤流行趋势分析及预防的研究"获 2006 年国家科学技术进步奖二等奖；率先开展国际化的留学生英语教学，获国家级教学成果奖一等奖 1 项。此外，还获得省部级科技进步奖特等奖 1 项、一等奖 3 项，天津市科技重大成就奖 1 项等。

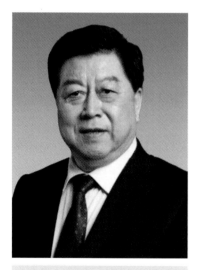

石炳毅

中国人民解放军总医院第八医学中心全军器官移植研究所名誉所长、中国人体器官捐献与移植委员会委员、国家卫生健康委员会肾脏移植质控中心主任，曾兼任中华医学会器官移植学分会主任委员、中国医师协会器官移植医师分会副会长、中国研究型医院学会移植医学专业委员会主任委员、中国人体健康科技促进会副会长等学术职务。

曾长期从事泌尿外科和器官移植的临床与科研工作，创建并推广肾脏移植关键技术体系，创新器官移植学科建设模式，组建集成化综合型器官移植中心，单中心实施肝、肾、心、肺、小肠、胰腺、多器官联合移植和造血干细胞移植等 4 000 余例。承担国家科技支撑重大项目、全军科技攻关课题等项目 30 余项。以第一完成人获国家科学技术进步奖二等奖 1 项，中华医学科技奖一等奖 2 项，获国家发明专利 7 项，享受国务院政府特殊津贴，获何梁何利科技进步奖和中国医师奖。主持建立"国家卫生健康委员会肾脏移植质控中心""肾移植科学登记系统"等国家重点工程。主编国内行业标准《中国器官移植临床诊疗指南（2017 版）》和《中国器官移植临床诊疗技术规范（2020 版）》等专著 16 部，发表论文 360 余篇，其中 SCI 收录 61 篇，培养博士后、博士、硕士 77 人。

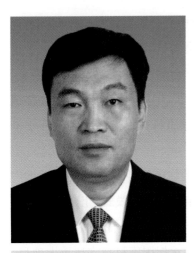

郑 虹

主任医师,教授,肿瘤学博士,博士研究生导师,享受国务院政府特殊津贴,首届"天津名医"。现任天津市第一中心医院副院长、中国器官捐献与移植委员会委员、中华医学会器官移植学分会常务委员、天津市抗癌协会副理事长、天津市器官移植重点实验室副主任等;兼任《实用器官移植电子杂志》副主编。

从事以肝移植为主的器官移植临床与科研工作 20 余年,完成各种术式临床肝移植 1 500 余例,先后指导国内十余家医疗机构开展肝移植近 200 例。开展肝外科相关新技术 20 余项,凝练经典非转流原位肝移植操作技法,平均无肝期时间降至 30 分钟内,达国际领先水平。率领团队系统总结肝癌肝移植术后肿瘤复发风险,最早报告了符合米兰标准肝癌的临床病理特征、术前血清甲胎蛋白水平可量化肿瘤复发风险、乙型肝炎复发是乙肝肝癌肝移植术后肿瘤复发的预警信号、单中心发生型多结节肝癌为预测肿瘤复发的独立风险要素、影像组学技术预测肿瘤复发等研究成果。倡导全程性无瘤术概念,改进术中无瘤操作,努力减少肝癌治疗中的医源性播散;主张调变非肿瘤学因素降低肝癌肝移植术后肿瘤复发,率先探索完全无输血肝移植技术与探讨卡培他滨节拍化疗的移植免疫抑制机制;推进肝移植肿瘤学新进展,构建系统移植肿瘤学新概念。上述工作推动了我国肝癌肝移植的临床改进与技术拓展。二十年间,以肝癌肝移植与器官移植围手术期管理为主要研究方向,承担或参与科研课题 50 余项,发表 SCI 及核心期刊文章 100 余篇;获天津市科学技术进步奖一等奖 1 项、中华医学科技奖三等奖 1 项、中国抗癌协会科技奖三等奖 1 项;主编、主译、参编、参译专著 20 余部;指导博士、硕士研究生 20 余名。

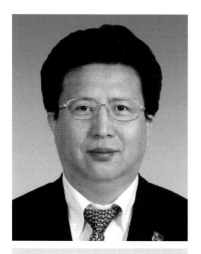

沈中阳

主任医师,医学博士,南开大学与天津医科大学外科学教授,博士研究生导师。首届天津市海河医学学者,天津市首批高层次创新型科技领军人才,国际欧亚科学院院士,中国器官捐献与移植委员会委员,我国著名器官移植专家。现任天津市第一中心医院院长,天津市器官移植研究所所长,天津市器官移植临床医学研究中心主任,南开大学移植研究院院长,中国医学科学院移植医学重点实验室主任,天津市器官移植重点实验室主任。兼任天津市国际生物医药联合研究院首席科学顾问、日本帝京大学医学部客座教授;《中华危重病急救医学》总编辑与《实用器官移植电子杂志》主编。曾任天津市医学会会长、中华医学会器官移植学分会副主任委员、《中华器官移植杂志》副总编辑等。

沈中阳教授从事器官移植临床和基础研究三十余年,是中国临床肝移植的重要开拓者、引领者、推动者。1994 年 5 月,主持完成我国首例存活期超过十年的肝移植手术。1998 年 10 月,组建我国首个肝移植专业科室,精进深耕二十五载,打造了我国最大规模的器官移植临床研究中心,培养了一大批器官移植优秀中青年人才。率先开展了一系列复杂肝移植技术并建立了肝移植术式优选原则。主持研发我国首剂高效价静脉注射人乙型肝炎病毒免疫球蛋白,建立与优化适合我国国情的肝移植乙型肝炎防控方案。引领开展了心脏死亡捐献供者器官移植的临床与基础研究。先后以第一完成人获国家科技进步奖二等奖、天津市科技进步奖一等奖、中华医学会科技进步奖二等奖等十余项科技奖励;发表学术论文 400 余篇,其中 SCI 论文 120 余篇;主编和参编专著、译著 16 部;指导博士、硕士研究生 50 余名。

恶性肿瘤是以人体内细胞恶性增殖为本质特征的一类重大疾病，其发生与演进是环境、遗传、免疫等诸多因素交互作用的结果。肿瘤学恰是以恶性肿瘤防治为主要学科任务的医学专业领域，其发展与科技进步同行，常常作为分支学科的出发地，先进科技的汇聚点。

二十世纪中叶，器官移植医学从实验进入临床，现已成为发展活跃、广泛开展的临床学科，迄今全球因终末期器官功能衰竭而接受器官移植的患者数以百万。在临床肝移植的初创阶段，移植技术作为肿瘤外科切除的特殊方式，与肿瘤学形成了交叉和融合。随着移植医学的成熟与发展，在众多移植受者中自然形成了一系列特有的肿瘤学问题，可概括为五个方面：①器官移植候选者的肿瘤风险评估及筛查；②器官捐献者肿瘤传播潜在风险的评估及筛查；③治疗难治性肿瘤疾病；④器官移植术后肿瘤复发的防控；⑤移植受者新发肿瘤的诊治。这些临床问题的出现与不断累加，派生了移植学与肿瘤学交叉融合的亚学科——移植肿瘤学。

移植肿瘤学包含多个学科领域，既是新概念，又具新内涵，这一新概念的提出与完善将丰富肿瘤诊疗的学科范畴，深化恶性肿瘤的基础研究与临床防治。国际上尚无移植肿瘤学专著面世。因此，我相信这一专著将成为移植学界和肿瘤学界科研与临床的案头工具书。

中国工程院院士

郝希山

2022 年 7 月

序二

　　1963 年，美国 Starzl 教授开创了肝移植治疗肝癌的先河，此后肝移植技术日渐成熟，现已成为治疗肝癌、肝硬化最有效的治愈性手段。随着移植外科技术的发展，人们逐渐认识到移植学科与肿瘤学科之间密不可分的联系，也探索移植技术用于其他肿瘤，如胃肠转移瘤、肺肿瘤，甚至心脏肿瘤、血液肿瘤等的治疗经验。

　　2014 年，日本熊本大学肝移植专家日比泰造教授首次提出"移植肿瘤学（Transplant Oncology）"这一全新概念。但当时这一概念的内涵仍局限于肝胆系统恶性肿瘤的治疗领域，也可称为"肝移植肿瘤学"。

　　在生物工程学和再生医学等多学科交叉融合的背景下，移植肿瘤学为肿瘤的治疗提供了有效的解决方案。每例器官移植受者均面临不同程度的系统性肿瘤学问题及相关风险，移植肿瘤学是在现代医学范畴与背景下，肿瘤学与移植学交融整合的新兴学科，其内在属性决定了这一新兴学科的独立性、复杂性、拓展性及方向性。

　　这部《移植肿瘤学》首次全面系统地介绍和探索移植肿瘤学的基本原理、研究任务与发展前景，对移植肿瘤学的基础与实践问题进行了深入讨论，建立了移植肿瘤学的完整学科体系，具有开创性的学术价值和临床应用价值，对提高移植学和肿瘤学领域临床和科研人员的诊疗水平大有帮助，将助力我国器官移植水平再上新的高度。

　　我热忱地推荐出版《移植肿瘤学》，以飨读者。

中华医学会器官移植学分会主任委员

2022 年 7 月

9

回眸历史，伴随着时代科技的发展，移植医学萌生、发展并得以进化。如今，器官移植已成为治愈肝、肾、心脏、肺等人体重要器官终末期功能衰竭的常规性医疗手段，我国每年完成的器官移植总例数超2万例。追溯器官移植历程，明晰可见一条蜿蜒蹊径——器官移植技术与肝等实质脏器恶性肿瘤治疗相生相伴的探索道路，而指引我们探索这条蹊径的根本动因则是恶性肿瘤的难治性与移植技术的优势性。可喜的是，这条蹊径近来终于有了自己的名称——"移植肿瘤学"。本书全体作者愿同读者一道探访这值得深谙的医学径路。当前，移植肿瘤学正在从空泛的医学概念转化为生动的医疗实践，其学科架构与范式已初步建立。狭义的肝移植肿瘤学，以肝细胞癌肝移植为代表，倡导多学科协作协同，注重发挥移植技术优势，拓展了肿瘤治疗领域，深化了肿瘤学问题，并取得了可喜成果，本书将予以重点介绍。

顾名思义，移植肿瘤学应是移植医疗相关的肿瘤学，如何以系统观念探究其学科疆界与内在逻辑，是值得考问与商榷的重要议题。古老的肿瘤学与新兴的器官移植学在临床实践中交叉、融合与共生，移植技术丰富了肿瘤学内涵，移植医疗实践派生了新的肿瘤学风险。纵观移植医疗，每位器官移植受者均面临某些确定或不确定的系统性肿瘤学问题，新发恶性肿瘤等严重威胁移植受者生存的肿瘤学问题同样值得关注、思考及防范。移植肿瘤学更应以免疫抑制状态下的全部移植受者为关注对象，以移植医疗中的全部肿瘤学问题为课题线索，以追求移植医疗的医疗效用与社会价值为宗旨，进行系统性规划与建设。

本书以当代医学的前沿知识为支撑,以移植医疗蕴含的肿瘤学问题为向导,重塑了移植肿瘤学的学科定位与任务范畴;在萃集相关学科领域最新成果的基础上,借助基础篇与实践篇,勾画移植肿瘤学的逻辑框架与全景轮廓,阐述移植肿瘤学的技术细节与重要成果,旨在为临床实践与科研合作提供帮助,为我国器官移植质量体系建设提供参考。

付梓之际,感谢郝希山院士的权威指导,感谢石炳毅教授的热诚推介,感谢董家鸿院士、温浩教授的鼓励与支持,感谢"中国胃癌研究泰斗"陈峻青教授的指导与帮助,感谢李宪昌、田英华、王汉林等华裔科学家无私、权威的学术奉献,感谢活跃在基础医学、肿瘤学及器官移植学等领域并为本书奉献学术智慧的全体执笔专家。感谢中国医科大学、天津医科大学、天津市肿瘤医院的学术前辈与精英及天津市第一中心医院临床专家、《实用器官移植电子杂志》编辑同志的倾心助力。

在浩瀚的医学领域,《移植肿瘤学》仅速写了临床器官移植过往的那条蜿蜒蹊径,而这路正在伸向无垠的远方。

2022 年 7 月

Transplant Oncology

移植肿瘤学

目录

视频目录

扫二维码观看网络增值服务：

1. 首次观看需要激活，方法如下：①刮开带有涂层的二维码，用手机微信"扫一扫"，按界面提示输入手机号及验证码登录，或点击"微信用户一键登录"；②登录后点击"确认"，再点击"查看"即可观看网络增值服务。

2. 激活后再次观看的方法有两种：①手机微信扫描书中任意二维码；②关注"人卫助手"微信公众号，选择"知识服务"，进入"我的图书"，即可查看已激活的网络增值服务。

Transplant Oncology

移植肿瘤学

基础篇

第一章

移植肿瘤学概述

第一节　移植肿瘤学的历史沿革

一、历史发端

纵观历史,人类对生命与健康的追求是医学发展的永恒动力,而科学与技术的进步始终是医学发展的动力源泉。从梦想到现实,移植医学跨越了数千年历史,其一切进步均是生命与健康追求下科学发现与技术探索的成果性体现。历经一个多世纪的科技探索与积淀,现代器官移植学终于在 20 世纪中叶步入了临床初创阶段。肿瘤性疾病作为导致器官功能衰竭的重要原因之一,其伴发或并发的器官功能衰竭自然成为器官移植临床探索的尝试方向与潜在指征。

继肝移植之父 Thomas E Starzl 教授 1963 年 3 月 1 日施行人类首例儿童肝移植受者死于术中出血后,1963 年 5 月 5 日完成了人类首例成人肝癌肝移植,受者于术后 22 日死于肺栓塞及败血症,却为成人肝移植及肝移植治疗肝脏肿瘤树立了不朽的历史丰碑。同年 6 月 11 日,人类首例肺移植于美国密西西比大学医学中心成功实施,受者患左肺晚期中央型肺癌,移植术后 18 天死于肾衰竭,却记录了人类肺移植与肺移植治疗肺部肿瘤的历史开端。此时,以外科手术切除为主导性治疗的肿瘤学和以拯救器官功能衰竭为根本性任务的器

官移植学,各自以其不甚成熟的方式形成了历史性交汇,并在期许实现医学创新与渴求治愈恶性肿瘤的探索中拉开了崭新序幕。

二、历史质疑

科技进步绝无坦途,移植医学如此,以器官移植治疗恶性肿瘤的探索更是如此。尝试以器官移植技术治疗恶性肿瘤的伦理前提是:移植受者罹患某一被移植器官的致命性肿瘤疾病,且其生命不因尝试失败而大幅缩短。基于实体恶性肿瘤的流行规律、发病特点以及器官功能的代偿性、替代性、复杂性等原因,肝移植治疗肝脏恶性肿瘤始终处于实践前沿与探索主线。

1963 年 3 月至 1964 年 1 月,Starzl 教授完成了人类最初的 7 例肝移植病例,其中的 6 例成人受者均为晚期肝脏恶性肿瘤病例(原发性肝癌 3 例、结肠癌肝转移 2 例、胆管细胞癌 1 例),但短期、密集的临床尝试均因外科技术原因而导致失败,最长存活时间仅为 23 天。为此,令人沮丧的肝移植临床试验,因技术性障碍而在全球医学界内自主"叫停",进入了为期三年多的"休整期"。1967 年 7 月 23 日,Starzl 教授成功为 1 例 2 岁半的儿童受者施行了肝脏肿瘤的肝移植手术;随后,又于 1969 年年底总结了其完成的全部 25 例原位肝移植的临床经验及随访结果,其中 5 例可供观察的肝癌肝移植病例均出现术后肿瘤复发,且 4 例发生了

移植肝脏的肿瘤转移,最长存活时间仅为14.5个月。这一结果否认了将肝脏恶性肿瘤作为肝移植主要适应疾病的预想,并推断免疫抑制剂可加快肿瘤细胞的增长速率。至此,肝脏恶性肿瘤的肝移植,因疗效不佳而广受质疑,并进入长达十余年的"停滞期"。回顾我国肝移植的发展历程,同样经历了相似的历史过程。1980年,夏穗生教授于《中华器官移植杂志》创刊号,以《全肝切除术》为题,报道了7例临床肝移植的外科经验,受者均为晚期肝癌病例,术后最长生存时间仅264天,却保持了中国肝移植最长存活纪录,长达15年。

尽管如此,肝癌肝移植的临床实践却推动了移植外科技术的进步。伴随新型器官保存液和免疫抑制剂的研发与应用,以及外科操作与围手术期管理的不断改进,肝移植的临床疗效逐步提高。在1983年6月20日至23日举行的国际肝移植共识会议上,美欧诸国达成了"肝移植已转变为一种临床服务"的一致意见。其后,临床肝移植步入了"快速发展期"。

三、历史变革

在临床肝移植实施与推进过程中,某些肝癌肝移植的成功个案不断激发着学者们对于肝移植治疗肝脏恶性肿瘤的探索热情。例如,1970年1月Starzl教授完成1例先天性胆道闭锁合并肝右叶2.7cm肝癌的儿童肝移植病例,竟创下存活期逾40年的医学奇迹。伴随器官移植学的整体进步及肝移植技术的改进与推广,不可切除的肝脏恶性肿瘤再度成为临床肝移植的尝试目标,但入选者多为晚期病例且遴选标准不一,各移植中心报道的移植后5年生存率为30%~40%,其医疗适宜性受到争议。1991年,意大利米兰项目组率先启动了肝癌肝移植的前瞻性临床观察,并于1996年由Mazzaferro等报道了限定入选病例标准(米兰标准)的远期疗效,病理学符合米兰标准的患者4年实际生存率与无瘤生存率分别为85%与92%,确证了肝移植治疗肝硬化并发早期肝细胞癌的临床价值,由此再度兴起了肝癌肝移植的探索热潮。

历经持续二十余年的临床实践,肝移植治疗肝脏恶性肿瘤的适应疾病与遴选标准已发生明显变化,其变革趋势主要体现在以下几个方面。①适应证要素:从静态大体肿瘤形态学向肿瘤形态学联合肿瘤生物动力学的转变;②适应疾病范围:从单一肝细胞肝癌向肝胆系统难治性恶性肿瘤的转变;③肿瘤复发预测:从复发风险大致预判向复发风险量化预测的转变;④器官分配导向:从移植个体医疗效用评判向群体社会效益分析决策的转变。

概括而言,上述转变主要归因于移植学与肿瘤学的整体进步,同时标志肝移植治疗肝脏恶性肿瘤进入了移植肿瘤学(transplant oncology)时代。近年,国际肝移植协会(International Liver Transplantation Society,ILTS)正在积极倡导与努力推进移植肿瘤学的学科建设,并在学科规划、平台建设及学术支持等方面发挥了重要引领作用。2018年2月7日,ILTS于荷兰鹿特丹召开了移植肿瘤学共识会,会中提出了多学科广泛合作的建设理念,并围绕学科发展重点任务与方向组建了四个专项工作组:①肝移植治疗肝细胞癌组;②肝移植治疗胆管癌与混合型肝癌组;③肝移植治疗神经内分泌肿瘤肝转移、结直肠癌肝转移及肝母细胞瘤组;④肝脏恶性肿瘤肝移植的移植术后管理组。这标志肝移植治疗肝脏恶性肿瘤进入了以临床证据为依据、多学科协同发展的新阶段。

四、时代考问

移植肿瘤学这一值得问究的医学词汇,早在2004年就出现于美国《皮肤外科》杂志独辟专刊的主编寄语中,其标题为《移植肿瘤学的挑战与机遇》。当期来自欧美学者的16篇撰文,集中论述了移植受者罹患皮肤肿瘤的风险及防治经验,可谓移植肿瘤学的发轫之作。此时,全球存活的器官移植受者已有数十万人,仅美国就超过15万人,皮肤恶性肿瘤作为实体器官移植后最常发生的肿瘤疾病之一,受到了西方移植学界的普遍关注。

Starzl教授曾将肝移植发展历程概括为5项相互支撑、相互关联的主题方向,即:①肝脏营养生理学(hepatotrophic physiology);②移植技术(transplant models);③免疫学(immunology);④生存结局(survival results);⑤人文主义问题(humanism issues)。回顾历史,肝移植的发展史与其他器官移植的发展史间存在颇为相似的共性特征与变迁规律,各类别器官移植在突破技术性瓶颈后,常面临深刻的共性问题。在器官移植技术日臻成熟与广泛应用的今天,医疗效用与人文主题悄然成为移植医学的关注焦点与发展方向,这恰是构建移植肿瘤学的时代背景与医学使命。在现代医学背景下,思考格局与关注领域的不同,移植肿瘤学的概念与内涵并非一致,但均可共同纳入改善生存结局与实现人文价值的时代主题之中。

医学实践表明,器官移植受者面临着诸多关乎生存的系统性肿瘤学问题,如供者潜在恶性肿瘤传播、移植受者潜存或未愈恶性肿瘤诊疗、移植受者新发恶性肿瘤防治等。故此,移植肿瘤学更应以免疫抑制状态下的全部移植受者为关注对象、以移植医疗的全部肿瘤学问题为研究线索,并在肿瘤学与移植学的交叉、链接与融合中谋求发展。移植肿瘤学概念的整合与分化,有助于领域内个性问题的凝聚与纵向探索;移植肿瘤学概念的整合,有助于学科间共性问题的挖掘与横向合作,分化与整合并进,将引领学科的整体性建设与全方位发展,进而拓展移植医学的医疗效用与社会价值。本书的规划设计与内容阐述正是基于这样的基本判断与初始意愿。

第二节 移植肿瘤学的基本内涵

一、移植肿瘤学的基本概念

移植肿瘤学是医疗需求与医学进步相互促进从而涌现的新的医疗实践与医学领域,这一医学概念起源并落后于临床实践。在器官移植学发展进程中,难治性肝脏恶性肿瘤常作为肝移植的主要适应疾病,移植学与肿瘤学在肝移植领域的交融性实践为移植肿瘤学概念的形成奠定了基础。

移植肿瘤学是由肝移植领域专家明确倡导的医学概念和医疗理念,日本熊本大学器官移植中心日比泰造教授等为构建这一概念做出了重要贡献,其系统回顾了肝移植治疗肝胆系统难治性恶性肿瘤的现状与前沿进展,归纳总结了移植肿瘤学的任务方向与发展前景。但总体而言,其阐述的移植肿瘤学概念的内涵局限于肝胆系统恶性肿瘤的治疗领域,关注于发挥移植技术的外科优势,侧重于提高相关肿瘤的可切除性、可移植性和可治愈性,现通称为"肝移植肿瘤学"(liver transplant oncology)。在此背景下,领域内专家又针对移植肿瘤学这一概念取得了最新共识,将其定义为:任何用于恶性肿瘤治疗、旨在提高患者生存率和生存质量的移植医学和外科学的应用。

广义而论,每位器官移植受者均面临某些确定或不确定的肿瘤学问题及系统性肿瘤学风险,移植肿瘤学更应是:在现代医学范畴与背景下,基于器官移植学与临床肿瘤学交融化临床实践形成的整合与共生的学科领域,可称为"系统移植肿瘤学"(systematic transplantation oncology);其应以免疫抑制状态下的全部移植受者为关注对象,应以移植医学的全部肿瘤学问题为课题线索,应以追求移植医疗的医疗效用与社会价值为宗旨目标,其内在属性规定了这一新兴学科的方向性、独立性、复杂性及拓展性。

二、移植肿瘤学的基本任务

医学实践表明,无论器官移植的类别形式与治疗目的如何,移植受者均面临系统性肿瘤学问题或风险,追寻问题或风险的来源途径与发生时段等,可将移植肿瘤学归纳为五个基本任务范畴(表1-2-1)。肿瘤学的根本任务为恶性肿瘤防治,移植学的根本任务为器官衰竭治疗,两项任务的叠加,使肿瘤学走向深处、使移植学走向了难处,这正是霍兰教授提出的系统或学科交叉所派生的涌现现象,也称作"涌现性"(emergent properties)。移植肿瘤学的任务范畴与肿瘤的发生学、转移学、诊断学、治疗学存在密切的内在联系。移植前免疫功能受损与移植后长期强制性免疫抑制交织于临床实践中,移植免疫、肿瘤免疫、感染免疫及自身免疫之间相互联系、相互作用,派生出移植肿瘤学生动、复杂的免疫学场景,形成了独具特色的临床问题与科学难题。原发病复发、移植继发病、移植物失功等器官移植领域的恒久难题,正在更深刻地体现在移植肿瘤学实践中,移植肿瘤学正在各任务方向下不断积累经验与证据,寻求自身发展。

表 1-2-1　移植肿瘤学的基本任务范畴

风险时段	风险来源	任务范畴	肿瘤学领域	免疫学状态
术前	受者	受者罹患恶性肿瘤的筛查与风险评估	诊断学	常合并免疫受损
	供者	供者传播恶性肿瘤的筛查与风险评估	诊断学	常合并免疫受损
术中	受者	治疗难治性肿瘤性疾病	治疗学	持久性免疫抑制
术后	受者	防控移植术后肿瘤复发	转移学	持久性免疫抑制
	受者	防控移植术后新发肿瘤	发生学	持久性免疫抑制

(一)肝移植肿瘤学

当前,肝移植领域正在展开对于肝移植治疗原发或继发肝胆系统恶性肿瘤的深入探索,并确立了多个主研方向,肝移植肿瘤学成为移植肿瘤学的重要发展前沿。日比泰造教授将肝移植肿瘤学的任务与愿景概括为"4E"支柱:①演变(evolution),借助肝移植技术提升与转变肿瘤的多学科治疗范式;②拓展(extending),借助移植技术,拓展肝胆肿瘤手术切除的安全界限;③阐释(elucidation),通过肿瘤学与移植免疫学结合,阐释自我与非自我的识别系统;④探索(exploration),采用基因组学等多组学技术,探索疾病的生物学机制。其中,前两项任务已取得显著进展,将在肝移植肿瘤学章节中予以重点阐述;后两项愿景的实现将寄托于现代医学模式下肿瘤学、免疫学及一系列新兴科技的协同进步。

肝移植肿瘤学的实践成果正在促进其他器官移植领域的临床探索,并在适应证方面呈现出某些共性趋势。可部分概括为:①某一终末期功能衰竭器官并发原发性早癌,施行该器官移植手术常可取得良好远期疗效;②某一器官发生广泛或多发的原发性低度恶性肿瘤,可将该器官移植作为候选治疗方案;③伴随肿瘤治疗学的进步,针对解剖学不可切除或器官功能不耐受切除的某些器官继发性肿瘤,受累器官的移植手术或将成为多元化肿瘤综合治疗的重要干预措施;④恶性肿瘤与某些重要器官器质性衰竭并存时,应缜密施行肿瘤学评估,综合研判器官移植的潜在价值。总之,日趋成熟的器官移植技术,有望在治疗心脏、肺、肾等实质脏器肿瘤性疾病方面担当重要角色,并呈现复杂、个性的应用场景。

防控器官移植术后肿瘤复发是以肝移植为代表的移植肿瘤学的核心问题,基于生存目标和临床证据建立适应证标准是防控移植术后肿瘤复发的预设性限制,但在权衡医疗效用与社会价值间常呈现医学伦理学冲突。肿瘤复发风险精准预测与意向治疗效益分析(intention-to-treat analysis)的研究成果,有助于建立更为合理的适应证基准。

降低肿瘤复发率与延缓肿瘤复发进程是改善移植受者生存结局的两个努力方向。在极限性切除全部病变肝脏的肝癌肝移植术后,肿瘤复发的根本前提是受者体内仍然存在具有活性的肿瘤细胞。现有证据提示,肿瘤学因素与非肿瘤学因素是导致移植术后肿瘤复发的双元成因;在认真把握肿瘤学因素的同时,还应重视调控影响肿瘤复发的非肿瘤学因素。移植肝、肺、骨骼等多部位转移性复发及移植后晚期复发等临床表象,提示移植术后肿瘤复发多属系统性疾病,故应对全身综合治疗措施做出必要调整。诸如,免疫抑制剂减量与转换、新型多酶抑制剂的遴选与使用等,而肿瘤病理组织的多组学检测可能为防控肿瘤复发提供有益信息与指导。当前,降低复发程度与延缓复发进程同样值得探索与努力,针对高复发风险病例需规划全周期治疗预案,术前降期治疗与控制疾病进展、术中规范手术术式与无瘤操作、术后推行最小化免疫抑制策略等均有益于防控肿瘤复发,而针对可切除的"寡转移"病灶的适时外科干预,已明确证实能够改善生存。

(二)肿瘤筛查与风险评估

对移植受者罹患与移植供者传播恶性肿瘤疾病的筛查与风险评估,旨在规避移植医疗中可能发生的极端性、灾难性肿瘤学事件。器官移植候选者既往罹患恶性肿瘤或潜存恶性肿瘤,可直接影响器官移植的医疗决策与临床转归;针对器官移植候选者,评价既往罹患肿瘤的治愈性以及筛查肿瘤或癌前疾病是值得关注与探讨的移植肿瘤学问题。资料显示,美国肾移植术前罹患恶性肿瘤的受者占比已从1994年前的不足1%升至2016年的8.3%。既往罹患恶性肿瘤的器官移植(肾移植等)候选者,需接受肿瘤治愈性评价,现常以5年无瘤生存作为评估时限,而开展多学科个性化评价更有助于保障候选者的切身利益。针对某一器官功能衰竭的移植候选者施行肿瘤学评价与筛查,常受到主客观因素的影响与限制,目前尚缺少基于该特定人群风险证据的实践共识。

对移植供者传播恶性肿瘤疾病的筛查与风险评估,更是尖锐、复杂的移植肿瘤学问题。移植受者发生供者相关性恶性肿瘤(donor-related cancer,DRC)包括供者传播性恶性肿瘤(donor-transmitted cancer,DTC)与供者源性恶性肿瘤(donor-derived cancer,DDC)。目前,国际上多个运行中的国家性或区域性移植风险与不良事件登记数据平台,在一定程度上为风险评估与医疗决策提供了有益指导。既往罹患恶性肿瘤的供者,可依据医学诊疗记录与累积风险证据做出风险等级评估。对于不具恶性肿瘤史的供者,常需在限定时段内完成多环节、多层级肿瘤筛查。执行器官获取任务的医师,有义务在术中施行警惕、细致的肿瘤学探查,而及时将可疑病变或组织送检快速病理检查,有助于肿瘤的诊断与排查。器官移植供者传播恶性肿瘤事件难以绝对避免,国际报道其发生率约为0.05%。为此,应制定相关的标准操作流程与行业管理制度,并规范建立国家级供者信息登记报告的系统化数据平台。

(三)移植后新发恶性肿瘤

伴随移植医疗的成熟与普及,全球长期生存的器官移植受者数以百万且逐年增加,而移植后新发恶性肿瘤的高发与特发的流行状况日益唤起医学界的普遍关注。一项意大利2 832例成人肝移植队列研究报道,队列平均随访期5.4年,共246例受者发生266例次新发恶性肿瘤。另据美国移植登记系统报告,17 958例儿童实体器官移植受者发生恶性肿瘤392例,其中非霍奇金淋巴瘤占71%、标化发生率高达212倍。

移植肿瘤学将防控移植后新发恶性肿瘤作为重要任务方向,不仅会促进肿瘤发生学机制的探讨,更有助于改善移植医疗的整体结局。

不同地域、不同种族、不同器官移植类别、不同移植受者年龄群体、供受者间感染学背景以及个体化免疫抑制强度等,综合影响着移植后新发恶性肿瘤的发生风险、疾病类别、累及部位及演进速度,其防治策略与医疗结局互有差异,但不断累积的临床证据正在揭示一些规律性认识。可部分概括为:①与普通人群相比,器官移植受者新发恶性肿瘤发生率广谱系增高 2~4 倍;②移植后淋巴增殖性疾病(post transplant lymphoproliferative disorder,PTLD)与皮肤源性恶性肿瘤是器官移植受者最常见的新发恶性肿瘤;③感染相关与非感染相关的恶性肿瘤的发生率均明显增加,佐证免疫抑制造成人体免疫监视功能受损是提升肿瘤发生率的特有原因;④各类别器官移植受者的致癌风险要素与患癌风险类别具有规律性特点,可采用风险管理策略开展个性化阶梯预防。总之,移植后新发恶性肿瘤已成为长期生存的器官移植受者的主要死亡原因,是移植医疗中值得关注的重大课题,建立统一的注册登记系统与完善的随访制度体系,并针对性开展移植肿瘤配对研究(transplant cancer match study),将有助于发现移植后新发恶性肿瘤的流行规律,进而指导制订合理的防控策略。

三、移植肿瘤学的基本范式

移植肿瘤学是移植学与肿瘤学有机整合的医学领域,其继承了起源学科的特质,并将在临床实践中固化与强化学科的基本范式。

(一)证据性风险防控

防控移植受者多元化、个性化肿瘤学风险是移植肿瘤学的基本任务。移植供者来源的肿瘤传播风险与移植受者并发、复发及新发恶性肿瘤的肿瘤学风险,均需在识别、评估、应对、监测等风险管理环节上获取充分的医学证据,构建广域性、网络化证据数据平台,将利于移植肿瘤学的进步与发展。在移植医疗的重要领域与关键环节,施行证据性风险防控应作为构建移植肿瘤学的基本思维范式。

(二)多学科团队医疗

器官移植学一经创立即具有技术环节多、学科跨度广的鲜明特征,移植医疗是团队医疗的成功范例;临床肿瘤学多元化进步,催生与强化了恶性肿瘤综合治疗的开展,形成了多学科诊疗的成熟模式。以移植技术为手段、以肿瘤防治为目的的移植肿瘤学是器官移植学科群与临床肿瘤学科群的整合性实践,其重构了多学科协同合作的新格局,组建跨专业、机动性专业诊疗团队将利于移植肿瘤学的进步与发展。针对个性病例与关键问题,开展多学科团队医疗合作应成为构建移植肿瘤学的基本行动范式。

第三节　移植肿瘤学的学科建设

一、移植肿瘤学的学科属性

20 世纪是现代医学蓬勃发展与飞跃进步的世纪,现代肿瘤学与器官移植学相继问世并走进临床。器官移植学的基本使命是克服重要器官的终末期功能衰竭,肿瘤学的基本使命是防控肿瘤的发生与恶性演进。移植肿瘤学不仅是克服肿瘤难治性临床实践的必然产物,更是器官移植学与临床肿瘤学在共生性实践中涌现的新兴交叉学科,其具备交叉学科的主要共性特征:独立性、整合性及交叉性。

(一)独立性

所谓独立性,是指在共生性实践中关联学科的基本原理具有独立有效性。换言之,移植学或肿瘤学的基本原理、固有规律及根本原则,依然对移植肿瘤学临床实践发挥作用。例如,成功实施器官移植通常需满足三个基本条件:①供器官应重建独立血液循环;②建立独立血液循环时,供器官应具备足够的生物活性;③重建独立血液循环后,遗传学非同质的异体供器官将不可避免地面临遭受免疫排斥的风险,而需施行抗排斥治疗。再者,在实施器官移植过程中,供器官难以完全规避缺血再灌注损伤(ischemia reperfusion injury,

IRI），并由此触发级联性病理生理反应。又如，在恶性肿瘤多元化综合治疗的时代背景下，根治性、安全性、功能性相统一的肿瘤治疗学原则，依然在有效指导临床决策；认真把握全身治疗与局部治疗措施的原理、优势及时机，重视首次治疗的选择与序贯治疗的设计，仍是改善恶性肿瘤治疗结局的关键。总之，认知与把握移植学、肿瘤学等关联学科的原理与原则的独立有效性，是创立与发展移植肿瘤学的前提与基础。

（二）整合性

所谓整合性是指在共生性实践中，学科领域具有密不可分的整体性。其具有特有的运行规律与完整的学科体系，并规定了学科内涵的复杂性及学科外延的拓展性。例如，肝癌肝移植手术并非通常意义的肝癌切除术，肝移植术后即刻的人体最小肿瘤负荷状态与防范移植肝脏排斥反应的受者被动性免疫抑制状态融合并存，形成了复杂、完整、独特的临床实践与科学问题，免疫抑制对移植后肿瘤复发的影响，贯穿于肿瘤演进的自然史中，而并非仅限于复发事件本身。再如，移植后新发恶性肿瘤并不是通常背景下的恶性肿瘤，器官移植学与肿瘤的发生学、诊断学及治疗学的密切关联。系统化学治疗（简称"化疗"）治疗移植后新发恶性肿瘤，需考虑化疗药毒副反应、移植器官功能状态以及化疗药物与免疫抑制剂间的交互作用，正是体现整体性的典型例证。

（三）交叉性

所谓交叉性是指在共生性实践中，关联学科因关键事件派生的链接性与冲突性，并据此涌现出焦点问题与创新领域。在移植肿瘤学中，肿瘤学是移植学的基础支撑，移植学是肿瘤学的探索工具。例如，借助器官移植手段治疗肝脏难治性肿瘤，是器官移植领域的探索方向，也是临床肿瘤学的创新尝试，这一关键事件自然催生了移植免疫学与肿瘤免疫学的交叉与碰撞。移植免疫学的重要任务是实现人体对异己移植物的免疫宽容，而肿瘤免疫学的主要任务是促进人体对源于自己、异化于自己的恶性肿瘤的免疫清除，两者间存在内在性关联与外在性冲突。最近，细胞毒性 T 细胞抗原-4（cytotoxic T lymphocyte antigen-4，CTLA-4）抗体、程序性死亡蛋白-1（programmed death-1，PD-1）抗体等免疫检查点抑制剂（immune checkpoint inhibitors）已用于实体肿瘤的临床治疗，但将其用于移植术后肿瘤复发或新发病例，常遭受移植器官的难治性排斥反应，这同样印证了肿瘤免疫与移植免疫间的联系与冲突。冲突涌现是冲突解决的前提，化解冲突的过程也是科技创新的历程。例如，以西罗莫司（雷帕霉素）为代表的哺乳类雷帕霉素靶分子抑制剂已在防控肝癌肝移植术后肿瘤复发方面呈现一定成效，而进一步发掘具有抗肿瘤效应的免疫抑制剂已成为现阶段移植肿瘤学的重要探索方向之一。卡培他滨作为广谱的抗代谢类抗癌剂，具有肿瘤细胞与肝脏代谢的双重靶向性，且在初步实验观察中呈现出针对某些免疫细胞活性的抑制作用，值得进一步探讨并期待其应用于防控肝癌肝移植术后肿瘤复发。

二、移植肿瘤学的学科定位

移植肿瘤学是器官移植长期实践孕育出的交叉学科，并公认处于"打基础"的初创阶段；重新设定学科任务范畴、梳理学科发展现状，将有助于诠释其作为新兴学科的基本定位与建设方向。组织多学科领域专家编撰本书的目的与价值在于：搭建学科框架与逻辑、归纳实践经验与问题、找寻探索方向与路径、促进系统改进与提升。当前，学科范畴的展开与学科基本范式的推行，是移植肿瘤学学科建设的现实任务与努力方向。与此同时，移植肿瘤学还将长久面对来自伦理学、免疫学及医疗证据学等造成的瓶颈与关键问题。没有供器官就难以施行移植医疗，这一前提赋予移植医学更多的社会属性及伦理内涵，利用供器官治疗难治性肿瘤将征用有限的社会资源，必将在社会公平性与生命伦理学等方面面临巨大挑战，同时也将推动移植医学的科技进步。肿瘤免疫与移植免疫的内在联系与冲突是移植肿瘤学的待解难题，发现与利用两者间的差异性或将改进现有的诊治策略。证据性风险防控是移植肿瘤学的基本思维范式，但目前尚缺乏获取高级别风险证据的工具、路径及平台，亟待开发、建设及完善。

三、移植肿瘤学的学科前景

移植肿瘤学是移植技术成熟与普及所涌现的现实产物，移植医疗既用于治疗难治性恶性肿瘤，又派生了诸多肿瘤学风险或问题。移植肿瘤学是移植学与肿瘤学快速发展的时代产物，其作为一门交叉、新兴学科，正在肩负克服恶性肿瘤难治性的科学使命。当前，多学科协同诊疗机制正在实践中建立与推广，多项肝移植肿瘤学的前瞻性临床试验正在进行，组建国际化专业联盟、建立共享性数据登记系统与组学技术平台已成为推动学科发展的共识性举措，移植肿瘤学即将迎来快速发展的崭新阶段。遵循多学科合作五项原则(打造共同使命，培养"T型"人才，营造建设性对话，给予制度性支持，桥接研究、政策与实践)，调动更广泛的人才力量与社会资源，将有益于移植肿瘤学的学科建设与发展。21世纪是生命科学的世纪，基因组等组学计划的实施、再生医学的兴起、精准医学的倡导、人工智能的迭代等，正在打破现代医学的固有格局。移植学与肿瘤学的进步与创新，将多元驱动移植肿瘤学的发展，而破解移植肿瘤学的焦点问题与内在冲突，将助推生物医学的飞跃性进步。

(沈中阳　郑虹)

参考文献

［1］HIBI T, ITANO O, SHINODA M, et al. Liver transplantation for hepatobiliary malignancies: a new era of "Transplant Oncology" has begun［J］. Surg Today, 2017, 47(4): 403-415.

［2］HIBI T, SAPISOCHIN G. What is transplant oncology［J］. Surgery, 2019, 165(2): 281-285.

［3］SAPISOCHIN G, HIBI T, GHOBRIAL M, et al. The ILTS consensus conference on transplant oncology: setting the stage［J］. Transplantation, 2020, 104(6): 1119-1120.

［4］SAPISOCHIN G, JAVLE M, LERUT J, et al. Liver transplantation for cholangiocarcinoma and mixed hepatocellular cholangiocarcinoma: working group report from the ILTS Transplant Oncology Consensus Conference［J］. Transplantation, 2020, 104(6): 1125-1130.

［5］HIBI T, RELA M, EASON J D, et al. Liver transplantation for colorectal and neuroendocrine liver metastases and hepatoblastoma. Working group report from the ILTS Transplant Oncology Consensus Conference［J］. Transplantation, 2020, 104(6): 1131-1135.

［6］SAPISOCHIN G, HIBI T, TOSO C, et al. Transplant oncology in primary and metastatic liver tumor: principles, evidence and opportunities［J］. Ann Surg, 2021, 273(3): 483-493.

［7］LINE P D, DUELAND S. Liver transplantation for secondary liver tumours: the difficult balance between survival and recurrence［J］. J Hepatol, 2020, 73(6): 1557-1562.

［8］RAVAIOLI M. CUCCHETTI A. PINNA A D. et al. The role of metronomic capecitabine for treatment of recurrent hepatocellular carcinoma after liver transplantation［J］. Sci Rep, 2017, 7(1): 11305.

［9］GU X Q, ZHENG W P, TENG D H, et al. Impact of non-oncological factors on tumor recurrence after liver transplantation in hepatocellular carcinoma patients［J］. World J Gastroenterol, 2016, 22(9): 2749-2759.

［10］LAI Q, VITALE A, IESARI S, et al. Intention-to-treat survival benefit of liver transplantation in patients with hepatocellular cancer［J］. Hepatology, 2017, 66(6): 1910-1919.

［11］MEHTA N, BHANGUI P, YAO F Y, et al. Liver transplantation for hepatocellular carcinoma. Working group report from the ILTS Transplant Oncology Consensus Conference［J］. Transplantation, 2020, 104(6): 1136-1142.

［12］BERENGUER M, BURRA P, GHOBRIAL M, et al. Posttransplant management of recipients undergoing liver transplantation for hepatocellular carcinoma. Working group report from the ILTS Transplant Oncology Consensus Conference [J]. Transplantation,2020,104(6): 1143-1149.

[13] ACUNA S A,HUANG J W,SCOTT A L,et al. Cancer screening recommendations for solid organ transplant recipients:a systematic review of clinical practice guidelines [J]. Am J Transplant,2017,17(1):103-114.

[14] LERUT J,IESARI S,FOGUENNE M,et al. Hepatocellular cancer and recurrence after liver transplantation:what about the impact of immunosuppression [J]. Transl Gastroenterol Hepatol,2017,12(2):80.

[15] KRISL J C,DOAN V P. Chemotherapy and transplantation:the role of immunosuppression in malignancy and a review of antineoplastic agents in solid organ transplant recipients [J]. Am J Transplant,2017,17(8):1974-1991.

[16] KOFF J L,WALLER E K. Improving cancer-specific outcomes in solid organ transplant recipients:where to begin [J]. Cancer,2019,125(6):838-842.

[17] MANZIA T M,ANGELICO R,GAZIA C,et al. De novo malignancies after liver transplantation:the effect of immunosuppression-personal data and review of literature [J]. World J Gastroenterol,2019,25(35): 5356-5375.

[18] RODRÍGUEZ-PERÁLVAREZ M,GUERRERO M, BARRERA L,et al. Impact of early initiated everolimus on the recurrence of hepatocellular carcinoma after liver transplantation [J]. Transplantation,2018,102(12): 2056-2064.

[19] HO C M,CHEN H L,HU R H,et al. Harnessing immunotherapy for liver recipients with hepatocellular carcinoma: a review from a transplant oncology perspective [J]. Ther Adv Med Oncol,2019,26(11):1-11.

[20] PINTER M,SCHEINER B,PECK-RADOSAVLJEVIC M. Immunotherapy for advanced hepatocellular carcinoma:a focus on special subgroups [J]. Gut,2020,70(1):204-214.

[21] PANCHABHAI T S,ARROSSI A V,PATIL P D,et al. Unexpected neoplasms in lungs explanted from lung transplant recipients:a single-center experience and review of literature [J]. Transplant Proc,2018,50(1):234-240.

[22] KEWCHAROEN J,PRASONGDEE K,SINPHURMS-

UKSKUL S,et al. Recurrent cardiac myxoma treated by orthotopic heart transplantation:a case report and literature review of heart transplantation for primary cardiac tumor [J]. Case Rep Transplant,2018,2018:2456949.

[23] SMEDMAN T M,GUREN T K,LINE P D,et al. Transplant oncology:assessment of response and tolerance to systemic chemotherapy for metastatic colorectal cancer after liver transplantation - a retrospective study [J]. Transpl Int,2019,32(11):1144-1150.

[24] NADALIN S,SETTMACHER U,RAUCHFUSS F,et al. RAPID procedure for colorectal cancer liver metastasis [J]. Int J Surg,2020,82S:93-96.

[25] D'IZARNY-GARGAS T,DURRBACH A,ZAIDAN M. Efficacy and tolerance of immune checkpoint inhibitors in transplant patients with cancer:a systematic review[J]. Am J Transplant,2020,20(9):2457-2465.

[26] EUROPEAN DIRECTORATE FOR THE QUALITY OF MEDICINES & HEALTH CARE. y and safety of organs for transplantation(7th Edition)[M]. Strasbourg: Council of EurGuide to the qualitope,2018:219-263.

[27] MATSER Y A H,TERPSTRA M L,NADALIN S,et al. Transmission of breast cancer by a single multiorgan donor to 4 transplant recipients [J]. Am J Transplant, 2018,18(7):1810-1814.

[28] ECCHER A,GIROLAMI I,MOTTER J D,et al. Donor-transmitted cancer in kidney transplant recipients:a systematic review [J]. J Nephrol,2020,33(6):1321-1332.

[29] YANIK E L,SMITH J M,SHIELS M S,et al. Cancer risk after pediatric solid organ transplantation [J]. Pediatrics,2017,139(5):e20163893.

[30] DIERICKX D,HABERMANN T M. Post-transplantation lymphoproliferative disorders in adults [J]. N Engl J Med,2018,378(6):549-562.

[31] D'ARCY M E,COGHILL A E,LYNCH C F,et al. Survival after a cancer diagnosis among solid organ transplant recipients in the United States[J]. Cancer,2019,125(6): 933-942.

[32] IVANICS T,PATEL M S,ERDMAN L,et al. Artificial intelligence in transplantation(machine-learning classifiers and transplant oncology)[J]. Curr Opin Organ Transplant,2020,25(4):426-434.

第二章

器官移植学基础

第一节　器官移植外科基础

一、器官获取技术

器官切取、器官获取技术是确保器官移植手术成功的关键环节。获取、保存、修整供器官是一门必修课，也是移植医疗过程中的一个创新领域，更是改善器官移植疗效的关键环节。目前，在临床上，获取器官时通常采用多器官联合灌洗切取技术，该方法的优点是可以最大限度保障供移植器官的质量并减少器官的不合理浪费。器官获取技术的规范化、标准化有助于提高移植器官的使用率。因此，合理、规范、有效的器官获取技术，是器官移植事业的长期稳步发展的重要保证。

(一) 脑死亡供者的器官获取

对于脑死亡供者（donor of brain death，DBD），通常同时作为多个器官的供者，因此在获取器官的过程中往往需要各移植团队的紧密合作，从而保证各器官最佳的器官质量和功能。

在对 DBD 进行器官获取时，由于供者尚存在有效的血液循环，不易造成严重的器官缺血损伤，因此应当适当补充血容量，更好地维持供者的血流动力学稳定和电解质等内环境的平衡。对于 DBD，往往同时伴随着血压、体温及离子内环境

异常，一旦患者无法维系标准 DBD 的基本条件，需及时调整器官获取方案，并改为心脏死亡供者（donor of cardiac death，DCD）获取器官流程，即先灌注后游离的方式，这部分内容将在后文中予以介绍。

供者通常取仰卧位，常规术区消毒及铺无菌单。腹部通常取大十字切口，上至剑突，下至耻骨联合，横切口位于脐上。对于同时获取胸部器官的供者，应同时取前胸正中切口，和腹部切口相连。用电锯将胸骨纵向锯开，用胸壁牵开器牵开胸壁，纵向切开心包及两侧胸膜，进一步探查心脏外观、大小，心脏各室搏动情况。

在探查腹腔时，需仔细排查有无炎症、结核及肿瘤等，并进一步探查肝、肾及其他需要切取的器官，确保器官的质地、大小、颜色正常。然后，将拟获取的器官逐一游离，游离器官的顺序应遵循由浅至深的原则，通常依次为小肠、肾、胰腺及脾、肝等。

在器官获取前，需要静脉注射肝素，以实现全身肝素化，游离主动脉，肺动脉及上、下腔静脉，上、下腔静脉套入阻断带。在升主动脉近端插入心脏停搏液灌注针并固定，待心脏跳动数个周期、心脏排空后，将升主动脉阻断，进行心脏停搏液灌注，将下腔静脉和左侧肺静脉切开减压，表面敷以大量冰屑快速降温。之后行原位低温灌注，通常同时行腹主动脉插管及门静脉插管，并立即灌注

冷保存液。

在进行腹腔器官切取时通常遵循由上至下的原则,将腹腔器官整块切取,再逐一将肾脏、肝脏及小肠切取。之后将切取的器官装进事先备好的无菌塑料袋内,再将塑料袋放于4℃冰箱内,以备受者手术使用。

灌注液用量通常为:门静脉器官保存液3 000ml,腹主动脉器官保存液3 000ml,肺动脉灌注器官保存液2 000ml。

同时,建议切取供者的髂血管(包括髂总、髂内和髂外动静脉)、颈部血管(包括颈总、颈内、颈外动静脉,以及锁骨下动静脉),以备移植物因血管重建吻合困难时搭桥用血管。

(二)心脏死亡供者的器官获取

对于DCD的器官获取,目前通常仅获取其肝及肾,但近些年来也逐渐在探索进行DCD肺,甚至是心脏的获取。由于移植过程中,器官热缺血时间应控制在30分钟以内,故区别于DBD,在器官获取前应首先进行原位低温灌注,来快速降低器官温度,以缩短器官热缺血时间,然后再进行腹部器官的获取。

在进行器官获取时,在打开腹腔后,首先需要将预先准备好的动脉灌注管插入腹主动脉并固定好,并立即进行低温灌注,同时应剪开下腔静脉流出道,并插入塑料管用于引流。再进一步游离肠系膜上静脉,插入门静脉灌注管,进行门静脉灌注。再将肝、胰腺、小肠以及双侧肾全部游离后,将其进行整块切取。最后再根据不同器官以及不同的术式,对整块获取的器官进行逐一修整,需充分保证各供器官组织结构及相应血管的完整性。

同时,和DBD器官的获取流程相同,在对DCD获取器官之后,同样需要切取供者的一段或多段血管,同样首选供者髂血管进行获取。

最后同样将切取的供器官分别置入无菌塑料袋内,通常在外面再套上2层无菌塑料袋,再将盛有供器官的塑料袋置入盛满冰块的恒温箱内转运至受者手术室,以备后续受者手术使用。

(三)活体供者的器官获取

对于活体供者,需要在移植过程中首先充分保证供者的绝对安全,因此在活体供者的器官获取中,需要时刻将供者安全及维护供者权益放在首要位置上。

时至今日,临床上应用较广泛的活体器官移植手术主要是获取活体供者的一侧肾和部分肝,同时在一些移植中心也已经开展了活体节段小肠移植、胰腺移植以及肺叶移植的探索和实践。

在器官获取技术上,活体器官的切取难度也要高于死亡供者的器官获取。活体供器官移植的另一个特点是,无法进行在体的器官灌注,均需要在器官切取后在体外进行低温灌注。因此,需要在器官切取前做好充分的器官灌注准备,在器官切取后第一时间将器官置于冷保存液中,并立即进行低温灌注及器官修整,从而最大限度地缩短热缺血时间。

二、血管吻合技术

1902年,血管外科和移植外科之父Carrel创建了现代血管吻合技术,且此技术沿用至今。移植的器官通过缝线吻合血管使需要移植的器官能够获得血供。1905年,Carrel到美国并与Guthrie首次应用血管吻合技术进行了犬异位心脏移植实验。因对血管吻合和血管以及器官移植杰出的工作,Carrel获1912年诺贝尔生理学或医学奖,获奖时年仅39岁。

1939年Emond等提出了这一改良的血管吻合方法,用于肝移植时它能同时较好解决吻合口的通畅与供肝位置的恰当摆放这两个问题。具体做法是:剪开肝静脉之间的间隔,用6-0 Prolene线间断缝合,把3支静脉整形成一个单口,并在其下边向肝后下腔静脉做纵向切口,使整个开口成一个尖朝下的三角形;在供肝的肝左静脉壁也做纵向切口直至进入肝组织处,使之与下腔静脉的三角形开口相对应。连续缝合法做供、受者开口的吻合。

当人们开始掌握了血管吻合技术后，使一个离体的器官转移到另外一个部位成为可能，血管吻合的技术和质量是保证移植器官血供的正常恢复和移植成功的最基本的条件。

三、器官植入技术

移植疗效受到供器官质量、受者状态、配型匹配程度、器官植入技术等因素的影响，其中器官植入技术是手术部分的关键环节。植入技术的应用受到供器官及受者情况的双面制约。与此同时，除器官动静脉血供外，不同的器官需要相应组织恰当地重建才能顺利恢复功能，如肝的胆道重建、肺的气管重建、肾的输尿管重建以及胰腺的胰液肠道或膀胱外分泌重建等。器官植入技术以不同器官（心脏、肝、肾等）、不同位置（原位、异位）、是否联合移植进行分类。虽然移植学科在飞速发展，但仍有提升改进的空间。

（一）术前准备

器官移植学的特点是每一种器官的移植对应不同的器官功能衰竭的患者，受者常在术前出现相应的并发症，如肝移植受者的门静脉高压、凝血功能差、黄疸等；再如肾移植受者的心脑血管疾病、长期无尿导致的膀胱功能不良、长期透析导致的神经精神症状等。某些并发症在术前需要积极纠正，甚至需要在移植前行并发症的手术治疗，否则会影响移植的疗效或成为移植手术的禁忌证。

（二）原位器官切除术

原位肝移植、心脏移植、肺移植在植入前需要将原功能衰竭器官在植入前给予切除并妥善准备相关管道以备吻合植入。在涉及循环主要血管的器官移植时，手术开始前可能需要准备体外循环、体外膜氧合（又称"体外膜肺"）或体外静脉转流等。

移植患者手术探查优先针对是否有潜在的禁忌证及术前未发现的严重并发症。尤其是受累器官外的恶性肿瘤远处转移，如肝移植受者是否有肝恶性肿瘤的肝外转移、门静脉及腔静脉癌栓。检查脾动脉血流情况，术前严重的脾功能亢进会影响术中凝血及术后恢复，粗大的脾动脉血流也是术后盗血综合征的危险因素，移植术中根据情况判断是否切除脾或行脾动脉结扎术。

（三）器官修整

目前的死亡供者腹腔器官通常进行整块切取，目的是完整快速地将供器官取出并最大限度降低热缺血时间，切取后在低温环境中对多器官进行分离和修整。修整过程中，注意胃肠道保护，避免污染，将肝、双肾、胰腺等器官逐步分离，分离及整个修整过程都应在低温保存液中进行，有条件的单位可将全部液体及器官置于专用的低温修整台或以冰盆替代（温度不超过 4℃）。

在分割时，每个器官的植入条件不同，需要的管道有时会有交叉，必要时需要重建或搭桥，多器官之间应该取折中的情况进行分割，比如分割时要兼顾每个器官所需条件，如肝、胰腺联合切取时，门静脉的归属以及搭桥的选择；肾动脉及腹主动脉离断位置的选择；肝下下腔静脉及肾静脉距离的选择，等等。

对于器官修整的重点是针对需要重建的部分进行的，如上述的肝动静脉、门静脉、胆管；肾动静脉及输尿管；胰腺动静脉及外分泌重建等，具体术式略有不同，所需要的管路相应变化。供者的髂血管应在全部移植结束前予以无菌低温保留以备搭桥，有的单位也会保存既往供者的髂血管以备不时之需。

为应对供器官紧缺问题，使供肝体积适合受者，需要行供肝体外劈离。断面的管道需要通过灌洗后仔细辨认是否存在损伤与渗漏，避免再通后断面出血。修整完毕至植入前应确保移植物完全始终浸泡在低温保存液中，避免升温。此外，可常规行移植物零点病理活体组织检查（简称"活检"),确定器官质量以及对预后可能存在的延迟性移植物功能障碍等并发症有所准备。

(四) 器官植入

1. 肝移植　根据移植肝的完整性,肝移植可分为全肝移植、劈离式肝移植、减体积肝移植。根据是否保留受者原有的肝后下腔静脉分为经典原位肝移植及背驮式肝移植。患者取仰卧位,于右侧胸背部下放置扁软枕头以改善肝显露。通常于双侧肋缘下方做弧形切口,如果显露情况良好也可选择反 L 形切口,现在也有很多中心尝试倒 T 形切口。手术切口应根据患者的情况以及手术类型的需要而改变。病肝切除前根据患者状态建立体外门体转流。随着手术技术的进步,有经验的移植外科医师可以将无肝期控制在 50 分钟以内,目前体外门体转流技术已经大多不被采用,但是对于预计无肝期时间很长,并且尝试阻断受者出现血流动力学不稳定的病例,转流技术仍有其临床应用的价值。

依次对门静脉、肝下下腔静脉、肝上下腔静脉进行阻断,注意阻断钳方向,避免吻合扭转。为便于吻合,贴近病肝切断管道,移植原有病肝。依次以血管线缝合肝上下腔静脉、肝下下腔静脉、门静脉,吻合采用连续外翻缝合。在新肝植入过程中,吻合肝下下腔静脉前需用蛋白水(25g/L)或生理盐水自门静脉行肝脏灌注以排出移植肝脏内的空气以及缓冲冷保存时血管内留存的高张保存液。针对门静脉的吻合,连续缝合后应留有一定长度的生长因子,避免狭窄。肝动脉虽然只提供 1/4 的肝血流,但是其中的氧气占到肝供氧一半以上,所以肝动脉吻合效果对于肝移植的成败起到关键作用。目前采用较多的方法是,肝动脉吻合处在肝总动脉与脾动脉的分叉修剪成补片(Carrel 补片),受者使用胃十二指肠动脉与肝固有动脉的交叉口修剪为补片,两处连续吻合。

胆管重建目前多采用供受两侧的端端吻合,两侧胆管不必骨骼化,尽可能保留周围血供。吻合后的胆管过长会引起其打折阻塞,过短会引起胆管张力大、胆漏或狭窄。无论任何原因引起的受者的原有胆管无法用于吻合,胆管空肠 Roux-en-Y 吻合通常被用来重建胆汁引流。

与经典原位式不同的是,背驮式肝移植保留了受者原有的肝后下腔静脉,植入过程降低了阻断的风险,术中仅部分阻断,对于血流动力学的影响较小。

2. 肾移植　成人受者的肾移植手术一般将移植物置于左右两侧的髂窝内,以右侧居多。手术切口多在右侧下腹部做弧形或斜形切口,自腹外斜肌腱膜至腹横肌。腹壁下动脉在走行过程中需要结扎切断。男性保留精索,女性子宫圆韧带可以切断或保留。仔细辨认层次游离,避免打开腹膜。使用髂外静脉和髂总静脉时需要向上牵拉显露其他静脉,将其他静脉分支结扎切断,充分游离。无论使用髂内动脉还是髂外动脉游离足够的长度对于后续吻合都很重要。

动静脉吻合注意在长度合适、角度合适、管径合适,过长的血管会增加其打折堵塞的风险,过短会引起血管吻合口张力升高,甚至出现渗漏,角度涉及肾安放的位置,使移植肾位置相对固定。在肾血供再通之前,应确保免疫抑制诱导等药物均已经应用,并提高血压以保证移植肾灌注压。输尿管吻合应保证长度合适,太长的输尿管会有血供不足的风险,如果输尿管本身长度不足,必要时可行原位输尿管的端端吻合。

3. 心脏移植　根据手术的方式分为标准原位、双腔静脉原位、异位心脏移植术,由于标准原位的吻合方式常导致三尖瓣反流加重、房性心律失常、窦房结功能不全,逐渐被取代,目前国内除了婴儿及小儿的心脏移植外,多采用双腔静脉原位移植。双腔静脉法在建立体外循环后,第一步阻断升主动脉,充分打开下腔静脉和右下肺之间的心包。横断上腔静脉与右心房的结合部,避免损伤膈神经。左心房的切口上至上腔静脉,下至下腔静脉。

为了留下足够的右房壁,在右心房与上腔静脉连接处的新房侧,分离右心房 1~2cm。在右下肺动脉和右心房残余部分进行游离,分离右心房并离断,留下套袖状的右心房利于心脏吻合。

经过学科的发展,双腔静脉原位移植已经占主流地位,异位心脏移植手术过程复杂,效果较差,仅在特殊的适应证(显著增高的肺血管阻力、供者心脏明显小于受者所需)情况下使用。植入技术已经非常成熟,但供者的筛选、移植物的切取、保存、改善功能都是以后提高心脏移植效果乃至长期生存的关键。

4. 肺移植 供肺来源可分为死亡供肺和活体供肺,移植的方式有单肺移植和双肺移植。单肺移植在胸腔空间足够情况下,预先制造低温环境,以冰袋或冰泥为主。吻合的顺序是支气管、肺动脉、左房袖口。双肺移植如果不采用体外循环和体外膜肺的情况下采用序贯式双肺移植,一侧完成后行对侧移植。一般情况下,单侧肺移植可以不使用体外循环,整体双肺移植则必须启用体外循环。

5. 胰腺移植 胰腺的外分泌处理是胰腺移植的关键,根据不同引流方式分为小肠引流和膀胱引流,一般认为膀胱引流的操作更方便、并发症少,并且早期可由尿液判断其排斥情况,但是随着生存时间延长,长期并发症包括尿路感染、出血、消化液丢失引起酸中毒及水电解质代谢紊乱。小肠引流随着手术技术的进步,并发症发生率及处理难度都在改善,尤其同时联合肾移植时,尿液判断排斥的优势也并非不可或缺。

6. 小肠移植 许多小肠移植受者常选用腹部正中切口,这样的切口更有利于术后的静脉回流和连续性。移植前需要切除空肠及大部分结肠,保留的远端结肠和移植物端端吻合。动脉吻合为肠系膜上动脉与腹主动脉的端侧吻合,静脉重建分为腔静脉回流和门静脉回流,更推荐门静脉回流。很多受者在关腹时遇到张力大、腹部缺

失、不能一期关腹的情况,这样可能需要仅缝合皮肤,不缝合筋膜;待可吸收的水肿消退再延期关腹。

(刘永锋)

第二节 器官保存

一、器官保存损伤的原理

在器官移植中,器官的保存是非常重要的一部分,器官保存的手段影响着器官的质量,进而对术后的疗效影响巨大。良好的保存技术可以使器官能够运输更远的距离。目前标准肝保存要求是静态低温保存。近年来机械灌注的出现及发展不断冲击着现有的保存标准,甚至可能在今后取代静态保存技术。

移植物保存过程中可能发生"保存损伤"。不同程度的保存损伤可导致肝功能轻度异常直至完全的器官功能衰竭。器官保存损伤发生于器官保存的前、中、后三个阶段。在 DBD 中,肝损伤包括四个方面:保存前损伤、低温保存损伤、复温损伤和再灌注损伤,DCD 还有一个热缺血损伤的过程,即心脏停搏后和灌注液灌注前的一段时间。所有时段的损伤累积并在再灌注期显著地表现了出来。同时,受者自身血流动力学问题导致灌注不良将加重损伤。

(一) 保存前损伤

保存前损伤是指器官原有的或冷保存液灌洗前产生的损伤。潜在的损伤来源为:器官原有疾病;心肺功能暂停或低血压导致的损伤;器官获取时的损伤;捐献时热缺血损伤。

1. 原有脏器疾病 以肝脏为例,常见的如脂肪变性,常与肥胖症、药物性或酒精性肝炎相关。脂肪变性加重了肝细胞和窦内皮细胞的冷保存损伤,并加重再灌注时的损伤,从而加重了移植后移植物失功或者功能异常的风险。实验显示脂肪变

15

性可以影响肝动脉和微血管的循环,大泡性脂肪性变是移植物无功能、功能异常和术后胆道并发症的危险因素。轻度大泡性脂肪变性(<30%)可进行移植,但中度大泡性脂肪变性(30%~60%)和重度脂肪变性(>60%)仍会给移植带来巨大风险。药物和大量饮酒可能为供者死亡的原因,这些情况下必须考虑其对肝的潜在损害。诊断原有肝脏疾病是供器官评价的一部分。筛查供者可能的病史、体格检查、药物毒性实验、肝功能检测、肝活检可以排除大多数的肝脏原有损伤,但并不能发现所有肝脏损伤。

2. 心肺功能暂停或者低血压导致的损伤 创伤导致的脑死亡常伴随低血压或低氧血症,导致肝脏热缺血。很大部分供者可能存在休克、药物中毒、心血管事件或呼吸暂停导致的心肺功能暂停。在心肺复苏前经历过长时间心肺功能暂停的患者都存在热 IRI,并导致供器官受损甚至无法使用。此外,脑死亡患者在器官捐献前也会经历一些生命体征不理想的状态(如低血压)。由于一些供者在重症监护病房(intensive care unit, ICU)的时间较长导致营养不良也可损伤肝脏。这期间可能发生肝糖原的降解和其他潜在的有害代谢过程。肝脏的糖原消耗导致肝脏难以耐受无肝期及之后的热缺血。

3. 器官获取时的损伤 虽然在切取过程中低血压并不常见,但其发生可能会导致损伤。有 1/3 的供者存在保存前损伤,表现为在切取供器官时的活检标本中可见血小板黏附于肝窦间隙内皮细胞。这一类型损伤与移植物无功能显著相关。

4. 捐献时热缺血损伤 和 DBD 不同,DCD 在撤出生命保障系统后还有非常重要的一种获取前损伤,与心肺功能暂停后的热缺血损伤相关。生命保障系统撤离后的热缺血损伤有两种。拔管后的热缺血以低灌注和组织缺氧为主要特征,随后伴有心脏停搏的热缺血。研究发现移植物无功能和供者拔管到心脏停搏的时间长短和拔管后的

低血压、低氧血症的持续时间相关。如果热缺血时间超过 30 分钟,很多中心选择不进行脑死亡患者肝脏获取。

(二)低温保存损伤

冷保存是当前标准的器官保存方法。肝脏在冰中保存的最终温度为 1℃,如果肝脏保存于液体后置于冷藏库则最后的温度为 4℃。器官通过冷保存来降低代谢率,减少在保存期间对氧气及营养灌注的能量需求。

起初,冷保存对肝脏的损伤称为经典冷损伤,对所有的细胞(肝细胞、胆管上皮细胞、内皮细胞)都产生影响。随后的研究表明损伤的主要机制为一种特殊的肝脏细胞——肝窦间隙内皮细胞(hepatic sinusoidal endothelial cell, HSEC)的损伤,其是受低温影响最大的细胞,因此也是低温损伤的主要因素。有足够的证据显示低温保存时间越长,肝移植效果越差。

1. 低温导致酶活性降低 在静态低温保存中,肝脏核心温度接近 0℃。由于在保存期间无氧气和营养物质的供应,低温保存的核心就是抑制器官的代谢过程。其原理是温度每降低 10℃,酶活性减少 50%,称范托夫定律(van't Hoff law)。4℃下器官的代谢能力相当于正常体温(37℃)下的 10%。

2. 低温导致细胞肿胀 细胞膜上钠钾 ATP 酶(Na^+, K^+-ATPase)可保证细胞内外渗透压平衡,在低温时,Na^+, K^+-ATPase 的功能几乎消失,使得细胞内外 Na^+、K^+ 比例失调,导致 Na^+ 流入细胞内。同时细胞内的负电状态加剧了 Na^+ 内流。因此导致细胞内高渗状态,引起细胞水肿,甚至裂解。这些称为经典的冷效应。Collins 液和 UW 液被设计用来对抗这些效应。

3. 缺血的病理生理 尽管器官的冷保存降低了能量代谢的需求,但也同时产生了许多有害的作用。代谢虽然减低了,但并未停止,腺苷三磷酸(adenosine triphosphate, ATP)持续以低速被消

耗。新的 ATP 的唯一来源是糖的无氧酵解(与有氧的糖酵解相比效率极低)。糖的无氧酵解导致了细胞内乳酸酸中毒。ATP 的利用速度超过其新产生的速度,因此 ATP 被耗竭。正常情况下,ATP 由腺苷二磷酸(adenosine diphosphate,ADP)和腺苷一磷酸(adenosine monophosphate,AMP)再生,但是如果没有足够的能量,ADP 和 AMP 将被降解为腺苷,并离开细胞。进一步降解产生了黄嘌呤和次黄嘌呤。缺血也促进了黄嘌呤氢化酶转化为黄嘌呤氧化酶。该反应的一种产物是过氧化离子,属于活性氧类家族的一种。在保存的过程中缺乏氧分子,因此这一过程进行得相当缓慢,但是,再灌注时供氧,氧自由基通过上述机制大量产生。氧自由基对细胞膜有很强的毒性作用。

低温缺血的另一个损伤是细胞内 Ca^{2+} 的积累。细胞内 Ca^{2+} 积累是很多缺血过程的标志性结果,并引起细胞死亡。在生理状态下,胞外 Ca^{2+} 浓度(1~2mmol/L)是胞内 Ca^{2+} 浓度(0.000 1mmol/L)的 100 00 倍。这种浓度差是细胞膜上 Ca^{2+} 转运酶和钠钙交换的结果,两者都需要能量支持。与 Na^+,K^+-ATPase 一样,在低温条件下这两种酶均因为 ATP 缺乏而丧失功能,从而导致大量内流,引起细胞内 Ca^{2+} 累积。其他的影响因素包括细胞内 Ca^{2+} 库外流。细胞内 Ca^{2+} 浓度增加引起 Ca^{2+} 相关的磷脂酶和蛋白酶激活,从而损伤细胞膜和细胞结构。这些酶不需要 ATP 的存在,因此 ATP 缺失对其影响不大。这些最终导致细胞完整性受损,引起细胞死亡。

4. 肝窦间隙内皮细胞的损伤 肝血窦内衬有一层极薄的内皮覆盖在肝细胞血窦腔面微绒毛上,血窦内皮细胞扁平,有核部稍厚,胞质内细胞器较少。其对肝血窦与肝细胞之间的物质交换起重要作用。一些针对 HSEC 的研究证明,发生在保存阶段的肝损伤是来自于 HSEC 的损伤。肝移植冷冻保存 18 小时后,用碘化丙啶(PI)核染色证实 HSEC 损伤是明显的,当时间延长到 24 小时

后,内皮细胞明显水肿,胞质内有许多空泡形成,自噬小体出现,有些内皮细胞膜出现中断、变形的现象。冷保存期间显著的内皮损伤似乎是肝 IRI 的早期关键事件,其可引起移植物微循环障碍、血小板活化、持续血管收缩和黏附分子上调,以及肝巨噬细胞活化,中性粒细胞浸润导致后续的细胞死亡。

(三)复温的损伤

供者肝血管吻合重建的时间通常为 30~60 分钟。在这一段时间内供者被逐渐复温但无血流灌注,因此继续在缺氧条件下通过糖的无氧酵解产生 ATP。40 分钟后,肝脏的中心温度可以从 2℃ 升高到 20℃,酶的活性及代谢率随之提高。在这一温度下,储存的肝糖原快速消耗,增加无氧糖酵解来满足代谢的需求。在缺氧时间相同的条件下,20℃ 以上所产生的损伤比低温更为严重。由复温产生的损伤与其持续时间成几何级数增长。长时间的复温缺血(>120 分钟)可能直接导致原发性移植物无功能。

(四)再灌注损伤

恢复血流灌注后各种类型的缺血对肝脏的损伤在临床上表现出来。再灌注损伤有两个阶段:①再灌注后瞬间的组织损伤。②免疫系统激活引起的损伤,再灌注后的瞬间组织损伤发生在再灌注后几秒到最终导致微循环障碍和血管内血栓(无灌流现象)。早期损伤发生在几分钟时间内。这阶段损伤主要是线粒体损伤和细胞死亡,以及血小板和淋巴细胞的附着,并引起免疫炎症反应,从而加重了组织损伤并引起细胞死亡。再灌注之后,实质细胞在冷缺血和热缺血期间的损伤被再次富氧而加重。在冷缺血和早期再灌注期间线粒体的损伤导致细胞不能产生足够的 ATP。再次富氧后大量氧的消耗使得线粒体产生大量活性氧(reactive oxygen species,ROS)和活性氮(reactive nitrogen species,RNS)离子。ROS 和 RNS 对线粒体的损伤多种多样,可引起线粒体蛋白,如电子传

递链(electron transport chain,ETC)的不可逆性氧化、线粒体膜的过氧化和线粒体及细胞 DNA 的氧化。这些导致线粒体膜通透性改变、线粒体肿胀和膜破裂。

受者本身的因素也影响了再灌注时期的结局。例如,受者再灌注时低血压,移植物可经历低血压造成的热缺血,如果受者血小板或白细胞被激活,或炎性介质水平升高,可能产生混合损伤。在动物实验中,门静脉阻断时间延长,可导致小肠内毒素释放,肝巨噬细胞的活化,释放出肿瘤坏死因子-α(tumor necrosis factor-α,TNF-α),并产生类似休克的全身性症状(休克综合征)。

1. 再灌注级联反应 IRI 是由许多细胞和可溶性因子参与的、非常复杂的过程。ROS、TNF、细胞质内钙浓度升高、钙蛋白酶,均已被证实起重要作用。肝巨噬细胞的活化引发一系列炎性因子释放起到了启动作用。

目前将 IRI 分为两相,Ⅰ相损伤以肝巨噬细胞介导为主,而Ⅱ相损伤以中性粒细胞介导为主。Ⅰ相损伤是因肝巨噬细胞激活释放大量活性氧及细胞炎性因子造成的肝细胞急性损伤。Ⅱ相损伤发生于Ⅰ相损伤之后,是由于炎性因子的活化释放激活了炎性反应通路,大量活化的中性粒细胞在肝脏内聚集、黏附,通过释放氧自由基、蛋白酶等对肝脏造成损害,其聚集、黏附还可因阻塞肝窦造成肝窦狭窄,加重肝脏微循环障碍,引起肝细胞损害甚至损伤肝功能。

2. 线粒体损伤和细胞死亡 线粒体是细胞代谢的中心场所,线粒体的正常呼吸功能和 ATP 生成对组织器官功能及保持细胞结构的完整性至关重要。但线粒体对缺血、缺氧非常敏感,缺血、缺氧的肝组织在血流恢复或复氧后其损伤度不但没有改善,反而进一步加重,这与细胞钙超载、氧自由基等因素有直接的关系。线粒体以缺血、缺氧、能量供应中断为始动因素,经细胞钙超载、氧自由基形成及白细胞浸润三个重要环节,通过细

胞因子炎性介质的释放,对缺血肝脏造成损伤。因为 pH 变化、氧化应激、钙超负荷引起线粒体通透性转换孔(mitochondrial permeability transition pore,MPTP)的突然开放。pH 恢复、钙超载和在再灌注开始时的 ROS 暴发而引起的持续的 MPTP 开放,导致细胞生物学功能不可逆地改变。持续的 MPTP 开放导致线粒体渗透性增加,离子和大致 1.5kD 分子量的溶质渗透线粒体膜,最终引起线粒体膜电位的崩解。紧接着 ATP 和烟酰胺腺嘌呤二核苷酸(nicotinamide adenine dinucleotide,NAD,又称辅酶Ⅰ)消耗迅速,线粒体钙累积释放,基质肿胀和线粒体外膜破裂,从而导致吡啶核苷酸的损失,促凋亡因子的释放,进一步抑制电子链的传输。

3. 内皮损伤 肝缺血再灌注期间钙超载、能量缺乏及氧自由基的大量形成共同导致血管内皮细胞损伤从而引起内皮功能紊乱,血管内皮细胞可合成释放一氧化氮(NO)和前列环素等对其本身有重要的保护作用。肝缺血再灌注期间,NO 和前列环素合成、释放明显减少。使其对自由基、内皮素及血栓素 A2 的拮抗作用削弱,致使血管保护作用减弱,进一步加重血管内皮损伤,形成恶性循环,共同导致损伤的发生发展。

在早期再灌注过程中,HSEC 表面的活化和之后血小板与淋巴细胞的附着是 HSEC 损伤的主要原因。这导致了一种炎症环境,并引发了新的炎症反应。冷缺血导致 HSEC 释放的基质金属蛋白酶(matrix metalloproteinase,MMP)被 ROS/RNS 激活。这些酶可以降解保护内皮细胞的基质。再灌注后血小板的附着也受血管性血友病因子(von Willebrand factor,vWF)和细胞黏附分子 P 选择素(P-selectin)的激活。这两种分子都储存在 HSEC 的怀布尔-帕拉德小体(Weibel-Palade body,W-P body)和血小板颗粒中,在再灌注时被迅速分泌释放。未被激活的血小板在附着到 vWF 上后也会被激活。

再灌注期间淋巴细胞也附着在 HSEC 上并

引起损伤。淋巴细胞和 HSEC 的结合主要被细胞间黏附分子-1（intercelluar adhesion molecule-1，ICAM-1）和 P 选择素介导。内皮细胞表面的 ICAM-1 在再灌注后 30~60 分钟表达量迅速升高。

4. 损伤相关的分子机制　目前研究认为，IRI 的机制主要包括钙稳态的失调、活性氧和氮的生成、人体微环境的改变、肝巨噬细胞的活化、补体的活化。这些机制均可导致各类损伤相关模式途径的激活，从而造成肝脏组织及功能的损伤。

5. 免疫系统导致的损伤　免疫细胞激活进而诱发炎症反应在 IRI 发生发展中起到关键作用。实质肝细胞的 IRI 导致损伤相关分子模式 DAMP（damage associated molecular patterns，DAMP）介导的免疫损伤引起进一步的组织受损。这一机制包括两个不同但是互补的免疫系统反应：受者本身的初始免疫反应激活了随后的获得性免疫反应，引起移植物损伤。实验证实 Toll 样受体 4（Toll-like receptor 4，TLR4）是肝脏 IRI 的早期介导者，肝脏驻留免疫细胞如肝巨噬细胞和树突状细胞（dendritic cell，DC）在损伤相关分子模式如高迁移率族蛋白 B1（high mobility group box 1，HMGB1）或 DNA/RNA 的刺激下释放细胞因子和趋化因子，激活 T 淋巴细胞、单核细胞和中性粒细胞，形成炎症反应，加重组织损伤。

6. 活性氧离子和离子的参与　器官血液循环中断后，细胞能量合成锐减，组织中的能量肌苷三磷酸（adenosine triphosphate，ATP）根据氧和底物贮存量以不同速率耗竭，恢复血流后，氧的供给通过多种途径产生自由基，并能触发自由基链式反应，加重对移植器官的损害。其产生机制及有害作用包括呼吸链脱节，多核白细胞、巨噬细胞的呼吸暴发，细胞内钙离子超载以及清除自由基的能力下降等方面。再灌注期产生的白三烯、血小板激活因子使白细胞浸润，黏附于内皮细胞，产生大量氧自由基，内皮细胞受到氧自由基攻击，通透性增加肝窦变窄，肝脏微循环血流减少。

ROS/RNS 对于细胞的多种成分，如蛋白质、膜磷脂和 DNA 有很强的毒性，同时也是 IRI 的介导信号，直接损伤内皮细胞的糖基质。活化的中性粒细胞再灌注早期结合在内皮细胞，在再灌注后期作为初始免疫反应的应答，均产生 ROS 和 RNS，从而引起了再灌注早期和后期的组织损伤。

二、保存的要点

（一）低温

在缺氧条件下，低温是器官保存的重要措施。在器官获取过程中，通过动静脉灌入低温保存液使器官实现降温。同时在肝脏表面和腹腔内放入冰块可以使温度短时间从正常体温降到 16℃。尽管大多数研究建议最佳的保存温度是 4℃，但是对低温保存的肝脏实时测量发现肝脏的核心温度通常在 0℃。在运输及其后修肝过程中，保持低温非常重要。

（二）保存液

器官保存液的快速发展解决了低温保存中的很多问题。保存液中的成分可以缓解低温保存对于器官的损伤。良好的器官保存液应具有以下特征：防止低温诱导的细胞肿胀、防止电解质紊乱、防止细胞内酸中毒、减少 ROS 的产生和为细胞代谢提供能量及底物。

1. Collins 液　1969 年 Collins 发明了肾脏低温保存液。这种保存液提供了渗透压平衡，并抑制低温引起的细胞水肿。Collins 用磷酸缓冲液防止电解质紊乱。保存液中的高糖为细胞内外提供酵解所需的能量。随后，Collins 液被欧洲学者改良成 Euro-Collins 液。Euro-Collins 液葡萄糖含量更高，因此渗透压更大（195mmol/L vs. 140mmol/L）。另外，保存液中没有镁离子，因为镁离子和磷酸盐可以形成磷酸镁沉淀。这两种 Colins 液都可以低温保存肾脏 24~30 小时。但随着 UW 液和 HTK 液的出现，Euro-Collins 液逐渐不再被使用。

2. UW 液　UW 液使移植物可以进行远距

离运输,包括美国与加拿大之间,北美洲与欧洲之间。UW 液通过延长冷保存时间,缓解了肝移植手术过程的紧急程度,使其成为半选择性的过程。尽管目前很多的替代保存液不断出现,但 UW 液仍是目前腹腔器官保存的标准。

和 Euro-Collins 液相比,UW 液可以将肝脏保存超过 15 小时。棉子糖和乳糖醛酸钠代替了葡萄糖作为非渗透性物质。乳糖醛酸钠含有乳糖醛酸阴离子,是双糖的羧基酸。羟乙基淀粉作为细胞外抗肿胀的物质。阿糖腺苷用来作为再灌注时 ATP 合成的底物。谷胱甘肽作为氧自由基清除剂,别嘌醇作为黄嘌呤氧化酶的抑制剂。地塞米松作为膜稳定剂。

3. HTK 液 HTK 液最初作为心脏停搏的保存液。1980 年,HTK 液开始在临床上作为心脏移植的保存液使用。HTK 液含有和细胞内相同浓度的钠离子(15mmol/L)和稍高的钾离子(10mmol/L)。这种离子浓度可以使心脏电活动降低,并使心脏暂停跳动。HTK 液使用组氨酸-HCL 作为维持 pH 的缓冲液。甘露醇用来保持渗透压防止细胞肿胀。酮戊二酸盐和组氨酸可以作为细胞能量代谢的底物,而色氨酸是细胞膜保护剂。在人体肝移植通常的冷保存时间内应用 HTK 液与 UW 液具有相同的保存效果。

4. Celsior 液 Celsior 液是相对低钾的心脏保存液,含有 UW 液和 HTK 液的成分(乳糖醛酸盐和组胺)。初步研究认为 Celsior 液可能对肝脏保存有效。和 HTK 液相同,Celsior 液最初也用于心脏移植的低温保存。尽管 Celsior 液的成分和 UW 液非常相近,但是 Celsior 液的离子浓度主要模仿细胞外正常浓度,而非细胞内浓度。和 UW 液相似,Celsior 液通过大分子物质如乳糖和甘露醇维持渗透压,防止细胞肿胀。Celsior 液使用组氨酸作为缓冲液防止细胞酸中毒,同时组氨酸和谷氨酸作为细胞能量代谢底物。谷胱甘肽和甘露醇有抗氧化的保护作用。Celsior 液的黏稠度小于

UW 液,因此在器官冲洗时效果更好。Celsior 液在 1999 年也被美国食品药品监督管理局(Food and Drug Administration,FDA)批准用于肝移植保存。

(三)静态低温保存应该选择哪种保存液

器官保存的原则是低温下应用上述器官保存液中的一种进行冲洗和保存。尽管 Collins 液和 Marshall 液可以将肾脏保存 24~36 小时,但对于肝脏保存时间较短(4~8 小时)。UW 液冷保存 12 小时后肝脏仍可保持功能良好。但 UW 液黏稠度过高、价格高昂,并且容易出现高钾导致的心搏骤停,再灌注之前需对肝脏进行再次冲洗。HTK 液和 Celsior 液黏稠度低,钾离子低,一次灌注迅速并且不需要再灌注前冲洗肝脏。这些优点使得一些中心开始考虑用 HTK 液和 Celsior 液代替 UW 液。美国 HTK 液的使用率从 2004 年的 16.8% 升高到 2008 年的 26.9%。尽管很多研究比较了 HTK 液、Celsior 液和 UW 液的功能,但是随机对照试验(randomized controlled trial,RCT)却非常少。目前只有四项 RCT 研究比较了 HTK 液、Celsior 液和 UW 液。其中只有一项质量较高。所有的 RCT 都提示 HTK 液、Celsior 液和 UW 液的患者生存率与移植物生存率无差异。一项使用美国器官共享网络注册系统(United Network for Organ Sharing Registry,UNOS)数据库分析 UW 液(n=12 613)和 HTK 液(n=4 755)的研究发现,HTK 液的移植物失功比例高,特别是在心脏死亡患者中。目前 UW 液仍然是肝脏保存的金标准。

即使肝脏保存液的冷保存效果显著提高,原发性移植肝无功能的发生率仍为 5%~20%。随着供者标准的放宽、边缘供者的应用,其发生率可能会更高。出现原发性移植物无功能的一大原因可归于冷保存不充分,包括采用保存液不当。因此,仍迫切地需要新的策略来改善器官冷保存。机械灌注的出现就是以延长保存时间、提高保存效果为目的,从而最终达到提高肝移植效果的目的。

三、肝脏保存的新策略

（一）肝脏缺血的预处理

缺血预适应（ischemic preconditioning，IPC）是最有效和简便易行的缺血损伤的保护技术之一。缺血预适应指在短暂缺血后再灌注，对随后进行长期缺血操作起到保护作用。这种现象首先在肾脏和心脏保存中发现。肝脏热缺血模型研究发现在 5~10 分钟的缺血过程后进行 10~15 分钟的再灌注，然后长期缺血，可以减少肝脏的损伤，提高生存率。预处理有效避免了正常温度下缺血肝脏的再灌注损伤，将影响实验动物存活的器官损伤转变为非致命性损伤。临床 IPC 首先由 Clavien 在进行阻断肝切时发现。随后，IPC 在冷缺血中的作用被研究。

IPC 的分子机制非常复杂，包括氧化应激和酪氨酸激酶相关机制。其他的机制包括 NO 和腺苷的作用等。其保护机制包括下调半胱氨酸天冬酶途径来阻止 HSEC 和肝细胞凋亡，同时对再灌注前的冷保存阶段肝脏起到保护作用。预处理抑制了内皮细胞变形、分离和 MMP 的活性。缺血预处理几乎完全阻断了冷保存肝脏再灌注时发生的 HSEC 凋亡，这种保护作用可能是由短暂的亚致死剂量的氧自由基暴发所致。实际上，缺血预处理过程中发生的适度氧化性应激对随后发生的致死性损伤具有天然保护作用，温缺血模式下也具有同样现象。

（二）药物处理

移植肝脏可在手术前后进行药物处理。开放前的处理为预处理，再灌注期间的处理为后处理。尽管在动物实验模型中很多药物表现出了保护作用，但是只有很小的一部分进行了药物临床试验。一项早期的临床试验发现给供者在夹闭前系统性注射前列环素可以通过改善肝窦灌注减少 IRI。持续为供者进行甲泼尼龙输注可以减少肝脏损伤，降低急性排斥发生率。供者无肝期和术后注射抗胸腺细胞球蛋白可以减轻 IRI 并改善移植物功能。其原理可能与抑制再灌注后的免疫反应有关。一项随机试验发现术中吸入 NO 可以提高移植物功能。

（三）机械灌注

随着扩大标准的供者（expanded criteria donor，ECD，又称边缘供者）和 DCD 器官使用的增加，移植物早期功能障碍和长期并发症有所增加，且随着长期冷藏进一步加重。机械灌注（machine perfusion，MP）是由 Belzer 在 19 世纪 60 年代初提出的，近十年来成为受欢迎的器官保存方法。一般来说，MP 系统由泵、容器、收集器、生理记录器/监测仪（计算机）、热交换器、氧合器和连接线组成。MP 系统分为低温、亚低温和常温，温度分别维持在 0~12℃、25~34℃和 35~38℃。MP 作为一种替代的保存策略，有可能通过延长肝脏的保存时间、改善 ECD 肝功能来监测正常灌注时的动态活力和损伤肝脏的功能修复。目前低温有氧灌注（hypothermic oxygenated perfusion，HOP）和常温有氧灌注（normothermic oxygenated perfusion，NOP）在猪模型中进行了详细的研究，并且部分临床试验也在开展。

体外机械灌注系统可以阻断生物降解、良好保存组织。它通过持续为供者提供必需的底物（如葡萄糖、氨基酸、核苷、氧）并处理毒性代谢产物，良好保存了移植器官活力。氧作为原料维持着所有细胞活性，使得细胞产生充足的 ATP，后者是细胞能量的流通形式。冷保存期血液停止流动，氧及营养物质的供应随之减少。将 ATP 消耗减少至最低程度对控制缺血损伤极为重要。减少 ATP 消耗需要以氧化性溶液灌注肝脏。将鼠肝灌注保存可以完全抑制冷保存期间 ATP 的消耗，甚至可维持长达 48 小时。另一项研究在冷缺血后对小鼠肝脏进行 45 分钟的复温，发现随着冷缺血时间的延长，肝酶逐渐升高、ATP 减少。复温前以不含血液的氧化性溶液灌注肝脏 30 分钟可以保护肝脏功能、降低 ATP 消耗,甚至可达到未经过冷保存的对照组水平。

器官持续灌注的理想灌注液尚未确定,应该包含携氧载体,能将氧输送至器官以获得最佳灌注效果。单纯的氧化性缓冲液需要较高的流动性以利组织充分获氧、降低变性,而以红细胞为氧载体则无须上述要求。高流动性灌注液不仅加重了组织损伤,还降低了肝脏首过消除效应。一般认为红细胞比容为 20% 为达到了血流动力学指标和携氧能力的最佳结合点。除氧载体外,灌注液还加入了自由基清道夫、炎性介质、胰岛素、钙通道阻滞剂、胆盐和营养物质,以持续供给细胞。此外还有多种技术应用于机械灌注,如模仿腹腔内条件的压力振动,再循环的灌注液同时进行透析以清除水溶性毒素、调节 pH 和电解质,进行常温灌注而非低温灌注。

目前,持续灌注仅在少数几个中心用于肾脏保存。机械灌注系统的复杂性和昂贵价格仍限制了其临床应用。

低温机械灌注(hypothermic machine perfusion,HMP)通过连续 4~6℃ 的灌注,既持续保持器官的低有氧代谢环境,还可以去除肝脏内部废物、灌洗肝内淤血、血栓以及提供代谢底物,以延长保存及改善供肝内环境。商业冷灌注设备及动物实验采用 3~5mmHg(1mmHg=0.133kPa)的门静脉压、20~30mmHg 肝动脉压。

亚低温机械灌注(subnormothermic machine perfusion,SNMP)的灌注温度为 20~30℃,灌注液为肝提供代谢营养成分及氧气,通过灌注液的血气、生化参数评价肝活性,促进离体肝细胞合成 ATP,促进肝生理功能的恢复。SNMP 系统主要由动力单元、循环单元、器官单元、温控单元、氧合单元组成。通常常温机械灌注设备都可以直接用于 SNMP,肝动脉灌注控制在 60mmHg,门静脉压控制在 2~6mmHg。

常温机械灌注(normothermic machine perfusion,

NMP)最大的特点就是灌注温度与人体温度一致。模拟生理环境,维持系统环境温度在 32~37℃,主要通过灌注液持续补充营养物质,修复热缺血过程的损伤,以恢复供器官能量储备,维持器官的正常代谢。NMP 主要涉及的系统参数包括温度、压力、流量等。温度根据肝脏所处的人体生理温度而定,压力参数有门静脉压力和肝动脉压力,利用离心泵管路系统,分别模拟产生与人体生理值相符的压力,门静脉灌注压力为 4~8mmHg,肝动脉灌注压力在 60~80mmHg。

常温有氧灌注(NOP)的优势是模拟器官正常的生理环境。使用血液作为灌注液,可通过肝脏的氧气消耗量、胆汁生成量和尿素合成量实时监测肝脏功能。这项技术可以获得更长的保存时间。一项使用猪肝进行 NOP 的研究发现,NOP 可以在体外维持肝脏活性到 72 小时。另一项实验中,NOP 使得缺血 60 分钟的猪肝脏恢复功能,而未进行 NOP 的肝脏出现移植物无功能。研究显示 NOP 可以改善脂肪肝的脂肪变和代谢能力。

器官获取前供器官体内常温局部灌注(normothermic regional perfusion,NRP)因其可以改善 DCD 供肝质量、提升供肝利用率和移植成功率,保障受者的安全,近年来成为研究热点。NRP 技术类似体外膜氧合。宣布患者死亡后,利用供者自身血液对供器官进行灌注,即通过供者股动脉和股静脉分别插入导管,外接离心泵和氧合器,常温下将经过氧合的血液通过动脉导管灌注入体内,以恢复并改善供器官(主要是腹部器官)微循环灌注和氧合,达到减少热缺血损伤、改善供器官功能的目的。NRP 不同于体外膜氧合(extracorporeal membrane oxygenation,ECMO),为了保证供器官局部灌注血流量,避免不必要的脑血流灌注,灌注过程中通过预置的动脉球囊导管阻断胸主动脉,使氧合血液灌注局限于腹部器官。NRP 在欧美国家已广泛用于 DCD 供肝维护。利用 NRP 对不可控性 DCD 进行维护已经成为欧美国家的金标准和主要手段。

NOP 的替代方法是 HMP，氧气供应可选。HOP 的原理是降低线粒体呼吸和活性氧化产物的生成。与 NOP 相比，HMP 的灌注压力和流速更低，并且使用改良的 Collins 液。HMP 在长期（24~72 小时）、中期（3~7 小时）和短期（1~2 小时）保存器官的疗效在很多实验中都得到了证实。临床试验中 20 名患者接受了经过 3~7 小时 HOP，与对照组相比，HOP 患者的移植物失功率低（5% vs 25%），住院天数短（10.9 日 vs 15.3 日）。HMP 保存的肝脏炎症因子和 ICAM-1 含量均降低。研究发现 HOP 的肝脏更耐受 IRI 和心脏死亡相关损伤。

（四）深低温保存

目前深低温保存是肝细胞长期保存的主要方法，影响其冻存效果的因素有很多，如冻存保护剂的选择、冻存剂的浓度、细胞的浓度、降温和复温方法等。其主要应用于肝组织的细胞学保存方案，对于移植的整器官保存暂时缺少确定性的相关研究。

（蔡金贞）

第三节 移植免疫原理

一、移植免疫概述

（一）免疫系统的组成

免疫系统是生物体极为重要的疾病防御系统，主要由免疫器官、免疫细胞和免疫分子组成。免疫器官分为中枢免疫器官和外周免疫器官。人的中枢免疫器官主要包括胸腺和骨髓，外周免疫器官主要包括脾、淋巴结、扁桃体、阑尾以及黏膜相关淋巴组织、皮肤相关淋巴组织等。免疫细胞主要包括固有免疫细胞（自然杀伤细胞、巨噬细胞、树突状细胞等）与特异性免疫细胞（T 细胞、B 细胞）。免疫分子主要包括白细胞分化抗原、抗体（免疫球蛋白）、补体、细胞因子等。

（二）免疫系统功能

1. 免疫防御（immune defense） 是针对外来病原体及其毒性产物所产生的免疫保护作用，帮助人体消灭外来细菌、病毒。该功能亢进会发生超敏反应或自身免疫性疾病，过于低下则会发生免疫缺陷病。

2. 免疫稳态（immune homeostasis） 是免疫系统能识别人体组织出现的衰老、凋亡、坏死的细胞和免疫复合物，并把它们从体内清除，免疫应答后形成的效应细胞也以凋亡的形式被清除，从而维持人体内环境稳态的过程。该功能异常时会发生自身免疫病。

3. 免疫监视（immune surveillance） 是免疫系统具有及时识别、杀伤并清除染色体畸变、基因突变的细胞，防止细胞发生癌变的功能。该功能低下时会发生持续性感染或形成恶性肿瘤。

（三）免疫应答类型及特点

免疫应答是指人体受抗原刺激后，抗原特异性淋巴细胞对抗原的识别、活化、增殖、分化、凋亡、记忆等一系列生物学效应的全过程。免疫应答的最基本生物学特征是区别自我与非我，清除非我的抗原性物质，以保护人体免受抗原的侵袭。其实质是淋巴细胞识别特异性抗原，并在多因素调控下产生高效特异的多细胞生理过程。其突出特点是特异性和记忆性。

根据免疫应答起源不同通常分为由 T 淋巴细胞介导的细胞免疫应答（cellular immune response）和由 B 淋巴细胞介导的体液免疫应答（humoral immune response）。为便于理解，一般人为地将免疫应答产生过程分为三个阶段，即感应阶段（induction phase）、增殖和分化阶段（proliferation and differentiation phase）以及效应阶段（effector phase）。

（四）移植免疫相关概念

组织相容性（histocompatibility）是指供者与受者间器官或组织移植时相互兼容的程度。1937

年 Gorer 发现将近交系小鼠的肿瘤移植到同系小鼠体内会导致排斥,由于其中小鼠的Ⅱ型红细胞血型抗原激发迅速而强烈的移植排斥反应,因此 Gorer 把这种分子命名为"antigen Ⅱ"。随后,Snell 等采用同类系小鼠把编码 antigen Ⅱ 的基因定位于小鼠 17 号染色体上,命名为 *H-2* 基因,*H-2* 基因编码的分子称为 H-2 抗原。由于 H-2 复合体编码的分子在移植排斥中起关键作用,故将 H-2 系统称为主要组织相容性复合体(major histocompatibility complex,MHC),其编码产物为主要组织相容性抗原(major histocompatibility antigen)。Dausset 等在人体中采用多产妇的血清结合家系进行研究,发现人类的 MHC,即人类白细胞抗原(human leukocyte antigen,HLA)系统定位于人类 6 号染色体上,也是由多个紧密连锁的基因座构成,分为Ⅰ类抗原和Ⅱ类抗原,Ⅰ类抗原表达在所有有核细胞表面,Ⅱ类抗原只表达在抗原提呈细胞(antigen presenting cell,APC)表面。

排斥反应(rejection)是人体通过特异性免疫应答对移植物(异体细胞、组织或器官)破坏、清除的过程。一般指移植术后,受者的免疫系统识别供者 HLA 并产生应答,通过效应细胞及细胞因子对移植物产生破坏作用。排斥反应主要发生在同种异体以及异种移植中,一般同基因供受者之间移植不会发生排斥反应。

免疫耐受(immune tolerance)是指免疫系统中的免疫活性细胞接触抗原后所表现的一种抗原特异性无应答状态,是一种受多因素、多机制调控的免疫状态,表现为移植物的长期存活但对其他抗原有正常的免疫应答。

二、移植抗原

(一)主要组织相容性抗原

人体内与排斥反应有关的移植抗原多达 20 种,其中能引起强烈而快速的排斥反应的是主要组织相容性抗原,具有超强的多态性及个体特异性,由 MHC 编码。在同种移植中,免疫排斥涉及 MHC 的多态性,而在异种移植中则涉及多基因性。

在人类中,HLA 可以分为三大类:HLA-Ⅰ类抗原(HLA-A、HLA-B、HLA-C)、HLA-Ⅱ类抗原(HLA-DP、HLA-DQ、HLA-DR)及 HLA-Ⅲ类抗原。除同卵双生子外,个体间 HLA 型别完全相同的可能性极小,这为同种之间器官移植寻求配型合适的供者带来很大的困难。供受者间 HLA 型别的差异是导致免疫排斥的根本原因。

目前研究已经证实,控制人体免疫应答调节功能的基因也存在于 MHC 内。因此,MHC 不仅与移植排斥反应有关,也参与免疫应答的诱导与调节。

(二)次要组织相容性抗原

次要组织相容性抗原(minor Histocompatibility antigen,mH antigen)是指能引起较弱排斥反应的移植抗原,主要分布于人体组织细胞表面。由于次要组织相容性抗原的存在,即使是在 HLA 完全相同的供、受者之间进行移植,仍可发生不同程度的排斥反应。因此临床移植(尤其是造血干细胞移植)应在 HLA 型别相配的基础上兼顾次要组织相容性抗原。

次要组织相容性抗原诱导的急性排斥反应主要特点有:①次要组织相容性抗原以 MHC 限制方式被细胞毒性 T 细胞(cytotoxic T lymphocyte,CTL)及辅助性 T 细胞(helper T cell,Th 细胞)识别;②不同类型的次要组织相容性抗原能够被不同类型的 MHC 分子提呈;③不同次要组织相容性抗原分子结构不同,其与特定的 MHC 分子结合的能力不同;④单个的次要组织相容性抗原不相容有时也可引起类似于 MHC 抗原错配所致的急性排斥反应。

(三)ABO 血型抗原

ABO 血型抗原是最重要的红细胞抗原系统,涉及的抗原有三种:H、A 和 B。根据人类红细胞表面所含有的 A、B 抗原的不同,人类血型分为 A、

B、AB 和 O 四种血型。A 型和 B 型红细胞分别有 A 抗原和 B 抗原，AB 型红细胞有 A、B 两种抗原，O 型红细胞不含 A、B 抗原。人血清中不含与本人血清抗原相应的抗体，即 A 血型人血清中含有抗 B 抗体，B 血型人血清中含有抗 A 抗体。在器官移植的过程中，带有血型抗原的红细胞一旦进入血型不相容的受者体内，受者体内的抗体即可与之结合，通过激活补体系统而引起血管内皮细胞损伤、血管内凝血，导致超急性排斥反应。

（四）组织特异性抗原

组织特异性抗原指特异性表达于某一器官、组织或细胞表面的抗原。器官特异性细胞的生物学功能及特征的不同决定了组织特异性抗原的存在。不同组织器官细胞表面的抗原分子的种类、数量以及结构都有别于其他组织细胞，这导致了不同组织器官细胞的抗原性不同，在移植免疫中所引起的免疫排斥的强弱程度以及持续时间都有差异，同时组织特异性抗原的存在也是对不同种类生物学特性的细胞进行分选的免疫学依据。

由于组织特异性抗原的存在，在同种异体组织器官移植中，不同种组织器官发生免疫排斥反应的强弱程度也不同，发生反应的强弱顺序：皮肤>肾脏>心脏>胰腺>肝脏。

三、免疫应答的基本原理

（一）抗原提呈细胞与抗原加工

1. 抗原提呈细胞　抗原提呈细胞（antigen presenting cell，APC）是指能摄取和加工抗原，并将抗原信息提呈给 T 细胞的细胞。抗原提呈细胞主要分为三类，专职 APC、非专职 APC 和表达 MHC I 类分子的靶细胞。

（1）专职 APC：专职 APC 包括 DC、单核/巨噬细胞和 B 淋巴细胞，其共同特点是表达 MHC II 类分子和其他参与诱导 T 细胞活化的共刺激分子，能主动摄取、加工和提呈抗原。其中，在 1973 年由美国科学家 Steinman 首先发现的 DC 是目前所知抗原提呈功能最强的 APC，能够通过胞吞作用捕获抗原同时激活初始 T 细胞（naïve T cell），是特异性免疫应答的始动者。

未成熟的 DC 具有很强的摄取、处理和加工抗原能力，但其抗原提呈能力很弱。在微环境炎性因子 TNF-α、白介素-1β（interleukin-1β，IL-1β）和抗原物质刺激下，DC 逐步成熟，并通过输出淋巴管和血液循环进入局部淋巴结。在迁移过程中逐渐成熟，其摄取和加工抗原的能力减弱，而抗原提呈的能力则逐渐增强，表现为协同刺激分子 CD80、CD86、CD40、CCR7、MHC II 表达水平增高、产生 IL-1β 等细胞因子。因此，DC 体内迁移是其分化成熟和实现抗原提呈功能所必需的过程。

（2）非专职 APC：非专职 APC 只能在炎症因素的刺激或细胞因子的作用下才能被诱导表达 MHC II 类分子和共刺激分子，它们摄取、加工抗原和提呈抗原信息的能力较专职性 APC 弱。非专职性 APC 主要包括内皮细胞、成纤维细胞、上皮间皮细胞和嗜酸性粒细胞等。非专职性 APC 加工和提呈抗原可能参与炎症反应和某些自身免疫病的发生发展。

2. 抗原加工、提呈　抗原加工（antigen processing）是指 APC 摄取抗原后，在细胞内降解抗原并将其加工成抗原多肽片段，再以 MHC-抗原肽复合物的形式表达于细胞表面的过程。抗原提呈（antigen presentation）是指 APC 通过与 T 细胞接触，其 MHC-抗原肽复合物被 T 细胞的 T 细胞受体（T cell receptor，TCR）识别，从而将抗原信息传递给 T 细胞，诱导 T 细胞活化增殖的过程。

APC 表达的 MHC II 类分子和 MHC-I 类分子是抗原多肽的载体，分别提呈外源性抗原和内源性抗原。APC 摄取、加工和提呈抗原也主要有两条途径，包括 MHC II 类途径和 MHC I 类途径（图 2-3-1）。在某些条件下，两条途径可以交叉，称为交叉提呈（cross presentation）。

（1）MHC II 类途径提呈外源性抗原：MHC II

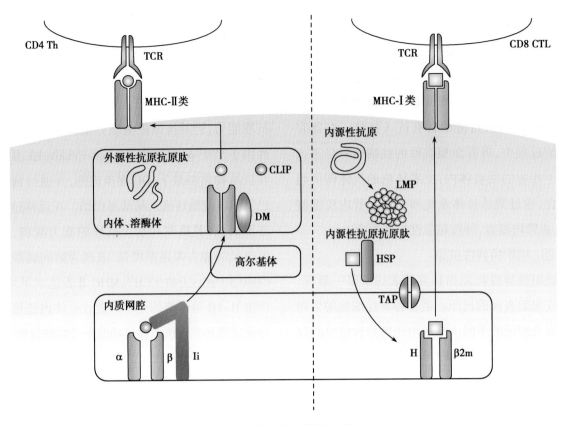

图 2-3-1　抗原加工提呈示意图

CLIP. class Ⅱ-associated invariant chain peptide, Ⅱ类结合的不变链肽段; TAP. transporter associated with antigen processing, 抗原加工相关转运蛋白; Ii. Ia-associated invariant chain, Ia 相关不变链; HSP. heat shock protein, 热激蛋白; LMP. low molecular weight peptide, 低相对分子质量多肽。

类分子提呈的抗原是可被吞噬细胞吞噬的细菌、细胞、可溶性蛋白等, 后续通过内体/溶酶体腔室这一途径, 被酶降解成多肽前体。MHC Ⅱ类分子在内质网组装成 α、β 异二聚体后, 就与第三条链——恒定链(Ii 链)结合。Ii 链为非多态性Ⅱ型跨膜蛋白, 含有一个信号肽, 可单独穿越内质网, 但当与 α、β 二聚体结合后, 能更有效地转运出内质网。Ii 分子离开内质网到达反面高尔基网(trans-Golgi network, TGN), 再通过 Ii 链细胞质尾端的靶向信号肽进入内体/溶酶体腔室内, Ii 链在这里被蛋白水解酶降解; MHC 分子与腔室内的多肽前体相互结合, 形成稳定的 MHC Ⅱ类分子/多肽复合物, 然后 MHC/多肽复合物从内质体/溶酶体中转运出来, 并到达细胞表面(图 2-3-1)。这类抗原提呈方式通常活化 CD4$^+$T 细胞。

（2）MHC Ⅰ类途径提呈内源性抗原: MHC Ⅰ

类分子提呈的抗原是细胞内源性多肽, 往往来自由细胞内编码合成的蛋白产物, 在细胞质中经过蛋白水解酶的作用, 裂解成小片段或多肽前体蛋白。MHC 基因编码的低分子量多肽(low molecular weight polypeptide, LMP), 对细胞质中的抗原具有一定的特异性水解酶活性并能将多肽片段运载至内质网膜。MHC Ⅰ类分子与多肽的组装在内质网中进行。这个组装过程受转运分子的影响, 转运分子能将胞质里的抗原多肽转运至内质网。ATP 结合蛋白基因家族的成员——抗原加工相关转运体(transporter associated with antigen processing, TAP)就是一种具有转运多肽功能的分子。多肽片段和 TAP "孔样" 结构细胞质端的结合位点相互作用, 依靠 TAP 中 ATP 的水解引起 TAP 二聚体构型改变, 导致 TAP 对应的多肽结合位点暴露和随后在内质网腔内多肽的释放。热激蛋白（heat shock protein，HSP）70、HSP90 和糖蛋白 96（gp96）也参与对多肽前体的进一步修饰，使之成为顺序、长度适合的多肽。内质网内，当 MHC Ⅰ 类分子与适当的多肽结合后，重链、β2-MG 和多肽组成三聚体，并且自内质网中释放出来，再穿过高尔基体和 TGN，到达细胞表面表达（图 2-3-1）。这类抗原提呈方式通常活化 CD8⁺T 细胞。

（二）T 细胞识别移植抗原的途径

1. 直接识别　直接识别（direct recognition）指在免疫排斥的过程中，受者体内的反应性 T 细胞 TCR 特异性识别供者 APC 表面提呈的同种异型 MHC-抗原肽复合物（pMHC），并被激活产生免疫应答，而无须经受者 APC 处理供者抗原（图 2-3-2）。

直接识别的机制：移植物的组织细胞一般表达 MHC Ⅰ 类分子，可以被受者的 T 淋巴细胞识别。但部分移植物中残留的供者白细胞（即过路白细胞，passenger leukocyte）表面表达的 MHC Ⅱ 类分子抗原肽复合物也可以激活受者体内的 T 淋巴细胞，移植物血管与受者血管接通后，受者 T 细胞可进入移植物中，移植物内的供者过路白细胞也可

进入受者血液循环或局部引流淋巴组织与受者 T 细胞接触，前者直接将同种异体抗原提呈给后者，激活 T 淋巴细胞，导致排斥反应的发生。因此直接识别在急性排斥反应早期起重要作用。

2. 间接识别　间接识别（indirect recognition）指供者移植物的 pMHC 经受者 APC 加工和处理后，以受者 MHC 分子-供者抗原肽复合物的形式提呈给受者 T 细胞，使之活化，并触发免疫排斥反应发生的抗原识别过程（图 2-3-2）。

间接识别的机制：供者的同种异基因抗原从移植物的细胞上脱落后，被受者 APC 摄取、加工和处理，并以受者 APC 表面 MHC 分子以 MHC-抗原肽复合物的形式提呈给受者的 T 淋巴细胞，受者 T 淋巴细胞的 TCR 特异性识别由受者 APC 所提呈的同种异型 pMHC，从而启动受者 CD4⁺T 淋巴细胞的活化与增殖，导致排斥反应的发生。在急性排斥反应中晚期和慢性排斥反应中，间接识别机制起更为重要的作用。

3. 半直接识别　半直接识别（semi-direct recognition）是指供者移植物 MHC 分子及抗原以

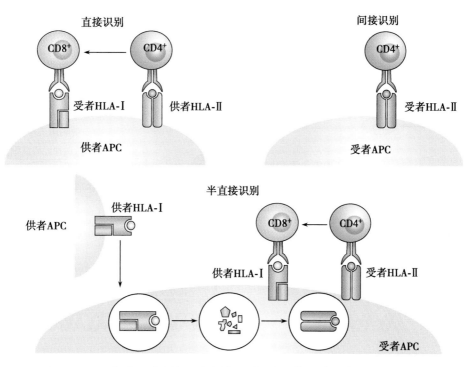

图 2-3-2　T 细胞通过直接识别、间接识别和半直接识别识别同种异型抗原

整体形式或以胞外体(又称外泌体)的形式转移到受者 APC,并通过受者 APC 提呈给受者同种异体反应性 T 细胞,使之活化(图 2-3-2)。

半直接识别的机制:受者 APC 表面表达同种异型抗原肽-MHC 的机制为:①供者 APC 通过细胞间直接接触,将其完整的细胞膜(包括供者的同种异型 MHC)转移给受者 APC,转移到受者的供者 MHC 分子被 CD8+T 细胞直接识别;②供者 APC 所释放的分泌小体(含 MHC 分子)与受者 APC 胞膜融合,使后者获得完整的同种异型 MHC 分子。目前认为,半直接识别可能在移植排斥早期和中晚期均发挥作用。

(三) T 淋巴细胞的激活与分化

T 淋巴细胞通过 TCR 识别 MHC-抗原肽复合物,导致 T 细胞的激活、增殖与分化,在整个过程中受多种信号的激活和调节,根据阶段不同可以分为:①第一信号,抗原识别;②第二信号,激活信号;③第三信号,增殖信号(图 2-3-3)。

1. T 淋巴细胞激活的第一信号 T 细胞抗原识别信号主要由 TCR/CD3 复合体传递。当 T 细胞的 TCR 与特异性的 MHC-抗原肽复合物结合时,细胞膜表面的 TCR 及其他参与 T 细胞激活的跨膜分子,如 CD3、CD4 或 CD8、CD45 等相互聚拢成簇,使与之相连的非受体型蛋白酪氨酸激酶(protein tyrosine kinase,PTK)磷酸化而激活,被激活的 PTK 迅速作用于 CD3 分子胞质段的免疫受体酪氨酸激活模体(immunoreceptor tyrosine-based activation motif,ITAM),使 ITAM 磷酸化。磷酸化的 ITAM 迅速募集 ZAP-70 与信号复合物(如 PLC-γ、VAV、ItK、PI3K)于 LAT 及 SLP-76 处。这些信号复合物作用于磷脂酰肌醇(phosphatidylinositol 4, 5-bisphosphate,PtdInsP$_2$)以产生活性中间产物,如 DAG、IP3、PDP3,通过下游 PKC/NF-κB、Ras/MAPK/AP-1、钙离子/钙依赖磷酸酶/NFAT 三条主

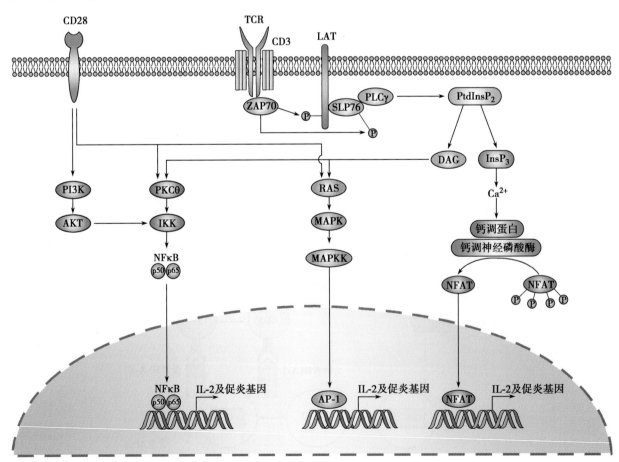

图 2-3-3　TCR 及共刺激分子信号转导通路

要通路激活 T 细胞效应及增殖功能。第一信号决定 T 细胞应答的抗原特异性。

2. T 淋巴细胞激活的第二信号　通常 T 细胞激活的第二信号主要是 B7-CD28 信号,主要向 T 细胞内传递正向的活化信号。当 T 细胞表面的 TCR/CD3 与 APC 表面的 MHC-抗原肽复合物结合时,激活了 PTK。活化的 PTK 同时促进了 APC 表面的 B7 分子与 T 细胞表面的 CD28 分子的结合,B7-CD28 可以启动 T 细胞活化的第二信号,促进 T 细胞的激活与增殖。在 T 细胞活化的同时还表达 CTLA-4 分子,CTLA-4 也可以与 APC 表面的 B7 结合,然而 B7/CTLA-4 可以传递针对 T 细胞活化的负调控信号,抑制 T 细胞的活化,对 T 细胞的活化具有负反馈作用,PD-1 也能起到类似的作用。因此,T 细胞的活化实际上是正向激活信号与负向抑制信号综合作用的结果,既促进了 T 细胞的激活,同时又防止了 T 细胞的过度激活。

3. T 淋巴细胞激活的第三信号　IL-2 主要由活化的 CD4⁺Th1 细胞产生,具有广泛生物活性,可促进 Th0 细胞和 CTL 的增殖,故为调控免疫应答的重要因子。T 细胞在接受第一和第二信号的刺激后,可于 1~2 小时内开始分泌 IL-2 并同时表达 IL-2 受体。IL-2 通过这种自分泌形式促进激活的 T 细胞大量增殖。其后,分泌 IL-3、IL-4、IL-5 和 γ 干扰素(interferon-γ,IFN-γ)等其他细胞因子,3~5 天后,编码颗粒酶、穿孔素和趋化因子的基因开始转录。

（四）B 淋巴细胞的激活与分化

B 细胞的激活与抗体的产生介导了特异性体液免疫应答。初始 B 细胞在遇到抗原时,表面的 B 细胞受体(B cell receptor,BCR)可以识别并与抗原结合,启动 B 细胞的激活、增殖并经过生发中心反应分化成浆细胞和记忆性 B 细胞。浆细胞可以产生针对抗原的特异性抗体,对相应抗原进行清除。当相同抗原再次进入人体时,记忆性 B 细胞可以迅速被激活,增殖分化为浆细胞并产生大量

抗体,对抗原进行清除。刺激 B 细胞激活的抗原根据是否需要 Th 细胞参与,可分为 T 细胞依赖性抗原(T-dependent antigen,TD-Ag)和非 T 细胞依赖性抗原(T-independent antigen,TI-Ag)。TD-Ag 同时含有 T 细胞表位和 B 细胞表位,TI-Ag 只含有 B 细胞表位。

1. B 淋巴细胞激活的第一信号　B 细胞通过 BCR 可以直接识别抗原表位,并通过多种辅助分子促进信号转导,包括 BCR-Igα/Igβ、CD21、CD19 及 CD81 等辅助分子。TI-Ag 可以直接作用于 B 细胞,引起大量相关辅助分子的聚集,直接导致 B 细胞激活。而 TD-Ag 聚集相关辅助分子的能力较弱,需要借助 Th 细胞的辅助才能提供足够的信号促进 B 细胞激活。BCR 及辅助分子聚合后将信号转导至细胞内,主要是通过三个信号转导途径:磷脂酰肌醇途径、RTK-Ras-MAPK 途径以及磷脂酰肌醇 3 激酶(PI3K)途径。

2. B 淋巴细胞激活的第二信号　BCR 和辅助分子交联抗原以后启动 B 细胞活化的第一信号。与 T 细胞的活化一样,B 细胞的活化也需要第二信号,缺乏第二信号,B 细胞将进入失能状态。而促进 B 细胞活化的第二信号往往由 Th 细胞提供。T、B 细胞的相互作用,既激活了 Th 细胞,同时也为 B 细胞的激活提供了第二信号如 CD40L(CD154)和 IL-4。

四、移植排斥反应

在器官移植中,根据发生机制不同,排斥反应可分为两种基本类型:宿主抗移植物反应(host versus graft reaction,HVGR)也就是通常讲的排斥反应,以及移植物抗宿主反应(graft versus-host reaction,GVHR)。根据排斥反应发生的时间、速度、病理表现和临床表现,排斥反应又可分为超急性排斥反应、急性排斥反应和慢性排斥反应。GVHR 可分为急性 GVHR 和慢性 GVHR。不同类型排斥反应在同一个体中可同时存在,排斥反应

的发生往往是多种反应的综合表现。

(一) 超急性排斥反应

超急性排斥反应为发生在移植物与受者血管接通后数分钟到数小时内由抗体介导的不可逆性体液免疫反应,也可见于移植24小时以后,但通常发生于48小时内。超急性排斥反应发生的主要原因是受者体内存在抗供者组织抗原的抗体。抗体结合在移植物内皮,开启了补体介导的细胞溶解、内皮损伤、凝血级联反应,导致快速的移植血管血栓及失功能,主要临床表现为:坏死性血管炎,移植物颜色由正常逐渐变为暗红、青紫,体积变大,质地变软,功能逐渐丧失,同时患者伴有高热、寒战、移植区剧烈疼痛等症状。超急性排斥反应的发生常见于下列情况:①ABO血型不符;②有多次妊娠、反复输血、血液透析或再次移植等病史的受者,体内存在抗HLA抗体;③移植物保存或处理不当等其他原因。术前确切的ABO及Rh血型检查和交叉配型试验,往往可以避免超急性排斥反应的发生。

(二) 急性排斥反应

急性排斥反应是最常见的排斥反应类型,一般在移植后数天到几个月内发生,术后3个月强度逐渐减弱,但术后1年内常反复出现。临床表现为:突发的寒战、高热,移植物肿胀、功能减退、局部胀痛;病理特点是移植物实质和小血管壁以单个核细胞为主的细胞浸润、间质水肿与血管损害,后期在大动脉壁上有急性纤维素样炎症。目前研究表明,细胞免疫及体液免疫均参与急性排斥反应。

1. 急性细胞免疫排斥反应 同种异体急性排斥反应中,$CD4^+$ Th1细胞是主要的效应细胞,其机制为:受者$CD4^+$ Th细胞通过直接、间接或半直接识别移植抗原并被激活。活化的Th1细胞释放IFN-γ、IL-2等多种炎性细胞因子,诱导移植物细胞及受体单核细胞上调CXCL9、CXCL10、CXCL11及CCL5,从而募集更多炎症细胞,引发迟发型超

敏反应性,造成移植物组织损伤。移植物局部出现以单个核细胞(主要是Th1细胞和巨噬细胞)为主的细胞浸润,虽然仅有一小部分T细胞是抗原特异性的。此外,$CD8^+$ CTL在移植物损伤中也发挥重要作用。

2. 急性体液免疫排斥反应 近年越来越多的研究显示,体液免疫在急性排斥反应中也发挥了重要的作用。体液免疫排斥反应中,T细胞依赖性B细胞反应有助于长期存活的浆细胞和记忆性B细胞产生,进一步有助于维持供者特异性抗体(donor specific antibody,DSA)滴度。因为记忆性B细胞的存在,曾经致敏过的受体再次接触相同抗原能迅速产生供者特异性抗体。但临床急性体液排斥反应的诊断需要借助活检与急性细胞排斥反应相鉴别。活检中最为有力的证据是在移植物活检中发现补体C4d的沉积。肾移植急性排斥反应时,C4d主要沉积在肾小管周围毛细血管,伴有供者特异性抗体阳性,包括抗MHC Ⅰ、Ⅱ型抗体、ABO血型抗体和抗内皮细胞抗原抗体等。

(三) 慢性排斥反应

慢性排斥反应多发生于移植6~12个月后,有时是数年以后,病程进展缓慢,常呈隐匿性,表现为移植物功能进行性丧失。病理变化主要特征为增生,表现为移植物持续性血管周围炎症反应,广泛的中心性动脉硬化,间质纤维化。进行性慢性排斥反应使约50%的移植物在1年内完全丧失功能,直接降低移植物长期生存率。免疫抑制剂及其使用方案的改进和外科技术的发展已使移植物短期生存率明显提高,慢性排斥反应则已经成为移植物长期存活的主要障碍。

多数研究认为,HLA不合程度与慢性排斥反应的发生有明显的相关性。临床研究发现,HLA完全匹配受者长期生存率高,且活检时未发现慢性排斥的任何征象。细胞免疫和体液免疫均能参与慢性排斥的损伤。近年有研究显示,肾小管上皮中的T细胞在急性排斥反应时聚集到肾小管,

能激活成纤维细胞,穿过基底膜,在肾间质产生纤维病灶导致纤维化样病理改变。另外,许多研究在肾小管周围毛细血管基底膜发现有 C4d 的沉积,可能后续通过补体或 NK 细胞等介导的细胞毒作用导致血管内皮的损伤,中性粒细胞、单核细胞、血小板等多种细胞都趋向于、黏附于血管内皮损伤部位。内皮细胞在 IL-1、TNF 等细胞因子作用下释放血小板活化因子(platelet activating factor,PAF),进一步促进血小板聚集活化。受损内皮被一层血小板和纤维蛋白所覆盖,以后逐渐被增生的内皮细胞所替代。最后造成血管增生性损伤,导致血管和间质纤维化等慢性排斥反应样改变。

除以上提到的免疫学因素外,非免疫学因素,如 IRI、药物毒性、器官特异性、供受者年龄、高血压、高血脂、原发病等都能影响慢性排斥反应,其中 IRI 是难以避免而又重要的一环。

(四)移植物抗宿主反应

GVHR 多发生于同种骨髓移植者,也可见于肝、脾、胸腺和小肠等富含淋巴细胞的器官组织移植中,对于免疫缺陷者或大量使用免疫抑制剂的个体接受大量输血时也可能发生。此时患者的免疫状态极度低下,而移植物中丰富的免疫活性细胞则将受者细胞视为非己抗原,对受者全身的器官或组织产生攻击,导致宿主器官损伤的免疫反应。

根据发生的时间和病理改变,GVHR 也可以分为急性 GVHR 与慢性 GVHR。①急性 GVHR 多见,最早发生于移植后 1 周,常见于 3~4 周,一般发生于移植后 3 个月内。皮肤、胃肠道、肝脏等器官容易受累。临床表现主要为:患者出现肝大、脾大、高热、皮疹、腹泻及肝功能下降等症状。本型病程可逆,但病死率较高,迁延不愈可转化为慢性 GVHR。②慢性 GVHR 多见于移植 3 个月后,常由急性型转来,主要表现为患者全身消瘦,多个器官损害,以皮肤和黏膜变化最突出,受损器官功

能进行性下降,器官萎缩和纤维化,患者往往死于因严重感染或恶病质。GVHR 以预防为主,合理的免疫抑制剂使用可以阻止其发生与发展。

五、移植免疫耐受

免疫耐受(immune tolerance)是人体免疫系统接触同种异体反应性抗原后所产生的针对该抗原的特异性免疫无应答或低应答状态,是由一种抗原刺激物所引发的另一类没有破坏行为的免疫反应,具有以下特点:产生免疫耐受的人体为免疫系统发育成熟的个体,有正常的免疫能力,而非处于免疫缺陷或免疫抑制状态;免疫耐受是一种获得性、功能性、处于活性状态下的免疫学状态,而不是先天遗传获得的;免疫耐受既可天然产生,又可通过干预诱导产生;免疫耐受的对象必须是与受者基因库不相匹配的供者源;免疫耐受仅针对特定耐受原,具有高度特异性,已产生特异性免疫耐受的人体仍保持对其他种类抗原,尤其对病原体的反应性,这不同于在免疫抑制状态下的不排斥现象;当免疫耐受形成后,诱导方式或干预措施可以永久中止,而免疫耐受状态可以继续稳定地维持。

(一)免疫耐受的分类及特性

免疫耐受可根据其产生时间进行分类,在免疫系统发育成熟前如胚胎期接触某种抗原,出生后当再次遇到相同抗原时,表现为对该抗原的特异性无反应性,称为先天性免疫耐受,如人体对自身组织抗原的耐受。在出生后或免疫系统发育成熟后,通过改变抗原性状、剂量或免疫途径等诱导产生的免疫耐受,称为后天免疫耐受。先天免疫耐受可天然形成,也可人工诱生,而后天免疫耐受则多为病原感染或人工诱导。

根据免疫耐受形成时期的不同,可将免疫耐受分为中枢耐受及外周耐受。中枢耐受发生在中枢免疫器官,是指在胚胎期及出生后 T、B 细胞发育过程中(T、B 细胞未成熟时)遇到自身抗原所形

成的耐受;外周耐受则发生在外周淋巴器官,是指成熟的 T、B 细胞遇到自身(内源性)或非己(外源性)抗原所形成的耐受。

(二) 中枢性免疫耐受机制

免疫系统基本特点是区别自我与非我。免疫系统发展出不同的选择机制来去除自我反应性淋巴细胞,通过删除不合适的自我识别来保护自我。这个选择的过程叫中枢耐受。

1. 中枢性 T 细胞耐受　Burnet 于 1957 年在细胞克隆选择学说中首次提出克隆清除(clonal deletion)的概念。胚胎期的 T 细胞由于基因重排,形成无数具有不同特异性的细胞克隆,每个克隆均表达特异性抗原识别受体,可与相应抗原表位发生反应,但胚胎期和新生儿期个体的淋巴细胞尚未发育成熟,此时接触抗原则相应的克隆即通过阴性选择而发生凋亡。在胚胎发育阶段,免疫系统主要接受自身抗原刺激,导致自身反应性淋巴细胞克隆在早期即被淘汰,故发育成熟的免疫系统因缺乏该特异性淋巴细胞克隆,不会对自身抗原产生应答,导致对自身抗原的终生耐受。

2. 中枢性 B 细胞耐受　祖 B 细胞在骨髓中经历随机的 V(D)J 受体基因重排,形成了大量 BCR 表位。实际上,有 45% 左右的 B 细胞并没有进行成功的重排,这部分前 B 细胞在这段时间死亡。不成熟的 B 细胞拥有强自身反应性的 BCR,可能通过克隆清除机制清除。部分自身反应性 B 细胞在克隆清除机制后虽然没有发生凋亡,但可重新启动免疫球蛋白基因重排,产生具有新 BCR 的 B 细胞克隆,不再对自身抗原产生应答,称为受体编辑。受体编辑虽然可以改变 BCR 特异性,但并不能删除早先已经产生的自身反应性重链或轻链基因,只是使得这些基因沉默。

(三) 外周免疫耐受机制

大多数主要的自身反应性淋巴细胞通过中枢耐受机制可以清除,但是部分自身反应性细胞与 MHC-抗原肽分子复合物亲和力过低,而逃避阴性选择,进入外周循环。有些自身抗原在胸腺中没有表达,故不能诱导未成熟淋巴细胞的清除,这些细胞可能通过外周耐受机制在外周免疫器官被清除或使其丧失功能。

1. 外周性 T 细胞耐受　在胸腺中,与外周抗原结合能力强的 T 细胞可能出现程序性死亡。而更多的自身反应性 T 细胞可能因为缺乏共刺激分子,或者是 T 细胞高表达酪氨酸磷酸酶(SHP-1)、胱天蛋白酶(caspase)3 等传导负调控信号,使转录因子不能启动相应基因的表达,出现自身反应性 T 细胞失能。出现感染、炎症、组织损伤的情况下,T 细胞可能出现暂时性激活,但因为失能情况的出现,这部分短暂激活的 T 细胞会出现死亡,这种现象被称为激活诱导的细胞死亡。

除 T 细胞失能情况外,人体可能存在针对自身反应性 T 细胞激活的负反馈调节细胞,如表达 $CD4^+CD25^+Foxp3^+$ 的调节性 T 细胞(Regulatory T cell,Tr cell)。外周初始 $CD4^+$ T 细胞在适当诱导条件下也可诱导分化成调节性 T 细胞(iTr cell)。此外,T 细胞分泌的抑制性细胞因子及生长因子如转化生长因子-β(transforming growth factor-β,TGF-β)、IL-10、均可抑制自身反应性淋巴细胞激活和扩增,从而维持免疫耐受。除 Tr 细胞外,还有 $CD4^+IL-10^+$ 的 Tr1 细胞,$TGF-β^+$ 的 Th3 细胞,$CD4^-CD8^-$ 双阴性 T 细胞,$CD8^+CD28^-$ T 细胞,这种调节机制称为抑制性调节机制。

2. 外周性 B 细胞耐受　在骨髓中逃离克隆清除和受体编辑的 B 细胞在外周可能通过克隆清除,B 细胞失能或免疫忽视进一步耐受。外周能够和自身抗原强烈结合的 B 细胞会通过凋亡或者克隆清除的机制被清除。强反应性 B 细胞遇到大量可溶性抗原时会因为 BCR 信号脱敏出现失能,有文献报道可能与细胞表面 CD5 分子的高表达相关,在缺少 T 细胞帮助的情况下也可能出现信号转导障碍导致失能。而弱反应性的 B

细胞因为与抗原的弱亲和力结合来产生免疫耐受。外周也存在除 T 细胞外的其他多种类型的免疫调节细胞,如调节性 B 细胞、调节性 DC、髓源性抑制细胞等,它们也可能在外周免疫耐受维持中起一定作用。

(四) 免疫耐受的诱导

1. 控制效应细胞　控制效应细胞是抑制排斥反应发生的关键环节。大多数免疫抑制剂能非特异性地抑制效应细胞的活化与增殖。钙调磷酸酶抑制剂(calcineurin inhibitor,CNI),如他克莫司(tacrolimus,FK506)及环孢素,能够和他克莫司结合蛋白相结合,抑制钙依赖磷酸酶-钙调蛋白通路以及与 T 细胞活化有关的下游转录因子。但 CNI 抑制了效应性 T 细胞的活化和增殖的同时也阻断了 TCR 信号依赖性的耐受通路,如失能、活化诱导的细胞死亡以及 Tr 细胞的诱导。西罗莫司通过阻止细胞增殖分化关键蛋白哺乳动物雷帕霉素靶蛋白(mammalian target of rapamycin,mTOR)的激活控制效应性细胞产生。临床前研究中,西罗莫司能够减少效应性记忆细胞产生的同时能够维持 Tr 细胞的比例,促进效应性 T 细胞/调节性 T 细胞平衡。

目前器官移植领域仍然使用抗细胞增殖类药物,如硫唑嘌呤、吗替麦考酚酯,能够抑制次黄嘌呤核苷酸的合成,从而阻断 DNA 的合成,引起效应性细胞死亡。抗细胞增殖药物的主要作用是阻滞效应细胞 S 晚期或 G2 早期的发展,降低细胞增殖的速度,在抑制细胞免疫作用程度较抑制体液免疫的作用程度强。

用胸腺细胞免疫动物制备的抗淋巴细胞球蛋白是最常见的多克隆抗淋巴细胞抗体,其主要适应证为急性排斥反应的冲击治疗,常规免疫抑制方法开始前的诱导治疗,作为三联常规用药方案的辅助和骨髓移植物抗宿主病(graft versus host disease,GVHD)的预防和治疗。单克隆淋巴细胞抗体,如抗人 T 细胞 CD3 鼠单抗(mouse monoclonal antibody against human CD3 antigen of T lymphocyte,OKT3),这类 CD3 单克隆抗体可以作用于全部的成熟 T 淋巴细胞,通过杀伤全部 T 淋巴细胞达到抗排斥目的。巴利昔单抗等 IL-2R 拮抗剂可以选择性作用于表达 IL-2R 的效应细胞而不影响其他淋巴细胞的性质是它作为特异性免疫抑制剂的巨大优势。

2. 免疫调节机制　与克隆清除机制不同,免疫调节是一种更加主动去干预的免疫耐受诱导方式。其中,最为重要的干预细胞靶点就是 CD4$^+$Foxp3$^+$ 的调节性 T 细胞。Tr 在维持自身耐受过程中的作用最开始是从胸腺切除的新生小鼠中观察到的,这种小鼠成年后会发生自身免疫性疾病,但过继转移正常小鼠的 CD4$^+$T 细胞则可以逆转这种表型。而且,scurfy 鼠和缺乏 *Foxp3* 基因的人都会出现严重自身免疫病和过敏后遗症。Tr 细胞占据外周血 CD4$^+$T 细胞的 5%~10%,自然 Tr 细胞是在胸腺成熟的,而诱导性 Tr 是由传统的效应性 T 细胞转化形成的。它通过分泌 TGF-β、IL-10 及 IL-35 发挥调节功能,同时能够通过抑制效应性细胞因子分泌,下调共刺激分子,抑制增殖起相关作用。一旦激活后,Tr 细胞可以非抗原特异性地抑制效应性 T 细胞功能。文献报道通过 IL-2 及 IL-15 改变 Treg/Teff 比例及体外运用染色质修饰化合物产生诱导 Tr 细胞都是未来成功建立免疫耐受的细胞治疗措施。

3. 阻断协同刺激通路　在器官移植排斥反应中,B7/CD28 是介导 APC 激活 T 淋巴细胞的重要途径。CTLA-4Ig 是一种融合蛋白,利用 CTLA4 与 B7 亲和力高的特点,封闭 APC 上的 B7,达到阻断 B7 与 CD28/CTLA4 结合的目的。在多种动物模型上,CTLA-4Ig 均能延长移植物存活,但往往会发生慢性排斥反应。内在机制可能在于新发现的其他共刺激信号,如 ICOS、OX40、4-1BB 等也参与了排斥反应,其他细胞群体如巨噬细胞在移植物血管病变的发生发展中也起到重要的作用。

另外一对引起广泛关注的协同刺激分子是CD40/CD40L分子,目前在非人灵长类模型已经试用过几种不同的抗CD40L单克隆抗体,如hu5C8,H106,IDEC-131及ABI793等,效果无明显差异。单用以上任一种抗CD40L单克隆抗体都可以显著延长非人灵长类肾、心及胰岛同种移植物的存活,但还不能阻止同种抗体的产生,绝大多数移植物都会最终发生排斥反应。而在人体内,抗CD40L单抗在非人灵长类也可以导致血栓形成,可能与CD40L在血小板上表达有关。

4. 诱导混合嵌合体形成　在器官移植时加上清髓治疗及骨髓移植,能形成混合或完全的嵌合体,移植器官就容易产生耐受现象。然而,受者骨髓完全清除及其后的骨髓移植发生严重并发症甚至死亡的概率较高。通过非清髓性的造血细胞移植建立混合嵌合体,继而诱导耐受的策略成为近年来移植耐受的重点研究方向。2008年Kawai等对于HLA半错配的肾移植供受者,让受者术前使用了抗CD20单抗、抗CD2单抗、环磷酰胺以及胸腺照射灯等,术后使用甲泼尼龙10天,环孢素使用9个月后逐步停用,1例在联合移植两周后因急性体液排斥反应造成移植肾失功,其余4例在5年随访中肾功能完全正常,体外免疫学实验证实这4例受者的淋巴细胞产生了供者特异性无反应。该研究首次在HLA不相容供受者实体器官移植中成功诱导了耐受。

虽然动物实验开发出了许多诱导免疫耐受的方法,但要达到临床器官移植耐受任重而道远。真正的免疫耐受需要让同种异体所有反应性T细胞被清除或耐受,克隆清除对清除祖T细胞有效,但对胸腺外新产生的T细胞效果有限,CNI在控制效应性T细胞上作用显著,但并不能诱导耐受,而诱导混合嵌合体需要骨髓移植,即便对健康人体损伤也较大。未来,如何找到抑制记忆性T细胞反应的药物,寻找联合阻断多种协同共刺激分子的方法,诱导同种异体反应性T细胞凋亡,是突破移植免疫耐受的可行出路。

综上所述,基础免疫学的进展极大促进了临床器官移植的开展。20世纪40—50年代,Medwar等提出的移植排斥的免疫学本质、诱导免疫耐受的理论以及Dausset、Benacerraf和Snell发现的组织相容性抗原为移植术的成功奠定了基础。在这些理论的指导下,1955年Murray领导的团队成功地完成首例人同卵双生子之间的肾移植。此后,随着免疫抑制药物的应用,器官移植得到广泛推广,使移植从基因型相同的个体发展到基因型不同的个体间,从肾移植、骨髓移植发展到肝、心、肺等多种器官移植,其成功率明显提高,已成为多种临床疾病的重要治疗手段。

选择正确的免疫抑制药物在防治移植排斥反应中具有重要作用。经典的CNI和IL-2受体阻断剂虽然在控制排斥反应上效果显著,但同样会影响调节性T细胞的功能,能否找到靶向定位于效应性T细胞却不影响负反馈的调节性T细胞功能的药物仍很重要。与此同时,阻断T细胞共刺激信号,如抗CD40L抗体、CTLA4-Ig、增强T细胞共抑制信号等靶向药物虽相继面世,但多种免疫学因素、非免疫学因素参与的慢性排斥反应至今尚缺乏有效治疗手段,也是器官移植领域亟须解决的问题。

诱导受者建立长期、稳定的移植耐受,是解决移植排斥反应的关键,虽然克隆清除能够有效减少同种异体反应性祖T细胞的数量,但是其从胸腺和胸腺外的不断产生,外周记忆性T细胞、B细胞的持续存在以及慢性炎症所造成的组织损伤,是临床诱导器官移植免疫耐受的重大难关。

除此以外,器官移植目前仍面临诸多挑战,其中包括供器官短缺、慢性移植物失功及长期服用免疫抑制剂所产生的一系列并发症等。这些问题阻止了器官移植进一步发展,也对基础免疫学提出了更高的要求与挑战。

(李宪昌　王怡轩)

第四节　免疫抑制剂

一、免疫抑制剂概念与分类

免疫抑制剂是一类对人体的免疫反应具有抑制作用的药物,能抑制与免疫反应相关细胞(主要是T细胞和B细胞)的增殖和功能,降低免疫应答。因此,免疫抑制剂广泛应用于防治器官与组织(如肝、肾、心、肺、胰腺、小肠、骨髓)移植的排斥反应和自身免疫病。

(一)小分子药物

1. 糖皮质激素　临床用于器官移植的糖皮质激素包括泼尼松、泼尼松龙和甲泼尼龙,为免疫诱导和维持方案的重要组成之一,也可用于排斥反应的治疗。

糖皮质激素可抑制免疫反应的多个环节,防止或抑制细胞介导的免疫反应,并减轻原发免疫反应的扩展。糖皮质激素可抑制巨噬细胞抗原吞噬和提呈的能力;抑制IL-1、IL-2、IL-6、IFN-γ和TNF-α等基因转录,从而抑制T细胞的增殖;减少免疫细胞数量,包括T淋巴细胞、单核细胞、嗜酸性细胞等。

2. CNI　CNI是最常用的免疫抑制剂之一,包括环孢素和他克莫司。环孢素和他克莫司作用机制相似,但他克莫司的作用强度约为环孢素的100倍,是目前临床主要应用的CNI。

环孢素和他克莫司通过形成不同复合物抑制钙调磷酸酶的活性,环孢素与环孢素结合蛋白结合,他克莫司与他克莫司结合蛋白-12(FK506 binding protein,FKBP-12)结合。CNI通过竞争性地结合钙调磷酸酶抑制活化T细胞核因子(nuclear factor of activated T cell,NFAT)的活性,从而阻滞早期T细胞活化基因的转录,抑制免疫细胞功能。此外,环孢素和他克莫司还可增加T细胞内TGF-β的表达,TGF-β对IL-2诱导的T细胞增殖

有强大的抑制作用,也可抑制抗原特异性细胞毒性T细胞的生成。临床应用CNI药物时,需要进行密切监测血药浓度以降低排斥反应和药物不良反应的发生。

3. mTOR抑制剂　mTOR抑制剂是近20年来应用于临床的一种新型免疫抑制剂,包括西罗莫司(sirolimus)和依维莫司(everolimus)。西罗莫司是从吸水链球菌中分离得到的环状大环内酯类化合物。而依维莫司是西罗莫司的衍生物,具有更好的口服生物利用度。

mTOR抑制剂的免疫抑制机制不同于CNI,其不影响细胞因子的表达,而是通过调控细胞因子的信号转导,抑制细胞周期中由G1期向S期进展,从而遏制了T细胞的增殖。需要注意的是,mTOR抑制剂也需要密切监测血药浓度。

4. 抗代谢药　抗代谢药是一类干扰细胞正常代谢过程的药物,一般是通过干扰DNA合成中叶酸、嘌呤和嘧啶合成途径从而影响细胞增殖,大多为体内核酸代谢物的类似物。作为免疫抑制剂,抗代谢类药物抑制免疫细胞中核酸物质的生物合成,发挥抑制T、B细胞增殖的作用,因此能同时抑制细胞免疫和体液免疫反应。

(1)吗替麦考酚酯:吗替麦考酚酯在体内迅速水解为具有生物活性的麦考酚酸(mycophenolic acid,MPA),MPA是次黄嘌呤核苷酸脱氢酶(inosine monophosphate dehydrogenase,IMPDH)的非竞争性、可逆性抑制剂,可抑制鸟嘌呤核苷酸的从头合成途径阻断DNA的合成,使淋巴细胞停滞在S期。MPA除了可抑制T、B细胞增殖,还可抑制B细胞产生抗体,抑制淋巴细胞和单核细胞糖蛋白的糖基化,因此可抑制白细胞进入炎症和移植物排斥反应的部位。吗替麦考酚酯通常与CNI和糖皮质激素组成"三联免疫抑制方案",用于器官移植术后预防排斥反应的维持治疗。

(2)硫唑嘌呤:硫唑嘌呤(azathioprine)是6-巯基嘌呤(6-mercaptopurine,6-MP)的前体药物,

为嘌呤类抗代谢药。6-MP 作为一种嘌呤类似物可嵌入到 DNA 中从而干扰 DNA 合成,其在细胞内的代谢物还可干扰嘌呤的从头合成,故而可以抑制活化的 T、B 细胞以及其他细胞类型(如红细胞前体)的增殖,并可引起 DNA 损伤。目前硫唑嘌呤已被吗替麦考酚酯替代,不是临床常规使用的免疫抑制剂。

(3)环磷酰胺:环磷酰胺是一种独特的烷化剂及细胞周期非特异性药物,作为免疫抑制剂主要抑制 B 细胞增殖和体液免疫反应。环磷酰胺在体外无活性,经肝脏代谢为具有活性的 4-羟基环磷酰胺,一种氮芥类衍生物,通过干扰 DNA 复制来抑制淋巴细胞的生长和增殖而发挥免疫抑制作用。

(4)咪唑立宾:咪唑立宾是一种嘌呤类似物,竞争性地抑制嘌呤合成途径中的 IMPDH 和鸟苷酸合成酶,从而抑制核酸合成。咪唑立宾通过阻止增殖的淋巴细胞由 G0 期进展至 S 期,可抑制抗体产生以及记忆性 B 细胞和记忆辅助性 T 细胞的产生。咪唑立宾可替代硫唑嘌呤预防肾移植术后的排斥反应,也可用作 MPA 类药物引起严重不良反应时的替代治疗。

(二)蛋白类药物与生物制剂

同糖皮质激素和传统的免疫抑制剂相比,生物制剂可选择性地抑制自身反应的淋巴细胞,具有较低的非免疫毒性,主要包括多克隆抗体、单克隆抗体和融合蛋白等。

1. 淋巴细胞清除性抗体 淋巴细胞清除性抗体可清除大量的淋巴 T、B 细胞,主要包括多克隆抗体和单克隆抗体,通常用于免疫诱导治疗。

(1)多克隆抗体:多克隆抗体包括抗胸腺细胞球蛋白(antithymocyte globulin,ATG)、抗人 T 淋巴细胞免疫球蛋白(anti-human T lymphocyte immunoglobulin,ALG)。ATG 或 ALG 通过识别 T 细胞表面的多种抗原,如 CD2、CD3、CD4、CD8、CD11a、CD18、CD25、CD44 和 CD45 等,直接作用

于人体胸腺细胞,引起细胞溶解从而清除体液中的 T 细胞。长期使用该类药物会增加移植后淋巴增生性疾病的风险。

(2)单克隆抗体:单克隆抗体是由单一 B 淋巴细胞克隆产生的高度均一、仅针对某一特定抗原表位的具有高度特异性的抗体。代表性的药物为 OKT3,是一种针对 T 淋巴细胞表面抗原 CD3 的特异性抗体,可清除体液中 CD3⁺T 淋巴细胞。OKT3 是首个用于临床治疗的淋巴细胞清除性单克隆抗体,尽管有较好的免疫抑制效果,但因不良反应大,临床已不再应用。

2. 非淋巴细胞清除性抗体 非淋巴细胞清除性抗体通常为单克隆抗体或融合蛋白,可减少 T 细胞反应但不影响其数量。

(1)巴利昔单抗:巴利昔单抗(basiliximab)是一种鼠/人嵌合单克隆抗体,特异性地结合活化 T 细胞表面的 IL-2 受体 α 链(CD25),用于预防肾移植术后早期的急性排斥反应。巴利昔单抗通过阻断 IL-2 与 IL-2 受体的结合,阻断了 T 细胞活化途径的第三信号,使 T 细胞停滞在 G0 或 G1 期,从而抑制 T 细胞的增殖。由于巴利昔单抗只作用于活化的 T 细胞,因此几乎不会引起 T 细胞的普遍清除。巴利昔单抗尽管疗效中等,但几乎没有非免疫毒性。

(2)达克珠单抗:达克珠单抗(daclizumab)是一种人源化单克隆抗体,可选择性结合 IL-2 受体上的 Tac 亚基,作用机制与巴利昔单抗相似。需要注意的是,预防肾移植术后急性排斥反应的适应证仅限于我国。

(3)贝拉西普:贝拉西普(belatacept)是一种选择性 T 细胞共刺激阻断剂,是由经修饰的 CTLA-4 的胞外结构区与 IgG 的 Fc 段连接而形成的融合蛋白。贝拉西普通过与抗原提呈细胞上的 CD80 和 CD86 结合,有效阻断 CD28 介导的 T 细胞活化的共刺激信号传递,抑制 T 细胞活化。2011 年,FDA 批准贝拉西普用于预防成年肾移植

患者的急性排斥反应,临床用作免疫维持治疗。

二、免疫抑制剂的药物代谢动力学特点

由于药物本身的生物学特性、理化性质、剂型、给药途径、药物间相互作用等因素均会影响药物治疗的有效性,因此充分了解免疫抑制剂的药学特点有助于个体化精准给药方案的制订与调整。

药物代谢动力学(pharmacokinetics,PK)简称"药动学",是人体对药物的作用,包括药物的吸收(absorption)、分布(distribution)、代谢(metabolism)和排泄(excretion)。药动学通过定量研究药物在体内的"ADME"过程,并运用数学模型阐述药物在人体内的动态规律。充分掌握免疫抑制剂的药动学参数,是利用血药浓度检测为患者进行药物剂量调整的基础。常见免疫抑制剂的药动学参数见表2-4-1。

他克莫司和环孢素有多种剂型,临床应用过程中如需改变剂型必须在临床医师或药师的密切监测下进行,并在转换前后实施治疗药物监测,以保证维持相似的药物全身暴露量。

三、免疫抑制剂的治疗药物监测

(一)治疗药物监测概述

治疗药物监测(therapeutic drug monitoring,TDM)是一种优化个体给药方案的临床实践手段。由于免疫抑制剂具有个体差异大、治疗窗窄等特点,药物不良反应影响患者的生命治疗和预期寿命,且考虑到移植患者用药情况复杂等,对其进行TDM十分必要。TDM通过测定药物浓度,调整剂量方案使患者获得最优的临床结局。临床常用的检测血药浓度的分析方法主要有高效液相色谱法、液相色谱-串联质谱法和免疫分析法。

尽管TDM是辅助临床用药,尤其是免疫抑制方案剂量调整的重要手段,但是TDM不应作为治疗方案调整的唯一依据。在临床应用中,需要根据患者的病情变化、临床体征、其他实验室检查等因素综合考量。

(二)免疫抑制剂TDM的基本原则

1. 监测标本　临床常规使用的监测标本为患者抗凝全血标本。

2. 采样时间　谷浓度(C_0)采集时间为给药前30分钟;峰浓度(C_2)采集时间为给药后2小时。

3. 监测原则　移植术后短期内应及时频繁监测血药浓度,直至达到目标浓度;在更改药物或者受者病理生理出现变化可能影响血药浓度时,随时测定;出现移植物功能下降或排斥反应时,随时测定。此外,不同检测方法可能导致测得的血药浓度不同,因此在临床操作中应采用同一检测方法将药物调整至目标浓度范围。

(三)代表药物的TDM

1. 环孢素　对于肾移植患者,应用含有环孢素的不同联合治疗方案时,推荐环孢素目标浓度见表2-4-2。对于使用二联方案的患者,或是免疫高危患者如HLA错配率高、群体反应性抗体(panel reactive antibody,PRA)水平高或二次移植等,环孢素的血药浓度目标值应适当提高。与西罗莫司合用时,或出现与环孢素相关的药物毒副作用时可适当降低环孢素血药浓度目标值。

对于肝移植患者,成人受者术后3个月后环孢素的C_0应为100~150ng/ml,儿童受者术后2年以上且移植肝功能正常的情况下,环孢素单药治疗时C_0应控制在100ng/ml以内。

2. 他克莫司　对于低免疫风险的肾移植受者,当应用IL-2受体阻断剂进行诱导治疗并使用他克莫司联合吗替麦考酚酯和糖皮质激素三联方案时,他克莫司的C_0应为4~12ng/ml;而诱导治疗后与依维莫司和糖皮质激素联合使用时,C_0应为4~7ng/ml(术后0~2个月)和2~4ng/ml(术后>2个月)。在具有较高免疫风险的患者中他克莫司的C_0目标值可以更高。对于儿科患者的C_0推

表 2-4-1 常见小分子免疫抑制剂的 PK 参数

代表药物	F	C_{max}	T_{max}/h	V_d	PB	CL	$t_{1/2}/h$
糖皮质激素							
波尼松龙	70%	113~1 343ng/ml	1.0~2.6	29.3~44.2L	65%~90%	90~120ml/(h·kg)[3]	2.1~3.5
甲波尼龙	89.9%	—	2.5	1.38L/kg	76.8%	336ml/(h·kg)[3]	2.3
CNI							
FK506[1]	20%~25%	—	1~3	47.6L	>98.8%	2.25L/h（成人健康） 4.11L/h（成人肝移植） 6.7L/h（成人肾移植） 儿童肝移植约为成人的 2 倍	43（成人健康） 11.7（成人肝移植） 12.4（儿童肝移植） 15.6（成人肾移植）
环孢素[2]	29%	1.0ng/ml	3.5	3.5L/kg	90%	380~3 000ml/(h·kg)[3]	6.3（成人健康） 7~16（成人肾移植） 20.4（严重肝病）
mTOR 抑制剂							
西罗莫司	27%	10~20ng/ml	1~3	12L/kg	92%	139ml/(h·kg)[3]	62
依维莫司	—	11.1ng/ml	1~2	128~589L	74%	8.8L/h	30
抗代谢药							
吗替麦考酚酯	94%	24.5μg/ml	1~1.5	3.6~4.6L/kg	97%	1 158ml/h	18
硫唑嘌呤	88%	—	1~2	0.9L/kg	30%	—	4~6
环磷酰胺	—	—	1	30~50L	—	—	7
咪唑立宾	—	2.38μg/ml	2	—	—	—	2.2

F. 吸收分数；C_{max}. 一次给药后的最大血药浓度；T_{max}. 药峰时间；V_d. 在多室模型药物的表观分布容积；PB. 血浆蛋白结合率；CL. 清除率；$t_{1/2}$. 半衰期。

1. FK506 为胶囊剂数据；2. 环孢素为胶囊剂数据；3. 此处的 CL 以 CL/F 表示。

表 2-4-2 肾移植受者术后应用环孢素的目标浓度

单位:ng/ml

术后时间	环孢素+吗替麦考酚酯+糖皮质激素		环孢素+依维莫司
	C_0	C_2	C_0
<1 个月	200~350	1 000~1 500	100~200
1~3 个月	150~300	800~1 200	75~150
3~6 个月	100~250	600~1 000	50~100
6~12 个月			25~50
>12 个月	>50	>400	—

荐仅基于临床经验的支持,术后 0~2 个月 C_0 为 10~20ng/ml,>2 个月 C_0 为 5~10ng/ml。

对于肝移植患者,使用他克莫司联合吗替麦考酚酯或依维莫司和糖皮质激素三联方案时,术后前 4 周他克莫司的 C_0 应为 6~10ng/ml,随后为 5~8ng/ml。当他克莫司单用或仅与诱导治疗联用时,C_0 可能需要提高,推荐术后 0~3 个月应为 10~15ng/ml,随后为 5~10ng/ml。而对于无糖皮质激素的治疗方案,他克莫司的 C_0 应为 10~15ng/ml。当与依维莫司联合使用时,服用首剂依维莫司后 3 周(约术后第 2 个月)到术后 12 个月内推荐他克莫司的 C_0 为 3~5ng/ml。对于儿科患者,根据各移植中心的用药经验推荐 C_0 应维持在 <6ng/ml。

对于接受造血干细胞移植的成人和儿童患者,联合口服他克莫司与甲氨蝶呤时,他克莫司的 C_0 应为 10~20ng/ml。

除常规监测血药浓度外,国内外多部指南推荐基于药物基因多态性调整他克莫司起始剂量(表 2-4-3 和表 2-4-4)。

表 2-4-3 基于 *CYP3A5* 基因多态性的他克莫司起始剂量推荐

表型	*CYP3A5*基因型	推荐意见
快代谢(表达*CYP3A5*)	*1/*1	起始剂量增加至推荐起始剂量的 1.5~2 倍,且不超过 0.3mg/(kg·d)。TDM 指导剂量调整

续表

表型	*CYP3A5*基因型	推荐意见
中间代谢(表达 *CYP3A5*)	*1/*3,*1/*6,*1/*7	起始剂量增加至推荐起始剂量的 1.5~2 倍,且不超过 0.3mg/(kg·d)。TDM 指导剂量调整
慢代谢(不表达 *CYP3A5*)	*3/*3,*6/*6,*7/*7,*3/*6,*3/*7,*6/*7	使用推荐起始剂量0.15mg/(kg·d)。TDM 指导剂量调整

表 2-4-4 基于 *CYP3A5* 和 *CYP3A4* 组合基因型的他克莫司起始剂量推荐

单位:mg/(kg·d)

组合基因型	推荐起始剂量
CYP3A5 *1+*CYP3A4* *1/*1	0.3~0.4
CYP3A5 *3/*3+*CYP3A4* *1/*1	0.2~0.25
CYP3A5 *3/*3+*CYP3A4* *22	0.14

3. 吗替麦考酚酯 临床应用中无法通过单次采血完成 MPA 的监测,通常采用有限采样法分别采集 C_0、$C_{0.5}$、C_2 和 C_4,根据公式推算出 0~12 小时药时曲线下面积(AUC_{0-12h})。根据相关研究和专家共识,当吗替麦考酚酯与环孢素或他克莫司合用时,推荐 MPA 的 AUC_{0-12h} 为 30~60(mg·h)/L。目前,MPA 不是临床常规开展的 TDM 项目。

4. 西罗莫司 对于给予负荷剂量的患者,首次血药浓度监测应在 3~4 天后;如不给予负荷剂量应在第 5~7 天进行。调整西罗莫司的剂量后,应在连用 7 天后待血药浓度稳定时再进行监测。建议服药 1 个月内每周监测 1 次,第 2 个月内每 2 周监测 1 次,血药浓度稳定后可适度延长监测间隔。当与 CNI 联合使用时,推荐西罗莫司 C_0 应维持在 4~8ng/ml,CNI 停药后,推荐西罗莫司 C_0 应为 12~20ng/ml。

5. 依维莫司 所有移植患者都应常规进行依维莫司血药浓度监测,推荐依维莫司 C_0 应维持在 3~8ng/ml。对于移植患者使用依维莫司联合环孢素或他克莫司时,为了降低肾毒性风险,环孢素或他克莫司的剂量和 C_0 目标范围都应降低。在减少环孢素或他克莫司的剂量之前,应确定依维莫司稳态 C_0 至少为 3ng/ml。依维莫司血药浓度 >10ng/ml 可能会增加不良反应发生的风险。

四、免疫抑制剂的研发进展

免疫抑制剂的发展与应用是 20 世纪器官移植领域的重要突破,随着移植外科手术技术的不断发展,免疫抑制剂的研发方兴未艾。近年来,在分子生物学和移植免疫学发展的基础上开发高特异性、高选择性而低毒副作用的新型免疫抑制剂成为移植学界关注的热点。

(一) 小分子药物研发进展

1. CNI 伏环孢素(Voclosporin,ISA247,VCS)是一个新的 CNI,其结构与环孢素类似,免疫抑制效应更强,且具有更优的药代动力学/药效学特性。ⅡA 期临床试验显示在肾移植术后稳定的患者中,VCS 表现出良好的免疫抑制效应和耐受性。目前,已完成肾移植患者的ⅡB 期临床研究,在预防肾移植术后排斥反应方面 VCS 表现出与他克莫司类似的免疫抑制效应和更低的移植术后新发糖尿病风险。

2. Janus 激酶(JAK)3 抑制剂 托法替布(tofacitinib,CP-690550)是最新研制的 JAK3 抑制剂,主要通过抑制 JAK-STAT 信号转导通路,影响淋巴细胞功能发挥免疫抑制作用。最初被美国 FDA 批准用于治疗类风湿关节炎,目前正在进行用于预防肾移植排斥反应的临床试验,其ⅡB 期临床试验显示似乎与环孢素抑制效果类似。与他克莫司的临床随机对照研究中,托法替布表现出更低的排斥反应发生率,但会导致过度免疫抑制,病毒感染(BK 病毒相关性肾病)的发生率更高。

3. 异噁唑类抑制剂 FK778 是一个合成的来氟米特活性代谢产物 A771 726 的丙二腈酰胺衍生物。FK778 口服生物利用度高,半衰期短,其可特异性结合二氢乳清酸脱氢酶,通过抑制嘧啶的从头合成,抑制 T 细胞的增殖和 B 细胞的抗体生成。

多种移植动物模型实验研究中均证实 FK778 可预防并逆转急性排斥反应。目前在肝移植及肾移植患者中进行的Ⅱ期临床试验已完成,研究结果尚未公开。

4. 磷酸鞘氨醇受体调节剂 芬戈莫德是从真菌辛克莱棒束孢中提取的有效成分多球壳菌素(myriocin,ISP-1)通过结构改造而合成的一种新型免疫抑制剂。国内已批准用于治疗复发型多发性硬化的治疗。与传统的免疫抑制剂不同,芬戈莫德不影响淋巴细胞的活化和增殖。在肾移植患者中进行的Ⅰ期和Ⅱ期临床研究显示,芬戈莫德可有效预防肾移植术后排斥反应,疗效与吗替麦考酚酯相似。ⅡB 期临床研究显示,芬戈莫德与全量环孢素联用,可有效预防急性排斥反应,与目前常用的免疫抑制方案相比具有更低的不良事件发生率。目前正在研发中的小分子药物见表 2-4-5。

(二) 蛋白类药物与生物制剂研发进展

1. 布来鲁单抗(Bleselumab,ASKP1240)ASKP1240 是一种完全人源化抗体,主要通过阻断 CD40L 信号通路发挥抗排斥作用的新型免疫抑制剂,目前已完成肾移植Ⅱ期临床试验。其免疫抑制机制主要是通过与 CD154 的天然受体 CD40 的竞争性结合,导致 CD40 下游信号分子失联,继而削弱 DC(MHC)和共刺激分子(如 CD80 和 CD86)表达,降低其抗原提呈活性,继而发挥免疫抑制作用。Ⅰ期临床试验研究发现,ASKP1240 在肾移植受者中可导致血栓形成。

2. ASP2409 ASP2409 是新一代 CTLA4-IgG,于 2014 年已完成类风湿关节炎患者中的Ⅰ期临床试验。临床前研究发现,ASP2409 与抗原提呈细胞上的 CD80 和 CD86 结合的亲和力分别是贝拉西普的 6.1 倍和 2.1 倍。体外研究发现,其对 T 细胞的抑制作用是贝拉西普的 18 倍。在猕猴肾移植模型的研究中观察到皮下注射 ASP2409(1mg/kg)可有效预防排斥反应,与他克莫司或吗替麦考酚酯相比,ASP2409 可明显延长移植肾存活时间,且整个研究中无严重副作用发生。

3. 依库珠单抗　依库珠单抗是一种重组人源化单克隆 IgG2/4k 抗体,以高亲和力与补体蛋白 C5 特异性结合,从而抑制 C5 裂解为 C5a 和 C5b,并阻止末端补体复合物 C5b-9 的形成。目前国内已批准用于治疗阵发性睡眠性血红蛋白尿症和非典型溶血尿毒症综合征。在肾移植患者中已完成 Ⅱ 期临床试验。临床研究发现即使是肾移植后高供者特异性抗体的患者,依库珠单抗也能抑制抗体介导的排斥反应(antibody-mediated rejection, AMR)。在预防急性 AMR 方面,与标准治疗方案(血浆置换清除或静脉给予免疫球蛋白)相比,依库珠单抗表现出更大的优势。目前正在研发中的蛋白类药物与生物制剂见表 2-4-5。

表 2-4-5　正在研发的免疫抑制剂

分类	药物名称	研发进展
小分子药物	伏环孢素	ⅡB 期临床试验已完成(肾移植)
	托法替布	ⅡB 期临床试验已完成(肾移植)
	FK778	Ⅱ 期临床试验已完成(肝移植、肾移植)
	芬戈莫德	Ⅲ 期临床试验已完成(肾移植)
蛋白类药物与生物制剂	布来鲁单抗	Ⅱ 期临床试验已完成(肾移植)
	ASP2409	临床前研究
	依库珠单抗	Ⅱ 期临床试验已完成(肾移植)

五、免疫抑制剂与肿瘤

移植术后长期应用免疫抑制剂使移植患者面临着严重并发症的发生风险,其中就包括可威胁患者生命的肿瘤。在新生肿瘤方面,移植受者可发生多种类型的恶性肿瘤,其中最常见的就是皮肤癌和淋巴瘤。据澳大利亚的一项研究报道肾移植术后 10 年的患者中,近 1/4 的死亡是由恶性肿瘤所导致的。更强的免疫抑制方案与非霍奇金淋

巴瘤的发生也是相关的。在肿瘤复发方面,在长期的免疫抑制状态下,人体缺少对肿瘤细胞的防御能力,使肿瘤复发和转移的风险明显增加。据报道,肝细胞癌的肝移植患者,在术后早期就面临肿瘤复发和肝外播散的风险,特别是超出米兰标准或美国加利福尼亚大学标准的肝细胞癌的肝移植。然而,最近研究发现并不是所有的免疫抑制药物都必然地促进移植受者肿瘤的发生发展,有些免疫抑制药物却表现出抗肿瘤特性。因此,免疫抑制方案的优化应在免疫抑制与肿瘤风险之间寻找平衡。下面将重点介绍免疫抑制药物的促肿瘤和抗肿瘤效应,并进行汇总(表 2-4-6)。

表 2-4-6　免疫抑制药物的促和抗肿瘤效应

分类	促肿瘤效应	抗肿瘤效应
CNI	+	-
mTOR 抑制剂	-	+
吗替麦考酚酯/MPA	-	+(体外)
硫唑嘌呤	+	-
糖皮质激素	±	-
抗 IL-2Rα 抗体	-	-
ATG	+	-
ALG	+	-

(一)钙调神经蛋白抑制剂

1. 环孢素　环孢素对肿瘤细胞主要表现出促肿瘤效应,与其对人体的免疫抑制效应有关。最近也发现环孢素可通过独立于宿主免疫的其他机制发挥促肿瘤效应,包括通过细胞自主机制诱导 TGF-β1 介导的表型改变(包括非转化细胞的侵袭)和通过血管内皮生长因子(vascular endothelial growth factor, VEGF)刺激的血管生成。研究发现环孢素的促肿瘤效应与其剂量相关,其可剂量依赖性地损伤肾移植受者 DNA 的修复能力,且肝细胞癌患者移植术后复发的风险与环孢素的累积剂量有关。然而,环孢素对肿瘤细胞的作用依然存在争议,因其可抑制肿瘤细胞的多药耐药,可与细胞毒性药物如紫杉醇联合用于抑制肿瘤生长。

2. 他克莫司　实验研究发现,人类肝癌细胞在他克莫司的作用下表现出更高的增殖率。肝移植术后应用以他克莫司或环孢素为基础的免疫抑制方案,有相似的肿瘤发生风险。他克莫司与环孢素类似,亦可诱导 TGF-β1 表达,促进肿瘤细胞的转移。

(二)哺乳类雷帕霉素靶分子抑制剂

1. 西罗莫司　西罗莫司及其衍生物主要表现出抗肿瘤效应。早期研究发现西罗莫司可抑制小鼠 colon-38 肿瘤细胞的生长和增殖。最近研究发现西罗莫司的抗肿瘤作用可能与抑制细胞增殖信号通路中 PI3 激酶和 p70S6 激酶有关。另有报道西罗莫司可上调 E-钙黏素,增加细胞黏合度,降低肿瘤细胞的转移。即使在环孢素存在的条件下,西罗莫司仍可抑制肿瘤细胞的生长和转移。西罗莫司可增加细胞周期抑制因子(如 p27kip1)的表达,通过控制细胞周期抑制肿瘤细胞生长。另有研究发现,西罗莫司可通过阻断血管生成而抑制肿瘤的生长,包括减少 VEGF 产生及阻断 VEGF 诱导的血管内皮细胞增殖。

2002 年美国移植年会公布了一项肾移植患者术后 10 年的随访数据,发现与其他免疫抑制方案相比,环孢素与西罗莫司联用的免疫抑制方案表现出更低的恶性肿瘤发生率,包括 PTLD(0.4%)、肾细胞癌(0.2%)和皮肤癌(1.9%)。

2. 依维莫司　依维莫司是西罗莫司的类似物,目前已作为抗肿瘤药应用于临床。依维莫司可导致转录调节因子 S6K1 和真核生物延伸因子 4E-BP 的活性降低,亦可减少 VEGF 的表达,从而干扰细胞周期和血管新生等过程。在对依维莫司免疫抑制效应的评价中发现,在小鼠 EB 病毒转化 B 淋巴细胞模型,依维莫司表现出抗增殖效应。

(三)糖皮质激素

糖皮质激素作为免疫抑制方案中的重要组成部分已在临床应用多年。众所周知,糖皮质激素已用于治疗多种类型的肿瘤。但是,激素本身亦与肿瘤的发生相关。例如,长期应用糖皮质激素的器官移植患者,患卡波西肉瘤的风险增加。目前的机制尚不明确,可能与抑制 TGF-β、促进卡波西肉瘤细胞生长有关。但是糖皮质激素经常是辅助其他免疫抑制药物来发挥抗排斥反应的作用,因此其对肿瘤的效应难以分析。

(四)抗代谢药

1. 硫唑嘌呤　硫唑嘌呤有阻断细胞分裂的作用,因此认为其可杀伤肿瘤细胞。当硫唑嘌呤作为免疫抑制剂应用之后,发现其对 DNA 的抑制作用会带来一些毒性效应,包括恶性肿瘤的风险可能会增加,特别是淋巴瘤的发生风险增加。硫唑嘌呤还与一些实体肿瘤的发生相关,包括鳞状细胞癌、膀胱肿瘤、乳腺癌和脑肿瘤。目前,硫唑嘌呤已被新型免疫抑制方案所代替。但经过对 1 000 例肾移植受者的随访发现,应用环孢素方案的患者肿瘤的累积发生率要高于应用硫唑嘌呤方案的患者。历史回顾研究发现,应用硫唑嘌呤方案的移植患者患卡波西肉瘤的风险低于应用环孢素方案的患者。

2. 吗替麦考酚酯　研究发现,吗替麦考酚酯和 MPA 也表现出抗肿瘤特性。有文献证实吗替麦考酚酯确实具有抗肿瘤作用,起初其作为抗肿瘤药进行研发,可抑制多个肿瘤细胞系。临床观察发现,免疫抑制方案由环孢素转换为吗替麦考酚酯后,可观察到卡波西肉瘤退化。但另有研究发现吗替麦考酚酯也可引起更高的卡波西肉瘤的发生率。2003 年美国器官移植年会报道了最近进行的吗替麦考酚酯和肿瘤的相关性研究,对来自 UNOS 8 246 例患者的数据进行分析,发现吗替麦考酚酯并未增加 PTLD 的发生风险。另外,对协作性移植研究注册的 4 123 例患者的随访发现,吗替麦考酚酯治疗的患者具有更低的 PTLD 的发生率。进一步分析发现,应用吗替麦考酚酯的患者恶性肿瘤的发生风险出现小幅度降低,但是具有显著性差异。综上所述,吗替麦考酚酯可能有抑制肿瘤效应,但需要进一步的研究和分析。

(五)蛋白类药物与生物制剂

淋巴细胞清除性抗体类免疫抑制剂包括 ATG 和 ALG,由于其直接作用于人体胸腺细胞,引起细胞溶解从而清除体液中的 T 细胞。此类药物有增加移植后肿瘤发生的风险,特别是移植后淋巴增生性疾病。对 7 153 例肾移植患者进行随访研究,经历急性排斥反应且应用淋巴细胞清除性抗体治疗的患者,肿瘤的发生风险是未经历急性排斥反应的患者的 1.4 倍,且差异具有统计学意义。同时,与抗 IL-2Rα 抗体相比,淋巴细胞清除性抗体具有更高的肿瘤发生风险。

(张弋)

参考文献

[1] MARECKI H,BOZORGZADEH A,PORTE R J,et al. Liver ex situ machine perfusionpreservation:A review of the methodology and results of large animal studies and clinical trials [J]. Liver Transpl,2017,23(5):679-695.

[2] 梁铭炬,谭晓宇,霍枫. 离体肝脏机械灌注技术的转化研究进展[J]. 实用器官移植电子杂志,2020,8(4):300-303.

[3] 李鹏,谭晓宇,霍枫,等. 在体常温局部灌注对猪心死亡供体肝脏的修复作用[J]. 实用器官移植电子杂志,2020,8(4):256-260.

[4] JIA J J,LI J H,YU H,et al. Machine perfusion for liver transplantation:A concise review of clinical trials [J]. Hepatobiliary Pancreat Dis Int,2018,17(5):387-391.

[5] 蔡治平,谭晓宇,欧阳青,等. 心死亡供体常温局部灌注保护供肝研究进展[J]. 实用器官移植电子杂志,2020,8(4):304-307.

[6] 曹雪涛,何维. 医学免疫学[M]. 3 版. 北京:人民卫生出版社,2015.

[7] 陈孝,王长希,刘懿禾,等. 临床药物治疗学[M]. 北京:人民卫生出版社,2017.

[8] 杨宝峰,陈建国. 药理学[M]. 9 版. 北京:人民卫生出版社,2018.

[9] LI X C,JEVNIKAR A M. Transplant Immunology [M]. New Jersey:Wiley Blackwell Production,2016.

[10] VANDEWALLE J,LUYPAERT A,DE BOSSCHER K,et al. Therapeutic mechanisms of glucocorticoids [J]. Trends Endocrinol Metab,2018,29(1):42-54.

[11] FU R,TAJIMA S,SUETSUGU K,et al. Biomarkers for individualized dosage adjustments in immunosuppressive therapy using calcineurin inhibitors after organ transplantation [J]. Acta Pharmacol Sin,2019,40(2):151-159.

[12] NGUYEN L S,VAUTIER M,ALLENBACH Y,et al. Sirolimus and mTOR inhibitors:a review of side effects and specific management in solid organ transplantation [J]. Drug Saf,2019,42(7):813-825.

[13] ZAZA G,GRANATA S,CALETTI C,et al. mTOR inhibition role in cellular mechanisms [J]. Transplantation,2018,102(2S Suppl 1):S3-S16.

[14] FLECHNER S M. mTOR inhibition and clinical transplantation:kidney [J]. Transplantation,2018,102(2S Suppl 1):S17-S18.

[15] NASHAN B. mTOR inhibition and clinical transplantation:liver [J]. Transplantation,2018,102(2S Suppl 1):S19-S26.

[16] ŠTENGLOVÁ NETÍKOVÁ I R,PETRUŽELKA L,ŠŤASTNÝ M,et al. Safe decontamination of cytostatics from the nitrogen mustards family. Part one:cyclophosphamide and ifosfamide [J]. Int J Nanomedicine,2018,13:7971-7985.

[17] LIU L. Pharmacokinetics of monoclonal antibodies and Fc-fusion proteins [J]. Protein Cell,2018,9(1):15-32.

[18] ANDREWS L M,LI Y,WINTER BCM,et al. Pharmacokinetic considerations related to therapeutic drug monitoring of tacrolimus in kidney transplant patients [J]. Expert Opin Drug Metab Toxicol,2017,13(12):1225-1236.

[19] ZHANG Y,ZHANG R. Recent advances in analytical methods for the therapeutic drug monitoring of immunosuppressive drugs [J]. Drug Test Anal,2018,10(1):81-94.

[20] 中国医师协会器官移植医师分会肝移植学组,中华医学会器官移植学分会肝移植学组. 西罗莫司在肝癌肝移植中应用的中国专家共识(2020 版)[J]. 临床肝胆病杂志,2020,36(11):2429-2334.

[21] ELENS L,HAUFROID V. Genotype-based tacrolimus dosing guidelines:with or without CYP3A4 *22? [J]. Pharmacogenomics,2017,18(16):1473-1480.

[22] BRUNET M,VAN GELDER T,ÅSBERG A,et al. Therapeutic drug monitoring of tacrolimus-personalized therapy:second consensus report [J]. Ther Drug Monit,2019,41(3):261-307.

［23］POURAFSHAR N,KARIMI A,WEN X,et al. The utility of trough mycophenolic acid levels for the management of lupus nephritis［J］. Nephrol Dial Transplant,2019,34 (1):83-89.

［24］HARLAND R C,KLINTMALM G,JENSIK S,et al. Efficacy and safety of bleselumab in kidney transplant recipients:A phase 2,randomized,open-label,noninferiority study［J］. Am J Transplant,2020,20(1):159-171.

［25］OSHIMA S,KARRER E E,KAWATO Y,et al. The Effect of ASP2409,a novel CD86-selective variant of CTLA4-Ig, on renal allograft rejection in nonhuman primates［J］. Transplantation,2016,100(12):2611-2620.

［26］SONG L,MA A,DUN H,et al. ASP2409,A next-generation CTLA4-Ig,versus belatacept in renal allograft survival in cynomolgus monkeys［J］. Am J Transplant, 2017,17(3):635-645.

［27］MARKS W H,MAMODE N,MONTGOMERY R A,et al. Safety and efficacy of eculizumab in the prevention of antibody-mediated rejection in living-donor kidney transplant recipients requiring desensitization therapy:A randomized trial［J］. Am J Transplant,2019,19(10): 2876-2888.

第三章

器官移植的肿瘤生物学

第一节　肿瘤的发生及演进

癌症（cancer）是以细胞生长失控，细胞从原发部位向其他部位扩散转移为特征的一类疾病。癌症泛指所有恶性肿瘤，而肿瘤（tumor）则包括良性肿瘤和恶性肿瘤。起源于上皮细胞的恶性肿瘤称为癌，约占恶性肿瘤的 85%（carcinoma）。起源于间叶组织的恶性肿瘤称为肉瘤（sarcoma）。自 20 世纪 70 年代以来，人们对肿瘤癌基因的认识和研究进入了崭新阶段，认识到肿瘤的发生发展是多因素与多阶段的复杂过程，这一过程不仅取决于环境中致癌因素作用于细胞遗传物质需要累积的剂量和时间，而且细胞在受到这一作用的同时也会产生一系列修复作用，癌变则是两者共同作用而导致的一系列生物学变化，其本质则是细胞分子遗传方面的改变。

一、肿瘤的病因

与肿瘤发生发展相关的因素依其来源、性质与作用方式的不同可以分成内源性与外源性两大类。外源性因素来自外界环境，包括化学因素、物理因素、致瘤微生物等；内源性因素包括遗传因素、内分泌因素、免疫因素及 DNA 损伤修复等。

（一）外源性因子

1. 化学因子　周围环境及饮食中的一些化学物质对人类有致癌作用。化学致癌物的普遍作用机制是以亲电子的形式与核酸的嘌呤和嘧啶环的亲核位点反应。根据化学致癌物的作用方式可将其分为直接致癌物、间接致癌物、促癌物三大类。直接致癌物是指这类化学物质进入人体后能与体内细胞直接作用，不需代谢就能诱导正常细胞恶变的化学致癌物，如一些烷化剂、亚硝酰胺类等。

间接致癌物是指这类化学物质进入人体后需经体内微粒体混合功能氧化酶活化，变成化学性质活泼的形式方具有致癌作用的化学致癌物。常见的有致癌性多环芳烃、芳香胺类及黄曲霉毒素等。

促癌物又称肿瘤促进剂，促癌物单独作用于人体内无致癌作用，但能促进其他致癌物诱发肿瘤形成。常见的促癌物有巴豆油（佛波醇二酯）、糖精及苯巴比妥等。

2. 物理因素　电离辐射是最主要的物理性致癌因素，主要包括以短波和高频为特征的电磁波辐射以及电子、质子、中子、α 粒子等的辐射。当高能射线撞击位于其路径上的分子时，分子内原子中的电子可能发生位移，一个或一个以上电子剥离将不带电的分子转变为带电的分子，这种带电分子被称为离子。因此导致离子形式的辐射就被称为电离辐射。电离辐射可以使组成 DNA 的原子发生电离而直接损伤 DNA，或者通过与水分子相互作用产生 ROS 而间接损伤 DNA。ROS 可以与 DNA 反应或与其他生物分子反应,导致细胞内出现损伤。

紫外线(UV)是导致皮肤癌的主要因素。紫外光分为 UVA(波长 320~380nm)、UVB(波长 290~320nm)和 UVC(波长 200~290nm)三种。其中 UVB 是最有效的致癌物。UVB 是产生特征性光产物的直接及唯一因素,即环丁烷嘧啶二聚体以及嘧啶-嘧啶酮光产物。嘧啶二聚体的形成导致 DNA 螺旋弯曲,进而导致 DNA 聚合酶不能读取 DNA 模板。在这种情况下,DNA 聚合酶优先采用一个 A 残基。于是,胸腺嘧啶二聚体经常被保留下来,而胸腺嘧啶-胞嘧啶二聚体或胞嘧啶二聚体发生转换。对于哺乳动物的细胞系统,至少 80% 的 UVB 致突变是由环丁烷嘧啶二聚体造成的。

3. 致瘤微生物

(1)致瘤病毒:与肿瘤相关的病毒可分为致瘤性 DNA 病毒和致瘤性 RNA 病毒两大类。致瘤性 DNA 病毒的共同特征为:病毒的致癌作用发生在病毒进入细胞后复制的早期阶段,相关的瘤基因多整合至宿主细胞 DNA 上。DNA 病毒一般没有细胞内同源物,其编码的蛋白质主要为核蛋白,直接调节细胞周期并与抑癌基因相互作用。致瘤性 RNA 病毒主要是逆转录病毒,根据病毒的形态,基因组结构是否完整,致瘤潜能及致瘤机制不同,有不同的分类方式。估计 20% 的人类肿瘤与病毒相关。

(2)人乳头状瘤病毒(human papilloma virus,HPV):现在已有近 200 种乳头状瘤病毒类型。非严格杂交方法结果证实,各种宫颈癌细胞系包括著名的 Hela 细胞系有两个病毒类型存在,是 HPV-16 和 HPV-18。现有大量证据表明,十余种性传播 HPV 类型,包括 HPV-16 和 HPV-18,在所有的宫颈癌病例中发挥关键作用。

(3)EB 病毒(Epstein-Barr virus,EBV):EBV 可慢性感染大部分人群,对于绝大多数人而言,感染最初发生在童年的早期并且没有任何明显症状。病毒通过慢性感染个体的体液与一个未感染个体口咽部上皮接触而传播。EBV 与其他疱疹病毒相同,表达多种蛋白质干扰细胞介导的免疫反应。EBV 与多种人类肿瘤相关,如伯基特淋巴瘤(Burkitt lymphoma,BL)、霍奇金病(Hodgkin disease)、非霍奇金淋巴瘤、鼻咽癌、胃癌、乳腺癌、大肠癌等,其中关系最明确的是伯基特淋巴瘤以及鼻咽癌。

(4)人 T 细胞白血病病毒(human T cell leukemia virus,HTLV):HTLV-1 最初是从一种成人 T 细胞白血病/淋巴瘤(adult T-cell leukemia/lymphoma,ATLL)患者提取,并由 Takatsuki 等首先确认的。目前已鉴别了 4 种人 T 细胞白血病病毒。HTLV-1 是第一个鉴定的与癌症有关的人类反转录病毒,随后发现的 HTLV-2 与 HTLV-1 有 70% 的基因组同源性。HTLV-3 和 HTLV-4 是从与猴有过接触的人中零星分离出来的。HTLV-2、HTLV-3、HTLV-4 似乎与人类疾病无相关性。

(5)肝炎病毒:据世界卫生组织统计,全世界约有 24 亿人慢性感染乙型肝炎病毒(hepatitis B virus,HBV),1.5 亿~2 亿人感染丙型肝炎病毒(hepatitis C virus,HCV)。HBV 和 HCV 感染是肝癌的主要原因,约占病例的 80%。HBV 是一种有包膜的 DNA 病毒,是肝脱氧核糖核酸病毒科家族成员。HBV 复制是没有细胞毒性的。相反,肝损伤是由于宿主的免疫反应,主要是 T 细胞和促炎性细胞因子的反应。HCV 是黄病毒科的一种正义单链 RNA 病毒,在细胞质中复制。

(6)致瘤细菌:尽管目前对于微生物致瘤机制的研究主要集中于病毒领域,但随着科研人员对幽门螺杆菌(helicobacter pylori,Hp)研究的深入,细菌导致癌症发生的机制也逐步得到了揭示。Hp 附着于胃上皮细胞,并引起炎症及 ROS 或 RNS 的产生,进而造成组织损伤,最终诱发癌变。除此之外,Hp 还可以通过一系列蛋白调控宿主细胞的信号转导。例如 Hp 可将 CagA 蛋白注入胃黏膜上皮细胞,通过调控多种信号通路促进细胞的恶性转化。细胞内的 Src 及 c-Abl 激酶能够磷酸化 CagA 并促进其与 SHP-2 蛋白结合,导致细胞骨架的重构及细胞恶性转化。

(二) 内源性因子

1. 遗传因素　癌症具有遗传倾向,即遗传易患性(hereditary susceptibility)。家族性乳腺癌的发生与 17 号染色体 *BRCA1* 和 13 号染色体长臂 *BRCA2* 以及 8 号染色体短臂上的基因缺失有关。现有研究发现,*BRCA1* 和 *BRCA2* 基因与 DNA 的损伤后修复有关。结肠癌是一种发病率较高的癌症。15%~20% 的结肠癌为家族性发病。遗传性非息肉病性结直肠癌(hereditary nonpolyposis colorectal cancer,HNPCC)占全部病例的 5%~8%,在这些患者中约有 3% 可确定其突变位点,涉及多种错配修复基因 *MLH1*、*MSH2*、*MSH6*、*PMS1* 和 *PMS2*。

2. 内分泌因素　研究表明某些激素水平异常与肿瘤发生有关,如雌激素和催乳素与乳腺癌相关,子宫内膜癌与雌激素也有关,生长激素可以刺激癌的发展。

3. 免疫因素　从理论上讲,人体自身都有许多细胞可能发生突变并产生有恶性表型的癌细胞,但一般不会发生肿瘤。为此,Burnet 提出了免疫监视学说。免疫监视学说认为,在癌细胞出现早期,人体免疫系统可能识别这些"非己"细胞并通过免疫机制清除。当突变细胞逃脱人体免疫监视清除时,就可能在人体迅速增殖形成肿瘤。先天或后天免疫缺陷者易发生恶性肿瘤,如获得性自身免疫性疾病患者易患恶性肿瘤,丙种球蛋白缺乏病患者易患白血病及淋巴造血系统肿瘤,器官移植长期使用免疫抑制剂的患者肿瘤发生率较高。

4. DNA 损伤修复　DNA 作为大多数生物的遗传物质具有高度保守性,以确保物种的遗传稳定性。在生命活动中 DNA 可能在复制过程中受到环境因素的影响发生 DNA 损伤(DNA damage),而人体可通过一系列复杂的自我修复、损伤耐受及检查点(checkpoint)机制来抵抗损伤。此外,DNA 损伤还可能激活细胞内高度保守的抗肿瘤、抗老化及抗凋亡反应、抑制细胞代谢、生长及启动防御机制来维持细胞本身的完整性。DNA 损伤与修复频繁发生,一旦产生的损伤无法修复或者无法完全修复将会产生一系列后果。部分损伤可能是人体的适应性反应,有利于生物体的生存,而有一些损伤则可能影响生物体的生命活动,造成生物体的功能异常、疾病、衰老,甚至死亡。

二、癌基因与抑癌基因

癌症起源于细胞生长、分化或凋亡相关基因的突变。促成癌变的突变基因主要分为两大类:癌基因和抑癌基因。癌基因一般指一种突变基因,其蛋白产物数量增多或突变蛋白产物的活性增强,从而以显性的方式发挥作用。等位基因上的一个突变就足以导致癌变。然而,抑癌基因是一些由突变而引起功能丧失的基因,但由于必须是一对等位基因都发生突变,所以大部分抑癌基因突变是隐性的。

(一) 癌基因

在研究恶性肿瘤的发生发展过程中,癌基因(oncogene)的发现是人们认识肿瘤分子机制的关键事件。1969 年,癌基因学说首次被提出,认为细胞癌变是由于病毒基因组中的癌基因引起的,癌基因是病毒基因组的一部分,如果癌基因受到阻遏,则细胞可以保持正常状态;一旦阻遏被解除,细胞即发生恶性转化。后来,在正常细胞的 DNA 中也发现了与病毒癌基因几乎完全相同的 DNA 序列,被称为细胞癌基因。在绝大多数情况下,潜在的癌基因处于不表达状态,或者表达水平不足以引起细胞的恶性转化,或野生型蛋白的表达不具有恶性作用，所以又将其称为原癌基因（proto-oncogene）。进一步研究揭示了原癌基因是正常细胞生长发育中不可缺少的功能性基因，只是由于发生了某种形式的基因改变，如点突变、易位重排、基因扩增等，从而扰乱了原来功能正常的原癌基因，成为对肿瘤发生发展起重要作用的癌基因。迄今已发现 200 多个癌基因，依据功能可分为以下几类。

1. 表达生长因子类的癌基因　肿瘤细胞通常可通过自身或刺激基质细胞向肿瘤微环境中分泌生长因子，如 sis、int1、int2 等。多数生长因子都是由一种细胞类型通过旁分泌的方式作用于邻近的细胞以刺激其增殖，而分泌生长因子的细胞不表达同源受体，以防形成正反馈环路，但肿瘤细胞一般不遵守这一"规则"。第一个证明原癌基因作用的证据来自对病毒癌基因 v-sis 的分析。其蛋白产物存在于细胞质中，并且通常是血小板分泌的生长因子的截短形式，所以称为血小板衍生生长因子（plateletderived growth factor，PDGF）。因此，原癌基因 c-sis 的产物就被确认为 PDGF，是伤口反应的一种成分，其正常作用是促进伤口边缘的上皮细胞增殖从而修复损伤。致癌原因可能在于它的异常定位及随后在不适当的时间激活了 PDGF 信号通路，从而导致不受调控生长。

2. 表达生长因子受体类的癌基因　一些生长因子受体具有酪氨酸激酶活性，该活性可以通过与生长因子结合被激活，进而刺激下游信号通路。许多生长因子受体突变或者过表达时会发挥致癌作用，如 erbB、ret、met 等。癌基因 v-erbB 最初在禽类或红细胞性白血病病毒中发现，是一种截短表皮生长因子受体（epidermal growth factor receptor，EGFR），缺少胞外结构域。因此，原癌基因或细胞癌基因 c-erbB 的产物被确认为 EGFR。这种突变型受体在缺失表皮生长因子的情况下触发细胞分裂。

3. 表达酪氨酸蛋白激酶（非受体）类的癌基因　如 src、abl、fes 等。而在人类中，src 普遍表达，src 对细胞形态、黏附、侵袭、增殖和分化具有多向性作用。通常 src 在细胞中主要是非活性的，只有在高浓度有丝分裂原存在的情况下才被激活。src 可能发生突变，失去失活所需的含有残基 Tyr527 的结构域或调节 src 的蛋白质可能发生突变，导致在没有有丝分裂原的情况下激活增加。活化 src 的蛋白质通常在癌细胞中过表达，而负调控 src 的蛋白质在癌细胞中下调。

4. 表达丝氨酸/苏氨酸蛋白激酶的癌基因　如 Raf、mos、cot 等。B-Raf 是一个可能致癌的转导蛋白，其致癌活性常见于黑色素瘤。在黑色素瘤患者体内发现 B-Raf，这是它的常见突变形式，这种突变蛋白会影响固有激酶活性而对反馈机制不敏感。因此，生长信号转导从转导蛋白开始，发生在不适当的时间并且引起异常细胞增殖。

5. 表达 G 蛋白类的癌基因　如 bcl-2、ras 家族。约 1/3 的人类肿瘤中都有 ras 癌基因激活，其表达产物 Ras 蛋白发生构型变化后，功能也随之改变并且与鸟苷二磷酸（guanosine diphosphate，GDP）结合能力减弱，与鸟苷三磷酸（guanosine triphosphate，GTP）结合后不需外界生长信号的刺激便自身活化。此时 Ras 蛋白内在的 GTP 酶活性降低，使 Ras 蛋白和 GTP 解离减少，失去了 GTP 与 GDP 的有节制调节，活化状态的 Ras 蛋白持续地激活磷脂酶 C 产生第二信使，造成细胞不可控制地增殖、恶变。

6. 表达胞质调节因子类的癌基因　如 crk、dbl、elf-4E 等。第一个 Dbl 家族癌基因发现于弥漫大 B 细胞淋巴瘤。此后，又发现一系列与 Dbl 分子结构与功能类似的基因，组成 Dbl 家族癌基因。Dbl 家族癌基因可以通过激活下游的 Rho 家族蛋白而引起细胞的生长、转化、侵袭和转移。

7. 表达核转录因子蛋白类的癌基因　如 maf、myc、myb 家族等。myc 基因首次在伯基特淋巴瘤中发现，可通过染色体易位而活化，最常见的

是通过 8 号染色体与 14 号染色体间易位,使得 8 号染色体上的 *myc* 基因或其相邻区域与 14 号染色体的免疫球蛋白重链融合而被活化,*myc* 基因还可通过染色体 2:8 或 8:22 间易位与免疫球蛋白轻链序列融合而被活化。

8. 细胞周期蛋白及细胞周期蛋白依赖激酶　细胞生长是一个通过调节细胞周期各个阶段进而有序进行的过程,在这一过程中周期蛋白依赖性激酶(cyclindependent kinase,CDK)可结合细胞周期蛋白并活化,进而驱动细胞周期。另外,一些 CDK 抑制剂(CDKI)可以使 CDK 沉默进而负向调控细胞周期,而一些有丝分裂信号可抑制 CDKI 的表达,发挥促进细胞周期发展的作用。细胞周期有两个关键的检查点,一个是 G1/S 检查点,另一个是 G2/M 检查点,它们可能受到细胞生长促进/抑制因子及 DNA 损伤的调控。研究发现肿瘤细胞经常可以摆脱细胞周期检查点的控制,进入高速增殖的状态。

(二)抑癌基因

早在 20 世纪 70 年代初,英国的 Harris 通过体细胞杂交研究得到了正常细胞内存在抑癌基因的线索。其后,Knudson 在研究视网膜母细胞瘤时,提出了著名的"两次突变"假说。抑癌基因是一类与癌基因作用相反的基因,从特性而言,抑癌基因是一类正常的基因,主要在细胞周期和细胞生长调控中起负性作用。在肿瘤发生发展过程中,抑癌基因可能由于点突变、缺失和甲基化等而失活,进而导致细胞发生癌变。现已鉴定了数十种抑癌基因,如 *TP53*、*Rb1*、*P16*、*P15*、*BRCA1/2*、*PTEN*、*APC*、*DCC* 等。

1. *Rb* 基因　视网膜母细胞瘤基因(retino-blastoma gene,Rb gene)是第一个被克隆的抑癌基因。正是因为基于对 *Rb* 基因的研究,才提出了著名的肿瘤"两次突变"假说,其认为在有遗传倾向的患者体内所有干细胞及体细胞中都存在一次突变,在此基础上发育过程中任一视网膜母细胞若

再出现第二次突变,即可导致肿瘤发生。这一假说可以解释为什么有些已证明有遗传突变的患者实际并不发病,而家族中另一些成员都可以有多个肿瘤。对于散发型患者,两次突变都发生在体细胞,而且发生在同一个发育中的视网膜母细胞上,这种概率非常小。这与人群中视网膜母细胞瘤低发病率现象一致。两次突变假说,不但为解决遗传性体细胞突变通过何种机制在肿瘤发生过程中起作用这一问题提供了思路,也将肿瘤发生过程中隐性遗传性决定因素与体细胞遗传表型联系起来。

2. *p53* 基因　*p53* 基因是迄今发现与人类肿瘤相关性最高的抑癌基因。人类的一半肿瘤发生都与 *p53* 基因突变有关。*p53* 基因的蛋白质产物 P53 蛋白是一种转导因子,在细胞抑癌机制中起着核心作用,因此被亲切地称为"基因组卫士"。不存在细胞应激条件时,P53 蛋白水平低,诱导抗氧化活性,使 ROS 水平以及激发的 DNA 损伤水平降低。在细胞应激和 DNA 损伤发生时,这些信号可以激活 P53 蛋白并触发多种能够抑制肿瘤发生的关键细胞反应,包括瞬时或永久性细胞周期阻滞,DNA 损伤修复,细胞凋亡及抑制新生血管的形成等。*p53* 与经典的抑癌基因不同。经典的抑癌基因失活主要通过无义突变或移码突变产生截短的蛋白产物。而很多突变的 *p53* 分子比野生型更稳定,而且这些突变的 P53 蛋白有致癌蛋白的功能,这一效应可能由改变的靶基因或异常的蛋白间相互作用引起。一些"获得新功能"的 P53 蛋白可以上调组蛋白修饰酶,从表观遗传上改变某些基因的转录并使细胞加速生长。

3. TGF-β 信号通路　TGF-β 是一种多功能细胞因子,在肿瘤演进的不同阶段发挥不同作用。TGF-β 在肿瘤形成的早期阶段主要的功能是抵抗增殖效应。TGF-β 可调节 CDKI(*p15*、*p21*、*p57* 等)的表达,通过抑制细胞周期蛋白-CDK 复合物的活性,阻止细胞周期的进程。但在肿瘤形成晚期,由

于突变或表观遗传修饰的改变,癌细胞可能逐渐耐受 TGF-β 的抑制作用,转而激活细胞增殖、免疫抑制、血管生成、上皮间充质转化及转移等信号通路,使肿瘤细胞获得更强的增殖及转移能力。

4. *APC* 基因　腺瘤性结肠息肉病(adenomatous polyposis coli,APC)是常见的消化道息肉病,具有一定的癌变风险。腺瘤性结肠息肉通常存在抑癌基因 *APC* 缺失。*APC* 编码的蛋白可以与 β-联蛋白(β-catenin)形成复合物,导致 β-catenin 降解。β-catenin 除了可以结合上皮钙黏素(E-cadherin)外,另一个主要功能是参与 Wnt 信号通路的调节。Wnt 与 Wnt 受体结合可以对抗 *APC* 介导的 β-catenin 降解作用,进而使其移位入核发挥转录激活因子的作用。一旦 *APC* 缺失,β-catenin 降解无法顺利进行,即便没有 Wnt 存在的情况下 Wnt 信号通路依然可以被异常激活,最终造成细胞异常增殖、肿瘤发生。

三、肿瘤微环境

长期以来,对肿瘤的研究集中于肿瘤细胞,肿瘤细胞构成肿瘤的驱动者。这一看法把肿瘤细胞仅仅看作一团肿瘤细胞,而忽视了一个重要的事实,即除肿瘤细胞外,肿瘤组织中还存在大量的基质细胞、细胞外基质分子、各种细胞因子和生长因子等信号分子,这些肿瘤细胞外的细胞和分子共同构成了维持肿瘤生长的微环境,在肿瘤发生发展中起着重要的作用。存在于肿瘤细胞周围基质中的细胞类型依据其组织来源可分成免疫细胞和间充质细胞。免疫细胞包括巨噬细胞、中性粒细胞、自然杀伤细胞以及 T 淋巴细胞;间充质细胞包括癌症相关成纤维细胞、脂肪细胞、血管内皮细胞和周细胞。

(一)免疫逃逸与肿瘤微环境

恶性肿瘤的发生发展,是其与人体免疫系统相互博弈的结果。在肿瘤的发生与演进的过程中,肿瘤细胞逃逸免疫监视来促进肿瘤生长、侵袭

和转移。肿瘤微环境中参与免疫调控的细胞亚群,包括具有免疫防御系统的巨噬细胞,发挥抗炎呈递作用的 DC、调节性 T 细胞、髓源性抑制细胞(myeloid derived suppressor cell,MDSC)和 NK 细胞等。其中 MDSC 和调节性 T 细胞被认为是肿瘤微环境的重要免疫调控者。肿瘤细胞以多种方式改变其微环境成分以避免免疫攻击,其中包括改变表面分子表达和募集免疫抑制细胞。黏附分子 CD58 是 CD2 受体的配体,多数大细胞淋巴瘤中表现为 CD58 的缺失,致使 NK 细胞无法识别,破坏了 NK 细胞介导的细胞溶解作用,逃避了免疫监视。PD-1 主要表达于活化的 T 淋巴细胞、B 淋巴细胞和巨噬细胞表面。PD-L1 是 PD-1 的配体。PD-1/PD-L1 是自身反应性 T 细胞的关键负性调节因子,并以多种方式发挥维持外周免疫耐受和抑制自身免疫作用。研究表明 PD-1/PD-L1 途径在将幼稚 T 细胞转化为调节性 T 细胞中起重要作用。诱导型调节性 T 细胞能够抑制效应 T 细胞的扩增及其功能,抑制 T 细胞反应和免疫攻击。

(二)肿瘤干细胞与肿瘤微环境

肿瘤干细胞(cancer stem cell,CSC)是肿瘤组织中一小部分具有自我更新,无限增殖能力和多向分化潜能的肿瘤细胞。肿瘤干细胞最早被认为参与造血恶性肿瘤的发病,而数年后,其在实体肿瘤中被鉴定出来,特别是乳腺癌和神经外胚层肿瘤。根据细胞表面标志物进行癌细胞分离获得了肿瘤细胞的一种亚群,相比于相应的大部分非癌症干细胞,这种亚群的癌细胞移植到免疫缺陷小鼠种植产生新肿瘤的能力显著提高。肿瘤干细胞具有耐药性,常规治疗后会再度活跃,所以肿瘤干细胞被认为是肿瘤复发和治疗失败的重要原因。肿瘤干细胞不仅能够适应肿瘤现有的微环境,它还可以不断地改造肿瘤微环境使其更加利于肿瘤的发生发展。肿瘤干细胞能通过招募和激活特殊的细胞而形成自己的微环境,其中包括内皮细胞、间充质干细胞等,它们能分泌大量细胞因子到肿

瘤微环境中,具有免疫豁免特性,影响肿瘤干细胞的生物学行为并能为其恢复提供有利的微环境。

(三)细胞凋亡与肿瘤微环境

细胞凋亡是指在特定的时空中发生的,受人体严密调控的细胞"自杀"现象。它呈现其独特的,有别于细胞坏死的形态学和生物化学特点。细胞凋亡的生物学定义极其广泛,几乎涉及胚胎发育、形态发生、细胞稳态及免疫防御机制。细胞凋亡的异常可引起多种疾病,如自身免疫性疾病、神经退行性疾病、恶性肿瘤的发生。细胞凋亡异常在大多数恶性肿瘤的发病方面占有重要地位。研究表明,肿瘤微环境中基质细胞组成的异质区域参与了肿瘤细胞逃逸凋亡。凋亡细胞释放的活性因子重塑周围微环境,微环境的改变对邻近细胞产生不同影响,多数情况下以促进肿瘤细胞增殖为主,早期凋亡的细胞可通过向肿瘤细胞发出生存信号,引起其代偿增殖。肿瘤微环境中的内皮细胞不但参与血管生成,还参与了凋亡的抵抗,诱导型内皮细胞启动肿瘤血管生成,发挥运输氧气和营养物质作用,促进了肿瘤的生长。

(王振宁)

第二节 肿瘤转移与复发

肿瘤是一种复杂的全身性疾病,转移复发是恶性肿瘤的重要特征,也是导致患者治疗失败和死亡的最主要原因,约 90% 的肿瘤患者最终死于转移复发。肿瘤转移是众多因素参与的复杂过程,不仅涉及肿瘤本身,还有微环境的影响,以及肿瘤与微环境间、肿瘤与转移靶器官间的相互作用。其中包括基因组变异、转录组异常、肿瘤进化、表观遗传修饰、代谢重编程、肿瘤细胞状态改变、微环境重塑和免疫逃逸等一系列调控。本节将对肿瘤转移复发各关键环节的最新发现进行概述,同时还将介绍液体活检技术在监控肿瘤转移中的进展,以及目前针对转移性肿瘤治疗的最新成果。

一、肿瘤侵袭—转移的级联过程

肿瘤转移是一个动态选择的复杂过程。首先,获得转移潜能的肿瘤细胞或细胞团脱离原发灶,侵入局部周围组织并内渗进入循环系统;然后,这些存活的循环肿瘤细胞(circulating tumor cell,CTC)或细胞团在血液循环中逃避免疫细胞攻击及血流剪切力的损坏,在血管壁停滞并外渗到转移靶器官定植生长,不断改造转移靶器官微环境,最终形成远端转移灶。肿瘤转移是个级联反应过程,包括很多关键生物学事件,如肿瘤的局部侵袭、胞外基质降解、血管内渗、循环肿瘤细胞及细胞团的转运和生存、血管外渗、转移前壁龛形成、在靶器官定殖和生长形成微小转移灶,以及临床可检测的转移性克隆等。

肿瘤侵袭转移的级联反应不是简单连续的线性过程,有些过程是同时发生并且部分重叠,其中的调控机制极为复杂。

二、肿瘤转移复发的基因组全景特征

随着高通量测序技术的进步、多组学整合分析方法的成熟发展,对肿瘤转移的分子特征有了更全面认识。最近发表了一系列泛癌转移研究的里程碑式成果,发现大量与转移复发相关的基因组变异,这些发现有助于为患者匹配合适的治疗方案,改善转移和复发肿瘤患者的预后。

2017 年 *Nature* 发表了 MET-500 队列的研究结果,发现转移灶中体细胞突变数量明显多于原发灶。结合多组学测序结果,可以将患者分为免疫沉默型、部分免疫活化型和免疫活化型。其中免疫活化型肿瘤转移患者对免疫治疗的应答效果明显更好。同年还发表了另一项泛癌研究成果 MSK-IMPACT,该研究入组的全部是晚期肿瘤患者,根据其基因变异特征,该研究成功为患者匹配了合适的靶向治疗方案并实现生存获益。最近,Hartwig 队列报道了 22 种转移性实体瘤的全基因组测序研究结果。通过分析转移灶基因突变特征,发现50%的患者中至少存在一个与现有治疗药物有关的基因变异,这些药物都是已经获批或正在开展临床试验的可用药物,这为转移性肿瘤的治疗提供了更多选择方案。

笔者团队长期致力于肝癌转移复发方面的研究,早在2003年就对肝癌原发灶和转移灶进行了大规模基因表达谱筛查,发现在有无转移的原发瘤间基因表达谱差异显著,但原发瘤和转移瘤间无明显差异,首次在国际上提出了"肝癌转移基因改变始于原发瘤"这一观点。最近开展的这一系列泛癌研究成果再次证实,转移灶的基因改变与原发灶类似,提示转移潜能在原发瘤阶段即已获得,不存在特异性转移驱动基因,肿瘤的转移复发是涉及全基因组变异的复杂过程。

三、肿瘤异质性与转移复发的关系

肿瘤获得侵袭转移潜能归因于肿瘤是高度异质性的细胞群体,肿瘤异质性源于肿瘤细胞快速增殖导致的变异累积,以及肿瘤与微环境在进化上的差异等。除了传统理论所认为的基因突变之外,肿瘤异质性还包括表观基因组学、蛋白质修饰等非基因水平的改变。

最近对中国转移性结直肠癌开展的全外显子组、甲基化组、蛋白质组和磷酸化蛋白质组等多组学研究发现,尽管肠癌转移灶和原发灶基因组特征高度相似,但在蛋白质、磷酸化修饰以及激酶-底物网络水平上却明显不同,说明蛋白质磷酸化调节异常与肿瘤转移密切相关。该研究直接针对药靶蛋白筛选治疗方案,突破了传统靶向治疗对基因突变的依赖,发现有些肿瘤组织尽管未发生靶基因突变,但仍对激酶靶向药物治疗敏感。该多组学整合研究表明,驱动肿瘤转移的异质性不仅体现在基因组层面,蛋白质组和磷酸化修饰改变同样是驱动肿瘤转移的重要因素,这些发现为肿瘤个性化用药提出了超越基因组分析的新方向。

肿瘤展现出的高度异质性使其获得转移和复发潜能,同时也使其具有极强的环境适应能力,限制了肿瘤的治疗效果。多组学研究能系统了解肿瘤的异质性和进化,同时也为肿瘤转移和复发的防治提供有价值的参考。

四、染色体不稳定性调控肿瘤转移复发

除了基因变异和表观遗传修饰变异外,宏观的染色体不稳定也是驱动肿瘤转移的重要因素。染色体不稳定包括染色体数量和结构的动态改变。染色体不稳定导致的体细胞拷贝数变异会在基因组水平产生多样性,为肿瘤发展和恶性演进提供了进化选择的基础。

染色体不稳定性是肿瘤细胞广泛存在的特征,是诱发肿瘤转移的重要因素。在乳腺癌研究中发现,细胞染色体分离异常能明显促进骨、肺和脑部的多发转移。机制研究表明,肿瘤细胞在有丝分裂后期染色体分离错误将形成微核,微核破裂后会将其中裸露的DNA释放到细胞质中,这一过程类似病毒感染细胞,因此细胞激活cGAS-STING通路,识别裸露DNA,启动了类似于炎症抗病毒程序。正常细胞在细胞核DNA泄漏后很快会死亡,但肿瘤细胞却通过cGAS-STING进一步激活非经典核因子κB(NF-κB)通路,将肿瘤细胞由高代谢水平和高增殖状态转变为间充质状态,进而诱发转移。对发生染色体不稳定的肿瘤细胞进行分析发现,其中1 500多个基因具有异常高的活性,特别是参与炎症和免疫系统对病毒感染应答相关的基因,这些改变使发生染色体不稳定的肿瘤细胞更容易播散并生长成转移灶。

五、信号通路的异常活化调控肿瘤转移复发

肿瘤转移和复发过程中,很多信号通路发生异常活化,促进侵袭转移相关基因的表达。细胞信号通路转导过程主要是配体与受体特异性结

合后,依次对下游分子或蛋白活性进行调节,从而将信号逐步放大并传递。已有大量研究证实,EGFR、STAT3和NF-κB等通路的过度激活与肿瘤转移和复发密切相关。

EGFR等受体酪氨酸激酶通路的异常活化是促进肿瘤转移和复发的关键因素。基因突变、染色体异位、转录物过表达和自分泌途径的建立都会激活EGFR等受体酪氨酸激酶通路。在正常细胞中,EGFR与其配体结合在触发下游信号的同时会被细胞膜内吞,并转运至溶酶体中降解,避免增殖信号持续活化,这是人体维持稳态的负反馈调节机制。笔者在研究肝癌转移过程中发现,EGFR与其配体结合被细胞内吞后,并没有送至溶酶体中降解,而是与高尔基体的GOLM1蛋白选择性相互作用,并在GOLM1帮助下转运至高尔基体反面的网络结构中,再次循环至细胞膜,继续激活下游通路,驱动肿瘤转移。阻断GOLM1介导的EGFR内吞再循环可以有效抑制肿瘤转移。这一研究开创了蛋白质以内吞再循环方式调控肿瘤转移复发的全新研究领域。

STAT3信号通路在肿瘤恶性增殖、血管新生、侵袭转移和免疫逃逸中都发挥重要作用。细胞因子IL-6是激活STAT3通路的重要配体,IL-6与细胞表面受体IL-6R/gp130结合后激活下游JAK激酶,JAK激酶随后将STAT3第705位的酪氨酸磷酸化,被磷酸化的STAT3形成二聚体并易位到细胞核,特异性结合到相应DNA区域,促进与肿瘤恶性进展相关基因的转录表达。研究发现,miR-26a能靶向沉默IL-6表达并阻止STAT3通路活化,进而抑制肝癌细胞的生长和转移。对胰腺导管癌肝转移的研究发现,胰腺癌原发灶中非肿瘤细胞分泌的IL-6能激活肝细胞STAT3通路,增强血清淀粉样蛋白A(serum amyloid A,SAA)的表达,SAA在循环系统中增加,进而改变肝脏内免疫和基质微环境,建立肿瘤转移前壁龛,阻断IL-6/STAT3/SAA通路可有效抑制胰腺导管癌的肝转移。这些研究说

明IL-6/STAT3信号通路是重要的抗肿瘤转移干预靶点。

信号通路调控机制复杂,不同通路之间可以相互串联,牵一发而动全身。阻断一条信号通路往往看不到明显效果,这主要是由于肿瘤细胞可以通过旁路途径激活其他通路,发挥代偿功能。对肿瘤信号通路调控机制的深入研究,可以为抗转移靶向药物的研发提供重要候选靶点。

六、代谢重编程调控肿瘤转移复发

代谢重编程是肿瘤重要特征之一,也是促进肿瘤恶性进展的关键因素。肿瘤细胞通过不断调整自身代谢状态来应答促癌信号和适应微环境变化,进而赋予肿瘤细胞生长和转移优势。目前已发现糖、乳酸、丙酮酸、脂质和氨基酸等多种代谢途径的异常改变都与肿瘤转移和复发密切相关。

葡萄糖是体内糖代谢主要原料。与正常组织相比,肿瘤细胞即使在有氧条件下仍主要以糖酵解方式进行葡萄糖代谢,产生大量乳酸,即"瓦尔堡效应"。有氧糖酵解产生ATP效率虽然很低,但其中间代谢产物可以通过磷酸戊糖、氨基酸及脂质合成等途径为肿瘤快速生长和转移提供物质保障。糖酵解产物乳酸可以充当能源物质被肿瘤利用,同时还能被微环境中的成纤维细胞、巨噬细胞和内皮细胞等摄入,诱导形成免疫抑制微环境,促进肿瘤血管新生和转移。最近研究发现,高转移潜能黑色素瘤细胞凭借高表达乳酸转运受体MCT1从循环系统中摄入更多乳酸,协助其抵御氧化损伤,进而增强转移能力,抑制MCT1阻断乳酸摄入能明显减少血液中CTC数量。不仅糖酵解中间产物具有促癌功能,调控糖酵解的激酶还能将代谢和转录程序相耦合,协同促进肿瘤发展和转移。在乳腺癌的研究中发现,调控糖酵解的6-磷酸果糖-2-激酶PFKFB4能促进类固醇受体SRC-3第857位丝氨酸发生磷酸化,增强SRC-3与转录因子ATF4间相互作用,共同结合到靶基因启动子

区激活转录。PFKFB4 驱动的 SRC-3 活化将葡萄糖代谢流转向磷酸戊糖途径，并通过转录上调转酮醇酶表达促进嘌呤合成，诱发乳腺癌肺转移。

脂质代谢网络的异常在肿瘤转移过程中也发挥重要作用。研究人员在多种高转移潜能肿瘤细胞膜上都发现 CD36 呈高表达，依赖 CD36 来摄取脂肪酸是这些肿瘤细胞获得转移潜能的重要原因，靶向 CD36 和减少脂肪酸摄入都具有明显抗转移效应。乙酰辅酶 A（acetyl-CoA）是脂质代谢的关键中间物。在肝癌研究中发现，调控乙酰辅酶 A 代谢的关键酶 ACOT12 在肿瘤中显著下调，这导致乙酰辅酶 A 累积，促进组蛋白乙酰化修饰并活化基因转录表达，提高上皮间质转化（epithelial-mesenchymal transition，EMT）关键分子 Twist2 的表达水平，促进肝癌转移。另一研究发现，先局部转移到淋巴系统的肿瘤细胞随后再进入血液时具有更强的存活和转移能力。机制研究表明，肿瘤细胞可以从淋巴液中吸收油酸并利用 ACSL3 将其整合到细胞膜上形成抗氧化保护层，这些被修饰的肿瘤细胞进入血液循环面临氧化压力时，展现出了强大的抗氧化和逃逸铁死亡的能力，因此更容易存活并发生转移。

有些肿瘤还表现出异常活跃的氨基酸代谢。目前已经熟知的谷氨酰胺成瘾就是指肿瘤细胞依赖谷氨酰胺在线粒体内生成 α-酮戊二酸，α-酮戊二酸进入三羧酸循环为氧化磷酸化及脂质合成提供原料。谷氨酰胺代谢中间产物延胡索酸可以激活谷胱甘肽过氧化物酶，并由此降低肿瘤细胞内的 ROS 水平，通过维持氧化还原稳态促进肿瘤恶性进展。另外，色氨酸代谢也与肿瘤转移和免疫逃逸密切相关。色氨酸代谢产物犬尿氨酸能结合并激活芳香烃受体（aromatic hydrocarbon receptor，AHR），这不仅能增强细胞运动能力，还能诱导 CD8+T 细胞表达 PD-1，抑制 T 细胞对肿瘤的杀伤作用。色氨酸代谢途径关键酶吲哚胺 2,3-双加氧酶（indoleamine 2,3-Dioxygenase，IDO）1/2 和

色氨酸 2,3-双加氧酶也被视为重要抗肿瘤靶点。最近研究发现了一个新的能代谢色氨酸并激活 AHR 的酶——IL4I1。IL4I1 能消耗色氨酸产生吲哚-3-丙酮酸，吲哚-3-丙酮酸对 AHR 的激活效应比 IDO1 分解产生的犬尿氨酸更强。肿瘤中高表达的 IL4I1 通过代谢色氨酸生成吲哚-3-丙酮酸，不仅增强了肿瘤细胞的运动迁移能力，还能促进肿瘤细胞发生免疫逃逸。IL4I1 作为代谢免疫检查点，有望成为新的肿瘤治疗靶点。

代谢改变对肿瘤恶性进展至关重要，肿瘤细胞灵活选择不同代谢模式有助于它们在含有不同营养成分的转移部位存活和生长，对肿瘤代谢重编程的研究为开发新型抗肿瘤转移方案提供了全新思路。

七、肿瘤干细胞驱动肿瘤转移复发

肿瘤是高度异质性细胞群体，其中含有一小部分具有干细胞特性的亚群，它们能够不断自我更新和分化，很少量细胞就能生长成肿瘤，具有这类特性的细胞被称为肿瘤干细胞。很多研究认为肿瘤干细胞是肿瘤发生、耐药、转移和复发的根源。

在肠癌研究中发现，去除具有干性特征的 Lgr5+ 细胞亚群后，不仅能显著抑制肠癌肝转移，还能抑制转移灶的生长。证实肠癌转移灶的形成和生长比原发灶更依赖于 Lgr5+ 肿瘤干细胞的存在。另一研究发现，YAP 能对 Lgr5+ 肠癌干细胞进行再生重编程，抑制 Wnt 通路活性，将肠癌干细胞转化为非增殖状态，抑制肿瘤生长和转移。

肿瘤干细胞能抵抗细胞毒性化疗药物的杀伤作用，因此化疗后通常会出现耐药和复发。BMI1 是维持肿瘤干细胞自我更新和干性功能的重要调控因子。在头颈癌研究中发现，抑制 BMI1 表达水平和清除 BMI1 阳性肿瘤干细胞能有效增强 PD-1 抗体治疗效果。这是因为抑制 BMI1 表达不仅能减少肿瘤干细胞，还能激活 IRF3 介导的转录活化，

去除具有抑制作用的染色质 H2A 泛素化修饰,提高细胞因子 CCL5、CXCL9/10/11 的表达,招募效应 T 细胞在肿瘤内浸润,抑制肿瘤生长和转移,防止肿瘤复发。

肿瘤干细胞理论很好地解释了肿瘤易发生耐药、转移和复发的原因。靶向清除肿瘤干细胞是极具前景的抗肿瘤转移策略。但目前肿瘤干细胞的评判标准还不明晰,缺少特异性肿瘤干细胞标志物。另外,肿瘤干细胞与非干细胞间的动态转化,也增加了靶向肿瘤干细胞的难度。

八、循环肿瘤细胞与肿瘤转移复发

肿瘤在很早便开始谋划转移之路,有的肿瘤甚至在原位癌还没有完全形成时,具有侵袭和运动能力的肿瘤细胞便已进入血液,形成 CTC。CTC 被认为是肿瘤转移的先驱,它既可以是单个细胞,也可以聚集成团。研究发现 CTC 细胞团具有更强在血液循环中存活以及在转移靶器官定植和生长的能力。

很多研究都证实 CTC 数量与肿瘤转移密切相关,因此 CTC 检测有重要临床指导意义。随着 CTC 富集分离技术日臻成熟以及单细胞测序技术的飞速发展,目前对 CTC 的研究已逐步转向挖掘 CTC 生物学特性如何调控肿瘤转移和复发,而不是简单分析 CTC 数量与患者预后的相关性。最近一项研究利用微流控 CTC 捕获技术,分析并比较了乳腺癌单个 CTC 和 CTC 细胞团的全基因组 DNA 甲基化特征。发现在 CTC 细胞团中,调控细胞干性和增殖的转录因子 OCT4、NANOG、SOX2 和 SIN3A 所结合 DNA 位点明显呈现为低甲基化状态,低甲基化修饰伴随着这些转录因子下游基因的活化表达,而这些下游基因多与促进肿瘤干细胞特性和转移有关。通过对 FDA 批准的小分子化合物库进行筛选发现,钠钾离子 ATP 水解酶抑制剂洋地黄类强心药能将聚集的 CTC 细胞团解离为单个细胞,并恢复上述转录因子结合部位的

DNA 甲基化水平,从而抑制肿瘤转移。另一研究利用 CRISPRa 技术在全基因组范围内筛选赋予乳腺癌 CTC 转移潜能的关键基因,发现参与蛋白翻译调节的核糖体基因 RPL15 等在 CTC 中显著高表达。RPL15 能选择性增强其他核糖体蛋白亚基和细胞周期调节因子的翻译,促进 E2F 靶基因的信使 RNA（messenger RNA,mRNA）翻译效率,使 CTC 呈现上皮细胞特性,获得更强增殖能力。联合使用蛋白质翻译和靶向 CDK4/6 的细胞增殖抑制剂能有效减少 RPL15-CTC 形成转移瘤的数量。

CTC 是肿瘤液体活检的重要组成部分,对 CTC 检测技术和生物学特性的研究有助于实时监测患者的转移和复发情况。另外,CTC 本身也是抗肿瘤转移的重要靶点,利用 CTC 建立的类器官模型能帮助患者快速筛选出有效的抗转移用药方案。

九、胞外囊泡调控肿瘤转移复发

细胞可以分泌胞外囊泡进行物质和信息交流。胞外囊泡包括外泌体和微囊泡等。这些囊泡可以将装载的核酸、蛋白质和脂类等物质运送到靶细胞发挥调控功能。外泌体在肿瘤中研究最为广泛,在肿瘤转移过程中,外泌体不仅可以促进肿瘤细胞侵袭转移潜能,提高血管通透性,还能帮助形成转移前壁龛和决定转移靶器官的倾向性。

具有高转移潜能的肿瘤细胞外泌体能增强低转移潜能细胞的转移能力。机制研究发现,高转移潜能肝癌细胞能分泌大量含有 miR-92a-3p 的外泌体,被低转移潜能细胞摄入后,通过抑制 PTEN 和激活 AKT/Snail 通路,促进低转移细胞发生 EMT 从而提高转移能力。另外,肿瘤来源的外泌体还能被血管内皮细胞摄入,促进血管新生,提高血管通透性,促进肿瘤转移。例如,鼻咽癌细胞产生的外泌体富含 miR-23a,被内皮细胞吸收后能调节靶基因 TSGA10 表达,促进血管新生。转移性乳腺癌细胞产生的外泌体通过转运 miR-105 沉默血管内

皮细胞 *ZO-1* 表达,增加了血管通透性,促进乳腺癌发生脑转移和肺转移。

肿瘤源性外泌体还能通过血液循环与转移靶器官提前接触,诱导转移前壁龛形成。在胰腺导管癌的研究中发现,胰腺癌外泌体中含有大量 MIF 因子,这些外泌体可诱导肝窦内的库普弗细胞(Kupffer cell)分泌 TGF-β,TGF-β 使肝星状细胞上调表达 FN 蛋白并在肝脏中形成纤维化环境,进而募集骨髓来源的巨噬细胞和中性粒细胞等形成转移前壁龛,促进胰腺癌细胞在肝脏中定植和生长。

肿瘤转移靶器官倾向性也与外泌体密切相关。具有不同器官转移倾向的肿瘤细胞外泌体更容易和靶器官细胞融合,例如肺转移偏好的肿瘤外泌体容易与肺成纤维细胞结合,肝转移倾向的肿瘤外泌体容易被肝库普弗细胞摄入,而脑转移倾向外泌体易于被脑内皮细胞吸收。当用偏爱肺转移的肿瘤外泌体处理易于发生骨转移的细胞时发现,这类外泌体使骨转移细胞重新定向,不再发生骨转移。对外泌体进行蛋白组学分析发现,肿瘤外泌体中含有不同的整合素蛋白表达模式,含有整合素相关蛋白 α6β4 和 α6β1 表达的肿瘤外泌体易发生肺转移,而表达 αvβ5 的外泌体更倾向于肝转移,这与不同靶器官所表达的整合素受体有关。靶器官吸收含有整合素的外泌体后能激活其体内的 SRC 激酶磷酸化并促进 S100 家族基因表达,诱导炎症反应,建立有利于转移细胞定植生长的微环境。

外泌体不仅具有广泛的流通性和很好的稳定性,还发挥重要调控功能。这使外泌体在肿瘤液体活检领域备受关注。外泌体是监测肿瘤转移和复发的重要生物标志物,同时也是抗肿瘤转移的重要治疗靶点。

十、微环境与肿瘤转移

早在 1889 年,Stephen Paget 教授针对肿瘤转移提出了著名的"种子与土壤"学说,指出转移是肿瘤细胞与微环境间协调相互作用的结果。肿瘤微环境非常复杂,既包括肿瘤相关成纤维细胞、巨噬细胞、中性粒细胞、骨髓源性抑制细胞、肿瘤浸润淋巴细胞等细胞组分,还涉及细胞外基质、细胞因子等非细胞组分。越来越多的研究证实,肿瘤与微环境间的交互对话在肿瘤发生、转移复发、免疫逃逸和治疗抵抗过程中都发挥重要作用。

成纤维细胞是肿瘤微环境中含量最丰富的细胞。肿瘤相关成纤维细胞(cancer-associated fibroblast,CAF)可以通过多种途径促进肿瘤恶性进展。CAF 是高度异质性的细胞亚群,常见标志物主要有 FAP 和 α-SMA。最近在乳腺癌中鉴定出一类新的 CAF 亚群,其细胞膜表面高表达 CD10⁺GPR77⁺ 蛋白,这类 CAF 能调控乳腺癌干细胞特性并介导化疗耐药。机制研究发现,乳腺癌微环境中大量的补体分子 C5a 能与 CAF 膜表面的 GPR77 受体结合,使下游 RSK-1 磷酸化并激活,促进 p65Ser-536 磷酸化,进而介导 p65Lys-310 被 P300 乙酰化,这一修饰将 p65 持续滞留在细胞核内,引起 NF-κB 通路的持续活化,促进下游细胞因子 IL-6 和 IL-8 等表达和分泌,诱导并维持肿瘤细胞干细胞特性。在胰腺癌的研究中发现,CAF 通过分泌 TGF-β 等因子激活肿瘤的 MAPK 和 STAT3 信号通路,进而影响肿瘤中具有 EMT 特性或是增殖特性的细胞比例,重塑了肿瘤内部结构,促进肿瘤转移。另外,CAF 还可以分泌 CXCL12 招募内皮细胞,分泌 MMP 诱发胞外基质重塑,促进肿瘤血管新生。改变 CAF 数量、亚型和功能,可以作为改善肿瘤转移复发的新途径。

巨噬细胞是肿瘤微环境中含量最多的炎症细胞,其可塑性极强,依据功能特点可分为经典活化 M1 型和选择性活化 M2 型。M1 型巨噬细胞具有促炎和抑癌功能;而 M2 型则具有抗炎和促癌功能。肿瘤相关巨噬细胞(tumor associated macrophage,TAM)来源于外周血单核细胞,被肿瘤微环境分泌的细胞因子 CCL-2 和 CSF1 等招募到肿瘤周围,并且被驯化为 M2 型巨噬细胞,TAM 可以分泌大量抑炎性因子,如 IL-8、IL-10、TGF-β 和 VEGFA 等,诱导 $CD8^+T$ 细胞凋亡,抑制 Th1 型免疫反应,诱导肿瘤血管新生,促进肿瘤生长和侵袭转移。我们在肝癌中发现,肝癌中过量表达的分泌性骨桥蛋白(osteopontin,OPN)能激活巨噬细胞的 PI3K/AKT/P65 通路,促进 CSF1 的表达和分泌,CSF1 招募更多巨噬细胞并将其驯化为 TAM,上调肝癌细胞表达 PD-L1,建立免疫抑制微环境,促进肝癌细胞免疫逃逸和转移。阻断巨噬细胞 CSF1/CSF1R 通路能增强 PD-L1 抗体在 OPN 高表达肝癌中的治疗效果。在乳腺癌研究中发现,TAM 还能利用胞外囊泡将 lncRNA-HISLA 运送到乳腺癌细胞中,lncRNA-HISLA 能使缺氧诱导因子-1α(HIF-1α)免于羟基化和降解,HIF-1α 增强乳腺癌细胞有氧糖酵解并产生大量乳酸,乳酸被 TAM 吸收后上调 lncRNA-HISLA 表达,在 TAM 和乳腺癌细胞间形成正反馈调节环路,导致乳腺癌细胞抗凋亡、耐药和转移。针对 TAM 的抗肿瘤药物研发已经成为目前肿瘤治疗领域的研究热点。

中性粒细胞作为人体免疫系统重要组成部分,在肿瘤进展和转移过程中发挥重要作用。肿瘤相关中性粒细胞(tumor-associated neutrophil,TAN)不仅能分泌多种细胞因子、基质蛋白酶等促进肿瘤细胞增殖、侵袭和转移,还能招募 TAM 和调节性 T 细胞,营造免疫抑制微环境,促进免疫逃逸。中性粒细胞在病原菌和细胞因子等刺激时会发生特殊死亡,把自身核酸和蛋白等物质释放出来,形成以 DNA 为骨架,镶嵌弹性蛋白酶、髓过氧化物酶等颗粒蛋白的网状结构,即中性粒细胞胞外诱捕网(neutrophil extracellular traps,NET)。NET 可以捕获并帮助血液中 CTC 发生远处转移。笔者发现,转移性肝癌患者具有更强的 NET 形成能力。NET 能捕获肝癌细胞并激活其 TLR4/9-COX-2 炎症信号通路,使被捕获的肝癌细胞抵抗

死亡并获得侵袭和转移能力。破坏 NET 形成的 DNAase I 联合抗炎药物阿司匹林能有效抑制肝癌转移。此外,NET 中的 DNA 还可以充当趋化因子,与乳腺癌细胞膜表面的感受器 CCDC25 结合,激活 ILK-β-Parvin 细胞骨架信号通路,增强肿瘤细胞运动能力,从而促进肝转移的发生,破坏 NET-DNA 与受体 CCDC25 间的结合可以有效减少乳腺癌肝转移。

NK 细胞是天然免疫系统中主要的细胞毒性效应细胞,不需要预先致敏就能直接裂解肿瘤细胞,可以先于 T 细胞在病变早期启动杀瘤效应。NK 细胞和 CTL 的免疫监视功能相互补充,相互协调,共同抑制肿瘤的生长和播散。肿瘤微环境中的炎症趋化因子可以将循环 NK 细胞募集到肿瘤发生部位,对肿瘤细胞产生杀伤反应。另外,抗体依赖细胞介导的细胞毒作用(antibody-dependent cell-mediated cytotoxicity,ADCC)也是 NK 细胞杀伤肿瘤细胞的关键机制,ADCC 是指 NK 细胞通过细胞表面 Fc 受体和单抗结合,识别并杀伤被单抗结合的肿瘤细胞。

研究发现,NK 细胞表面 IL1R8 是调控其抗肿瘤和抗病毒活性的检查点。IL1R8 是 IL-1R 受体家族成员,它能抑制 ILR 和 TLR 下游信号通路和炎症反应,对 NK 细胞的抗肿瘤和抗病毒具有负调控功能。沉默 IL-1R8 能有效抑制肝癌发生和血源性肝肺转移。除 IL1R8 外,CIS 也被证实是调节 NK 细胞介导抗肿瘤免疫的重要检查点。CIS 蛋白是一类能够抑制细胞因子信号通路的胞内调节性蛋白,它能结合并促进 JAK 激酶通过泛素-蛋白酶体降解,抑制 NK 细胞的 JAK-STAT 信号通路活性,抑制 IL-15 对 NK 细胞的活化作用。敲除 CIS 能有效活化 NK 细胞,并抑制肿瘤转移。

T 细胞介导的适应性免疫在控制肿瘤生长、转移和杀伤肿瘤中起重要作用。$CD8^+$ 和 $CD4^+$ 两大主要 T 细胞亚群通过不同机制产生抗肿瘤效应。$CD8^+$ CTL 是消除肿瘤的主力军。CTL 可以通过分

泌颗粒酶、穿孔素和 TNF 等导致肿瘤细胞裂解和凋亡。另外,CTL 还能通过膜表面的 Fas 配体(Fas ligand,FasL)与肿瘤细胞表明的 Fas 受体结合,启动肿瘤细胞死亡信号途径。CD4$^+$T 细胞包含许多细胞亚群,其中 Th1 细胞具有抗肿瘤活性,可以分泌 IL-2 和 INF-γ 等因子协助 CTL 活化。CD4$^+$T 细胞中还包含一类调节性 T 细胞亚群,具有免疫抑制功能。

肿瘤的缺氧微环境是导致 CTL 失活的重要原因。HIF-1α 能促进糖酵解相关基因的转录表达,诱导代谢重编程,使细胞主要通过糖酵解来产生能量。糖酵解产生大量代谢产物乳酸,乳酸通过转运体 MCT 分泌,从而引起肿瘤局部形成酸性微环境,使 CTL 不能正常发挥抗肿瘤免疫。另外,在 CTL 细胞中,由于乳酸和 H$^+$ 的累积以及肿瘤细胞对葡萄糖的过度消耗,导致 CTL 中糖酵解效率下降,糖酵解的代谢物磷酸烯醇丙酮酸(phosphoenolpyruvic acid,PEP)也随之减少,进而抑制 TCR 介导的 T 细胞活化。

氨基酸是维持肿瘤和免疫细胞高代谢率的必需元素。色氨酸,精氨酸和蛋氨酸代谢在调节 T 细胞功能上起重要作用。IDO 和 TDO 是驱动色氨酸向犬尿酸原(kynurenine,KYN)转化的关键限速酶。肿瘤细胞中 IDO 过度表达导致色氨酸缺乏和 KYN 的积聚,从而降低了 T 细胞对色氨酸的可用性,导致 T 细胞周期停滞和细胞毒效应受损。另外,KYN 还能激活芳香烃受体(aromatic hydrocarbon receptor,AHR),促进效应 T 细胞转化为调节 T 细胞,抑制抗肿瘤免疫反应。L-精氨酸也是 T 细胞生命周期中的必需氨基酸,能诱导无氧糖酵解向氧化磷酸化转变,并促进记忆 T 细胞产生。但肿瘤细胞分泌的多种代谢产物和细胞因子可诱导 TAM 和 MDSC 等细胞高表达 L-精氨酸代谢酶,导致肿瘤局部 L-精氨酸的耗竭从而抑制 T 细胞功能。最近研究发现,肿瘤细胞还可以通过高表达 SLC43A2 和 T 细胞竞争微环境中的甲硫氨酸,使 CD8$^+$T 细胞中 H3K79me2 表观遗传修饰水平降低,减少 STAT5 表达,进而抑制 T 细胞功能。SLC43A2 抑制剂 BCH 和 PD-L1 抗体联用,具有协同抗肿瘤效果。

B 细胞介导的体液免疫在肿瘤恶性进展中的作用也逐渐受到关注。很多研究发现 B 细胞浸润与肿瘤预后和免疫治疗效果密切相关。B 细胞可以分泌抗肿瘤的抗体,参与淋巴结转移。另外还能释放细胞因子抑制肿瘤免疫。B 细胞中含有一类具有抑制功能的调节性 B 细胞亚群,调节性 B 细胞可以分泌 IL-10 和 TGF-β,抑制 CTL 功能。调节性 B 细胞还能促进 CD4$^+$T 细胞向调节性 T 细胞转化。除了调节性 B 细胞介导的负向免疫调控外,B 细胞还能通过分泌靶向肿瘤抗原的病理性抗体直接促进肿瘤转移。从乳腺癌小鼠模型中发现,肿瘤转移前,引流淋巴结 B 细胞比例和数量明显增加,肿瘤驯化 B 细胞分泌抗体 IgG 的能力也显著增强。B 细胞产生的抗体能靶向结合肿瘤细胞膜抗原 HSPA4 的糖基化位点,抗体交联还引起 HSPA4 结合膜蛋白 ITGB5,进而募集并促进 SRC 激酶的磷酸化,激活下游 NF-κB 通路,上调靶基因 HIF-1α 和 COX-2 表达,HIF-1α 驱动肿瘤细胞表达趋化因子受体 CXCR4,而 COX-2 促进前列腺素 E$_2$(prostaglandin E$_2$,PGE$_2$)分泌进而诱导淋巴结基质细胞分泌趋化因子 SDF-1α,促进肿瘤转移前壁龛形成,诱导肿瘤细胞向淋巴结迁移。

B 细胞还可以在肿瘤内形成"三级淋巴结构"(tertiary lymphoid structures,TLS)的细胞团,这一结构可以帮助免疫细胞更有效地识别和攻击肿瘤细胞。在软组织肉瘤的研究中发现,B 细胞是最强的预后因子,富含 B 细胞的免疫亚组在接受抗 PD-1 治疗后,患者生存率最高。在转移性黑色素瘤的研究中发现,CD8$^+$T 和 CD20$^+$B 细胞共同出现的肿瘤组织中存在三级淋巴结构,这类患者生存时间更长,对免疫检查点阻断的治疗效果更好。肿瘤微环境是肿瘤赖以生存的土壤,与肿瘤发生、生长和转移密切相关。肿瘤微环境是一个动态网络，存在高度异质性。肿瘤与微环境之间的交互作用是导致肿瘤转移和复发的关键，深入研究其中调控机制，可以为肿瘤转移的早期监控和治疗提供重要靶点。

十一、肿瘤转移复发的早期监控措施

对肿瘤转移复发风险进行准确的早期预测，提前采取有效干预措施能极大改善患者预后。笔者团队基于肝癌转移表达谱芯片筛查和转移机制的深入研究，目前已成功建立、验证并优化出两个可用于临床的转移预测模型。一个是基于153个肝癌转移相关基因优化出的"五因子预测模型"，经过大样本前瞻性研究证实其预测肝癌患者术后2年内发生转移复发的准确度高达70%。另一个是利用17个炎症免疫因子预测标签建立的分子模型，证实其预测肝癌转移复发和患者生存准确率达92%。此外，还发现癌旁肝组织中IL-2和IL-15可预测早期肝癌术后转移复发和生存。目前这些成果正在进行临床转化。

近年来，基于CTC、游离循环肿瘤DNA（circulating tumor DNA，ctDNA）和胞外囊泡的肿瘤液体活检技术在监控肿瘤转移和复发方面取得重要进展。液体活检操作简单安全，可连续多次微创取样，便于实时动态监控，极大克服了组织活检的缺点。液体活检甚至可以比影像学更早发现肿瘤复发和转移的迹象。

很多研究证实，血液中出现CTC细胞团和具有EMT特性的CTC都是预示患者出现复发转移的重要特征。与CTC相比，ctDNA更能反映肿瘤的基因改变。在乳腺癌中的研究已证实，ctDNA是高度特异和敏感的肿瘤转移标志物。对非小细胞肺癌患者血液ctDNA进行动态监测发现，通过ctDNA发现肿瘤转移和复发的灵敏度和特异度都高达90%以上，并且普遍比影像学更早发现肿瘤转移和复发迹象，有的患者甚至可以提前一年预知肿瘤转移。

液体活检在肿瘤早期筛查、复发转移监控、疗效评估和预后判断中具有广阔应用前景。但目前有效分离和富集CTC、ctDNA及胞外囊泡的技术还有待进一步成熟。另外，体液中CTC和ctDNA等含量很低，低丰度会带来检测灵敏度下降等问题，这些是影响液体活检临床应用的重要挑战，亟待解决和完善。

十二、转移性肿瘤的治疗方案

对肿瘤恶性进展机制的深入研究极大转变了肿瘤治疗模式。肿瘤治疗经历了手术、放化疗、分子靶向治疗和免疫治疗的划时代变革。尽管目前还没有针对肿瘤转移的有效治疗方案，很多临床试验证实，基于分子分型匹配的靶向治疗方案能有效改善转移性患者的预后。另外，免疫治疗与靶向治疗和放化疗等的联合使用，能显著提高转移性肿瘤患者的客观缓解率，延长无进展生存期。

肝癌作为侵袭性极高的恶性肿瘤，其治疗充满了挑战。多激酶抑制剂索拉非尼是第一个被FDA批准用于进展期肝癌治疗的一线药物。但索拉非尼治疗容易使肿瘤产生获得性耐药，并且会促进肿瘤发生侵袭和转移。近两年以仑伐替尼为代表的新一代靶向药物广泛应用于中、晚期肝癌治疗的临床实践。中国肝癌患者的临床数据显示，仑伐替尼组的无进展生存期为7.4个月，中位总生存期约15个月，明显优于索拉非尼。目前肿瘤免疫治疗迅猛发展，特别是免疫检查点PD-1和PD-L1抗体在多种恶性肿瘤中疗效显著。最近肝癌III期临床研究数据显示，PD-L1抗体阿替利珠（atezolizumab）联合靶向VEGFA的贝伐珠单抗能将肝癌死亡风险和恶化风险降低40%。其中有部分患者实现了完全缓解甚至肿瘤完全消失。目前这是肝癌中首个在改善预后生存方面显著超过索拉非尼的联合治疗方案。这一联合用药方案在转移性非鳞非小细胞肺癌治疗中也卓有成效，可以将患者的中位无进展生存时间延长至 8.3 个月。

近年来,联合放化疗、分子靶向治疗和肿瘤免疫治疗的"组合拳"被广泛应用于转移性肿瘤的临床治疗,显著延长了患者生存时间。但目前仍存在客观缓解率低、不良反应严重等难题。靶向治疗容易使细胞产生耐药、侵袭和转移。免疫治疗的患者常发生肿瘤假进展和超进展。因此还需要加强对其机制的深入研究,筛选不同治疗方案的获益患者,改善转移性肿瘤患者的预后。

综上所述,肿瘤转移复发是多因素参与、多阶段发展的动态过程,涉及肿瘤与微环境、肿瘤与转移定植器官间的复杂相互作用。有效预防和治疗转移复发一直是肿瘤领域亟待攻克的难题。近年来随着高通量测序技术的飞速进步,可以根据分子特征对肺癌和乳腺癌等肿瘤进行精准分型,评估患者的转移复发风险,并采取有效的早期干预措施。另外,分子靶向和肿瘤免疫等新型治疗手段的发展迅速,为晚期转移复发的肿瘤患者提供了更多候选治疗方案。放化疗、靶向和肿瘤免疫等治疗方案的联合使用已经在多种晚期恶性肿瘤中取得了很好疗效。随着科技发展的日新月异,肿瘤生物学、免疫学、分子生物学等学科的不断完善成熟,对肿瘤复发转移机制将会有更全面和深入的认识,涌现出更多突破性成果使患者获益。

(钦伦秀 赵晶)

第三节 炎症与肿瘤

炎症免疫在抵抗感染和组织损伤修复中发挥重要作用,但其在肿瘤发生发展中的作用早期一直不被重视。直至 1863 年,Virchow 首次观察到炎症细胞可以浸润到肿瘤中,认为肿瘤的起源与慢性炎症可能相关。炎症是机体对环境有害刺激(包括物理、化学、生物因素)的反应,生理性的炎症反应如创伤修复,同时也是机体的基本病理过程之一。已有研究证明炎症微环境在肿瘤发生发展及转归过程中贯穿始终并发挥重要作用,如乙肝病毒感染导致的肝脏炎症与肝癌密切相关,慢性胆囊炎和胆结石与胆囊癌的发生亦密切相关,幽门螺杆菌(helicobacter pylori,Hp)所导致的胃溃疡已经被确认为是促进胃癌发生发展的重要致癌因素。此外,在肿瘤的治疗过程中,炎症微环境也会通过多种途径影响肿瘤药物治疗的效果。慢性炎症迁延不愈一方面可能导致免疫系统功能紊乱,识别和清除肿瘤细胞的免疫监视功能发生障碍,另一方面还能为肿瘤细胞提供适于肿瘤细胞增殖的微环境。以肝癌为例,肝炎病毒[(乙型肝炎病毒(hepatitis B virus,HBV)、丙型肝炎病毒(hepatitis C virus,HCV)]感染或过量饮酒会导致炎症细胞在肝脏浸润聚集,引发免疫介导的肝细胞损伤,同时促炎细胞因子、趋化因子等也会参与肝脏病理过程。免疫细胞对肝细胞的直接杀伤及炎症因子引发的细胞凋亡会诱发肝细胞代偿性再生,肝细胞持续性炎症坏死与再生会增加细胞突变的风险,促进 ROS 生成,导致 DNA 损伤、蛋白和脂类的过氧化损伤,从而引发恶变细胞生长和扩增,形成肝癌。

一、肿瘤相关炎症微环境的构成

(一)炎症相关细胞

1. 巨噬细胞 巨噬细胞是一类体内广泛分布的炎症细胞,是肿瘤炎症微环境的重要组成部分。巨噬细胞可分为 M1 和 M2 两种亚型。M1 型巨噬细胞可以分泌促炎因子和 ROS,协助辅助性 T 细胞发挥抗肿瘤免疫作用;M2 型巨噬细胞在肿瘤组织中大量存在,可发挥促进血管生成、免疫抑制及促肿瘤细胞侵袭转移等作用,因此也被称为肿瘤相关巨噬细胞(tumor associated macrophage,TAM)。组织中特异性的巨噬细胞主要是由外周血中的单核细胞迁移到不同的组织器官,进而发育而来。TAM 倾向于 M2 表型,具有促肿瘤的作用。主要通过分泌刺激肿瘤细胞生长和存活的细胞因子如 IL-6、表皮生长因子（epidermal growth factor，EGF）、TGF-β，分泌降解参与基质重塑的酶，为肿瘤浸润提供条件；通过产生大量的促血管生成和淋巴管生成相关生长因子，如血管内皮生长因子（vascular endothelial growth factor，VEGF）、血小板衍生生长因子（Platelet derived growth factor，PDGF）等促进肿瘤进展。此外，TAM 还具有免疫抑制作用，它与正常巨噬细胞不一样，不仅能通过分泌 IL-10，还能分泌其他细胞因子，如 CCL17、CCL22，这些因子优先吸引一些无细胞毒性的 T 细胞，包括调节性 T 细胞和 Th2 等。同时，TAM 能分泌 CCL18，通过募集幼稚 T 细胞，诱导其无能，最终实现免疫抑制作用。

2. 中性粒细胞　中性粒细胞约占循环中淋巴细胞的 60%，是机体抗感染免疫主要防线。近年来研究发现肿瘤微环境中存在中性粒细胞，被称为肿瘤相关中性粒细胞（tumor-associated neutrophils，TAN），且在肿瘤发生发展中发挥重要作用。研究发现 TAN 在肿瘤发生发展中具有两面性，具有抑制肿瘤作用的称为 N1 型；具有促进肿瘤作用的称为 N2 型。TAN 可能与肿瘤生长、侵袭、血管生长、免疫抑制及其预后相关。

3. T 淋巴细胞　肿瘤浸润淋巴细胞（tumor infiltrating lymphocyte，TIL）是一群存在于肿瘤及间质内，以淋巴细胞为主的异质性免疫细胞，由 CD4$^+$T 淋巴细胞，CD8$^+$T 淋巴细胞和 NK 细胞等构成。CD4$^+$T 淋巴细胞通过识别 MHC Ⅱ呈递的抗原被激活，介导细胞免疫，Th1 细胞可增强 NK 细胞和细胞毒性 T 细胞的杀伤能力，同时抑制 Th2 细胞的增殖。CD8$^+$T 淋巴细胞是机体免疫的主要效应细胞，通过特异性识别内源性抗原肽 MHC Ⅰ类分子复合物，从而杀伤肿瘤细胞，起到正向调节免疫应答的作用。已有研究证实，慢性乙肝病毒感染的乙肝患者中伴有 CD8$^+$T 淋巴细胞的数量缺失或功能缺陷。此外，NK 细胞也是 TIL 中的重要成员之一，不仅可以通过细胞毒作用杀伤肿瘤细胞，还通过分泌细胞因子发挥抗肿瘤作用。而肿瘤细胞天生具有逃避机体免疫监视的功能，可以通过与免疫细胞发生互动诱导机体的正常炎症转变为异常的慢性炎症状态。已有研究发现，肿瘤微环境中的异常免疫细胞，如髓源性抑制细胞（MDSC）及 TAM 等，能够干扰 NK 细胞活化，减少固有免疫应答，抑制抗肿瘤作用。

（二）参与肿瘤发生的相关炎症因子

1. 肿瘤坏死因子（tumor necrosis factor，TNF）　TNF-α 是肿瘤相关炎症微环境中一类重要的促炎因子。巨噬细胞是体内产生 TNF-α 的主要细胞。最初，TNF-α 被认为是一种对肿瘤细胞有毒性的因子，但是随着研究的深入，逐渐认识到 TNF-α 在肿瘤发生发展中的双重作用。肿瘤局部高浓度的 TNF-α 可通过选择性破坏肿瘤血管和产生特异性 T 细胞抗肿瘤免疫诱导肿瘤组织出血和坏死，从而发挥抗肿瘤活性。然而，当肿瘤炎症微环境中持续存在低浓度 TNF-α 时，可作为内源性肿瘤启动因子参与肿瘤发生的所有步骤，包括肿瘤细胞恶性转化、增殖、侵袭转移和血管生成。

2. IL-6　在肿瘤微环境中，大量炎症细胞参与了 IL-6 的产生。不仅肿瘤细胞本身可以产生 IL-6，其他细胞如巨噬细胞、MDSC、CD4$^+$T 细胞、成纤维细胞都可以通过旁分泌形式产生 IL-6。IL-6 一方面在慢性炎症向肿瘤转化的过程中扮演重要角色，另一方面作为肿瘤形成的关键驱动因子参与了肿瘤发生发展和转归的全过程。IL-6 通过激活肿瘤细胞内的下游分子来促进肿瘤细胞的增殖和侵袭转移，同时 IL-6 还作为肿瘤微环境的重要组成部分，通过促进肿瘤血管生成和肿瘤细胞逃避免疫监视来促进肿瘤发展。另一方面，近年来有研究发现 IL-6 可促进 T 细胞向淋巴结和肿瘤部位募集，还可通过激活 T 细胞免疫反应将肿瘤组织中的免疫抑制状态转变为免疫激活状态从而发挥抗肿瘤作用。可能的原因是，IL-6 对白细胞存活、增殖和分化有重要影响，作为一种信号介质可能使肿瘤炎症微环境从促进肿瘤细胞生长向抗肿瘤免疫的作用转变。

3. 脂多糖（lipopolysaccharide，LPS） LPS 是革兰氏阴性菌细胞壁的组成部分。生理条件下，在肠道产生的 LPS 一般被肝脏解毒清除。但是在慢性炎症损伤的情况下，由于门静脉高压及胆汁酸代谢异常引起肠道的渗透性增加，导致肠道菌群紊乱，从而使肠道中的大量 LPS 进入肝脏，肝脏的 LPS 水平增高。LPS 主要通过与其受体 TLR4 结合，激活下游的级联反应。LPS 可以诱导炎症介质如 TNF-α、IL-6、IL-8、IL-12，干扰素（interferon，IFN）等的产生。TLR4 在许多细胞，如库普弗细胞、肝细胞和肝星状细胞中表达，因此 TLR4 在肝脏炎症、损伤和纤维化等疾病的发生发展中扮演重要角色。TLR4 还与肝癌的发生发展密切相关。TLR4 及其下游信号通路激活后会导致促炎因子表达上调，从而促进炎症水平升高导致细胞恶性转化相关基因的表达，最终诱导肝癌发生；在肝癌细胞中，LPS 可通过 TLR4 激活下游 ERK 和 JNK 信号通路，促进肝癌细胞增殖。LPS 还可以促进肝癌细胞 EMT 表型的产生从而增强其侵袭转移能力。还有研究发现，LPS 可以促进小鼠肝前体细胞（hepatic progenitor cell，HPC）的增殖并抑制其正常分化从而促进肝癌的发生。此外，LPS 还可以诱导 HPC 向肌成纤维细胞分化，参与肝癌炎症微环境的构成。

（三）肿瘤微环境基质细胞及细胞外基质

1. 成纤维细胞 肿瘤相关成纤维细胞（cancer associated fibroblasts，CAF）存在于大部分实体瘤中，在某些肿瘤间质组织中的比例高达 90%。与正常的成纤维细胞不同，CAF 在肿瘤微环境中处于活化状态，并表达特定的标志物，如成纤维细胞激活蛋白（fibroblast activation protein，FAP）、波形蛋白及 α-平滑肌肌动蛋白（α-SMA）等。由于 CAF 具有表型异质性，上述标志物在不同肿瘤的 CAF 中的表达也存在差异。CAF 是肿

瘤微环境的重要组成部分，通过分泌生长因子和趋化因子等促进肿瘤细胞的生长、侵袭和血管生成。CAF 可通过重塑细胞外基质、诱导肿瘤血管生成及介导肿瘤炎症反应，促进肿瘤的发生发展。此外，CAF 通过影响多种免疫抑制性细胞（如调节性 T 细胞、Th 细胞）促进肿瘤微环境的免疫抑制状态，还可通过分泌免疫调节相关因子，在肿瘤进展中发挥重要作用；CAF 还可通过分泌细胞因子诱导肿瘤细胞中免疫抑制相关因子的表达，从而协助肿瘤细胞逃避免疫监视。

2. 间充质干细胞 间充质干细胞（mesenchymal stem cell，MSC）是一类具有多向分化潜能的细胞，广泛存在体内多种组织中。在体外特定诱导条件下能够分化为不同类型和功能的细胞。在肿瘤微环境中，肿瘤细胞和炎症细胞可分泌多种趋化因子募集 MSC 向肿瘤部位迁移，参与肿瘤微环境中基质的构成。肿瘤微环境中 MSC 通过多种途径在肿瘤发展中发挥重要作用，主要表现为 MSC 可以通过分泌生长因子或促血管因子，促进肿瘤细胞增殖或血管生成；MSC 还可通过发挥其免疫抑制作用协助肿瘤细胞逃避免疫监视。此外，MSC 可以转化为 CAF，促进肿瘤生长转移。另一方面，MSC 也具有抑制肿瘤生长的作用。有研究提示，MSC 分泌的某些细胞因子可以作用于 MSC 与肿瘤细胞间的信号通路实现对细胞凋亡的调控，从而抑制肿瘤的生长。

3. 细胞外基质 细胞外基质（extracellular matrix，ECM）是由胶原蛋白、层粘连蛋白、纤维连接蛋白、蛋白多糖等多种物质相互交联构成，这些网络复合物维持了 ECM 的机械张力，参与调节各种细胞的活动。细胞外基质的重塑受到了严密调控。ECM 在肿瘤细胞生长的微环境中发挥重要功能。ECM 可作为机体防御肿瘤的天然屏障，控制肿瘤的增殖、分化和转移；一旦 ECM 被水解破坏，经过重塑的 ECM 为肿瘤细胞创造一个宽松的"土壤"，促进肿瘤细胞侵袭转移。

二、炎症参与肿瘤发生的机制

（一）炎症与干细胞激活和异常分化

1. 炎症与肿瘤干细胞　肿瘤组织中存在一群具有自我更新和分化潜能的特殊细胞类群，被称为肿瘤干细胞（cancer stem cell，CSC），CSC首次被发现于白血病，后在乳腺癌、脑癌和结肠癌等多种实体瘤中也发现了肿瘤干细胞的存在。肿瘤干细胞的功能同样也受到肿瘤微环境的影响。研究显示，CSC的表型与功能的维持需要多种信号通路的调控。而在肿瘤生长的过程中，多种类型的免疫细胞募集到肿瘤组织中，这些免疫细胞能够分泌大量炎性细胞因子，共同构成一个CSC赖以生存的炎症微环境，诱导和维持CSC的自我更新和生存能力。

CSC被认为是肿瘤转移和耐药的根源。肿瘤微环境中的免疫细胞激活了肿瘤干细胞上皮间质转化（epithelial mesenchymal transition，EMT）相关通路从而促进CSC的远端转移。一旦在远端成功定植，CSC可通过增殖和分化从而构建新的肿瘤微环境，继续在次级部位进行增殖。与慢性炎症过程类似，肿瘤细胞在增殖过程中会通过激活基质细胞产生大量的细胞因子、血管生成因子和趋化因子，从而招募更多的免疫细胞，导致形成一个永不愈合的伤口。肿瘤形成后，由于肿瘤血管系统发育不良，肿瘤组织内部会出现缺血缺氧状态，导致了肿瘤细胞中HIF-1αEMT相关分子SNAIL和TWIST1的上调，肿瘤细胞EMT的激活被证实可以增强其运动和扩散能力，在此基础上诱导了Notch或NF-κB通路的激活和DNA低甲基化，从而开启了肿瘤细胞侵袭转移级联反应。另外，也有研究表明，肿瘤细胞具有很强的可塑性，在某些条件下肿瘤细胞可以通过去分化转变为CSC，从而参与肿瘤侵袭转移的过程。TGF-β是重要的免疫抑制分子，在抑制T细胞、NK细胞、中性粒细胞、单核细胞和巨噬细胞的活性中发挥重要作用。

此外，TGF-β还在调控肿瘤细胞侵袭转移及EMT发生中发挥重要作用。TGF-β激活Smad转录因子，进而激活Snail和Slug，抑制E-cadherin，而E-cadherin表达降低是EMT发生的经典步骤。

TAM是肿瘤组织中一类重要的炎症细胞，可通过促进肿瘤细胞生长、促进肿瘤组织血管生成以及协助肿瘤细胞逃避免疫监视等一系列生物学功能促进肿瘤组织生长。TAM可产生多种炎症因子，包括IL-6和TGF-β等，TGF-β可通过诱导肿瘤细胞发生EMT从而促进肿瘤侵袭转移。而IL-6则可显著促进肿瘤细胞的侵袭和耐药能力。有研究发现CSC表现出EMT表型，并分泌比亲代细胞高100倍的IL-6。IL-6是肿瘤细胞中Stat3的主要激活因子，一旦IL-6与受体结合，则 JAK/STAT3 通路被激活，而Stat3也可以促进IL-6的产生，形成了一个正反馈循环。IL-6/STAT3 通路在将非CSC向CSC转化中的作用也十分重要，此外IL-6还可以保护CSC不受化疗药物损伤。

2. 炎症与成体干细胞　组织受损程度与致病因素持续时间决定其修复细胞类型。以肝脏损伤为例，急性肝损伤或慢性肝损伤早期，肝脏主要通过成熟肝细胞增殖来进行损伤修复，若慢性损伤迁延不愈，则HPC也会被激活，通过定向分化为成熟肝细胞和胆管细胞参与肝脏损伤修复。受损部位的炎症微环境通常是HPC激活的启动因素，如在慢性乙型和/或丙型肝炎患者的肝活检组织中，连续切片免疫组织化学染色结果显示，HPC激活、增殖与炎性浸润密切相关，且HPC分散在间质组织中，并被肝细胞样细胞包围，表明它们迁移到间质组织中并有肝细胞谱系分化的倾向。

但在肿瘤发生过程中，致病因素如病毒感染、化学损伤、酒精刺激等往往是持续存在的。如表达HBV受体的成熟肝细胞在病毒攻击下，发生凋亡、坏死，激活局部炎症细胞，分泌炎症因子，形成不断加重的炎症微环境。同时损伤部位血管增生减少，供血不足导致组织处于缺血缺氧状态，加剧了正常肝细胞的凋亡、坏死,参与局部炎症微环境的正反馈过程,由此可见,肿瘤发生时的炎症微环境对正常细胞而言是恶劣的。但在"恶劣微环境"中激活的 HPC 却因缺少 HBV 受体表达而不被病毒感染,临床肝硬化患者组织中可以检测到大量的 HPC 激活,肝癌癌旁组织中也出现高水平的胆管反应,而且均与组织的炎症分级成正相关,进一步证实了炎症微环境是成体干细胞激活、增殖的始动因素。激活的 HPC 可以进一步分化为成熟肝细胞,如果此时肝脏中 HBV 仍高度活跃,则会与成熟肝细胞受体结合感染病毒,诱导其炎症损伤。所以,在该微环境中,只有不表达 HBV 受体、无正常肝功能的细胞群体才能生存,由此推断,恶劣的炎症微环境阻遏了成体干细胞向正常肝细胞分化过程,筛选出大量未分化、不成熟细胞,最终导致肿瘤发生(图 3-3-1)。

肿瘤是组织不可愈合的损伤。缺血缺氧与炎症是肝癌微环境的重要特征。一方面肿瘤生长迅速,新生血管形成速度远远不能满足快速增殖的肿瘤组织的需求,从而导致肿瘤局部血供不足,形成了缺血缺氧的微环境;另一方面由于炎症损伤对局部血供系统的破坏也会导致肿瘤组织局部的缺血缺氧状态,而缺血缺氧状态导致的正常细胞坏死则又进一步加重炎症水平。因此,笔者课题组在前期研究基础上提出了肝癌发生的炎症微环境是一种恶劣炎症微环境。当肝脏处于恶劣微环境时,正常成熟肝细胞由于不适应恶劣微环境而发生损伤进而死亡,在这种恶劣微环境中激活的 HPC 正常分化功能受到抑制,可能成为肿瘤起始细胞,导致肝癌的发生。

(二) 炎症与肿瘤细胞自噬

自噬,由应激相关的诱导物触发,是细胞通过

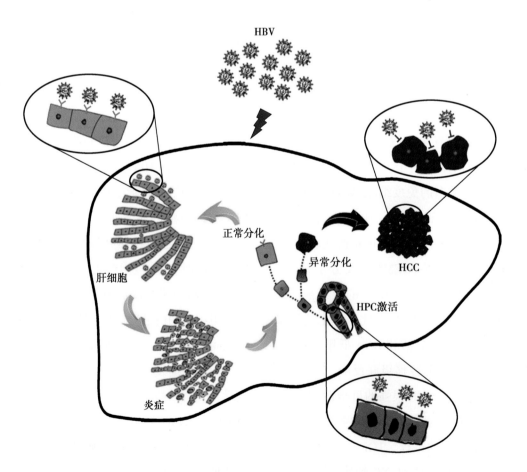

图 3-3-1　炎症微环境诱导 HPC 异常激活和分化导致肝癌的发生

HBV.乙型肝炎病毒;HCC.肝细胞肝癌;HPC.肝前体细胞。

单层或双层质膜包裹细胞内需降解的细胞器、蛋白质等成分形成自噬体,进而与溶酶体结合形成自噬溶酶体,降解所包裹内容物的生物过程。当肿瘤细胞处于应激环境时,为了抵抗不利的环境因素并生存下去,往往会诱导自噬发生。自噬在肿瘤微环境中具有双重作用,既可以作为肿瘤抑制因素,也可以作为肿瘤促进因素。

1. 肿瘤相关炎症因子和自噬 肿瘤相关炎症因子能够促进肿瘤相关起始细胞的自我更新、肿瘤生长、血管生成和转移。在肿瘤中,一些关键的炎症因子包括 IL-1、IL-6、CXCL8/IL-8、IL-10 和 IFN-γ,通过一系列级联反应,促进或抑制自噬的发生。例如,在暴露于砷的肺癌细胞系中,肺癌的形成与 IL-6 的持续上调和自噬水平降低有关。此外,IL-6 依赖的肿瘤形成需抑制 BECLIN1/BCL2 复合物,且依赖于 STAT3 信号。因此,通过过表达 BECN1 增强自噬能够阻断肿瘤形成。相反,炎症细胞因子 IFN-γ,在肿瘤中能够激活自噬发生。在小鼠黏膜过表达 IFN-γ 能够降低螺杆菌感染或过表达 IL-1β 引起的胃黏膜发育异常和肿瘤的形成。IFN-γ 通过上调 BECN1,刺激胃上皮自噬从而抑制了上皮细胞的凋亡,进而减少了细胞替代的需求,最终导致炎症反应的降低及胃祖细胞的增殖和扩增减少。另一方面,自噬也能通过多种机制调节炎症因子分泌。如在癌基因 RAS 介导的衰老过程中,自噬支持 IL-6 和 IL-8 细胞因子这两类重要因子的蛋白翻译,它们是衰老相关分泌表型中极其重要的炎症因子。

2. 肿瘤氧化应激相关 ROS 通路和自噬 ROS 是生物系统新陈代谢的副产物,包括超氧阴离子自由基(O_2^-)、羟基自由基(—OH)、过氧化氢(H_2O_2)。ROS 可诱导细胞组成元件如 DNA 产生突变,损伤蛋白和线粒体,招募骨髓和淋巴样细胞,作为第二信使促进炎症发生,发挥杀菌作用。在肿瘤微环境或慢性炎症状态下,ROS 可通过诱导肿瘤细胞突变和促进骨髓来源髓样细胞的募集而促进肿瘤的发生。自噬与 ROS 关系密切,缺氧诱导的 ROS 增加可刺激自噬发生,进而促进乳腺、结肠、黑色素瘤和卵巢癌细胞的存活。在非小细胞肺癌细胞中,化疗药物处理时阻断自噬会增加 ROS 的产生和线粒体的氧化应激的增加,从而导致细胞死亡增加和增殖减少。此外,癌基因 RAS 驱动的肿瘤需要自噬来对抗 ROS 和氧化应激压力,维持完整的线粒体和氧化代谢,并促进生存。与上述结果相反,也有研究将 ROS 与诱导细胞自噬性死亡联系起来,例如在胰腺导管腺癌(pancreatic ductal adenocarcinoma,PDAC)中,细胞化疗药物吉西他滨可激活 NF-κB 信号通路,并通过增加 ROS 水平,加强自噬依赖的细胞死亡。自噬依赖的 ROS 调节机制也参与了 EMT 的发生,与肿瘤细胞的侵袭转移有关,自噬缺失的卵巢癌细胞较之基础自噬水平的卵巢癌细胞具有更高的 ROS 水平,而 ATG7 缺失可增加 EMT 标志物波形蛋白(VIMENTIN)和 ZEB1 蛋白的表达,同时也能增加肿瘤细胞的侵袭转移能力。此外,BECN1 基因下调导致的自噬降低增加了 ROS、NF-κB 激活和胃癌细胞 EMT 的发生。

(三)炎症与代谢

研究发现代谢性疾病如肥胖,胰岛素抵抗和炎症密切相关。随着研究深入人们逐渐认识到慢性炎症在代谢性疾病的发生发展过程中起着关键作用。以肝癌为例,一些代谢疾病,如肥胖、非酒精性脂肪肝等,所诱导的慢性炎症与肝癌的发生密切相关。

1. 肥胖诱导的炎症促进肿瘤微环境的形成 肥胖是慢性炎症的常见原因。肥胖患者局部的白色脂肪组织(white adipose tissue,WAT)可以被免疫细胞如巨噬细胞和淋巴细胞浸润,这些细胞是促炎因子的重要来源,导致肥胖脂肪微环境与慢性炎症损伤的微环境类似,其中丰富的炎症介质可能导致肿瘤增长。新近研究报道,脂肪组织炎症通过局部或者全身效应促进肿瘤相关微环境的形成。由于脂肪组织的生长超过了它的血液供应,导致脂肪组织中可能存在缺血缺氧状态,诱导脂肪细胞应激甚至死亡,而脂肪细胞的死亡则会增加传统意义上与伤口愈合有关的 MCP-1 和其他几种细胞因子的表达。MCP-1 表达的增加会诱导脂肪组织中巨噬细胞的募集和增殖。巨噬细胞在死亡或垂死的脂肪细胞周围形成冠状结构(csrown-like structure,CLS),CLS 是炎症形成的组织学生物标志物。形成 CLS 的巨噬细胞吞噬死亡的脂肪细胞,并装载脂质,形成泡沫细胞,细胞中 TNF-α、IL-1β 和 COX-2 等 NF-κB 依赖的促炎基因表达增加。

肿瘤周围的脂肪细胞和肿瘤细胞之间的相互作用也有助于肿瘤的生长。在乳腺癌中,肿瘤侵袭促进肿瘤-基质界面的脂肪细胞发生形态学改变,这类肿瘤相关脂肪细胞(cancer-associated adipocyte,CAA)具有成纤维细胞样表型,可通过分泌大量蛋白酶和细胞因子如 IL-6 等促进肿瘤侵袭。此外,CAA 参与构成并促进致密胶原间质的积累,进一步增加了 ECM 的硬度。大网膜是卵巢癌最常见的转移部位,大网膜中的脂肪细胞分泌 IL-6 和 IL-8 可促进卵巢癌细胞的侵袭转移及归巢。此外,网膜脂肪细胞通过脂解作用而释放的游离脂肪酸(free fatty acid,FFA)也被认为是卵巢转移瘤生长的能量来源。在前列腺癌中,有报道称前列腺周围的脂肪细胞分泌趋化因子可刺激前列腺癌细胞迁移增加。因此,脂肪细胞与肿瘤细胞的"对话"是微环境中促进肿瘤侵袭行为的一个重要机制。

2. NAFLD 诱导的炎症与肝癌 非酒精性脂肪性肝病(non-alcoholic fatty liver disease,NAFLD)是指除酒精和其他明确的损伤因素所致的肝细胞内脂肪过度沉积为主要特征的临床病理综合征。随着疾病的进展肝脏脂质失调、氧化应激和促炎细胞因子协同作用,促进肝脏脂肪堆积。而内脏脂肪的增加也与 NAFLD 的发生密切相关,因为内脏静脉血流直接导致肝脏组织大量分泌脂肪分解产生的游离脂肪酸和甘油三酯。在肥胖人群中,

胰岛素抵抗(insulin resistance,IR)导致胰岛素依赖的脂解抑制减弱,导致 FFA 水平升高,这反过来促进炎症状态并进一步加剧胰岛素抵抗。此外,瘦素、脂联素等脂肪因子已被证明影响肝脏炎症的调节,也被认为参与 NAFLD 的发病机制。

低强度慢性炎症是 IR 的重要特征。特别是在肥胖的情况下,IR 有助于巨噬细胞的聚集和多种促炎细胞因子释放。其中,TNF-α 和 IL-6 是肥胖诱导炎症的关键介质,它们通过激活 IKK 和 JNK 的通路,在非酒精性脂肪性肝炎(non-alcoholic steatohepatitis,NASH)向肝癌的转变中发挥重要作用。TNF-α 可诱导 JNK 的活化,导致正常的胰岛素受体信号通路受损,并与 NF-κB 相互作用,促进凋亡、炎症、增殖和血管生成相关基因的转录。IL-6 能够激活 STAT3,从而促进细胞生长和分化。肥胖者中 IL-6 水平的升高以及 STAT3 在不同肿瘤中的作用间接提示了该途径在肝癌发生中的作用。高瘦素和低脂联素水平是肥胖的两个标志,二者都参与 NAFLD 并导致肿瘤发生。瘦素有助于 IR,肝脏脂肪变性和纤维化的发展,并在免疫反应、葡萄糖稳态和血管生成的调节中发挥重要作用。瘦素与 Ob 受体(瘦素受体)结合可激活不同的分子通路,如 JAK2/STAT3 和 PI-3K/AKT。AKT 最重要的下游效应基因之一是 mTOR,一种丝氨酸-苏氨酸蛋白激酶,参与细胞生长、增殖和存活。30%~40% 的肝癌病例中存在 AKT/mTOR 通路的激活,而这一通路可被 PTEN 负调控。与人类 NASH 相似,肝脏 PTEN 缺陷的小鼠能够发生脂肪变性、炎症、纤维化和肝癌。相反,在体外脂联素通过上调 SOCS3 的表达,减少 STAT3 和 AKT 磷酸化的表达;但是在 IR 和肥胖的背景下,低水平的脂联素导致其不能有效发挥抗炎活性以及对抗瘦素诱导的肝细胞癌发生。

(四)炎症与细胞衰老相关表型

衰老相关分泌表型(senescence-associated secretory phenotype,SASP)是衰老细胞的重要特征,

最早是由 Cope 在 2008 年首次提出,衰老细胞可以通过自分泌或旁分泌的形式诱发机体炎症,并向邻近的细胞传递衰老信号。这一现象最早在衰老细胞的微阵列中被发现,类似于创伤修复的早期阶段,衰老的成纤维细胞表达一系列炎症相关基因,这种反应被称为 SASP,并在此基础上研究了 SASP 在肿瘤发生中的作用。

SASP 并不局限于衰老的成纤维细胞,不同类型的衰老细胞在不同触发条件下均可通过 SASP 相关因子对其所处微环境产生影响。SASP 的激活主要是由转录因子 NF-κB 和蛋白 C/EBP 介导的,包括一系列趋化因子(如 MCP-1、CXCL2、CCL4、CCL11、CCL12)、促炎细胞因子(如 IL-1α、IL-1β、IL-6 和 IL-8),生长因子(hepatocyte growth factor,HGF;TGF-β;granulocyte-macrophage colony-stimulating factor,GM-CSF)和基质金属蛋白酶(MMP)。所有这些因素共同作用所形成的炎症微环境,在传递衰老和招募免疫细胞到衰老组织中起关键作用。SASP 在不同的组织及诱因下存在差异,但炎性细胞因子如 IL-6 和 IL-8,是 SASP 中高度保守的部分,在维持衰老细胞本身以及整个受影响组织中的 SASP 反应中发挥重要作用。

SASP 由持续的 DNA 损伤所诱导。在细胞衰老的过程中,SASP 是一个动态分泌的过程,分为 3 个阶段:第一阶段在 DNA 损伤后立即开始,持续 36 小时,但不足以导致衰老;第二阶段是早期 SASP 的形成,细胞刚刚开始衰老的前几天,开始出现 SASP 的多种促炎因子,如 IL-1α、IL-1β 等;第三阶段是 SASP 的形成阶段,通过正反馈通路对转录过程进行调控,使大多数细胞因子的分泌增加,促进 SASP 的形成。

衰老最初被认为是一种预防癌症的机制,肿瘤细胞只有逃脱衰老机制才能持续生长。但随着肿瘤研究的深入,研究发现衰老相关的炎症反应可能是一种重要的促癌机制。衰老相关性炎症也同样能够发挥预防和促进肿瘤的双重作用。人们

在小鼠肝细胞癌模型中发现 SASP 相关炎症反应具有预防肿瘤发生的作用。在肝癌细胞中,p53 的激活可通过 SASP 介导免疫细胞募集至肿瘤组织中发挥杀伤肿瘤的作用,导致肿瘤体积缩小。相反,亦有多种 SASP 相关因子被证明通过影响肿瘤微环境在促进肿瘤进展中发挥重要作用。研究表明,衰老的成纤维细胞可以通过分泌 SASP 相关因子促进乳腺、前列腺和皮肤恶性肿瘤细胞的生长。相关机制包括通过刺激内皮细胞增殖促进血管生成及肿瘤血管化,促进胰腺癌中 HGF 的分泌,以及乳腺癌中 IL-6 和 IL-8 的分泌等。SASP 受到 P53 的限制,而 P53 在肿瘤中经常突变或丢失。因此,在 P53 突变的肿瘤中,SASP 反应更强,可能进一步促进肿瘤进展。关于衰老相关炎症在肿瘤发生中作用还有待进一步研究明确。

综上所述,炎症微环境在肿瘤发生发展及转归中贯穿始终并发挥了重要作用。从肿瘤形成的早期开始,炎症细胞为肿瘤生长提供一个有利的环境,促进基因组的不稳定和促血管生成等;同时炎症细胞和其产生的趋化因子及细胞因子也能够调节肿瘤的生长、迁移和分化。最终,在肿瘤的侵袭转移过程中,炎症机制也发挥了促肿瘤转移和扩散的作用。此外,在肿瘤的预后和治疗过程中,炎症微环境也会通过多种途径与肿瘤发生互动,影响肿瘤对治疗的反应。因此,目前研究认为,抗炎治疗对早期肿瘤发生及后期肿瘤进展均有望产生积极的治疗效果。相信未来有望通过评估组织器官中炎症相关基因的表达来判断是否患癌风险增加,通过干预炎症因子使炎症微环境正常化,或通过调节肿瘤炎症微环境降低肿瘤细胞对放化疗的抵抗能力,上述想法可能为肿瘤的临床诊疗提供新的思路。随着现代生物医学研究技术和手段的进步,相信我们将会对炎症与肿瘤关系的内在机制有更为全面和深入的认识,从而涌现出更多成果,更好地服务于肿瘤的临床诊疗工作。

(卫立辛)

第四节　组织再生和肿瘤

器官移植是治疗终末期器官功能衰竭和选择性肿瘤患者的有效治疗方法,但很多癌症风险的增加和移植有关。有研究分析了1987—2008年超过175 000例实体器官移植受者发生恶性肿瘤的频率。最常见的发生恶性肿瘤的移植器官包括肾、肝、心脏及肺(分别为58%、22%、10%及4%)。其中10 656例患者发生恶性肿瘤每年1375/100 000人,超额绝对危险度每年719例/100 000人。

组织再生是移植后器官损伤修复和功能恢复的重要过程,它有助于移植物的复原,同时也具有诱发肿瘤的潜在可能。在移植后早期,巨噬细胞和中粒细胞通过释放细胞因子等诱导,激活细胞内的传导通路,加剧了移植物的组织损伤和同种异体免疫排斥反应。这种移植器官IRI诱导的组织再生的过程加快了组织损伤的修复,同时增加了潜在肿瘤的复发、再发和转移的可能性。移植器官损伤的修复和组织再生通过两种方式实现:正常细胞的增殖、有丝分裂或干细胞的变异型分化。组织再生时释放的细胞因子和生长因子以及被其激活的各种传导通路可能会促进活跃的高分化肿瘤的生长。肝脏是唯一可以再生的器官,被切除或受损后,残存的正常肝细胞能够通过有丝分裂快速自我增殖修复,它的干细胞也具有变异型分化的修复功能。肝移植后,特别是部分肝移植后,肝细胞独特的再生功能被激活以修复肝脏损伤,激活过程伴随着细胞因子,生长因子的释放导致肝细胞周期循环的开启。这个过程与潜在和隐藏的癌细胞相互作用有可能促进肿瘤的生成、复发和转移。近年来,干细胞治疗在器官移植领域发展很快,近期效果似乎不错,但动物实验和临床结果显示长期存在的干细胞有可能诱发促进肿瘤的生长,甚至自身引发癌症。本节结合近年发表的有关文献讨论器官移植后细胞再生,干细胞变异型分化与肿瘤生成、复发转移之间关系的研究进展。

一、肝脏再生和肿瘤

(一) 肝脏的再生

1931年,Hingis和Anderson创立了大鼠肝切除模型,阐述了肝脏在失去或损伤部分肝组织后通过自身成熟肝细胞的再生迅速恢复原来肝脏体积和功能的特性。大鼠肝脏被切除2/3后,残留的1/3肝脏在5~7天内基本还原到原来的大小。2/3肝切除后,供应整个肝脏门脉的血流全部涌到1/3肝脏的门静脉分支导致门静脉压力和血流骤增。门静脉压和血流量的骤然提高激活了肝脏再生的信号。门静脉高压在1/3残余肝中压迫肝动脉,而门静脉血流氧含量低,因此残余肝脏发出缺氧信号。肝再生的激发点不是或不仅仅是门脉内信号改变,更可能是由肝星形细胞(hepatic stellate cell, HSC)激活转化而来的信号在细胞与细胞之间的直接传导。肝再生的过程非常复杂,包括许多调节细胞生长的细胞因子和生长因子的释放、激活与相互作用,而肝细胞在进行增殖的同时能够继续维持肝脏功能。

外周血与肝脏门静脉血中的再生信号对肝脏再生的影响哪个更大很难断定,但两者确实都存在。有研究显示将两只大鼠的血液循环通过彼此的颈动静脉用导管吻合连接后,给其中的一只大鼠行部分肝切除后其残肝的肝细胞开始再生,有趣的现象是:另一只大鼠的完整肝脏也出现肝细胞再生。实验表明除了门静脉系统,外周血液循环中的肝再生信号也可以诱导肝细胞再生。

肝切除后肝脏再生的启动理论很多,其中主流性的观点有两个:HGF及其受体c-Met启动肝再生理论;IL6、TNF-α诱导的细胞因子传导通路学说。

生长因子理论认为:部分肝切除后1分钟

内，尿激酶型纤溶酶原激活物（urokinase-type plasminogen activator，uPA）迅速增加并激活金属蛋白酶。这个过程导致一些 ECM 的分解和重建。此时大量 HGF 在 ECM 中以静态、单肽链的形式存在。uPA 激活了单肽链 HGF 成为活化的异二聚体。1 小时内，大量被激活的 HGF 进入外周血。uPA 在肝再生的启动过程中起着关键作用。HGF 和 c-Met 结合后，与 EGFR/EGF 一起激活细胞周期蛋白（cyclin）D1。除 HGF 外，肝切除后 2~5 小时，许多细胞因子在外周血中的浓度升高，其中包括 IL-6、胆酸、TNF-α、去甲肾上腺素、瘦素、5-羟色胺（又称血清素）等。需要注意的是，在肿瘤学和药学领域，HGF/c-Met 也被称为肿瘤转移的启动剂，uPA 更是肿瘤转移的催化剂和生化检测标记。

细胞因子学说强调：肝部分切除后几小时内，无论是在肝脏还是血清中都显著升高的是 TNF-α 和 IL-6。这两个细胞因子在肝切除和肝移植时会立即被释放出来激活肝再生。肝部分切除后产生的内毒素刺激库普弗细胞释放 TNF-α，它和库普弗细胞表面的 TNF-α 受体结合再次进入细胞核后激活（NF-κB）使库普弗细胞释放 IL-6 和更多的 TNF-α。如此反复循环后肝内 IL-6 大量增加并和肝细胞表面的 IL-6 受体 gp130 结合，进入肝细胞核激活信号转导和转录因子 3（STAT3）传导通路和 NF-κB，使静态肝细胞进入细胞周期的起始阶段 G0~G1，开始有丝分裂，实现肝细胞再生。用基因敲除或注射抗体的方法去掉 IL-6 或 TNF-α 受体 1 能阻断肝再生的发生。细胞周期进程由生长因子 HGF、EGFR 等驱动，生长因子作用超过了 G1 晚期的限制点。肝移植中供者肝过度的 IRI 造成的炎性因子释放异常致反复的再生，会增加移植后肝肿瘤的复发和转移发生率。

正常的肝细胞处于细胞周期的静止 G0 期。肝部分切除后，多至 95% 的肝细胞在 24 小时内迅速进入细胞增殖周期。肝细胞的有丝分裂完成肝细胞再生，快速且有效。来源于肝母细胞的卵圆细胞（oval cell）稍后分化成肝胆管细胞。骨髓干细胞主要在后期生成库普弗细胞和血管内皮细胞。肝细胞从 G1 到 S 期的进展需要激活细胞周期蛋白和细胞周期蛋白依赖性激酶。增殖中的肝细胞产生许多促进有丝分裂以生成更多其他肝细胞的生长因子，包括 VEGF、TGF-α、成纤维细胞生长因子 1（FGF1）、成纤维细胞生长因子 2（FGF2）、GM-CSF 等。因此，肝细胞处于肝再生的协调中心，它不仅可以再生出所需的肝细胞数量，并且可以恢复组织学所需完整的肝组织。

肝部分切除后 2~5 小时肝细胞内与肝再生有关的信号被激活。这些信号包括 STAT3（受 IL-6 调控）和 NF-κB（受 TNF-α 调控）。细胞周期蛋白 D1 和 D2（受 HGF 和 EGFR 调控）是驱使肝细胞进入 S 期细胞循环周期的关键，此外它负责调节肝细胞特有的代谢适应，如部分肝切除后 2~3 天出现的短暂性脂肪变性，这个短暂性脂肪变性也需要 EGFR 的参与。HGF 和 EGFR 的受体在注射和细胞培养条件下能够诱导肝细胞再生，是完全有丝分裂。其他的信号基因不能直接诱导肝细胞再生，被称为辅助有丝分裂。这些细胞外信号驱动的传导通路很复杂，但它们被阻断后只能使肝再生延迟发生，但无法消除肝再生。这些信号包括 IL-6、TNF-α、Yap 蛋白、Hedgehog、Wnt、β-联蛋白、5-羟色胺等。

大鼠肝细胞的再生在肝切除后 6~8 天终止。整合素连接激酶在肝再生开始的同时，已开始反馈终止再生的信号，此信号逐渐加强直到肝再生完成并终止。TGF-β1 在细胞培养中可抑制肝再生，但其在活体肝再生中的作用尚不清楚。纤溶酶原激活因子抑制因子、细胞因子信号抑制因子等参与了抑制和终止肝再生信号的传导。

肝生长因子理论和细胞因子传导通路学说在诱导肝再生机制的解释上各持己见，而真正触发肝再生的细胞内信号转导通路的机制至今尚未证实。这两个观点都认为肝再生过程中所有肝细胞都参与了细胞增殖,但干细胞未参与其中。并且他们都注意到了当慢性肝损伤和 HSC 激活后造成不正常的组织微环境,会导致肝脏缓慢地代偿性再生,可能会引发肿瘤的产生。

除了肝切除后肝再生模型,研究中还常用到肝损伤后肝再生模型,由注射 D-半乳糖胺、乙酰氨基芴(acety aminofluorene)、双蛋白 D-半乳糖胺、双吖丙啶氧膦哌嗪或者四氯化碳而产生。这些肝损伤诱发的慢性继发性的肝再生是由肝的卵圆细胞变异分化后完成的。这种损伤和再生与肿瘤的发生密切相关。

(二)移植肝的再生

肝细胞在肝脏减体和损伤后快速自我再生,并恢复正常肝体积和肝功能的特性有益于肝移植术后恢复,也使部分肝移植(partial liver transplantation,PLT)、活体供者肝移植(living donor liver transplantation,LDLT),甚至小体积肝移植(small-for-size,SFS)成为可能。因此移植肝的再生在肝移植中非常重要。

IRI 是供肝在冷保存液里缺血储存一定时间后被移植到受体,正常体温的血流再灌注造成的血管内皮和肝实质的损伤。移植肝的 IRI 可导致移植术后的原发性移植肝无功能和急性或慢性同种异体免疫排斥反应。因此,移植肝损伤的再生修复对移植肝和受体的存活非常关键。器官捐献供肝移植获取供肝时不可避免的热/冷缺血和移植后的 IRI 会造成大量肝细胞的坏死缺失,另外同种异体免疫排斥反应亦需要肝细胞的更换,受体会根据移植肝缺血的时间和肝损伤程度释放炎性细胞因子并诱导再生信号转导通路,激活肝细胞的再生和修复程序。大鼠肝移植后,TNF-α 和 IL-6 显著升高并保持 72 小时,随后升高的还有 STAT3、NF-κB、激活蛋白(AP1)等肝再生转录因子。它们在这里的作用不仅是启动肝再生,还有炎性反应功效,这两个功能联合才能修复损伤。炎性因子升高的程度通常与冷缺血的时间明显成正比。

以 PLT 为基础的 LDLT 已成为临床肝移植的常规手术。这些移植肝和移植受体的存活需要快速逆转损伤,同时立即启动移植肝的再生以维持生命。移植肝的 IRI 程度和体积大小受到维持肝功能和受体存活的最低临界线的限制,超过界线会有不可逆的生命危险。实验证明,大鼠 100%、50%、30% PLT 若供肝冷保存超过 16 小时,它们的生存率分别为 100%、20%、0。其中 50% 和 30% 的移植肝尽管再生传导信号 IL-6/STAT3 也有明显升高,但肝细胞循环周期的有丝分裂却停止进展,称为"冷缺血超限小肝综合征"。另有文献报道,20% 大鼠肝移植的供肝在 30 分钟、10 小时、16 小时冷缺血保存的条件下,生存率分别是 80%、40%、20%。组织学结果显示,20% 移植肝在 30 分钟冷缺血后肝细胞再生异常活跃,而在 16 小时冷缺血后肝细胞几乎没有再生反应。

供者的年龄对移植肝的肝再生影响很大。老龄供肝移植后再生速度很慢,特别是肝损伤后。高龄供肝合并延长的冷缺血时,受者的长期生存率很低。肝脂肪变性可导致 TNF-α 和 IL-6 传导通路异常而延迟肝细胞有丝分裂,干扰肝再生。

(三)移植肝的再生和肿瘤

肝移植后的 IRI 导致血管内皮的损伤,淋巴细胞和血小板粘连,干扰微循环,可导致肝细胞坏死。合并损伤会破坏正常肝脏微环境,这种改变可能会促进诱发肿瘤,抗凋亡/抗氧化肿瘤细胞将通过直接氧化促有丝分裂及间接促炎性细胞因子来诱导。此外,肝切除将通过促进非实质性肝细胞产生细胞因子和/或肝外组织分泌激素来诱导肿瘤细胞变得更具侵略性。

临床和动物实验显示肝移植后,移植物的 IRI 导致炎性细胞因子释放并激活再生传导通路,这有益于损伤修复,同时可能促进术后肿瘤的复发。移植后的肝肿瘤的复发、转移与血管的浸润和肿瘤的大小、分化和分期密切相关,其中肝移植后,肝脏细胞内外细胞因子传导通路的激活和肝再生修复应该起着重要作用。因为 IRI 和免疫排异反应引发的肝移植物局部的慢性代偿性肝再生,增加了移植后的肝脏新发、复发、再发肿瘤的危险。

原发性 HCC 是人类癌症的主要致死原因之一。它的发病与肝细胞连续死亡、炎症细胞浸润及肝代偿性再生有关。NF-κB 的信号可促进发育中和成年肝脏的肝细胞存活,它通过控制一系列生长因子和细胞因子的表达在肝炎性反应中起关键作用。这些细胞因子之一是 IL-6,它通过激活 STAT3 发挥其许多功能,然而,STAT3 被发现对肝癌的发展也很重要。

肝脏手术后的细胞和分子变化,包括手术应激反应、局部 IRI,可以改变肿瘤生长的动力学,从而有助于肿瘤复发。术后肝脏再生的过程则可以作为强大、持久的刺激,促进隐匿性肿瘤的生长和发展。同时为微环境提供了许多生长因子和细胞因子,通过细胞活化、增殖、迁移和血管生成,有利于肿瘤发生和肿瘤扩散。肝脏再生也可能刺激隐匿性肿瘤的生长和休眠微转移的重新激活。

手术导致细胞因子释放,如 TNF-α 和 IL-6,并改变静态肿瘤微环境的血管生成因子。在肝再生中起重要作用的生长因子如 HGF、EGF、TGF-α 和 TGF-β 已被证明与肿瘤侵袭性和转移性增加有关。肿瘤生长需要在微环境中平衡生长因子和细胞因子,以促进血管生成。肝转移或通过血液和淋巴循环的肿瘤转移需要在肝再生期间进行 ECM 分解和重建。肝再生过程中,肝 ECM 变化的因素包括 MMP、FGF、HIF-1α、VEGF 和 PDGF。

来自原发性或复发性肝肿瘤的上皮细胞本身可能还会经历 EMT,从而增加其对肿瘤微环境中各种刺激反应的侵袭潜力。与酪氨酸激酶受体结合的生长因子,如 EGF、HGF、TGF-β、FGF 和 MMP,可以促进癌细胞中的 EMT。这些因素在肝脏再生过程中通过肝脏手术和 ECM 重塑而上调,因此在有残留肿瘤细胞的情况下可以促其生长和增加转移的潜能。

二、干细胞和肿瘤

组织再生包括细胞再生和干细胞的分化。再生医学是新兴的但仍然定义不明确的生物医学领域。"再生医学革命"是基于干细胞和发育生物学领域的一系列令人兴奋的突破性发现。再生医学是将干细胞的动员、募集整合到功能组织中的学科。增强组织和器官再生的关键问题是如何动员循环中的干细胞和祖细胞,以及如何为其组织特异性有机物的收集和完整的功能整合提供合适的环境。再生医学是一个快速发展的领域,它为革命性的治疗方式和技术的开启提供了新的机会。

(一) 肝干细胞和肝再生

正常成人肝损伤或术后,肝实质的丢失可通过肝细胞再生来修复。但是,先前存在的肝脏疾病,如慢性 HBV 和 HCV 感染、酒精性脂肪肝、血色素沉着病和其他疾病,严重损害了肝细胞复制的能力。这时可通过激活肝干细胞(HPC)来激活第二个再生机制。HPC 是静止的,在肝门静脉周围少量存在。长期的肝损伤后,形成包括小的导管和胆管细胞串的肝细胞,这些细胞能够增殖和分化为肝细胞和胆管细胞,称为导管反应。HPC 的存在可能有助于移植后肝脏的再生,激活 HPC 对维持和恢复术后肝功能具有重要意义。

HPC 可以是造血来源或肝脏常驻细胞。造血干细胞(hematopoietic stem cell,HSC)可以通过化学吸引从骨髓中募集,使它们通过门静脉迁移入肝小叶。这种结果似乎与切除的程度和伴随的肝病有关。HPC 也可能因肝细胞损伤而被募集和激活。这会在肝脏中引发免疫反应,从而导致细胞因子和生长因子的复杂混合物的分泌。库普弗细胞释放的 TNF-α 和 IL-6 刺激 HPC 增殖,而 IFN 可以引发 HPC 对促有丝分裂刺激作出反应。HSC 释放的 HPC 生长因子包括 EGF、TGF-α、HGF 和 TGF-β。因此,库普弗细胞、HSC 和 HPC 自身释放的细胞因子可能协同作用,以控制 HPC 增殖和肝实质重构。

造血和肝来源的 HPC 都需要细胞因子和再生生长因子来促进增殖和分化,包括 TNF-α、IL-6、IFN-α、TGF-α、FGF、TGF-β 和 HGF。HPC 的激活和分化取决于肝脏应激与再生能力之间相互作用的调节和回应。无论是普通肝癌还是肝细胞癌(hepatic cell carcinoma,HCC)患者,肝脏手术和急性肝损伤均可导致祖细胞动员。确切的机制仍未完全阐明。大型肝脏手术可以将 HSC 动员到肝脏中,并分化为 HPC。

(二) 肝干细胞和肝肿瘤

肝再生中,祖细胞的活化可能直接促进肝癌的发生。在人类慢性肝病中,特别是慢性 HBV 或 HCV 感染伴有肝硬化,HPC 的增殖与疾病严重程度直接相关,这表明该细胞的激活与 HCC 发生风险增加有关。许多人类 HCC 肿瘤都含有成熟肝细胞的混合物,以及与祖细胞相似的 HPC 和成熟肝细胞之间的中间表型,表明了肝细胞癌源自肝干细胞。另外,这些肿瘤表现出与源自 HPC 的成熟肝细胞相同的基因表达。源自 HPC 的 HCC 肿瘤在手术切除和肝移植后显示出较差的预后和较高的复发率。

祖细胞的募集已被证明有助于肝癌的形成,并可能引起 HCC 以及肝内胆管癌,即祖细胞在某些情况下在肝癌启动和进展中起关键作用。这些发现也支持可能源自 HPC 的真正肝癌干细胞的假说。

在具有肝内肿瘤伴随肝切除的动物模型中,与没有肿瘤的肝切除动物相比,肿瘤在 >70% 肝切除动物中刺激了肝再生,这可能部分归因于祖细胞中的活化细胞。祖细胞在肝癌细胞中引起"类干细胞"表达,从而使它们对化疗更有抵抗力,具有更强的侵袭和转移潜能。

(三) 干细胞和肿瘤

MSC 能够分化为成骨细胞、成软骨细胞、肌细胞和脂肪细胞。神经元祖细胞、肺上皮细胞和肾小管细胞可以源自 MSC。MSC 可以很容易地从骨髓以及脂肪、肾、肝和肺等各种组织中分离出来。除用于再生医学之外,MSC 是具有免疫调节和再生能力的多能干细胞。这些特性使其成为实体器官移植(solid-organ transplant,SOT)中的治疗手段之一。MSC 与 HSC 的共同移植促进免疫重建,同时降低 GVHD 的发生率。MSC 还被证明可以通过促进血管生成来促进伤口愈合。MSC 可以改善器官移植的预后。MSC 作为细胞治疗剂用于 SOT 是有应用前景的,尽管 MSC 疗法的确切机制尚未阐明。

通过静脉内输注 MSC 可以延长皮肤和心脏移植的存活时间,但机制尚不清楚。在小鼠肾移植模型中,MSC 导致了同种异体移植耐受,这是由于调节性 T 细胞生成所致。调节性 T 细胞的诱导取决于 MSC 中,IDO 的表达。在大鼠肾脏移植中,MSC 可减少炎症浸润,提示 MSC 可用于治疗细胞排斥。Eggenhofer 等发现在小鼠心脏移植中,单独使用 MSC 对移植物的存活没有有益影响,但 MSC 与伴随的免疫抑制药物具有强效的协同作用。

MSC 再生作用可能与它们的免疫抑制作用有关,它可能会减少免疫损伤而不是修复现有的损伤。MSC 有可能通过分泌具有免疫调节和再生功能的细胞因子、生长因子和前列腺素发挥作用。MSC 分泌多种抗炎因子,包括 IL-10、TGF-β、HGF、NO、HLA-G 和 PGE$_2$,这些因子均在其免疫调节作用中起作用。人 MSC 的 IDO 表达对 T 淋巴细胞增殖的抑制作用是重要的。MSC 是混合细胞群,因此可能存在具有增强的免疫抑制能力的亚型细胞。TNF-α 刺激的 TSG-6 在 MSC 的免疫抑制作用中起着重要作用。TSG-6 与巨噬细胞上的 CD44 相互作用,以抑制巨噬细胞活性。降低 MSC 的 TSG-6 表达可消除 MSC 在肺损伤中的抗炎作用。除抗炎作用外,旁腺分泌机制还可以通过抑制纤维化来发挥 MSC 对 SOT 器官功能的有益作用。MSC 分泌的 HGF 可能是其中涉及的因素之一。MSC 还可通过分泌碱性成纤维细胞生长因子（basic fibroblast growth factor，bFGF）、骨形成蛋白-7（bone morphogenetic protein 7，BMP-7）和 VEGF 直接靶向驻留祖细胞来发挥再生功能。

在 SOT 领域，很多临床试验试图利用 MSC 的低免疫原性和免疫调节特性用于治疗移植排斥。然而，MSC 的治疗用途可能是一把双刃剑。尽管低免疫状态或"免疫特权"状态对异体器官转移可能是有益的，但癌前 MSC 不会被宿主免疫系统排斥，并增加了供者 MSC 衍生的恶性肿瘤的风险。通过抑制宿主的抗肿瘤反应并促进肿瘤血管形成，可以促进宿主中原有肿瘤的转化和生长。

由于免疫抑制药物抑制了抗肿瘤免疫反应，所以 MSC 在抗移植排斥治疗中的关键问题是在受者中诱导供者来源的新发恶性肿瘤的潜力。肝移植后接受他克莫司治疗的患者中，35% 的患者在移植后 15 年内有患癌症的风险，而在年龄匹配的对照组中，这一比例为 9%。因此免疫抑制药物的使用范围和癌症风险之间存在明显联系。

人和小鼠 MSC 具有致癌潜力。小鼠的肿瘤形成很大程度上取决于供者种系的免疫能力。在免疫功能不佳的 NOD/SCID 小鼠之间转移 MSC 时，所有受体均会形成肿瘤。将 MSC 从同系但具有免疫能力的 Bl6/129 小鼠转移到 NOD/SCID 小鼠中时，肿瘤形成概率减少为原先的 1/6。体内 MSC 转化取决于供者而不是受者。

MSC 作为控制移植排斥的治疗剂的另一个重要问题是受体源性肿瘤的生长。除了在体外存在 MSC 转化为癌细胞或癌前细胞的风险外，MSC 还可以在体内促进肿瘤生长或转移。人类 MSC 可以迁移到肿瘤基质中，从而抑制转化细胞的增殖和凋亡。乳腺癌细胞和 MSC 的混合物共培养后移植到小鼠中时，人类骨髓间充质干细胞（bone marrow mesenchymal stem cell，BMMSC）显著增加了转移性肿瘤形成的潜力并促进了转化组织的血管形成。

试验表明，MSC/HSC 共移植后急性 GVHD（aGVHD）的发生率和严重性显著降低。接受 MSC 治疗的 10 例患者中有 3 例经历了 I 级 aGVHD，而对照组的 14 例患者中有 11 例经历了 aGVHD，其中 9 例患有 II 级 aGVHD。在 SOT 的情况下，输注 MSC 可以促进长期移植物接受并降低对免疫抑制药物的需求，也可能通过注入的细胞产物导致肿瘤形成或促进受体组织的肿瘤生长。

组织再生是移植器官损伤修复和功能恢复不可或缺的重要过程，它伴随着一系列细胞因子和生长因子的释放、细胞再生传导信号的激活和组织血管微环境的变化。这个过程非常复杂，各个因子、传导信号、受体和靶向之间相互作用、制约、功能重叠，甚至变异。它有益于移植器官的损伤修复和功能重建，又刺激组织细胞的微循环血管和微环境变化，导致了潜在癌细胞发生、发展的危险。近年来这方面的研究进展很快，特别是肝脏再生和干细胞的免疫调节作用，以及它们诱发肿瘤潜在危险的问题备受重视。然而，其确切的发生机制尚未阐明。详尽地了解组织再生的机制后，在合适的时间或节点用药物和基因调节的方法靶向调节或干扰细胞因子、生长因子的释放及再生信号转导通路，使组织再生和免疫调节既有益于移植器官的修复又可抑制肿瘤的生长，应该成为进一步深入研究和医学科研成果转化的方向。

（田英华）

第五节　肿瘤免疫学机制

从肿瘤发生学的角度，肿瘤细胞是由正常细胞转变而来的，这种从"自己"到"非己"的过程往往会受到人体免疫系统的严密监视，被有效的免疫应答所清除。然而，肿瘤细胞能够利用多种机制和途径抑制免疫细胞的活性，阻断免疫细胞对肿瘤细胞的识别和杀伤，甚至"驯化"免疫系统来促进肿瘤细胞的生长和转移,使肿瘤微环境中的免疫系统处于耐受状态。肿瘤细胞如何通过表达肿瘤抗原诱导人体免疫系统产生针对肿瘤细胞的应答反应,肿瘤细胞通过何种机制实现免疫逃逸以及如何克服这种免疫逃逸是肿瘤免疫研究的关键。肿瘤免疫学(tumor immunology)就是利用免疫学的理论和方法,研究肿瘤的抗原性、人体的免疫功能与肿瘤发生发展的相互关系、人体对肿瘤的免疫应答及其抗肿瘤免疫的机制、肿瘤的免疫诊断和免疫防治的科学,即研究肿瘤的发病机制、预防、诊断和治疗的科学。

一、肿瘤免疫微环境

肿瘤微环境(tumor microenvironment,TME)是指肿瘤细胞存在的周围微环境,除肿瘤细胞外,TME还包括免疫细胞、周围血管、成纤维细胞、骨髓源性炎性细胞、各种信号分子和ECM。其中,免疫细胞根据TME中复杂的信号系统发挥双重作用,消除或促进肿瘤发展。有效的免疫疗法治疗肿瘤患者的愿景已成为临床现实,故深入了解肿瘤微环境、表征免疫细胞的位置和状态以及它们与肿瘤细胞的相互作用,将为肿瘤免疫治疗进一步提供更重要的靶点。

(一)免疫系统在肿瘤发生过程中的作用

免疫效应细胞在免疫反应中并不是表型单一的活化细胞,在肿瘤局部微环境因素的影响下,活化的细胞分化成具有不同表型的细胞亚型,这些亚型细胞适应局部环境同时又是局部环境不可或缺的组分。它们分布各不相同,表型特征也有明显差别,它们表达不同的表面分子,分泌不同细胞因子,功能也不同。

TME一旦形成,众多免疫细胞,如T细胞、MDSC、巨噬细胞、肥大细胞、粒细胞、B细胞、自然杀伤细胞(NK细胞)等,都被趋化至此,构成TME主要基质细胞。当然,一些非免疫细胞,如成纤维细胞,在TME中亦发挥重要作用。

TME中大量免疫抑制细胞(如MDSC、调节性T细胞、TAM)以及大量炎性相关因子(如IL-6、IL-10、TGF-β等)在肿瘤微环境中大量聚集,共同促进肿瘤免疫逃逸、肿瘤生长和转移。

(二)肿瘤相关巨噬细胞

巨噬细胞是抗肿瘤免疫调节过程中的重要细胞群,可以直接杀伤肿瘤细胞,或者通过呈递肿瘤相关抗原诱导人体免疫应答从而清除肿瘤。近年来,研究证实肿瘤间质中的巨噬细胞即肿瘤相关巨噬细胞(TAM)并非发挥抗肿瘤作用,而是参与了肿瘤发生、生长、侵袭和转移的过程,尤其是与肿瘤血管生成和淋巴管生成密切相关。

根据TAM的活化状态和功能,主要可分为M1型即经典活化的巨噬细胞(classically activated macrophage)和M2型即替代性活化的巨噬细胞(alternatively activated macrophage)。M1型巨噬细胞参与正向免疫应答,发挥抗感染和抗肿瘤的功能,而M2型巨噬细胞下调免疫应答,介导病原体和肿瘤的免疫逃逸。肿瘤间质中的巨噬细胞,早期以M1型巨噬细胞为主,晚期向M2型转换。TAM通过产生各种促进肿瘤组织重塑的分子(如EGF、MMP9、MT1-MMP和MMP2),以及促炎分子(如TNF-α、CXCL10和IL-1β),促进肿瘤细胞增殖和侵袭。同时,TAM高表达血管细胞黏附分子-1(vascular cell adhesion molecule-1,VCAM-1),则促进炎症细胞与血管内皮细胞之间的黏附,从而诱导肿瘤血管生成。

(三)肿瘤浸润性T细胞

肿瘤浸润性T细胞(tumor infiltrating T lymphocyte)指的是从肿瘤组织中分离出的浸润的T淋巴细胞。在TME内有许多不同的T细胞群,其中CD8$^+$记忆T细胞和CD4$^+$Th1细胞是主要的抗肿瘤免疫效应细胞。在Th1和CD8$^+$T细胞分泌的众多细胞因子中,IFN-γ是预防和抑制癌症发展作用最显著的细胞因子。在许多类型的实体瘤中,TME中大量的肿瘤浸润性T细胞与良好的预后相关。

在 TME 内最常见的一种 T 淋巴细胞是细胞毒性 CD8⁺ 记忆 T 细胞,此类 T 细胞能够通过识别肿瘤细胞上的抗原,特异性杀死肿瘤细胞,并继发抗肿瘤免疫反应。TME 中的 CD8⁺T 细胞通常由 Th1 细胞释放 IFN-γ 和 IL-2 来激活。其他 CD4⁺ 细胞群,如 Th2 细胞通过产生 IL-4、IL-5 和 IL-13 刺激 B 细胞发生抗肿瘤免疫反应。另一方面,TME 中的 TH17 细胞通过产生 IL-17A、IL-17F、IL-21 和 IL-22,促进炎症反应进而促进了肿瘤生长,发挥促肿瘤免疫反应。

(四)调节性 T 细胞

调节性 T 细胞是近年来免疫学领域研究的热点,其具有免疫应答低下和免疫抑制两大特征,通过"主动"的方式抑制免疫系统——发挥免疫负调作用。根据来源及作用机制,可分为天然产生的 CD4⁺CD25⁺ 自然调节 T 细胞和诱导产生的适应性调节 T 细胞,如 Th3、Trl 细胞等。

T 细胞渗透到 TME 中成为调节性 T 细胞,一方面可以通过产生 IL-10、TGF-β 及 IL-35 抑制 CD8⁺T 细胞和 NK 细胞,另一方面通过结合消耗 IL-2 抑制其他免疫细胞活化来达到抑制 TME 免疫力的目的。再者,调节性 T 细胞和 MDSC 产生的细胞因子形成正反馈环,增强抑制 TME。

(五)髓源性抑制细胞

MDSC 是指具有髓源性并具有免疫抑制能力的免疫细胞,包括早期髓系祖细胞和停滞于不同分化阶段的未成熟髓系细胞。MDSC 是 DC、巨噬细胞和粒细胞的免疫抑制前体,在 TME 中发现的髓系细胞中,MDSC、肥大细胞和 TAM 促进肿瘤的发展。在 TME 内浸润的 MDSC 可以通过干扰 DC 抗原呈递、T 细胞激活和 NK 细胞的细胞毒性来促进肿瘤的血管化和破坏免疫监视。

MDSC 显著抑制 T 细胞抗肿瘤免疫的两条途径分别是:①MDSC 经 Th1 细胞因子激活后,上调表达诱导型一氧化氮合酶(inducible nitric oxide synthase,iNOS),诱导 NO 生成,从而抑制 T 细胞反应;②MDSC 经 Th2 细胞因子活化后,上调表达精氨酸酶 1,催化精氨酸生成过氧化物亚硝酸盐,后者严重抑制 T 细胞的活化,同时 MDSC 诱导肿瘤特异性 T 细胞转变成调节性 T 细胞,其机制依赖于 IL-10 和 TGF-β。

(六)树突状细胞

DC 是目前所知的人体内功能最强大的 APC。在 TME 内存在很多抑制性细胞因子可以作用于 DC,导致其功能异常,抗原呈递功能丧失或效率低下,从而使肿瘤细胞逃脱人体免疫系统的监视。

TME 主要通过以下途径导致 DC 功能丧失或效率低下:①影响 DC 的迁移。DC 在 TME 中识别了抗原,只有返回淋巴器官才能激活,而 TME 将 DC 保留在其中间,阻碍 DC 的迁移成熟,削弱其抗肿瘤免疫反应。②影响 DC 的功能。TME 中的 IL-16、IL-10、VEGF 上调 DC 的 CD277 表达,而 CD277 抑制 T 细胞增殖以及 Th1 细胞相关细胞因子的分泌。

二、肿瘤免疫编辑

肿瘤免疫编辑(cancer immunoediting)是先天性和适应性免疫系统控制肿瘤生长和塑造肿瘤免疫原性的过程,强调肿瘤与宿主免疫系统之间的动态作用。肿瘤免疫编辑理论认为,人体免疫系统与肿瘤的相互作用可以分为三个不同的阶段:清除(elimination)、平衡(equilibrium)和逃逸(escape)。

(一)肿瘤免疫监视—清除

肿瘤免疫监视的主要效应物是 NK 细胞、自然杀伤 T(NKT)细胞、γδT 细胞、CTL、IFN-γ、穿孔素和 Fas/FasL 系统。在肿瘤组织中,肿瘤细胞、巨噬细胞和间质细胞释放炎性细胞因子招募和激活其他固有效应性细胞如 NK 细胞、NKT 细胞和 γδT 细胞,促进免疫清除过程的起始,它们识别并通过穿孔素、Fas/FasL 途径、肿瘤坏死因子相关凋亡诱导配体(TNF-related apoptosis-inducing ligand,

TRAIL）和 IFN-γ 破坏肿瘤细胞。分泌型 IFN-γ 发挥细胞毒作用，诱导肿瘤细胞凋亡，坏死的肿瘤细胞释放肿瘤抗原引起适应性免疫反应。NK 细胞能够促进 DC 成熟，迁移至区域淋巴结。进而，DC 摄取被破坏的肿瘤细胞及其肿瘤抗原，并将抗原呈递给初始 CD4$^+$T 细胞。这种抗原呈递会导致肿瘤特异性 CD4$^+$T 细胞和 CD8$^+$ T 细胞 CTL 的克隆扩增，使得肿瘤特异性 CTL 浸润到肿瘤部位并清除携带肿瘤抗原的肿瘤细胞。当所有肿瘤细胞被破坏后，清除过程完毕。

受损的肿瘤细胞及正常人体细胞能够释放危险信号，如尿酸、热激蛋白和细胞外基质衍生物等，这些物质可诱导促炎反应，激活固有免疫应答。有限的炎症反应通常有助于清除肿瘤细胞，但强烈的炎症可能会促进肿瘤进展，其中包括形成反馈环路刺激免疫抑制性细胞因子的释放，如 TGF-β、IL-10 等。此外，持续的宿主免疫压力还可造成肿瘤细胞的遗传不稳定性，从而导致肿瘤细胞的免疫原性降低。总之，免疫反应的减弱和肿瘤细胞免疫原性的下降能够促使免疫编辑进展至下一个阶段——平衡和/或逃逸。

（二）肿瘤休眠—免疫平衡

临床上肿瘤休眠可能与 CSC 的存在有关，CSC 是肿瘤细胞群中具有干细胞性质的一个亚群。CSC 驻留在骨髓中或存活于肿瘤微环境中，处于细胞周期停滞状态，代谢水平低，使其易于躲避人体清除机制和多种治疗手段的攻击。CSC 具有基因不稳定性，以及自我更新和分化发育为普通肿瘤细胞的潜能，能够在长时间休眠后重新增殖，导致免疫逃逸。

多项研究表明细胞免疫和体液免疫均参与肿瘤休眠的发生和发展。例如在细胞免疫方面，有研究表明外周血中 NK 细胞和 γδT 细胞数量越多，患者预后越好。基于患者自身的自体回输式 DC 疫苗的临床试验显示出较好的耐受性、抗肿瘤效应及长时间的免疫记忆，表明维持肿瘤免疫处于

平衡期将导致肿瘤休眠、肿瘤生长受抑，暂不会对人体造成伤害。为此，人体的免疫平衡状态与肿瘤休眠密切相关。目前有多种假说用来解释临床上休眠肿瘤细胞的行为，包括血管生成不足、微转移的存在、治疗后宿主免疫监视的恢复、播散肿瘤细胞对激素或环境因素的反应等。例如，血管生成不足是小块肿瘤休眠的潜在原因之一，可以是正在生长的初期肿瘤，也可以是微小转移灶。在血管生成因子的表达缺乏或是血管生成抑制因子的表达上调等情况下，休眠的小块肿瘤可以缓慢增殖，但是没有血管供应，增殖速率和凋亡速率相互平衡，使肿瘤具有稳定的大小。小块肿瘤休眠的另一个原因是通过细胞毒效应物介导的细胞凋亡与细胞增殖之间的平衡来实现免疫监视。有学者认为，原发灶和转移灶的微环境与肿瘤细胞之间的相互作用决定了 CTC 的命运。体内和体外实验表明，CTC 若与微环境间建立了适宜的相互关系则能生存下来，并进一步形成转移灶。由此可见，阐明肿瘤休眠的调节机制有助于找到预测肿瘤早期进展的标志物，并在肿瘤快速增殖发展成临床可见的复发和转移灶前将其抑制和杀伤。

（三）肿瘤免疫逃逸机制

1. 肿瘤细胞的弱免疫原性　由于肿瘤来源于人体自身突变的细胞，大部分成分与人体正常细胞成分相同，只有极少数异常表达的蛋白质具有免疫原性。肿瘤细胞之间也存在免疫原性的差异，免疫原性较强的肿瘤细胞可以诱导有效的抗肿瘤免疫反应，易被人体消灭，而免疫原性相对较弱的肿瘤细胞则能逃脱免疫系统的监视而选择性地增殖，经过不断的选择，肿瘤的免疫原性越来越弱。所幸的是，人们已经发现了人类肿瘤特异性的抗原基因，并应用基因导入、细胞因子处理等多种方式以提高肿瘤细胞的免疫原性，增强人体的抗肿瘤免疫反应。

2. T 细胞耐受　T 细胞激活时不仅需要 MHC 分子和肿瘤抗原，而且还需要协同刺激信号。缺

乏协同刺激信号不能形成有效的免疫应答,从而产生免疫耐受。例如,协同刺激信号分子 B7 主要表达在激活的 B 细胞、DC 和巨噬细胞等,而肿瘤细胞 B7 表达缺如。肿瘤细胞可以通过其表面的 MHC 分子将肿瘤抗原直接呈递给 T 细胞,由于缺乏协同刺激信号不能激活 T 细胞,相反却诱导产生了 T 细胞耐受。肿瘤细胞还可能诱导 T 细胞克隆删除。T 细胞表面一般都表达 Fas,有些肿瘤细胞会表达 FasL。浸润到肿瘤周围的 T 细胞通过 T 细胞受体识别肿瘤抗原和 MHC 分子的复合物,同时与肿瘤细胞的 FasL 结合,导致这些 T 细胞发生凋亡,造成 T 细胞克隆删除。因此,肿瘤组织可能形成免疫豁免区。

3. 肿瘤抑制细胞(tumor suppressor cell, Ts) 肿瘤可诱导产生免疫抑制细胞,对抗肿瘤免疫应答起着负性调节作用。研究证实,肿瘤患者血液和肿瘤组织中存在能够抑制抗肿瘤免疫应答的调节性 T 细胞,通过抑制 CTL 的增殖、活化,抑制 Th1 细胞分泌因子,从而抑制人体抗肿瘤免疫应答。近年来引起关注的是,在肿瘤患者外周血和肿瘤组织中广泛存在着 MDSC,包括未成熟的巨噬细胞、粒细胞、DC 等。这些细胞到达外周后进一步活化,可表达多种促血管生成因子,从而抑制 T 细胞、NK 细胞的免疫应答和抗肿瘤免疫反应。

4. 抗原提呈功能障碍 主要是肿瘤组织的 DC 抗原提呈功能障碍。DC 是具有最强提呈抗原能力的专职 APC,是免疫应答的主要启动者,在免疫应答中发挥关键作用。研究显示,肿瘤患者外周血中的 DC 抗原提呈功能出现障碍,而取其骨髓细胞在体外与 GM-CSF、IL-4、TNF-α 共同培养扩增的 DC 提呈抗原的功能良好,说明肿瘤患者体内 DC 可能受肿瘤微环境的影响,使其从骨髓释放到外周的成熟过程受到干扰,从而削弱了对肿瘤抗原的提呈能力。研究证实,APC 与细胞因子体外培养后再回输患者体内,能有效改善 APC 的抗原加工、提呈功能。

5. 免疫抑制因子 研究发现,肿瘤细胞通过自分泌或旁分泌形式分泌免疫抑制因子,如 TGF-β、IL-10 和 PGE$_2$ 等,抑制对肿瘤细胞的杀伤作用。TGF-β 在肿瘤早期阶段具有抗肿瘤活性,但也可以促进肿瘤免疫逃逸,并在肿瘤后期促进肿瘤相关的炎症。TGF-β 作为肿瘤免疫逃逸的主要调控因子,可抑制多种免疫细胞在肿瘤组织中增殖分化,表现为诱导 TAM 极化,阻断 DC 的成熟,促进调节性 T 细胞的产生,还可以募集 MDSC,从而加强 TGF-β 信号在肿瘤微环境中的促癌作用。IL-10 也是一种重要的免疫功能的负向调节因子,肿瘤细胞过量分泌 IL-10 下调 APC 表面的 MHC 和共刺激分子的表达,上调共抑制分子,减弱抗原呈递能力。实际上,IL-10 类似于 TGF-β,也能够发挥抗肿瘤和促肿瘤的双重活性,依赖于肿瘤的类型和进展程度。PGE$_2$ 是环氧合酶(COX)代谢途径产生的脂类炎症介质,通过细胞膜表面的前列腺素 E(prostaglandin E)受体激活相应的蛋白及活化因子调节靶基因转录,进而影响肿瘤免疫细胞的发育分化及功能,如诱导产生抑制性 T 细胞和抑制性巨噬细胞,降低淋巴因子激活的杀伤细胞(lymphokine-activated killer cell,LAK cell)的活性,抑制 CD3 单抗诱导的 T 细胞增殖等。

三、抗肿瘤免疫机制

现行的主流观点认为基因突变是肿瘤发生的根本原因,肿瘤的发生是基因突变逐渐积累的结果。正常情况下,免疫系统可通过免疫监视机制特异性地识别和杀伤这些突变细胞,使其在未进一步转化为肿瘤细胞之前即被清除,防止肿瘤的发生。当宿主免疫功能低下或者受到抑制时,受损的免疫监视机制不能及时有效地清除突变细胞,导致突变逐渐积累下来,并最终发生恶性转化形成肿瘤。

在肿瘤发生以后,免疫系统可通过免疫效应机制发挥抗肿瘤作用,抑制肿瘤的进展,甚至最终使肿瘤消退。同常规免疫机制类似,抗肿瘤免疫机制包括细胞免疫和体液免疫两个方面。多数观点认为,细胞免疫是抗肿瘤免疫的主要方式,而体液免疫则为次要方式,通常仅在某些情况下起到协同作用。这两种免疫机制在人体内是同时存在的,两者相互促进、相互协作共同杀伤肿瘤细胞。

(一)抗肿瘤的细胞免疫机制

细胞免疫在人体抗肿瘤效应中发挥着主要作用,参与抗肿瘤免疫的细胞可分为适应性免疫效应细胞和固有免疫细胞两类,其中适应性免疫效应细胞主要包括 $CD8^+$ CTL 和 $CD4^+$ Th 细胞,固有免疫细胞则包括 NK 细胞、巨噬细胞、γδ T 细胞、中性粒细胞和嗜酸性粒细胞等。$CD8^+$ CTL 和 $CD4^+$ Th 细胞介导的特异性免疫应答发挥着关键的抗肿瘤效应。

1. T 淋巴细胞介导的特异性抗肿瘤免疫

(1)CTL 的抗肿瘤免疫效应机制:CTL 是人体抗肿瘤免疫的主要效应细胞,可以直接杀伤表达有相应抗原的肿瘤细胞,在 T 细胞介导的特异性免疫应答中发挥关键作用。肿瘤细胞凋亡或坏死后可以释放出肿瘤抗原,经 APC 摄取和加工后,提呈给 $CD8^+$ T 细胞和 $CD4^+$ T 细胞(第一活化信号),并在表面共刺激分子(第二活化信号)的作用下激活这两类 T 细胞。

$CD8^+$ CTL 通过其表面受体识别肿瘤细胞上的特异抗原,直接杀伤肿瘤细胞,其作用机制有二:一是通过穿孔素-颗粒酶途径直接裂解肿瘤细胞;二是通过 Fas/FasL 和 TNF/TNFR 途径,也称死亡受体途径诱导肿瘤细胞死亡。除此之外,CTL 还可以通过分泌 IFN-γ、淋巴毒素等细胞因子间接杀伤肿瘤细胞。

(2)Th 细胞的抗肿瘤免疫效应机制:作为辅助性细胞,$CD4^+$ Th 细胞在 T 细胞介导的特异性免疫应答中也具有重要作用。$CD4^+$ Th 可分泌大量的细胞因子和趋化因子间接参与抗肿瘤免疫效应,主要包括:①分泌 IL-2 激活 CTL 和 NK 细胞;②分泌 IFN 激活巨噬细胞,增强其对肿瘤细胞的吞噬和杀伤作用;③分泌多种趋化因子招募 CTL 和巨噬细胞进入肿瘤局部发挥作用;④分泌 TNF 直接诱导肿瘤细胞凋亡并诱导肿瘤血管坏死;⑤分泌 IL-4 和 IL-5 等细胞因子参与 B 细胞的激活、分化和抗体的产生,促进抗肿瘤的体液免疫效应。此外,表达 FasL 和 TRAIL 的 $CD4^+$ Th1 细胞还可通过分别结合表达于肿瘤细胞表面 Fas 和 DR4/DR5,直接杀伤肿瘤细胞。

2. 固有免疫细胞介导的抗肿瘤免疫

(1)NK 细胞的抗肿瘤作用:NK 细胞是一类在肿瘤发生早期起作用的效应细胞,是抗肿瘤的第一道防线。NK 细胞无须预先致敏就能杀伤肿瘤细胞,其作用不受 MHC 限制,也无肿瘤细胞特异性,具有广谱的抗肿瘤活性。NK 细胞可通过如下 4 种机制直接或者间接杀伤肿瘤细胞:①通过其表面的 Fc 受体结合抗肿瘤抗体,依靠 ADCC 效应杀伤肿瘤细胞;②通过穿孔素-颗粒酶途径直接裂解肿瘤细胞;③通过 Fas/FasL 和 TNF/TNFR 死亡受体途径诱导肿瘤细胞死亡;④通过分泌多种细胞因子间接杀伤肿瘤细胞。

(2)巨噬细胞的抗肿瘤作用:巨噬细胞在抗肿瘤免疫应答中具有双重作用,一方面作为抗原呈递细胞,可通过激活 T 细胞发挥抗肿瘤效应;另一方面,它也是杀伤肿瘤的直接效应细胞,可通过如下机制杀伤肿瘤细胞:①通过非特异吞噬的方式杀伤肿瘤细胞;②通过其表面的 Fc 受体介导 ADCC 效应杀伤肿瘤细胞;③通过分泌 TNF、NO 等间接杀伤肿瘤细胞。

(二)抗肿瘤的体液免疫机制

抗肿瘤的体液免疫是指免疫系统针对肿瘤抗原产生体液免疫应答,产生抗肿瘤抗原的特异性抗体,并发挥抗肿瘤作用。与细胞免疫效应相比,体液免疫并非主要的效应机制,但其对于抗肿瘤免疫应答也是不可或缺的。

1. 补体的溶细胞效应 抗肿瘤的 IgM 和

IgG（IgG1 和 IgG3）类抗体可与肿瘤表面的抗原结合，通过激活补体经典途径，形成攻膜复合物（membrane attack complex，MAC），溶解肿瘤细胞，因此也称为补体依赖的细胞毒性（complement dependent cytotoxicity，CDC）。

2. ADCC 效应　NK 细胞、巨噬细胞和嗜中性粒细胞通过其表面的 Fc 受体结合抗肿瘤抗体（IgG），借助 ADCC 效应杀伤肿瘤。

3. 抗体的免疫调理作用　抗肿瘤抗体可与吞噬细胞表面的 Fcγ 受体结合，增强吞噬细胞的吞噬能力。与此同时，抗肿瘤抗体与肿瘤抗原结合还可活化补体 C3，裂解产生的片段 C3b 可与吞噬细胞表面的补体受体 CR1 结合，促进其吞噬作用。

4. 抗体的封闭作用　抗肿瘤抗体可通过封闭肿瘤细胞表面某些生长类受体，阻断该通路的激活，从而抑制肿瘤细胞的生长。此外，某些抗肿瘤抗体还可以与肿瘤细胞表面的黏附分子结合，阻止其与血管内皮细胞表面的黏附分子配体结合，从而抑制肿瘤细胞的黏附和转移。

四、肿瘤免疫学诊断

肿瘤免疫学诊断主要是指通过免疫学和生化技术检测肿瘤抗原、肿瘤抗体或其他肿瘤标志物，有助于肿瘤的早期诊断、疗效监测及肿瘤免疫治疗的疗效预测。

（一）肿瘤抗原检测

肿瘤抗原（tumor antigen）指的是在肿瘤发生、发展过程中新出现或过表达的抗原物质。根据抗原的特异性，肿瘤抗原可以分为肿瘤特异性抗原（tumor specific antigen，TSA）和肿瘤相关抗原（tumor associated antigen，TAA）。TSA 指只在某种肿瘤细胞表达，而不存在于正常细胞的一类抗原，这类抗原并不多见，如 *p53*、*Ras* 等基因突变所产生的抗原。TAA 指可以表达于正常细胞组织，但在肿瘤细胞中过量表达的一类抗原，如结肠癌细胞过表达癌胚抗原（carcinoembryonic antigen，CEA）、前列腺癌细胞过表达前列腺特异性抗原（prostate-specific antigen，PSA）等。目前对 TSA 的检测临床上并不多见，而多是用于肿瘤疫苗的研究；TAA 与肿瘤标志物概念多有重叠，以下将与肿瘤标志物的检测一并进行说明。

（二）肿瘤标志物检测

肿瘤标志物是在肿瘤发生和增殖过程中，由肿瘤细胞合成、释放或是人体对肿瘤的刺激反应所产生的一类物质，主要包括蛋白质类、糖类和激素类肿瘤标志物等。

AFP 是一种糖蛋白，主要在胎儿肝细胞或卵黄囊中合成。出生后，AFP 合成受到抑制，正常成人血液中较难检出。血清 AFP 正常参考值：<25μg/L（25ng/ml）。当肝细胞或生殖腺胚胎组织发生恶性病变时，血中 AFP 的水平明显升高。其他可能引起 AFP 升高的因素包括急慢性肝炎、肝硬化等肝脏良性疾病、胃肠道肿瘤、肺癌等。

CEA 是一种存在于胎儿肠、肝、胰腺组织的糖蛋白，正常人血清中 CEA 含量极低，酶联免疫吸附试验正常值 <5μg/L。CEA 是一种广谱肿瘤标志物，CEA 升高常见于结直肠癌、胰腺癌、胃癌、乳腺癌、甲状腺髓样癌等，但吸烟、妊娠期和心血管疾病、糖尿病、非特异性结肠炎等也可以导致 CEA 的升高。

PSA 是由前列腺腺泡和导管的上皮细胞分泌的一种单链糖蛋白。血清总 PSA（T-PSA）中 80% 以结合形式存在，称复合 PSA（C-PSA）；另外 20% 以游离形式存在，称游离 PSA（F-PSA）。PSA 对于前列腺癌的早期诊断、术后随访等均具有重要的临床意义。前列腺癌患者血清 F-PSA 及 T-PSA 值均明显升高，以 T-PSA 升高更明显，故 F-PSA/T-PSA 比值下降。

糖类抗原 19-9（carbohydrate antigen 19-9，CA19-9）是一种糖蛋白，正常人唾液腺、前列腺、胰腺等的上皮细胞存在微量 CA19-9。CA19-9 是胰腺癌和结直肠癌的肿瘤标志物，其升高也可见于急性胰腺炎、急性肝炎、胆囊癌、胆管癌、胃癌、肺癌、卵巢癌等。

癌抗原 12-5（cancer antigen 12-5,CA12-5）是一种糖蛋白。卵巢癌和子宫内膜癌患者血清中 CA12-5 水平明显升高，包括宫颈癌、乳腺癌、胰腺癌、胆管癌、肝癌、胃癌、结直肠癌、肺癌在内的其他恶性肿瘤也可以导致 CA12-5 水平升高。

（三）抗肿瘤抗体检测

肿瘤患者自身抗体水平可以先于临床症状几个月到几年的时间出现明显升高。有回顾性研究发现，肝癌患者在确诊之前血清抗核抗体（antinuclear antibody,ANA）和抗 p62 抗体水平已有显著升高。另一项研究也发现肝癌患者在确诊前 6~9 个月抗 MDM2 抗体水平呈现逐渐增高的趋势。

（四）肿瘤免疫细胞学检测

实体肿瘤中的免疫细胞检测主要指的是对实体瘤进行免疫评分。传统的 TNM 分期系统可以很好地反映肿瘤的进展程度，但其仅以肿瘤组织本身的特征来进行划分，没有分析肿瘤病灶的免疫特征，因此对患者的生存预后不能提供良好的预测。2012 年 Galon 等首次提出对结直肠癌患者进行免疫评分，以此对患者预后进行预测。结直肠癌的免疫评分主要以 CD3$^+$ 和 CD8$^+$ 细胞在不同肿瘤组织区域的密度作为评分依据，肿瘤患者根据免疫总分（0~4 分）划分为 5 个时期：0 分代表患者在肿瘤中心和肿瘤浸润交界区域中 CD3$^+$ 和 CD8$^+$ 细胞密度均为低密度，4 分患者的 CD3$^+$ 和 CD8$^+$ 细胞在肿瘤中心和肿瘤浸润交界区域均为高密度。

此外，随着近年免疫检查点抑制剂治疗的兴起，目前临床常规对计划应用 PD-1/PD-L1 抑制剂治疗的患者进行肿瘤细胞阳性比例分数（tumor proportion score,TPS）和综合阳性评分（combined positive score,CPS），以预测疗效。其中，TPS 用于评价肿瘤细胞的 PD-L1 表达水平；CPS 指样本组织中全部符合要求的 PD-L1 阳性染色细胞占比分数。不同肿瘤类型选择不同的评分标准。

（五）放射免疫显像检测

肿瘤放射免疫显像检测指将肿瘤相关抗原的特异性抗体用放射性核素标记后进行静脉注射，其随血液循环到达肿瘤组织，与肿瘤相关抗原结合，使肿瘤局部放射性核素浓集，再利用显像技术进行检测。通过肿瘤放射免疫显像可以显示肿瘤病灶部位、形态、大小、是否存在转移等，对肿瘤进行定位和定性诊断，用于肿瘤与良性病变的鉴别诊断，以及评价肿瘤治疗的疗效。

用于标记抗体的放射性核素包括 ^{131}I、^{111}In 和 ^{99m}Tc。其中，^{131}I 因其价格低廉、容易获得、易于标记且标记物稳定，是最早和最常用于标记抗体的放射性同位素。其缺点是射线能量偏高，不易获得高质量图像。放射免疫显像对肿瘤进行检测的灵敏度取决于肿瘤组织的血供情况和肿瘤相关抗原的特异性和暴露情况。国内外有大量关于放射免疫显像的研究，将该技术应用于结直肠癌、卵巢癌、肺癌、黑色素瘤、前列腺癌、胃癌、肝癌、鼻咽癌、脑瘤和骨肿瘤等，但至今绝大多数仍然停留在临床试验阶段。目前获批的放射免疫显像方法包括：^{111}In-B72.3 用于结直肠癌和卵巢癌；^{99m}Tc-CEAFab 用于结直肠癌；铟标记的抗前列腺肿瘤单抗用于前列腺癌等。

五、肿瘤免疫治疗

肿瘤的免疫治疗是指应用免疫学的原理和方法，打破肿瘤免疫逃逸机制，激活抗肿瘤免疫反应，从而使活化的免疫系统杀灭肿瘤细胞达到治疗肿瘤目的的一种治疗方法。近年来，肿瘤疫苗、过继性细胞治疗（adoptive cell therapy,ACT）、免疫检查点抑制剂（immune checkpoint blockade,ICB）等多种免疫治疗方法相继被开发，肿瘤免疫治疗进入了快速发展期，已经成为继手术、化疗和放疗之后的一种重要的肿瘤治疗手段。

（一）肿瘤主动免疫治疗

肿瘤主动免疫治疗包括非特异性主动免疫疗法和特异性主动免疫疗法。非特异性主动免疫疗法是指使用具有免疫调节作用的刺激因子或细胞因子非特异性激发人体的免疫系统，增强抗肿瘤免疫应答的治疗方式。常用的刺激因子或细胞因子包括卡介苗、短小棒状杆菌、IL-2、IL-4、IL-12 等。特异性主动免疫疗法主要是指使用肿瘤疫苗治疗肿瘤的治疗方法。肿瘤疫苗是指应用多种形式的肿瘤抗原制备疫苗，增强抗原呈递细胞和效应 T 细胞对肿瘤的识别和杀伤能力，激活抗肿瘤免疫反应，从而抑制肿瘤生长转移的治疗方法。肿瘤疫苗研发中最关键的环节是明确肿瘤抗原，包括 TAA 和 TSA。其中，TAA 虽然在肿瘤中高表达，但它们缺乏完全的特异性，不是最理想的肿瘤抗原。而 TSA 多是由癌细胞中体细胞 DNA 突变而产生的，是制备肿瘤疫苗良好的抗原物质。

（二）肿瘤被动免疫治疗

1. 抗体导向治疗　抗体导向治疗是指利用特异性的单克隆抗体或单克隆抗体偶联物治疗肿瘤的方式。单克隆抗体通过与肿瘤细胞表面高表达的抗原相结合，阻断肿瘤生长的信号通路，从而发挥抗肿瘤的作用。此外，单克隆抗体恒定区所介导的 ADCC、抗体依赖的细胞吞噬作用以及 CDC 均可以通过激活抗肿瘤免疫进一步杀灭肿瘤细胞。目前，已经有多种单克隆抗体类药物被 FDA 批准用于肿瘤的临床治疗中，其中包括 CD20 靶向药利妥昔单抗、EGFR 靶向药西妥昔单抗以及人表皮生长因子受体 2（HER2）靶向药曲妥珠单抗等。

2. 细胞过继免疫治疗　细胞过继免疫治疗是指将分离出的自体或异体免疫细胞经体外活化成具有杀肿瘤活性的免疫细胞，并回输给患者的治疗方法。根据采用的免疫细胞的不同，主要分为以下四类：第一类是 LAK 细胞，是指将外周血单个核细胞在体外经 IL-2 刺激活化后形成的具有非特异性细胞毒作用的免疫效应细胞，由于其在体内增殖活性不强，并且毒副作用较大，因此限制了其在临床的应用。第二类是 TIL，是指从患者肿瘤中分离出一群淋巴细胞，在体外经 IL-2 刺激活化后回输回患者体内，缺点是周期长且花费高。第三类是 CTL，是指分离异体患者体内的特异性 T 细胞，体外扩增后回输给肿瘤患者的治疗方案，但是由于供者有限，并且会有免疫排斥反应的发生，也限制了临床应用。第四类是嵌合抗原受体 T 细胞治疗（chimeric antigen receptor T cell therapy，CAR-T cell therapy），是指将患者体内的 T 细胞提取出来，通过基因编辑技术对其改造，使其能高效、特异性地靶向识别并杀伤肿瘤细胞，这类治疗是细胞过继免疫治疗的研究热点。

（三）嵌合抗原受体 T 细胞疗法

CAR-T 细胞治疗是目前肿瘤免疫治疗的一大热点。典型的 CAR-T 细胞治疗包括以下几个流程：①分离，即从肿瘤患者的外周血内分离纯化出 T 淋巴细胞，使用抗体包被的磁珠或 DC 激活 T 细胞；②修饰，利用基因工程技术将嵌合抗原受体（chimeric antigen receptor，CAR）结构转入激活的 T 淋巴细胞；③扩增，体外大量扩增 CAR-T 细胞；④回输，患者经化疗清淋预处理之后将 CAR-T 细胞回输至患者体内；⑤监控，密切观察患者的疗效并监测不良反应。CAR 的结构通常由四个部分组成，首先是胞外抗原结构域，起识别肿瘤抗原的作用；然后是铰链区，主要作用是促进抗原与抗体的相互结合；胞内区部分包括 T 细胞激活结构域和共刺激结构域，T 细胞激活结构域（CD3ζ）负责提供 T 细胞活化的第一信号，而共刺激结构域（如 CD27、CD28、OX40 等）提供 T 细胞活化的第二信号。现有的 CAR-T 细胞治疗技术由于存在 T 细胞激活结构域和共刺激结构域，因此杀伤能力明显增强，并且可越过 MHC 提呈机制直接识别杀伤肿瘤细胞，因此没有 MHC 限制性。此外，研究发现 CAR-T 细胞治疗具有持久性，可长时间存在于患者体内发挥功能。

虽然 CAR-T 细胞治疗有其优势，但是其在治疗中的不良反应也不容忽视。首先是脱靶效应，这是由于 CAR-T 细胞不仅可以作用于肿瘤细胞表达的抗原，也可以作用于正常细胞表达的这类抗原，因此对正常细胞也会造成损害。所以，寻找肿瘤特异性抗原也是提高 CAR-T 细胞治疗疗效、降低不良反应的重要任务。其次是不良反应的发生，患者经 CAR-T 细胞治疗后，有一部分患者会出现神经毒性症状以及细胞因子风暴，严重时可威胁患者生命健康。除此之外，目前 CAR-T 细胞治疗在血液系统肿瘤中的治疗效果较好，但是由于实体瘤的免疫微环境更为复杂，并存在多种免疫逃逸机制，因此其在实体瘤中的疗效并不佳。

（四）免疫检查点抑制剂在肿瘤中的应用

ICB 的开发和应用是肿瘤免疫治疗领域的重大突破。2018 年诺贝尔生理学或医学奖授予 James P.Allison 和 Tasuku Honjo 教授，以表彰他们在 ICB 疗法中做出的突出贡献。在正常生理条件下，人体存在对免疫应答起负向调控作用的免疫检查点分子，这些免疫检查点分子可以引起免疫耐受，从而防止自身免疫性疾病的发生。然而，在肿瘤微环境中，这些免疫检查点的存在则是肿瘤免疫逃逸的重要机制。肿瘤微环境中免疫检查点分子的相互作用，可以抑制 T 细胞的激活和杀伤活性，促进抑制性免疫微环境的形成，使肿瘤细胞逃脱免疫监视。目前已发现的肿瘤中存在的免疫检查点包括 CTLA-4、PD-1、LAG-3、TIM-3 等，最常用的 ICB 包括 CTLA-4 抑制剂、PD-1 抑制剂和 PD-L1 抑制剂。

ICB 疗法是肿瘤免疫治疗领域的一大突破，大量临床试验的证据也显示了 ICB 治疗的有效性和可行性。然而，ICB 在多种恶性肿瘤中的治疗效果仍然十分有限，患者的应答率远远未达到预期。研究发现，可以预测 ICB 疗效的主要生物标志物包括肿瘤突变负荷（tumor mutation burden，TMB）、肿瘤 PD-L1 的表达以及肿瘤中浸润性淋巴细胞的数量。TMB 是指肿瘤中体细胞突变的数量，TMB 与 ICB 的疗效密切相关。

值得注意的是，虽然 ICB 治疗的不良反应要低于常规化疗与放疗，但是 ICB 可能会导致部分患者的免疫系统过度激活，从而攻击自身正常组织，因而产生免疫治疗相关不良反应，可表现为包括皮肤、胃肠道、内分泌、心血管等多个系统的临床症状，因此患者在治疗中要密切监视不良反应的发生情况。

（杨爽）

第六节　免疫抑制与肿瘤

免疫系统是维护人体抵抗外来病原或肿瘤侵袭的重要监测与防御系统，免疫系统的抑制与宿主肿瘤发生、发展及宿主的存活都有很大关联。幼儿阶段免疫系统发育未完善，而老年阶段免疫功能减退，这两个阶段是临床上发生肿瘤的高峰期。此外，在病理情况下，原发性免疫缺陷患者发生恶性肿瘤的概率显著高于同龄普通人群。接受器官移植的患者，由于长期使用免疫抑制剂而降低自身免疫系统对同种异体移植物的攻击，免疫系统处于长期抑制状态，使器官移植受者术后肿瘤的发生率较同龄普通人群明显增高。特别对于因为恶性肿瘤而接受器官移植的受者，对术后免疫状态的认识及合理选择免疫抑制方案是预防肿瘤复发的关键。

一、免疫系统识别肿瘤的机制

（一）肿瘤的识别与清除

人体免疫系统对肿瘤的识别主要基于肿瘤特异性的基因和细胞改变，当死亡的肿瘤细胞释放出特异性的抗原后，该抗原与 APC 表面的 MHC 形成 MHC-抗原肽复合物，T 细胞受体识别该复合物以及特异的表面分子和二聚体分子,从而激活T细胞反应。其中以 CTL 反应最为迅速,此类细胞通过血液循环到达肿瘤组织,进而进入肿瘤组织并识别肿瘤细胞,通过细胞毒作用杀伤肿瘤细胞。这类细胞具有高度特异性,只杀伤表面带有特异 MHC-抗原肽复合物的肿瘤细胞。由此可见,T 淋巴细胞介导的肿瘤清除机制是肿瘤免疫的一个重要环节。

除 T 细胞的作用外,多种免疫细胞均参与其中,巨噬细胞具有多潜能特性,它可通过多种途径破坏体内的肿瘤细胞,可以与自然杀伤细胞协同介导特异或非特异性的免疫应答反应进而监测和杀伤肿瘤细胞。B 细胞主要介导体液免疫,产生抗体而发挥抗肿瘤作用,此外,B 细胞还可以发挥抗原提呈作用而参与肿瘤免疫。目前,越来越多研究集中于探索 B 细胞在肿瘤免疫中的作用,有研究显示肿瘤内 B 细胞的存在与富集是患者生存率提高的预测因素。在免疫细胞被激活的过程中,多种免疫细胞可释放细胞因子,从而正性或负性地参与肿瘤免疫反应,正性调节主要是免疫性细胞死亡,而负性调节主要为程序性细胞死亡。可见,肿瘤免疫是多种免疫细胞介导的,体液免疫和细胞因子参与的复杂过程。

(二)免疫逃逸与肿瘤发生

尽管人体具有多种多样并且看似强大的抗肿瘤免疫作用,但肿瘤仍可在体内发生、发展,并侵袭其他组织或器官。随着肿瘤的进展,可反过来抑制人体的免疫功能。因此进一步探究肿瘤与免疫系统相互作用与相互对抗的机制,有助于全面了解肿瘤生物学特性,并为肿瘤的生物疗法提供理论基础。

肿瘤细胞在侵入人体的过程中,可通过一系列自身改变而适应内环境,不仅抑制了人体产生有效免疫应答反应的能力,而且还能抵抗免疫系统对肿瘤细胞的识别和清除,此现象称为免疫逃逸。在某些特定情况下,肿瘤细胞不但能成功伪装自己,逃避免疫细胞的识别,甚至可以使免疫细胞为肿瘤组织提供其发生、发展所必要的细胞因子。有些肿瘤细胞所表达的抗原与正常抗原差别较小,甚至出现抗原缺失的现象,此类肿瘤细胞免疫原性较弱,不足以诱发人体产生足够强度的免疫应答进而清除肿瘤。在抗肿瘤免疫的作用下,肿瘤细胞会进一步减少抗原表达,从而逃避免疫细胞的识别和杀伤作用。有些肿瘤可以表达或分泌抑制免疫功能的免疫抑制分子,如 TGF-β 和 IL-10。肿瘤细胞在发生发展过程中可表达 FasL 和抑制性分子,不但能抑制 T 细胞的活化和增殖,还可诱导 T 细胞的凋亡,甚至可以主动诱导人体产生调节性 T 细胞而抑制免疫应答。

近年来 PD-1 的研究成为肿瘤免疫治疗的热点话题,PD-1 表达于激活的 T 细胞表面。其配体为 PD-L1,在正常情况下 PD-L1 与 T 细胞表面的 PD-1 结合,抑制 T 细胞激活,这对于抑制 T 细胞过度激活而引起自身免疫性疾病至关重要。可见 PD-L1/PD-1 的平衡在维持保护性免疫和免疫耐受平衡中起重要作用。然而,某些肿瘤细胞在进化过程中选择性地高表达 PD-L1,从而抑制 T 细胞功能,使其丧失对肿瘤细胞的反应和杀伤能力,从而实现肿瘤免疫逃逸。对于某些肿瘤患者而言,使用 PD-1 单抗类药物可特异性阻断 PD-L1 与 PD-1 的结合,重新激活 T 细胞对肿瘤的应答和杀伤作用。

二、肿瘤自身所诱导的免疫抑制机制

在肿瘤微环境的免疫细胞中,TAM 是大量存在的一类免疫细胞。它们与癌症相关的炎症反应密切相关。TAM 通过表达细胞因子和趋化因子抑制抗肿瘤免疫和促进肿瘤进展,与肿瘤患者预后不良相关。TAM 可产生多种趋化因子,如 CCL17、CCL18、CCL22 等,将调节性 T 细胞吸引到肿瘤部位,从而阻碍细胞毒性 T 细胞的激活。这可能导致 TAM 和调节性 T 细胞之间的正反馈作用。

TAM 还能够产生血管生成因子并通过表达 MMP 诱导血管生成进而促进肿瘤生长。

在肿瘤发生过程中,髓系细胞的分化经常发生变化,形成一组未成熟的髓系细胞,其免疫抑制活性强,可使先天免疫和适应性免疫功能受损。这类细胞现在被称为 MDSC,是一种不成熟髓系细胞的异质性群体,存在于许多疾病环境中。在癌症中,它们是天然抗肿瘤免疫和免疫治疗的主要障碍。肿瘤微环境中的肿瘤和宿主细胞相互作用产生大量促炎介质,激活 MDSC 并驱动其积累和发挥抑制活性。MDSC 在体外可分化为巨噬细胞、粒细胞和 DC。因此,MDSC 具有显著的多样性和可塑性,由于 TAM 和 MDSC 存在于大多数癌症患者肿瘤微环境中,并且是强效免疫抑制细胞,因此近年来 TAM 和 MDSC 一直是肿瘤免疫研究的热点,也是癌症治疗的关键靶点。

三、自然形成免疫抑制状态与肿瘤发生

(一) 自然因素所致免疫抑制状态

自然因素所致的免疫抑制,也被称为免疫缺陷或免疫损伤,意味着免疫系统不能正常工作,包括构成免疫系统的任何或所有防御系统,特别是血液中的白细胞、脾和淋巴结。免疫系统的任何主要成分(T 细胞、B 细胞、吞噬细胞、补体等)的损伤都可能导致免疫抑制状态。自然因素所致免疫抑制可由淋巴细胞成分改变、遗传缺陷、正常细胞分化失败、病毒感染或其他后天原因引起。免疫抑制表现为对机会致病性微生物的易感性增加,恶性肿瘤、过敏和自身免疫性疾病的发生风险也增加。

在正常的人体活动状态下,导致免疫抑制最为常见的因素是衰老,临床表现为老年人对接种疫苗反应减弱,恶性肿瘤风险增加,这主要与肿瘤监测受损有关。胸腺退化似乎在受损的适应性免疫反应中起关键作用。T 细胞的分化和迁移,以及原始 T 细胞的总数随年龄的增长而下降,因此,T

细胞多样性受到损害是老年人识别和消除病原体能力显著下降的原因之一。体液免疫反应也受到衰老的影响,祖 B 细胞数量的减少证明了这一点。

除年龄因素外,导致免疫抑制状态的其他主要原因包括慢性疾病、感染、基因突变、药物应用等。导致免疫抑制的疾病多为慢性系统性疾病。免疫系统在涉及慢性疾病的许多过程中起着核心作用。对许多慢性疾病状态下免疫系统被抑制的认识已被证明是生物医学研究的一个关键领域。对于许多慢性疾病、代谢紊乱,免疫活动的改变被认为是炎症的特征,进而损伤免疫系统对病原或肿瘤入侵的识别和清除能力。

人类免疫缺陷病毒(human immunodeficiency virus, HIV)感染是导致免疫缺陷的最为常见病毒之一。研究证实,HIV 首先感染淋巴细胞,导致黏膜部位 $CD4^+$ 淋巴细胞耗竭。T 淋巴细胞的进行性死亡是由于免疫激活,而不是病毒的细胞病变效应。另外,辅助 T 细胞的激活增加抗原效应,细胞因子通路被干扰,促进 $CD4^+T$ 细胞凋亡增加,并导致 $CD4^+T$ 细胞合成下调并伴有功能障碍,这些因素造成患者免疫抑制。

基因突变所导致的免疫缺陷也称为遗传性免疫疾病或原发性免疫缺陷。原发性免疫缺陷疾病可能是由突变引起的,有时是特定基因的突变。如果突变的基因在 X(性)染色体上,则导致的疾病称为 X 连锁疾病。X 连锁疾病多见于男孩。原发性免疫缺陷疾病的分类依据是免疫系统的哪一部分受到影响:①体液免疫缺陷,涉及 B 细胞,占一半以上;②细胞免疫缺陷,涉及 T 细胞;③体液和细胞免疫(B 细胞和 T 细胞)缺陷,也称联合免疫缺陷病;④吞噬细胞缺陷;⑤补体蛋白缺陷,多为常染色体隐性遗传。

药物引起的免疫抑制,是指由于用于治疗全身性疾病的药物而导致的免疫系统功能受损,包括糖皮质激素类药、钙调磷酸酶抑制药、抗代谢药、烷化剂、生物制剂和抗体等。另外,针对肿瘤

患者的放疗或化疗也会引起免疫系统功能抑制。根据对免疫功能的损伤作用，抑制免疫的药物可分为以下几类：①T细胞抑制作用，如环孢素和较少量的皮质类固醇；②细胞因子抑制剂、皮质类固醇和生物制剂；③损伤免疫细胞功能的抗代谢物，如硫唑嘌呤、吗替麦考酚酯和较小剂量的甲氨蝶呤；④损害免疫细胞产生的烷化剂，如环磷酰胺。

（二）自然因素所致免疫抑制状态对肿瘤的影响

随着年龄的增加，免疫系统功能减低，这是肿瘤在老年人群中更为常见的原因。癌症和其他慢性病具有共同的风险因素，包括衰老和不健康的生活方式（如吸烟、饮食不健康、缺乏运动、肥胖和酗酒等）。一项大样本前瞻性研究指出，慢性疾病患者的生物标志物和生活方式与癌症的发生密切相关，这些因素包括肾小球滤过率、心率、血压、总胆固醇水平、吸烟、缺乏体育锻炼等。

鉴于HIV对免疫系统的损伤，感染HIV的患者患癌症的风险要高得多。其中，最为常见的肿瘤为卡波西肉瘤、侵袭性B细胞非霍奇金淋巴瘤和宫颈癌。与一般人群相比，感染HIV的患者被诊断出卡波西肉瘤的可能性高出约500倍，被诊断非霍奇金淋巴瘤的可能性高出12倍，而在女性中，被诊断患有宫颈癌的可能性高出3倍。此外，感染HIV的患者罹患其他癌症的风险也更高，HIV感染还与因癌症死亡的风险增加有关。

原发性免疫缺陷疾病患者罹患某些癌症的风险增加，与淋巴瘤的关系最密切。随着对免疫缺陷性疾病治疗管理的进步，此类患者已经获得了更长的预期寿命和疾病持续时间。随着患者寿命的延长，恶性肿瘤的诊断也越来越常见。肿瘤的发展除了免疫监测作用的失调外，也可能是感染的结果，首先是致癌病毒入侵，它可以直接导致细胞向肿瘤形式转化，感染的慢性过程造成持续的炎症状态，这可能是随后恶性转化的前兆。

对于长期服用免疫抑制剂的患者，免疫系统的抑制是造成肿瘤生长的重要原因之一，免疫抑制剂使用状态下免疫功能的监测以及定期查体是及时发现早期病变的重要手段，而免疫抑制剂的优化使用则是预防肿瘤发生的重要策略。

四、器官移植术后免疫抑制状态与肿瘤的关系

（一）器官移植术后肿瘤发生的特点和流行病学规律

随着器官移植手术技术的进步，免疫抑制剂的发展及围手术期管理理念的革新，器官移植术后移植物和受者生存率均显著增加。然而，长期使用免疫抑制剂造成免疫抑制状态使得器官移植受者成为肿瘤高危人群。恶性肿瘤已成为器官移植术后主要致死原因之一。在所有器官移植术后监测项目中，通过筛查、预防、积极的风险因素管理和介入治疗相结合的方式，心血管疾病和感染死亡的概率都在下降。然而，癌症的筛查既困难又昂贵，风险因素大多难以判断，对肿瘤发生的早期监控造成困难。

移植受者患癌症的风险总体上较普通人群增加了两倍。有32种不同类型癌症与器官移植相关。在移植受者中最常见的癌症是淋巴瘤、皮肤癌、肺癌、肝癌和肾癌。癌症的风险受移植类型的影响。例如，肺癌风险在肺移植受者中最高。与吸烟有关的疾病通常是肺移植的原因，肺癌通常发生在剩余的病变肺而不是移植肺。只有接受肝移植的患者患肝癌的风险增加，部分原因可能是移植肝有乙型肝炎或丙型肝炎感染。然而，肝移植受者术后患肾癌的风险有所增高。

（二）免疫抑制剂对肿瘤发生的影响和机制

尽管不同移植中心免疫抑制剂的使用方案有所差别，不同类型器官移植所采用的方案也不尽相同，但无论使用哪种免疫抑制剂，如今尚无药物可以特异性抑制针对移植物的免疫反应而不影响整体免疫反应。因此，器官移植受者的免疫抑制

状态属于全身系统性免疫抑制。

皮质类固醇作为大多数免疫抑制方案的一部分已使用多年。类固醇实际上可以用来治疗某些类型的癌症,包括淋巴瘤,但类固醇本身也与癌症的发生有关。例如,在长期使用类固醇治疗的器官移植受者中,卡波西肉瘤的发病率增加。然而,由于皮质类固醇疗法仅用于支持其他针对移植排斥反应的免疫抑制疗法,在这种情况下,它单独对癌症发展的影响很难评估。近年观点认为,皮质类固醇其实是促进和抑制肿瘤的"双刃剑"。

环孢素的使用对器官移植受者的疗效产生了重大影响。这些可以归因于环孢素抑制 IL-2 的表达和 TGF-β1 的生成,不幸的是,环孢素的使用被证明与侵袭性肿瘤的发生和发展相关。而环孢素促进肿瘤发生的机制可能不依赖宿主免疫反应,实验研究发现环孢素可单独作用于淋巴细胞并具有独立的促进肿瘤作用。此外,环孢素可刺激 VEGF 表达升高,进而促进血管生成。在肾移植受者中,环孢素治疗导致更高的癌症发病率可能是由于 DNA 修复能力降低所致,而这个特性可能依赖于剂量的高低,低剂量环孢素方案与较低的恶性疾病发生率相关,但会导致更频繁地出现排斥反应;相比之下,正常剂量的环孢素产生的排斥反应较少,但癌症发病率较高。在肝癌肝移植中,有报道称累积环孢素剂量对移植后无复发生存率(recurrence-free survival,RFS)有显著影响。动物实验表明环孢素治疗大鼠可增加肝移植后肝细胞癌的复发。

与环孢素相比,他克莫司的数据较少。最近的实验研究表明,在使用他克莫司的情况下,人肝癌细胞的增殖率更高。这一发现与肝移植术后患者使用他克莫司或环孢素为基础的免疫抑制方案后肿瘤发生率升高的观察结果一致。此外,他克莫司刺激 TGF-β1 表达,激活了肿瘤潜能,类似环孢素的促转移机制。总之,越来越多的证据表明 CNI 与移植后恶性肿瘤的发生相关。

西罗莫司与 FK 结合蛋白复合物形成复合物,与 mTOR 具有高亲和力。西罗莫司及其衍生物,包括坦罗莫司和依维莫司,抑制 mTOR,下调 p70S6 激酶活性和随后转译细胞周期从 G1 期进展到 S 期所需的特异性 mRNA。这一作用能有效阻断 IL-2 刺激淋巴细胞增殖,是其发挥免疫抑制活性的基础。动物实验发现 mTOR 抑制剂能抑制小鼠结肠肿瘤细胞的生长和增殖,但只能在高剂量[100~400mg/(kg·d)]的药物作用下。因此,人们对其抗癌潜力的兴趣逐渐减弱,后来这种药物被成功开发成一种免疫抑制剂。然而,最近的研究重新发现了西罗莫司的抗癌潜力。例如,cci-779(西罗莫司酯)抑制人类肿瘤异种移植的小鼠肿瘤增长,抑制 PI3 激酶和 p70S6 激酶细胞增殖通路。有报道称,西罗莫司对其他分子的作用也可能抑制癌症。例如,西罗莫司上调了 E-cadherin,从而增加了细胞黏附性,因此理论上降低了癌症的转移潜力。在同一项研究中,无论环孢素存在与否,西罗莫司都能抑制肿瘤的生长和转移。西罗莫司诱导的细胞周期抑制因子表达增加控制细胞周期蛋白分子,也可能减缓肿瘤细胞的生长。体内研究表明,cci-779 能抑制多种人类肿瘤细胞的生长,并具有不同的活性。除外西罗莫司的直接抗肿瘤作用,此类药物还可以通过抑制血管生成而抑制肿瘤的生长。

吗替麦考酚酯是常用的免疫抑制剂,除了通过阻断嘌呤合成途径而具有良好的免疫抑制作用外,还可能具有一些抗肿瘤特性。实验证实吗替麦考酚酯可抑制一些肿瘤细胞株。临床报道称,在将环孢素免疫抑制转化为吗替麦考酚酯后,移植后卡波西肉瘤消退,但也有研究提示吗替麦考酚酯实际上可能导致更高的卡波西肉瘤发病率。来自器官共享联合网络(United Network for Organ Sharing)的研究提示,吗替麦考酚酯治疗并没有显著影响 PTLD 的发生率。然而来自协作移植研究注册中心(Collaborative Transplant Study Registry)

一项前瞻性观察队列研究显示,吗替麦考酚酯的应用使 PTLD 的发生率明显较低。对两个报道的数据进行进一步分析后发现,接受吗替麦考酚酯治疗的患者恶性肿瘤的发生率有所降低。综上所述,虽然吗替麦考酚酯可能对移植受者的抗癌作用有一定的积极作用,但使用时应结合患者的情况综合考虑。

(三)肿瘤高危受者移植术后免疫抑制剂的选择

总体癌症风险是由免疫抑制的持续时间和强度调节的,而不是药物方案的单个组成部分。这一观点得到了一系列关于移植后癌症风险因素的研究结果的支持,这些研究未能指出总体癌症风险增加与任何特定药物有关。例如,有报道称移植后一年内发生急性排斥反应会增加随后发生恶性肿瘤的风险。因为经历急性排斥反应的受者接受了增强免疫抑制的冲击治疗,从而增加了他们总体的免疫抑制负担。尽管如此,合理选择免疫抑制剂的组合以及制订合理的剂量依然能在一定程度上减少受者移植术后肿瘤发生的风险。

对于接受肝移植的肝细胞癌患者而言,CNI已被证明是肝细胞癌复发的一个危险因素,此作用具有剂量依赖性。多项回顾性研究报道肝细胞癌复发与 CNI 的剂量暴露有关。西罗莫司潜在的抗肿瘤作用已被证实,它提高了肝细胞癌受者的总体生存率。meta 分析表明,以西罗莫司为基础的免疫抑制方案可降低肿瘤复发率,改善移植受者结局,但在移植术后主要并发症发生率方面无显著差异。一项来自 42 项研究包括 3 666 例肝细胞癌肝移植受者的系统性报道称,与接受 mTOR抑制剂的患者相比,接受 CNI 治疗的患者发生肝细胞癌复发的频率显著更高。此外,依维莫司组肝细胞癌复发率显著低于西罗莫司组和 CNI 组。抗代谢药物在预防肝癌复发方面存在争议。长期使用硫唑嘌呤可增加淋巴瘤和非黑色素瘤皮肤癌(nonmelanoma skin cancer,NMSC)的风险,但对肝

细胞癌无明显作用。到目前为止,没有发现吗替麦考酚酯对肝细胞癌复发有任何作用,尽管它似乎对移植后的其他恶性肿瘤有保护作用。

最近,其他免疫调节药物,如索拉非尼和贝拉西普已经与肝移植后的常规免疫抑制方案联合使用,并取得了可喜的结果。索拉非尼是一种小分子口服多激酶抑制剂,在随机研究中已证实可使晚期肝细胞癌患者的生存期延长 3 个月。在肝移植方面,只有回顾性队列研究观察索拉非尼对复发性肝细胞癌的影响。在肝细胞癌复发的移植后患者中,可以使用索拉非尼和免疫抑制剂联合使用。通常情况下,索拉非尼和 mTOR 抑制剂的联合使用是首选,因为 mTOR 抑制剂具有最有力的抗肿瘤证据和理论基础。然而,索拉非尼在肝移植患者中耐受性较差,无论是否与 mTOR 免疫抑制剂联合使用,都很难达到索拉非尼的治疗剂量。尽管如此,仍有报道描述了在复发风险较高的移植后患者中使用索拉非尼可以提高生存率。肝细胞癌在分子和细胞水平上是一种异质性癌症,有多种不同的病因,因此一种免疫抑制方案不太可能提供减少移植后肝细胞癌复发的最佳策略。mTOR 信号通路的过度激活在 15%~20% 的肝脏肿瘤中发生,与肝细胞癌复发率相关。此外,IMPDH 酶已被证明具有促癌症变异作用,并可能是吗替麦考酚酯免疫抑制的一个标志。确定肝细胞癌的分子特征和确定可靠的生物标志物对于合理制订免疫抑制方案,以预防移植后的肝细胞癌复发非常重要。

在肾移植受者中,两种类型的恶性肿瘤的发生率最为突出:皮肤癌和淋巴细胞增生性恶性肿瘤。其中,淋巴细胞增生性恶性肿瘤大多发生在肾移植后的前 3 年。免疫抑制程度高的患者患恶性肿瘤的总体风险也更高。有学者称,采用新的、更有效的免疫抑制方案与肾移植术后癌症发病率的增加有关,但这一说法没有确凿的流行病学证据支持。有报道称,使用环孢素、硫唑嘌呤和皮质

类固醇三种药物治疗的患者更容易发生恶性肿瘤。与心脏移植受者相比，接受多克隆或单克隆抗体诱导或治疗的患者发生淋巴瘤的风险更高。肾移植受者联合使用单克隆抗体、他克莫司和吗替麦考酚酯发生恶性肿瘤的风险更高。在接受其他免疫抑制方案的患者中，总体癌症风险增加了5.11倍。

总体而言，移植受者发生恶性肿瘤是移植医学的一个重要挑战，而合理的免疫抑制治疗和管理仍存在争议。虽然缺乏循证的指导方针，但决定免疫抑制方案时应考虑恶性肿瘤的类型和阶段以及移植物的实际功能。尽管最近在移植后恶性肿瘤的预防和治疗方面取得了进展，但仍需要长期临床和基础研究来建立预防移植物排斥反应和肿瘤发生的理想平衡状态。

（宋卓伦）

参考文献

［1］MEURETTE O，MEHLEN P. Notch signaling in the tumor microenvironment［J］. Cancer Cell，2018，34（4）：536-548.

［2］WANG M，ZHAO J，ZHANG L，et al. Role of tumor microenvironment in tumorigenesis［J］. J Cancer，2017，8（5）：761-773.

［3］LAMBERT A W，PATTABIRAMAN D R，WEINBERG R A. Weinberg，emerging biological principles of metastasis［J］. Cell，2017，168（4）：670-691.

［4］PEINADO H，ZHANG H，MATEI I R，et al. Pre-metastatic niches：organ-specific homes for metastases［J］. Nat Rev Cancer，2017，17（5）：302-317.

［5］ROBINSON D R，WU Y M，LONIGRO R J，et al. Integrative clinical genomics of metastatic cancer［J］. Nature，2017，548（7667）：297-303.

［6］BAKHOUM S F，NGO B，LAUGHNEY A M，et al. Mutational landscape of metastatic cancer revealed from prospective clinical sequencing of 10 000 patients［J］. Nat Med，2017，23（6）：703-713.

［7］PRIESTLEY P，BABER J，LOLKEMA M P，et al. Pan-cancer whole-genome analyses of metastatic solid tumours［J］. Nature，2019，575（7781）：210-216.

［8］MAKOHON-MOORE A P，ZHANG M，REITER J G，et al. Limited heterogeneity of known driver gene mutations among the metastases of individual patients with pancreatic cancer［J］. Nat Genet，2017，49（3）：358-366.

［9］LI C，SUN Y D，YU G Y，et al. Integrated omics of metastatic colorectal cancer［J］. Cancer Cell，2020，38（5）：734-747.

［10］WATKINS T B K，LIM E L，PETKOVIC M，et al. Pervasive chromosomal instability and karyotype order in tumour evolution［J］. Nature，2020，587（7832）：126-132.

［11］BAKHOUM S F，NGO B，LAUGHNEY A M，et al. Chromosomal instability drives metastasis through a cytosolic DNA response［J］. Nature，2018，553（7689）：467-472.

［12］LEE J W，STONE M L，PORRETT P M，et al. Hepatocytes direct the formation of a pro-metastatic niche in the liver［J］. Nature，2019，567（7747）：249-252.

［13］TASDOGAN A，FAUBERT B，RAMESH V，et al. Metabolic heterogeneity confers differences in melanoma metastatic potential［J］. Nature，2020，577（7788）：115-120.

［14］LEE C K，JEONG S H，JANG C，et al. Tumor metastasis to lymph nodes requires YAP-dependent metabolic adaptation［J］. Science，2019，363（6427）：644-649.

［15］UBELLACKER J M，TASDOGAN A，RAMESH V，et al. Lymph protects metastasizing melanoma cells from ferroptosis［J］. Nature，2020，585（7823）：113-118.

［16］WANG Z，YIP L Y，LEE JHJ，et al. Methionine is a metabolic dependency of tumor-initiating cells［J］. Nat Med，2019，25（5）：825-837.

［17］SADIK A，SOMARRIBAS PATTERSON L F，ÖZTÜRK S，et al. IL4I1 is a metabolic immune checkpoint that activates the AHR and promotes tumor progression［J］. Cell，2020，182（5）：1252-1270.

［18］DE SOUSA E MELO F，KURTOVA A V，HARNOSS J M，et al. A distinct role for Lgr5（+）stem cells in primary and metastatic colon cancer［J］. Nature，2017，543（7647）：676-680.

［19］LYTLE N K，FERGUSON L P，RAJBHANDARI N，et al. A multiscale map of the stem cell state in pancreatic adenocarcinoma［J］. Cell，2019，177（3）：572-586.

［20］GKOUNTELA S，CASTRO-GINER F，SZCZERBA B M，et al. Circulating tumor cell clustering shapes DNA methylation to enable metastasis seeding［J］. Cell，2019，176（1/2）：98-112.

［21］EBRIGHT R Y，LEE S，WITTNER B S，et al. Deregulation of ribosomal protein expression and translation promotes breast cancer metastasis［J］. Science，2020，367（6485）：1468-1473.

［22］KLEIN C A. Cancer progression and the invisible phase of metastatic colonization［J］. Nat Rev Cancer，2020，20（11）：681-694.

［23］LIGORIO M，SIL S，MALAGON-LOPEZ J，et al. Stromal microenvironment shapes the intratumoral architecture of pancreatic cancer［J］. Cell，2019，178（1）：160-175.

［24］JAILLON S，PONZETTA A，DI MITRI D，et al. Neutrophil diversity and plasticity in tumour progression and therapy［J］. Nat Rev Cancer，2020，20（9）：485-503.

［25］YANG L Y，LUO Q，LU L，et al. Increased neutrophil extracellular traps promote metastasis potential of hepatocellular carcinoma via provoking tumorous inflammatory response［J］. J Hematol Oncol，2020，13（1）：3.

［26］YANG L，LIU Q，ZHANG X，et al. DNA of neutrophil extracellular traps promotes cancer metastasis via CCDC25［J］. Nature，2020，583（7814）：133-138.

［27］LÓPEZ-SOTO A，GONZALEZ S，SMYTH M J，et al. Control of metastasis by NK cells［J］. Cancer Cell，2017，32（2）：135-154.

［28］MOLGORA M，BONAVITA E，PONZETTA A，et al. IL-1R8 is a checkpoint in NK cells regulating anti-tumour and anti-viral activity［J］. Nature，2017，551（7678）：110-114.

［29］GAO Y，SOUZA-FONSECA-GUIMARAES F，BALD T，et al. Tumor immunoevasion by the conversion of effector NK cells into type 1 innate lymphoid cells［J］. Nat Immunol，2017，18（9）：1004-1015.

［30］SCHUIJS M J，PNG S，RICHARD A C，et al. ILC2-driven innate immune checkpoint mechanism antagonizes NK cell antimetastatic function in the lung［J］. Nat Immunol，2020，21（9）：998-1009.

［31］BIAN Y，LI W，KREMER D M，et al. Cancer SLC43A2 alters T cell methionine metabolism and histone methylation［J］. Nature，2020，585（7824）：277-282.

［32］GU Y，LIU Y，FU L，et al. Tumor-educated B cells selectively promote breast cancer lymph node metastasis by HSPA4-targeting IgG［J］. Nat Med，2019，25（2）：312-322.

［33］PETITPREZ F，DE REYNIÈS A，KEUNG E Z，et al. B cells are associated with survival and immunotherapy response in sarcoma［J］. Nature，2020，577（7791）：556-560.

［34］CABRITA R，LAUSS M，SANNA A，et al. Tertiary lymphoid structures improve immunotherapy and survival in melanoma［J］. Nature，2020，577（7791）：561-565.

［35］CHEMI F，ROTHWELL D G，MCGRANAHAN N，et al. Pulmonary venous circulating tumor cell dissemination before tumor resection and disease relapser［J］. Nat Med，2019，25（10）：1534-1539.

［36］JAMAL-HANJANI M，WILSON G A，MCGRANAHAN N，et al. Tracking the evolution of non-small-cell lung cancer［J］. N Engl J Med，2017，376（22）：2109-2121.

［37］HOSHINO A，KIM H S，BOJMAR L，et al. Extracellular vesicle and particle biomarkers define multiple human cancers［J］. Cell，2020，182（4）：1044-1061.

［38］VON MINCKWITZ G，HUANG C S，MANO M S，et al. Trastuzumab emtansine for residual invasive HER2-positive breast cancer［J］. N Engl J Med，2019，380（7）：617-628.

［39］CAMIDGE D R，KIM H R，AHN M J，et al. Brigatinib versus crizotinib in ALK-positive non-small-cell lung cancer［J］. N Engl J Med，2018，379（21）：2027-2039.

［40］KUDO M，FINN R S，QIN S，et al. Lenvatinib versus sorafenib in first-line treatment of patients with unresectable hepatocellular carcinoma：a randomised phase 3 non-inferiority trial［J］. Lancet，2018，391（10126）：1163-1173.

［41］FINN R S，QIN S，IKEDA M，et al. Atezolizumab plus bevacizumab in unresectable hepatocellular carcinoma［J］. N Engl J Med，2020，382（20）：1894-1905.

［42］SOCINSKI M A，JOTTE R M，CAPPUZZO F，et al. Atezolizumab for first-line treatment of metastatic nonsquamous NSCLC［J］. N Engl J Med，2018，378（24）：2288-2301.

［43］QIAN B Z，POLLARD J W. Macrophage diversity enhances tumor progression and metastasis［J］. Cell，2010，141（1）：39-51.

［44］GIESE M A，HIND L E，HUTTENLOCHER A. Neutrophil plasticity in the tumor microenvironment［J］. Blood，2019，133（20）：2159-2167.

［45］SZCZERBA B M，CASTRO-GINER F，VETTER M，et al. Neutrophils escort circulating tumour cells to enable cell cycle progression［J］. Nature，2019，566（7745）：553-557.

［46］LU C，RONG D，ZHANG B，et al. Current perspectives on the immunosuppressive tumor microenvironment in hepatocellular carcinoma：challenges and opportunities

[J]. Mol Cancer, 2019, 18 (1): 130.

[47] CHEN X, SONG E. Turning foes to friends: targeting cancer-associated fibroblasts [J]. Nat Rev Drug Discov, 2019, 18 (2): 99-115.

[48] RIDGE S M, SULLIVAN F J, GLYNN S A. Mesenchymal stem cells: key players in cancer progression [J]. Mol Cancer, 2017, 16 (1): 31.

[49] TANIGUCHI K, KARIN M. NF-kappaB, inflammation, immunity and cancer: coming of age [J]. Nat Rev Immunol, 2018, 18 (5): 309-324.

[50] MONKKONEN T, DEBNATH J. Inflammatory signaling cascades and autophagy in cancer [J]. Autophagy, 2018, 14 (2): 190-198.

[51] LI C S, MAN K, LO C M. The impact of liver graft injury on cancer recurrence posttransplantation [J]. Transplantation, 2017, 101 (11): 2665-2670.

[52] 曹雪涛, 何维. 医学免疫学 [M]. 3 版. 北京: 人民卫生出版社, 2015.

[53] 尚红. 实验诊断学 [M]. 3 版. 北京: 人民卫生出版社, 2015.

[54] 安锐. 核医学 [M]. 3 版. 北京: 人民卫生出版社, 2015.

[55] SPRANGER S, GAJEWSKI T F. Impact of oncogenic pathways on evasion of antitumour immune responses [J]. Nat Rev Cancer, 2018, 18 (3): 139-147.

[56] WELLENSTEIN M D, DE VISSER K E. Cancer-cell-intrinsic mechanisms shaping the tumor immune landscape [J]. Immunity, 2018, 48 (3): 399-416.

[57] DENARDO D G, RUFFELL B. Macrophages as regulators of tumour immunity and immunotherapy [J]. Nat Rev Immunol, 2019, 19 (6): 369-382.

[58] HAVEL J J, CHOWELL D, CHAN T A. The evolving landscape of biomarkers for checkpoint inhibitor immunotherapy [J]. Nat Rev Cancer, 2019, 19 (3): 133-150.

[59] HU Z, OTT P A, WU C J. Towards personalized, tumour-specific, therapeutic vaccines for cancer [J]. Nat Rev Immunol, 2018, 18 (3): 168-182.

[60] OTT P A, HU Z, KESKIN D B, et al. An immunogenic personal neoantigen vaccine for patients with melanoma [J]. Nature, 2017, 547 (7662): 217-221.

[61] SAHIN U, DERHOVANESSIAN E, MILLER M, et al. Personalized RNA mutanome vaccines mobilize poly-specific therapeutic immunity against cancer [J].

Nature, 2017, 547 (7662): 222-226.

[62] CHAU C H, STEEG P S, FIGG W D. Antibody-drug conjugates for cancer [J]. Lancet, 2019, 394 (10200): 793-804.

[63] JUNE C H, O'CONNOR R S, KAWALEKAR O U, et al. CAR T cell immunotherapy for human cancer [J]. Science, 2018, 359 (6382): 1361-1365.

[64] WAGNER D L, FRITSCHE E, PULSIPHER M A, et al. Immunogenicity of CAR T cells in cancer therapy [J]. Nat Rev Clin Oncol, 2021, 18, 184 (6): 1575-1588.

[65] DOUGAN M, LUOMA A M, DOUGAN S K, et al. Understanding and treating the inflammatory adverse events of cancer immunotherapy [J]. Cell, 2021, 184 (6): 1575-1588.

[66] MAROFI F, MOTAVALLI R, SAFONOV V A, et al. CAR T cells in solid tumors: challenges and opportunities [J]. Stem Cell Res Ther, 2021, 12 (1): 81.

[67] HE X, XU C. Immune checkpoint signaling and cancer immunotherapy [J]. Cell Res, 2020, 30 (8): 660-669.

[68] RIBAS A, WOLCHOK J D. Cancer immunotherapy using checkpoint blockade [J]. Science, 2018, 359 (6382): 1350-1355.

[69] SAMSTEIN R M, LEE C H, SHOUSHTARI A N, et al. Tumor mutational load predicts survival after immunotherapy across multiple cancer types [J]. Nat Genet, 2019, 51 (2): 202-206.

[70] DUMMER R, ASCIERTO P A, NATHAN P, et al. Rationale for immune checkpoint inhibitors plus targeted therapy in metastatic melanoma: a review [J]. JAMA Oncol, 2020, 6 (12): 1957-1966.

[71] PIO R, AJONA D, ORTIZ-ESPINOSA S, et al. Complementing the cancer-immunity cycle [J]. Front Immunol, 2019, 10: 774.

[72] KUMAR D, ROMERO Y, SCHUCK K N, et al. Drivers and regulators of humoral innate immune responses to infection and cancer [J]. Mol Immunol, 2020, 121: 99-110.

[73] SCHUMACHER T N, SCHREIBER R D. Neoantigens in cancer immunotherapy [J]. Science, 2015, 348 (6230): 69-74.

[74] SÉRÉE O, ALTIERI M, GUILLAUME E, et al. Longterm risk of solid organ de novo malignancies after liver transplantation: a french national study on 11, 226 patients [J]. Liver Transpl, 2018, 24 (10): 1425-1436.

第四章

肿瘤诊断学进展

第一节　肿瘤诊断的基本要素和评估体系

肿瘤诊断的目的是判断患者是否存在肿瘤及肿瘤转移播散的程度,是肿瘤的治疗、预后、预防的前提,肿瘤是否转移播散也是决定是否进行器官移植的基本条件。肿瘤诊断还需要对肿瘤患者进行全身状态评估,以客观全面地反映患者的病情程度。

一、肿瘤诊断的基本要素

肿瘤诊断的基本要素主要包括三个方面:依靠病理学诊断确定病变性质;辅以影像学、肿瘤标志物等理化诊断技术或腹腔镜手术探查确定肿瘤范围和分期;以肿瘤组学、基因诊断等方法确定病因。不同部位的肿瘤性质不同,不同患者所患的同一种肿瘤也有不同的生物学行为。综合分析与肿瘤诊断相关的基本元素,构建肿瘤的评估体系,才能准确、全面地进行肿瘤诊断。

诊断过程围绕三个基本要素分四个层次,第一层次是临床诊断,第二层次是辅助检查,第三层次是手术诊断,第四层次是能确诊肿瘤的病理检查。上述四个层次的诊断方法可靠性递增。随着计算机领域科技进展,近几年开展了人工智能深层次数据挖掘技术,如卷积神经网络的应用,提高了影像形态学的诊断水平。

（一）临床诊断

临床医师应该详细询问病史,望、触、叩、听,仔细进行体格检查,筛查可疑的肿瘤患者。比如,当胃癌导致幽门梗阻,出现进食困难、腹胀、呕吐宿食,上腹有胃型、膨隆,触摸到上腹包块,临床就基本上可以判定患者患有胃癌。临床诊断是根据临床症状、体征,参考疾病发展规律,在排除非肿瘤性疾病后所做出的推测诊断,初步判断肿瘤是否存在。

1. 病史　采集肿瘤病史要求全面、准确、客观,还应特别注意年龄、职业、生活习惯、婚育史、家族史和既往史。不同肿瘤有不同的好发年龄。上皮来源的癌常发生于中老年人群,肉瘤的发病年龄则较轻,而急性淋巴细胞白血病和一些胚胎性肿瘤的发病高峰多在出生后到10岁左右。职业暴露是某些恶性肿瘤发病率增加的因素。生活习惯与肿瘤的关系密切,吸烟与肺癌、高脂饮食与结肠癌和乳腺癌、咀嚼槟榔和烟草与口腔癌的关系都已得到证实。还需注意某些肿瘤存在遗传倾向。

2. 体格检查　应注意肿块的大小、形态、质地、活动度、深浅部位和全身浅表淋巴结情况。皮下结节有时可为胃肠道恶性肿瘤、肺癌、乳腺癌或女性内生殖器肿瘤的初发体征。各种类型的红斑特别是多形性红斑、皮肌炎、多发性栓塞性静脉炎、坏死性脉管炎和肥大性骨关节病变等为内脏肿瘤的早期表现。乳腺癌、肺癌、甲状腺癌、肾癌或前列腺癌可早期表现为骨转移。任何部位的溶骨性病变应排除多发性骨髓瘤。原因不明的声音嘶哑、霍纳综合征、胸腔积液或上腔静脉压迫征可为支气管肺癌或纵隔肿瘤的初发症状。锁骨上淋巴结肿大或脐部硬结往往提示原发病灶在胸、腹腔沿胸导管或肝圆韧带转移播散。

(二)辅助检查

辅助检查是指在临床诊断怀疑有肿瘤的基础上,进行影像学、实验室检查。通过各种影像学检查,如计算机体层成像(computed tomography,CT)、正电子发射计算机体层显像仪(positron emission tomography and computed tomography,PET/CT)、磁共振成像(magnetic resonance imaging,MRI)、超声检查等发现患者体内的异常肿块;通过实验室检查可了解肿瘤标志物升高等现象。辅助检查只能确定患者出现了肿瘤样病变,不能确诊肿瘤。

(三)手术诊断

手术诊断是通过手术或各种内镜检查,尤其是腔镜检查,以肉眼或屏幕图像直接看到一些影像学无法看到的腹膜、胸膜的肿瘤结节。手术诊断的另一个优势是可以方便取材进行病理诊断。

(四)病理检查

病理诊断是目前肿瘤相关疾病诊断的金标准,决定了肿瘤患者的手术范围、术后分期、下一步治疗方案及药物选择。病理学诊断分为细胞病理学诊断、组织病理学诊断、分子病理学诊断等。细胞病理学诊断是根据各种脱落细胞、穿刺细胞检查而做出的诊断。组织病理学诊断是经粗针穿刺、钳取、切取、切除后的各种肿瘤组织,制成病理切片后的诊断。分子病理学诊断采用免疫组织化学法、聚合酶链反应(polymerase chain reaction,PCR)、酶切法、生物芯片分子生物学技术,诊断的内容主要包括基因过表达和基因突变的检测,进行肿瘤鉴别诊断、功能分类、病因和发病机制研究、组织起源调查等。分子病理学发现有些肿瘤细胞虽然病理形态相似,但是基因改变不同。认识肿瘤细胞的基因改变,可以指导临床医师用分子靶向药、肿瘤免疫抑制药等,为患者进行精准治疗。组织病理学诊断为肿瘤诊断和治疗的依据。分子病理学诊断使常规的病理形态学观察发展到将形态结构改变与组织、细胞的化学变化结合来进行研究,而且将定性研究发展到对病理改变进行形态的和化学成分的定量研究,从而获得更多诊断信息,指导临床开展精准治疗。

二、肿瘤诊断的评估体系

生物行为本意是指生物的活动,生物的各种行为帮助生物适应复杂多变的生存环境,包括先天性行为、学习行为、社会行为等,肿瘤生物学行为是指恶性肿瘤本身的行为特点,主要包括异型性和浸润、转移扩散,这也是恶性肿瘤致人死亡的主要原因。肿瘤的分型、分级和分期是目前评价肿瘤生物学行为的三项重要指标。分型描述的是肿瘤的来源,肿瘤是从什么细胞变化起源的,是恶性肿瘤的病理分类,如 Lauren 根据胃癌的组织形态结构和生物学特征,将胃癌分为肠型、弥漫型和混合型。肠型胃癌常发生于肠化生的基础上,基本病理过程是从慢性胃炎、胃上皮萎缩、肠上皮化生到不典型增生、癌变,弥漫型胃癌起源于胃固有黏膜细胞。分级是组织学概念,描述肿瘤与正常细胞的差异程度(异型性),是由肿瘤细胞的分化程度决定的,分化越高,恶性程度越低。分期描述恶性肿瘤的数量和位置,根据体内原发性肿瘤以及播散程度描述恶性肿瘤的严重程度和受累范围,反映恶性肿瘤的进展程度。恶性肿瘤组织学分型、分级和分期是判断肿瘤进展程度、预后,制订临床治疗方案的关键。

(一)肿瘤分型

1. 病理学分型　肿瘤起源的干细胞理论和去分化理论仍未定论。事实上,人体各器官和组织、细胞均可发生肿瘤。肿瘤细胞与其来源组织的相似程度或接近于正常组织的程度是肿瘤病理学分型的重要诊断依据,例如,角化型鳞癌出现不同程度的角化,腺癌具有分泌功能,黑色素瘤能够合成黑色素,滑膜肉瘤具有双向分化特征,等等。不同组织类型的肿瘤具有不同的生物学行为和侵袭转移能力,例如,来源于消化道的黏液性癌(印戒细胞癌或黏液癌)较管状腺癌更易发生淋巴结转移、预后更差,而乳腺黏液癌预后良好。

世界卫生组织(World Health Organization,WHO)肿瘤分型是公认的肿瘤分型方案,通常按照优势成分分型原则进行恶性肿瘤的分型,即以肿瘤主要组织学类型(>50%的组织结构)进行分型诊断。然而,许多恶性肿瘤(如结直肠癌和胃癌等)均存在不同程度的多方向分化或不同组织学类型并存的现象,肿瘤的异质性也决定了恶性肿瘤复杂的生物学行为和预后。按照优势成分分型原则进行的 WHO 肿瘤分型方法无疑会在某种程度上忽视恶性肿瘤高度异质性的组织学特征,也掩盖了次要组织性类型对肿瘤生物学行为和预后的影响;同时,病理组织学诊断也易受恶性肿瘤千差万别的显微镜下形态学表现以及病理科医师主观因素判断的影响,不可避免存在一定的分型不一致性。此外,即使相同分型、分级和分期的肿瘤,由于其分子表型的差异,显示出完全不同的治疗反应和预后。按照优势原则进行的恶性肿瘤分型方案在反映肿瘤组织学特征、生物学行为和预后方面均存在一定的局限性,并不能满足肿瘤个体化治疗中对于肿瘤诊断精细化的要求。因此,在传统肿瘤病理学分型的基础上,应进一步推进以肿瘤分子表型检测为核心的肿瘤的分子分型诊断。

2. 肿瘤的分子分型 传统的肿瘤命名以器官部位为基础,有学者分析了肿瘤的基因组学和蛋白质学特征,发现相同起源的细胞类型具有更多分子和遗传的相似性,提示器官分类的价值。研究肿瘤的分子分型是实现肿瘤精准治疗的基

础,肿瘤器官分类和分子分型的结合可能是未来肿瘤分类的方向。

(二)肿瘤分级

分化是指从胚胎幼稚细胞逐步向成熟的正常细胞发育的过程。异型性是恶性肿瘤的重要组织学特征,其实质是肿瘤分化程度的形态学表现,反映的是肿瘤组织在组织结构和细胞形态上与其来源的正常组织细胞间不同程度的形态差异。肿瘤组织异型性的大小用肿瘤的分级(grading,G)来表示。从肿瘤细胞分化层面讲,低分化肿瘤较高分化肿瘤具有更强的侵袭转移能力、恶性程度更高。目前多使用简明三级方案:Ⅰ级(G1),即分化良好者(称为"高分化"),肿瘤细胞接近相应的正常发源组织,恶性程度低;Ⅲ级(G3),分化较低的细胞(称为"低分化"),肿瘤细胞与相应的正常发源组织区别大、分化差,为高度恶性;Ⅱ级(G2),组织异型性介于Ⅰ级和Ⅲ级之间者,恶性程度居中。简明三级分级方案用于分化性恶性肿瘤,如腺癌、鳞癌等的异型性分级。此外,还有学者将部分未显示分化倾向的恶性肿瘤称为未分化肿瘤,属于Ⅳ级(G4),为高度恶性。

肿瘤的分级主要是根据显微镜下 HE 染色切片中肿瘤组织结构和细胞异型性的大小、核分裂象或增殖指数的多少、坏死范围、侵袭状况等参数确定的,以分化最好的区域来确定肿瘤的组织学来源(分型),而以分化最差的区域来确定肿瘤的级别(分级)。恶性肿瘤的分级反映的是肿瘤的内部特征,对于客观评估肿瘤的分化程度和生物学行为、预测预后具有很大参考价值。

精简分级参数、减少分级的级别、简化分级标准、增强可量化参数和临床可操作性、可重复性,是肿瘤分级的必然趋势。通过过去几十年不同领域的专家学者的卓越贡献,在此方面已取得显著进展。例如,在上皮内瘤变分级中将 3 级简化为高、低两个级别的分级理念无疑为肿瘤组织学分级提供了值得借鉴的成功经验。而核分裂、增殖

指数(如 Ki-67)等的检测为恶性肿瘤的诊断和分级提供了可靠的可量化参数,其中 Ki-67 作为评价肿瘤细胞增殖活性的可量化参数,在肿瘤分级中的价值也日益被接受并广泛应用。此外,Gleason 等按腺体结构异型性提出的前列腺癌 Gleason 评分系统对于前列腺癌的分级也提供了一种较为合理的可量化分级方案,并被广泛使用。

(三)肿瘤分期

TNM 分期系统是目前国际上最为通用的分期系统,由法国 Pierre Denoix 提出,美国癌症联合委员会(American Joint Committee on Cancer,AJCC)和国际抗癌联盟(International Union Against Cancer,UICC)于 1968 年正式出版了第 1 版《恶性肿瘤 TNM 分类法》手册。TNM 分期系统基于肿瘤的范围(T)、淋巴结播散情况(N)、是否存在转移(M),TNM 分期中字母和数字的含义在不同肿瘤所代表的意义不同。TNM 分期中 T、N、M 的程度确定后就可以得出相应的总的分期,即Ⅰ期、Ⅱ期、Ⅲ期、Ⅳ期等。有时候也会与字母组合细分为ⅡA 或ⅢB等。Ⅰ期肿瘤通常是相对早期肿瘤,有相对较好的预后。分期越高意味着肿瘤进展程度越高。TNM 分期的意义:指导临床医师制订治疗计划;一定程度上预测患者的预后;有助于评价疗效;有利于治疗中心的信息交流;有利于对人类癌症的连续研究。

TNM 分类有两种,即辅助检查后进行的临床分类(cTNM)和病理学分类(pTNM),术后 pTNM 须根据切除原发性肿瘤或最大范围地估计原发性肿瘤或组织检查,须清除足够数量的淋巴结,对远处转移的须做组织学检查,对浆膜腔积液须在积液中找到癌细胞。

有些肿瘤的治疗和预后与病理分级或浸润深度密切相关,因此也有其他分期方法。例如,恶性黑色素瘤用 Clark 分期方法表示肿瘤侵犯到表皮、真皮、皮下组织的深度和层次。软组织肿瘤采用 GTNM 分期法,标明肿瘤分级程度。小细胞肺癌同时采用美国退伍军人医院的局限期和广泛期的分期法和 TNM 分期两种方法。此外还有霍奇金淋巴瘤和非霍奇金淋巴瘤、神经内分泌肿瘤等特殊的分期分级方法。近年来有些研究者提出了肿瘤的分子分期(molecular staging)的概念,其目的是在原来的 TNM 分期上,把分子生物学的最新研究结果结合到分期中,为肿瘤的预后和治疗决策提供更有力的证据。

三、肿瘤患者全身状况的评估

对肿瘤进行分期的同时必须对患者的心肺功能、肝肾功能、造血功能等全身状况进行评价,应包括患者的行为状态、营养状态等。

(一)一般状态的评估

治疗前应对患者一般健康状态进行评价,评价健康状态的重要指标是活动状态,从患者的体力来了解其一般健康状况和对治疗耐受能力的指标,不但适用于晚期癌症患者全身状况的评估,也可以作为一种定量的检测指标,用于一般肿瘤患者和其他慢性危重患者功能状态的预测,并作为肿瘤患者治疗前后疗效的客观评估指标。

国际常用的有卡诺夫斯基(Karnofsky)的行为状况评估表(Karnofsky performance status,KPS),1949 年报道用此方法对癌症患者的化疗进行临床评价,将患者的体能情况分成 11 个等级,100 分为无病态,0 分为死亡。近年来亦有采用更为简便的 Zubrod-ECOG-WHO 评分方法(ZPS),是美国东部肿瘤协作组(Eastern Cooperative Oncology Group,ECOG)制订的一个较简化的活动状态评分表,将患者的体能情况分成 6 个等级:①活动能力完全正常,与患病前活动能力无任何差异;②能自由走动及从事轻体力活动,包括一般家务或办公室工作,但不能从事较重的体力活动;③能自由走动及生活自理,但已丧失工作能力,日间不少于一半时间可以起床活动;④生活仅能部分自理,日间一半以上时间卧床或坐轮椅;⑤卧床不起,生活不能自理;⑥死亡。

KPS 若在 40% 以下,治疗反应常不佳,且往往难以耐受化疗反应。一般认为 ZPS 活动状况 3 级、4 级的患者即不适宜进行化疗。

(二)营养状态的评估

肿瘤患者蛋白质代谢改变主要表现为骨骼肌萎缩、低蛋白血症、内脏蛋白消耗、蛋白质合成减少和分解增加、蛋白转化率升高、血浆氨基酸谱异常以及负氮平衡。肿瘤患者的蛋白质消耗与单纯性饥饿所致的氮丢失不同,宿主蛋白的分解为肿瘤代谢提供底物,肝脏合成更多的肿瘤相关蛋白和急性时相反应蛋白。另外,脂肪分解和脂肪酸氧化增加导致体脂储存下降,体质量丢失,脂肪消耗成为肿瘤恶病质的重要特征之一。对肿瘤患者的营养状态评估按照三级诊断与综合测定的方法进行。

肿瘤患者营养状态评估体系可以分为三个层次,第一步是营养筛查,是所有患者都应该进行的项目,欧洲肠外肠内营养学会(European Society for Parenteral and Enteral Nutrition,ESPEN)"营养风险筛查 2002"(NRS-2002)作为住院患者营养不良筛查的官方工具,可以更准确地反映外科患者的营养风险,可以由护士完成。第二步是营养评估,评估少数有代谢或营养问题的患者,制订个体化营养治疗方案,对患者的营养、代谢状况及机体功能等进行全面检查和评估,考虑适应证和可能的不良反应,以制订营养支持计划。美国肠外肠内营养学会(American Society for Parenteral and Enteral Nutrition,ASPEN)和 ESPEN 一致认为主观全面评定(subjective global assessment,SGA)、患者主观全面评定(PG-SGA)是营养评估方法,该工作由营养专家完成。SGA 是目前临床营养评估的金标准,其信度和效度已经得到大量检验,由患者自我评估和医务人员评估两部分组成,具体内容包括体重、进食情况、症状、活动和身体功能、疾病与营养需求的关系、代谢需求、体格检查等 7 个方面,前 4 个方面由患者自己评估,后 3 个方面由医务人员评估,评估结果包括定性评估和定量评估两种。定性评估将患者分为营养良好、可疑或中度营养不良,重度营养不良三类。定量评估将患者分为 0~1 分(营养良好)、2~3 分(可疑营养不良)、4~8 分(中度营养不良)、大于 9 分(重度营养不良)四类。PG-SGA 是在 SGA 基础上发展而成的,是美国营养师协会(American Dietitian Association,ADA)推荐用于肿瘤患者营养评估的首选方法,中国抗癌协会肿瘤营养与支持治疗专业委员会同样推荐使用。第三步是综合测定。通过营养评估,患者的营养不良及其严重程度已经明确,临床上为了进一步了解营养不良的类型及导致营养不良的原因,了解患者代谢水平、器官功能,需要对患者实施进一步调查,从应激程度、能耗水平、炎症反应、代谢状况等进行多维度分析,这些措施统称为综合测定。

(毛伟征)

第二节　肿瘤样本采集、保存及利用

一、国家标准化生物样本库

随着过去 20 余年组学革命、高通量生物芯片与测序技术迅速发展以及海量大数据的产生,尤其大样本验证及快速实现转化研究的迫切需要,使得生物样本库定义不断细化与完善。

生物样本库是指标准化收集、处理、储存和应用健康或疾病生物体的生物大分子、细胞、体液、组织和器官等样本,以及与这些生物样本相关的临床、病理、治疗、随访、知情同意等资料及其质量控制、信息管理与应用系统,是融合生物样本实体、生物信息以及样本表型数据和样本研究信息的综合资源库,又称生物银行(biobank)或样本资源库。

根据《生物样本库质量和能力通用要求》（GB/T 37864—2019/ISO 20387:2018），生物样本库定义为开展生物样本保藏的合法实体或其部分；生物样本保藏定义为生物样本获得和储存过程，包括以下部分或全部活动，即生物样本及相关数据和信息的收集、制备、保存、测试、分析和分发。

换言之，生物样本库（以下简称"样本库"）是标准化收集、处理、储存和管理人类离体器官、组织、细胞、血液、体液、分泌物、排泄物及其生物大分子衍生物等各种生物样本，以及生物样本捐赠者的临床诊治、随访等信息的机构。目前，我国对生物样本库提出了更高的要求，含有生物样本、临床信息与研究数据的高度融合与整合。

《中华人民共和国人类遗传资源管理条例》于2019年7月1日起施行，其中规定：人类遗传资源包括人类遗传资源材料和人类遗传资源信息。人类遗传资源材料是指含有人体基因组、基因等遗传物质的器官、组织、细胞等遗传材料。人类遗传资源信息是指利用人类遗传资源材料产生的数据等信息资料。采集、保藏、利用、对外提供我国人类遗传资源，应当遵守本条例。

高标准、高质量生物样本是当今人类重大疾病基因组、功能基因组、蛋白质组、代谢组等的研究基础，是临床研究与分子诊断标志物、药物靶点研发、健康研究的最珍贵资源与关键环节，也是众多研究成果快速实现产业化即转化医学应用到临床如疾病早期诊断、分子分型与个性化治疗、预后评估等的重要保证，毫无疑问是我国生命科学创新性研究与生物医药产业自主创新体系中至关重要的核心环节与保证。

二、肿瘤生物样本库标准流程

器官移植是20世纪最伟大的医学成就之一，现已成为治疗器官终末期疾病的最有效治疗方法，原发病复发、慢性移植物失功、移植继发疾病等是移植医疗派生的特有科学问题。采集、保藏

和利用器官移植供、受者生物样本资源是破解这些特有难题的一把"金钥匙"，有别于其他医学领域，具有鲜明的困难性、特殊性及复杂性。为此，我国先后制定了《器官移植生物样本库建设实践指南》《器官移植研究样本采集、保存与运输规范》，旨在助力我国生物样本资源领域的质量建设与创新发展。器官移植生物样本采集的标准流程可参考肿瘤组织样本，但器官移植的样本采集流程和方法具有专业特殊性。

（一）样本采集审查

1. 采集申请　样本和相关数据的采集、存储和使用必须建立在对个体的尊重、隐私保护和保密的基础上。另外，生物样本库还必须遵守最新的国家法规及其他相关的法律法规。

采集前要确立生物样本收集的目的和标准，向科学技术管理部门和伦理审查机构提交样本采集方案，获批后才能开展工作。

2. 科学技术审批　科学技术管理部门应建立相关工作程序对提交的生物样本采集申请进行科学评估，主要评估所收集样本的科学价值，所有会议及其决议均应有书面记录，签发书面意见。

3. 伦理审查　伦理审查机构应建立相关工作程序审阅讨论生物样本采集申请，所有会议及其决议均应有书面记录，签发书面意见。

（二）知情同意

生物样本采集前必须向捐赠者提供足够的通俗易懂的信息材料，充分告知，使其自主地做出是否向生物样本库捐赠样本和个人信息，以及是否同意其用于未来科学研究的过程。不得采取胁迫或诱导手段，在充分尊重其权利的前提下签署知情同意书。

知情同意书应当载明的条款包括：捐赠样本的种类、来源以及采集方式；样本的保存、用途和目的；捐赠者可能遭受的安全、健康和权益的风险，以及相应的保密措施；涉及捐赠者相关信息的收集、贮存和使用，以及相应的保密措施；尊重和

保障捐赠者自主决定行使无偿捐赠的权利等。

同时,捐赠者有权撤回知情同意,并要求销毁生物样本库里未使用的样本及相关数据。

(三) 样本采集与保存

1. 组织样本

(1) 切除器官样本:不同类型切除器官的组织样本采集方案(部位、顺序、大小及数量)和操作流程应根据器官类型、采集地点及预期应用方向并与临床和病理科医师商讨后制订。生物样本具有潜在生物危害性,严禁样本采集人员在无防护措施下进行样本采集。具有传染性的样本应根据其危害程度,依照相关规定采取人员和环境防护。样本采集人员应在采集前详细了解病变部位、范围、性质以及有无传染性疾病等基本情况,采集占位病变样本时还应了解占位大小、数量和治疗史等。切除器官样本采集过程烦琐,不可控因素较多,应详细记录采集过程,以备预期研究提供基线资料。

器官移植手术复杂导致样本离体时间不定,为保障样本中生物大分子的稳定性和活性,要求采集人员与手术人员建立良好的沟通机制。组织样本采集至少需要两名工作人员协同完成,一名负责样本的采集及分装,另一名负责采集过程中的辅助工作。全器官样本离体后应放置于装有冷藏介质(2~8℃)的无菌容器中即刻转运至采集室,并于离体后 30 分钟内完成采集、分装及低温保存,分装后的样本应在放置于低于保存温度的容器中进行转运。离体时间超过 30 分钟的样本也应进行采集,随后对样本进行质量评估,满足要求的样本可进行长期保存。

样本采集区域、采集器械和物品应保持清洁无菌,尽量使用一次性器材,避免交叉和二次污染。组织样本的切割和分装应在低温(2~8℃)环境中进行并置于浸湿的无菌纱布上操作,用于 RNA 研究样本的采集器械应进行 RNA 酶灭活处理,并将样本应放置于 RNA 保护剂中长期储存。

采集前应测量器官的大小、重量和体积(排水法)并对表面和病变部位进行拍照存档。采集顺序应依照非病变区、病变旁区、病变区以及无菌区、有菌区原则依次进行。在不影响病理诊断的前提下,每病变区域分装份数不少于 10 份,每份样本体积不小于 0.5cm×0.5cm×0.5cm,多个占位病变应分别采集保存,以便开展多项临床和科学实验,样本采集应尽量避免出血、坏死区。占位性病变直径为 0.5~1cm 时,沿病变最大径剖开,1/2 用于病理诊断,1/2 放置于 RNA 保护剂中保存,直径 <0.5cm 的病变不进行样本采集和保存。附带其他器官或组织时,应依照《临床技术操作规范(病理学分册)》进行采集,根据科研及临床需要保存组织样本。样本采集过程应尽量避免破坏器官整体形态,剩余样本应放置于标本缸内用中性甲醛溶液浸泡并编号后长期保存,可用于今后的形态学、蛋白及部分核酸相关研究。

(2) 活检组织样本:活检组织的临床和研究价值巨大,主要用于供器官的质量评估和术后并发症的病理诊断,活检方式包括手术切取活检、穿刺活检、内镜导管活检等,涉及的移植器官包括肝、肾、心脏、肺、小肠等。活检组织获取过程为有创性操作且组织量少,因此,应在符合伦理及满足病理诊断的前提下,依据预期研究目的制订科学的采集方案并选择最优的保存方法,生物样本库不再留取病理质控样本,可借助临床病理诊断结果作为质控依据。

供者活检应在不影响供者功能的前提下,优先选择楔形切除样本,每份样本体积不小于 0.3cm×0.3cm×0.3cm,穿刺组织长度不小于 0.5cm,直径不小于 0.1cm,获取后即刻放置冻存管内编码、保存,根据采集份数依次放入 RNA 保护剂、气相液氮中保存。每例保存的组织样本应保存其当日获取的血液或尿液样本并记录受者术后时间、病理诊断结果等信息并与对应供者建立数据关联。

2. 体液样本

器官移植涉及的体液样本种

类包括血液、尿液、胸/腹水、胆汁等,供、受者应于器官移植前 24 小时内采集血液和/或尿液样本一份,受者在移植后依据预期研究方向制订体液样本的采集类型、间隔周期和数量,推荐在移植后 7 天、14 天和出院前采集,所有有创性体液样本采集应与临床检查同时进行。

(1)血液样本:采集和保存前应依据预期实验所需用量制订采集和处理方案。血液样本采集后应置于 2~8℃ 环境中暂存并尽快(<24 小时)完成处理和保存。全血分离后的血清或血浆分装至若干(约 5 管)冻存管内(250μl/管)于 -80℃ 以下保存,棕黄层加入冷冻保护剂后于 -140℃ 以下保存。抗凝血可提取血浆、棕黄层(含白细胞)、红细胞,可供核酸检测和活细胞提取,不同类型的抗凝剂对后续研究也有影响,常用乙二胺四乙酸(ethylenediaminetetraacetic acid,EDTA)抗凝管采血。非抗凝血可获取血清和血凝块,可供 DNA 基因分型和其他代谢产物研究。

(2)尿液样本:采集方法取决于所要分析的类型,采集前需要清洗外阴并采集排尿后的清洁中段尿液,其细胞和微生物污染率较低。晨尿(高浓度)有利于检测白细胞、红细胞和激素等,随机采集适合于常规筛查和细胞学研究,分段采集用于比较尿液和血液中分析物的浓度,定时采集可以用来比较某些生物分子的排泄模式,采集时间是 12 小时和 24 小时。

采集容器应为防漏的无菌干燥广口容器,容量为 50ml 至 3L,根据分析物检测的要求可添加 EDTA 或酸化剂或焦亚硫酸钠等防腐剂,尿液收集后冷藏并保存。尿液样本要离心去除细胞及碎片,脱细胞的尿液和分离的细胞分装后放置于 -80℃ 以下环境保存。尿液膜常温保存可用于尿中蛋白、微 RNA 及代谢产物的保存,有利于降低保存成本,节省储存空间。

(3)胸水、腹水、胆汁等:采集和保存过程中应遵循无菌操作原则,样本获取后应置于 2~8℃ 环境中暂存并尽快(<24 小时)完成处理和保存。胸、腹水处理同尿液样本,-80℃ 以下保存。胆汁样本可供科学研究项目尚不清楚,建议不经过离心直接分装(0.5ml/管),置于液氮环境中保存。

3. 活性组织/细胞样本　随着移植领域研究的不断发展,要求保存具有生物活性样本以供肿瘤耐药检测、人源性组织异种移植(patient-derivedxenografts,PDX)模型建立、原代细胞培养、干细胞分离及移植免疫学研究使用。样本离体后采集/处理时间、无菌采集技术、梯度降温及复温程序是影响生物活性的重要因素。

简要采集和处理流程:在无菌环境下快速获取具有生物活性的样本并于超净工作台内进行样本分离、分装。用于 PDX 模型建立的样本可即刻接种于裸鼠体内或放入特殊保存液中置于 2~8℃ 环境中保存 48 小时,但随保存时间的延长,组织活性逐渐降低。用于原代细胞培养的组织样本应于超净工作台内剪碎后根据组织类型选择适宜浓度的消化酶和时间对组织进行细胞化处理,商品化的组织处理仪和试剂可降低对组织活性的影响。处理后的活性细胞溶液可进行细胞培养或低温冻存。细胞冻存前应测定细胞浓度和活细胞比例,将细胞放入无菌冻存管内加入冷冻保护剂(70%RPMI 1640+20% 胎牛血清 +10%DMSO)混匀后进行程控降温并于液氮中保存,严禁反复冻融,细胞复温应在 37℃ 恒温水浴箱中快速完成。

(四)资料采集与管理

1. 资料采集　生物样本相关的资料信息包括捐赠者的知情同意书、病历资料和随访资料。生物样本库应对样本保藏过程中产生的所有数据信息做好记录,包括处理时间、处理方法、处理样本类型、存储时间、存储温度等。生物样本库应按照字段要求对采集到的样本数据信息进行整理、记录。

2. 资料保存　在样本数据信息的整个存储过程中,生物样本捐赠者的个人身份信息应严格保管和保密,只有经捐赠者同意才能获取使用。储存样本信息相关数据的计算机,应设置权限,由专人进行管理。样本数据必须进行备份以便因突发故障而导致数据丢失,需要能够用备份数据将系统恢复到故障前的状态,从而在尽可能短的时间内恢复系统应用,使损失和风险降到最低。

(五) 生物样本分发

1. 使用申请　生物样本库应建立完整的样本使用申请程序。生物样本库有权在提供的样本信息中剔除掉任何可识别捐赠者个人身份的信息。

对于生物样本的申请和数据放行,生物样本库应考虑以下几点:①生物样本库只能在文件审查之后授权,视申请的性质而定;②应用生物样本库数据应经过生物样本库管理层的评估;③应对以下几方面进行评估:研究人员的资格、科学价值,包括统计学支持的可行性和足够的资金证明;④审查申请文件应使用标准化的评审表格,并归档保管;⑤生物样本库拒绝研究人员的申请时,应对其提供反馈意见;⑥审查应及时完成。

2. 申请的审核　生物样本的申请在被递交之前需要确认生物样本仍然存在以及没有重复申请。审核的过程应该是公正的,没有行政干扰,并能快速和有效地处理请求。

科学技术管理委员会对生物样本申请及研究方案进行科学审查,判定是否可以调用所申请的生物样本。伦理委员会对通过科学审查的生物样本使用申请进行伦理审查。

3. 生物样本/信息放行　审查通过的生物样本申请,生物样本库方可准予办理生物样本和相关资料出库。在向生物样本使用者提供相关信息时,必须剔除掉任何可识别捐赠者个人身份的信息。生物样本出库信息记录到生物样本库信息管理系统。

(六) 生物样本运输

1. 安全规定　所有生物样本都被视为具有生物危害风险,生物样本的包装和运输应严格遵循国家的相关规定,委托有资质的运输公司进行运输,确保生物样本安全和运输人员的安全。生物样本的运输应该遵循以下规则:①如实申报运输生物样本以及制冷剂的内容和潜在的危险性;②必须单独包装,不得以夹带或其他方式混装在普通运送包裹中。

2. 温度保障　石蜡样本常温条件运输;冷藏的生物样本需要用足够的冰块或冰袋将样本温度维持在 2~8℃;低温保存的生物样本需要在干冰或液氮的保护下进行运输。运输过程中应当始终保障制冷剂足量并完全覆盖生物样本。不同温度条件的生物样本在运输过程中不得混合,应该分成独立的包裹进行运输。

3. 生物样本运输的其他要求　生物样本运输应该用合适的包装以免造成生物样本的破碎或者其他损失。

收件方在核实生物样本后必须对生物样本的物理状况进行核对,然后回复寄送方。如有任何遗漏或者损失,应当及时提出。

(七) 生物样本销毁

1. 销毁原因　当保存的生物样本由于某种原因需要被销毁时,生物样本库应逐层递交并进行审批,批准后才能执行。

2. 销毁方式　生物样本被认为是具有生物危险性的,要按照标准操作程序安全地进行销毁。待销毁的生物样本应该作为医疗废弃物进行灭菌处置,操作人员应做好安全防护,预防疾病风险。

被销毁生物样本的相关信息和数据应从信息系统中删除,相关的文本记录也应销毁,仅保留生物样本销毁的记录。样本信息管理系统应该对销毁的生物样本做好销毁原因、损坏程度的记录,以及追踪销毁生物样本的操作记录等。

三、肿瘤生物样本库展望

当前,我国肿瘤发病趋势对癌症防控和学科建设提出很多新的期待。肿瘤生物样本作为基础研究、临床转化医学研究以及精准医疗战略实施的基石与桥梁,在肿瘤预防、预测及个体化治疗上必将发挥越来越重要的作用。

2019 年 8 月 16 日,中国抗癌协会肿瘤样本整合研究分会成立。鉴于肿瘤样本对学科建设至关重要,肿瘤样本整合研究分会未来任重道远,相信在中国抗癌协会的领导和支持下,通过不断努力,自主创新,将为我国肿瘤领域的发展做出新的贡献。

1. 肿瘤病因研究方面　为了揭示肿瘤发病的原因,通常选择人口相对稳定,特定肿瘤类型发病率较高的区域建立流行病现场,开展长期的、持续的流行病学研究。研究内容包括大量的人群家族史、饮食、生活习惯等基线信息的调查问卷,疾病相关的基线检查及样本采集。上述问卷、检查及样本采集需要定期进行,并建立完善的肿瘤登记报告网络和系统的肿瘤登记监测,为追溯肿瘤发病可能暴露的原因进行系统研究,寻找肿瘤的高危因素。在此过程中定期采集生物样本,将为深入揭示肿瘤发病内在的分子生物学因素提供重要线索。

2. 精准的肿瘤分子分型研究方面　肿瘤分子分型研究的深入,不仅能够为临床提供更为准确的分型,而且有助于理解肿瘤不同亚型的内在分子机制、指导临床用药和预测患者预后。肿瘤的分子分型,作为个性化治疗的基石,将成为推动精准医疗实现的重要研究基础。得益于多个学科、大量肿瘤生物样本在其中发挥的作用以及高通量测序技术的发展,肿瘤等疾病相关的组学数据得到了大量积累,精准的肿瘤分子分型研究已经在多个肿瘤类型中取得了一定的成果。

3. 肿瘤临床研究方面　靶向治疗是当今肿瘤临床研究的重点。针对特定患者特定药物靶点的药物治疗,近年来在临床研究中取得重大突破,给相应癌症患者带来了新的希望。同时,在肿瘤的发生、发展和转移机制的探究以及肿瘤相关突

变基因筛选、基因诊疗、肿瘤高危人群遗传咨询、恶性肿瘤流行特征及动态分析等过程中,肿瘤生物样本都发挥着重要的作用。

4. 信息化与大数据、人工智能方面　未来的肿瘤临床诊治应取决于患者的临床表现及其临床样本的生物学特性,只有具备完整相关信息的临床样本,才能够体现样本的生物学特性和价值。利用大数据及人工智能分析,整合微观层面的基因组、转录组、蛋白质组、代谢组及宏观层面的分子影像、行为模式、健康信息、社会环境等数据,最终可对肿瘤的认识更加全面,治疗更加精准。

5. 肿瘤生物样本共享应用方面　建设大规模的生物资源库和生物信息中心核心平台,已写入我国《生物产业发展规划》,针对不同类型科技条件资源的特点,采用灵活多样的共享模式,打破当前条块分割、相互封闭、重复分散的格局。中国抗癌协会肿瘤样本整合研究分会在肿瘤生物样本库建设与共享应用、肿瘤样本科学及分子医学与精准医学等领域开展资源共享和合作研究,致力于推动我国肿瘤领域的科研创新和产业化。同时,积极推进对肿瘤样本资源信息的有效整合,极大地促进了全国肿瘤生物样本库之间的沟通、交流、合作、共享与共赢。

总之,肿瘤生物样本是转化医学和精准医学顺利发展的重要支撑,对提高人类肿瘤诊断、治疗和预防的能力具有不可替代的重要作用。我们应积累肿瘤样本,建成高质量、规范化的肿瘤生物样本库,以促进肿瘤医学科学的发展。

(郜恒骏　杜莉利)

第三节　肿瘤标志物及液态活检进展

肿瘤标志物(tumor marker,TM)通常是指在恶性肿瘤的发生和增殖过程中,由肿瘤细胞自身合成分泌的或由人体宿主细胞对肿瘤细胞反应

而异常产生和/或升高的,反映肿瘤存在与生长的一类物质,包括胚胎抗原、糖类抗原(carbohydrate antigen,CA)、酶类、激素、基因及其相关产物、循环肿瘤细胞等。这些物质可分泌到循环血液和其他体液或组织中,通过生物化学、免疫学、分子生物学及蛋白质组学等方法测定其表达水平,从而应用于临床,对于恶性肿瘤的早期筛查、临床诊断、鉴别诊断、疗效监测以及预后判断等具有重要作用。

一、肿瘤标志物的临床应用概述

(一)肿瘤标志物的灵敏度和特异度

理想的肿瘤标志物应具备以下几个条件:①灵敏度高。②特异度好。③有利于病情评估及预后判断。肿瘤标志物表达水平的高低与肿瘤恶性程度、分化程度及侵袭转移有关,可协助进行临床分期及预后判断。④动态监测性。由于肿瘤标志物半衰期短,能及时反映肿瘤的动态变化,有利于监测治疗效果和病程进展。⑤易于检测。肿瘤标志物广泛存在于血液及其他体液或组织中,易于检测。

肿瘤标志物的灵敏度是指肿瘤患者检测结果为阳性的比例情况。肿瘤特异性是指肿瘤标志物

应仅表达于肿瘤组织而不表达于正常组织内,特异性包括肿瘤特异性和器官特异性。目前临床上除 AFP 和 PSA 外,其他器官特异性相对较强的肿瘤标志物还未确切发现。因此,筛选出新的灵敏度高、特异度好的肿瘤标志物是目前恶性肿瘤临床早期诊断的迫切需要。表 4-3-1 列举了部分肿瘤标志物的相对特异性表达的组织器官及其主要应用范围。

(二)肿瘤标志物用于肿瘤筛查及高危人群监测

目前可用于筛查无症状肿瘤患者的标志物主要有 AFP 和 PSA 两种,AFP 有助于原发性肝癌的早期诊断,PSA 有助于前列腺癌的早期诊断。对于高危人群,如有恶性肿瘤家族史、长期接触致癌物质或生活在癌症高发区、出现癌前病变、有特定疾病如慢性病毒性肝炎和肝硬化等情况者,以及年龄较大者(50 岁以上人群),可定期检测肿瘤标志物如 AFP、CEA、PSA、HCG 等,有利于恶性肿瘤的早期发现。

(三)肿瘤标志物用于肿瘤诊断与鉴别诊断

肿瘤标志物检测对于早期发现无症状肿瘤患者具有重要意义,可辅助诊断恶性肿瘤,广泛应用于临床。但是其检测结果仅供参考,恶性肿瘤的

表 4-3-1　部分肿瘤标志物的主要应用范围

肿瘤标志物	主要应用范围
甲胎蛋白(AFP)	肝癌和精原细胞瘤
异常凝血酶原(PIVKA-II)	肝癌
癌抗原 12-5(CA12-5)	卵巢癌
糖类抗原 19-9(CA19-9)	胃肠道、胆管恶性肿瘤,胰腺癌
癌胚抗原(CEA)	胃肠道、胆管恶性肿瘤
人绒毛膜促性腺激素(HCG)	非精原细胞瘤(胚胎癌、畸胎瘤、绒毛膜细胞癌和卵黄囊肿瘤等)、精原细胞瘤
雌激素受体(ER)	乳腺癌内分泌治疗的疗效评估和预后判断
孕激素受体(PR)	乳腺癌内分泌治疗的疗效评估和预后判断
前列腺特异性抗原(PSA)	前列腺癌
鳞状细胞癌抗原(SCCA)	鳞状细胞癌(食管癌、肺癌、膀胱癌、子宫颈癌等)
神经元特异性烯醇化酶(NSE)	神经母细胞瘤、小细胞肺癌

诊断更多地需要结合病史、临床表现、影像学检查等来综合分析,确诊则需要依靠组织病理学检查。

临床上常根据肿瘤标志物表达水平的不同来鉴别良、恶性肿瘤。一般情况下,大多数肿瘤标志物的血清浓度在正常参考范围内,其浓度越高,证明恶性肿瘤存在的可能性就越大。但是,肿瘤标志物表达水平升高不一定就是恶性肿瘤,许多良性疾病也会引起肿瘤标志物的异常。同时,肿瘤标志物检测呈阴性也不能完全排除相关恶性肿瘤的存在,在肿瘤较小、临床分期较早或肿瘤组织表面被封闭等情况下会出现检测结果呈假阴性的可能性,此时对于高危人群仍需做进一步的检查以诊断恶性肿瘤。

(四)肿瘤标志物用于指导临床个体化治疗

随着精准医学技术的迅速发展,根据患者肿瘤基因信息指导个体化治疗的时代已经到来。通过体液活检技术检测肿瘤相关遗传信息作为新型肿瘤标志物指导分子靶向药物和免疫治疗药物的选择。例如,40%~45%的非小细胞肺癌患者出现 EGFR 基因 19 号外显子缺失或 21 号外显子突变,发生上述基因突变的患者对于 EGFR-TKI(吉非替尼、厄洛替尼)疗效较好;又如在免疫治疗中,肿瘤高突变负荷以及肿瘤中 DNA 错配修复缺陷(mismatch repair deficiency,dMMR)导致高频率微卫星不稳定(microsatellite instability-high,MSI-H)表型的患者使用 PD-1 及其配体 PD-L1 抗体治疗的效果更佳。

(五)肿瘤标志物用于疗效监测及预后判断

临床上可通过连续监测肿瘤患者治疗前、后及定期随访过程中肿瘤标志物的浓度变化,来评估肿瘤治疗的有效性,从而为进一步治疗提供依据,同时可作为判断预后的较好指标。恶性肿瘤患者在接受治疗后,如果其血清肿瘤标志物浓度明显降低至正常参考范围,说明治疗有效,肿瘤已全部去除或病情缓解;但如果仍持续在正常参考范围以上,提示有肿瘤残留。

二、传统肿瘤血清学标志物的临床应用

(一)肝癌

肝癌肿瘤标志物检测对于肝癌高危人群的筛查、肝癌的诊断与鉴别诊断、肝癌复发和转移的监测、肝癌的疗效观察和预后判断以及肝癌的治疗等均有一定的临床价值。

1. AFP AFP 是目前原发性肝癌诊断和疗效监测最常用且重要的肿瘤标志物,其诊断准确率仅次于超声引导下穿刺活检。正常成人 AFP 参考范围是 <20ng/ml(ELISA 法),我国有 60%~80% 原发性肝癌患者 AFP 高于正常值。血清 AFP 也是目前肝癌高危人群早期筛查的较好指标,据相关文献报道在肝癌患者出现症状之前 6~12 个月该项指标即可升高。

AFP 作为肝癌标志物也存在一些局限性,AFP 对胆管细胞癌和纤维板层型肝细胞癌没有诊断价值。另外,有 30%~40% 肝癌患者的血清 AFP 检测呈阴性(AFP<20ng/ml)。

2. AFP 异质体 根据 AFP 与小扁豆凝集素(lens culinaris lectin,LCA)亲和力的不同,AFP 可分为 3 种异质体,即 AFP-L1、AFP-L2 和 AFP-L3(亲和力由低至高),其中 AFP-L3 为肝细胞癌所特有。与 AFP 相比,AFP-L3 具有较高的肝癌特异性,特别是对 AFP 阴性(AFP<20ng/ml)的肝癌患者具有显著的辅助诊断价值。

3. 脱 γ 羧基凝血酶原(des γ carboxy prothrombin,DCP) 是肝脏细胞在维生素 K 缺乏时产生的异常凝血酶原,故又称维生素 K 缺乏或拮抗剂 II 诱导的蛋白质(protein induced by vitamin K absence or antagonist II,PIVKA II),在正常人群中无法检测到,但在原发性肝癌患者中呈高水平表达。目前,PIVKA-II 已应用于原发性肝癌的早期特异性诊断,与 AFP 联合检测能提高对原发性肝癌诊断的灵敏度和特异度,可作为肝癌诊断的补充指标。

（二）结直肠癌

结直肠癌是消化系统常见的恶性肿瘤,在我国其发病率和死亡率居恶性肿瘤第 5 位,因此结直肠癌的早期发现和诊断尤为重要。但到目前为止,尚未发现结直肠癌特异性相对较高的肿瘤标志物。

1. CEA　CEA 是目前临床上结直肠癌辅助诊断中最常用的肿瘤标志物,在肿瘤状态下,血清 CEA 水平会异常升高。由于某些良性疾病如肝硬化、直肠息肉及溃疡性结肠炎等也可使血清 CEA 水平升高,且许多结直肠癌患者血清 CEA 处于正常水平,导致 CEA 检测有较高的假阳性和假阴性,因此 CEA 在结直肠癌高危人群筛查和早期诊断中的价值尚未得到肯定。临床上多对 CEA 进行动态监测,如 CEA 较正常水平持续升高 5~10 倍,强烈提示恶性肿瘤特别是结直肠癌的存在。此外,CEA 还可作为结直肠癌疗效评估及预后判断的指标,术后 CEA 仍持续升高的患者常提示有残留病灶;术后 CEA 恢复正常但一段时间后再次升高常提示肿瘤复发或远处转移。

2. CA　联合检测 CEA 与 CA 类肿瘤标志物（CA19-9、CA242 等）可提高结直肠癌的诊断率。虽然特异度有所降低,但阳性检出率和灵敏度明显提高,在临床上具有重要意义。

（三）前列腺癌

前列腺癌是男性生殖系统最常见的恶性肿瘤,其初步诊断主要通过 PSA 和直肠指检,而确诊必须靠前列腺穿刺活检。目前有关前列腺癌的肿瘤标志物主要包括 PSA、前列腺特异性膜抗原（prostate specific membrane antigen, PSMA）、人腺体激肽释放酶 2（human glandular kallikrein-2, hK2）等。

1. PSA　PSA 是前列腺腺泡和导管上皮细胞分泌的一种丝氨酸蛋白酶,具有前列腺组织特异性,已广泛应用于前列腺癌的筛查和辅助诊断。但 PSA 不具有肿瘤特异性,这是因为除了前列腺癌外,前列腺增生、前列腺炎、急性尿潴留及膀胱镜检查等均可引起血清 PSA 轻至中度升高。

2. PSMA　PSMA 是特异性表达于前列腺上皮细胞膜表面的一种跨膜糖蛋白,在其他组织细胞膜上几乎不表达。有研究指出,在前列腺癌组织中 PSMA 表达显著升高,比前列腺增生明显得多,且前列腺癌分化程度越低,PSMA 表达水平越高。因此认为,PSMA 有望成为一种理想的肿瘤标志物和治疗靶点。

（四）卵巢癌

卵巢癌是我国女性生殖系统最常见的恶性肿瘤之一,其组织类型可达几十种,其中上皮性癌占 90% 以上。各种类型的卵巢癌可具有相对较特异的肿瘤标志物,在肿瘤的辅助诊断、病情监测及疗效评估方面具有一定的指导意义。

1. CA12-5　CA12-5 是上皮性卵巢癌的首选肿瘤标志物,对于卵巢癌的早期诊断具有重要作用。CA12-5 正常值 <35U/ml,若升高至正常值的 2 倍以上应引起格外重视。80% 卵巢癌患者的血清 CA12-5 水平高于正常值,其中卵巢浆液性癌及未分化癌表达显著升高,而黏液性癌表达较低,透明细胞癌几乎不表达。90% 以上患者血清 CA12-5 与病程进展有关,其水平增减与病情恶化或缓解相一致,可用于卵巢癌的治疗指导与疗效监测。

2. 人附睾蛋白 4（human epididymal protein 4, HE4）　作为一种新的卵巢癌肿瘤标志物,HE4 在卵巢癌组织和患者血清中呈高水平表达。与 CA12-5 相比,HE4 诊断卵巢癌的灵敏度更高（HE4 为 82.7%,CA12-5 为 45.9%）,特异度更强（HE4 为 99%,CA12-5 为 20%）,有利于卵巢癌的早期筛查和辅助诊断,尤其是针对早期无症状患者。联合检测 HE4 与 CA12-5 可大大提高卵巢癌诊断的准确度,将灵敏度增加到 97%。

（五）神经内分泌肿瘤

1. 神经元特异性烯醇化酶（neuron specific enolase, NSE）　NSE 是一种糖酵解酶,广泛存在于神经组织、神经内分泌系统以及胺前体摄取和脱羧系统（amine precursor uptake and decarboxylation system，APUD system）中。血清 NSE 升高常见于神经内分泌肿瘤，包括神经母细胞瘤、小细胞肺癌、嗜铬细胞瘤及甲状腺髓样癌等。NSE 是神经母细胞瘤和小细胞肺癌相对特异性的肿瘤标志物，可用于动态反映神经母细胞瘤的病情改变，监测治疗效果和预测复发。

2. 降钙素　降钙素是由甲状腺 C 型细胞分泌的一种激素，正常参考值上限为 100ng/L。近年来研究发现，降钙素在一些恶性肿瘤中有所增加，如甲状腺髓样癌、类癌、肺癌和肾癌等。降钙素是甲状腺髓样癌较敏感且特异的肿瘤标志物，常用于筛查早期无症状甲状腺髓样癌患者以及监测其治疗效果和疾病复发。在几乎所有甲状腺髓样癌中降钙素都呈阳性表达，且表达程度与甲状腺髓样癌的分化程度和侵袭能力相关。

三、基于液态活检技术的新型肿瘤标志物

（一）液态活检概述

虽然组织活检仍是目前诊断恶性肿瘤的金标准，但仍具有一定的局限性：部分患者组织标本获取困难；组织活检的侵入性和有创性限制了获取标本的可重复性；肿瘤的时空异质性导致单次活检无法获取肿瘤完整的遗传信息等。

近年来，液体活检技术蓬勃发展，有望迅速进入临床指导恶性肿瘤的精准诊疗。液体活检是指利用人体体液作为标本来源检测获取肿瘤相关遗传信息的技术。由于各种体液之间不断发生物质交换，肿瘤来源的细胞、核酸及蛋白等成分可离开肿瘤病灶进入血液循环，由此构成了液体活检的物质基础。目前可用于液体活检的体液标本除外周血外，还包括肿瘤状态下的胸腔积液、腹水、脑脊液、尿液及唾液等。相较于传统的组织活检，液体活检最重要的优势是在液体条件下，肿瘤来源包含遗传信息的各种成分相对均一，更容易克服

肿瘤的时空异质性；除此之外，还具有依从性佳、操作便捷、标本易获取、非侵入性、可重复性、灵敏度和特异度好等特点。目前，液体活检的主要临床应用包括：①肿瘤的早期筛查与辅助诊断；②临床个体化治疗指导；③实时监测治疗效果；④靶向药物伴随诊断；⑤预后判断与复发转移的早期预警；⑥耐药机制探索等。

（二）液态活检技术平台的分类及应用

根据检测的肿瘤相关遗传物质的不同，目前液体活检技术平台包括 CTC、ctDNA、细胞外囊泡（extracellular vesicles，EV）及循环肿瘤 RNA（circulating tumor RNA，ctRNA）等，以下将对其分别进行介绍。

1. CTC　CTC 是指在恶性肿瘤的发生和增殖过程中，自发或被动地从实体肿瘤病灶脱落进入血液循环的肿瘤细胞。绝大多数 CTC 在进入血液循环后会发生凋亡或被吞噬，只有少数可作为"种子"引起肿瘤的复发或远处转移。CTC 携带有完整的肿瘤细胞遗传信息，是肿瘤侵袭扩散的直接证据，可用于判断预后及监测复发转移等。Cell Search 系统是目前唯一通过美国 FDA 和中国国家药品监督管理局（National Medical Products Administration，NMPA）批准的 CTC 检测技术平台，其利用上皮细胞黏附分子（epithelial cell adhesion molecule，EpCAM）表达阳性和 CD45 表达阴性对 CTC 进行选择，可指导转移性乳腺癌、前列腺癌和结直肠癌等恶性肿瘤的预后评估，具有高等级循证医学证据的支持。转移性乳腺癌和前列腺癌≥5 个（CTC 个数）/7.5ml 血液、结直肠癌≥3 个（CTC 个数）/7.5ml 血液，可作为一个强有力且可靠的独立预后预测指标，常提示患者预后较差，无进展生存期和总生存期显著降低。近年来，随着 CTC 分离、提取和富集技术的发展，早期肿瘤患者的外周血中也发现了 CTC 的存在。越来越多的研究表明 CTC 不仅对肿瘤的早期诊断具有重要作用，而且与肿瘤的病情进展及临床分期也密切相

关。动态监测 CTC 数量变化还可用于评估治疗效果,协助临床制订最有效的治疗方案。

2. ctDNA　ctDNA 是指血液循环中起源于肿瘤细胞的游离 DNA 片段,其主要来源于坏死或凋亡的肿瘤细胞、循环肿瘤细胞或者肿瘤细胞分泌的细胞外囊泡等。ctDNA 携带有与肿瘤细胞基因组一致的特异性遗传信息,包括基因突变、插入、缺失、扩增及表观遗传学改变(如 DNA 甲基化)等,可动态监控肿瘤的病程变化。相较于 CTC,ctDNA 的应用前景更为广泛,包括早期诊断、伴随诊断、疗效监测、预后判断及耐药机制探索等。在早期肝癌、结直肠癌、乳腺癌、卵巢癌以及肺癌等患者的外周血中均可检测到 ctDNA。针对肿瘤基因的突变位点与对应的靶向药物敏感性,ctDNA 能够进行个体化治疗指导。2016 年美国 FDA 批准了首个基于 ctDNA 的伴随诊断试剂盒 cobas EGFR Mutation Test v2 应用于临床实际工作,通过检测非小细胞肺癌 ctDNA 中 *EGFR* 基因 19 号外显子缺失、21 号外显子 L858R 突变以及 20 号外显子 T790M 突变,可以指导患者对厄洛替尼、奥西替尼等靶向药物的选择,目前已写入美国国家综合癌症网络(National Comprehensive Cancer Network,NCCN)指南。最新批准的针对乳腺癌 11 种 *PIK3CA* 基因突变的 PIK3CA RGQ PCR 试剂盒可指导敏感突变患者使用阿培利司等药物进行治疗。此外,我国 NMPA 也相继批准了 2 种试剂盒用于检测早期肺癌和卵巢癌的 ctDNA 突变或甲基化,并指导肿瘤患者的临床用药。对于多种实体肿瘤,ctDNA 具有重要的预测价值,鉴于其半衰期短(2.5 小时),通过连续监测 ctDNA 丰度变化可实时反映治疗后肿瘤负荷改变,有利于肿瘤的疗效评估及预后判断。术后 ctDNA 阳性患者的复发风险明显高于 ctDNA 阴性患者,并且可以早于影像学检查发现复发或转移灶。

3. ctRNA　ctRNA 是血液循环中起源于肿瘤细胞的游离 RNA 片段,既携带有肿瘤 DNA 突变信息,又包含肿瘤相关蛋白质的转录、表达与调控信息,具有很好的临床应用潜力与前景。ctRNA 检测以微 RNA(microRNA,miRNA)为主,miRNA 在肿瘤的发生发展过程中具有重要作用,主要参与肿瘤的增殖生长、侵袭扩散、血管生成和免疫逃避等。目前,血中游离 miRNA 在液体活检中的应用主要体现在以下 3 个方面:①miRNA 可用于早期肿瘤的辅助诊断,例如通过检测血浆 7 种 miRNA,包括 miR-21、miR-26a、miR-27a、miR-122、miR-192、miR-223 与 miR-801,对肝细胞癌的辅助诊断与疗效动态监测具有一定价值,其诊断早期肝癌的灵敏度较 AFP 提高了 30%。②一些循环 miRNA 也可用于肿瘤的疗效监测,例如通过检测血浆 miR-126 水平能够动态监测转移性结直肠癌患者化疗和贝伐珠单抗治疗后的效果。③miRNA 可作为判断预后的指标,例如 miR-21 对于某些恶性肿瘤具有预后价值,miR-21 检测呈阳性的食管癌、胰腺癌和结直肠癌患者其无进展生存期与总生存期显著降低。

4. EV　EV 是指在各种生理或病理条件下由细胞分泌释放的膜性颗粒,广泛存在于血液、唾液、尿液及脑脊液中,是继 ctDNA 和 CTC 之后又一个新兴的液体活检技术平台。根据 EV 的来源、性质和大小的不同,目前普遍将其分为三类:直径 >1 000nm,由凋亡细胞直接释放的凋亡小体(apoptotic body);直径为 100~1 000nm,在细胞激活、损伤或凋亡后由细胞膜向外萌发脱落而形成的微囊泡(microvesicle);以及直径为 30~150nm,由细胞内的多泡小体与细胞膜融合后以外分泌的形式释放到细胞外的外泌体。EV 相当于肿瘤细胞的延伸,其内同时包含有稳定存在的大片段 DNA、RNA 和蛋白质等成分,携带有肿瘤来源的相关遗传信息,其中应用研究最为广泛的是 RNA 成分。EV 通过其携带的 RNA 进行细胞间信息传递和物质交换,可促进肿瘤的增殖生长、侵袭转移和耐药,对于肿瘤的早期发现、疗效监测及预后评估具有一定的临床应用价值。此外,EV 中的蛋白质和 DNA 也是检测的重要内容,可作为补充用于乳腺癌、胰腺癌、非小细胞肺癌和黑色素瘤等恶性肿瘤的早期诊断、预后判断及免疫治疗指导。

5. 肿瘤驯化血小板(tumor-educated platelet,TEP) TEP 是指存在于肿瘤患者血液循环中的血小板,此类血小板携带肿瘤特异性 RNA 信息,可能成为一种新的液体活检技术平台,其相关机制研究及在各种肿瘤中的应用仍处于探索阶段。

(三) 液态活检技术的发展瓶颈及前景

作为一项新兴技术,液态活检同样面临着一些技术和临床实践方面的瓶颈问题,比如相关检测技术灵敏度和特异度较低;缺乏有效、特异、便捷的分离手段;不同液态活检平台之间、液态活检与组织活检之间检测结果的差异性;缺少临床前瞻性循证医学证据的支持;检测成本相对较高等。短期内液态活检还无法替代组织活检,二者应互为补充,更好地为临床服务。相信未来随着相关技术的不断发展与创新,液态活检将会为临床恶性肿瘤的诊断与治疗提供更精准、更便捷的方法。

(周俭)

第四节 肿瘤影像学进展

肿瘤的术前诊断、评估、转移筛查、疗效评价、术后复发等过程中,影像学起到了至关重要的作用。肿瘤的影像学诊断方法包括两大类:一类为无创方法,包括超声、CT、MRI,另一类为侵入性技术,包括超声造影、CT 或 MRI 增强成像、数字减影血管造影(digital subtraction angiography,DSA)、PET/CT 等。

一、超声

(一) 超声技术

超声检查成本-效益较高,无创且无电离辐射,可作为术前筛查及术后随访的一线检查方案。

超声技术包括常规灰阶超声、彩色多普勒超声、超声造影成像等。有一定操作者依赖性,对肥胖患者使用会受到一定限制。

超声造影(ultrasonic contrast)通过注入超声造影剂,提高血液与邻近组织间声阻抗差,可同时显示解剖及功能学信息。超声造影具有安全、实时、动态、高效、易操作、无肾毒性等特点,造影剂经肺呼出。通过时间强度曲线对感兴趣区血流灌注定量分析,可获得造影剂到达时间、达峰时间、时间差值、峰值强度、曲线下面积等参数。目前广泛应用的造影剂为 SonoVue(声诺维)和 Sonazoid。前者应用较多,其主要成分为含六氟化硫的微泡,稳定性好。后者主要成分为含十氟丁烷的微泡,能够被肝脏库普弗(Kupffer)细胞所吞噬,注射造影剂 10 分钟后为 Kupffer 期,也称为血管后期,肝显像时间可长达半小时,甚至更长,这一特点为超声工作者们提供了更长的观察时间及更多的病灶信息。

实时波剪切弹性成像技术利用探头发出声辐射力诱发组织自发产生剪切波,然后通过捕捉剪切波的传播速度间接得到组织硬度值,可应用于乳腺、肝脏、动脉、肾等。

(二) 超声在移植相关肿瘤评价的应用现状

1. 肝恶性肿瘤评估

(1)术前评价:常规灰阶超声可早期、敏感发现肝内占位性病变、肝内及腹腔内转移灶、肝内血管及胆管侵犯、血管或胆管内栓子情况等,但对肝内结节特征显示的敏感度及特异度相对低,对肝硬化患者,<2cm 的 HCC 病灶灵敏度较低,且对于再生结节中出现 HCC 局灶病变难以显示。超声造影检查可提高肝硬化背景下直径 2cm 以下早期肝癌的诊断,同时可实时观察病变内血流灌注特点,有助于判断其分化程度,可评价微血管浸润情况,是常用的肝癌早期筛查手段之一。

肝脏超声造影实时动态过程主要分为 3 个阶段:自造影剂注入后 10~20 秒到 30 秒为动脉期,

30~45秒到2分钟为门静脉期,2分钟后为延迟期。不同分化程度HCC呈现不同的增强模式:典型的HCC呈"快进快出"型,多见于低-中分化肝癌,动脉期呈高增强,门静脉期及延迟期迅速廓清,大多数早期HCC表现为该型(图4-4-1);对于高分化HCC,接受肝动脉及门静脉双重供血,多呈"快进同出",动脉期高增强,延迟期缓慢廓清。

肝脏超声造影门静脉期或延迟期肿瘤廓清有助于鉴别良恶性,相对于延迟期恶性病变低增强,良性肿瘤通常呈等、高增强。肝血管瘤呈"早出晚归",动脉早期周边结节样增强,门静脉期、延迟期呈弥漫增强。肝转移瘤呈"快进快退",动脉期呈快速环形强化,动脉晚期至门脉早期开始消退,延迟期快速消退,呈"黑洞征"。

超声造影时间-强度曲线参数定量分析也可用于良恶性病变的鉴别,肝脏恶性病变达峰时间明显短于良性,而峰值强度、增强速率以及消退速率均明显高于良性病变。

超声弹性成像可检测肝实质及病变的组织硬度,为手术提供更多辅助信息。

(2)术中监测:术中超声是将探头置于肝脏表面进行成像,其对于<2cm的结节检出率明显提高。术中超声与术中探查联合可以更好地明确移植物情况、肝脏病变(如肝转移瘤的分级)等情况。

超声联合影像导航技术为手术精准定位及实时微创消融提供有效手段。术中超声、术中超声造影检查可敏感显示肝内直径约5mm的结节,更好地协同手术治疗。超声造影可实时监控消融过程并监测肿瘤治疗的即时反应,以及消融区微血管血流灌注量。相比常规超声检查,超声造影在术中引导超声消融的完全消融率显著升高(图4-4-2)。

(3)术后复发及监测:超声可作为术后随访的常规检查技术,结合超声造影可以及时发现肿瘤转移或复发。移植术后超声检查可显示肝实质情况、胆管扩张、腹水等;彩色多普勒可评估移植物血流方向、流速、频谱形态、血管通畅性等。

2.泌尿系肿瘤

(1)术前评价:超声造影成像可清晰显示肾细胞癌的假包膜、肿瘤内部囊变、出血及坏死,明确肿瘤血供,有助于良恶性鉴别,还可对肾动、静脉等情况进行评估。肾透明细胞癌多为富血供,超声造影呈"快进快退",而乳头状肾细胞癌和肾嫌色细胞癌大多数为乏血供,表现为"慢进快退"。输尿管肿瘤大多为恶性,常见表现为管壁增厚、粗糙,管腔不规则狭窄、中断,管壁僵硬。

(2)术中评价:超声造影可用于肾脏肿瘤射频消融,有助于实时评估肿瘤血供阻断情况,准确评估术中疗效,提高手术成功率。

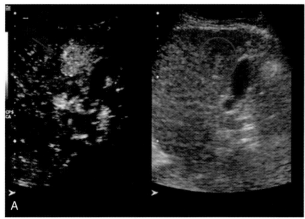
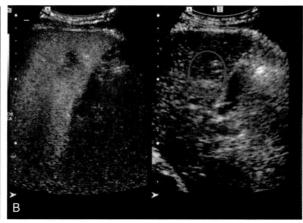

图4-4-1　典型肝癌超声造影"快进快出"表现

A.二维超声肝细胞癌(圈)于超声造影伪彩图示动脉期高强化(箭头);B.延迟期迅速廓清(箭头)。

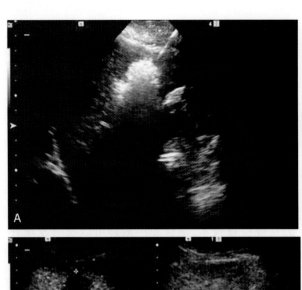
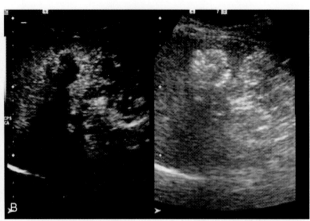
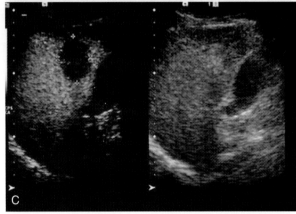

图 4-4-2　肝癌超声造影术中引导超声消融
A. 注入造影剂后肝细胞癌呈高强化,引导术中穿刺针进入;
B. 消融过程中实时观察消融程度;C. 消融充分后,肝癌病灶于超声造影无强化。

（3）术后评价:肾移植术后患者恶性肿瘤发生率明显提高,包括原位肾、输尿管移行细胞癌。常规超声随访可第一时间发现肿瘤,特点为肾实质内肿块、肾盂或输尿管充填性低回声占位,管壁增厚或狭窄,梗阻水平以上肾盂分离和/或输尿管扩张。

3. 血液系统肿瘤　超声有助于浅表淋巴结的探查、诊断性穿刺和病理组织活检的选择和定位;可详细评估腹、盆腔器官及腹部淋巴结情况,有助于疾病的分期及疗效判断;可判断腹水、胸腔积液、心包积液的积液量,并可作为穿刺前定位的手段。淋巴瘤、多发性骨髓瘤、白血病等血液病均可引起肝脏侵犯,以非霍奇金淋巴瘤为著,超声表现为单发、多发或弥漫性低回声病变,亦可表现为高回声、混合回声,乏血供,彩色多普勒未见或可见少量血流信号,频谱部分病变为高阻力型动脉血流。

4. 肿瘤及移植相关心脏疾病　心脏肿瘤较少见,原发性肿瘤以左房黏液瘤最常见,转移瘤可见于肺癌、乳腺癌、肝癌。超声心动图表现为心腔内异常实质性低回声,活动度减低等。

肿瘤患者中化疗药物的使用会引起一系列心脏血管并发症,包括化疗早期的急性心脏毒性事件,化疗完成后一年至数年的慢性心脏毒性,如心功能不全,其中以左心室功能障碍最常见。联合多种超声心动技术应用有助于早期发现心脏并发症、预测患者预后。心脏移植术后常见的并发症包括急性排斥反应,表现为心功能、室壁厚度、室壁运动异常。

二、DSA

DSA 可用于肝癌的局部治疗、急性肝癌破裂出血、经导管动脉栓塞化疗(transcatheter arterial chemoembolization,TACE)等,多主张采用经选择性或超选择性肝动脉进行 DSA 检查。DSA 可显示肝内肿瘤血管及肿瘤染色,可发现超声、CT、

MRI 未诊断或未显示的肝癌病灶。DSA 检查除显示肝肿瘤位置、数量、大小、血供情况外,还能提供血管解剖变异、肿瘤血管关系、门静脉浸润等准确客观的信息,对判断是否可切除、手术切除的彻底性、制订合理的治疗方案均有重要价值。DSA 是TACE 治疗后评价术后疗效最有效的方法,灵敏度高、特异度好,可准确显示 TACE 治疗后残存病灶、染色、侧支循环等情况(图 4-4-3)。

三、CT

(一) CT 技术

CT 具有较高的空间分辨力,可发现更小的病变;观察骨质破坏等骨质改变较敏感;图像三维重建有助于病变、血管及周围关系的显示。

1. CT 增强及血管成像 CT 增强及血管成像通过注入碘对比剂,提高血管及病变的显示度及对比度,提高病变检出率及诊断准确率,已成为临床常规检查技术之一。

2. CT 灌注成像 是在静脉内高速灌注对比剂的同时,通过对病变或组织进行连续动态扫描,获得时间-密度曲线,采用数学模型可获得一系列定量参数,包括血容量(blood volume,BV)、血流量(blood flow,BF)、平均通过时间、表面渗透性、肝脏灌注指数等。但由于其扫描范围相对小及相对较高的辐射剂量,应用受到一定限制。

3. CT 双能量成像 CT 双能量成像依据不同物质在不同能量下 X 线衰减特性不同实现物质分离,特征性提取碘物质,得到双能量碘图,直观显

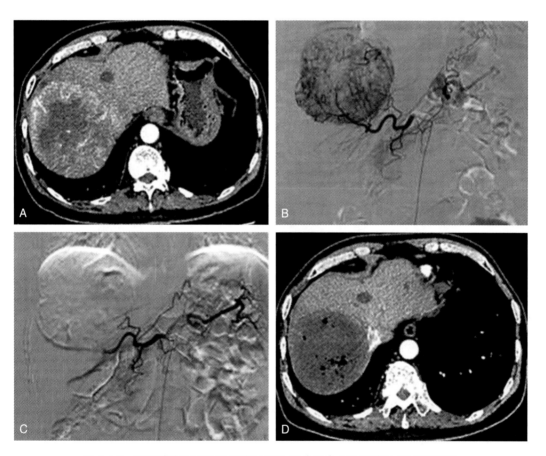

图 4-4-3 肝细胞癌 TACE 治疗前后 DSA 图像及介入治疗前后 CT 增强图像

A. 术前 CT 动脉期显示肝右叶巨大明显不均匀强化肿物;B. DSA 显示肝右叶可见大量迂曲紊乱肿瘤血管及明显的肿瘤染色区;C. 经载药微球 TACE 栓塞治疗后 DSA 显示肿瘤血管及肿瘤染色基本消失;D. 术后2 个月 CT 动脉期显示肝右叶肿瘤大部未见强化,内部可见点片状气体密度影。

示病灶内的血供,客观反映碘剂在组织中分布情况,提供多模态的定量参数,定量反映组织的成分差异和血供特征。在肿瘤的应用包括肿瘤优化显示、诊断及鉴别诊断、疗效评估及随访、肿瘤血管生成、影像组学等。

(二)CT 在移植相关肿瘤评价的应用现状

1. 肝脏肿瘤

(1)术前评价:对于 HCC 的诊断,目前推荐采用 CT 多期增强或 MRI 平扫及常规对比剂动态增强的方法。HCC 的典型 CT 增强表现为动脉期明显强化,门静脉期迅速廓清,延迟期呈低密度(图 4-4-4)。需与肝硬化结节进行鉴别,再生结节平扫为等或稍高密度,动脉期大多呈等或低密度,门静脉期呈均匀强化,随着分化程度减低结节内门静脉供血比例减少,动脉期轻、中度强化,门静脉期呈稍低密度或等密度影;双能量 CT 碘图有助于鉴别二者,动脉期碘图强化值与肝细胞癌新

生血管主要与肿瘤微血管的动脉化有关,可提供定量信息。根据 CT 增强特征进行肿瘤预测研究较多,尤其对肝细胞癌微血管侵犯(microvascular invasion,MVI)评估,是预测总生存率的独立危险因素。提示征象包括:肿瘤边缘不完整、包膜不完整,肿瘤内部动脉(门静脉期肿瘤内离散动脉持续强化),低密度晕(部分或完全包围肿瘤的低密度边缘);在不表现低密度晕的情况下,肿瘤与周围肝脏密度差异较大。

(2)介入治疗术中及肝癌术后复发及监测:CT 引导下穿刺或粒子植入可用于肿瘤定性、恶性肿瘤或转移瘤的治疗。C 型臂 CT 是利用 C 型臂带动 X 射线管和平板探测器围绕人体做旋转运动,获得容积扫描数据,经计算机重建获得类似 CT 影像的一种技术。其在肝癌中作用包括,肝癌 TACE 术中行增强检查观察病灶内有无动脉血供,通过三维后处理确定肿瘤供血动脉,观察碘油

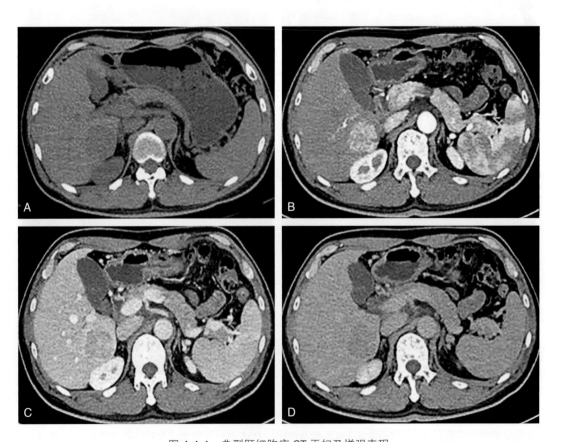

图 4-4-4 典型肝细胞癌 CT 平扫及增强表现

A. 肝右叶 S6 结节平扫呈稍低密度;B. 动脉期明显强化;C. 门静脉期迅速廓清;D. 延迟期呈稍低密度影。

沉积部位,通过类 CT 导航功能进行术中精准定位及导航,提高穿刺针进针位置、方向及深度的准确度;术后观察肿瘤栓塞是否完全。CT 平扫及增强检查有助于肝癌局部治疗后评价及肺、骨等其他器官转移的评价(图 4-4-5)。

(3)肝转移瘤的评估:肝转移瘤依据其不同来源,影像表现不同,可表现为边缘环形强化、边缘不规则强化、边缘不强化等。结直肠癌、胃癌肝转移瘤肿瘤细胞多集中在肝窦内,肝窦以门静脉供血为主,而恶性肿瘤生长过快,门静脉供血不足以满足其血供,导致门静脉来源转移瘤易发生囊变坏死,且病变强化不明显,门静脉期与明显强化的肝实质形成较强的对比(图 4-4-6)。肺癌等动脉来源的肝转移瘤肿瘤细胞进入肝脏后集中在小动脉内,血管丰富,肿瘤囊变坏死少见,实性成分为主。肝转移瘤伴钙化以结肠癌多见,其次为卵巢囊腺癌、胃腺癌、乳腺癌、黑色素瘤等。

2. 肺部疾病评价　CT 检查为肺部肿瘤及炎症检出的常规手段,可进行病变鉴别及诊断(图 4-4-7)。CT 灌注成像有助于对肺动脉栓塞程度、肺癌不同分化程度、不同受体/配体表达的评价。由于血液系统恶性肿瘤、移植术后免疫抑制剂使用等使患者免疫力下降,容易合并多种感染性疾病,以肺感染为著,需要与肿瘤进行鉴别,不同类型感染具有一定的特征性改变(图 4-4-8)。晕征、新月征是侵袭性肺部真菌感染的典型征象,其他征象包括空洞、结节或肿块等(图 4-4-8)。

3. 肾细胞癌　典型肾透明细胞癌为富血供肿瘤,皮质期呈明显强化,随后廓清(图 4-4-9)。CT 除了提供病变信息,可以通过多种图像后处理技术显示病变血管、淋巴结及周围组织侵犯等信息;通过影像组学有助于病理分型分级以及预后评估。图 4-4-10 显示左肾细胞癌除肾动脉分支供血外,另有一支肾外动脉分支供应肿瘤。

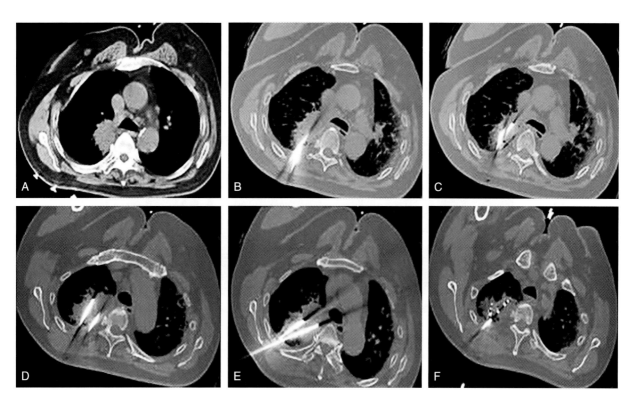

图 4-4-5　右肺上叶肺癌 CT 引导下穿刺活检并植入粒子

男,66 岁,右侧胸痛 3 月余,伴咳嗽咳白痰。A.患者胸部 CT 显示右肺上叶肿物;B~E.进行 CT 引导下穿刺活检并调整针尖至合适位置;F.在 CT 引导下植入粒子。

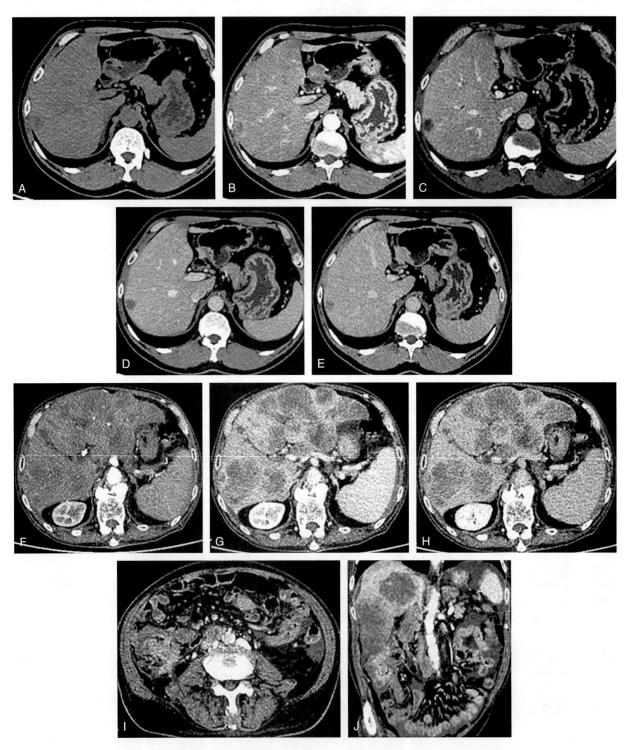

图 4-4-6　肝转移瘤 CT 平扫及增强表现

A~E. 男,55岁,乙状结肠癌肝转移瘤。A. 平扫肝右叶 S5 边缘可见类圆形稍低密度影;B. 动脉期呈环形强化;C、D. 门静脉期及静脉期强化程度减低;E. 延迟期呈稍低密度影。F~J. 男,80岁,升结肠癌伴肝转移瘤。F. 动脉期肝实质内可见多发轻度环形强化类圆形稍低密度影,边缘模糊,边界不清;G. 门静脉期强化程度减低;H. 延迟期呈稍低密度影;I. 箭头显示升结肠壁不规则增厚及周围增大淋巴结(转移);J. 冠状位同时显示升结肠肿物及肝内多发转移灶。

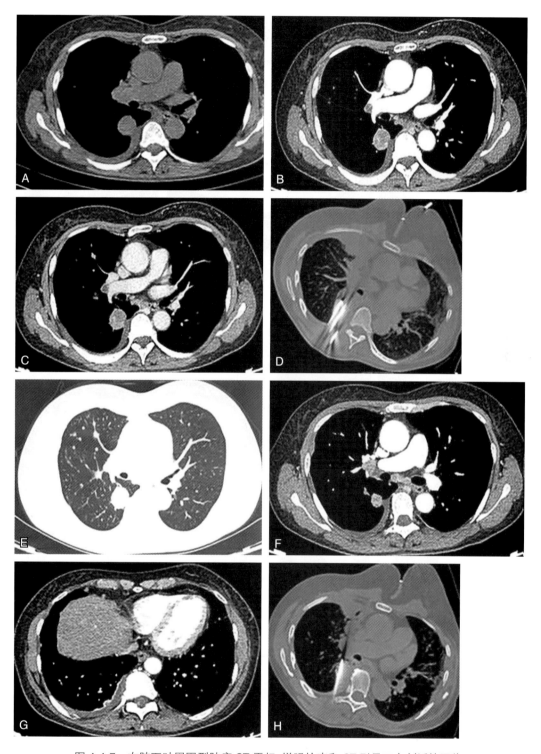

图 4-4-7　右肺下叶周围型肺癌 CT 平扫、增强检查和 CT 引导下穿刺活检图像

女,58 岁,右侧季肋部及肩背部疼痛 2 月余入院。A. CT 平扫纵隔窗显示右肺下叶背段类圆形结节;
B. 动脉期呈不均匀强化,可见右肺门多发淋巴结转移;C. 静脉期强化程度减低,平扫及两期增强 CT 值
约 40Hu、90Hu、79Hu;E. 肺窗右肺下叶类圆形结节边界清,大小约 2.6cm×2.1cm;F. 可见纵隔多发淋巴
结转移;G. 可见右侧胸膜多发转移;D、H. 经穿刺活检证实为肺腺癌。

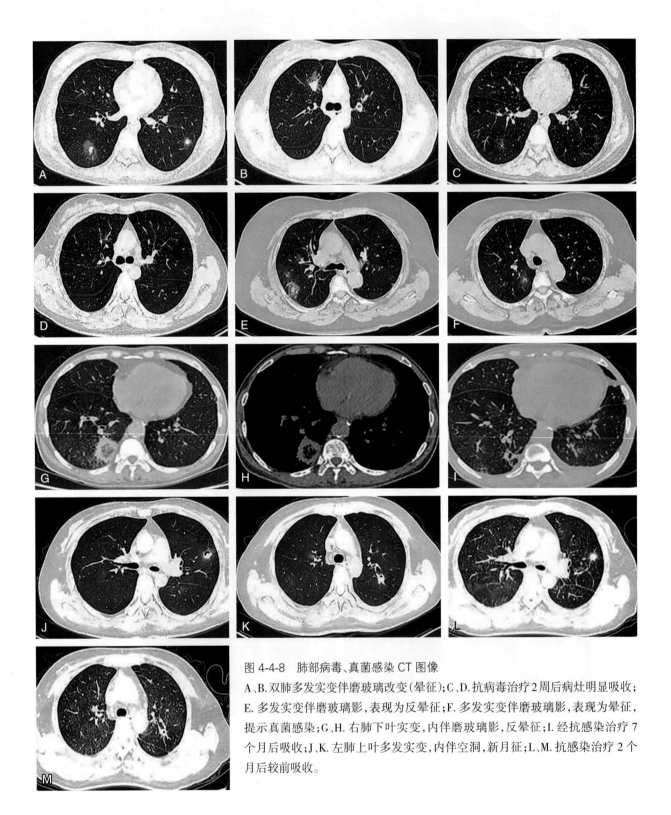

图 4-4-8　肺部病毒、真菌感染 CT 图像

A、B.双肺多发实变伴磨玻璃改变（晕征）；C、D.抗病毒治疗 2 周后病灶明显吸收；E.多发实变伴磨玻璃影，表现为反晕征；F.多发实变伴磨玻璃影，表现为晕征，提示真菌感染；G、H.右肺下叶实变，内伴磨玻璃影，反晕征；I.经抗感染治疗 7 个月后吸收；J、K.左肺上叶多发实变，内伴空洞，新月征；L、M.抗感染治疗 2 个月后较前吸收。

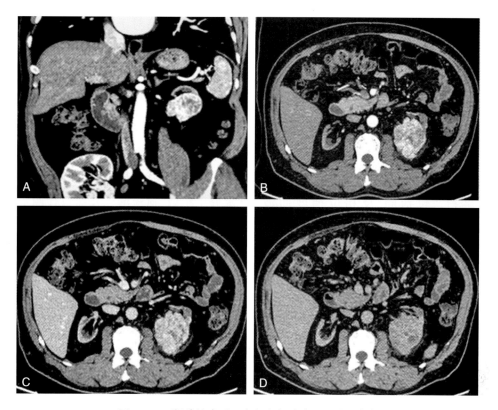

图 4-4-9 肾移植术后原左肾肾细胞癌 CT 增强成像

A. 斜冠状位多平面重建技术显示右侧髂窝移植肾影;B. 皮质期萎缩的原左肾不规则明显强化肿物影;C. 髓质期强化程度减低;D. 排泄期呈等、稍低密度影。

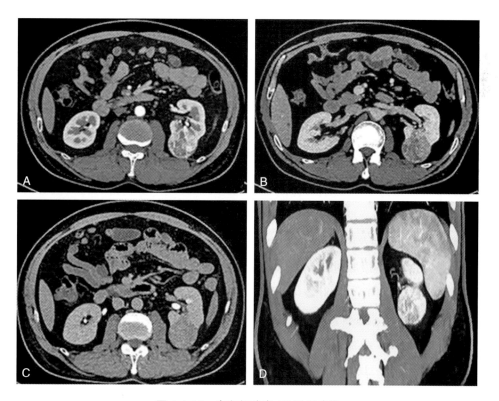

图 4-4-10 左肾细胞癌 CT 增强成像

A. 皮质期左肾类圆形肿物明显强化;B. 髓质期迅速廓清;C. 排泄期呈稍低密度影;D. 冠状位最小密度投影显示左肾细胞癌异常肾外供血动脉。

四、MRI

(一) MRI 技术

MRI 具有无电离辐射、多序列成像的特点，随着快速成像、呼吸触发、增强扫描等技术的发展，MRI 在肿瘤的诊断及评估中显示越来越大的优势。

1. MRI 平扫　包括同、反相位梯度回波 T_1WI 序列，呼吸触发快速自旋回波 T_2WI 及脂肪抑制 T_2WI 序列，扩散加权序列，磁共振胆胰管成像（magnetic resonance cholangiopancreatography，MRCP）。

2. MRI 对比增强　MRI 对比剂包括非特异性细胞外间隙常规对比剂，如二乙三胺五醋酸钆（Gd-DTPA）及组织特异性对比剂。目前常用的肝特异性对比剂分两类，一类是肝胆特异性对比剂钆塞酸二钠（gadolinium-ethoxybenzyl-diethylenetriamine pentaacetic acid，Gd-EOB-DTPA），注入人体后 50% 被肝细胞吸收并经胆管排泄。常规注射剂量 0.1ml/kg（0.025mmol/kg），速率 1ml/s。扫描期相包括：①动脉期。为避免因扫描时机不准确或患者屏气困难造成动脉期伪影、图像分辨或对比不足，现多采用多期动脉期扫描，全肝 4~6s/次，采集 3~4 次，包括肝动脉早期、肝动脉晚期，观察病变血供特征。②门静脉期及移行期。注入对比剂 60 秒左右为门静脉期；移行期对比剂注入 2~5 分钟。③肝胆特异期。注入对比剂 20~60 分钟，对比剂进入肝实质及胆管系统呈高信号，不含正常肝细胞的病变不摄取对比剂呈低信号。肝功能正常者可缩短至 10 分钟，肝硬化或肝功能不良患者，可根据情况适当延长扫描时间。

另一类是钆贝葡胺，95% 经肾排泄，5% 经胆管排泄。钆贝葡胺增强扫描：①须行常规平扫后才行增强检查；②常规注射剂量 0.1mmol/kg（0.2ml/kg），速率 2ml/s；③动脉期、门静脉期、移行期与 Gd-EOB-DTPA MRI 增强扫描基本一致。肝胆特异期延迟时间：对于肝功能正常患者，推荐 90 分钟后扫描，观察胆管延迟 120 分钟为宜，对肝硬化患者，有时需推迟 3 小时扫描。

3. MRI 功能成像　功能磁共振多种成像技术，包括扩散加权成像（diffusion weighted imaging，DWI）、血氧水平依赖成像、动脉自旋标记技术、全身 DWI（类 PET）技术等，可以分别从组织或器官水分子扩散、血流灌注及血氧代谢水平等微观角度对其病理生理状态进行评价。

(二) MRI 在移植相关肿瘤评估中的价值

1. 肝癌及肝转移瘤的评价

（1）肝癌的术前评价：HCC 是一个多步骤进展的癌变过程，慢性肝炎患者中发现的结节样病变可分别定义为再生结节（regenerative nodule，RN）、低度异型增生结节（low-grade dysplastic nodule，LGDN）、高度异型增生结节（high-grade dysplastic nodule，HGDN）、早期 HCC、小 HCC 和进展期 HCC，在这过程中，门静脉供血逐渐减少，动脉供血逐步增加，供血动脉占比增加。

MRI 对于直径≤2.0cm 肝癌的检出率明显高于 CT，且对异型增生结节（dysplastic nodule，DN）的显示及定性诊断明显优于 CT，而使用 Gd-EOB-DTPA 可提高直径≤1.0cm 肝癌的检出率及不同肝结节定性诊断的准确率。国外专家共识推荐对于超高危人群（如乙型、丙型肝炎相关肝硬化患者）HCC 筛查或至少初诊时行一次 Gd-EOB-DTPA 增强 MRI 检查。

肝细胞癌典型的影像学特征包括：T_2WI 信号增高、出现"结中结"、动脉期明显强化并随后迅速廓清、肝胆期低信号、假包膜形成、扩散明显受限、血管侵犯、马赛克外观等。

HCC 在 T_2WI 图像表现为稍高信号，T_1WI 呈稍低信号，当出现脂肪、出血、坏死信号不均，分化好的 HCC 可呈 T_2WI 等、低信号，因此 T_2WI 未见高信号病变，并不能除外 HCC。RN 于 T_1WI 呈等或稍高信号，T_2WI 以低信号为主，极少数呈稍高信号。LGDN 于 T_1WI 呈高或等信号，T_2WI 多呈低信号。HGDN 边界可清晰或模糊，T_1WI 呈低、等、高信号，T_2WI 呈等或稍高信号；"结中结"征象，即 DN 中显示局灶的高信号 HCC 病灶。部分 DN 由于结节内铁沉积于 T_1 和 T_1WI 均呈低信号。

HCC 在 DWI 呈高信号，ADC 值减低，即扩散受限。RN 及 LGDN 在 DWI 呈等信号，HGDN 大多呈等信号，极少数可呈高信号。

再生结节增强各期均与正常肝背景相仿，肝胆期呈相对等或高信号；LGDN 动脉期轻度或不强化，门静脉期或移行期呈等信号，部分呈稍低信号，由于基本保留正常肝细胞，肝胆期呈等信号。HGDN 动脉晚期可轻、中度强化，或明显强化，门静脉期或移行期呈等或低信号，肝胆期常呈相对低信号，"结中结"呈更低信号。动脉供血增加为提示早期 HCC 的最重要的征象（图 4-4-11）。

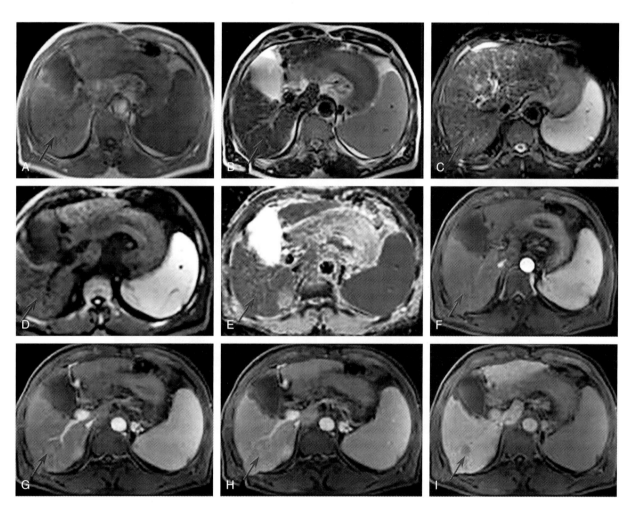

图 4-4-11 肝硬化结节、早期肝细胞癌 MRI 表现

A、A1. T_1WI；B、B1. T_2WI；C、C1. T_2WI 脂肪抑制序列；D、D1. DWI；E、E1. ADC；F、F1. 动脉期；G、G1. 门静脉期；H、H1. 静脉期；I、I1. 移行期；J、J1. 肝胆期。

早期 HCC，肝右叶 S6 结节（A~J 红色箭头），于 Gd-EOB-DTPA 注入后动脉期、门静脉期呈轻度强化，静脉期略高于邻近肝实质，移行期呈低信号，肝胆期在肝硬化结节高信号的背景下呈显著低信号，于 T_1WI、T_2WI、DWI、ADC 序列呈等信号，显示不清，仅在 T_2WI 脂肪抑制序列可见斑片状稍高信号。

低度异型增生结节，肝左叶 S4 结节（A1~J1 黄色箭头），T_1WI 呈高信号，T_2WI 及 T_2WI 脂肪抑制序列呈低信号，DWI 呈低信号，ADC 呈低信号，动脉期、门静脉期及静脉期仍呈高信号，移行期呈等信号，肝胆期呈等信号。

高度异型增生结节，肝 S4、8 交界处结节（F1~ J1 绿色箭头），动脉期、门静脉期可见明显强化，静脉期强化程度减低，移行期呈稍低信号，肝胆期呈低信号，而于 T_1WI、T_2WI、DWI、ADC 序列呈等信号，显示不清。

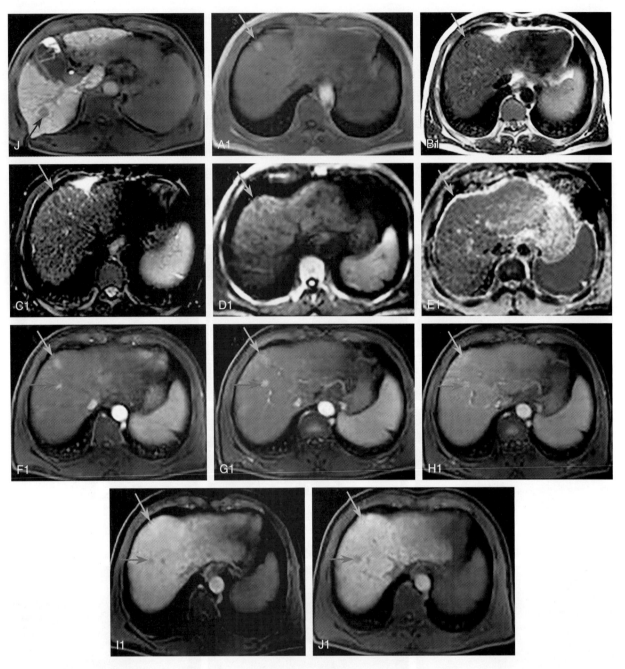

图 4-4-11（续）

　　HCC 动脉期明显强化，继而迅速廓清，即"快进快出"，具有较高（94%～100%）的阳性预测值（图 4-4-12）。对于高危患者，即使病灶不廓清，动脉期明显强化并肝胆期低信号很可能是 HCC。肝硬化患者肝脏病灶内出现廓清高度提示 HCC，其特异度可达到 95%～96%。对于动脉期几乎不强化的乏血供小 HCC，肝胆期低信号有助于诊断。但约 10% 的 HCC 可吸收肝特异性对比剂，于肝胆

特异期呈高信号，可能与肿瘤细胞膜表面有机阴离子转运多肽发生突变有关，需要结合其他信息综合分析并诊断。

　　HCC 另一个主要征象为延迟期增厚的强化假包膜，是由于邻近受压的肝细胞发生非特异性炎性反应所致，可见于 80% 的 HCC。

　　对大血管侵犯常见于较大的及高分化的 HCC中，发生率为 6.5%～48%。癌栓可通过肝静脉进入

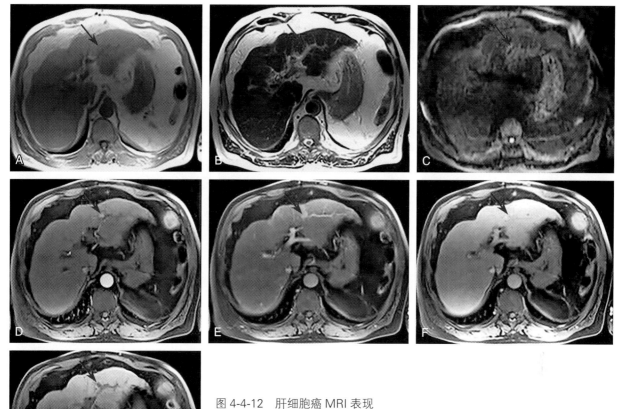

图 4-4-12 肝细胞癌 MRI 表现

A. 肝左外叶结节(箭头)于 T_1WI 呈稍低信号;B. T_2WI 几乎未显示;C. DWI 呈扩散受限;D. 动脉期明显强化;E. 门静脉期廓清不明显;F. 移行期强化减低;G. 肝胆期呈明显低信号。

下腔静脉并进入右心房内。相对于肝静脉,门脉系统更容易发生血管侵犯。癌栓在 T_2WI 呈高信号,动脉期可见强化,门静脉期或移行期廓清。部分肝硬化患者肝实质信号不均匀,癌栓的出现可能为提示恶性病变的唯一征象。

对 HCC 的 MVI 显示,小 HCC 中伴有 MVI 肿瘤在 DWI 呈高信号,肝胆期呈低信号;另外,动脉期瘤周高强化、肝胆期瘤周低信号、肝胆期肿瘤边缘欠光整等是预测 MVI 和肝癌早期复发的重要因素,术前 MVI 的评估有助于提高手术切除或肝移植术后长期生存率。

28%~63% 的 HCC 患者可出现马赛克征,即同一个病灶内可出现不均匀强化及无强化区,T_2WI 及 T_1 对比增强图像显示,尤其是肿瘤较大者。

病理学基础包括肿瘤结节、分隔、铜沉积、出血、坏死、脂肪浸润、肿瘤组织学分化等。

(2)肝转移瘤患者评估及治疗方案制订:MRI 对比增强结合常规序列可对肝内转移灶与其他病变进行鉴别,尤其是 Gd-EOB-DTPA 增强 MRI 检查可提高小转移灶(≤1.0cm)的检出率(图 4-4-13)。

(3)术后复发及监测:MRI 有助于评估肿瘤边缘、存活或者复发,后者表现为肿瘤边缘强化、DWI 扩散受限等。Gd-EOB-DTPA 增强 MRI 还可鉴别动静脉瘘引起的假强化病灶与存活肿瘤,对于动脉期强化病灶,在肝胆期肿瘤呈低信号,而动静脉瘘呈等信号。另外,肝胆期病灶周围稍低信号亦可出现在 HCC 局部治疗后早期(尤其是 1 个月内),可能与其炎性反应有关。

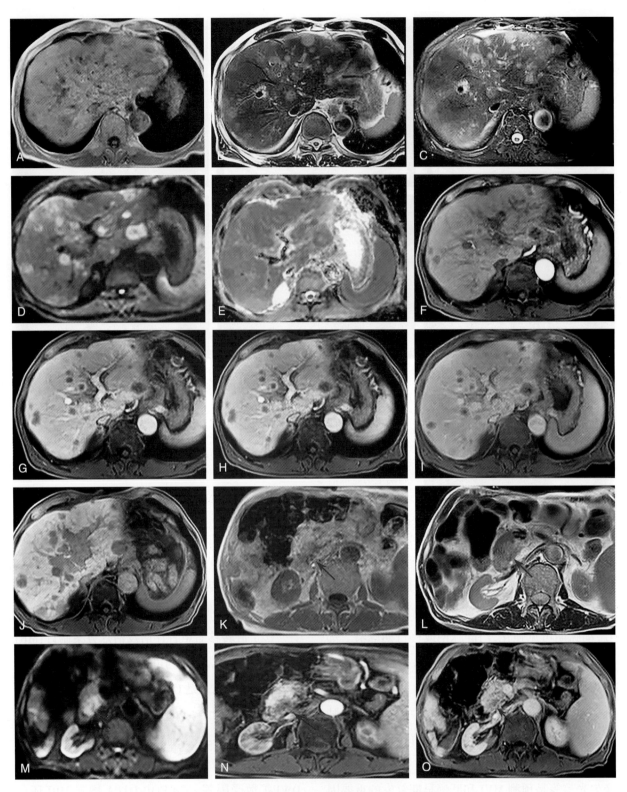

图 4-4-13　肝移植术后胰头胰腺癌伴肝转移瘤

男,70 岁,肝移植术后 3 年余。A~J 显示肝多发转移瘤。移植肝实质内多发大小不等、类圆形长、稍长 T_1(A)稍长 T_2(B、C)信号影,DWI(D)呈明显高信号,ADC 值减低(E),动脉期(F)边缘轻度环形强化,门静脉期、静脉期呈环形强化(G、H),移行期环形强化程度减低,肝胆期呈明显低信号,部分病变中心可见更低信号区。K~O 显示胰头肿物(红色箭头)。胰头不规则稍长 T_1(K)、稍长 T_2(L)信号影,于 DWI 和动脉期显示清晰,DWI(M)病变呈明显高信号,与邻近等信号胰腺实质形成鲜明对比,动脉期(N)由于胰腺癌为乏血供,与富血供胰腺组织形成鲜明对比,移行期(O)病变与邻近胰腺实质相比呈等、稍低不均匀信号影。

PTLD是移植后并发症之一,具有可逆性,病变可发生在胃肠道、肺、骨髓、肝脏、脾、中枢神经系统、淋巴等部位,胃肠道为最常见的淋巴结外器官受累部位。CT及MRI有助于早期发现病变,主要表现为多发淋巴结增大、胃肠道病变等,T_2WI呈稍高信号,DWI病变扩散受限,肝脏病变可引起门静脉侵犯或胆管浸润,引起胆管狭窄;确诊需依靠病理学检查(图4-4-14)。

2. 胆系肿瘤术前及术后评估　MRI可显示、胆管肿瘤、胰头肿瘤位置、形态、血供特征及邻近结构侵犯等信息,有助于诊断及手术方案确定。

MRCP可清晰显示胆管走行、扩张与狭窄部位及程度等(图4-4-15)。肝移植术后常见的胆管并发症包括胆管吻合口狭窄、胆管损伤、胆漏、胆脂瘤等。肝特异性对比剂增强MRI可清楚显示肝移植术后胆管及吻合口解剖结构,是否有高信号对比剂的胆汁外漏可判断是否有胆管损伤及胆漏部位等,辅助MRCP判断胆管并发症情况。

3. 血液系统肿瘤评估　MRI全身类PET成像采用多次短反转恢复回波平面成像序列在短时间内分段采集,然后融合完成人体各部DWI成像,而后进行黑白反转,得到与PET相似的类PET图

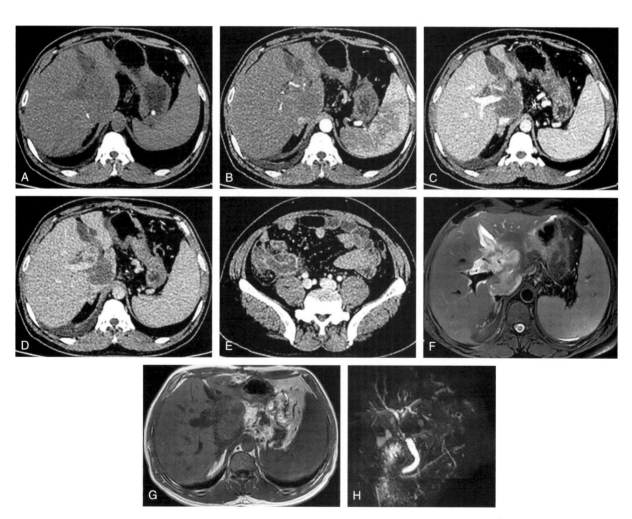

图4-4-14　肝移植术后PTLD患者CT及MRI图像

移植肝尾状叶及肝门区肿物CT平扫(A)呈稍低、等密度影,边界不清,动脉期强化不明显(B),门静脉期(C)强化程度低于正常肝实质,延迟期呈稍低密度影(D),同时显示阑尾不规则增粗,管壁增厚并强化(E),T_2WI脂肪抑制序列肿物呈不规则等、稍长T_2信号(F)、等T_1信号(G),MRCP(H)显示肝门区胆管受压变窄,以上均考虑为PTLD,肝尾状叶肿物穿刺活检病理证实为单形性PTLD(B细胞淋巴瘤)。

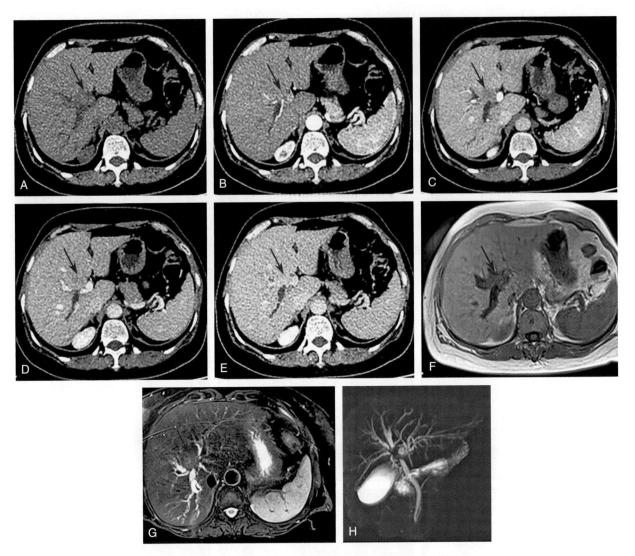

图 4-4-15　肝门区胆管癌 CT 及 MRI 图像

女,58 岁,发现肝功能异常 20 天。CT 显示肝门区胆管及邻近肝实质内不规则稍低密度影(A 箭头),增强后可见延迟强化(B~E),平扫及四期增强 CT 值约 48Hu、64Hu、90Hu、99Hu、104Hu,累及右肝管主干、右前支、右后支根部及左肝管开口处,以上水平肝实质内可见树枝状分布扩张胆管;MRI 显示肝门区稍长 T_1 稍长 T_2 肿物(F、G 箭头),MRCP(H)显示肝门区胆管充盈缺损影及累及胆管范围,伴肝内胆管扩张。

像。恶性肿瘤组织细胞排列紧密,水分子扩散受限,全身类 PET 图像上显示为低信号,结合常规序列可清晰显示病灶及其内部改变,无辐射、无须对比剂的优势,可作为多次随访检查(图 4-4-16)。

4. 肾癌的术前评估　MRI 有助于肾肿瘤良恶性鉴别、术前分期评估。除了肿瘤大小、位置外,肾血管、肾周组织、肾筋膜(杰罗塔筋膜,Gerota fascia)或肾窦脂肪的侵犯、邻近淋巴结情况等直接影响到分期的判定。肾细胞癌假包膜在 T_2WI

呈线样低信号,与病变内高信号、肾周脂肪高信号形成鲜明对比,清晰显示包膜不完整范围及部位(图 4-4-17)。

五、核医学

(一)正电子发射计算机断层显像(PET/CT)

PET 可提供放射性核素标记的生物分子(显像剂)在组织中三维分布的定量信息。不同的显像剂反映不同的生物学行为,可提高肿瘤诊断准确度及

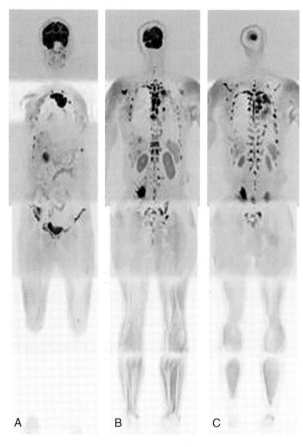

图 4-4-16　多发性骨髓瘤患者 MRI 全身类 PET 图像

A. 左侧肋软骨区肿物、双侧髂骨结节；B. 骶骨右侧翼、多发椎体结节及肿物；C. 双侧肋骨、双侧锁骨结节。

灵敏度，[18]F-脱氧葡萄糖（fluorodeoxyglucose，FDG）是一种放射性核素标记的葡萄糖，是肿瘤显像最常用的显像剂。对于大多数恶性肿瘤，肿瘤细胞糖酵解功能增强，葡萄糖转运蛋白表达和己糖激酶活性增强，导致葡萄糖利用率增加，代谢活跃的肿瘤细胞比周围正常组织摄取更多的[18]F-FDG。结合 CT 准确解剖定位的优势，目前，[18]F-FDG PET/CT 已广泛应用于各种肿瘤的临床诊治中，有助于肿瘤分期、再分期、疗效评价、肿瘤的恶性程度和预后评价。

常用的评估指标包括：最大标准摄取值（maximum standard uptake value，SUV_{max}）、SUV_{max} 的变化值、基于体积的代谢参数肿瘤代谢体积（metabolic tumor volume，MTV）及病灶糖酵解总量（total lesion glycolysis，TLG）。这些指标均与肿瘤细胞的增殖和生长能力密切相关，能够较早地反映肿瘤细胞对治疗的反应，并可能对治疗疗效及预后进行预测；后两者体现肿瘤的代谢负荷情况。肿瘤代谢体积是根据 $SUV_{max}=2.5$ 或以 40% SUV_{max} 为阈值来自动勾画。

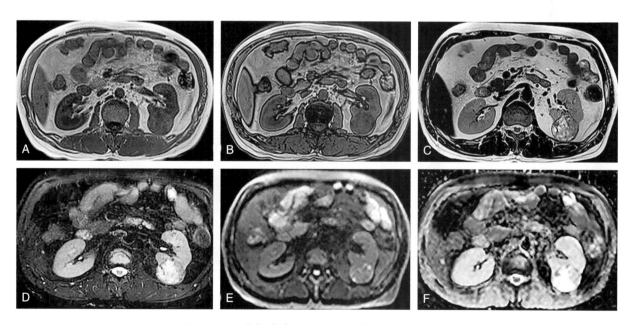

图 4-4-17　肾细胞癌 MRI T_2WI 图像显示包膜连续性

A. T_1WI 同相位；B. T_1WI 反相位；C. T_2WI；D. T_2WI 脂肪抑制序列；E.DWI；F. ADC。图像显示左肾外凸类圆形等 T_1、等、长、短 T_2 混杂信号影，DWI 边缘局部可见斑片状扩散受限区，肿瘤边界清晰，可见 T_2WI 完整的低信号包膜影。

1. 肝肿瘤的评价 ^{18}F-FDG 高摄取多提示低分化 HCC,有更强的生物侵袭性且预后较差,^{18}F-FDG 低摄取多提示高分化 HCC。

肝细胞癌 PET/CT 的显像方法有:①常规显像;②早期动态 ^{18}F-FDG PET/CT 显像;③双时相显像;④与新的示踪剂联合成像,如 ^{11}C-乙酸盐、^{18}F-氟胆碱等,可提高 PET/CT 对肝癌的诊断能力。

PET/CT 能准确地检测病灶的数量和大小,观察肝外转移情况,整体水平上显示病灶的分布范围(图 4-4-18),还可用于 TACE 术后肿瘤残存、复发监测、疗效评估,以及及时发现肝内转移病灶。PET 上代谢增高与肿瘤大小、分期、有无 MVI 有关。肝脏是富血供的器官,其正常肝实质的本底较高,且肝癌患者通常伴有肝硬化及活动性肝炎,影响 ^{18}F-FDG 的摄取,所以靶/本底最大标准摄取值(T/B)更具客观性。PTLD 在 PET/CT 表现为 ^{18}F-FDG 高摄取(图 4-4-19)。

2. 肺癌的评价 恶性肿瘤 ^{18}F-FDG 摄取后随时间延长而增加,良性病变摄取则趋于稳定或降低,联合双时相显像有助于鉴别病变良恶性。肺癌淋巴结转移的诊断直接影响其 TNM 分期,与 CT 相比,PET/CT 具有较高的诊断准确性(图 4-4-20)。其原发灶大小、^{18}F-FDG PET/CT 的代谢负荷参数,是淋巴结转移的危险因素,对于隐匿性淋巴结转移有较高的预测价值。^{11}C-硫代胸苷显像剂可以参与 DNA 合成,纵隔呈现低背景,能更好地显示淋巴结摄取情况。

3. 血液系统肿瘤的评价 PET/CT 为淋巴瘤、多发性骨髓瘤等诊断、分期、疗效评估及随访的常规检查技术之一,可全面反映全身病变情况并预测患者预后(图 4-4-21)。PET/CT Deauville 五分法(5-PS)是病灶 SUV_{max} 与当次显像的肝脏本底、纵隔 SUV_{max} 相比较而得的评分,临床应用简便、可重复性强、易掌握,已成熟用于淋巴瘤。多发性骨髓

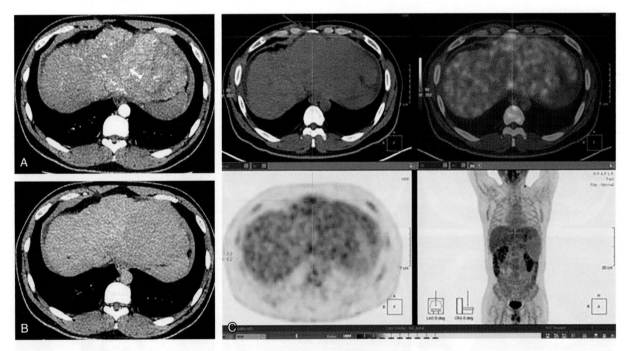

图 4-4-18 肝细胞癌 CT 增强及 PET/CT 图像

男,43 岁,肝移植术前。A. CT 增强动脉期;B. CT 增强延迟期,CT 显示肝硬化背景下,肝左叶强化不均匀,S2 边缘不均匀强化结节(箭头)延迟期呈稍低密度;C. PET/CT 显示肝脏示踪剂分布不均匀,局部示踪剂异常浓集,S2 边缘结节 SUV_{max} 为 5.14,病理证实为多灶型肝癌。

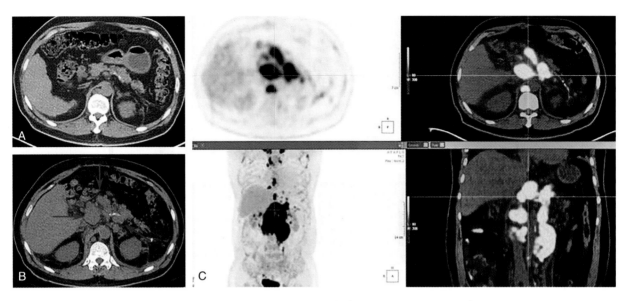

图 4-4-19　肝移植术后 PTLD 患者术前 CT 及术后 PET/CT 图像

男,61 岁,肝移植前为肝硬化肝癌患者,移植后肝实质密度及代谢未见异常。A. 术前 CT 显示肠系膜未见增大淋巴结影;
B. 肝移植后 1 年 8 个月同一层面 CT 显示肠系膜多发增大淋巴结;C.PET/CT 多发增大淋巴结代谢异常增高,SUV_{max} 为
24.49,病理证实为弥漫大 B 细胞淋巴瘤。

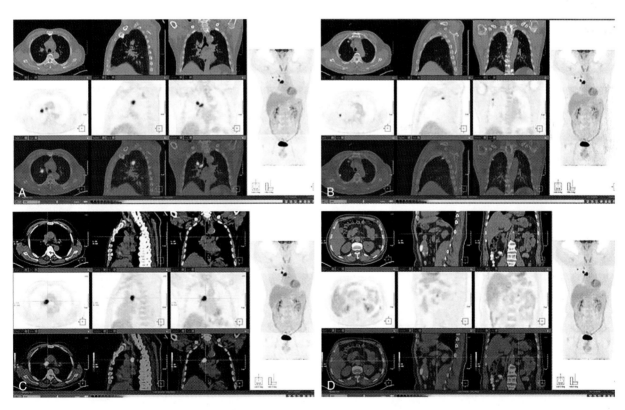

图 4-4-20　肺癌伴纵隔淋巴结及左侧肾上腺转移患者 PET/CT 图像

男,60 岁,咳嗽伴痰中带血 1 月余。A. 右肺上叶近肺门处结节示踪剂异常浓集;B. 右肺上叶胸膜下结节示踪剂异常浓
集,近肺门结节 SUV_{max} 为 16.89;C. 纵隔转移淋巴结示踪剂异常浓集,SUV_{max} 为 26.43;D. 左侧肾上腺小结节示踪剂浓集,
SUV_{max} 为 5.92,考虑为转移。患者行右肺上叶切除,病理证实为右肺上叶腺癌。

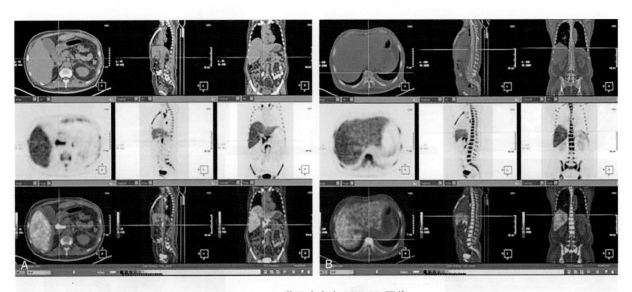

图 4-4-21　淋巴瘤患者 PET/CT 图像

男,68 岁,淋巴瘤患者。A. PET/CT 图像显示,腹腔内多发淋巴结示踪剂呈异常浓集,门腔静脉间隙结节 SUV_{max} 为 18.41;
B. 全身骨骼代谢弥漫性增高,骨质密度未见明显异常,示踪剂弥漫增浓,SUV_{max} 为 15.18。

瘤的评估中,相比 CT 可以在溶骨性病变出现之前发现代谢异常,直观显示肿瘤负荷,诊断范围更广且诊断效能更高,在治疗后评估及预后预测方面也有一定的临床价值(图 4-4-22)。

（二）单光子发射计算机断层成像/计算机断层成像（single photon emission computed tomography/CT,SPECT/CT）

SPECT/CT 主要用于骨骼、甲状腺、甲状旁腺

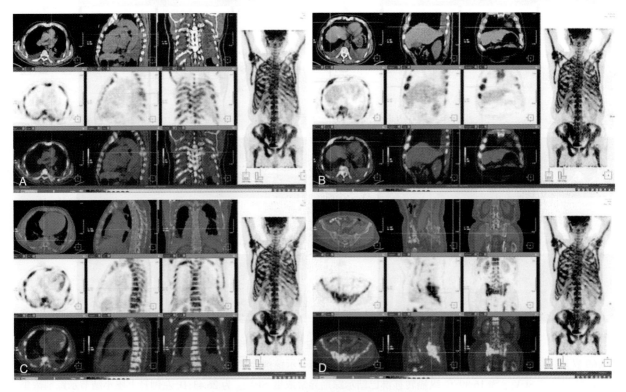

图 4-4-22　多发性骨髓瘤患者 PET/CT 图像

男,59 岁,胸痛 15 天。A. 左侧胸膜不均匀增厚伴结节,示踪剂不均匀异常浓集,SUV_{max} 为 10.92;B~C. 全身骨骼骨质密度不均匀减低,局部伴软组织影,代谢不均匀异常增高;D. 右侧髂骨及骶骨示踪剂异常浓集,SUV_{max} 为 16.90。

等部位肿瘤的辅助诊断。放射性核素全身骨显像是目前诊断和筛查骨转移瘤的首选检查方法，具有较高的敏感度（图4-4-23）。常用的示踪剂为锝-99标记的亚甲基二磷酸盐（^{99m}Tc-MDP）。

良恶性病变均可伴有示踪剂的摄取，需要与感染、退变等疾病鉴别，特异度较低。SPECT/CT融合显像可同时显示解剖结构及功能信息，可显示CT上骨骼形态尚未改变的早期病变，提高诊断的准确度、特异度及全面性（图4-4-24、图4-4-25）。

（三）正电子发射计算机断层磁共振图像（positron emission tomography/MRI，PET/MRI）

全身PET/MRI自推出以来已在科研及临床中获得广泛认可。相比PET/CT，PET/MRI接受较少辐射的同时，可获得疾病解剖与功能信息，提高肿瘤诊断的灵敏度。PET/MRI一体机同一患者1次采集过程中可同时获得PET和MRI的数据。PET/MRI全身显像适用于已知肿瘤的分期、再分期，检测或排除肿瘤复发，疗效评估及监测，鉴别

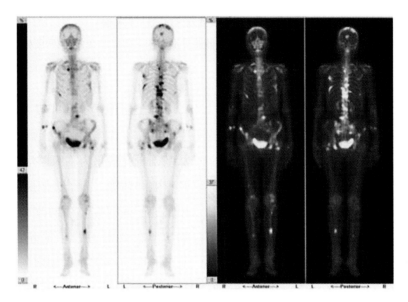

图4-4-23　肺癌全身骨转移SPECT/CT图像

女，83岁，肺癌全身广泛骨转移，全身骨扫描显示全身骨骼多发放射性异常浓集灶，而四肢关节放射性异常浓集与退行性关节炎有关。

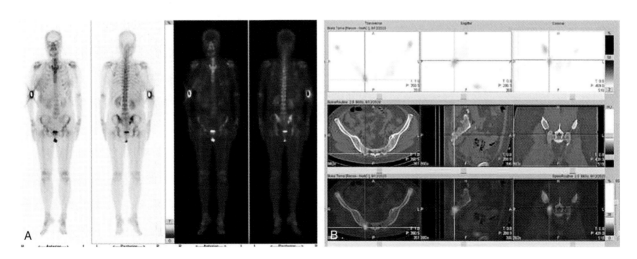

图4-4-24　乳腺癌骨转移SPECT/CT图像

女，52岁，乳腺癌伴肝转移。A.部分上段胸椎、骶骨右侧局部放射性浓集，考虑为骨转移，四肢关节放射性浓集与关节退变有关；B.骶骨右侧骨质形态未见异常。

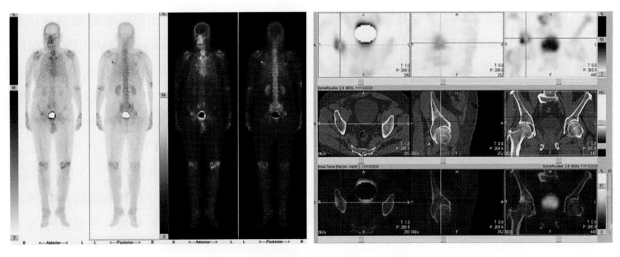

图 4-4-25　肺癌骨转移 SPECT/CT 图像

男,76 岁,确诊肺癌 1 年并肩胛骨转移,全身骨扫描显示右侧髂骨形态未见明显改变,骨质密度略减低,融合图像显示局部放射性异常浓集,考虑为骨转移瘤。

常规影像不能定性的影像表现,指导放疗计划制订,以及活检方案制订。

PET 高分化肝癌假阴性率高,MRI 检测 HCC 灵敏度较高,但对淋巴结良恶性定性困难,PET 对于淋巴结转移及肝外转移灶检出率高,PET/MRI 能结合二者优势,提高 HCC 检出率、诊断准确率并有助于治疗分层。对于不同原发性肿瘤的肝转移瘤,如结直肠癌、乳腺癌、神经内分泌肿瘤、头颈部肿瘤等,PET/MRI 与 PET/CT 相比具有较高或相当的检测效能。PET/MRI 可作为肝脏肿瘤患者"一站式"成像技术,由于发展时间尚短,能否替代其他成像技术尚需进一步研究证实。

六、分子影像学

分子影像学是通过将特异性分子探针导入体内,利用不同的影像学技术显示组织、细胞或亚细胞水平的特定分子,反映活体内分子水平的变化,可获得影像学参数对其生物学行为定性、定量分析。分子探针是成像的关键,是一类可对特定生物分子进行体内和/或体外示踪的化合物,通过标记该化合物分子,反映靶分子的功能及含量。主要成像方法包括:光学、放射性核素、MRI、CT、超声成像,以及多种方式显像的多模态分子显像。

分子影像学能够非侵入、在体观察疾病的发生、发展,主要作用包括疾病的发现、识别和干预,从基础研究转化为临床医疗,以及肿瘤检测、治疗及疗效评估等。分子影像探针在肝脏肿瘤中的应用加速了其研究方法的改进,在肿瘤诊断及其生物学形态检测、精准手术等方面的研究已成为近年来的热点,可作为肝细胞癌的辅助诊断工具。

七、展望与挑战

超声、CT、MRI、DSA、核医学等多种影像学科以及放疗科、临床、病理等多学科诊疗(multidisciplinary treatment,MDT)模式的广泛建立,提高了肿瘤诊断的准确度,优化了治疗策略,从根本上降低医疗成本,改善了患者预后。

人工智能在肿瘤领域主要研究肿瘤的诊断及治疗,尤其是肝细胞癌。其中机器学习在肝细胞癌的研究主要集中在三个领域:识别临床病理的关键变量、基因组学和影像组学。机器学习的应用可以更准确地临床预测,确定影响疾病复发和生存的主要因素,改善预后,有助于预测哪些 HCC 患者更可能受益于肝移植。近年来关于 HCC 影像组学结合人工智能研究较多,包括通过建立影像组学模型预测 HCC 微血管侵犯及临床预后,并得出结论伴有微血管侵犯患者中位总生存期及无进展生存期明显缩短,后者是无侵犯组的不足1/4;结合临床数据及影像组学能够较好预测肝移植术后肝细胞癌复发;以及利用影像组学模型鉴别及诊断 HCC 等。

利用人工智能方法对影像图像进行挖掘分析具有重要的临床意义。影像学图像特征提供了视觉图像信息,但图像灰度层面观察限制了其可能有价值的微观图像特征,影像组学通过计算机算法自动、客观提取定量图像纹理特征,来获得二维图像及高维图像特征。通过基于影像学图像信息的临床数据挖掘,建立组学模型,可用于肿瘤各个阶段的评估。影像组学内容将在随后章节(本章肿瘤组学进展相关章节)中详细剖析。

(陈丽华 沈文)

第五节　肿瘤病理学进展

广义而言,肿瘤病理学的概念是运用各种自然科学的方法研究肿瘤的起因、发生发展规律、形态结构与功能特征、生物学行为以及在肿瘤生长过程中对人体造成的危害。通过对肿瘤本质的认识,为肿瘤的诊断、治疗、疗效预测与评估、预后判断和预防提供理论基础和实践依据。狭义而言,肿瘤病理学的主要功能是运用组织和细胞形态学以及其他辅助手段对肿瘤做出准确诊断,并提供有效参数以指导精准临床治疗,达到延长患者寿命、提高患者生存质量的目的。

肿瘤病理学的发展离不开整体医学的进步,离不开医疗技术的创新,更离不开生物医学研究带来的日新月异的知识更新。科学技术的突破给病理学,特别是肿瘤病理学,不断带来新的机遇和挑战,极大地促进了病理学科的迅速发展。病理医师的职责也从单纯的"指导外科医师的手"扩大到参与多科合作,在为患者提供最佳的治疗方案、为患者家属提供最适当的遗传咨询的过程中

发挥更重要的作用。本节将对病理在肿瘤诊断、治疗及预后判断中的作用和肿瘤病理技术的发展与未来做进一步阐述。鉴于肝脏肿瘤和 PTLD 与器官移植密切相关,本节将着重对这两大类肿瘤的病理学进行详细的讨论。

一、病理在肿瘤诊断、治疗及预后判断中的作用

精准治疗离不开精准诊断,正确的诊断对肿瘤治疗与预后判断的重要性毋庸置疑。虽然有些肿瘤具有明显的影像学特征、或在血液中释放特征性的肿瘤标志物、或具有特征性的突变基因,可以通过影像学、血清学、液态活检等检测手段做出初步诊断,但多数病例最终仍需依赖组织活检或细针穿刺进行病理检查得以确诊。以肝细胞癌为例,虽然无创性影像学诊断得到了各大肝病学会,包括美国肝病研究学会、欧洲肝病研究学会和亚太肝病研究学会的认可,但这仅限于硬化的肝脏和直径 >1cm 的肿块。但是,生长在硬化背景上的肿块不一定就是 HCC,其他的可能还包括大再生结节、异型增生结节、肝内胆管癌、混合型肝细胞胆管细胞癌、血管瘤、梗死灶,甚至还有可能是极为少见的炎症型肝细胞腺瘤。Freedman 等曾对789 例术前影像学诊断为 HCC 而接受肝移植的病例进行回顾性分析,术后发现其中 21%(165 例)是良性结节。这些不同类型的良恶性结节不一定能够仅仅通过影像学特点将其完全可靠地区分开来,最终的诊断还需通过在影像引导下进行活检病理检查才能完成。影像学对生长在非硬化背景上的肝脏肿块的诊断和鉴别诊断难度更大,除了各种肝脏原发的良恶性肿瘤外,来自其他器官的转移瘤也应该包括在鉴别诊断中。当然,活检是创伤性的,会给患者带来疼痛和不适,极少情况下还会导致严重出血甚至肿瘤种植的风险。但是,对不适合接受根治切除、计划接受化疗或接受肝移植的患者来说,通过活检病理检查以明确诊断

比起这些低概率的风险而言更为重要。

与活检标本相比，手术切除标本会为临床提供更多有价值的信息。除了明确肿瘤类别、组织学亚型及分化程度外，手术切除标本的病理检查还应该包括肿瘤的大小、肿瘤侵犯程度（如有无侵犯肝被膜、有无侵犯邻近器官或组织）、肿瘤离切缘的距离、肿瘤是否侵犯血管或淋巴管、是否侵犯神经、有无淋巴结转移以及有多少淋巴结出现了转移。这些参数对判断术后肿瘤复发具有重要价值。如果患者术前曾经接受过化、放疗，病理检查还应对切除的肿瘤进行疗效评估。目前用得比较多的疗效评估方法是改良的 Ryan 评分系统（表4-5-1）。另外，对切除标本的病理检查还应包括对非肿瘤组织的检查以了解未被肿瘤累及的组织有无器质性病变以及病变程度。就肝脏而言，病理检查应该对未被肿瘤累及的肝脏的纤维化程度、脂肪变性程度、炎症及坏死程度等做出评估。这些信息能为术后制订进一步的治疗方案和判断患者的预后提供重要依据。

表 4-5-1　改良 Ryan 肿瘤疗效评分系统

疗效评分	组织病理学发现
0	无存活癌细胞残留（完全有效）
1	单个癌细胞或极少小癌细胞团残留（接近完全有效）
2	残留癌细胞有明显消退迹象，但数量多于单个癌细胞或极少小癌细胞团（部分有效）
3	大量癌细胞残留，无肿瘤消退迹象（疗效很差或完全无效）

活检和切除标本还为进一步的免疫组织化学、细胞遗传学及分子病理学等检测提供了材料，这对选择正确的靶向治疗方案至关重要，同时也为疗效预测、预后判断、遗传肿瘤综合征的诊断以及患者家庭成员遗传学咨询提供更多有价值的参数。这些内容将在下面的"肿瘤病理技术的发展与未来"部分得到进一步讨论。病理科医师除了需要对这些检测结果做出正确的判读外，还应该

对组织的保存、蜡块的选择、检测方法的选择与质量控制等起到严格的把关作用。同理，利用人体肿瘤组织材料所从事的科学研究也需要病理科医师的参与和把关。在缺乏正确的病理诊断或在没有使用正确的组织材料的情况下所取得的研究成果是难以具备科学与临床价值的。病理科医师应该不断地用新知识充实自己，努力提高诊断水平，以满足日益增加的临床与科研需求。最近一份来自澳大利亚的报道显示，病理科医师对不同标本的误诊率为 3%~9%。另外一份来自意大利和南非的报道显示，没有受过泌尿病理亚专科训练的病理科医师更容易误诊膀胱癌的少见亚型。因此，病理科医师应该对自己知识的局限性有清楚的认识。对于疑难病例应找有经验的同事或专家会诊，以降低出错概率，从而提高对患者的治疗质量。

二、肿瘤病理技术的发展与未来

（一）组织形态学与细胞学

组织形态学是肿瘤病理诊断的基础。活检或手术切除的标本经过甲醛固定、组织取材、石蜡包埋、切片和染色等一系列工序后，组织所发生的病变通过在显微镜下观察得以发现。近几十年来，组织的处理流程包括染色大多都已自动化，技术层面上很难再有新的突破。但是，病理科医师和研究者们对肿瘤组织形态的兴趣与探索却从未停止，他们的不懈努力让我们对肿瘤形态学特征的认识不断更新、对肿瘤的分类更加详细明了，从而为肿瘤的治疗与预后提供更加准确的指导。WHO也对混合型肝细胞胆管细胞癌进行了重新定义，并在 HCC 分类中增加了几个新的少见亚型：脂肪肝炎型、透明细胞型、粗梁型和富含中性粒细胞型。这些亚型会在下面的"肝脏肿瘤病理诊断"部分得到进一步讨论。简单地讲，部分亚型和预后有密切关系。例如富含中性粒细胞型比普通HCC 预后更差。这个亚型的特点是肿瘤细胞产生粒细胞集落刺激因子，导致瘤内出现大量中性粒

细胞浸润(图 4-5-1),肿瘤大多呈低分化状态,局灶性肉瘤样去分化常见。

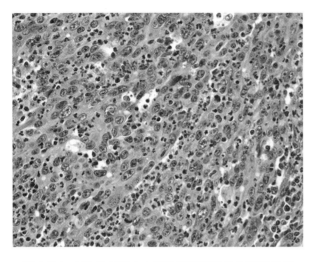

图 4-5-1 HE 染色富含中性粒细胞型低分化肝细胞癌

细胞病理学主要是对脱落细胞(如存在于尿液、痰液、胸腹水或脑脊液中的癌细胞)和细针抽吸活检进行细胞形态学检查,具有简单易行、快速、安全等优点。由于缺乏组织结构、缺乏肿瘤与周边组织的关系,细胞学对肿瘤的诊断与分型具有很大的局限性。随着细胞离心涂片、薄层液基、细胞蜡块等先进技术的开发与应用,细胞病理学的用途得到了很大的拓展。特别是细胞蜡块技术的出现,使得免疫细胞化学成为可能,很大地提高了细胞学诊断的准确性。

(二) 组织化学

组织化学是通过特殊染色技术来显示存在于细胞或组织内的独特化学或生物化学成分,如肝细胞内异常积累的铁和铜、胆管的基底膜等。组织化学技术在肿瘤诊断中的用途大多已被免疫组织化学染色(IHC)所取代,但少数技术仍在继续发挥重要作用。最显著的例子是用于帮助肝细胞肿瘤鉴别诊断的网状纤维染色。尽管现在已经有了很多有价值的 IHC 标志物,但对于区分良恶性肝细胞肿瘤而言,网状纤维染色仍然是最重要的辅助诊断技术之一(图 4-5-2)。其他例子还包括黏液染色帮助诊断腺癌、弹力纤维染色帮助确定肿瘤侵犯血管等。此外,对未被肿瘤侵犯的肝脏组织纤维化程度的评估也离不开组织化学技术,如 Masson 三色染色法。

(三) 免疫组织化学与原位杂交

免疫组织化学是肿瘤病理学中应用最为广泛的技术。该技术利用特异的抗原-抗体反应通过显色对抗原(蛋白质或多肽)在细胞或组织内进行定位定量分析。随着肿瘤生物学研究的不断深入,越来越多的生物标志物得以发现并很快转化到临床病理应用,这不仅对确定肿瘤的细胞或器官来源、良恶性肿瘤的区分、肿瘤的亚型分类起到重要作用,也为指导临床治疗、预测疗效、判断

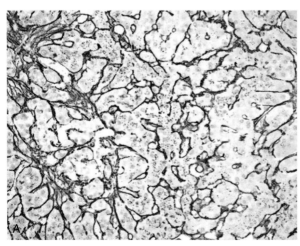
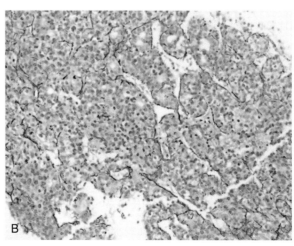

图 4-5-2 网状纤维染色

A. 大再生结节显示排列紊乱的再生肝小梁;B. 肝细胞癌显示明显增宽的小梁和部分网状纤维丢失。

预后以及遗传咨询提供重要依据。当遇到来源不明的肝、肺或其他部位转移癌时,选择性地使用这些标志物对寻找肿瘤的原发部位很有帮助。IHC 标志物对 HCC 与肝细胞腺瘤和异型增生结节(dysplastic nodule,DN)之间的鉴别诊断作用会在下面的"肝脏肿瘤病理诊断"部分提到。在其他的一些疑难鉴别诊断中,比如恶性黑色素瘤与不典型痣的区别,间皮瘤与反应性间皮增生的区别,胰腺导管癌与慢性胰腺炎的区别,肝外胆管癌与反应性胆管上皮的区别等,IHC 标志物都能起到一定的帮助作用。

肿瘤免疫疗法是一个发展迅速、有着广阔前景的新兴领域,其原理是通过提升患者自身免疫系统能力来达到杀伤肿瘤细胞的目的。2018 年,诺贝尔基金会将该年度的生理学或医学奖授予免疫疗法的开拓者 James P Allison 和 Tasuku Honjo,对该疗法的科学意义和临床价值进行了充分肯定。尽管如此,目前已经用于临床的免疫疗法仅能让小部分(20% 左右)患者受益,而大多数患者对免疫疗法缺乏应答,不少患者还会出现严重的异常免疫调节带来的不良反应。基于这些因素,利用生物标志物来帮助挑选适合接受免疫疗法的患者就显得特别重要。其中两个最显著的例子是 PD-L1 和错配修复(MMR)蛋白。IHC 检测 MMR 蛋白是否在肿瘤细胞表达也是预测肿瘤能否对以 PD1/PD-L1 为靶点的免疫疗法产生疗效的一个重要手段。一项在 2015 年发表的Ⅱ期临床试验的结果表明,帕博利珠单抗对 MMR 表达缺陷(deficient MMR,dMMR)的肿瘤比对 MMR 表达正常的肿瘤疗效更为显著。基于这项结果,FDA 于 2017 年 5 月 23 日快速批准了帕博利珠单抗可用于无法切除或已经转移、其他治疗无效、dMMR 或 MSI-H 的实体肿瘤。因此,检测 MMR 或 MSI 是使用帕博利珠单抗以及纳武利尤单抗必不可少的环节。此外,dMMR 或 MSI-H 肿瘤的总体预后比无 MMR 缺陷或微卫星稳定肿瘤要好,但对 5-氟尿嘧啶(5-fluorouracil,5-FU)不敏感。

原位杂交技术使用标记的已知序列的互补核酸探针对存在于细胞中特定的 DNA 或 RNA 序列进行定位定量分析。如前所述,原位杂交可以通过荧光、显色或加强银等多种标记方法显示结果。除了用于检测 HER2 扩增外(图 4-5-3),荧光原位杂交(fluorescence in situ hybridization,FISH)技术还广泛地用于实体肿瘤的诊断以及对预后和疗效的预测。例如,约 5% 的肺腺癌会发生 ALK 基因重排导致 ALK 蛋白过量表达。这类肿瘤对 ALK 酪氨酸激酶靶点抑制剂克唑替尼或色瑞替尼敏感,而 FISH 是检测肿瘤是否有 ALK 重排的金标准。FISH 也是检测非小细胞肺癌是否存在 ROS1、RET、MET 等基因重排或扩增的推荐方法。这些检测结果为决定靶向治疗提供重要依据。RNA 原位杂交技术于 2010 年发展为新一代 RNA 原位杂交分子病理诊断技术。该技术采用特异性的双 Z 探针设计,配以级联放大检测原理,可以高度敏感地原位检测长度 >300nt 的 RNA,从而实现单细胞单分子 RNA 原位精准定位及定量,该技术可针对不同样本类型(冰冻切片、石蜡切片、悬浮细胞、贴壁细胞等进行检测,是目前检测 HPV 最敏感的方法。RNA 原位杂交检测白蛋白的表达也越来越多地在肝脏肿瘤的病理诊断与鉴别诊断中得到应用。一些研究结果显示白蛋白在 HCC 的表达在 95% 以上,在肝内胆管癌的表达在 64% 以上,极少有肝外肿瘤表达白蛋白。这些结果对诊断低分化 HCC、鉴别肝内胆管癌与转移腺癌(如胰腺导管癌)有很大价值。随着技术的不断更新,RNA 探针有望取代一些灵敏度和特异度不高的 IHC 标志物,并有可能成为检测缺乏特异性抗体的生物标志物和病原微生物的重要工具。

(四)分子病理学

分子病理是近年来发展迅速的一个领域,是肿瘤个性化精准治疗的基础。虽然不少基因和染色体的异常可以通过 IHC、原位杂交或传统的细胞

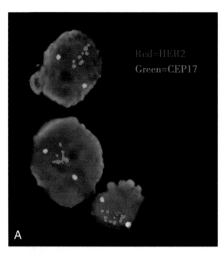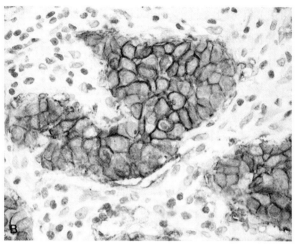

图 4-5-3　HER2 检测

A. 荧光原位杂交显示 *HER2* 基因扩增；B. IHC 显示 HER2 在癌细胞中过量表达（3+）。图中 CEP17 为显示 17 号染色体的探针。癌细胞中的 *HER2* 信号≥4.0，*HER2* 与 CEP17 的比率≥2.0。图 B 由美国加州大学洛杉矶分校病理系 Sung-Hae Kang 教授提供。

遗传学等技术揭示，但更多基因层面异常的发现需要借助以 PCR 和测序为基础的现代分子生物学技术。比如前面提到的 MSI 和 MLH1 甲基化主要依靠 PCR 完成，当然也有实验室选择用二代测序（next-generation sequencing，NGS）作为检测 MSI 的首选方法。分子生物学技术的广泛应用对肿瘤分类与准确诊断、用药指导与疗效预测、预后评估、遗传风险评估以及加深对发病机制的了解等都起到了非常重要的作用。早在 2006 年，研究者们就已发现，携带 KRAS 基因密码子 12 号或 13 号突变的结直肠癌患者对以 EGFR 为靶点的单克隆抗体制剂，如西妥昔单抗和帕尼单抗，缺乏临床应答。基因检测可以利用甲醛固定、石蜡包埋的组织，其结果也不会因原发癌或转移癌而异。NCCN 和美国病理医师学会对于检测方法没有硬性规定，但很多实验室首选 NGS，因其具有高通量、高自动化和低运行成本等明显优点。另外，NCCN 建议对 KRAS、NRAS 和 BRAF 野生型的 dMMR/MSI-H 结直肠癌患者检测 NTRK 融合。对这些肿瘤，NTRK 抑制剂的疗效仅见于有 NTRK 基因融合的肿瘤，而非有 NTRK 突变的肿瘤。检测 NTRK 融合的方法很多，包括 IHC 和 FISH，但以 NGS 的灵敏度和特异度最高。

肿瘤突变负荷（TMB）是近几年才开始用于临床预测免疫疗效的一项新指标，以癌细胞 DNA 中每兆碱基有多少体细胞突变来衡量。TMB 在不同肿瘤中区别很大，以黑色素瘤、皮肤鳞癌、非小细胞肺癌和膀胱癌含量最高。很多研究表明，肿瘤的 TMB 越高，对免疫检查点抑制剂的临床应答越好。其原理可能是因为突变多的癌细胞产生的新抗原也多，从而更容易被免疫系统识别而受到攻击。虽然多数 dMMR/MSI-H 肿瘤 TMB 高，但并非所有 TMB 高的肿瘤都是 dMMR/MSI-H，因此 TMB 和 dMMR/MSI-H 并不完全重叠，都应作为评判患者是否应该接受免疫疗法的独立指标。目前文献中采用的检测 TMB 的方法多为全外显子组测序，能否用 NGS 取代尚在探索中。对于如何确定 TMB 高与低的指标目前也缺乏统一标准，FDA 在 2020 年 6 月批准帕博利珠单抗可用于无法外科切除或已经转移且 TMB 高的儿童和成人实体肿瘤时，高 TMB 的定义是每兆碱基含≥10 个突变。

（五）数字病理与人工智能

如果把免疫组织化学和分子病理的出现看成是诊断病理学的两次革命，数字病理（digital

pathology,DP）与人工智能（artificial intelligence，AI）正在给我们带来第三次革命的浪潮。DP 的基本概念是利用全自动显微镜扫描技术结合计算机软件系统将传统组织切片转换成全视野数字影像（whole slide imaging，WSI），然后利用计算机对 WSI 进行观察、分析、分享和贮存。DP 的迅速发展得益于显微镜扫描技术的进步、网络速度的大幅度提升和网络贮存容量的大幅度增加。WSI 具有传统切片的所有功能，同时具有不受时间和空间限制的优点，因此越来越多地在病理诊断、教学、多学科肿瘤诊治讨论会、远程会诊（包括术中即时冰冻切片会诊和跨国会诊）以及科研等领域得到应用。

AI 的出现是 DP 进一步发展的必然，其核心是机器学习，即让计算机对大量 WSI 进行监督或非监督的"学习"、分析和演算，从大量数据中找出规律并做出判断。因此，AI 的进一步发展与完善会在很大程度上取代病理科医师的一些职能，如目前已经报道的对乳腺癌、前列腺癌和淋巴结内微小转移癌的组织病理学诊断以及对肿瘤恶性程度的分级。对一些受病理科医师主观因素影响比较重、重复率比较低的诊断，如前面提到的 HER2 评分和 Ki-67 计数等，可以利用 AI 做出更准确、更标准化的诊断。通过深度学习，AI 还能通过组织形态学预测肺腺癌常见的基因突变、预测胃肠道腺癌的 MSI 状态、预测肝癌术后早期复发。此外，AI 还可以用来整合各种复杂的临床与病理信息，以帮助病理科医师做出对患者最为有利的诊断。这些都是病理科医师单靠人脑和显微镜难以完成的。毫无疑问，AI 为解决病理科医师短缺提供了一个良方，但 AI 的最终目的并非取代病理科医师。相反，就像 IHC 和分子病理一样，AI 将会为病理科医师所用，其最终目的是为患者的有效治疗提供最精确、最一致、最有用的病理信息。

三、肝脏肿瘤病理诊断

肝移植治疗肝脏恶性肿瘤不仅可以彻底清除

肿瘤，还能消除原有肝脏新发肿瘤的风险，目前已被列为肝移植适应证并取得很好的疗效。肝移植术后肿瘤复发是影响移植效果的主要因素，因此，原发性肿瘤准确、详细的病理学诊断和评估有助于指导临床制订合理的治疗方案，降低肿瘤复发风险。

（一）肝脏肿瘤 WHO 分类和 TNM 分期

近年来，随着对肝脏肿瘤分子学研究的不断深入，2019 年 WHO 基于最新的分子学发现，对第 4 版肝肿瘤病理分类进行了修改和完善，发现一些罕见的 HCC 亚型（发病率 20%~30%）具有稳定的分子和临床特征，例如纤维板层肝癌具有诊断意义的 *DNAJB1-PRKACA* 易位。肝内胆管癌被分为大胆管型和小胆管型，前者类似肝外胆管细胞癌，后者与 HCC 的病因学、发病机制和影像特征相似，两者具有不同的病因、分子改变、生长方式和特征，解释了不同分类解剖学和组织病理学上的差异。胆管细胞型肝癌不再认为是混合型肝细胞胆管细胞癌的亚型，而是小胆管型肝内胆管癌的亚型，所有原发于肝内的具有胆管或小胆管表型癌都被纳入肝内胆管癌的范畴。肝细胞腺瘤的形态—分子学肿瘤亚型分类具有高度的临床相关性，实现了形态学标准和分子检测的完美结合。

肝细胞癌 TNM 分期的评估不仅需要结合肿瘤大小、有无血管侵犯，还应结合体格检查、影像学和外科发现。尽管肝硬化是影响预后的重要因素，但并不影响 TNM 分期。区域淋巴结评估包括肝门、肝总动脉、门静脉、腔静脉、肝十二指肠韧带周围以及膈下淋巴结。肝内胆管癌的 TNM 分期适用于肝内胆管癌、混合型肝细胞胆管细胞癌和低分化神经内分泌癌。右肝肿瘤的淋巴结评估包括肝门部（胆总管、肝动脉、门静脉、胆囊管）和十二指肠、胰腺周围淋巴结。左肝肿瘤的淋巴结评估包括肝门部、膈下以及胃肝淋巴结。肝内胆管癌转移至腹腔、主动脉周围或腔静脉周围淋巴结属于远处转移。肝门部（或肝门周围）胆管癌的 TNM 分期适用于肝门部肝外胆管癌，包括左、右肝管和肝总管。区域淋巴结评估包括肝门、胆囊管、胆总管、肝动脉和门静脉周围以及胰腺十二指肠后淋巴结。肝门部肝外胆管癌累及肝十二指肠韧带远端淋巴结属于远处转移。远端肝外胆管癌的 TNM 分期适用于胆囊管肝总管汇合点以下至壶腹部以上的肝外胆管癌，包括胰腺内胆总管癌，胆囊管癌被归于胆囊。区域淋巴结评估包括沿胆总管、肝动脉、腹腔干背侧、胰十二指肠前后以及肠系膜上动脉的淋巴结。区域淋巴结评估通常需要 ≥12 个淋巴结。

（二）肝脏原发性肿瘤病理诊断

1. 肝细胞癌 是全球第六大常见的恶性肿瘤，死亡率位居第四位，占原发性肝脏恶性肿瘤的 75%~85%。大于 90% 的 HCC 与慢性肝病或外源性暴露有关，包括 HBV、HCV、酒精和非酒精性脂肪性肝炎、遗传性疾病（如遗传性血色素沉着病）、糖尿病、黄曲霉毒素等。HCC 的发病机制包括慢性肝病引起的变化（肝细胞死亡→再生→不典型增生→癌变）、基因突变、炎症所致的致癌因素、纤维化以及血管重建等。HBV DNA 可插入到肝细胞内的癌/抑癌基因附近，改变基因功能进而破坏相应的蛋白编码序列。HCV 核心抗原和 NS5A 蛋白可通过蛋白互作调控细胞内多种基因表达。黄曲霉毒素可诱发 *TP53* 基因的 249 号密码子发生精氨酸→丝氨酸突变。大多数情况下，HCC 遵循慢性肝病→癌前病变（异型增生结节，DN）→小 HCC →进展期 HCC，并伴有肝内和肝外转移。高级别 DN 的分子特征相比于低级别 DN 更接近 HCC，包括端粒缩短、*TERT* 基因和细胞周期检查点调节机制的激活，大约 15% 的 DN 发展至进展期 HCC 时遗传异常程度逐渐增加，其中 *TERT* 基因的启动子突变是早期事件。HCC 中的肿瘤基因突变数量在 5~121 个，不同病因也影响其遗传特征。目前，通过大规模的基因组分析确定了 HCC 发生过程中的关键信号通路包括 Wnt/β-catenin、p53、酪氨酸激酶、Notch、JAK-STAT、HGF/c-Met 通路等，随着分子生物学研究的不断深入，未来可能会有更多通路被发现，为 HCC 的精准治疗提供重要依据。

（1）大体特点：肿物呈类圆形或不规则块状型，切面实性，灰白色，质软，伴出血、坏死。肿瘤颜色与出血、脂肪和胆汁含量相关，呈浅棕褐、绿色、黄色，肿物周围有炎细胞和纤维组织构成的假包膜。HCC 大体分型种类较多，WHO 将其分为四种类型：单结节型；单结节伴卫星结节型（位于单结节周围 2cm 内，提示肿瘤的局部扩散和可通过门静脉扩散）；多结节型（多个彼此分开的独立的肿瘤结节）和弥漫或肝硬化型（数十个到数百个大小相似的结节，类似肝硬化结节）。少数带蒂的肿瘤结节可向肝脏表面突出，但不代表其具有独特的生长模式，也没有明显的组织学相关性。我国将 HCC 分为四个大型、六个亚型，包括小癌型（肿瘤直径≤3cm）、结节型（分为单节结、多结节和融合结节 3 个亚型）、块状型（分为单块状、多块状和融合块状 3 个亚型）和弥漫型。

（2）组织学特点：肿瘤肝组织结构发生改变，如肝板厚度 >2 层（图 4-5-2B）、门管区消失、出现孤立小动脉等，肿瘤细胞异形（包括染色质凝集、核质比增大、核分裂增多等）和增殖明显（图 4-5-4），肿瘤细胞内可见透明小体、Mallory-Denk 小体或苍

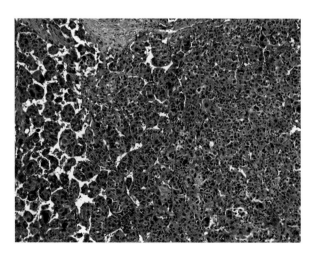

图 4-5-4 HE 染色异型肿瘤细胞增生活跃，可见较多核分裂象

白小体。血窦的变化包括血窦血管化（IHC CD34弥漫着色）和少量巨噬细胞聚集。HCC的组织学类型包括细梁型、粗梁型、假腺型、硬化型、致密型、紫癜型、菊型团型、列兵样排列型和自发坏死型，其中以前三种类型最为常见，约50%HCC存在不同组织学类型。肿瘤细胞通过形态学和IHC呈现不同分化特点分类，包括肝细胞型、透明细胞型、富脂型、梭形细胞型、泡沫细胞型和巨细胞型，一些肿瘤具有两种或更多的细胞形态特点，可能代表肿瘤进展或克隆起源方式不同。

HCC可分为早期和进展期，早期HCC呈结节状，边缘不清楚，无包膜，肿瘤细胞分化良好，可有灶性间质侵犯但无血管侵犯。早期HCC和高级别DN的鉴别具有挑战性，尤其是在活检中，结节内细胞呈结节状生长是HCC特征，间质侵犯是诊断HCC的重要标准。进展期HCC大体边界清楚，常有包膜，肿瘤细胞分化较差并呈扩散生长。活检标本很难判定间质侵犯情况，因此，难以区别高分化HCC和高级别DN，可借助热休克蛋白70（HSP70）、磷脂酰肌醇蛋白聚糖3（glypican3，GPC3）和谷氨酰胺合成酶（GS）IHC染色协助诊断，其中两项以上强阳性者可诊断HCC，其特异度为100%，灵敏度为72%，网状纤维染色对HCC的鉴别也有帮助。

（3）预后相关的组织学特点：HCC的组织学分级可预测肝切除和肝移植患者术后生存率和无瘤生存率，国际通常将HCC分为高、中、低分化，原发于肝脏的未分化癌不纳入HCC的分级系统。高分化HCC的癌细胞呈多角形，细胞质丰富，颗粒状，嗜酸或轻度嗜碱性，有时出现胆汁色素。中分化HCC的细胞核大，核膜厚，染色质多集中于核膜周围，核仁大，明显嗜酸性。低分化HCC癌细胞异形明显，细胞质少，嗜碱性，细胞核明显增大、深染，核质比增高，有时可见核内嗜酸性包涵体。同一肿瘤中可存在不同分化，由于分化程度可以影响患者预后，因此，病理诊断应以最低分化

等级为主。肿瘤细胞的MVI是预测患者预后的重要指标，也是肝癌肝移植术后影响肿瘤复发风险的独立风险因素。MVI定义为在血管腔内发现癌细胞巢团（图4-5-5），以癌旁肝组织、门静脉为主，偶可侵犯肝动脉、胆管和淋巴管分支。MVI分为：①低危险组：≤5个MVI，且发生于近癌旁肝组织区域（≤1cm）；②高危组：>5个MVI，或MVI发生于肿瘤旁>1cm的肝组织中。

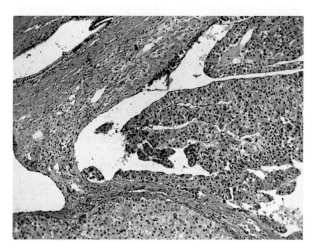

图4-5-5　HE染色胆管旁含有内皮细胞的血管腔内可见癌细胞巢团

（4）小癌型HCC：单个癌结节直径或相邻两个癌结节直径之和<3cm，以膨胀性生长为主，边界清楚，约67%有完整的包膜，切面均匀致密，可见纤细的放射状纤维分隔，可有少量出血坏死，仅3%伴卫星结节。约60%的肿瘤呈高分化，肿瘤细胞轻度异型，大小较一致，细胞质嗜酸性或由于糖原和脂肪积累而呈空泡状，核染色加深，核质比轻度增加，核分裂少。肿瘤细胞多呈细梁状排列，偶见腺管状结构，偶可见门管区残留，约30%肿瘤可见包膜浸润和MVI，但邻近肝组织多无明显侵犯。

（5）癌前病变：癌前病变包括异型增生灶（dysplastic foci，DF）和DN，几乎均发生在肝硬化背景下。DF为显微镜下发现的病变，直径通常<1mm，分为大细胞性、小细胞性和无铁沉积病灶，小细胞性DF具有比周围的肝细胞更高的增殖活性，染色体的缺失、端粒缩短和p21失活，是HCC

的早期病变。大细胞性 DF 可能是慢性乙型肝炎发生肝癌的危险指标,也可能是其他原因导致细胞衰老的表现,因此,其性质尚不明确。在铁沉着病中出现的无铁沉积病灶和小细胞性 DF 可能具有相同的临床意义,提示发生 HCC 的风险更高。DN 的直径通常为 5~15mm,可通过影像学检查发现,表现为单个或多个病灶,在肝硬化中的发生率为 11%~40%。根据细胞和结构异型程度,可分为高级别和低级别。DN 内常可见门管区结构,但随着孤立小动脉数量的增多和门管区数量的减少,可从低级别演变至高级别直至 HCC。低级别 DN 和大再生性结节之间的组织学区别很细微,鉴别起来比较困难。

（6）鉴别诊断:HCC 需要与肝细胞腺瘤、肝内胆管癌、神经内分泌肿瘤、转移性非角化癌以及黑色素瘤等相鉴别。高分化 HCC 的诊断可能会遇到困难,尤其是在活检中,有时很难与肝细胞腺瘤区别开来,需要结合肿瘤的形态学特点、特殊染色和 IHC 结果进行鉴别。前面提到的网状纤维染色,GPC3、GS、HSP70 以及 CD34 等 IHC 标志物有时会有很大帮助。细胞学中,细胞的嗜酸性增加、脂肪变性和胆汁沉积提示肝细胞分化,HCC 的细胞排列呈现梁索状和假腺样,细胞密度增加、核质比增高、核多形性或出现多核或裸核细胞。分子检测也可以帮助诊断或指导治疗,如检测 DNA *JB1-PFIKACA* 有助于确诊纤维板层癌。

2. 肝内胆管癌（intrahepatic cholangiocarcinoma, ICCA）　是具有胆管分化的恶性肝内上皮性肿瘤,占原发性肝癌的 10%~15%,东南亚发病率最高。ICCA 分为大胆管型和小胆管型,小胆管型又分为胆管细胞和胆管板畸形样两个亚型。大胆管型 ICCA 发生于肝门附近较大肝内胆管（近肝左、右管）,类似于肝门周围和肝外胆管癌,可由胆管上皮内瘤变和胆管内乳头状肿瘤演变而来。小胆管型 ICCA 发生肝内,肝祖细胞曾被认为是小胆管型的起源细胞,近期研究表明也可能来源于成熟肝细胞。

（1）大体特点:大胆管型 ICCA 沿胆管壁生长,表现为左、右肝管近端管周结节和硬化性病变,病变大胆管管腔狭窄或闭塞,肿物可不同程度侵及肝实质。小胆管型 ICCA 表现为肝实质内白或灰色结节,晚期可见融合性结节,根据肿瘤大体特点分为肿块型、管周浸润型、管内型、表浅扩展型、多结节型、弥漫型、巨块型、小癌型和混合型。

（2）组织学特点:肿瘤细胞呈立方状、柱状或多形性,管状排列,偶见微乳头结构。肿瘤细胞核较小,核仁不明显,细胞质苍白、略嗜酸性或空泡状。大胆管型 ICCA 组织学特点与肝外胆管癌类似,可见黏液,常伴结缔组织增生并侵犯血管、神经及肝实质,淋巴结转移常见。胆管上皮内瘤变是大胆管型 ICCA 的癌前病变,表现为胆管上皮的扁平或微乳头状增生,上皮细胞异型增生伴细胞核多层,根据细胞和细胞核病变程度,将胆管上皮内瘤变分为低级别和高级别。胆管内乳头状肿瘤可演变为大胆管型 ICCA,胆管黏液性囊性肿瘤可演变为浸润型导管腺癌和黏液癌。小胆管型 ICCA 表现为大小不等的管腔状结构,由细胞质较少的立方或柱状细胞构成,分化差的细胞呈梭形或类圆形,肿瘤细胞于肝小叶或再生性结节中生长,早期可见门管区结构（图 4-5-6）。

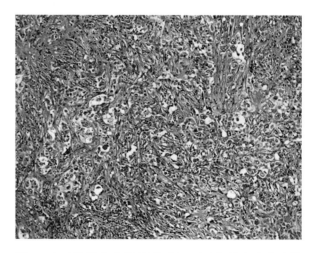

图 4-5-6　HE 染色小胆管型 ICCA 肿瘤细胞立方状或类圆形,管状排列,促结缔组织增生

（3）细胞学特点：涂片诊断 ICCA 的灵敏度为9%~24%，特异度为 61%~100%，恶性肿瘤细胞核仁明显，核膜增厚，染色质增多。细针穿刺抽吸中肿瘤细胞胞质呈蜂窝状或圆柱状，胞核密集或条索状，中、低分化细胞多形性显著，细胞质致密。

（4）鉴别诊断：ICCA 需要与转移性腺癌鉴别，尤其是胰腺、胆囊和肝外胆管癌。

3. 血管源性恶性肿瘤

（1）血管肉瘤：又称血管内皮细胞肉瘤，常为多发性结节，可累及全肝，直径 4~20cm，切面暗红色，蜂窝状，伴出血、坏死、囊性变等。肿瘤组织呈海绵状，管腔样和假乳头状结构，内衬单层或多层梭形或多形的肿瘤细胞，肿瘤细胞呈"鞋钉样"衬于血管壁上（图 4-5-7）。肿瘤细胞显著增生时可形成突向血管腔的乳头，管腔内可见凝血及细胞碎片。肿瘤细胞沿血窦、肝静脉及门静脉分支扩散。肿瘤组织中可见髓外造血和梗死灶。IHC 染色显示肿瘤细胞波形蛋白（vimentin）、ERG、Fli-1、CD31、CD34 和 F-Ⅷ阳性，网状纤维染色显示肿瘤细胞间无网状纤维。

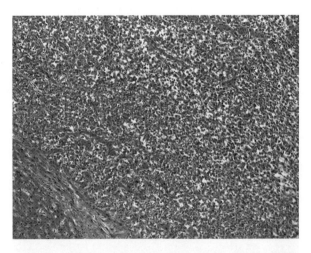

图 4-5-7　HE 染色血管肉瘤肿瘤细胞梭形或多形，"鞋钉样"衬于血管壁

（2）上皮样血管内皮细胞瘤：常见于中年人，女性占 2/3，常为多发病灶，直径 0.2~14cm，切面灰白或棕黄色，质地坚韧可伴钙化。肿瘤组织的中央为硬化区，外周区细胞丰富，肿瘤细胞呈圆形或不规则形，细胞质丰富、嗜酸性，核仁大，核分裂象少，细胞质内空腔和腔内有单个红细胞为特征性病变。肿瘤细胞沿肝窦及中央静脉浸润性生长，可在肝静脉和门静脉分支形成瘤栓。肿瘤细胞 IHC 染色结果与血管肉瘤相同，少数病例平滑肌肌动蛋白（smooth muscle actin，SMA）阳性。本病需要与纤维肉瘤及转移性腺癌（特别是印戒细胞癌）鉴别。

（3）卡波西肉瘤：源自血管或淋巴管内皮细胞的恶性肿瘤，根据病因可分为经典型、地方型、医源型或移植相关型以及获得性免疫缺陷综合征（acquired immunodeficiency syndrome，AIDS）相关型，上述 4 型的组织学表现相似。肿瘤病灶呈多发性散在分布，直径 1~2cm，棕褐色，海绵状，类似血管瘤。肿瘤组织以梭形细胞增生、不规则小的血管腔隙、红细胞外渗、炎细胞浸润及含铁血黄素沉积为特点，多数病例可见过碘酸希夫染色（periodic acid-Schiff staining，PAS）阳性小体。病变主要累及门管区及周围，瘤细胞常侵犯门静脉和肝窦。电镜可见细胞质内怀布尔-帕拉德小体。肿瘤细胞 IHC 染色结果与血管肉瘤相同，但同时可显示人类疱疹病毒 8 型（human herpes virus 8，HHV-8）阳性。本病需要与血管肉瘤、婴儿血管内皮细胞瘤以及其他梭形细胞肿瘤进行鉴别，HHV-8 阳性是诊断卡波西肉瘤的重要 IHC 标志物。

（4）淋巴瘤：肝脏原发淋巴瘤较为少见。目前认为，HCV 感染是主要致病因素，肝移植术后长期应用免疫抑制剂、自身免疫性肝病、系统性红斑狼疮和有害化学物质也可诱发本病。肿瘤以单节结型为主，少数为多结节型，弥漫型罕见。多数肿瘤直径 >5cm，无包膜，边界清楚。肝脏原发淋巴瘤多为非霍奇金淋巴瘤，以弥漫大 B 细胞淋巴瘤、T 细胞淋巴瘤和黏膜相关淋巴瘤最为常见，肝脾 T 细胞淋巴瘤多见于男性青少年。各型淋巴瘤的病理特点和诊断标准可参考相关专业书籍。多数晚期淋巴瘤可累及肝脏,因此,诊断肝脏原发淋巴瘤时应首先排除转移性淋巴瘤。临床症状由肝脏病变所致、无远处淋巴结或相关组织器官病变、无外周血和骨髓异常等倾向于肝脏原发淋巴瘤。

4. 儿童肝脏恶性肿瘤　儿童肝脏恶性肿瘤发病率较低,以肝母细胞瘤(hepatoblastoma)和HCC最常见,少见类型包括胚胎性肉瘤、横纹肌肉瘤、血管肉瘤等。本部分主要介绍最常见的肝母细胞瘤,其他恶性肿瘤的病理学特点可参考相关专业书籍。

肝母细胞瘤多为单发,由上皮细胞和间叶成分组成。80%~90%的肝母细胞瘤发生在年龄6个月~5岁的儿童,平均年龄为18个月,少数病例可发生在出生前和新生儿期以及年龄较大的儿童,极少见于成人,男性发生率略高于女性。危险因素包括出生时低体重(<1 000g)、家族性腺瘤性息肉病、11p部分三体综合征、18-三体综合征、染色体异常、环境因素等。肝母细胞瘤是由原代肝母细胞或未分化多能肝祖细胞形成,具有多种谱系分化的能力,增殖细胞发生突变的阶段和微环境可能决定了肿瘤的分化程度。约80%的肝母细胞瘤中存在Wnt/β-catenin信号通路异常,包括 *CTNNB1* 3号外显子的缺失以及 *CTNNB1*、*AXIN* 和 *APC* 等基因的突变,Wnt信号靶点(如周期蛋白D1、存活蛋白和 *MYC*)的过表达,MYC增强了 *TERT* 基因的表达,进一步激活Wnt信号通路。国际儿童肿瘤策略组基于肝段解剖为基本参数制订了肝母细胞瘤治疗前/后病变范围(PRETEXT/POSTTEXT)分期并于2005年修订版增加了对侵犯范围的注解。北美儿童肿瘤协会基于外科和病理参数制订了肝母细胞瘤的风险度分层(表4-5-2)。

(1)大体特点:80%~85%的肝母细胞瘤为单发,55%~60%累及肝右叶,15%累及肝左叶,其他累及双叶。肿瘤直径5~20cm,分叶状或向肝表面隆起,切面灰白、棕色或绿色,伴出血、坏死、透明变,如果存在骨样组织,病灶切面呈砂砾状,边界清晰,有假包膜。

表4-5-2　北美儿童肿瘤协会肝母细胞瘤风险度分层

分期	特征
I期(极低危险)	单纯胎儿型,肿瘤诊断时切除,PRETEXT I期或 II期
II期(低危险)	任何组织学分型,肿瘤诊断时切除,PRETEXT I期或 II期
III期(中危险)	小细胞未分化型;PRETEXT III期或IV期;侵及肝静脉、门静脉或肝外组织
IV期(高危险)	肝外转移,血清AFP<100ng/ml

(2)组织学特点:《国际儿童肝肿瘤分类共识》将肝母细胞瘤分为完全上皮型和混合性上皮/间叶型,完全上皮型肝母细胞瘤又分为胎儿型、胚胎型、小细胞未分化型、胆管母细胞型和巨小梁型。

1)胎儿型肝母细胞瘤:肿瘤细胞细梁状排列,细胞质透明或细粒状,嗜酸性,可有不同程度的糖原和脂滴,细胞核小而圆,染色质细腻,核仁不清楚,可见髓外造血,这些特征见于分化良好或低核分裂肝母细胞瘤。高核分裂肝母细胞瘤的细胞核大,多形性,细胞内糖原少,细胞拥挤,核仁明显。

2)胚胎型肝母细胞瘤:肿瘤细胞簇状排列或聚集成腺泡,形成假腺样和乳头状结构。细胞质少,颗粒状,无糖原和脂滴,细胞核大,染色质粗糙,类似肾母细胞瘤。核分裂比胎儿型更明显,很少见髓外造血。

3)小细胞未分化型肝母细胞瘤:由散在类似神经母细胞瘤或其他"小蓝细胞"肿瘤的小细胞组成,整合酶相互作用因子1(integrase interactor 1,INI1)阳性亚型可见大量细胞凋亡、坏死和核分裂,INI1阴性亚型具有横纹肌样肿瘤相似的特征(22q11染色体缺失或易位,血清AFP水平低),INI1阳性比INI1阴性的肝母细胞瘤预后更好。

4)粗小梁型肝母细胞瘤:肿瘤细胞排列呈粗梁状(5~12个肿瘤细胞厚度),类似HCC的粗梁结构。可以由胎儿型、胚胎型、多形型或类似于肝细胞癌的细胞组成(图4-5-8)。

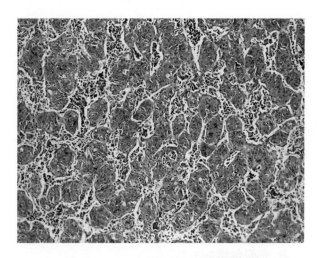

图 4-5-8　HE 染色粗小梁型肝母细胞瘤
肿瘤细胞排列呈类似 HCC 的粗梁状,可见髓外造血。

5）胆管母细胞型肝母细胞瘤:肿瘤细胞管腔样结构,呈现胆管分化。

6）混合性上皮和间叶型肝母细胞瘤:肿瘤间质(非肿瘤诱导的间质)包括成熟和未成熟的间叶成分(骨样或类骨样组织以及软骨组织),部分病例伴有畸胎瘤样特征。

IHC 染色有助于判定化疗后标本中肿瘤组织和对肝母细胞瘤恶性程度进行分期,目前尚无有效标志物鉴别肝母细胞瘤与 HCC。GS 和 β-catenin 在胎儿型肝母细胞瘤中表达,AFP 在分化较低肝母细胞瘤中表达,肝细胞单克隆抗体在胎儿型肝母细胞瘤成熟上皮组织表达。GPC3 在胎儿和胚胎型肝母细胞瘤中均可表达,在低核分裂中通常呈细颗粒状,在上皮型肝母细胞瘤中其他类型中染色较粗糙。CK7 和 CK19 在胆管上皮表达。INI1 通常在所有肝母细胞瘤中均表达,有助于鉴别 INI1 阴性的小细胞未分化型肝母细胞瘤。

（3）鉴别诊断:横纹肌肉瘤可类似于小细胞未分化型肝母细胞瘤,但前者可偶见横纹肌母细胞以及沿上皮下生长而形成生发层的形态学特征,疑难的病例可通过 IHC 加以鉴别。高分化 HCC 与胎儿型肝母细胞瘤区别在于前者显示增厚的小梁和较高的核质比,但缺乏肝母细胞瘤特征性的明暗相间细胞排列。

（三）转移性肝癌病理诊断

虽然原则上转移性肝癌患者不适宜接受肝移植手术,但实践证明,严格掌握肿瘤分期和采取有效的术前、术后预防肿瘤复发方案,部分转移性肝癌患者肝移植治疗可取得较好的效果。因此,明确肿瘤性质对预后评估和制订治疗方案极为重要。30%~50% 的转移性肝癌是经门静脉转移,多见于结直肠癌、胃癌和胰腺癌。乳腺、泌尿生殖系统、甲状腺、支气管等部位的恶性肿瘤可由肝动脉转移至肝脏。胆囊癌可经淋巴管转移或直接蔓延至肝脏。转移性肝癌血清 AFP 多正常,无 HBV 或 HCV 感染史,肝硬化者少见。肿瘤多为单个结节,大小不等,也可为弥漫性分布。较大肿物可由于中心坏死导致肿瘤表面形成 "脐凹",边界清楚,有包膜。组织学特点与对应的原发性肿瘤相似,但分化程度可发生变化。结合病史、组织病理学特征及 IHC 染色结果可以确诊。

四、移植后淋巴细胞增生性疾病

（一）病因与危险因素

PTLD 的病因多数与 EBV 感染有关(通常为 A 型),由于 T 细胞免疫监视能力降低导致出现 EBV 诱发的 B 细胞单克隆性增殖,少数情况下出现多克隆 B 细胞增殖或单克隆 T 细胞增殖。HHV-8 相关的 PTLD 包括了移植后原发性渗出性淋巴瘤。然而,绝大多数 EBV 阴性的 PTLD 病因学还不清楚,可能是由于 EBV 无法检测出来或由于其他病毒感染和慢性抗原刺激所致,EBV 阴性 PTLD 通常有 TP53 基因突变。

PTLD 的危险因素与移植类型,移植前供、受者 EBV 感染,免疫抑制强度和持续时间,免疫抑制剂种类以及潜在疾病等多种因素有关。成年人中,肾脏移植发病率最低(0.8%~2.5%),其次由低至高分别为胰腺移植(0.5%~5%)、肝移植(1.0%~5.5%)、心脏移植(2.0%~8.0%)、肺移植(3.0%~10.0%)以及多器官联合移植和肠移植

（≤20%）。实体器官移植中,受者移植前血清 EBV 阴性是一个重要易感因素(实体器官移植中 PTLD 主要来源于受者淋巴细胞),与血清 EBV 阳性受者相比 PTLD 发生风险增加 10~75 倍,这也是 PTLD 在儿童中更常见的主要因素。同种异体造血干细胞移植中 PTLD 的发病率与 HLA 匹配程度、淋巴细胞清除方案和受者年龄(>50 岁)有关。单一 T 淋巴细胞清除方案中 PTLD 发病相对风险升高,T 和 B 淋巴细胞清除方案发病率较低,单倍体相合的同种异体造血干细胞移植的 PTLD 发病率最高。免疫抑制的诱导疗法在早发性 PTLD 中起着重要作用,而迟发性 PTLD 则可能与长时间的免疫抑制有关。

(二) 临床特点

PTLD 的临床表现多样,与移植类型、累及部位和组织学类型有关,常见表现为身体不适、嗜睡、发热、体重减轻、淋巴结肿大以及累及器官功能障碍等。近年来,PTLD 的发病率呈双峰曲线特征,第一个峰出现在移植后 1 年内,常见于 EBV 阳性的移植受者,第二个峰出现在移植后 5~15 年,常见于 EBV 阴性受者。移植 20 年后发生的迟发性 PTLD

病例不断增加。病变可累及胃肠道(20%~30%)、同种异体移植器官(10%~15%)以及中枢神经系统(5%~20%),早期 PTLD 常累及移植器官,不常累及结外且单形性少见。PTLD 的临床表现与同种异体移植物排斥反应(特别是在累及移植物的情况下)、感染和脓毒症(特别是存在播散性疾病的情况下)相似,应注意鉴别。

(三) 病理分类、分型

WHO 2017 年的分类体系将 PTLD 分为 4 型(表 4-5-3),包括非破坏性(包括浆细胞增生性、传染性单核细胞增多症样和旺炽性滤泡增生型)、多形性、单形性(包括 B 细胞型、T 细胞型或自然杀伤细胞型)和经典霍奇金淋巴瘤样 PTLD,上述分型主要依据病理学特点,未纳入移植类型(实体器官或造血干细胞移植)、EBV 感染状态和分子-基因组特征。

(四) 组织学特征

1. 非破坏性 PTLD 中浆细胞增生型的组织学特征为大量浆细胞、小淋巴细胞和少量温和的免疫母细胞浸润;传染性单核细胞增多症样型具有典型的传染性单核细胞增多症的组织学特征,包

表 4-5-3　WHO 2017 移植后淋巴细胞增生性疾病(PTLD)分类

特征	非破坏性	多形性	单形性	霍奇金淋巴瘤样
临床特点	大多数为早发性	各有不同	早发性/迟发性	同种异体 HSET 后/迟发性增加
组织结构	非破坏	破坏	破坏	破坏
细胞类型	浆细胞、小淋巴细胞、程度不等的免疫母细胞或增生的滤泡	不同成熟阶段的 B 细胞	满足 WHO 对 NHL 特异性标准套细胞和滤泡性 NHL 不被视为 PTLD	满足经典霍奇金淋巴瘤特异性标准
免疫组织化学	无诊断价值	多克隆或单克隆 B 细胞和 T 细胞混合	单克隆增生细胞群占 90% 的 DLBCL 大多数为 CD20$^+$(主要为 ABC 型)	CD20$^-$/CD30$^+$ 大多数 CD15$^+$
EBV 相关性	几乎 100%	>90%	EBV(阳性/阴性)	>90%
克隆形成	多克隆或少数单克隆 B 细胞	单克隆 B 细胞,非克隆性 T 细胞	单克隆 B 细胞和/或 T 细胞(除少见的 NK 细胞淋巴瘤)	IgH 不容易显示
分子遗传学	无	各有不同(BCL6 高突变)	EBV 阳性:基因组稳定 EBV 阴性:与正常人群 DLBCL 相似	无相关信息

HSET. 造血干细胞移植;NHL. 非霍奇金淋巴瘤;DLBCL. 弥漫大 B 细胞淋巴瘤。

括在 T 细胞和浆细胞背景中出现副皮质区扩大和多量免疫母细胞;旺炽性滤泡增生性的特征为显著的淋巴滤泡增生。目前,尚无非破坏性 PTLD 与其他反应性淋巴细胞浸润的鉴别标准,诊断主要依赖于增生程度、临床特点和 EBV 感染情况。

2. 多形性 PTLD 组织学特征是呈现 B 细胞从免疫母细胞到浆细胞成熟的各阶段细胞特点,组织中可有坏死和散在的类似里-施细胞(非典型免疫母细胞),核分裂象明显(图 4-5-9)。在儿童病例中可出现与霍奇金淋巴瘤相似的形态学特点,骨髓中可见大小不等淋巴细胞聚集,可伴或不伴成簇的浆细胞。

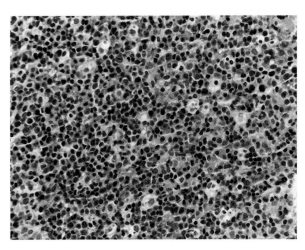

图 4-5-9　HE 染色多形性 PTLD
细胞多形,可见 B 免疫细胞、浆细胞等,核分裂象易见。

3. 单形性 PTLD 的组织学特征符合弥漫大 B 细胞淋巴瘤、伯基特淋巴瘤、浆细胞瘤或骨髓瘤的病理特点,单形性 PTLD 可能具有转化细胞的多形性(包括异形的多核细胞、浆细胞样的里-斯氏细胞),因此,单形性 PTLD 的细胞并非完全单一,只是绝大多数细胞是相对一致的转化细胞或浆细胞。少数病例可呈现免疫健全患者 T/NK 细胞淋巴瘤的病理特点,其中以外周 T 细胞淋巴瘤的非特殊类型最为常见,其次为肝脾 T 细胞淋巴瘤,少数 T 细胞 PTLD 可并或继发于其他类型的 PTLD。

4. 经典霍奇金淋巴瘤样 PTLD 是最为少见的一种类型,绝大多数见于肾移植患者,组织学特征与免疫健全患者的经典霍奇金淋巴瘤一致,偶可继发于其他类型 PTLD。

（五）鉴别诊断

病理学难以对单形性 PTLD 和免疫健全患者的相似淋巴瘤进行区分。免疫健全患者的弥漫大 B 细胞淋巴瘤可根据基因表达谱和 IHC 结果判定 B 细胞起源为生发中心或非生发中心。PTLD 中,非生发中心型常见于 EBV 阳性患者,生发中心型常见于 EBV 阴性患者,因此,应对 PTLD 患者进行原位杂交检测 EBV 编码的 RNA（EBER）,外周血中的 EBV 载量没有诊断价值。区分霍奇金样和霍奇金型 PTLD 具有挑战,前者具有多形性或单形性 PTLD 的特征,需要依靠整体形态学特点进行鉴别。PTLD 经病理学确诊后应根据相对应的淋巴瘤的分期方法进行疾病分期。

（王汉林　王政禄）

第六节　肿瘤组学进展

肿瘤组学包括基因组学、转录组学、蛋白质组学、代谢组学、影像组学、免疫组学以及多组学相互融合衍生出的新型组学,如影像基因组学、蛋白质基因组学、免疫基因组学等。肿瘤多组学研究为优化医疗决策、建立肿瘤个体化治疗体系、推动精准医学的发展提供了新的途径。在肿瘤相关器官移植领域,多家移植中心通过大样本研究,结合大数据时代信息发掘优势,将传统的肿瘤组学推广至器官移植研究中,促使多组学技术的应用逐渐成为供受者筛查诊断、预后评估、疗效评判的重要科学方法。目前肿瘤多组学研究方兴未艾,新型组学技术将会在移植肿瘤学发展中发挥重要作用。

一、常见组学及进展

（一）基因组学

1. 基因组学发展概览　基因组学（genomics）

的概念最早于 1986 年由美国遗传学家 Thomas H. Roderick 提出。基因组学是对生物体所有基因进行集体表征、定量研究及不同基因组比较研究的一门交叉生物学学科,主要研究基因组的结构、功能、进化、定位和编辑等,以及它们对生物体的影响。基因组学根据研究内容不同可分为结构基因组学、功能基因组学、比较基因组学等。结构基因组学是以全基因组测序为目标,确定基因组的组织结构、基因组成及基因定位的基因组学的一个分支,是对基因组物理结构作图和测序的研究。它代表基因组分析的早期阶段,以建立具有高分辨率的生物体基因组的遗传图谱、物理图谱及转录图谱为主要内容;功能基因组学的研究又往往被称为后基因组学研究,它是利用结构基因组学提供的信息和产物,通过在基因组或系统水平上全面分析基因的功能,使得生物学研究从对单一基因或蛋白质的研究转向对多个基因或蛋白质同时进行系统的研究,其研究内容包括基因功能发现、基因表达分析及突变检测、了解基因的表达产物及其在生命活动中的作用。

基因组学发展的历史沿革主要由以下五个时代组成:①前遗传学时代(1900 年以前)。其标志性事件主要有 1859 年达尔文提出的自然选择学说和 1865 年孟德尔提出的遗传学分离定律及自由组合定律。②经典遗传学时代(1900—1950 年)。其标志性事件为摩尔根于 1910 年提出的基因连锁和交换定律。③分子生物学时代(1951—1990 年,前基因组学时代)。其标志性事件为沃森和克里克于 1953 年提出的 DNA 双螺旋结构模型。④基因组学时代(1991—2000 年)。其标志性事件为人类基因组计划的实施。⑤后基因组学时代(2001 年以后)。其标志性事件为功能基因组学和蛋白质组学的兴起。

基因组测序和分析是研究基因组学的重要手段,基因测序是从 1954 年 Whitfeld 等测定多聚核苷酸序列开始的,人们将最初的 DNA 测序技术统称为第一代 DNA 测序技术。第一代测序技术的优点是测序读长较长,准确性高;缺点是测序成本高,通量较低,无法满足日益增长的测序要求。第一代测序技术在应用及通量上已经不能满足更高的重测序和深度测序的要求,从而需要更高通量的核酸测定手段。在其他相关学科与技术的支持和推动下,边合成边测序的第二代测序技术应运而生。二代测序一次能对几十万甚至几百万条 DNA 序列进行同时测定,使转录组测序及基因组深度测序变得高效、便捷,在保持高准确性的同时降低了测序成本,提高了测序的速度。21 世纪以来,为了实现对一条 DNA 分子进行单独测序,并克服第二代测序技术中读长较短的缺点,科学工作者开发出以单分子 DNA 测序和纳米孔测序为标志的第三代测序技术。第三代测序技术可以直接检测 RNA 序列及 DNA 甲基化序列,由于其测序速度快,无须(PCR),避免了覆盖度不均一和 PCR 假象,且准确性高,同时仪器设备相对便宜及操作较简单,所以在单细胞水平上寻求信息变异、细胞异质性、表观遗传、植入前遗传学诊断(preimplantation genetic diagnosis,PGD)、肿瘤细胞的演化等领域的研究与应用前景广阔。其代表是单分子测序平台(true single molecule sequencing,tSMS)、单分子实时测序(single molecule real-time sequencing,SMRT)技术平台、基于荧光共振能量转移(fluorescence resonance energy transfer,FRET)技术测序平台与纳米孔单分子技术测序平台。在人类已知的疾病中,有 4 000 多种疾病与基因异常有关,利用全基因组测序技术在全基因组水平上检测与人类疾病相关的单核苷酸变异(single nucleotide variant,SNV)、插入缺失(insertion-deletion,InDel)、拷贝数变异(copy number variation,CNV)、结构变异(structure variation,SV)、RNA 表达差异、甲基化异常等突变信息,进而找到致病突变并研发出有效的治疗药物,为临床诊断及人类健康提供帮助。

2. 生物芯片 生物芯片技术是将大量具有生物识别功能的分子或生物样品有序地点阵排列在支持物上并与标记的检体分子同时反应或杂交,通过放射自显影、荧光扫描、化学发光或酶标显示检测杂交信号即可实现对 DNA、RNA、多肽、蛋白质以及其他生物成分的高通量快速检测及分析。狭义的生物芯片是指包埋在固相载体(如硅片、玻璃和塑料等)上的高密度 DNA、蛋白质、细胞等微阵列芯片,如互补 DNA(complementary DNA,cDNA)微阵列、寡核苷酸微阵列和蛋白质微阵列等。广义的生物芯片是指任何能对生物分子进行快速并行处理和分析的微型固体薄型器件。

生物芯片技术以其高通量、高灵敏度、高准确度等突出优点,被广泛应用于生命科学研究领域,也推进移植肿瘤研究的进展。生物芯片技术为移植组织配型、移植免疫机制、移植术后感染的诊断以及敏感药物筛选、抗排斥药物作用机制方面的研究提供有效的技术手段,其在肿瘤的诊断、分子分型、预后评价及治疗研究中也得到了广泛使用。

(二) 转录组学

1. 转录组学的起源与定义 转录组学是在整体水平上研究生物细胞中转录组的发生和变化规律的科学。简而言之,转录组学是从 RNA 水平研究基因表达的情况。转录组即一个活细胞所能转录出来的所有 RNA 的总和,是研究细胞表型和功能的一个重要手段。转录组学从整体水平研究基因的功能和基因结构,揭示特定生物学过程中的分子机制。目前已广泛应用于微生物和动植物基础研究以及临床诊断和药物研发等领域。

20 世纪 90 年代中期以来,随着微阵列技术被用于大规模基因表达水平的研究,转录组学便作为一门新技术开始在生物学前沿研究中崭露头角并逐渐成为生命科学研究的热点。

2. 转录组学测序新技术

(1)全转录组学测序技术:全转录组是指某个物种或特定的细胞在某一功能状态下转录产生的所有 RNA 的总和,包括 mRNA 和非编码 RNA(non-coding RNA)。针对非编码 RNA 的研究主要集中在具有调控作用的小 RNA(如 miRNA)、长链非编码 RNA(long non-coding RNA,lncRNA)和环状 RNA(circle RNA,circRNA)。全转录组测序研究,可同时分析同一样本中的多种 RNA,是研究细胞表型和功能的重要手段,可深入挖掘生命现象背后的转录调控问题。如 lncRNA 不编码蛋白,但可通过其保守的二级结构与蛋白、DNA 和 RNA 相互作用,参与调控多种生物学过程,如指导染色质修饰、调控转录、转录后调控等。使用核糖体 RNA(ribosomal RNA,rRNA)去除的方法来富集 lncRNA 和 mRNA,之后进行建库测序,可分析 lncRNA 和 mRNA 的表达情况,并发现大量新的 lncRNA 及预测其靶标。

(2)全长转录组学测序技术:由于在转录组研究中通常所使用的第二代测序技术具有测序读长的限制,因此在进行测序之前,需要先将样本的 mRNA 打碎为小片段,之后再通过与参考基因组比对或拼接的方式识别转录物,这就会造成一定的错误比例,同时也很难区分单碱基水平的差异。

全长转录组学测序技术的优势:①任意物种的全转录分析。无须预先设计特异性探针,无须了解物种基因或基因组的信息,能够直接对任何物种进行最全面的转录组分析。②覆盖度高。数字化信号,直接测定几乎所有转录物片段的序列。③检测值宽。跨越 6 个数量级的宽检测值,从几个到数十万个拷贝精确计数。④分辨率高。可以检测基因家族中相似基因及可变剪接造成的单碱基差异。⑤检测范围广。从几个到数十万个拷贝精确计数,可同时鉴定及定量正常和稀有的转录物。

(3)单细胞转录组学测序技术:传统的转录组测序技术是基于群体细胞,每个样本包含成千上万个细胞,所以最终反映的是基因在群体细胞中平均表达水平,从而掩盖了不同细胞之间的表达异质性。近年来,单细胞转录组测序技术得到了蓬勃的发展,从而使得可在单细胞水平揭示全基因组范围内所有基因的表达情况,非常有利于研究细胞间的表达异质性。目前单细胞转录组测序技术(single cell RNA sequencing,scRNA-seq)已经广泛应用于各类物种(特别是人、小鼠等)的不同类型组织和细胞系,包括正常和病变细胞等。

(4)空间转录组学测序技术:在多细胞生物中,单个细胞的基因表达严格按特定的时间和空间顺序发生,即基因表达具有时间特异性和空间特异性。时间特异性可以通过对不同时间点的样本取材,使用单细胞转录组测序技术来解析时间维度上细胞类型和基因表达模式;而空间特异性信息则相对较难获得。常规转录组测序和单细胞转录组测序都难以还原细胞所处的原始位置信息,传统的原位杂交技术又很难实现高通量检测。

空间转录组学是指从一个完整的组织样本中产生全部的转录组数据,从而能够定位和区分功能基因在特定组织区域内的活跃表达,为研究和诊断提供宝贵见解。其主要优势在于:①可以分析整个组织中的整个转录组,而不只被限定在有兴趣的某个小区域内;②从完整的组织获得完整的转录组基因表达,因此无须解离组织,没有组织解离偏向性;③可以结合临床病理信息,将组织上的病理特征跟基因表达结合起来。这对于癌症发病机制、神经科学、发育生物学等众多领域的研究都有重要意义。

3. 基因组学与转录组学在移植相关肿瘤中的应用进展

(1)肝胆胰恶性肿瘤:肝癌是一种高死亡率的恶性肿瘤,患者的5年生存率不足10%。传统的肝癌患者的治疗方案多依据病理分级系统,虽然在一定程度上改善了患者的生存状况,但仍存在很多不足之处,包括这种诊断方式仅能从组织细胞水平反映肿瘤的生物学特征,并不能捕获肿瘤的本质特征,而肝癌患者存在很大的异质性,因此不能在肿瘤恶化或转移前做出预判,无法对同一分期的患者进行区分,进行个性化治疗等。基因测序技术的发展加速了肿瘤基因组学的研究,随着基因组学的快速发展和分子生物学的不断探索,处于同一临床分期的患者,其肿瘤细胞的分子表征仍有不同,基于分子特征对患者进行亚型分类,其临床疗效和预后也有很大差异,因此,分子分型具有非常重要的临床意义,除了作为诊断和预测疗效的一种生物标志物外,还有助于探索和研究不同分子类型肝癌患者异质性及其发生发展的分子机制。

通过整合分析不同文献中根据基因组学、转录组学、表观基因组学的结果,发现主要相关通路和高频基因基本相一致,并提出了基于分子分型的主要两种肝细胞癌分子亚型:增殖类亚型和非增殖类亚型。增殖类亚型肝癌患者约占50%,以细胞增殖和细胞周期进展相关的信号富集及miRNA失调为特征。该型肝癌患者不同相关通路激活状态及基因组等也存在明显的异质性,导致增殖类亚型异质性增加的原因包括染色体不稳定所致的高突变率和表观遗传异常变化的富集等。在临床中,增殖类亚型的患者与侵袭性肿瘤和不良预后相关联,该型患者常有侵袭性肿瘤,大多数伴随 HBV 感染,AFP 水平更高,组织学上细胞多为中低分化,血管侵犯比例更高,切除术后复发风险较高,患者的总体生存率较低。非增殖类亚型通常具有与正常肝脏相似的分子特征,该亚型肿瘤中 Wnt 信号转导通路被激活的患者高达25%,并且具有较好的免疫应答。在临床中,该亚型肿瘤较少表现为侵袭性表型,致病因素大多为 HCV 感染和酗酒,组织学细胞多为高分化,且 AFP 水平较低,没有预后不良特征因素的富集。

从功能角度看,非增殖亚型肿瘤的转录组表达与正常肝脏相似,这是其和增殖类亚型的不同。近年来,许多基于转录组数据提出的与病理特征相关的肝癌分子亚型不断出现，并综合其生物学特性和分子特征进行了探索，将转录组分子亚型与病理分级系统综合考虑，有助于肝癌的诊断和个体化诊疗。目前主要的转录组分型主要有经典的转录组分子分型，综合的转录组分子分型，肝癌中的转化生长因子（transforming growth factor-β，TGF-β）分子亚型及免疫分子亚型等，并且不同亚型中分子特征的改变通常与肝癌的表型及患者预后有明显相关性。

胆管系统恶性肿瘤主要包括胆管癌及胆囊癌，胆管癌根据肿瘤发生部位又可分为肝内胆管癌、肝门部胆管癌和肝外胆管癌。胆囊癌是原发于胆囊黏膜上皮的恶性肿瘤，早期往往没有明显症状，一旦发现以后很快进入晚期，因此其治疗手段和预后非常差，中位生存期 3~7 个月。分子分型是对胆管系统恶性肿瘤现有病理及临床分型的重要补充，对患者的转移、复发和预后的预测有重要意义。目前，各类胆管癌的分子分型方法还很难得到较为统一的结论，部分研究之间甚至相互矛盾，尚不能提出一个可靠、实用的分型方案。鉴于胆管癌较大的异质性，样本数量不足可能是造成上述情况的重要原因之一，因此，关于胆管癌的分子分型需要开展进一步的多中心、大样本、多组学研究。

胆囊癌是胆管系统中最恶性的恶性肿瘤，很容易转移复发，预后较差。通过外显基因测序和癌症相关基因的超深度测序的组合发现胆囊癌的体细胞突变主要包括 *TP53*（47.1%）、*KRAS*（7.8%）和 *ERBB3*（11.8%），全外基因测序发现 *ERBB2* 和 *ERBB3* 突变频率为 7%~8%，一组体外和体内实验显示，*ERBB2/ERBB3* 突变，通过激活 PI3K/AKT 通道，有效抑制了正常 T 细胞介导的细胞毒性，增加了肿瘤细胞的增殖和迁移能力，进而导致患者预后较差。基于分子分型将患者细分为不同亚群，并对不同群体的患者进行个性化治疗，在未来肝胆恶性肿瘤的精准医疗中将起到至关重要的作

用，也将为肝胆恶性肿瘤患者带来新的希望。

（2）肺部恶性肿瘤：肺癌是全球范围内发病率和死亡率非常高的恶性肿瘤，在我国肺癌发病率占据恶性肿瘤的首位。肺癌的发生与多种癌基因的突变有关，人体细胞中，癌基因的突变等使癌基因激活，导致细胞增殖及凋亡等相关信号通路的异常，最终导致细胞恶变为肿瘤细胞。

目前通过基因测序等各类技术可以实现对患者个体肿瘤的癌驱动基因检测，常见的肺癌驱动基因包括 *EGFR*、*HER2*、*KRAS*、*AKT1*、*MET*、*BRAF* 及 *RBM10* 等，*EGFR* 突变在女性患者中更常见，而 *RBM10* 突变在男性患者中更常见。这些发生突变的癌基因主要是通过 RTK/TRS/Raf 的 MAPK 信号通路和 PI3K/AKT 信号通路影响肿瘤细胞的增殖、凋亡、转移及耐药等促进肿瘤的发生、发展，与患者预后密切相关。

我国肺癌的分子分型，主要包括 *EGFR* 突变型、*ALK* 融合型、驱动基因谱分型等，由此建立了 *EGFR* 突变型肺癌的个体化靶向治疗方案，并通过 *EGFR* 亚型的选择建立了优化的精准靶向治疗方案，极大地延长了患者的生存期。根据肺癌的分子分型，目前主要靶向药物有靶向 *EGFR* 的小分子抑制剂吉非替尼、阿伐替尼和抗 EGFR 单抗（如西妥昔单抗）等，靶向 *ALK* 的克唑替尼等，这些靶向药物已成为肺癌化疗方案的重要组成部分。

（3）血液肿瘤：血液肿瘤是指发生在血液系统的恶性肿瘤，遗传与表观遗传学背景高度异质，不同的血液肿瘤其发生发展机制、临床表现及患者预后存在差异，同一肿瘤也可能存在不同的亚型，常见的血液肿瘤主要包括各类白血病、多发性骨髓瘤以及恶性淋巴瘤。高通量基因测序技术和分子诊断技术的迅猛发展促进了对血液肿瘤的分型、危险度分层，以及靶向治疗、免疫治疗、细胞治疗及造血干细胞移植技术等治疗方式的发展，同时为推进患者的个体化治疗提供了重要的理论依据。

急性白血病是由造血干/祖细胞恶性转变而来的恶性血液系统肿瘤,可分为急性髓系白血病(acute myeloid leukemia,AML)和急性淋巴细胞白血病(acute lymphoblastic leukemia,ALL)。基于基因组检测的结果,AML患者可根据危险程度进行分类,例如含有单独的CEBP双等位基因突变的患者常被定义为低危,而具有单独p53、RRUNX1、ASXL1突变或FLT3-ITD高突变负荷的患者则被定义为高危。对于ALL患者,如对泼尼松反应不良,或BC/ABL融合基因阳性,或MLL/AF4融合基因阳性则定义为高危。

随着测序技术的发展,对血液肿瘤进行精细化的分子分型,结合多组学研究结果及患者的临床特征,可以建立有效的患者预后预测模型,为患者的精准治疗提供更多的参考和选择。

(三)蛋白质组学

1. 蛋白质组学的起源、定义、与肿瘤的关联 技术进步推动生命科学研究进入组学时代,人类基因组计划催生发展了基因组学,随着基因组学的不断发展,蛋白质组学的概念也随之产生。蛋白质组学的历史最早可以追溯到19世纪70年代,当时已经出现了双向电泳技术,用于研究疾病相关蛋白。19世纪80年代,美国科学家为了解析细胞内所有蛋白质,提出了Human Protein Index计划,但计划未能顺利进行。随着蛋白质鉴定技术日趋成熟,蛋白质组(proteome)的概念在19世纪90年代被正式提出。2001年6月,人类蛋白质组组织(Human Proteome Organization,HUPO)成立,其致力于推动人类蛋白质结构和功能研究。

蛋白质组学是研究蛋白质组的一种新兴科学,它可以高通量获得蛋白质的特征,如表达水平、翻译后修饰、蛋白相互作用等。蛋白质组学技术主要可以分为蛋白质分离技术、蛋白质鉴定技术和蛋白质生物信息学技术。蛋白质组学按照所侧重的研究层次不同可以分为表达蛋白质组学、结构蛋白质组学和功能蛋白质组学。蛋白质组

学的出现为肿瘤发生发展机制探究提供了有力工具,在诊断分子标志物和治疗分子靶标等方面也得到越来越多的应用。

2. 蛋白质组学技术发展 蛋白质组学发展主要得益于样本分离技术和质谱鉴定技术的不断突破,使其在解析参与疾病发生发展的蛋白质表达异常、修饰异常(如磷酸化、糖基化等)、相互作用异常等方面发挥着越来越重要的作用。

(1)定量蛋白质组学:通常指将一个基因组所表达的全部蛋白质或一个复杂体系中所有蛋白质进行精准鉴定并定量。根据蛋白质分离方法的不同分为基于凝胶电泳和基于非凝胶电泳的蛋白质串联质谱鉴定技术。

(2)修饰蛋白质组学:通常指对研究对象中蛋白质翻译后修饰进行高通量鉴定,以明确其在细胞信号转导、基因表达调控中的作用。当蛋白质在磷酸化激酶的催化下,将磷酸基转移到特定位点时被称为磷酸化修饰。当蛋白质在乙酰基转移酶的催化下,将乙酰基团转移到特定位点时被称为乙酰化修饰。泛素化修饰则是指泛素分子在特殊酶的作用下将对靶蛋白进行特异性修饰的过程。其余常见的蛋白质修饰过程还包括糖基化、甲基化、乳酸化等。一般通过修饰类抗体对肽段进行富集后再通过质谱技术比对肽段序列信息和分子量变化进行确认。

(3)互作蛋白质组学:主要指将常规蛋白质相互作用研究方法如免疫沉淀(immunoprecipitation,IP)、免疫共沉淀(Co-Immunoprecipitation,CoIP)、蛋白质体外结合实验(Pull-down assay)等,与液相色谱液质谱法(liquid chromatography /mass spectrometry,LC/MS)相结合以实现对目标样本蛋白混合物进行通量鉴定的技术方法。

3. 蛋白质组学在常见肿瘤诊断的应用进展

(1)肝脏恶性肿瘤:我国是病毒性肝炎高发国家,每年新发肝癌30万,防治形势严峻。近年来,蛋白质组学技术的发展为肝癌分子机制研究、

早期诊断分子标志物研究、治疗分子靶标研究提供了新思路。2019年，军事科学院研究团队联合复旦大学研究团队针对早期肝癌开展蛋白质组和磷酸化蛋白质组研究，将早期肝癌分为S-Ⅰ、S-Ⅱ、S-Ⅲ三型。其中S-Ⅲ型患者胆固醇酯酶SOAT1表达显著上升，且复发风险最高，并开发了潜在新靶点SOAT1的抑制剂阿伐麦布。实现了通过蛋白质组学技术对肿瘤进行精准分子分型。

（2）胃肠道肿瘤：胃癌居全球肿瘤死亡原因第三位。其中弥漫型胃癌这一特殊亚型目前尚无有效的靶向疗法。国家蛋白质科学中心（北京）研究团队通过蛋白质组学描绘了弥漫型胃癌的蛋白质组全谱。并进一步通过与生存预后和化疗敏感性关联，将弥漫型胃癌分为PX1型（细胞周期型）、PX2型（上皮-间充质转化型）、PX3（免疫通路富集型）三个亚型。其中，PX1型预后最佳，PX3型预后最差且对化疗不敏感，可有效指导胃癌患者的精准治疗，改善临床预后。

（3）肺部恶性肿瘤：肺癌预后极差，5年生存率仅为10%左右。2020年，国际著名期刊 *Cell* 刊文发布了人肺腺癌的完整蛋白质组图谱，该工作由国家蛋白质科学中心（北京）、国家癌症中心和中国医学科学院等团队合作完成。研究对肺腺癌肿瘤组织和配对癌旁组织进行蛋白质组学和磷酸化蛋白质组分析后，进一步与临床信息相结合，可将肺腺癌患者分为S-Ⅰ、S-Ⅱ、S-Ⅲ三种亚型。确定了主要驱动基因为 *EGFR* 或 *TP53* 突变遗传变异的肺腺癌患者的蛋白质组学特征，为基因组异常与致癌蛋白质功能之间的密切关联提供了理论支撑。研究还发现了包含HSP90β在内的潜在的生物标志物和药物靶标，为肺腺癌提供了新的潜在诊断和治疗方法。

（4）肾脏肿瘤：肾透明细胞癌（renal clear cell carcinoma）是肾癌的主要亚型之一，对放疗、化疗均不敏感。美国学者通过蛋白质组学、磷酸化蛋白质组学和转录组学联合等多组学研究，绘制了肾透明细胞癌的蛋白基因组学整合图谱，解析了基因组改变所导致的蛋白表达改变与磷酸化修饰，为肾透明细胞癌治疗方案选择提供了有效依据。我国学者也通过蛋白质组学研究揭示肾透明细胞癌细胞HSP60敲减通过增强线粒体的谷氨酰胺代谢促进癌细胞生长，为其靶向治疗提供了新的思路。

（5）血液系统肿瘤：急性T淋巴细胞白血病恶性程度极高，目前治疗主要以化疗为主，毒副作用大，且易于复发。研究学者通过蛋白质组学筛选发现了极光激酶B（Aurora Kinase B，AURKB）能够结合并磷酸化MYC，显著增强其稳定性；同时MYC又可激活 *AURKB* 基因转录，两者相互作用形成的正反馈效应不断放大MYC的致癌功能。该研究明确了MYC是急性T淋巴细胞白血病发生发展的关键蛋白，为该疾病的治疗提供了潜在新策略。

（四）代谢组学

1. 代谢组学的起源、定义、与肿瘤的关联 代谢组学（metabonomics）是20世纪90年代末期发展起来的一门新兴学科，是研究关于生物体被扰动后（如基因的改变或环境变化后）其代谢产物（内源性代谢物质）种类数量及其变化规律的科学。代谢组学着重研究的是生物整体、器官或组织的内源性代谢物质的代谢途径及其所受内在或外在因素的影响及随时间变化的规律。代谢组学通过揭示内在和外在因素影响下代谢整体的变化轨迹来反映某种病理生理过程中所发生的一系列生物事件。在基因解析、病理阐述、药物设计开发、病变标志物筛选和疾病诊断、分型，以及治疗效果的预测等医学相关领域的代谢组学研究和应用，简称为代谢组学。

代谢组学基于肿瘤中血、尿相关特征性小分子代谢标志物的异常来诊断和治疗特定肿瘤的方法正向着临床实用性方向发展。随着研究的逐步深入，代谢组学在功能基因组学中发挥的作用越来越大,同时也提供了一个了解肿瘤相关基因表型的独特途径,在肿瘤代谢相关的生物学领域中的研究价值越来越大。

2. 常见代谢组学检测技术

(1) 核磁共振(nuclear magnetic resonance, NMR)技术:NMR 技术是基于原子核磁性的一种波谱技术,可以鉴定化合物结构。NMR 技术的一大特点在于样品只进行简单预处理即可,特殊样品甚至不需要处理,有助于保持样品结构的完整性以及原有状态,使实验结果更符合实际情况,而且可以同时对所有代谢物进行定量分析,定量测定不需要标样,测定时间短等;但 NMR 的灵敏度不够高,对同一样品中浓度相差很大的物质难以检测出来,动态检测范围有一定的局限性。

(2) 气相色谱-质谱联用(gas chromatography-mass spectrometry,GC-MS)技术:GC-MS 技术是根据样品挥发性高低、在色谱柱中保留时间不同将样品分离的检测方法。GC-MS 多用于挥发性物质的分析,对于含有—COOH、—OH、—NH 和—SH 等功能团的难挥发物质要通过衍生化(烷基化、酰化、硅烷化等)后才能实现分离。由于该技术灵敏度高、分辨率高、受基质效应较小、重现性好等优势,已被广泛应用于血样、尿样的有机酸轮廓分析、靶标分析以及全指纹分析中。

(3) 液相色谱-质谱联用(liquid chromatography-mass spectrometry,LC-MS)技术:LC-MS 技术又可分为超高效液相色谱-质谱联用技术、超高效液相色谱-三重四级杆-飞行时间质谱技术、超高效液相色谱-四级杆-飞行时间质谱联用技术、液相色谱-电喷雾串联质谱等。从 LC-MS 分析中得到的谱图很容易观察到样品之间的差异,有利于寻找与疾病、毒性相关的生物标志物,对疾病的临床诊断和预后评估,建立毒性评价系统等具有重要意义。

(4) 毛细管电泳-质谱联用(capillary electrophoresis-mass spectrometry,CE-MS)技术:随着技术的发展,CE-MS 在代谢组学中的应用越来越广泛。能量代谢的代谢产物中离子性化合物占大多数,CE-MS 技术对体液和组织等复杂的生物样品只需进行简单的预处理就可以直接进样,这是 CE-MS 技术独特的优势,可用于疾病诊断和生物标志物的发现。

根据研究目的的不同,可以将代谢组学分为非靶向和靶向代谢组学。非靶向代谢组学是对生物体内源性代谢物进行系统全面的分析,是一种无偏向的代谢组学分析;靶向代谢组学则是针对特定的某一类代谢产物进行分析,是一种有偏向的代谢组学分析。非靶向和靶向代谢组学各有优缺点,二者结合可作为差异代谢物的发现和准确定量的有力工具,在靶点发现的过程中发挥重要作用。

3. 代谢组学在常见实体肿瘤诊断中的应用进展

(1) 肝胆胰恶性肿瘤:Xiao 等用超高效液相色谱-四级杆-飞行时间质谱联用技术对 40 例肝癌患者和 49 例肝硬化患者的血清进行代谢组学分析,结果表明与肝硬化患者相比,肝癌患者血清中与胆汁酸相关的肝脏特异性代谢和长链游离脂肪酸代谢水平下调,小分子氨基酸代谢增强。可借此对肝硬化和早期肝癌进行鉴别诊断。Huang 等发现甜菜碱和丙酰肉碱与肝癌标志物 AFP 有很好的互补性,有助于 AFP 假阳性和假阴性的患者在肝细胞肝癌、慢性肝炎和肝硬化上的鉴别诊断,对原发性肝癌有良好的诊断潜力。

(2) 肠道肿瘤:肿瘤组织中寻找诊断标志物是最直接、最常见一种方法。Wu 等利用 GC-MS 的方法研究胃癌组织和癌旁组织代谢谱,发现胃癌组织中缬氨酸、异亮氨酸、丝氨酸、磷酸丝氨酸表达水平升高,而葡萄糖、糖原降低,因此研究者推测碳水化合物代谢异常与胃癌细胞增殖相关;Hirayama 等利用气相色谱时间飞行质谱的方法检测 12 例胃癌组织和 16 例肠癌组织及其相应正常组织中的代谢谱,结果发现胃肠癌组织中糖原含量均降低,而乳酸盐和糖酵解中间产物含量升高。该结果表明胃肠肿瘤组织以糖酵解为主要代谢途径,进一步证实了肿瘤组织的瓦尔堡效应(Warburg effect)。

(3)肺部恶性肿瘤:早在1993年Hanaoka等开始用高分辨率质谱分析(high resolution mass spectrometer,HMRS)来分析肺癌组织的4种亚型(鳞癌、腺癌、大细胞癌、小细胞癌)和同一肺叶的最远端正常肺组织的代谢物差异,发现胆碱与丙氨酸、甘氨酸与丙氨酸的比值在健康人肺组织中明显比肺癌患者高。进一步判别因子分析发现其准确度为81.5%~90.7%。Jordan等首次将高分辨魔角旋转-高分辨率质谱分析(high resolution magic angle spinning-high resolution mass spectrometer,HRMAS-HMRS)应用到肺癌代谢组学研究。他们将鳞癌、腺癌的组织和血清进行配对来探讨血清代谢组学轮廓是否能作为肺癌的早期诊断指标。

(4)肾脏肿瘤:Lin等采集了30例肾癌患者和48例对照组(包括20例健康者、18例肾结石患者和10例前列腺增生患者)的血清样本,使用反相高效液相色谱(reverse-phase liquid chromatography,RPLC)和亲水相互作用液相色谱法(hydrophilic interaction liquid chromatography,HILIC)对样本进行分离处理,其建立的正交偏最小二乘法-判别分析模型区分癌症患者与非癌症者的灵敏度和特异度均达100%,磷脂酰乙醇胺、神经节苷脂、鞘氨醇、鞘磷脂被筛选为肾癌的潜在诊断标志物。Perroud等使用气相色谱-飞行时间质谱(gas chromatography coupled with time-of-fight mass spectrometry,GC-TOF-MS)分析了5例肾透明细胞癌和5例健康人的尿液样本,结果显示,山梨糖醇水平升高了5.4倍,并且在与糖异生密切相关的代谢通路中,丙酮酸、戊酸、丁酸、精氨酸和脯氨酸的代谢出现下调,而乳酸脱氢酶出现上调。

(5)血液系统肿瘤:①代谢组学在ALL的运用。Bannur等采用基于液相色谱-四极杆-飞行时间串联质谱(high performance liquid chromatography of quadrupole time of flight-tandem mass spectrometry,HPLC-Q-TOF-MS-MS)的代谢组学技术对21例使用6-巯基嘌呤治疗的ALL患者和10例健康志愿者进行血液代谢组学分析,研究发现了13个具有显著差异的代谢产物。代谢组学技术还可观察ALL的病程进展、监测治疗效果、监测疾病复发等。②代谢组学在AML中的运用。Chen等应用气相色谱-飞行时间质谱对400例AML患者和466例健康人进行研究发现,糖酵解、三羧酸循环、谷氨酰胺代谢及亚油酸代谢通路的7个代谢物在AML患者的血清中发生了显著改变,这7个代谢物能预测中危组AML患者的预后,同时揭示这组代谢物涉及的代谢通路是AML治疗的潜在靶点。

4. 前景展望 代谢组学虽作为一门新兴的学科,但其发展迅猛,越来越广泛地应用于各个领域。对血浆或尿液中小分子特异性代谢物变化的分析研究,在恶性肿瘤的发病机制、早期诊断、鉴别诊断、分期及预后判断方面均显示出巨大的发展潜力。但由于代谢组学还处于发展阶段,技术手段和对数据分析处理的方法仍需要进一步发展,以及代谢谱数据库尚未完善,限制了代谢组学在临床上的进一步应用。但随着代谢组学的相关技术和手段的发展和完善,代谢组学将成为研究恶性肿瘤的重要手段,为恶性肿瘤的深入研究揭开崭新的一页。

(五)影像组学

1. 影像组学的介绍 影像组学这一概念最早于2012年由荷兰学者Lambin正式提出,定义为通过自动化、高通量方法从医学影像中提取大量特征,进而改善图像分析。影像组学希望通过计算机技术发现肉眼难以识别的影像特征,建立相关模型,用于疾病的诊断、鉴别诊断、结局预测及疗效评估,从而实现基于影像组学的精准医疗。

2. 影像组学的工作流程(图4-6-1) 影像组学的工作流程可总结为以下4个部分:①图像采集;②图像分割;③特征提取和选择;④模型建立和验证。

(1)图像采集:影像组学中的采集过程和现行传统影像采集过程并无差异,使用CT、MRI和PET/CT等成像设备获得患者影像学资料,并上传至计算机。但影像组学对图像质量、图像采集参数的一致性要求较高,因为当对图像资料进行数字化分析时,不同的参数可能会导致影像发生变化,而并非由潜在的生物学效应引起。考虑到不同中心、不同品牌的设备间的差异,在正式研究前需要对图像进行预处理,目前常用的方法包括重采样(resampling)和强度归一化(intensity normalization)。图像重采样可以消除非均匀成像分辨率带来的误差,提高图像质量。图像强度归一化通过将所有图像从原始灰度转化为标准灰度,从而矫正图像间强度差异。

(2)图像分割:目前影像组学技术并非对所有图像区域进行数据分析,而是选定感兴趣区(region of interest,ROI),再对该目标区域进行重点分析。感兴趣区域的勾画分为自动分割、半自动分割和人工分割。目前大部分研究仍为人工分割,由多名专业放射科医师手动勾画ROI,标注病变的位置,尤其适用于勾画不规则的肿瘤边界,但受主观因素影响大,且效率较低。自动分割是通过计算机自动标注ROI,而半自动分割仍需要部分人工干预,如在自动分割之前标记病变的中心,半自动或自动分割算法可大大提高分割效率,但其质量和稳定性需要进一步提高。

(3)特征提取和分析:在选定感兴趣区域后,根据相应的算法,由计算机自动从ROI中提取特征信息。特征可分为4类:形态特征、直方图特征、纹理特征和高阶特征。形态特征可用于描述病灶位置、大小。直方图特征包括病灶密度的平均值、偏差、峰度、熵等。纹理特征描述病灶的空间分布强度等级,包括灰度共生矩阵、灰度级长矩阵、灰度级带矩阵、灰度差分矩阵等。高阶特征则进一步加入了滤波器或高阶图像描述指标,常见的有拉普拉斯高斯滤波、小波滤波。对影像数据进行特征提取后会生成大量特征,能够用于统计分

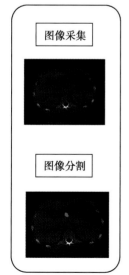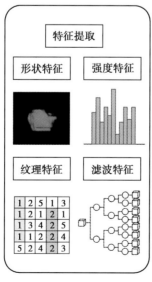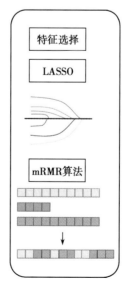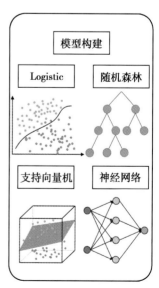

图4-6-1 影像组学的工作流程

LASSO.Least absolute shrinkage and selection operator,最小绝对收缩和选择算子;mRMR.max-relevance and min-redundancy,最大相关最小冗余。

析的特征必须具有较高的可重复性、较好的区分度和较低的冗余度，所以需进行进一步的特征选择，消除高度相关的特征。目前最常用的方法有LASSO模型、mRMR等。

（4）模型建立和验证：选择合适的特征后，可利用机器学习技术建立相应影像组学预测模型，如Logistic回归模型、随机森林、支持向量机、人工神经网络等。模型建立后，还需使用多种指标评估机器学习模型性能，如接收器工作特性曲线下面积（area under the receiver operating characteristic，AUROC）、准确性、召回率等。最后，使用外部数据库对该机器学习模型进行验证，评估其稳定性和适用性。

3. 影像组学在移植相关肿瘤中的应用现状

（1）肺部恶性肿瘤：低剂量胸部CT的应用提高了肺结节的检出率，但对其恶性程度的判断成为新的难题。Digumarthy（2019）的研究显示在随访过程中，恶性亚实性肺结节CT的92个影像学特征中有63个发生变化，这一发现提示可缩短临床相关患者的CT复查时间，更早识别出肺腺癌。此外，影像组学在预测肺癌患者的预后方面也取得一定进展。Wang（2019）等研究表明综合CT影像、临床及血液学特征的预测模型可有效预测局部晚期非小细胞肺癌患者的生存情况。一些研究还显示通过肺癌患者的CT图像和PET/CT图像，可预测患者淋巴结转移、早期复发情况。目前，通常利用手术切除或穿刺获得的标本进行肺癌患者的基因检测，以评估是否能进行靶向治疗。但基于影像组学的"影像基因组学"可作为一种无创方法用于预测肺癌基因突变情况，已有研究利用CT中的影像组学特征预测 *EGFR*、*ALK*、*ROS1/RET*、*Ki-67* 等基因的突变情况。

（2）肝胆胰恶性肿瘤：肝细胞癌是全球第6位常见恶性肿瘤和第2位肿瘤致死病因。影像组学有利于肝癌的诊断和鉴别诊断。Li（2017）等使用MRI对局部肝脏病变进行检测，发现其能较

好地区分肝血管瘤、转移性肝癌、肝癌。Trivizakis（2018）等报道其利用三维卷积神经网络对MRI图像特征进行分析，鉴别原发性肝癌和转移性肝癌的准确性可达83%。此外，有研究表明影像组学还可作为肝癌组织学分级的生物标志物，评估肝癌术后复发可能。影像组学还可以准确预测肝癌患者预后，并评估各种治疗方案的疗效，包括肝切除术、经导管动脉化疗栓塞、免疫疗法。肝内胆管癌（intrahepatic cholangiocarcinoma，ICC）是发病率仅次于肝细胞癌的肝脏原发恶性肿瘤，有研究报道术前动脉期增强MRI的影像组学特征可用于预测部分肝切除术后ICC的早期复发，门静脉期CT图像可预测胆管癌的淋巴结转移。除肝脏原发恶性肿瘤外，影像学检查还可用于评估转移性肝癌，其中以结直肠癌肝转移最常见。Simpson（2017）等研究发现，剩余肝组织在门静脉CT图像上的纹理越均匀，根治性手术切除肝转移术后肝内复发风险越大。胰腺癌是死亡率最高的恶性肿瘤之一，对于可切除的患者而言，其预后仍较差。Yang（2019）开发了基于MRI影像组学的列线图，可用于术前评估胰腺癌患者的早期复发风险，有望改善临床实践。

（3）肠道肿瘤：我国结直肠癌发病率近年来呈明显上升趋势。远处转移是局部晚期直肠癌治疗失败的主要原因。Liu（2020）等利用基于MRI的放射特征，能将患者分为远处转移高危人群和低危人群。而且综合放射组学特征和病理分期，研究团队发现低危组 pN_2 分期的直肠癌患者从化疗中受益更大。此外，有研究人员将深度学习应用于局部晚期直肠癌DWI影像组学的特征提取，可改善新辅助化疗的疗效评估。

（4）肾脏肿瘤：肾细胞癌是泌尿系统最常见的恶性肿瘤。肿瘤内部的坏死、出血、囊变等会引起图像灰度的差异，基于CT的影像组学通过提取纹理特征，实现肾脏肿瘤良恶性以及肾癌分型的有效鉴别，为临床术前评估肾脏肿瘤生物学行为

提供重要依据。其中,Raman 对透明细胞癌、乳头状肾癌、嗜酸性细胞腺瘤的 CT 影像进行纹理特征分析,构建出敏感度大于89%、特异度大于98%的机器学习模型。CT 和 MRI 作为对肾脏肿瘤进行诊断和鉴别诊断的常见手段,在临床应用普遍,但易受影像科医师经验的影响,通过影像组学方法可提取肉眼难以辨别的疾病内部特征,计算相关参数用于量化病变特征,提高诊断准确率,为肿瘤分型分级、治疗方案选择、预后判断提供相应依据。

（5）血液系统肿瘤:血液系统常见恶性肿瘤包括白血病、恶性淋巴瘤、多发性骨髓瘤等。^{18}F-FDG PET/CT 在临床上可用于检测复发性急性白血病患者的髓外病变,但其准确性不高。Li(2019)等在 PET/CT 基础上建立机器学习模型,其灵敏度、特异度、准确度分别为87.5%,89.5% 和88.6%,显著高于视觉分析模型,为鉴定复发性急性白血病患者的骨髓受累提供新的思路。此外,基于 ^{18}F-FDG PET/CT 的影像组学对预测淋巴瘤预后也有一定价值。除了利用 PET/CT 进行全身淋巴结扫描外,DWI 可对大脑进行功能成像,用于区分中枢神经系统淋巴瘤和胶质母细胞瘤。

4. 发展前景　自2012年以来,已有越来越多的研究人员利用影像组学技术展开各项研究。分析的图像包括 CT、MRI、超声及 PET/CT。研究方向也从预测肿瘤的某些临床特征,如肿瘤的治疗疗效、生存时间等,进一步深入到预测肿瘤发生、发展的生物学基础。然而,目前开展的研究大多为回顾性研究,可能存在选择偏倚。且研究结果的质量参差不齐,虽然一些研究显示其模型准确性较高,但缺乏其他指标如特异度、灵敏度的评估,或是缺乏交叉验证和外部验证,难以保证模型的可靠性和稳定性。因此,未来应制订影像组学研究的标准流程,从图像采集、图像分割、特征提取和分析到模型建立和验证均应有规范的评估,以提高研究结果的稳定性和一致性,并开展多中

心合作,建立标准化大数据库,进行高质量的前瞻性研究,使影像组学技术能真正应用于临床实践,为实现肿瘤患者的精准治疗提供助力。

（六）免疫组学

1. 免疫组学的介绍　人类基因组计划完成后,"组学"科学时代开始了。基于免疫系统成分的多样性,再加上免疫调节通路和网络的复杂性,免疫学逐渐发展为一门组合学科。"免疫组学"一词最早是在1999年由 Pederson 教授在奥斯陆举行的自身免疫国际会议上提出。免疫组学作为一个相对新的研究领域,可以理解为高维技术的应用,其发展从免疫信息学开始。免疫信息学主要关注抗原处理和呈递、免疫基因组学、免疫系统数学建模和免疫数据库建设等方面。随着免疫信息学的不断发展,免疫组学的概念也从传统地研究 MHC、TCR 和免疫球蛋白位点的遗传进化,发展到研究所有与免疫相关的编码和非编码 mRNA 转录的分子功能。免疫组学主要融合了免疫学、基因组学、蛋白质组学、转录组学和生物信息学等学科,旨在研究宿主-病原体的关系,指导疾病的诊断、治疗和药物、疫苗的研发。免疫组学的主要研究内容包括:免疫功能基因组学、免疫疾病基因组学、肿瘤免疫组学、病原体免疫组学和基于基因组学的新型免疫药物等。

2. 免疫组学技术　基于免疫组学的技术可以帮助我们了解疾病免疫系统的关键特征,解决探究免疫反应组成和形成的反应网络过程中面临的复杂挑战。其通过有效地考虑相关的因素,例如作为靶标的 T 淋巴细胞群、特定的细胞表位组合和测量的细胞因子应答,并结合相关的生物学结果,全面评估免疫反应。最近,免疫组学技术的发展取得了技术和概念上的进步,包括同时检测大量细胞功能和表型标志物的方法。主要包括:一是利用免疫组织化学技术检测不同免疫细胞的浸润评分以及不同免疫分子的表达情况;二是利用转录组学等检测全 mRNA 的表达,根据其中免

疫标志物的表达水平拟合成免疫浸润评分,确定免疫细胞比例;三是利用流式细胞及质谱流式细胞技术(cytometry by time-of-flight,CyTOF),直接鉴定各个免疫细胞亚群的浸润情况。

3. 免疫组学在移植相关肿瘤的应用现状 肿瘤的发生是通过一系列完整而复杂的基因和表观遗传变异实现的。全面了解宿主和致病因子/肿瘤预先存在的免疫学特征,确定有效的生物标志物,有助于了解肿瘤对免疫治疗的反应和免疫治疗的潜力。分子生物学领域的快速发展,促进了生物标志物领域的进一步进展,有助于疾病的早期诊断、治疗和转归,特别是对肿瘤的靶向和免疫治疗意义重大。预后标志物作为一种评估指标既可以评估患者的预后,如疾病的复发率、死亡率和治疗效果,还可以评估更进一步的指标,如疾病的生物学复杂性和基于肿瘤侵袭程度的疾病分期。研究表明具有特定细胞因子特征的白细胞亚群,比如 $CD8^+$、$CD45RO^+$ 记忆 T 细胞和相关 B 细胞都和肿瘤的良好预后有关,并与潜在的免疫治疗相关。免疫治疗是一种增强人体天然免疫系统以对抗相关疾病的方法,即利用体内产生或人工合成的单克隆抗体、多克隆抗体、非特异性免疫治疗、T 淋巴细胞治疗和疫苗治疗等,来修正免疫系统达到预防或治疗疾病的目的。T 淋巴细胞在免疫治疗诱导的抗肿瘤效应中发挥主要作用,是确定一般免疫能力和量化已有的肿瘤特异性克隆的工具。除了 T 淋巴细胞和 B 淋巴细胞的适应性免疫反应,抑制性免疫亚群,作为可能的免疫调节最佳靶点,解释了为什么癌症在基线免疫的情况下仍会进展。

基于先进的质谱学所能达到的准确度、分辨率和灵敏度,可以准确识别癌症中被释放的免疫球蛋白的互补决定区(complementarity determining region,CDR)的特定氨基酸序列,从而可以在不事先了解 CDR 抗原的情况下,将 CDR 标记识别为癌症的生物标志物,从而对癌症的预后和诊断标

志物的发现产生重大影响。针对 CTLA-4、PD-1 和 PD-L1 的免疫检查点抑制剂已被证明在几种肿瘤类型中诱导肿瘤的凋亡和消退。疫苗接种后的基因变异被认为是疫苗接种后产生免疫能力,达到一定免疫水平的原因。

(1)肺部恶性肿瘤:肿瘤微环境是由不同类型的细胞组成的复杂网络,包括免疫细胞、散布的血管和淋巴管,大量研究表明肿瘤浸润性 T 细胞的局部密度影响患者的预后。一项采用免疫组织化学方法的回顾性分析研究表明,肿瘤诱导的支气管相关淋巴组织(bronchial-associated lymphoid tissue,BALT)中的 DC 的密度与患者良好的总体生存率和无病生存期成正相关。CD208 作为 BALT 的生物标志物可以应用于临床识别早期非小细胞肺癌中有高复发风险的患者。

(2)肝脏恶性肿瘤:肝细胞癌是一种预后较差的异质性疾病,浸润肿瘤的免疫细胞性质会影响疾病的临床结果。基于质谱的蛋白质组学、代谢组学、基因测序和单细胞分析可以帮助对肿瘤异质性的评估,指导开发新的治疗策略。Zhang 等利用单细胞测序技术和 CyTOF 技术提出了肝细胞癌的新免疫表型分类——具有免疫活性型、免疫缺陷型和免疫抑制型,进一步揭示肝细胞癌不同亚型的特定代谢特征和细胞因子/趋化因子表达水平,指导预测患者的生存期,并支持患者的精准治疗。另一项对一组 228 例肝细胞癌样本的病理学和免疫组织化学分析,确定了一部分肝癌标本中炎性细胞基因表达模式和免疫细胞浸润及免疫调节分子的存在相联系,这部分肝癌可能对阻断 T 细胞调节通路的治疗药物,如 PD-1、PD-L1 和 TGF-β1 抑制剂敏感。这对未来在更大的患者队列中研究免疫分类,确定预测生物标志物及其潜在用途,指导临床诊断和治疗具有重要意义。

(3)胃肠道恶性肿瘤:肿瘤的转化和肿瘤进展过程中蛋白表达的改变可以激发免疫反应,并诱导肿瘤自身抗体的形成,参与抑制肿瘤生长过

程。结直肠癌在世界范围是女性第二大常见癌症和男性第三大常见癌症，是发达国家癌症相关死亡的主要原因之一。一项对 32 例大肠癌患者和 32 例对照者血浆样本的抗体谱分析表明，与对照组相比，大肠癌患者标本的免疫蛋白组 IgG 谱主要和细胞的死亡、存活和增殖途径有关，特别是与 *EIF2* 和 mTOR 信号转导有关的蛋白；这些数据说明蛋白微阵列上的免疫组学图谱能够揭示癌症免疫反应的复杂性，并能真实地反映其潜在的病理，指导诊断和治疗。

（4）血液系统和肾脏肿瘤：研究表明大多数急性髓系白血病患者在复发后死于进行性疾病，这和细胞遗传水平的克隆进化有关。一项对 8 例急性髓系白血病患者的原发性肿瘤和复发基因的基因测序试验，确定了急性髓系白血病复发时的克隆性和克隆进化的模式，并用深度测序对一些突变基因进行了量化，表明了急性髓系白血病复发时个别基因的突变与克隆选择和化疗耐药相关；提示想要实现急性髓系白血病的治愈，必须根除起始克隆和其所有亚克隆。

肾细胞癌具有很高的复发风险。Venner 等在 703 例人肾移植活检标本中使用表达微阵列，采用发现集验证集方法发现了 T 细胞介导的排斥反应最特异的变化，提出了一种新的 T 细胞介导的排斥反应（T cell-mediated rejection，TCMR）模型；不仅对移植免疫学有重要意义，还对针对 CTLA4 和 PD-1 的药物的肿瘤免疫治疗机制模型建立具有重要意义。

4. 前景展望 癌症是目前对全社会公共健康的巨大威胁之一，免疫组学的最新理论与技术有助于进一步深入探索肿瘤状态下人体免疫系统关键特征谱和复杂的反应网络体系。生物信息学的发展，各类数据库的建立和各类软件模型的开发，增强的计算过程和集成的治疗策略，使科研人员可以用数据库数据来分析破译复杂的癌症相关机制，并设计出可能的癌症疫苗。2010 年上市的晚期前列腺癌疫苗——Sipuleucel-T，开创了癌症免疫治疗的新时代；卵巢癌疫苗（OCDC）、晚期肺癌疫苗（Cimavax-EGF）、膀胱癌疫苗（NEO-PV-01）和肾癌疫苗（NeoVax）等都在试验中，有望在未来上市。在未来，利用组学技术预测来提高有效的新抗原和检查点抑制剂协同试验的疗效，有望开发出更多的个体化疫苗应用于各类终末期癌症的治疗。免疫数据库的建设对免疫组学的发展至关重要，未来应加强免疫信息学和数学相关领域的合作，进一步提升数据库建设的质量和数量，最终应用于肿瘤的治疗和预防。未来的预防医学还可以通过基因分析，提供疾病易感性预测，有选择地改变生活习惯或生活环境，减少疾病的发生。

二、大数据时代的组学诊断

（一）整合多组学形成的意义

翻译组学、免疫基因组学、影像基因组学以及其他组学都是如今较为全新的研究领域，随着新的生物技术不断发展，各组学相互整合，逐渐在肿瘤中的推广应用。肿瘤是复杂的系统性疾病，可能在基因组、转录组、蛋白质组和代谢组等某个或多个层面上发生异常，且不同组学之间密切关联。任何不同水平的单组学研究都不足以阐明肿瘤复杂的发病机制。多组学整合分析能够更加准确地揭示肿瘤分子特征，有助于识别肿瘤特异性生物标志物，实现对肿瘤的早期分层，为肿瘤的精准化和个体化治疗提供重要依据。对整体变化物质分子进行综合分析，包括原始通路的分析及新通路的构建，反映出组织器官功能和代谢状态，为探索生物调控分子机制、关键标志物以及作用靶点提供新思路和新方法。

（二）大数据时代背景下的整合多组学在移植相关肿瘤中的应用进展

1. 翻译组学 翻译组学（translatomics）是连接转录组学和蛋白质组学的桥梁；是研究中心法则中翻译层次所对应的物质总体的学科。中心法则指出编码于 DNA 上的基因信息需经过转录、翻译生成蛋白质，才能执行具体的生物学功能。翻译是对生物学信息广泛而精细的重新调控过程，主要包括两个阶段即翻译起始与翻译延伸，因此对翻译组学的研究不仅仅局限于 mRNA，还包括核糖体、转移 RNA（transfer RNA，tRNA）、调控性 RNA 如 miRNA 以及新生肽链等，不仅需要研究这些物质的种类与丰度，更需要研究其动态与动力学的性质，最终落实到它们担负的生物学功能。目前，针对 mRNA 生成、降解以及蛋白质降解的调控研究已全面形成整体性的组学体系，但对于翻译调控的研究仍缺乏整体性研究，但在生物体中调控幅度最为广泛的却是翻译调控，是生命调控的绝对主要环节。因此，从整体上研究翻译调控非常重要，但由于技术原因等条件的限制，数十年来对于翻译调控的研究微乎其微，2013 年暨南大学张弓团队首次成功实现人细胞内全长翻译中 mRNA 的定量深度测序，研究发现，正在翻译的 mRNA、mRNA 长度以及蛋白质三者之间存在极好的三元定量相关关系，因此，这项研究将 1958 年提出的定性中心法则推动到定量化中心法则的研究阶段。中心法则的定量化研究显示，翻译组学作为一门新兴学科具备着揭示生命运行规律的巨大潜力。

翻译组学作为连接转录组学和蛋白质组学的桥梁，研究翻译组学可以更加清晰透彻地总领转录组学，对下游的蛋白质组学方法进行质控，在蛋白质的发现等领域具有不可替代的独立参考价值。研究翻译组学，不仅要注重多学科与方法的交叉，还需要有机整合各组学。研究翻译组学不仅可以覆盖各大新兴研究热点，如 TME、细胞信号转导以及干细胞等，还具有广阔的应用前景，包括癌症等疾病的诊断与治疗等，对生命运行的规律进行更加深入的阐述。

2. 免疫基因组学　免疫基因组学（immuno-genomics）是运用新一代 DNA 高通量测序，研究 MHC、TCR 和 B 细胞抗体的基因组学。NGS 技术结合大数据时代的信息发掘优势，为免疫基因组学在肿瘤学乃至移植肿瘤学的应用铺平了道路。NGS 在风险预测、疾病早期检测、测序和医学成像诊断、准确预后、生物标志物识别和新药发现治疗靶点识别等方面具有重要的临床应用价值。

NGS 彻底改变了人类基因变异的分析，为单基因疾病（mono-gene disease，MD）的诊断提供了一种高效益的方法。例如，进行性家族性肝内胆汁淤积（progressive familial intrahepatic cholestasis，PFIC）是一组胆汁酸通过小管膜转运障碍引起的疾病，占新生儿胆汁淤积的 10% 以上。PFIC 与低 γ-谷氨酰转肽酶（GGT）血清水平相关，在早发性胆汁淤积领域应用 NGS 最重要的价值是快速识别导致低 GGT 的 PFIC（*PFIC1*、*PFIC2*、*TJP2* 相关的胆汁淤积）。NGS 对确认肿瘤新抗原具有重要意义。使用 NGS 技术获得肿瘤和正常细胞的遗传数据后，与人类的参考基因组序列进行比对，可以识别其中的体细胞变异。这种分析的目的是确定患者致癌基因和抑癌基因的突变情况。免疫基因组学方法旨在鉴定可预测所有编码蛋白质中氨基酸序列变化的肿瘤特异性 DNA 改变，并评估其作为新抗原的潜力。个性化癌症疫苗的设计正基于此。利用 NGS 方法对 DNA 外显子组进行测序，比对肿瘤与正常的 DNA、RNA 序列的异同，来评估整体基因表达的差异。从 NGS 数据确认肿瘤特异性突变的抗原从而设计个性化的新抗原疫苗。

HCC 患者的肝移植标准和肝移植后的预后指标历来以肿瘤质量的测量为基础。最近，高通量技术增加了复发的预测，而这些工具还不能常规应用。但是，随着新的测序技术、专业的计算分析和 HLA 预测等方法（都是免疫基因组学的组成）的迅猛发展，免疫基因组学在新兴学科——移植肿瘤学中必将具有广阔的应用前景。

3. 影像基因组学　影像基因组学（radiogenomics）是人工智能在医疗领域上的重要应用，近年来逐渐发展形成为一门新兴学科。2002 年发表在 *Radio Therapy and Oncology* 上的一篇文章，首次提出这一概念，该文章主要研究肿瘤放疗疗效与基因之间的关系，随后逐渐演变为一种找寻影像特征与基因表达数据之间关联的新技术。影像基因组学不仅继承了影像学无创、实时、可重复的优点，还运用 CT、PET 和 MRI 等技术，多维度地获取病变的全局信息。

影像基因组学的具体方法是，获得大量患者的医疗影像数据和基因表达谱数据，人工或用算法将肿瘤区域勾勒出来，从空间上分成不同的亚区。用 CT 影像图片的灰度信息建立每个像素的二维特征向量，提取放射影像的形状边缘特征、像素密度特征、质地特征等，经统计学途径以及主成分分析对所提取的影像特征数据量化和降维。通过权重基因和共表达网络分析建立高度相关性的基因模块，将提取的影像特征去冗余后与某些基因或建立的基因模块进行关联。经通路分析将选出来的基因/基因模块进行生物学功能注释，建立预测和/或分类模型来解释影像纹理。最后，交叉验证以减少偏差，得出的结论用临床试验进行验证。

4. 其他组学融合在肿瘤中的应用　组学技术为在不同分子水平上解释肿瘤发生发展机制提供新视角。除了上述组学，还有其他组学也在肿瘤的诊断中兴起。如代谢组学是研究生物体内源性代谢物质的整体及变化规律的科学。生物体内微小的变化会放大表现为代谢物水平的变化，因而代谢组学能够更准确地反映人体稳态和内环境。高通量代谢组学技术在 HCC 的早期诊断和预后判断等方面具有独特优势。有研究采用气相色谱-质谱联用的方法分析了肝癌患者术前、术后 7 天及健康人群的尿液，发现手术干预后能量代谢相关代谢通路均发生了变化；术后 1 年复发和未复发者的代谢特征也有明显不同，尤其是在糖酵解、氨基酸代谢及三羧酸循环等方面；并筛选出一系列组合标志物，如乳酸、乙醇胺、苯丙氨酸、乌头酸和核糖，可用于复发与未复发患者的识别。

（徐骁）

第七节　肿瘤生物信息学进展

生物信息学是一门综合运用计算机科学、统计学和信息技术等学科知识来处理、分析和管理生物学数据的学科。在肿瘤生物信息学领域，自从 2008 年第一个癌症基因组被测序后，大量针对癌症基因组和转录组数据分析的生物信息学工具被开发出来，包括用以鉴定 SNV、InDel、拷贝数变异（copy number variation，CNV）、结构性变异（structral variation，SV）和基因融合（gene fusion）等体细胞变异，及分析肿瘤突变特征谱（mutational signature）、驱动基因（driver gene）和生物学通路变化的软件和方法。随着生物学检测技术手段的不断发展，更多的新兴组学数据得以产生，如表观组、蛋白组、代谢组、宏基因组和免疫组等，与之相应的是相关数据处理、分析和整合工具爆发式地开发与拓展，同时也形成了一批具有国际知名度的癌症多组学数据库和分析平台，极大地促进了癌症基础科学研究的广度与深度，以及癌症精准医学的发展。本节将就癌症不同组学数据的生物信息学分析和多组学数据整合分析的方法进展及常见相关数据库做一些基本介绍。

一、不同组学的肿瘤生物信息学分析方法

（一）肿瘤基因组变异分析

1. 基于高通量测序数据的肿瘤纯度分析

（1）肿瘤纯度概念：肿瘤是一个复杂的微环境，由突变的肿瘤细胞和促进或抑制肿瘤生长的因子、营养素、趋化因子以及非常重要的其他非肿瘤细胞组成。这些细胞包括成纤维细胞、免疫细胞、内皮细胞和正常上皮细胞。这些成分伴随着

肿瘤的生长彼此相互作用。因而,临床上得到的肿瘤组织通常会混合影响肿瘤发生发展和耐药的其他非肿瘤细胞。肿瘤纯度就是肿瘤组织中肿瘤细胞所占的比例。

(2)肿瘤纯度的计算:随着基因组学、表观遗传组学、计算机及统计学等方面技术的发展进步,已经可以根据肿瘤样本的基因组突变、拷贝数、转录组的表达谱或甲基化数据分析计算肿瘤纯度。表4-7-1列举了一些常用的基于高通量测序数据进行肿瘤纯度计算的软件和算法。

(3)肿瘤纯度对基因组分析的影响:肿瘤纯度对基因组分析,包括基因突变检测、转录分析、基因聚类、分子分型和差异分析等各方面都有显著影响,肿瘤组织纯度异常会使遗传分析及其他检测结果产生严重偏差。对肿瘤组织进行分析时除了肿瘤细胞,也应关注非肿瘤细胞并建立合适的统计模型计算肿瘤纯度,以校正肿瘤纯度对基因组分析,如突变频率、表达差异水平等带来的偏差。

2. 肿瘤基因组常见变异分析及技术原理

(1)肿瘤体细胞变异:体细胞变异是相对于生殖系突变而言的。在肿瘤基因组学分析中,常常使用同一患者的正常组织作为对照,如癌旁组织、血液、唾液等,从而检测肿瘤组织样本中的体细胞突变。然而,体细胞和生殖系突变的算法假设完全不同,生殖系突变预期的等位基因频率(Variant Allel Frequency,VAF)是50%或100%,本质上只需要确定是哪种基因型(AA、BB、AB)。通常大多

数由测序错误、短读长比对偏向性等造成的假阳性突变的VAF都比较低,可以被很好地区分开来。但体细胞变异的VAF低有可能是假阳性,也有可能是因为肿瘤纯度低、罕见亚克隆等生物学因素而引起的真实低频。

(2)肿瘤体细胞短变体检测(SNV+InDel):SNV和InDel是大多数肿瘤基因组学分析的第一步。

变异检测一般包括预处理、变异评估和变异过滤三个方面,其中变异评估是整个算法的核心。核心算法主要包括以下几个方面:①直接比较肿瘤和对照样本的变异信息,启发式算法确定变异,如VarScan2。②联合基因型分析,如SomaticSniper,假定肿瘤和正常组织都是二倍体,推断可能的联合基因型,从而检出变异,核心是通过贝叶斯法计算联合基因型的后验概率。③联合等位基因频率分析,如MuTect、Strelka和MuSE,极大地增加了变异检测的灵敏度。Strelka首先根据非参考碱基的比例估算肿瘤和对照中VAF的后验概率,然后计算体细胞变异的概率:一对样本的VAF不同,且对照样本的基因型是纯合子的概率。④基于单倍型的算法,通过局部组装策略得到可能的单倍型,如MuTect2和Platypus。⑤机器学习,如MutationSeq。表4-7-2列举了一些常用的SNV和InDel检测软件和算法。

相比于SNV检测,InDel检测的难度更大。由于InDel的存在,会较大程度地影响比对结果,从而影响InDel检出的准确度。理论上来说,从头组

表4-7-1 常用的基于高通量测序数据进行肿瘤纯度计算的软件和算法

软件名称	数据类型	算法	网址
PyLOH	基因组	最大期望	https://github.com/uci-cbcl/PyLOH
ABSOLUTE	基因组	极大似然模型	https://www.genepattern.org/modules/docs/ABSOLUTE
PurityEst	基因组	极值学生化离差	https://odin.mdacc.tmc.edu/~xsu1/PurityEst.html
ESTIMATE	转录组表达谱	经验分布函数	https://bioinformatics.mdanderson.org/public-software/estimate/
PAMES	甲基化	均值	https://github.com/cgplab/PAMES
InfiniumPurify	甲基化	线性函数	https://cran.r-project.org/web/packages/InfiniumPurify/index.html

表 4-7-2　SNV 和 InDel 常用的检测软件

软件	核心算法	变异类型	开发者
Lancet	单倍型分析	SNV、InDel	Narzisi 等
MuSE	等位基因频率、马尔可夫链模型	SNV	Fan 等
MuTect	等位基因频率	SNV	Cibulskis 等
Platypus	单倍型分析	InDel	Rimmer 等
SomaticSniper	联合基因型分析	SNV	Larson 等
Strelka2	局部组装、等位基因频率	SNV、InDel	Kim 等
Varscan2	启发式阈值	SNV、InDel	Koboldt 等

装更利于 InDel 的检测,但实际检测过程中从头组装的难度系数往往更大。

（3）CNV:CNV 可以由比较基因组杂交芯片或全外显子组测序（whole exome sequencing, WES）数据得到,全基因组测序（whole genome sequencing,WGS）的效果往往更好。但不管采用什么测序技术,肿瘤 CNV 比生殖系 CNV 的检测难度更大,一方面肿瘤细胞的染色体倍型可能发生改变,另一方面肿瘤纯度、克隆异质性也会带来偏差。目前大部分软件在设计肿瘤 CNV 检测时,往往都会考虑肿瘤纯度、倍性以及克隆和亚克隆的影响。

CNV 的检测主要有以下策略:①测序深度法（read count,RC）;②成对读段法（read pair,RP）;③组装（assembly,AS）。随着测序成本的降低,RC 是主要的检测方法,包含预处理和分段处理 2 个步骤。预处理主要是为了均一化降噪,分段处理则根据统计学模型估计 CNV 的大小,如循环二元分割算法（circular binary segmentation,CBS）、隐马尔可夫模型（hidden Markov model,HMM）、异构

转移水平模型（heterogeneous shifting level model, HSLM）等。表 4-7-3 列举了一些常用的 CNV 检测软件和算法。

（4）肿瘤 SV:包括 50bp 以上的插入突变（INS）、缺失突变（DEL）、重复（DUP）、倒位（INV）和易位（TRA）。

检测 SV 主要基于以下 4 种策略:①测序深度法（read count,RC）;②成对读段法（read pair,RP）;③读段切分法（split read,SR）;④组装（assembly, AS）。目前已经开发了多种基于以上一种或多种策略的 SV 检测软件。表 4-7-4 列举了一些常用的 SV 检测软件和算法。

3. 肿瘤基因组突变特征谱（mutational signature）

（1）肿瘤基因组突变特征谱分析意义:肿瘤的发生发展过程也是一个突变累积的过程,这些突变可能来源于外部的环境刺激或者内生性的细胞活动,不同的致突变源会在 DNA 上留下不同的突变模式或特征,这些模式一般称为突变特征谱（mutational signature）。通过对肿瘤基因组上突变

表 4-7-3　CNV 常用的检测软件

软件	核心算法	适用的测序类型	开发者
CNVkit	RC、CBS	WES、Target	Talevich 等
ExomeCNV	RC、CBS	WES、Target	Sathirapongsasuti 等
EXCAVATOR2	RC、HSLM	WES、Target	Aurizio 等
FACETS	RC、CBS	WGS、WES、Target	Shen 等
ascatNgs	RC、ASPCF	WGS	Raine 等

表 4-7-4　SV 常用的检测软件

软件	核心算法	SV 检出类型	开发者
CREST	RP、AS	DEL,INS,INV,TRA	Wang 等
DELLY	RP、SR	DEL,DUP,INV,TRA	Rausch 等
Lumpy	RP、SR、RC	DEL,DUP,INV,TRA	Layer 等
Manta	RP、SR、AS	DEL,DUP,INS,INV,TRA	Chen 等
SvABA	RP、SR、AS	DEL,DUP,INS,INV	Wala 等

特征谱的分析,可以帮助我们了解肿瘤细胞中外源性(吸烟、饮酒、紫外线照射等)或内源性(酶修饰、DNA 错配修复缺陷等)暴露情况,对肿瘤的预防、诊断和预后具有一定的指导意义。癌症基因组图谱(The Cancer Genome Atlas,TCGA)通过对 30 种肿瘤 7 042 例患者的基因组体细胞突变进行研究,发现有多达 27 种类型的突变特征谱及部分相关的致突变机制。表 4-7-5 列举了一些早期发现的突变特征及其相关机制。Wu 等利用 WGS 分析肺腺癌全基因组体细胞突变,鉴定出四个突变特征(图 4-7-1),其中"特征 3"被认为与 AID/APOBEC 家族蛋白的过度活化相关。截至目前,COSMIC 数据库已收录了 49 个单碱基替换,11 个双碱基替换以及 18 个小片段插入缺失的突变特征图谱。

表 4-7-5　Alexandrov 等早期发现的突变特征相关机制

特征	可能的关联
1	年龄相关,常见于大部分肿瘤
2	AID/APOBEC 脱氨酶活性
3	*BRCA1* 和 *BRCA2* 的失活突变
4	吸烟
6	DNA 错配修复
7	紫外线照射
10	*POLE* 突变
13	AID/APOBEC 脱氨酶活性

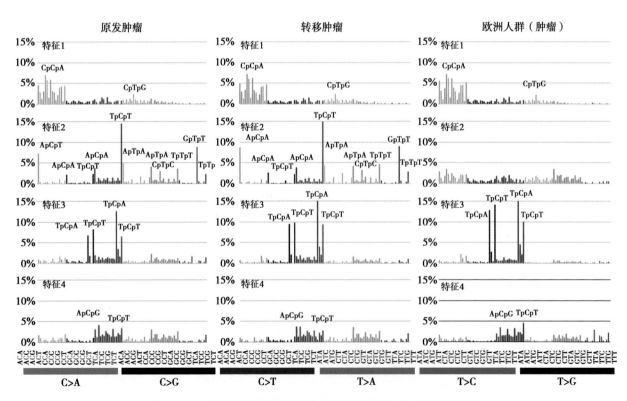

图 4-7-1　肺腺癌全基因组体细胞突变分解出的四个突变特征图谱

（2）肿瘤基因组突变特征谱分析方法。突变特征谱分析方法主要有两大类：①突变特征提取，主要用于发现一些未知的突变特征图谱；②基于已知或者数据库中的突变特征进行分解和匹配。最初也是最为常见的突变特征谱提取算法是非负矩阵分解法（nonnegative matrix factor，NMF），以点突变特征分析举例：对每个点突变位点，有 6 种 DNA 碱基的变异（C->A、C->G、C->T、T->A、T->C 和 T->G），对每个变异碱基上游和下游各取 1 个碱基，则共有 96 种三核苷酸的突变类型。根据每个肿瘤样本的测序数据可以得到 96 种突变类型中每种突变类型的变异位点数。假定 N 个肿瘤样本，可以得到一个 N×96 的矩阵 V，对 V 矩阵进行分解，计算出最优的特征矩阵 W 和加权矩阵 H，H 矩阵中的每个元素是每个样本在特征矩阵中的贡献值。其他一些突变特征分解和匹配算法主要有线性组合分解（linear combination decomposition，LCD）和线性回归等，这些算法及其相关软件见表 4-7-6。

4. 肿瘤基因组异质性及演化分析方法

（1）肿瘤异质性及演化模型：长期以来，研究人员一直观察到癌症表现出惊人的复杂性。早在 19 世纪后期，Rudolf Virchow 就报道了肿瘤细胞之间的形态学差异。随后的研究发现，肿瘤细胞在基因组、转录组和蛋白质组，以及表观基因组等方面均存在不同水平的异质性：①肿瘤内异质性，指同一块肿瘤组织内部不同肿瘤细胞之间的异质性；②肿瘤间异质性，指不同部位肿瘤组织之间的异质性；③患者间异质性，指不同患者之间肿瘤组织的异质性。为了探究肿瘤细胞的时空进化模式，分子进化理论开始应用于癌症克隆进化研究，并发展出几种不同的进化模式。①线性进化模型：线性进化模型认为突变是逐步线性产生的，新获得的驱动突变能够提供强大的选择优势从而形成显性克隆；②分支进化模型：分支进化模型认为来源于共同祖先的多个克隆在肿瘤发展过程中平行进化，从而产生多个克隆谱；③中性进化模型：中性进化模型假设在肿瘤的演化过程中，选择压

表 4-7-6 突变特征分析方法

软件	平台	算法	网址
SigProfiler	Matlab	非负矩阵分解（NMF）	https://cancer.sanger.ac.uk/cosmic/signatures/sigprofiler.tt
SomaticSignatures	R	非负矩阵分解（NMF）主成分分析（PCA）	https://bioconductor.org/packages/release/bioc/html/SomaticSignatures.html
Helmsman	Python	非负矩阵分解（NMF）主成分分析（PCA）	https://github.com/carjed/helmsman
bayesNMF	R	贝叶斯非负矩阵分解（Bayesian NMF）	https://software.broadinstitute.org/cancer/cga/msp
signer	R	贝叶斯非负矩阵分解（Bayesian NMF）	https://bioconductor.org/packages/release/bioc/html/signeR.html
SignatureAnalyzer	R	贝叶斯非负矩阵分解（Bayesian NMF）	https://github.com/getzlab/SignatureAnalyzer
Pmsignature	R	混合模型（mixed-membership）	https://github.com/friend1ws/pmsignature
deconstructSigs	R	线性回归 Linear regression	https://github.com/raerose01/deconstructSigs
YAPSA	R	线性组合（Linear Combination）	http://bioconductor.org/packages/release/bioc/html/YAPSA.html

力或适应性没有发生变化。肿瘤在演化过程中随机累积突变，最终在遗传漂变的作用下进化出不同克隆谱系；④间断进化模型：间断进化模型认为在肿瘤发展的早期阶段，短时间内爆发大量的突变，随后一个或几个显性克隆扩增形成不同的克隆谱系。

（2）肿瘤系统发生学根据研究设计主要分为两大类：①横断面研究（cross-sectional study）。横断面研究指利用多个样本的肿瘤数据构建进化树来描述群体共有的进化过程。该方法的基本思想源自 Fearon 和 Vogelstein 的线性模型，即通过对多位患者的肿瘤数据进行分析推断变异事件发生的先后顺序。②多区域采样研究（regional bulk study）。肿瘤系统发生学的一个重大进展是将系统发生学和克隆反卷积结合。克隆反卷积是指从一个或多个样本的基因组数据中推断出克隆亚群。基于这一策略，人们可以利用一个患者的多个部位或区域的肿瘤数据构建患者内部的克隆进化树。

（3）目前应用于克隆重建的方法大致分为两类：①组合算法通过使用各种启发式算法（如最大简约法）有效遍历所有解决方案（克隆进化树）并去除不符合生物学特征的方案，从而找到合适的解决方案。②概率算法尝试将克隆重建问题模拟为概率推断问题，具有最高概率生成观测数据的解决方案则为最优方案。

克隆重建的大多数算法主要基于 SNV 等位基因频率，但是 CNV 可能会影响 SNV 的等位基因频率，因此当前也有工具同时利用 SNV 和 CNV 的数据进行克隆重建。常用的克隆演化分析工具见表 4-7-7。

5. 肿瘤基因组变异与临床应用关联性分析

（1）癌症基因组变异与靶向治疗：2002 年，IB Weinstein 提出了"致癌基因成瘾"理论，即某些肿瘤的发展过度依赖某些"驱动因子"。目前已经有多种针对这些"驱动因子"的靶向药物获得成功。

表 4-7-7 常用构建肿瘤克隆进化树的工具

工具	算法类型	SNV	CNV
AncesTree	组合	是	否
CITUP	组合	是	否
CNT-MD	组合	否	是
MIPUP	组合	是	否
LICHeE	组合	是	否
Phylosub	概率	是	否
PhyloWGS	概率	是	是
Rec-BTP	组合	是	否
TrAp	组合	是	否
CTPSingle	组合	是	否
ClonalTREE	概率	是	否
SPRUCE	组合	是	是
TargetClone	概率	是	否
BitPhylogeny	概率	是	否
Canopy	概率	是	是
CALDER	组合	是	否
Cloe	概率	是	否
TreeClone	概率	是	否

如在非小细胞肺癌中，针对 *EGFR*、*KRAS*、*ALK*、*ROS1* 等开发的抑制剂。

（2）癌症基因组变异与抗药性：癌症驱动因子的发现为靶向药物的开发提供了基础，但由基因变异诱发的肿瘤抗药性也对靶向治疗提出了巨大挑战。

1）癌基因再活化：通过新的基因突变恢复被药物破坏的靶蛋白的生物学功能，促使肿瘤产生抗药性。如接受酪氨酸激酶抑制剂（tyrosine kinase inhibitor，TKI）治疗的肺癌患者中最常见的 *EGFR* p.T790M 突变。

2）激活相同信号通路上下游的效应子：靶向蛋白被抑制后，肿瘤可以通过改变相同通路上游或下游效应子的活性，重新激活靶蛋白所在通路。如在使用 BRAF 抑制剂的黑色素瘤中，发现肿瘤可以通过 *RAS* 基因扩增或 *NF1* 基因缺失重新激活 MAP 激酶信号通路，促使肿瘤耐药。

3）激活平行通路:通过改变平行通路中基因的活性,赋予肿瘤抗药性。如使用 EGFR TKI 治疗的肺癌患者中发现 *ERBB3* 或 *MET* 的扩增,二者都可以独立于 EGFR 恢复 PI3K/ATK 信号通路的活性。

（3）癌症基因组变异与预后:基因组变异研究极大促进了分子标志物的开发,并被广泛应用于预测癌症患者的预后或疗效。

1）基因突变和肿瘤突变负荷:除为靶向治疗提供靶点外,基因突变对于预测肿瘤患者的预后也有重要作用。如 TCGA 的一项泛癌种研究发现 *TP53* 突变对多种癌症总体生存时间和无病生存时间都有显著影响。

此外,患者的总体突变水平,即 TMB 也在多种癌症(如肺癌/尿路上皮癌等)中发现可以作为免疫治疗的独立预测分子标志物。

2）基因组不稳定性:基因组不稳定性是促进癌症发生和发展的重要特征,主要包括 MSI 和染色体不稳定综合征。已经在乳腺癌、结直肠癌、肺癌等多种恶性肿瘤中发现 MSI 或染色体不稳定综合征与患者预后差有关。MSI 主要和 MMR 变异相关,染色体不稳定综合征通常是染色体复制和分离过程异常导致的。

(二)肿瘤转录组变异分析

1. 肿瘤基因表达差异分析与聚类

（1）肿瘤基因差异表达分析及聚类的意义:目前,基于大规模的 mRNA 微阵列技术和高通量 RNA 测序(RNA-seq)技术,是肿瘤样本获得基因表达数据的有效途径;针对基因表达谱数据使用统计方法对临床属性的差异分析,以及根据表达模式的相似性进行聚类分析,是对基因和受测样本分类提供亚型识别的有效工具。

（2）基因差异分析方法:在挑选与肿瘤发生有关的差异表达基因时,早期的分析方法是采用"二倍变化准则",即表达均值发生 2 倍以上或者 1/2 以下变化的基因作为差异变化基因。后来不断出现基于统计学假设检验的方法,即在两类中

基因表达值的分布没有差异的空假设下,得到实际数据中所观察到差异的概率(P 值),如 Student's t 检验、秩和检验、F 检验、SAM 等。针对高维数据通常需要采用多重检验的方法进行矫正,如 Bonferroni 校正和 FDR(false discovery rate)矫正。目前,RNA-seq 越来越广泛地用于肿瘤研究,基于 RNA-seq 数据分析肿瘤差异表达基因的软件也迅速增加,如 DESeq2、edgeR、NOIseq、EBSeq 等。通过对差异表达基因的分析,可以提供一种肿瘤发生机制的解释。

（3）聚类分析方法:聚类分析是研究如何将对象按照多个方面的特征进行综合分类的一种统计方法。常用的统计聚类方法包括层次聚类(hierarchical clustering)、K 均值聚类(K-means clustering)和自组织映射聚类(Self-Organization Map clustering,SOM clustering)。利用肿瘤样本的基因表达数据,采用合适的聚类算法进行精确的亚型分类,为在分子水平上进行肿瘤诊断提供了一种很有希望的方法。Perou 等利用 469 个差异表达的基因,以平均连接方法表征基因间的距离,使用层次聚类算法进行聚类,首次将乳腺癌分为管腔型、基底细胞样型、*HER2* 过表达型和正常乳腺样型。

2. 结构性变异与基因融合分析 基因融合是指两个基因的一部分或全部序列融合在一起,形成一个新的嵌合基因。融合基因广泛分布于癌症中,在多种癌症类型中充当驱动基因突变。例如,40%~80% 的前列腺癌患者中发生有 *TMPRSS2-ERG* 融合,*TMPRSS2-ERG* 融合蛋白促使雄激素依赖性 *ERG* 基因高表达,进一步与 BAF(SWI/SNF-A)复合物分子结合从而共同启动下游基因表达程序,促使正常前列腺细胞转化为癌细胞。另外,基因融合作为肿瘤治疗的靶点也一直是研究的热点。融合基因的产生机制主要是基因组上的结构重排如染色体易位、缺失、倒位、邻近基因的转录通读和前体 mRNA 的剪切。

精准的基因融合检测有助于加深对癌症的理解和治疗。近年来,高通量测序已经广泛用于基因组范围内系统地筛选已知和新的基因融合事件。基因融合的检测是基于双端测序的读段比对生成支持基因融合的双端成对读段(Span read:一个读段映射到基因 A 上,配对的另一个读段映射到基因 B 上)和切分读段(Split read:一个读段部分映射到基因 A,部分映射到基因 B)。其中 Split read 可以用来精确地定位融合转录物的断点。基于转录组测序检测基因融合的策略有两种:①映射优先,将读段映射到基因和基因组上以识别支持嵌合基因的 Span read 和 Split read;②组装优先,将读段直接组装成长的转录物,然后鉴定和染色体重排一致的嵌合转录物。基于这两种策略,许多生物信息学方法和软件已经被开发出来,其中 STAR-Fusion、SOAPfuse、FusionCatcher、Arriba 在灵敏度和准确度评价中表现良好。

3. 可变剪切分析 可变剪切是指由转录形成的前体 mRNA 通过不同的剪接方式去除内含子,保留外显子产生多个 mRNA 转录物的 RNA 加工过程。这是蛋白质和转录物多样性的重要原因

之一。人们已经发现可变剪切的异常与癌症等多种疾病相关。异常的可变剪切可以促进肿瘤的发生和转移,与肿瘤治疗抗性有关,一些变异可以作为肿瘤标志物和药物治疗的靶向位点。

随着对可变剪切在癌症中作用的重视和测序技术的发展,目前已有一系列基于 RNA-Seq 数据的鉴定和量化差异可变剪切的方法和软件。这些方法主要可以分为三种策略:①基于转录物的方法,如 Cufflinks/cuffdiff2,DiffSplice 等软件。这种方法在差异分析之前先组装转录物,然后根据测序读段估算转录物的相对丰度,最后通过统计检验确定不同条件下的差异转录物,其表现取决于定量转录物的精度。②基于外显子的方法,如 DEXSeq、edgeR 和 JunctionSeq 等软件。这种方法将测序读段分配给不同的外显子或连接点,但不能确定剪切的类型,只能比较不同状态下的差异表达的外显子或者连接点。③基于剪切事件的方法,如 rMATS、MAJIQ 和 SUPPA2 等软件,这种方法通过剪接百分比(percentage spliced in,PSI)值来表示特定形式的剪切事件表达的 mRNA 的比例,然后计算每一个事件的 PSI 值。表 4-7-8 列举

表 4-7-8　常用可变剪切分析软件

软件	编写语言	参考序列	检测策略	是否需要已知转录本注释信息	支持的实验类型
Cufflinks/cuffdiff2	C++	基因组	基于转录本	是,同时可分析新转录本	两组
DiffSplice	C++	无	基于转录本	否,自检测	两组
DEXSeq	R/Bioconductor	基因组	基于外显子	是	复杂设计
edgeR	R/Bioconductor	基因组	基于外显子	是	复杂设计
JunctionSeq	R/Bioconductor	基因组	基于外显子	是,同时可分析新转录本	复杂设计
limma	R/Bioconductor	基因组	基于外显子	是	复杂设计
dSpliceType	Java	基因组	基于外显子	是,同时可分析新转录本	两组
MAJIQ	Python	基因组	基于外显子	是,同时可分析新转录本	两组
rMATS	Python	基因组	基于外显子	是,同时可分析新转录本	两组,成对样本
SUPPA	Python	转录组	基于外显子	是	两组,成对样本
SUPPA2	Python	转录组	基于外显子	是	两组,成对样本
rMATS	Python	基因组	基于外显子	是,同时可分析新转录本	两组,成对样本
SUPPA	Python	转录组	基于外显子	是	两组,成对样本
SUPPA2	Python	转录组	基于外显子	是	两组,成对样本

了一些常用的可变剪切分析软件。

4. 基于单细胞转录组测序的肿瘤微环境分析 单细胞转录组测序包括从单细胞样本获取、文库构建、高通量测序，以及测序数据处理和下游分析（聚类分群、差异基因分析、细胞类型鉴定、伪时序分析等）。在肿瘤研究领域，单细胞转录组测序相比于传统测序方法具有更高的分辨率，提供了在单细胞水平上的基因表达量数据，而不只是获取大量细胞群体平均后的数据。单细胞转录组测序能够最大限度地揭示肿瘤组织内异质性信息，阐明肿瘤微环境的组成和不同细胞类型在肿瘤发生发展中的功能，将为肿瘤治疗提供重要的科学依据。

肿瘤微环境中存在不同种类、不同状态的细胞，细胞不同状态间在特定条件下会发生转化，并在肿瘤发生、发展和清除过程中发挥着不同的作用。单细胞转录组测序分析可以鉴定肿瘤微环境中的各种细胞类型和状态。由于单细胞转录组测序涉及成百上千的细胞和基因，先使用聚类算法进行聚类分群，通常使用 R 包 Seurat 进行表达矩阵数据的处理，对于分群结果使用 t-SNE（t-distributedstochastic neighbor embedding，t-分布领域嵌入算法）或 Umap（Uniform Manifold Approximation and Projection，统一流形逼近和投影）进行降维展示，根据不同群的差异表达基因结合细胞类型的经典表达基因可以鉴定出不同群的细胞类型，进一步使用 inferCNV 软件来区分肿瘤细胞和正常细胞。利用伪时序分析软件 Monocle2 分析细胞亚型之间的转化，已有较多的研究针对肿瘤浸润 T 细胞亚型的转换机制，尤其是正常的效应 T 细胞转化为耗竭性 T 细胞的过程，例如 Guo 等采用伪时序方法分析了非小细胞肺癌患者的 12 346 个 T 细胞单细胞转录组测序数据，揭示了 LAYN$^+$、CX3R1$^+$ 的 T 细胞亚群处于对立的分化终端，而 CD28$^+$、GZMK$^+$、ZNF63$^+$ 的 T 细胞亚群是功能上过渡态的细胞类群。对于肿瘤微环境中的

各类细胞，使用细胞相互作用的软件分析单细胞转录组数据，可以高分辨率地描述肿瘤微环境中存在的复杂的细胞相互作用，如 CellPhoneDB 软件配置了受体-配体相互作用的数据库，并提供算法软件让研究者在单细胞转录组数据中预测在不同细胞类型之间富集的受体-配体对，从而揭示有意义的细胞之间相互作用。总体而言，单细胞转录组测序技术极大加速了目前对肿瘤微环境的科学研究，有助于更深入地了解肿瘤的免疫抑制机制，为肿瘤的免疫治疗提供潜在的靶点。

（三）肿瘤表观遗传学分析

1. 肿瘤表观遗传学调控的常见类型 表观遗传学修饰与肿瘤的发生发展密切相关，其主要通过 DNA 甲基化、组蛋白修饰、染色质重塑和非编码 RNA 介导的靶向调控来影响基因转录、复制和修复等过程，从而影响肿瘤的进展。

（1）DNA 甲基化：DNA 甲基化参与基因的转录调控。近年来，DNA 甲基化在人类肿瘤发生发展过程中的改变被广泛研究。高通量测序技术的发展揭示了人类全基因组范围内的 CpG 岛甲基化图谱，发现 5%~10% 的 CpG 岛从正常的低甲基化状态转变为异常高甲基化状态，从而影响蛋白编码基因或非编码 RNA 的表达，促进肿瘤的进展。同时不少研究发现，许多活跃转录的基因在基因本体内也具有高水平的 DNA 甲基化，这表明 DNA 甲基化的背景和空间分布对于转录调控至关重要。

DNA 甲基化是指在甲基转移酶（DNMT1、DNMT3A 和 DNMT3B）的催化下，将 S 腺苷基甲硫氨酸（S-adenosylmethionine，SAM）提供的 -CH$_3$ 转移到胞嘧啶 5-C，形成 5mC。人类 80%~90% 的基因的 CpG 位点已被甲基化，但是在某些特定区域，如富含胞嘧啶和鸟嘌呤的 CpG 岛则未被甲基化。甲基化 CpG 与转录活性成反比。

（2）组蛋白修饰：组蛋白 N 端可通过乙酰化、甲基化、磷酸化、ADP 核糖基化、泛素化等修饰改

变染色质的状态以及调控基因的表达。组蛋白修饰的改变与肿瘤的广泛关系已经成为共识。

组蛋白是由 H1、H3、H2A、H2B 和 H4 这 5 种类型的核心蛋白组成的高度保守的蛋白质，并与包含 147 个碱基对 DNA 共同构成核小体。核小体是染色质的基本功能单元。

（3）染色质重塑：在 DNA 转录过程中染色质由紧密的超螺旋结构变构为开放式的疏松结构，这种不改变 DNA 碱基序列结构的改变称为染色质重塑，该过程受定位于特定核小体上的不同的染色质重塑因子的调控。其中，染色质重塑复合体 SWI/SNF 亚基基因在肿瘤中突变率高达 20%，突变造成整个复合体功能异常，导致肿瘤发生。

（4）非编码 RNA：人类基因组中仅一部分 DNA 序列具有蛋白编码功能，而其余大部分 DNA 序列被转录为非编码 RNA（non-coding RNA，ncRNA），ncRNA 可经 RNA 诱导的转录复合物靶向至互补序列，引起翻译终止或者 RNA 降解，从而导致转录后基因沉默。非编码 RNA 对基因表达的调节已经成为肿瘤研究中的一个新热点。

ncRNA 从长度上可分为小 ncRNA ［如干扰小 RNA（small interfering RNA，siRNA）、miRNA、Piwi 相互作用 RNA（Piwi-interacting RNA，piRNA）］和长链非编码 RNA（long noncoding RNA，lncRNA），其中小 ncRNA 的初级序列高度保守，主要以特异的碱基互补配对方式在转录和转录后水平调节基因的表达，而 lncRNA 序列的保守性普遍较低，其生物学功能也丰富多样，涉及基因表达的多个层面，包括表观遗传修饰、转录调控以及转录后的 RNA 加工等。

值得注意的是，表观遗传学修饰的整体变化不仅暗示这些蛋白在癌症中的驱动作用，而且还提供了治疗干预的潜在靶标。

2. 肿瘤基因组甲基化分析　DNA 甲基化（DNA methylation）是一种参与调节众多重要细胞过程的表观遗传修饰，包括转录、染色质结构与染色体稳定性、X 染色体失活、基因组印记以及胚胎发育等。

DNA 甲基化水平和模式的改变，如基因组低甲基化和局部区域高甲基化，如 CpG 岛，是肿瘤发生的重要因素之一。相比于正常细胞，肿瘤细胞抑癌基因的启动子 CpG 岛高度甲基化，从而导致抑癌基因转录沉默，细胞周期不能进入细胞凋亡，DNA 修复以及细胞黏附功能缺陷，血管生成，最终导致肿瘤的发生。此外，细胞中一些高度甲基化的基因和重复序列，其甲基化水平的降低可激活基因表达和重复序列，导致细胞特异性表达异常、内寄生序列（endoparasitic sequence）的激活、基因印记丢失，基因组脆性增加以及细胞过度增长等，促进肿瘤发生。

DNA 甲基化检测方法主要有三种：①重亚硫酸盐法，如全基因组甲基化测序（Whole Genome Biosulfite Sequencing，WGBS）、简化基因组甲基化测序（Reduced Representation Biosulfite Sequencing，RRBS）以及 850K/450K/27K 等芯片；②限制酶酶切法；③富集法，如 MeDIP。其中 WGBS 以全基因组覆盖度以及单碱基分辨率的精准定位，成为甲基化检测的金标准。不同检测方法产生的数据采用的分析步骤与软件主要分为：①数据质控；②比对；③甲基化水平计算；④差异甲基化区域（differentially methylated region，DMR）检测等。

3. 染色质开放性检测方法及分析　真核生物的基因组被压缩在染色质中，而染色质通常情况下以核小体为单位进行压缩折叠形成致密结构，不具有转录活性。染色质重塑作用可以使得部分致密的染色质变得松散，这部分松散的染色质被称为开放染色质或可及性染色质。开放染色质区域是调控因子（如转录因子）与基因组 DNA 相互作用的活跃区域。这种反应染色质的开放程度及允许其他调控因子结合的特性即定义为染色质可及性，也称为染色质开放性，是活跃的 DNA

调控元件进行转录调控的重要机制。

传统染色质开放区域检测方法主要包括基于酶切的 DNase-seq（DNase I hypersensitive sites sequencing，DNase I 超敏位点测序）和 MNase-seq（micrococcal nuclease digestion with deep sequencing，微球菌核酸酶测序）以及基于超声裂解的 FAIRE-Seq（Formaldehyde-assisted isolation of reg-ulatory elements sequencing，甲醛辅助分离调控元件测序），三种方法均需要大量的样本和细胞，且操作繁琐。近年来，ATAC-seq（assay for transposase-accessible chromatin with high-throughput sequencing，染色质转座酶可及性测序）发展迅速，因所需样本量大大降低，操作便捷，已逐渐成为目前研究染色质开放性的主流技术方法。

ATAC-seq 利用高灵敏度的转座酶（trans-posase）容易结合开放染色质的特性，寻找可及性染色质的同时对其 DNA 进行富集，随后进行高通量测序。ATAC-seq 可以在全基因组范围内绘制染色质可及性图谱，揭示转录因子结合位点以及核小体的位置。在肿瘤研究领域，ATAC-seq 技术与转录组测序等组学技术结合，成为肿瘤组学研究中的新一代有力工具。

ATAC 数据分析主要包含数据质控、低质量 reads 过滤、数据比对、染色质开放区域信号检测（peak calling）、开放区域基因注释和通路分析、转录因子预测等（图 4-7-2）。

4. 微小核糖核酸（miRNA）分析方法　miRNA 是长度约为 22 个碱基的内源性非编码小 RNA，能够与 mRNA 靶序列特异性结合，抑制靶标 mRNA 的翻译或者直接使 mRNA 降解，从而抑制靶标基因的表达。在肿瘤中，miRNA 的调控作用，影响了癌症发生发展的多种信号通路及生物学过程，包括细胞生长、增殖、分化和凋亡等。

（1）miRNA 的预测与注释：基于测序数据，miRNA 分析通常是首先用短序列比对方法进行序列比对，然后通过在数据库中进行搜索，对所得的

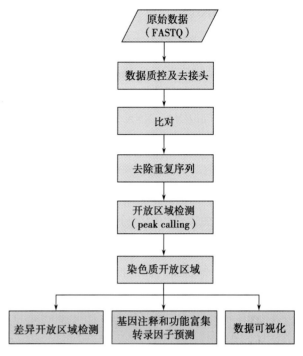

图 4-7-2　ATAC-seq 数据分析流程

RNA 序列进行初步注释分析。miRBase 作为最常用的 miRNA 数据库，包括了 miRNA 序列、注释和靶标基因的全方位信息。除基于数据库对已知的 miRNA 进行注释外，也可进行新的 miRNA 预测，如 miRDeep2 和 miRanalyzer 软件被广泛用于预测新的 miRNA。此外，miRNA 二级和三级结构对于特异性结合蛋白以及其他 RNA 的相互作用至关重要。目前，有关 miRNA 的结构预测软件主要有 ViennaRNA 和 RNAstructure。

（2）miRNA 表达分析与调控网络：miRNA 的表达谱分析与 mRNA 的分析方法类似，包括差异表达和聚类的分析方法。事实上，大量的研究表明，与 mRNA 表达谱分析相比，miRNA 呈现出特异的表达谱特征，提供了一种更准确的癌症亚型分类方法。

miRNA 作为基因表达网络中的关键调控因子，miRNA 的靶基因预测一直都是研究的热点。通常，miRNA 的靶基因预测，首先基于 miRNA 的表达谱筛选差异表达的 miRNA。其次，针对差异表达的 miRNA 进行靶标预测。目前，基于序列互补的靶标预测软件有 miRanda、TargetScan、PicTar。

然而,由于 miRNA 调控机制的复杂性,基于序列互补来预测靶标基因的方法仍存在很高的假阳性率。因此,越来越多的方法在基于序列互补的计算方法上,同时结合配对的 miRNA 和 mRNA 的表达数据来预测 miRNA-mRNA 的调控关系。常用的计算方法包括相关性分析、回归分析以及贝叶斯分析。其中,GenMiR++ 是一个基于贝叶斯网络预测 miRNA-mRNA 调控关系的代表方法。

(四)肿瘤免疫基因组学分析

1. 组学数据与免疫微环境特征的关系　免疫治疗作为一种新型的癌症治疗策略,尽管相关免疫治疗药物开发快速发展并有超过 150 种临床试验进行,但是在很多癌症中综合应答率不高,有效人群比例偏低。成功的肿瘤免疫治疗需要免疫系统激活,然而研究发现 TME 通常会阻止有效淋巴细胞的浸润或抑制浸润的效应细胞活性,从而产生免疫治疗耐受。肿瘤组织不仅含有大量的恶性细胞,也包含各种非上皮细胞以及胞外基质,其中非上皮细胞主要包括肿瘤浸润的各种免疫细胞、成纤维细胞以及血管内皮细胞等,从而构成了复杂的肿瘤免疫微环境。不同癌种具有不同的免疫微环境特点,对免疫治疗产生不同潜在效果,因此分析肿瘤与免疫细胞的相互作用至关重要,而肿瘤免疫基因组学主要对肿瘤细胞和免疫细胞的基因组进行综合并行研究,从而探究肿瘤与免疫细胞相互作用和免疫分子机制。

随着高通量测序技术的广泛应用,目前已有研究使用全基因组、全外显子、转录组和表观组等多组学研究手段,在系统生物学的研究思路上开展基于多组学的癌症免疫基因组及免疫微环境研究,旨在阐明癌症免疫原性的生物学基础和特征,揭示癌症发生发展过程中免疫微环境的变化规律,以期解释癌症免疫逃逸分子机制,致力开发出有效的免疫治疗策略。例如利用 WES、RNA-seq、小 RNA 测序(miRNA-seq)和甲基化测序等技术对 TCGA 的 33 种癌症、上万个肿瘤样本进行免疫图谱分析,并发现了炎症型、淋巴细胞耗竭型等 6 种免疫亚型。

2. 利用组学数据推测肿瘤免疫特征的生物信息学方法　根据已有的研究发现,肿瘤免疫基因组学的分析内容主要分以下几个方面。

(1)肿瘤微环境分析:TIL 和组成成分是肿瘤免疫微环境主要研究内容之一,至今,流式细胞术和免疫组织化学技术仍然是两种常用分析 TIL 的方法,然而由于技术局限性导致无法在大样本中应用或 TIL 分析不够全面。最近,利用 RNA-seq 或 DNA 甲基化测序技术,并结合生物信息学,能够快速地分析大样本的 TIL 特征,其分析思路主要有两种:基因集合富集分析(gene set enrichment analysis,GSEA)和去卷积法,并开发出 ESTIMATE、CIBERSORT 等分析软件(表 4-7-9)。

(2)肿瘤免疫原性分析:免疫原性指抗原能与 TCR/BCR 结合,诱导人体产生免疫应答的能力。表位免疫原性由一系列复杂的过程所决定,其中包括突变体表达,多肽处理、运输和呈递,以及最终 T 细胞免疫反应的产生。肿瘤突变能够产生新的、"非我"的多肽,即新抗原,如体细胞 SNV 和 InDel、CNV、SV 和基因融合,都能产生异常肽段。新抗原与 HLA 分子结合被呈递到细胞表面,能引起免疫系统的抗肿瘤反应,被认为是极具潜力的肿瘤治疗靶点,因此精确预测新抗原的免疫原性至关重要。

目前新抗原预测方法主要是通过估算异常肽段和个体 HLA 等位基因的亲和力,并参照一些已知的标准进行筛选和排序,从而筛选出新抗原,如 netMHC、netMHCpan 等(表 4-7-9)。但是这样的策略所得出的结果很容易受到样本自身偏差的影响,具有很高的假阳性率。2020 年 10 月,国际肿瘤新抗原筛查联盟(Tumor Neoantigen Selection Alliance,TESLA)运用多种工具对一系列肿瘤样本进行了分析和比较,发现了增加高结合亲和度、高肿瘤丰度等四种预测多肽免疫原性特征的权重能够产生更精确的新抗原预测结果的现象。

表 4-7-9 肿瘤免疫基因组常用的方法

类型	方法名称	描述
肿瘤免疫浸润	ssGSEA	基于单样本的表达芯片或 RNA-seq 数据,利用 GSEA 和表达标志物估算样本的免疫细胞类型的富集或缺失
	ESTIMATE	基于样本表达数据,利用 ssGSEA 方法评估肿瘤样本的肿瘤纯度、基质细胞水平和肿瘤组织中免疫细胞浸润水平
	CIBERSORT	基于基因表达数据,利用去卷积法估算 22 种免疫细胞的浸润情况
	TIMER	基于 RNA-seq 数据,利用去卷积法估算出 6 种免疫细胞的浸润情况
	xCell	基于表达芯片或 RNA-seq 数据,利用 ssGSEA 方法估算 64 种免疫和基质细胞浸润水平
	EPIC	基于基因表达数据,利用去卷积法估算浸润的免疫细胞比例
	quanTIseq	基于 RNA-seq 数据,利用去卷积法估算 10 种免疫细胞类型的比例
新抗原与 HLA 亲和力预测	netMHC	基于机器学习方法,预测 HLA-I 分子与新抗原的亲和力
	netMHCpan	netMHC 的升级版本
	netMHCcons	整合了 NetMHC、NetMHCpan 和 PickPocket3 种软件,预测 HLA-I 与新抗原的预测结果
	netMHCⅡ	基于机器学习方法,预测人和鼠 HLA-Ⅱ分子与新抗原的亲和力
	netMHCⅡpan	netMHCⅡ的升级版本
	pVAC-Seq	整合突变数据和表达数据,包含了 netMHC、netMHCpan 等多种软件,可以预测 HLA-I 分子与新抗原的亲和力,能够精确预测出新抗原
HLA 分型预测	Polysolver	基于 WES 数据,预测 HLA-I 型等位基因的基因分型,以及检测 HLA 位点体细胞突变
	Optitype	基于 WES/WES/RNA-seq 数据,预测 HLA-I 等位基因的基因分型
	HLAminer	基于 WES/WES/非靶向 RNA-seq 数据,利用读长比对或突变特征提取变组装的方法,预测 HLA-I 和 HLA-Ⅱ的基因分型
	Seq2HLA	基于 RNA-seq 数据,预测 HLA-I 和 HLA-Ⅱ的基因分型
	HLAreporter	基于 WGS/WES 数据,预测 HLA-I 和 HLA-Ⅱ的基因分型
TCR 分析	MiTCR	从 Rep-seq(repertoire sequencing)和 RNA-seq 数据中提取 TCR 克隆和 V(D)J 重组情况
	MiXCR	从 Rep-seq 和 RNA-seq 数据中提取 TCR 和 BCR 克隆类型,估算 V(D)J 片段的重组情况
	IMGT/HighV-QUES	基于中等长度读长的 Rep-seq 数据,提取 TCR 和 BCR 的网站服务软件
	Imonitor	基于 Rep-seq 数据,分析 TCR 和 BCR 的流程

(3)HLA 基因型预测:HLA 是人类 MHC 的表达产物,位于第 6 号染色体上,含有两百多个基因和假基因。HLA 等位基因的准确预测,影响着新抗原亲和力预测的准确性。目前,基于 WGS、WES 和 RNA-seq 数据,已经开发出 Polysolver、Optitype 等常用软件(表 4-7-9)。

(4)TCR 分析:TME 中含有许多不同的免疫 T 细胞,其中,CD8$^+$T 细胞对肿瘤细胞具有直接的细胞毒性,研究发现 CD8$^+$T 细胞浸润程度高的肿瘤样本具有较好的预后。TCR 是 T 细胞表面特异性识别抗原的受体,能够对大量不同的抗原产生免疫反应。基于 RNA-seq 数据,目前可以利用

TRUST 等软件预测出肿瘤样本 TCR 的 V（D）J 的重组以及 CDR3 氨基酸序列，然而研究结果发现这种策略预测出的 TCR 数量远远少于 TCR 测序技术（TCR-seq）检测到的 TCR 数量，不能全面反应肿瘤样本的 TCR 整体情况。至今，已经开发出基于 TCR-seq 数据的 TCR 分析软件，如 MiTCR、Imonitor 等，这些软件主要分析肿瘤组织浸润的 T 细胞 TCR 的 V（D）J 的重组、TCR 多样性和克隆性等（表 4-7-9）。

二、肿瘤多组学整合分析

（一）肿瘤跨组学关联分析方法

随着测序技术的发展，越来越多的临床肿瘤样本同时进行多个组学测序，多组学数据急速增长，多个组学数据的联合分析变得越来越重要，相比单个组学，其能更全面地研究肿瘤样本的各种分子特征，能更好地解释疾病的表征。精准医学已经从单个组学数据时代转换为多组学时代，如联合基因组和转录组，显著改善药物反应预测。

目前多组学分析方法主要特征为"3i"，integration（整合），interpretation（解释）and insights（洞察）。多组学关联分析工具根据使用难易程度分为简单易操作网页版工具（如 Paintomics、3Omics 和 Galaxy 等）和提供多个参数设置可以定制化分析的工具（如 IntegrOmics、SteinerNet、Omics Integrator、MixOmics 等）。根据关联分析所使用组学数据的数量分为基于两个和多个组学数据之间的关联分析工具，两个组学的分析工具包括基因组和转录组的联合分析（如 OmicsARules、NCI-DREAM 和 iClusterBayes），转录组和表观组间的联合分析（如 SNF 和 DBN），基因组和表观组（如 MOFA）；基于多个组学数据之间的关联分析工具有 mixOmics、3Omics、tRanslatome 等。根据应用方法不同分为基于网络的方法（如 iOmicsPass、AMARETTO 和 DrugComboExplorer），基于聚类的方法（如 Nemo、Clusternomics）；多组学数据聚

类分析工具有 iCluster、iClusterPlus、mocluster，基于特征提取的 netDX，基于变换的如 MixOmics、mixKernel、iProFun 等。

（二）基于多组学的肿瘤相关基因功能预测

肿瘤的形成是一个复杂的过程，涉及 DNA、RNA、蛋白质和代谢产物不同水平的失调，其包括的不同水平分子是相互关联的。任何处于不同水平的单独研究都不足以阐明肿瘤的复杂形成机制。因此整合多种组学数据对于肿瘤研究是必不可少的，其中就包括对多组学数据进行分子分型，并根据分子分型对肿瘤进行分类，最后再对每个分类下的基因集进行基因功能的分析，从而帮助我们从整体上理解基因或基因集的功能上差异是如何诱导正常细胞向肿瘤细胞进行恶性转化，找到肿瘤治疗抗性的分子机制以及发现新型生物标志物或者靶向药物。

一般来讲单个基因功能的预测，可以通过对其编码区信号肽序列预测分析，通过在线网站 PSORT（http://www.psort.org）初步判断其表达蛋白的亚细胞定位，或者通过其编码区序列翻译得到其氨基酸序列，进而对基因表达蛋白的基本理化性质进行分析（如氨基酸组成、等电点等）。再在已知氨基酸序列的基础上，通过 BLAST、ClustalW 等程序进行序列的同源性分析，最后进行蛋白质结构数据库的检索和比较，若被查询蛋白与已确定蛋白存在结构和功能上存在相似性或同源性，则可以通过在线网站 SMART（http://smart.embl-heidelberg.de）和 Uniprot（https://www.uniprot.org）从已知基因功能来预测未知基因功能。

多个基因或基因集的功能预测则需要考虑基因间相互作用，需要进行基因的富集分析。富集是指将基因按照先验知识，也就是基因组注释信息，对基因进行分类的过程。基因经过分类后，能够帮助认知寻找到的多个基因或基因集是否在某方面具有共性（如功能、组成等）。通过基因富集预测基因集功能的方法一般分为如下几步：①预先准备好

基因注释数据库,如 GO、KEGG、MSigDB 等;②通过特定的算法,根据基因注释数据库的知识,对基因进行分类,找出其中共同的基因并进行计数(统计值);③利用统计检验的方式来评估观察的计数值是否显著高于随机,即待测功能集在基因列表中是否显著富集,从而预测出基因集的主要功能。

实际操作中,使用 clusterProfiler R 包,可以很方便地进行各种富集分析,如 GO、KEGG、DO(disease ontology analysis)、Reactome pathway analysis 以及 GSEA 富集分析等。

三、常用肿瘤多组学数据库介绍

最近一二十年,随着各种实验和测序技术的不断发展和完善,大量致力于肿瘤精准治疗的组学研究正在以指数增长的状态积累着海量的数据,并伴随建立了各式各样的肿瘤数据库去对数据进行管理和维护。数据库提供了丰富的接口和应用,研究人员可以有效地利用这些数据,从中挖掘有用的信息,为肿瘤的基础研究、诊断、监测和治疗提供支持和指导。

现在的肿瘤生物信息数据库数据量巨大、种类繁多,归纳起来大致可以分为:综合数据库、基因组数据库、转录组数据库、表观组数据库、免疫组数据库、蛋白组数据库、知识库和其他主要数据库等。一些代表数据库的分类、简介及网址见表 4-7-10。

表 4-7-10　代表数据库

数据库分类	代表数据库	简介	网址
综合数据库	The NCI Genomic Data Commons(GDC)	TCGA 等项目的多组学原始数据及临床表型信息仓库	https://portal.gdc.cancer.gov/
综合数据库	International Cancer Genome Consortium(ICGC)	ICGC 项目的多组学原始数据及临床表型信息仓库	https://dcc.icgc.org/
综合数据库	Catalogue of Somatic Mutations in Cancer(COSMIC)	最大的体细胞突变数据库,最全面的突变特征数据库	https://cancer.sanger.ac.uk/cosmic
综合数据库	cBioPortal for Cancer Genomics(cBioPortal)	收集和整理了大量肿瘤变异数据,丰富的交互分析和可视化工具	https://www.cbioportal.org/
综合数据库	Data Integration Solution for Systematic Exploration of Cancer Traits(DISSECT)	收集和整理了大量肿瘤变异数据,交互分析工具	https://db.cngb.org/dissect/
基因组数据库	Database of Genomic Variants archive(DGVa)	基因组结构性变异数据库	https://www.ebi.ac.uk/dgva/
基因组数据库	Genome Aggregation Database(gnomAD)	基因组变异数据库	https://gnomad.broadinstitute.org/
转录组数据库	Gene Transcription Regulation Database(GTRD)	转录组调控数据库	http://gtrd.biouml.org
转录组数据库	Genotype-Tissue Expression(GTEx)	GTEx 项目的转录组学原始数据及临床表型信息仓库	https://gtexportal.org/home/
表观组数据库	microRNA Cancer Association Database(miRCancer)	收集和整理了大量肿瘤 miRNA 数据	http://mircancer.ecu.edu/
表观组数据库	Encyclopedia of DNA Elements(ENCODE)	ENCODE 项目的表观组学原始数据及临床表型信息仓库	https://www.encodeproject.org/

续表

数据库分类	代表数据库	简介	网址
免疫组数据库	Pan Immune Repertoire Database（PIRD）	免疫组学高通量测序数据的存储库	https://db.cngb.org/pird/
蛋白组数据库	Clinical Proteomic Tumor Analysis Consortium（CPTAC）	蛋白组学原始数据及临床表型信息仓库	https://proteomics.cancer.gov/data-portal
蛋白组数据库	CanProVar：a human cancer proteome variation database	蛋白序列变异信息	http://canprovar2.zhang-lab.org/
知识库	Cancer Research UK	肿瘤症状、诊断、治疗和研究的详细信息	https://www.cancerresearchuk.org/about-cancer/type
知识库	Precision Oncology Knowledge Base（OncoKB）	专业的指导方针和建议，治疗策略和共识	https://www.oncokb.org/
知识库	My Cancer Genome	专业的指导方针和建议，治疗策略和共识	https://www.mycancergenome.org/
其他	DrugBank	药物数据库	https://go.drugbank.com/

数据库的复杂程度不断增加，各类数据库之间的界限越来越模糊，许多数据库在发展的过程中已经兼具了其他类型数据库的特点。

（徐讯　吴遄　李甫强　刘栋兵　雷梦玥　李晓波　罗淑贞　乔斯坦　陈小芳　彭丽花　杨琴　谢国云　曹博洋）

参考文献

［1］CAMPOS-CARRILLO A，WEITZEL J N，SAHOO P，et al. Circulating tumor DNA as an early cancer detection tool［J］. Pharmacol Ther，2020，207：107458.

［2］HORBINSKI C，LIGON K L，BRASTIANOS P，et al. The medical necessity of advanced molecular testing in the diagnosis and treatment of brain tumor patients［J］. Neuro Oncol，2019，21（12）：1498-1508.

［3］HORNICK J L. Limited biopsies of soft tissue tumors：the contemporary role of immunohistochemistry and molecular diagnostics［J］. Mod Pathol，2019，32（Suppl 1）：27-37.

［4］郜恒骏. 中国生物样本库——理论与实践［M］. 北京：科学出版社，2017.

［5］杜莉利. 生物样本库的标准化建设［J］. 转化医学杂志，2016，5（6）：324-326.

［6］DONG J，LI B，LIN D，et al. Advances in targeted therapy and immunotherapy for non-small cell lung cancer based on accurate molecular typing［J］. Front Pharmacol，2019，10：230.

［7］郜恒骏，杜莉利，张小燕，等. 生物样本库发展的现状、机遇与挑战［J］. 协和医学杂志，2018，9（2）：172-176.

［8］王政禄，郑虹. 器官移植生物样本库建设与管理［M］. 天津：天津科学技术出版社，2019.

［9］郑虹，郜恒骏，王政禄，等. 器官移植研究样本采集、保存与运输规范［J］. 中国医药生物技术，2020，2（15）：84-93.

［10］赫捷，毛友生，沈铿，等. 临床肿瘤学［M］. 北京：人民卫生出版社，2016.

［11］DOCHEZ V，CAILLON H，VAUCEL E，et al. Biomarkers and algorithms for diagnosis of ovarian cancer：CA125，HE4，RMI and ROMA，a review［J］. J Ovarian Res，2019，12（1）：28.

［12］王砚春，卢仁泉，郭林. 液体活检新技术在临床肿瘤诊疗中的应用新进展［J］. 中华检验医学杂志，2020，43（2）：124-129.

［13］ASEMOTA J，SALEH M，IGBINOVIA O，et al. A concise review on current trends in imaging and surgical management of hepatocellular carcinoma［J］. Cureus，2020，12（7）：e9191.

［14］KIMURA Y，TAPIA SOSA R，SOTO-TRUJILLO D，et al. Liver transplant complications radiologist can't miss［J］. Cureus，2020，12（6）：e8465.

［15］AMORIM J，FRANÇA M，PEREZ-GIRBES A，et al. Critical review of HCC imaging in the multidisciplinary setting：treatment allocation and evaluation of response［J］. Abdom Radiol（NY），2020，45（10）：3119-3128.

［16］唐缨，张国英，王明阳，等. 多普勒超声评价小儿活体

肝移植术后早期移植肝血流参数的正常变化［J］．中华超声影像学杂志，2020，29（8）：673-678．

［17］ E MARIE，M NAVALLAS，O M NAVARRO，et al. Posttransplant lymphoproliferative disorder in children：a 360-degree perspective［J］. Radiographics，2020，40（1）：241-265.

［18］ ROCCO P，VALERIA P，RICCARDO M，et al. Accuracy of magnetic resonance imaging to identify pseudocapsule invasion in renal tumors［J］. World J Urol，2020，38（2）：407-415.

［19］ CLAUDIO S，KEN H，JOHANNES C. ^{18}F-FDG PET/CT 和 PET/MR 在恶性肿瘤中的应用价值相仿：2300 余例患者的临床研究总结［J］．中华核医学与分子影像杂志，2020，40（4）：247-256．

［20］ MEGHAN B，EVRIM B T，FREDDY E E. Radiomics，radiogenomics，and next-generation molecular imaging to augment diagnosis of hepatocellular carcinoma［J］. Cancer J，2020，26（2）：108-115.

［21］ CARRASQUILLO J A，O'DONOGHUE J A，BEYLERGIL V，et al. I-124 codrituzumab imaging and biodistribution in patients with hepatocellular carcinoma［J］. EJNMMI Res，2018，8（1）：20.

［22］ SU Y，LIU S，GUAN Y，et al. Renal clearable Hafnium-doped carbon dots for CT/Fluorescence imaging of orthotopic liver cancer［J］. Biomaterials，2020，255：120110.

［23］ REN Y，HE S，HUTTAD L，et al. An NIR-Ⅱ/MR dual modal nanoprobe for liver cancer imaging［J］. Nanoscale，2020，12（21）：11510-11517.

［24］ PENG Y T，LIN P，WU L Y，et al. Ultrasound-based radiomics analysis for preoperatively predicting different histopathological subtypes of primary liver cancer［J］. Front Oncol，2020，10：1646.

［25］ XU X，ZHANG H L，LIU Q P，et al. Radiomic analysis of contrast-enhanced CT predicts microvascular invasion and outcome in hepatocellular carcinoma［J］. J Hepatol，2019，70（6）：1133-1144.

［26］ GUO D，GU D，WANG H，et al. Radiomics analysis enables recurrence prediction for hepatocellular carcinoma after liver transplantation［J］. Eur J Radiol，2019，117：33-40.

［27］ MOKRANE F-Z，LU L，VAVASSEUR A，et al. Radiomics machine-learning signature for diagnosis of hepatocellular carcinoma in cirrhotic patients with indeterminate liver nodules［J］. Eur Radiol，2020，30（1）：558-570.

［28］ PURCELL Y，COPIN P，PARADIS V，et al. Lessons learnt from pathologic imaging correlation in the liver：an historical perspective［J］. Br J Radiol，2019，92（1097）：20180701.

［29］ MATIAS GUIU X，STANTA G，CARNEIRO F，et al. The leading role of pathology in assessing the somatic molecular alterations of cancer：Position Paper of the European Society of Pathology［J］. Virchows Arch，2020，476（4）：491-497.

［30］ NAGTEGAAL I D，ODZE R D，KLIMSTRA D，et al. WHO Classification of Tumours Editorial Board. The 2019 WHO classification of tumours of the digestive system［J］. Histopathology，2020，76（2）：182-188.

［31］ WALK E E，YOHE S L，BECKMAN A，et al. College of American Pathologists Personalized Health Care Committee. The cancer immunotherapy biomarker testing landscape［J］. Arch Pathol Lab Med，2020，144（6）：706-724.

［32］ CHRZANOWSKA N M，KOWALEWSKI J，LEWANDOWSKA M A. Use of fluorescence in situ hybridization（FISH）in diagnosis and tailored therapies in solid tumors［J］. Molecules，2020，17：25（8）：1864.

［33］ 王政禄，丛文铭．肝移植常见肝脏恶性肿瘤的病理分类及其临床特点［J］．实用器官移植电子杂志，2019，7（2）：6．

［34］ NIAZI M K K，PARWANI A V，GURCAN M N. Digital pathology and artificial intelligence［J］. Lancet Oncol，2019，20（5）：253-261.

［35］ SAITO A，TOYODA H，KOBAYASHI M，et al. Prediction of early recurrence of hepatocellular carcinoma after resection using digital pathology images assessed by machine learning［J］. Mod Pathol，2021，34（2）：417-425.

［36］ DIERICKX D，HABERMANN T M. Post-transplantation lymphoproliferative disorders in adults［J］. N Engl J Med，2018，378：549-562.

［37］ 王蓓，张晓岩，李洁，等．肺移植切除病肺合并肺癌的临床病理及基因特征分析［J］．中华病理学杂志，2020，49（5）：7．

［38］ 危荣沥，徐骁．肝细胞癌肝移植分子分型与精准治疗［J］．实用器官移植电子杂志，2019，7（1）：62．

［39］ JIANG Y，SUN A，ZHAO Y，et al. Proteomics identifies new therapeutic targets of early-stage hepatocellular carcinoma［J］. Nature，2019，567（7747）：257-261.

［40］ YU S，WEINA G，NIKKI K，et al. Targeting LIF-mediated paracrine interaction for pancreatic cancer therapy and monitoring ［J］. Nature,2019,569(7754):131-135.

［41］CLARK D J,DHANASEKARAN S M,PETRALIA F,et al. Integrated proteogenomic characterization of clear cell renal cell carcinoma ［J］. Cell,2019,179(4):964-983.

［42］季顾惟,王科,夏永祥,等. 影像组学技术在肝胆疾病精准诊疗中的应用与挑战［J］. 中华外科杂志,2020,58(10):E004.

［43］GU D,HU Y,DING H,et al. CT radiomics may predict the grade of pancreatic neuroendocrine tumors:a multicenter study ［J］. Eur Radiol,2019,29(12):6880-6890.

［44］BOTLING J,SANDELIN M. Immune biomarkers on the radar-comprehensive "immunograms" for multimodal treatment prediction ［J］. J Thorac Oncol,2017,12(5):770-772.

［45］OMICHESSAN H,SEVERI G,PERDUCA V. Computational tools to detect signatures of mutational processes in DNA from tumours:a review and empirical comparison of performance ［J］. PloS one,2019,14(9):e0221235.

［46］GRZYWA T M,PASKAL W,WŁODARSKI P K. Intratumor and intertumor heterogeneity in melanoma［J］. Transl Oncol,2017,10(6):956-975.

［47］LI V D,LI K H,LI J T. TP53 mutations as potential prognostic markers for specific cancers:analysis of data from The Cancer Genome Atlas and the International Agency for Research on Cancer TP53 Database ［J］. J Cancer Res Clin Oncol,2019,145(3):625-636.

［48］CALABRESE C,DAVIDSON N R,DEMIRCIOĞLU D, et al. Genomic basis for RNA alterations in cancer ［J］. Nature,2020,578(7793):129-136.

［49］MEHMOOD A,LAIHO A,VENÄLÄINEN M S,et al. Systematic evaluation of differential splicing tools for RNA-seq studies ［J］. Brief Bioinform,2020,21(6):2052-2065.

［50］LUECKEN M D,THEIS F J. Theis,Current best practices in single-cell RNA-seq analysis:a tutorial ［J］. Mol Syst Biol,2019,15(6):e8746.

［51］GUO X,ZHANG Y,ZHENG L,et al. Global characterization of T cells in non-small-cell lung cancer by single-cell sequencing ［J］. Nat Med,2018,24(7):978-985.

［52］THORSSON V,GIBBS D L,BROWN S D,et al. The immune landscape of cancer［J］. Immunity,2018,48(4):812-830.

［53］WELLS D K,VAN BUUREN M M,DANG K K,et al. Key parameters of tumor epitope immunogenicity revealed through a consortium approach improve neoantigen prediction ［J］. Cell,2020,183(3):818-834.

［54］WU K,ZHANG X,LI F,et al. Frequent alterations in cytoskeleton remodelling genes in primary and metastatic lung adenocarcinomas ［J］. Nat Commun,2015,6:10131.

第五章

肿瘤治疗学基本原理

第一节 临床肿瘤外科学规范及进步

一、临床肿瘤学与外科学的关系

早在 19 世纪中期,全身麻醉的开创性应用及术中消炎药的使用,使外科学成为临床肿瘤学发展进程中的重要开端。之后,外科疗法成为肿瘤治疗的主要手段,担负起重要的任务。不同时期,外科学杰出先辈们为治疗各种癌症创建了一座座具有时代特征的手术丰碑,他们丰富的知识、智慧和经验,受到后来者的尊敬与仰慕(表 5-1-1)。

表 5-1-1 重要手术术式的历史

时间/年	创始人	术式
1809	MacDowell E	卵巢肿瘤切除术
1867	Moore C H	乳房全切除术
1873	Billroth T	喉(咽)全切除术
1879	Macewen T	脑肿瘤切除术
1881	Billroth T	幽门侧胃切除术
1882	Kocher T	甲状腺手术
1884	Billroth T	全胰切除术
1894	Halsted W S	根治性乳房切除术
1897	Schlatter K	全胃切除术
1900	Wertheim E	广泛子宫切除术
1904	Young H H	广泛前列腺切除术

续表

时间/年	创始人	术式
1908	Miles W E	腹会阴直肠切除术
1933	Graham E A	单侧肺切除术
1935	Whipple A O	胰头十二指肠切除术
1938	Marshall S F	经胸下部食管切除术
1949	本庄一夫	肝右叶切除术

二、外科疗法在临床肿瘤学中的任务

(一)外科处置方法诊断

除消化道肿瘤通过内镜下黏膜活检外,实体癌亦可经介入放射学(interventional radiology,IVR)方法(X 线、CT 等影像手段)引导下穿刺活检。

1. 细针穿刺活检(fine needle biopsy,FNB) 局麻或不麻醉下将细针刺入肿瘤内,接专用注射器吸引,或负压下将针刺入肿瘤内,多可得到细胞学诊断。

2. 立体定位空芯针穿刺活检(stereotactic core needle biopsy,SCNB) 在 X 射线三维立体定位引导下将活检针经皮刺入肿瘤内,可获得小片状组织,但骨、软组织肿瘤取材不易充分取得。通常检品充分,可获组织学诊断。

(二)外科手术方法诊断

近年来,为取得组织学诊断更主张行切开法或切取法。

1. 切取活检（incisional biopsy） 切取肿瘤的一部分作为检体，适用于肿瘤较大，切除全部受浸润器官和肿瘤有困难时。虽然仅取肿瘤的一部分，但肿瘤不在体表，要到达肿瘤实质则需行较大侵袭的外科疗法，有增加恶性肿瘤细胞扩散的危险性。

2. 切除活检（excisional biopsy） 切除全部肿瘤作为检体，多为较小肿瘤、转移淋巴结或其他小的转移灶。如为良性肿瘤则切除活检与治疗一次完成，对恶性肿瘤是否追加治疗必须进一步探讨。

（三）诊断病期（staging）是必需的

对于临床肿瘤学，只有定性诊断而无病期诊断是不完整的。术前正确的临床分期诊断是对患者进行最佳治疗不可缺少的前提；术后详细正确的病理诊断是制订术后合理疗法和预测患者预后的重要信息。常用的病期诊断方法是国际抗癌联盟（International Union Against Cancer，UICC）制订的 TNM 分期。

过去，对腹腔内和胸腔内病变的临床分期诊断在开腹或开胸手术下才能进行。近年，上述病变在腹腔镜或胸腔镜下均可进行诊断分期。而且，除了观察腹腔或胸腔内原发性肿瘤、淋巴结情况及有无其他病变，还可对腹腔、胸腔内取积液行细胞学诊断。应用腔镜不仅有对腹、胸壁损伤小，视野扩大的效果，还可用吲哚菁绿（indcyanine green，ICG）荧光显像和 5-氨基乙酰丙酸（5-aminolevalinic acid，5-ALA）光敏剂提高精准诊断技术。

三、治疗方法——外科疗法

肿瘤的外科疗法与药物疗法、放射疗法比较，其优势在于可短时间内去除或减小病变。但作为一种局部治疗方法，外科疗法对患者侵袭较大。因此，基于患者术前状态、手术耐受能力、外科切除范围、手术对生活质量的影响以及术后综合治疗计划等多方面的综合评估，对判断病人可否行外科疗法十分重要，应慎重考虑。

（一）术前危险评估与对策

多数患者可耐受手术侵袭，对于不能耐受者则不建议行手术治疗。所以，完善的术前评估非常重要。美国麻醉医师协会（American Society of Anesthesiologists，ASA）根据患者的状态和并存疾病，将其划分为无其他疾病到濒死状态分为 5 个阶段，此分类与手术预后存在相关性。

术前营养状态对术后恢复也存在一定影响。多数晚期恶性肿瘤患者，因进食不佳、药物治疗等原因而处于低营养状态，因其不利于外科疗法，应予以纠正。而近年来，肥胖的早期、较早期恶性肿瘤患者日益增多，增加了手术操作增难度的同时，更影响患者术后顺利康复。对于该部分患者可考虑术前强化减（体）重处理，以便提高手术质量、降低手术风险。Inagawas 分析西方国家行胃癌 D2 根治术结果欠佳时，提出体重指数（body mass index，BMI）明显增高的患者，并发糖尿病、手术时间、失血量、术后并发症发生率均有升高（$P<0.05$）（表 5-1-2）。

BMI 偏高（肥胖）患者，术前强化减重处理有利于改善手术质量。据 Kashihara 报道，对 $BMI>25kg/m^2$ 的早期胃癌患者，在经过护士行为教育、营养师限定营养设计（维持蛋白质、维生素、矿物质补给，能量达 1 200kcal/d，连续 23 天）、康复科安排运动（如散步等）疗法，患者在 4~5 周后体重可下降约 2.5kg，进行腹腔镜胃切除术 219 例，结果显示：BMI 偏高组术后并发症居多，尤其胰瘘发生率增高（14.3% vs. 2.0%），出血量增加（223.2ml vs. 85.7ml），手术时间延长（427.5 分钟 vs. 356.6 分钟），住院日数增加；BMI 降低后，体脂也有下降，免疫功能指标有改善。结论为术前减重处理行腹腔镜手术是安全、有效的。

（二）对恶性肿瘤患者外科疗法术后疗效的评估及细化

对恶性肿瘤患者外科疗法术后疗效评估可分为短期与长期疗效。短期可再分为手术并发症发

表 5-1-2　BMI 与并存病、手术时间、失血量、术后并发症等的关系

	A（n=61）	B（n=178）	C（n=54）	P
BMI/（kg·m⁻²）	18.5±1.2	22.6±1.7	26.9±1.7	<0.05
糖尿病/例	3（4.9%）	25（14.0%）	14（25.9%）	<0.05
心血管病/例	4（6.6%）	12（6.7%）	2（3.7%）	>0.05
手术时间/min	206±66	206±61	252±61	<0.05
失血量/ml	417±282	501±295	605±333	<0.05
术后并发症/例	2（3.2%）	10（5.6%）	12（22.2%）	—
术后住院死亡/例	0	0	0	—
漏/例	1（1.6%）	8（4.5%）	11（20.34%）	—
脓肿/例	0	2（1.1%）	1（1.9%）	—
术后大出血/例	1（1.6%）	0	0	—

C 组 BMI 接近西方肥胖患者标准。A∶B>0.05；A∶C<0.05。

生率与手术死亡率。手术死亡又分为手术直接死亡，术中死亡和术后死亡，其中术后死亡是指术后30 日以内死亡。

中国医学科学院肿瘤医院报道的 1960—1990 年胃癌根治术后 1 个月内病死率为 2.32%，而国内报道为 3.3%~6.8%。20 世纪前后（1989—1993 年），国外胃癌 D2 手术后病死率较高（表 5-1-3），这可能与其胃癌发病率低、患者年龄高、合并基础疾病多、体态肥胖、手术技巧与围手术期管理等多种因素有关。最近数年来，因术后管理技术的进步，超过 30 日死亡的病例有所增加，这些病例也称术后在院死亡（hospital death）。

肿瘤长期预后评估指标多采用 5 年生存率，而对预后较好的肿瘤，可采用 10 年生存率，预后不良的肿瘤则采用 1 年和 2 年生存率。近年来，

对生活质量的评估也作为术后长期疗效的重要指标，因此应权衡外科疗法中切除范围的追加与生活质量下降的关系。

（三）对胃癌、大肠癌"异质性"预估与应用

临床肿瘤医师在治疗过程中必须鉴别、认识、应用肿瘤的异质性（heterogeneity of tumor），即同一肿瘤，肿瘤细胞在形态和致癌能力上有很大差异；即使不同患者诊断为同一种肿瘤，肿瘤异质性同样存在，这也是肿瘤的复杂性和难点所在。笔者从事胃癌和大肠癌生物学行为临床应用研究数十年，深刻体会到手术者一定要在术前、术中尽可能地理解癌症的异质性，设计修订治疗方案，不断改进治疗方法。以下略举示例，供参考。

1. 基于胃癌大体分型的癌灶边缘浸润距离研究　胃癌博尔曼分型（Borrmann classification）

表 5-1-3　部分学者报道不同胃癌术后近期结果

作者	手术	参加医院数	患者数	手术死亡率/%	并发症发生率/%
Cuschier（英国）	D2/D1	32	400	13.0/6.0	46.0
BenenKamp（荷兰）	D2/D1	80	331/380	9.9/6.4	37.9/25.0
Roukob（德国）	D2	19	1 654	5.1	17.8
太田惠一郎（日本）	D3/D2	—	175	0.4	21.9
Min 等（韩国）	D3/D2	—	3 430	0.9	33.3
陈峻青等（中国）	D3/D2	—	506	0.8	

分为Ⅰ、Ⅱ、Ⅲ、Ⅳ型,后又发现一型不能列入此四型中,称为Ⅴ型或不能分型。Borrmann 分型能较好地反映胃癌的生物学特性,但较繁杂,不便外科医师应用。笔者在医疗实践中获得启示,对 78 例进展期胃癌切除标本,通过病理学检测进行了癌灶标本边缘以外的浸润距离检测并予以分类。结果表明,Borrmann Ⅰ型、Ⅱ型,癌缘与健胃界限清楚,可称为局限型;Borrmann Ⅲ型、Ⅳ型、Ⅴ型共同点是癌缘与健胃界限不清楚,触之有不易确定感,可称为浸润型。局限型恶性程度较低,癌缘外浸润距离在 3.0cm 以内者占 94.7%,癌缘外 3.0cm 切断健胃,即可获 R0 切除,预后良。而浸润型至少应于癌缘外 5.0cm 切除,预后仍差(图 5-1-1)。

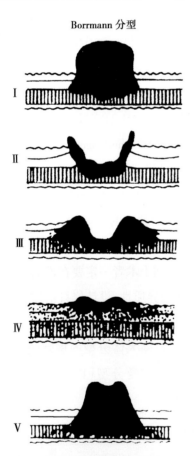

图 5-1-1 进展期胃癌大体型(病理与外科分型)

2. 癌的浸润增殖方式 根据癌灶边缘浸润增殖方式(infiltrative,INF),分为 INFa、INFb、INFc 三型。癌浸润深度达 pT_{1b}(黏膜下,SM)以上,如图 5-1-2。

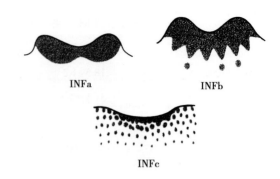

图 5-1-2 癌浸润增殖方式

INFa. 癌灶膨胀性生长,与周边组织分界清楚;INFb. 居 INFa 与 INFc 之间;INFc. 癌灶浸润性生长,与周边组织界限不清楚。

上述大体分型可视为肿瘤宏观生长方式,INF 增殖方式可视为微观生长方式,把二者结合起来观察,可增加判定生物学特性的准确性。

(四)根治切除术的外科疗法

将肿瘤组织完全切除的手术称为"一般切除术";肿瘤局部器官和周边淋巴结切除术称为"根治切除术";把患癌器官与邻近器官联合切除或超越癌属区域淋巴结清除的手术,称为"扩大切除术"。癌症的外科治疗将原发癌及其邻近相关组织和全部转移淋巴结完全清除作为基本准则。

近年来,日本学者为改善术后长期疗效,对部分癌种进行了扩大淋巴结清除的临床研究,其效果优劣不一。例如,在胰腺癌扩大淋巴结清除术与标准淋巴结清除术比较中,前者并未改善长期效果,考虑主要是扩清后生活质量低下所致。而在胃癌相关研究中,日本学者认为 D2 淋巴结清除术能显著改善预后,我国、韩国、荷兰等国均有类似报道;但也有扩大腹主动脉旁淋巴结清除未能改善胃癌患者预后的报道。此外,为提高结肠癌患者预后生存,欧美学者提倡进行全结肠系膜的切除。

乳腺癌淋巴结清除术对改善患者预后无明显影响,但对确定病期诊断有重要意义。根据 TNM 分期(第 7 版,2009)和《乳癌处理规约》(第 17 版),将Ⅲ期乳腺癌总称为局部进展乳腺癌,其中淋巴结转移情况是划分ⅢA、ⅢB、ⅢC 期的重要因素。

ⅢA 期乳腺癌有根治性手术机会,而ⅢB、ⅢC 期因伴淋巴结转移,根治手术治疗困难,应视为全身性疾病,治疗方法以全身性药物(内分泌疗法、化学疗法、靶向疗法等)为主,但治愈率极低。因此,对乳腺癌清除淋巴结既是清除病变,更重要的是确定分期,以便更好地指导后续治疗。

可见,淋巴结清扫的意义和效果因器官而异,不同器官癌症所需清除淋巴结的范围尚需继续研究,并且应考虑淋巴结清除范围对增加手术危险和生活质量的影响。不同癌症的规约和指南推荐按不同病期确定清除淋巴结的范围。因此提出更为合理的外科治疗是外科的重要研究课题。

前哨淋巴结是指最初从原发癌流出的肿瘤细胞最早到达的淋巴结,可通过在肿瘤周围注入示踪剂确定前哨淋巴结位置。示踪剂有磷脂、亚甲蓝、吲哚菁绿(ICG)等色素剂和 ^{99m}Tc 胶体硫等同位素,可单一或组合应用。理论上认为,无前哨淋巴结转移者,可省略清除其他淋巴结。基于前哨淋巴结转移决定清除淋巴结范围的手术则称为前哨淋巴结导航手术。

(五)低侵袭性手术

外科疗法是一种侵袭性较大的治疗方法。近年来,腔镜手术的快速发展使外科疗法正逐渐向低侵袭性手术过渡。腔镜手术的优势在于体壁破损小,创痛减轻,术后限制身体活动减少,而且由于范围扩大,手术更为精细,具有保存血管和神经识别能力较高、出血量减少、器官不暴露等优点。但对于部分手术难度高、手术时间长的患者,腔镜手术的短期和长期效果还有待进一步证实。此外,随着机器人手术技术在癌症手术治疗中的引入,有助于手术更为精细。

(六)转移癌灶的外科治疗

对某些器官和部分患者的转移灶,外科治疗可作为有效的局部治疗手段,如大肠癌肝转移肝切除后 5 年生存率是比较高的。但是,多数器官转移灶切除对延长患者生存期的有效性尚不明确,有待对每个切除的转移癌灶的特性和患者全身状态进行深入研究。例如,肺转移灶是否切除可参考托姆福德 Thomford 标准进行,主要评估患者耐受手术能力、转移灶部位、转移灶以外有无病变和原发癌状态等方面。此外,曾有学者报道不同原发癌肝转移肝切除术效果有极显著的差别,其中大肠癌肝转移多为肝切除可治愈病例,而胰腺癌、胆管癌和肺癌的肝转移则可视为肝切除无效病例。

(七)MDT 中外科疗法的任务

对于术中保留器官和神经,以及缩小淋巴结清除范围者,为了改善远期疗效,需对肿瘤施行术前疗法和术后疗效。特别是对恶性程度高的肿瘤,单独的外科疗法已达到了其治疗的极限,应充分考虑术前、术后疗法配合外科疗法的实施。对低度恶性肿瘤,为了提高生存质量行肿瘤缩小手术,应辅以合适的术后辅助治疗。此外,对不能根治切除的肿瘤,通过术前行化疗和放疗使其达到可能切除的水平,即为"转化外科"概念。近年来,围绕着根治切除术概念,肿瘤多学科治疗方案与手段正在深入变革中。

四、非治愈外科疗法

临床肿瘤学除了根治切除疗法外还有非治愈外科疗法。

(一)外科与放疗的并用疗法

放疗与外科疗法相同,均为局部疗法,但与外科疗法相比侵袭性没那么强。对手术治疗局部控制不充分的病灶,附加放射疗法、药物疗法,可提高局部疗法效果。如小儿横纹肌肉瘤,术后追加放射疗法可明显提高治愈率;直肠癌术前或术后予以放疗,可减少局部复发;即使胰腺癌,行术中放射治疗,亦可提高局部控制效果。而当胃癌淋巴结清除不充分,并用化、放疗,也可减少局部复发而提高生存率。在两者并用的治疗实践中证实,手术治疗仍为最有效的局部控制疗法,而对肿瘤放疗应从提高局部精准效果与减少或消除不良反应方面进行进一步研究。

（二）减量外科

对不能将肿瘤完全切除的情况，采取减少肿瘤量以期患者获益的手术为"减量手术"。减量手术多与药物疗法、放射疗法并行。Maner A L 等对非治愈切除胃癌减量外科切除做了系统的评价，减量手术对改善预后的效果尚不确定。REGATTA 研究是以探讨"非治愈进展期胃癌减量胃切除术能否改善预后"为目的一项研究，纳入患者为有肝转移、腹膜转移或腹主动脉周围淋巴结转移者。研究共分为两组：化学疗法组、胃切除 +D1 淋巴结清除术 + 化疗疗法组。结果提示化学疗法前行减量手术患者生存期未获改善。因此，仅有一种非治愈因素的进展期胃癌的标准治疗是化学治疗法，为了改善预后而行减量胃切除术是强烈不推荐的。

（三）姑息手术

姑息手术是对不能行根治手术者，以改善肿瘤出血、消化道闭塞、肿瘤疼痛等症状为目的而进行的手术。因此，姑息手术的主要目的是改善生存质量，而非改善长期术后疗效。尽管部分患者因姑息手术而改善了生存质量，进而获得了生存期延长，但是绝大多数患者并不能从姑息手术中生存获益。除姑息手术外，为了改善生存质量，内镜支架疗法、神经阻断疗法、良效镇痛药，以及其他侵袭度小的办法，均可视具体情况选用。

五、预防性外科疗法

在癌基因研究过程中，发现某些疾病或先天性病变发展到一定程度时，可发生癌变，在其癌变前可施行预防切除。此外，对恶性肿瘤发生率高的基础疾病也应对其预防性器官切除术予以研究（表 5-1-4）。但这些疾病与肿瘤发生的关系尚未完全清楚，尚需包括遗传学在内的基础医学深入研究，外科疗法应在一定的限度内施行。

（一）胰胆管会合部异常

如胰胆管在壁外合流，将造成胆汁与胰液相混，甚至胰液逆流到胆管内，进而破坏胆管壁的正常组织。随着年龄的增长，胰胆管会合部异常者胆囊癌、胆管癌的危险性发生率明显增高，即使未发现癌也应行胆囊切除术。此外，根据情况也应对肝外胆管行切除术。

（二）家族性结肠息肉病

40 岁前约有 50% 患者发展成癌，如不处理几乎所有患者都发生癌变。因此，患此种疾病者最好在 20 岁左右行预防性切除术。

（三）溃疡性结肠炎

有较高的癌变率，约 40%。儿童患溃疡性结肠炎者，10 岁时即有 3% 癌变，到 20 岁时癌变者达 20%。对儿童溃疡性结肠炎更应较早手术治疗，预防癌的发生。

表 5-1-4　外科疗法预防基因相关疾病癌变

基础疾病	癌基因	癌变
胰胆管合流异常		胆管癌、胆囊癌
家族性腺瘤性息肉病（familial adenomatous polyposis，FAP）	*APC*	结直肠癌、胃癌、十二指肠癌
多发性内分泌腺瘤病（MEN2 型）	*RET*	甲状腺髓样癌、褐色细胞瘤
遗传性乳腺癌、卵巢癌症候群	*BRCA1/2*	乳腺癌、卵巢癌、前列腺癌
溃疡性结肠炎		大肠癌
隐睾		睾丸生殖细胞肿瘤（睾丸精原细胞瘤）

（四）多发性内分泌腺瘤病（multiple endocrine neoplasia，MEN）II型和III型

常伴有发生甲状腺髓样癌的危险。应该行五肽促胃液素试验，如存在 C 细胞增生、血清降钙素增加，则应行甲状腺切除术，以防发生甲状腺髓样癌。

（五）遗传性乳腺癌

因基因遗传而致的乳腺癌，占全部乳腺癌的 5%~10%。其中，*BRCA1* 和 *BRCA2*（*BRCA1/2*）基因因生殖细胞变异可引发遗传性乳腺癌-卵巢癌综合征（hereditary breast-ovarian cancer syndrome，HBOC）。*BRCA1/2* 基因可帮助修复损伤的 DNA，当 *BRCA1/2* 突变则使 DNA 修复受影响，从而发生遗传改变，导致癌症发生。年龄 70 岁且 *BRCA1/2* 突变者的乳腺癌累积危险可达到 57%，此外，*ATM*、*CHEK3*、*PALB2*、*BRIPI*、*BABSIC* 等基因也与乳腺癌密切相关。对 *BRCA1/2* 变异的监控推荐行乳腺 X 线与 MRI 检查。降低乳腺癌的危险性可行乳腺缩小（减量）切除术，但这是切除未见异常（正常）的组织器官手术，必须经过伦理委员会的审查，批准后方可实施。近年来，针对 *BRCA1/2* 突变的新药研发等工作均在进行中。

（六）隐睾

指睾丸未降或下降不全甚至停留在腹内。睾丸肿瘤较少见，但睾丸肿瘤病因与隐睾关系密切，隐睾患者患睾丸肿瘤的概率是正常人群的 3~14 倍，即使早期行睾丸固定术也不能完全防止恶变的发生。因此，应在青春期发育前尽早施行满意的睾丸复位术，防止癌症发生。

（李凯　陈峻青）

第二节　外科学与移植肿瘤学

恶性肿瘤是以人体内细胞恶性增殖为本质特征的一类重大疾病，其发生与演进是环境、遗传、免疫等诸多因素交互作用的结果。肿瘤学恰是以

恶性肿瘤防治为主要学科任务的医学专业领域，其与科技进步同行，常常作为分支学科的出发地与先进科技的汇聚点。自 20 世纪中叶开始，器官移植学从实验医学步入临床医学，以器官功能重建为主要学科任务，挽救了数以万计的终末期器官衰竭疾病患者的生命。外科学是以局部侵袭治疗为特征的传统医学分支，作为实现肿瘤学与器官移植学学科任务的重要工具，发挥了不可替代的技术引领作用。外科学与肿瘤学、器官移植学相互交叉与碰撞，派生了肿瘤外科学、移植外科学及移植肿瘤学等分支学科，在免疫学背景下，以外科学为线索，探讨学科群交叉涌现的临床问题与特有优势，将有助于指导临床决策与学科建设（图 5-2-1）。

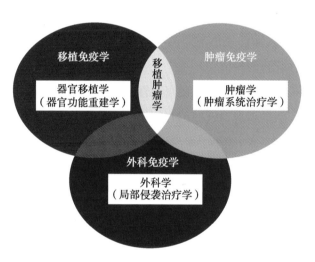

图 5-2-1　免疫学背景下外科学与肿瘤学、器官移植学的交叉性联系

一、外科学与肿瘤学

（一）外科与肿瘤外科

外科是以手术为核心与标志的医学诊疗，而手术具有操作局部性、结构毁损性、功能损害性、过程时段性等固有属性。外科学发端于人类的外部性创伤，随着社会的进步与医学的发展，损伤、炎症及肿瘤等相继汇入外科学基本诊疗范畴。如今，以外科手段诊治实体肿瘤已成为外科学的重要任务范畴，外科学成为肿瘤学的主要学科构成，肿瘤外科转变为外科学的重要分支领域。

外科手术作为治疗实体恶性肿瘤的最直接、最有效的方法,在肿瘤治疗学中占据主要地位,其治疗效果取决于肿瘤的局限性与外科治疗的可及性、合理性。定位置、定性质、定病期、定功能(肿瘤累及器官功能的代偿性或可替代性)、定行为(肿瘤的生存方式与生物动力学特征),常可作为实体肿瘤的基本研判线索,用于指导临床决策。先进的影像学技术可为实体肿瘤的定位诊断提供精准依据,临床病理学检查常为肿瘤的定性诊断提供明确判断,借此实现对肿瘤病期诊断的客观评价,肿瘤累及器官功能的代偿性或可替代性常作为确立肿瘤治疗决策的关键要素;但短期、密集的医学诊查获得的片段化证据,尚难以充分把握恶性肿瘤增殖、侵袭、迁移等演进特点及治疗反应差异性,动态评估与监测有助于判别恶性肿瘤的个性化行为特征。

追求外科治疗的可及性与合理性是肿瘤外科恒久的课题,按治疗目的与任务,肿瘤外科包含根治性手术、缩小手术、姑息手术及减量手术等。根治性切除(R_0手术)常作为肿瘤外科治疗实体肿瘤的实施目标,其可治愈处于局限性疾病期的恶性肿瘤,但难以根除处于系统性疾病期的恶性肿瘤。恶性肿瘤的发生与演进过程常蕴含系统性原因与个性化机制,局部性、单一化的外科治疗并不能治愈系统性肿瘤疾病。实践证明,早期肝细胞癌的治愈性切除并不能阻止残余肝脏的肝癌新发,一度盛行的乳腺癌、胃癌等的极端扩大化根治性手术并未获得临床结局的改善。不仅如此,与外科治疗相伴的创伤与应激,还可触发人体的神经内分泌与细胞因子反应,引发一系列病理生理过程以及免疫功能受损。扩大化外科治疗造成的全身性损害,既可导致人体内稳态严重失衡,又可为体内潜存的肿瘤细胞营造转移微环境,从而导致近期与远期的不良后果。"大医生做大切口"(big surgeonmake big incision)的时代已成为过去,肿瘤外科的临床诊疗正在迎来微创化的技术变革与飞跃。此外,外科或局部治疗的结构毁损性可能成为肿瘤复发和转移的原因,临床上应努力规避医疗干预带来的医源性肿瘤播散。当前,应以肿瘤外科操作为重点,规范执行术中无瘤操作技术;未来将有望采用循环肿瘤细胞直接捕获技术等,探索恶性肿瘤的播散或转移规律,进而指导建立覆盖恶性肿瘤诊疗全程的"无瘤术"方案。

(二)肿瘤外科与肿瘤治疗学

局部治疗与系统治疗是肿瘤治疗学的基本框架体系,发挥两类治疗方式的作用及实现两者间优势互补,是制订恶性肿瘤诊疗决策的重要前提与主要策略。肿瘤外科与肿瘤内科是临床肿瘤学的最基本构成;肿瘤外科的本质含义为外科肿瘤学(surgical oncology),局部性诊疗是肿瘤外科的基本任务属性;肿瘤内科的核心内涵为内科肿瘤学(medicine oncology),系统性治疗是肿瘤内科的基本任务属性。肿瘤外科是肿瘤局部治疗体系的典型代表,包括治愈性切除与姑息治疗两个基本方向,主要发挥防控实体肿瘤的局部治疗作用。传统意义上的肿瘤放射治疗学(radiation oncology)同属肿瘤局部治疗体系,其以放射性毁损替代外科切除,在外科治疗可及性受限的情况下呈现难以替代的优势与价值;譬如位置深在、毗邻关系复杂的鼻咽癌等,即采用以放疗为核心的综合治疗。近年,肿瘤局部治疗技术层出不穷,亦多为肿瘤外科技术的延展,同属局部治疗范畴;诸如,肝癌的冷、热消融技术以及肿瘤转移病灶周围的放射性粒子植入技术等。

充分认知肿瘤治疗体系的基本构成、治疗原理及利弊联系,是确立肿瘤治疗决策及制订个性化诊疗方案的重要基础。恶性肿瘤外部或内部的异质性常是妨碍制订合理诊疗方案的根源,实施个性化、多元化、序贯化诊治已成为肿瘤治疗学的基本方针。综合评判与慎重权衡治疗措施的根治性、功能性及安全性是确立肿瘤治疗决策的基本原则,应时刻把握与遵守。故此,针对进展期恶性肿瘤,应加强团队建设层面的 MDT 与诊疗措施层面的多模态治疗,以综合提升总体疗效。在商讨具体诊疗方案时,应重视协同局部性治疗与系统性治疗、研判序贯治疗措施间的利弊与冲突、把握肿瘤学干预的时机与次序(时序性)。临床上,应审慎遴选肿瘤的首次治疗,尤其是局部性治疗措施;具有结构毁损性的局部治疗可能妨碍序贯性或系统性治疗的药物到达性,进而削弱治疗有效性。

新世纪迎来了"大"生物学时代,基于肿瘤生物学特征的多组学研究正在为恶性肿瘤的精准分型与分期积累临床证据,肿瘤外科即将步入精准诊疗的新时代。伴随免疫检查点抑制剂等肿瘤免疫疗法的兴起与临床应用,跨越特定器官的恶性肿瘤系统性诊治体系正在形成,肿瘤外科或将随之面临新的任务和挑战。

二、外科学与器官移植学

(一) 外科与器官移植

器官移植是 20 世纪最伟大的医学成就之一,其以重建器官功能为根本目的,以外科手术固有的创伤性赋予某些特定器官功能性,是外科学历史的里程碑式进步。回顾历史,各器官移植手术方式的创建与改进均以外科技术为先导,异位肾移植、原位肝移植等各种器官移植基本术式的确立均经历了长期、艰苦的探索过程。肝移植曾因外科技术限制被迫中断尝试 3 年余,而肺移植支气管重建技术的改进摸索达 20 年之久。器官移植学拥有外科学的基本技术属性,器官移植外科实践派生的关键科学问题与形成的特色技术优势,推动了外科学乃至医药科技的进步与发展。

(二) 移植外科与器官移植学

供器官的获取与植入是器官移植必备的基本外科过程,其中包含了复杂的技术环节与操作细节,各器官移植的成功实施,引领与促进了外科亚学科的进步与成熟。供器官获取手术,常以低温灌注、整块切取、冷藏保存、精准修整为基本原则与流程,其中涉及一系列组织或器官保存与损伤的生命科学基本问题。著名胆管外科专家二村雄次曾在其《胆道外科》中向外科医师谏言:应避免"3P(poor risk,糟糕的风险;poor skill,糟糕的技艺;poor management,糟糕的管理)"手术,道出了影响外科疗效的共性要素,即患者风险、外科技能及围手术期管理。而在移植医疗中,供器官的质量与维护常是影响器官移植近远期疗效的关键要素,不良供器官(poor donor)的判别及利用尤为值得关注。近年,采用机械性灌注减轻与修复供器官保存损伤,再度成为器官移植领域的重要研究方向。供器官植入手术,常以受者血液循环阻断、供器官血液循环再通及特定功能性管道重建为基本流程与共性特点,供器官植入过程的手术操作必然伴发的循环中断与扰动,增加了外科侵袭性,不同程度地破坏了人体内稳态,但同时促进了麻醉下循环与容量监控技术的改进以及血管外科技术的进步。

器官移植学是以器官为主题的医学,器官衰竭性疾病、供器官供给以及移植器官功能的建立与维护,为其核心内涵。没有供器官就没有移植医疗,活体亲属移植是拓展器官来源、缓解供器官短缺的外科解决途径。肝脏的分叶构造与再生功能是活体亲属肝移植的解剖学与生物学基础;活体亲属肝移植的成功实施与推广应用,带动了肝外科技术的进步,促进了医学影像等关联技术的成熟与发展。器官移植学以拯救器质性器官功能衰竭患者生命为宗旨,"病重者优先"政策作为肝移植等移植受者的重要遴选原则,虽受到了来自社会伦理学的某些质疑,却充分体现了器官移植学的价值与追求,移植医疗面临的实际挑战正在助推以围手术期管理为重心的全方位医学进步。

外科学在器官移植临床探索中拓展与升华,移植医学在特殊的外科实践中被赋予更多属性。器官移植学在拥有外科技术属性的同时,还通常兼具供器官遭受人体排斥的免疫生物学属性与器官资源公平分配利用的社会伦理学属性。免疫学是移植医学的重要基础,移植免疫、感染免疫、自体免疫及肿瘤免疫在移植实践中涌现客观联系与内在冲突。为降低排斥反应发生风险派生了组织配型技术,为防控排斥反应发生促进了免疫抑制剂的研发,为合理施行免疫抑制治疗推动了药学监测技术的进步,为防范免疫抑制治疗的继发风险达成了移植医疗的共性禁忌(如活动性人类免疫缺陷病毒感染、进展期恶性肿瘤、难治性活动性感染等)。器官移植学的多元化属性及综合化特质,改变了外科医师的思维方式与工作模式,并不断强化团队医疗与证据医学的学科特色。器官移植学已成为以器官为主题、以外科为先导、以免疫学为基础、以整体科技进步为依托、以挽救器官功能为宗旨的综合医学。

三、外科学与移植肿瘤学

(一) 器官移植学与肿瘤学

器官移植学中的肿瘤学,主要包括肿瘤治疗学与肿瘤生物学,两者构成移植肿瘤学的基本内涵。恶性肿瘤患者伴发某一重要器官持久性功能衰竭将严重妨碍其肿瘤治疗,由此生成了器官移植学跨入肿瘤治疗学的客观需求和探索前提;器官移植受者强制性免疫抑制状态是衍生肿瘤生物学问题的免疫学背景与根源。器官移植拓展了肿瘤治疗学领域,又派生了一系列肿瘤学问题,从而构成了深邃、复杂的移植肿瘤学学科内涵。

实践表明,无论器官移植的类别方式与治疗目的如何,移植受者均面临系统性肿瘤学问题或风险,追寻问题或风险的来源途径与发生时段等,可将移植肿瘤学归纳为五个基本任务范畴(图5-2-2)。临床实践中,某一器官功能衰竭的移植受者还可能面对多元的个性化肿瘤学问题;既包括恶性肿瘤的原发、继发、复发等通常的概念或问题,又可能面临肿瘤的并发、新发及传播等特殊风险或挑战。

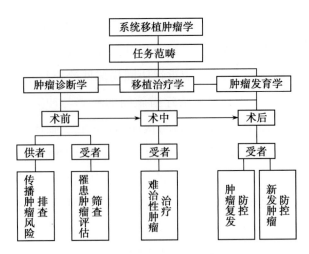

图 5-2-2　移植肿瘤学的基本任务范畴

(二) 移植肿瘤学与外科学

回溯移植肿瘤学历史,某一特定器官持久性功能衰竭合并原发或继发恶性肿瘤,常作为尝试施行该器官移植的必要前提。肝脏原位移植的术式要求与肝细胞肝癌的背景疾病,是肝癌肝移植成为移植肿瘤学成功范例的实质原因。当前,重要器官终末期功能衰竭合并可治愈性恶性肿瘤,已转化为器官移植的适宜指征;肝移植治疗肝胆系统难治性恶性肿瘤正在成为肝移植肿瘤学的重要拓展或探索方向。

最新归纳的移植肿瘤学定义为:任何旨在提高癌症患者生存率和/或生存质量的移植医学和外科学的应用。移植肿瘤学蕴含的外科领域主要包含肿瘤外科与移植外科;移植外科为肿瘤治疗提供器官功能的保障性,肿瘤外科为肿瘤治疗提供外科操作的指导性,两者交互支撑共同承担起移植肿瘤学的外科任务。近年,从联合肝脏分隔和门静脉结扎的分步肝切除术(associating liver partition and portal vein ligation for staged hepatectomy, ALPPS)的临床应用到肝切除和Ⅱ、Ⅲ肝段肝移植的延迟全肝切除(resection and partial liver segment Ⅱ/Ⅲ transplantation with delayed total hepatectomy, RAPID)概念的临床尝试,生动展现了肿瘤外科与移植外科间的相互促进与加速渗透。

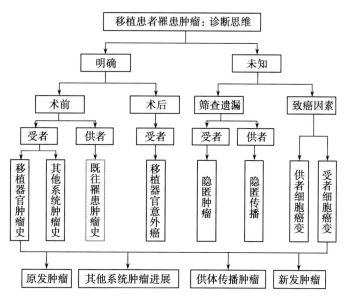

图 5-2-3 移植受者罹患肿瘤的系统诊断思维导图

移植肿瘤学包含一系列源于供、受者的个性化肿瘤学问题,深入分析交织混杂的移植学与肿瘤学因素,建立移植受者罹患肿瘤的系统诊断思维,将有助于指导临床诊疗及制订有效防控策略(图 5-2-3),而外科任务可映射至移植肿瘤学的全部临床情境中。

某一器官移植受者罹患恶性肿瘤,可能存在多种临床情形,结合临床经过与医学诊查常不难鉴别。免疫抑制是移植肿瘤学风险事件的基本背景,需及时监测与调整,外科治疗常作为风险事件的有效干预措施。现针对几种临床情形概述如下。①某衰竭器官移植并发其他器官恶性肿瘤:包含已知并发和隐匿并发两类情形。针对已知并发,需判别衰竭器官功能的不可替代性与恶性肿瘤的可治愈性两项要素,并通过矩阵式情景分析,指导形成临床决策;针对隐匿并发,应注重移植术后肿瘤学筛查,以早期发现、早期干预。②器官移植治疗恶性肿瘤的移植后肿瘤复发:外科技术操作、器官保存损伤、免疫抑制强度作为移植后肿瘤复发的可调控性非肿瘤学因素,值得深入探讨与针对性防范;肿瘤标志物持续渐进式增高应视作隐匿性复发的标志,应及时调整诊疗方案;肿瘤复发的治疗多属姑息性治疗,但施行包括外科干预

措施在内的综合治疗常可获得生存改善。③器官移植后新发恶性肿瘤:致癌原因分为感染性因素与非感染性因素,需结合发病风险开展针对性防范;当新发泌尿系统、消化系统等的恶性肿瘤时,在保存移植器官功能的前提下,可遵循现行常规原则进行外科干预。④供者恶性肿瘤传播给移植受者:其发生时机与情境错综复杂,主要包括供者传播性恶性肿瘤(donor-transmitted cancer,DTC)与供者源性恶性肿瘤(donor-derived cancer,DDC),一旦遭遇,需多学科综合研判,果断切除移植器官有时可作为避免生命威胁的无奈选择。

总之,移植肿瘤学是由多学科交叉派生的新兴学科,具有鲜明的独立性、整合性及涌现性。移植肿瘤学临床实践使外科学、肿瘤学与器官移植学共同交织在复杂的免疫学背景中,浑然一体、不可分割,而阐述起源学科间的内在联系与交互作用,重在探讨学科发展的共性问题和驱动要素。移植肿瘤学蕴含了多元化肿瘤学问题,增加了临床诊疗的易变性、不确定性、复杂性及模糊性,证据性风险防控与多学科团队医疗的学科模式正在临床实践中确立与发展。移植物功能状态常作为移植肿瘤学临床决策的重要考量要素,但外科干预的任务职能与临床价值并未发生显著改变。临

床上应始终遵守肿瘤治疗学原则,切勿忽视肿瘤外科在恶性肿瘤综合治疗中的重要作用;努力达成恶性肿瘤治疗的治愈性、功能性、安全性的统一,将成为移植肿瘤学进步与发展的未来方向。

(郑虹 李凯)

第三节 免疫与生物治疗的基本原理

一、肿瘤免疫学特性

(一)肿瘤免疫监视和免疫编辑学说

免疫细胞可以通过识别肿瘤细胞表面的特定结构或对肿瘤自身分泌的可溶性分子做出反应来检测异常组织细胞的存在。20 世纪 50 年代后期,随着从细胞学角度对肿瘤免疫的新认识,Burnet 和 Thomas 预测淋巴细胞负责清除持续产生的新生的癌变细胞,从而正式提出了肿瘤免疫监视(tumor immune surveillance)假说。在当时,这些假设并没有有力的实验证据。随着单克隆抗体技术、转基因鼠和基因打靶技术的发展和成熟,免疫监视学说逐渐得到证实。人体内存在多种免疫监视机制,包括特异性免疫和非特异性免疫,可以识别异体物质(如病毒、细菌等)并发挥免疫活性。肿瘤与其他异体物质一样,可被人体的免疫系统识别并攻击,免疫系统从而可以发挥一定的抗肿瘤作用。

1. DC 在抗肿瘤中的作用 DC 是 APC,负责摄取、加工和呈递抗原。未成熟 DC 将肿瘤抗原加工处理为短肽后,再与 MHC Ⅰ和 MHC Ⅱ结合,在 DC 表面形成 MHC-抗原肽复合物并呈递给 T 细胞。

2. T 细胞在抗肿瘤中的作用

(1)CTL:CTL 通过 TCR 特异性地识别肿瘤表面抗原,并通过细胞裂解和细胞凋亡通路发挥抗肿瘤作用。细胞裂解指 CTL 与肿瘤细胞通过 TCR 紧密结合后,CTL 可释放颗粒酶和穿孔素,发挥直接的肿瘤杀伤作用。穿孔素使细胞膜形成多个小孔,此外,颗粒酶也可通过小孔进入细胞,激活下游胱天蛋白酶通路,诱导细胞凋亡。

(2)Th 细胞:Th 细胞又根据功能和细胞因子分泌的不同,可以分为 Th1、Th2、Th17 等多种常见亚型。Th 细胞通过分泌多种细胞因子为其他免疫细胞发挥抗肿瘤作用提供支持。Th1 细胞分泌的 IL-2 可以增强 CTL 等杀伤细胞的杀伤活性。此外,IFN-γ 和 TNF-α 也在抗肿瘤中发挥重要的调节作用。多项研究表明,肿瘤患者血液中多呈 Th2 细胞占优势的状态,Th1 和 Th2 的平衡对人体的正常免疫功能可能起到重要作用。

3. NK 细胞在抗肿瘤中的作用 NK 细胞是人体重要的抗肿瘤细胞,能够非特异性地识别靶细胞,并分泌穿孔素,细胞毒因子和 TNF 等杀伤分子。此外,NK 细胞也可通过 Fas/FasL 通路介导细胞凋亡。MHC Ⅰ类抗原缺失的肿瘤细胞能够逃脱 T 细胞监视,却能被 NK 细胞识别和杀伤。NK 细胞与 T 细胞功能互补,共同组成人体的免疫监视网络。

体内外肿瘤模型提供了大量关于免疫监视学说的证据,免疫监视学说逐渐发展为免疫编辑(immunoediting)学说。"肿瘤免疫编辑"强调免疫在平衡和逃逸期间具有消除和促进形成肿瘤的双重作用。免疫编辑假说把肿瘤的发展过程分为三个阶段:免疫清除(elimination)、免疫平衡(equilibrium)和免疫逃逸(escape)。

免疫清除阶段是免疫监视假说描述的初级阶段。在肿瘤发生早期,人体免疫系统监测到恶变细胞,先天性免疫和获得性免疫共同参与了对抗肿瘤细胞的过程。此时人体的免疫系统占优势,肿瘤细胞可被有效地杀伤。如果肿瘤细胞被完全清除,这个过程被称为"完全的免疫编辑",后续阶段将不再发生。如果肿瘤细胞没有被完全清除,幸存下来的细胞会不断接受人体免疫系统的"免疫重塑"(immunologic sculpting),免疫原性降低,很难被免疫监视系统识别,从而得以继续克隆增殖下去。被重塑过的肿瘤细胞和人体免疫系统可以长期处于一个平衡状态,这个阶段就叫"免疫平衡"阶段。随着类似于达尔文选择的过程,历经多轮免疫压力筛选后存活下来的肿瘤细胞逐渐具备多种逃避人体免疫系统识别和攻击的机制。最终,肿瘤细胞的增殖与生长超过了人体免疫系统的控制,进入肿瘤"免疫逃逸"阶段。此时肿瘤的发展和转移不受免疫监视的控制。被免疫系统重塑的肿瘤细胞最终跨过了人体的免疫抑制作用,诱导了人体的免疫耐受。

(二)肿瘤免疫逃逸及其机制

基于关于免疫逃逸机制的大量探索,肿瘤逃逸机制可分为两个基本类别。

1. 与肿瘤细胞和肿瘤相关抗原相关的肿瘤内在机制　包括:①MHC 分子蛋白表达的下调或缺失;②抗原呈递相关基因(例如抗原加工相关转运蛋白、低分子量蛋白和 β2- 微球蛋白)的下调;③在肿瘤生长的早期阶段肿瘤相关抗原的表达水平较低;④抗原表位的丢失;⑤效应细胞无法进入肿瘤的物理屏障;⑥对 IFN 的响应缺失等。

2. 与宿主免疫系统相关的肿瘤外在机制　包括:①宿主 APC 的无能或缺失;②MDSC 或调节性 T 细胞引起的 T 细胞对肿瘤特异性抗原的耐受;③由肿瘤分泌的因子(如 TGF-β、IL-10、VEGF、FasL、半乳糖凝集素、IDO、MDSC 或调节性 T 细胞引起的 T 细胞的抑制;④可阻断淋巴细胞活化的可溶性配体(如 NKG2D-L)的分泌;⑤APC 的成熟受损等。

(三)肿瘤微环境

TME 中包含多种免疫细胞及其分泌的细胞因子。这些免疫细胞包括先天性免疫细胞(巨噬细胞、肥大细胞、嗜中性粒细胞、DC、MDSC、NK 细胞)和适应性免疫细胞(T 和 B 淋巴细胞),它们通过直接接触或间接方式与肿瘤细胞相互作用。细胞因子信号转导对肿瘤细胞的行为及其对治疗的

反应极为重要。免疫细胞既可以发挥抗肿瘤作用也可以发挥促肿瘤作用,并且可以通过改变其激活状态或在 TME 中的空间定位来改变其功能。TME 中存在的大量具有负性免疫调节功能的细胞在 TME 中扩增并分泌免疫抑制性细胞因子,强烈地抑制正常免疫效应细胞的抗肿瘤功能,从而促进肿瘤的发生和发展。

TAM 是 TME 中肿瘤发展和治疗的关键调节因素。在实体瘤中,TAM 的主要来源是循环单核细胞,而不是在肿瘤内部增殖的常驻巨噬细胞。骨髓中的单核细胞来源于髓样祖细胞,它们可以通过血液循环进入肿瘤,然后分化为巨噬细胞。巨噬细胞可根据其极化状态分为 M1 和 M2 亚型。在 TAM 中,M1 型巨噬细胞被认为具有抗肿瘤作用,而 M2 型巨噬细胞则被认为促进肿瘤发生。M1 和 M2 型 TAM 都是可塑且可逆的,而 TME 在 TAM 的功能极化调节中起着重要作用。此外,TAM 具有产生多种抑制性细胞因子的能力,例如 IL-1β、IL-6、IL-10 和 TGF-β,从而抑制 TME 中的 T 细胞功能。

MDSC 是髓系来源细胞的一群异质性细胞,包括髓样祖细胞和未成熟的巨噬细胞,未成熟的粒细胞和未成熟的 DC。这些细胞在肿瘤发生过程中增殖,并具有显著的抑制各种 T 细胞反应的能力。MDSC 还可以主动迁移到肿瘤部位,然后迅速分化为 TAM。已经证实,MDSC 与 TAM 一起通过分泌细胞因子促进肿瘤血管生成。

TME 中还存在其他多种抑制性免疫细胞,如调节性 T 细胞、肿瘤相关 DC 等,它们与相关负性细胞因子一起促进了肿瘤免疫逃逸,是免疫治疗的重要靶标。

(四)移植肿瘤学相关免疫特性

移植术后,最常见的不良反应是急性排斥反应,优化的免疫抑制方案是提高移植术后生存率的重要方法。但是肿瘤疾病中移植术后免疫抑制剂的使用对原发性肿瘤疾病的影响还没有完全明

确。肿瘤是一种全身性疾病,当发展到一定阶段时,肿瘤细胞可能转移到其他器官,进行移植手术之前,现阶段的检查技术检测不到所有微转移灶,术后因免疫抑制剂的使用和免疫抑制状态,潜伏在其他器官的微病灶可能导致肿瘤的复发。肿瘤是一种处于免疫逃逸状态的疾病,人体免疫系统在与肿瘤的斗争中处于劣势。肿瘤免疫治疗的原理是激发或增强人体自身的免疫保护机制,从而达到治疗肿瘤或预防复发的作用,这与移植术后使用的免疫抑制剂的目的相反。因此,移植术后的免疫治疗需要平衡抗肿瘤效益和移植排异的风险,谨慎使用抗排异药物和抗肿瘤免疫治疗药物。

他克莫司是常用的移植术后抗排异药物,常与吗替麦考酚酯、泼尼松组成三联治疗方案。有研究表明,移植术后,他克莫司可以上调肝移植受者 T 细胞的数量和 T 细胞亚群上 CTLA-4 和 PD-1 的表达,提示他克莫司可能参与抑制效应 T 细胞的增殖和活化,从而降低移植术后的排异反应,维持抑制受者的免疫稳态。此时使用抗检查点药物预防或治疗肿瘤复发可能会加重排异反应,因此需要非常谨慎。而 CTLA-4 和 PD-1 的表达也是影响免疫治疗效果的重要因素,免疫抑制剂的使用可能直接影响肿瘤免疫治疗的决策。

二、免疫与生物治疗的类型

(一)细胞过继免疫治疗

细胞过继免疫治疗是基于细胞的抗癌免疫疗法的一种方式,主要步骤包括:收集循环中的肿瘤浸润的淋巴细胞;离体的筛选、修饰、扩增、活化;将它们重新输入到患者体内。

有几种策略可以用来提高细胞过继免疫治疗的效果。例如,通过基因工程使外周血淋巴细胞具有抗原特异性、增加的增殖潜力、在体内的持久性、改善的分泌能力、提高的肿瘤浸润能力和优化的细胞毒性。外周血淋巴细胞的特异性可以在输注之前通过基因修饰使其表达以下分子来实现:TAA 特异性 TCR 或嵌合抗原受体(chimeric antigen receptor,CAR,包含与一个或多个与免疫激活结构域相连的 TAA 结合结构域的跨膜蛋白)。后一种方法的优势在于,它使 T 细胞能够以 MHC 非限制的方式识别并杀伤表达 TAA 的细胞。几项临床试验已经证明了表达 CAR 的 T 细胞的治疗潜力,特别是在血液系统恶性肿瘤中的治疗效果显著。

对于移植术后肿瘤复发的患者,已有多项研究表明,过继性免疫细胞的输注显示良好抗肿瘤作用,且不会引起急性的免疫排斥反应。细胞过继免疫治疗在这部分患者中可能具有良好的应用前景。

(二)肿瘤疫苗

肿瘤疫苗是利用肿瘤细胞或肿瘤抗原诱导人体特异性免疫应答从而抑制肿瘤。其诱导的免疫应答包括细胞免疫和体液免疫。肿瘤是与正常细胞不同的恶变细胞,它们能产生一些正常细胞不会表达的新抗原,或过表达一些本来在正常细胞中低水平表达的抗原分子,从而可能被人体免疫系统识别和排斥。基于这些认知,科学家们提出了肿瘤疫苗的构想,尝试通过利用一些在肿瘤细胞特异性表达的抗原制备疫苗来加强体内免疫系统对肿瘤的识别和攻击,多项临床试验也已经证明了这些疫苗的安全性和有效性。

用于癌症的疫苗疗法与传统的传染病疫苗疗法不同,前者集中清除活动性疾病而不是预防疾病。为控制患者肿瘤负荷而研究出多种不同类型的疫苗和佐剂,其中一些已获批用于临床试验,如个性化 DC 疫苗 sipuleucel-T 和重组病毒前列腺癌疫苗 PSA-TRICOM。肿瘤疫苗类型包括来自患者的自体免疫细胞疫苗、表达肿瘤抗原的重组病毒疫苗、肽疫苗、DNA 疫苗和源自建立的人类肿瘤细胞系的异体全细胞疫苗。

肿瘤疫苗的治疗效果通常取决于肿瘤细胞与正常细胞之间靶抗原表达的差异。传统的肿瘤疫苗主要针对 TAA,TAA 在肿瘤细胞和正常细胞之间共享。由于胸腺的中枢免疫耐受性,能识别 TAA 或其他自身抗原的活性 T 细胞在发育过程中可能被消除,这会影响肿瘤靶向疫苗的功效。多项针对 TAA 的临床试验表明,抗肿瘤疫苗难以实现长期的治疗效果。而作为外来抗原,肿瘤新抗原不仅可以增强抗肿瘤免疫反应,还可以降低自身免疫的风险。新抗原激活的 T 细胞可以产生高活性的 T 细胞,其 TCR 对 MHC-抗原肽复合物表现出更强的亲和力,并免于被中枢免疫耐受清除。随着免疫原性预测算法的优化,针对新抗原的肿瘤疫苗的研究进展迅速,新抗原疫苗可能很快将完全取代针对共享 TAA 的肿瘤疫苗。

肿瘤疫苗结合免疫检查点抑制疗法或放疗和化疗可能会达到更好的治疗效果。但肿瘤疫苗在移植术后肿瘤治疗领域尚有大量的空白,需要更多的临床研究结果提供实践支持。

(三) 免疫检查点抗体

与直接靶向肿瘤的治疗方法不同,免疫调节性单克隆抗体通过与免疫系统的可溶性分子或细胞成分相互作用并改变其功能,从而发挥抗肿瘤作用。免疫调节性单抗的作用原理是引发新的免疫反应,或恢复已有的抗肿瘤免疫反应。目前,免疫调节性单克隆抗体抗肿瘤的作用是通过以下四个通用策略实现的:抑制活化 T 淋巴细胞表达的免疫抑制性受体,如 CTLA-4 和 PD-1;抑制这些受体的主要配体,例如 PD-1 的配体 PD-L1;激活免疫效应细胞表面表达的共刺激受体,例如肿瘤坏死因子受体超家族成员 4(tumor necrosis factor receptor superfamily, member 4, TNFRSF4)、TNFRSF9 和 TNFRSF18;中和肿瘤微环境中释放的免疫抑制因子,如 TGF-β1。

在这些方法中,第一种方法通常被称为“检查点阻断”,多种实体瘤研究已显示其具有诱导强大而持久的免疫反应的能力。目前,国际上已经批准了多种用于人类的检查点封闭性单克隆抗体:抗 CTLA-4 单克隆抗体伊匹单抗(ipilimumab),可用于无法切除或转移的黑色素瘤患者;纳武利尤单抗(nivolumab),是一种靶向 PD-1 的单抗,于 2018 年 6 月在中国获批;另一种抗 PD-1 单抗帕博利珠单抗(pembrolizumab)可用于治疗对其他疗法无效的晚期或不可切除的黑色素瘤患者,并于 2018 年 7 月在中国获批。随后,PD-L1 抑制剂阿替利珠单抗(atezolizumab)、阿维鲁单抗(avelumab)、度伐利尤单抗(durvalumab),以及 PD-1 抑制剂塞米普利单抗(cemiplimab)也获得了美国 FDA 等机构的批准。除此之外,在中国,截至 2020 年,四种国产抗 PD-1 药物特瑞普利单抗(toripalimab)、信迪利单抗(sintilimab)、卡瑞利珠单抗(camrelizumab)、替雷利珠单抗(tislelizumab)先后获得了 NMPA 的批准。到 2020 年为止,已有 6 种 PD-1 抑制剂、1 种 PD-L1 抑制剂和 1 种 CTLA-4 抑制剂在中国获批,这些检查点阻断性单克隆抗体的安全性和有效性已在不断扩大的肿瘤适应证中得到证实。

移植术后的肿瘤患者使用检查点阻断剂的情况更为复杂,要避免可能引起的对移植器官的排异反应。检查点阻断剂的使用必须要平衡抗肿瘤效益和避免移植排异的风险,如果效益大于风险,可以尝试使用,但需要更多研究数据的支持。部分患者在使用 PD-1 抑制剂时,会出现急性排斥反应或者免疫力极度低下的情况,前者是对移植器官产生了排异,后者是 PD-1 抑制剂难以发挥抗肿瘤作用。

(四) 其他生物制剂

其他用于肿瘤免疫治疗的生物制剂包括各种免疫刺激细胞因子、溶瘤病毒、免疫抑制性代谢抑制剂、模式识别受体(pattern recognition receptor, PRR)激动剂、免疫原性细胞死亡诱导物等。

溶瘤病毒是指用非致病病毒株特异性感染癌细胞,触发他们的损伤或凋亡。免疫抑制性代谢抑制剂包括 IDO 抑制剂等。IDO 催化了犬尿氨酸途径中的第一步限速步骤,该代谢分解级联反应将 L-色氨酸转化为 L-犬尿氨酸,并介导了很强的免疫抑制作用,是潜在的治疗靶点。PRR 是参与识别危险信号的进化保守蛋白质。PRR 包括(但不限于)Toll 样受体和核苷酸结合寡聚化结构域 NOD 样受体。PRR 会感知到广泛的危险信号,各种 PRR 的激活会引发具有强烈促炎作用的信号转导级联反应,包括 NF-κB 的激活以及免疫刺激性细胞因子的分泌,例如 IFN-1 和 TNF-α。此外,PRR 信号转导有利于 DC 的成熟以及巨噬细胞和 NK 细胞的激活。截至 2020 年,美国 FDA 已经批准了多种 Toll 样受体激动剂用于肿瘤患者的治疗。细胞因子通过自分泌、旁分泌或内分泌循环几乎可以调节所有生物学功能。因此,研究者们已经进行了各种尝试来利用特定细胞因子的生物学潜能,以引发新的或重新激活先前存在的靶向肿瘤的免疫反应。然而,将大多数免疫刺激性细胞因子作为独立的治疗干预措施给予肿瘤患者通常临床效果不佳。因此,免疫刺激性细胞因子通常被用作其他抗肿瘤免疫疗法的佐剂。

值得注意的是,某些生物制剂可能会促进细胞因子级联反应,产生不必要的潜在致死作用,因此在移植术后患者中更应谨慎使用。目前针对移植术后肿瘤患者的细胞因子治疗的相关案例还十分少,有待进一步深入探索和研究。

三、肿瘤免疫治疗与传统治疗的关系

(一) 放疗与免疫治疗的相互作用

普遍认为,局部放疗主要通过产生不可修复的 DNA 损伤并抑制肿瘤细胞进一步复制和分裂发挥抗肿瘤作用。最新的研究数据表明,放疗还可导致多种免疫刺激功能,包括释放 TAA 和损伤相关模式分子,这些都有利于免疫细胞的激活和免疫抑制性肿瘤基质的破坏。一些临床病例报道表明,黑色素瘤或非小细胞肺癌患者的局部照射和伊匹单抗的组合可产生旁观效应。另一项研究

探索了放疗和免疫疗法对黑色素瘤患者和黑色素瘤小鼠模型的功效,研究发现,CTLA-4 抗体和放疗的联合抗肿瘤效应受到 IFN-γ 驱动的 PD-L1 表达上调的限制,而与 PD-1 抑制剂的联合可显著提高治疗疗效。

(二) 化疗与免疫治疗的相互作用

化疗的功效主要取决于它们阻断肿瘤细胞分裂并破坏 DNA 复制、细胞代谢或微管装配的杀伤肿瘤细胞的能力。然而,临床前和临床数据已经表明,某些常规化疗方法可能部分通过免疫刺激机制起作用。例如,蒽环类药物可驱动调节性免疫原性细胞死亡表型,并直接阻断肿瘤微环境中的免疫抑制通路。免疫原性细胞死亡与有利于 DC 成熟的适应性应激反应有关,包括内质网钙结合蛋白——钙网蛋白的暴露,ATP 的释放和 IFN-1 炎症反应的激活。在肺腺癌的基因工程小鼠模型中,奥沙利铂和环磷酰胺的组合使缺乏 T 细胞浸润的肿瘤对 PD-1 和 CTLA-4 抗体的治疗敏感。这些数据与临床观察结果一致,即在非小细胞肺癌一线治疗中向紫杉醇和卡铂中加用伊匹单抗可适度改善无进展生存期和总生存期。此外,初步结果表明,联合化疗和 PD-1 阻断剂作为晚期非鳞状非小细胞肺癌患者的一线治疗可能比单独治疗具有更好的抗肿瘤作用。

(三) 靶向治疗与免疫治疗的相互作用

抗 PD-1 治疗与靶向治疗之间的联合已在动物模型中以及临床实践中得到了广泛的探索。通过靶向疗法快速裂解肿瘤细胞可能会产生急性炎症环境,从而增强肿瘤免疫力,此时 PD-L1 也可能被上调。在这种情况下,靶向疗法和抗 PD-1 单抗疗法的组合似乎是合理的,至少会产生累加效果。尽管这些疗法不是总能实现持久、完整的反应,但在大多数情况下,它们可用于抑制肿瘤生长,甚至改变肿瘤微环境。但是,应谨慎选择靶向疗法,以避免同时损伤 T 淋巴细胞的增殖或存活以及毒副作用的增加。

多种药物联合可能增强抗肿瘤效应,但也带来更多的副作用。对于移植术后的肿瘤患者,移植排异反应的存在和免疫抑制剂的使用使人体免疫系统情况更加复杂,而联合治疗在这种患者人群中的实验数据还不充分,需要谨慎使用和积极探索。

(任秀宝)

第四节 放疗基本原理

一、放疗的历史起源

放疗已有 120 多年的历史。1895 年伦琴发现 X 射线,1896 年开始应用 X 射线治疗良性病变、胃癌和皮肤癌。1922 年生产了深部 X 线机,同年在巴黎召开的国际肿瘤大会上 Coutard 及 Hautant 报道了放疗可治愈晚期喉癌,且无严重的合并症。1934 年 Coutard 发明了常规分割照射,并沿用至今。1951 年制造了钴-60 远距离治疗机和加速器,开创了高能 X 线治疗深部恶性肿瘤的新时代。1957 年在美国安装了世界上第一台直线加速器,标志着放疗成为完全独立的学科。20 世纪 70 年代随着计算机的应用和 CT、MRI 的出现,制造出三维治疗计划系统和多叶光栅,实现了三维适形放射治疗(three-dimen-sional conformal radiotherapy,3D-CRT),放射治疗学从二维进入了三维治疗的崭新时代。20 世纪 90 年代广泛开展了立体定向放射外科、3D-CRT、调强适形放射治疗(intensity-modulated radiation therapy,IMRT)和图像引导放疗(image-guided radiation therapy,IGRT)等,放疗有了质的飞跃。

在我国,截至 2015 年,全国共有直线加速器 1 931 台,CT 模拟定位机 1 353 台,绝大部分放疗中心拥有了自己科室专用的 CT 模拟定位机,3D-CRT、IMRT 和 IGRT 等新技术在全国范围内得到了广泛应用。至 2016 年,全国约 71% 的具有放疗资质的单位可以开展 3D-CRT,50% 可以开展 IMRT,31.5% 可以开展 IGRT。2005 年淄博万杰肿瘤医院开展了全国首例质子治疗,2006 年中国科学院近代物理研究所应用重离子加速器尝试用碳离子治疗患者,开展了临床和基础研究,2015 年上海质子重离子医院医用质子重离子加速器投入使用,开创了重离子治疗的广泛临床应用。

二、放射物理学基础

放射物理学是肿瘤放疗的基础之一,随着放疗设备及其计算机和网络的发展,放射物理学有了巨大的进步,并推动了放疗的进展,提高了放疗的疗效。

(一) 3D-CRT 的广泛应用及 IMRT 开展

3D-CRT 是指在射线剂量体积与靶体积形状在三维方向上相一致的放疗。与二维放疗技术相比,3D-CRT 可使肿瘤内的照射剂量平均提高 10Gy,并且周围正常组织受到照射剂量明显下降,降低了放疗的副作用。3D-CRT 在鼻咽癌、肺癌、食管癌、前列腺癌等全身多种实体瘤得到了广泛的应用。

IMRT 是利用逆向治疗计划系统和计算机控制的动态准直器,将每条射线束细分为很小的子野并调节每个子野的剂量强度,可以雕刻出与肿瘤相匹配的高度适形的剂量曲线,被誉为“二十一世纪放疗技术的革命”。该技术的优势,一是最大限度减少正常组织受照剂量,二是满足不规则凹形肿瘤靶区(肿瘤包绕正常组织)治疗的需要,三是每次分照射中肿瘤内可同时增加更高剂量,明显提高了放射生物学效益。该技术采用了精确的体位固定,提高了放疗的定位精度、摆位精度和照射精度;采用了精确的计划逆向计算,首先确定最大优化的计划结果,包括靶区的照射剂量和靶区周围敏感组织的耐受剂量,然后由计算机给出实现该结果的方法和参数,从而实现了治疗计划的自动最佳优化;采用了精确照射,能够优化配置射野内各线束的权重,使高剂量区的分布在三维方向上可在一个计划内同时实现大野照射及小野的追加剂量照射(simultaneously integrated boosted,SIB)。IMRT 具有靶区的照射剂量最大、靶区外周围正常组织受照射剂量最小、靶区的定位和照射最准以及靶区的剂量分布最均匀的特点,其临床结果是明显提高肿瘤的局控率,并减少正常组织的放射损伤。IMRT 的主要实现方式包括二维物理补偿器调强、多叶准直器静态调强、多叶准直器动态调强、断层调强放疗、电磁扫描调强放疗等。

(二)立体定向放射治疗

立体定向放射治疗(stereotactic radiotherapy,SRT)是放疗史上的重大变革。立体定向放射外科(stereotactic radiosurgery,SRS)通过计算机和立体定位系统将加速器 X 射线聚焦在肿瘤靶区,一次给予大剂量照射。SRT 通过共面或非共面多野适形或多弧分次照射,使放射高剂量分布区在三维方向上与肿瘤靶区一致。头部肿瘤立体定向放射治疗称为头部 X(γ)刀,体部立体定向放射治疗及立体定向近距离放疗(stereotactic brachtherapy,STB)都属于立体定向放疗的范畴。除此之外,近年来发展形成更复杂的放疗设备,如机器人放射外科手术系统,又称射波刀、容积旋转调强放疗(volumetric modulated arc therapy,VMAT)、螺旋断层放疗系统(Tomotherapy,TOMO)。射波刀的构造及原理是自动化机器人追踪,180°非共面旋转,用射波刀治疗肿瘤的最大特点是其具有实时追踪肿瘤的能力。VMAT 是在 IGRT 技术基础上研发的,通过高速动态多叶光栅、连续可变剂量率、可变机架旋转速度等,以优化的连续单次(或多次)弧形照射完成治疗,靶区剂量适形度更高,优化后的剂量分布更准确,治疗时间由以前 15~30 分钟缩短至 2~6 分钟。TOMO 是将 6MV 直线加速器安装在 64 排螺旋 CT 滑环机架上,集 IMRT 和 IGRT 于一体,真正体现了放疗机架从 C 型到环型的变革。通过 360°旋转,以螺旋 CT 旋转扫描的方式,在 51 个弧度上连续单环重叠照射,从而实现 40cm×160cm 范围内的任何形状靶区的剂量分布要求,"内凹""外凸""圈状"等平常认为较为复杂的剂量分布,在 TOMO 中都极易实现。TOMO 除应用于少分次高剂量的放疗,如脑下垂体瘤、脑膜瘤、血管瘤、听神经瘤等外,还可以完成对早期原发性肺癌、肝癌、胰腺癌和转移癌等的治疗,以及全头皮放疗、全胸膜放疗、全身多发骨转移病灶放疗等高难度治疗。TOMO 是加速器与 CT 完美融合的代表,MRI 与加速器的融合也逐渐应用于临床试验。

(三)质子放疗及重离子放疗

质子为带电粒子,质量约为电子质量的 1 836 倍,质子射线与光子、电子射线在靶区剂量深度分布曲线的最大区别是存在布拉格峰,峰前区的剂量约为峰值剂量的 20%,靶后区剂量等于 0。由于质子射线特殊的物理特性,与目前广泛使用的高能光子和电子相比,质子能使放射线的能量更好地集中在所需要治疗的肿瘤靶区,而避开周围的正常器官和组织。在用质子治疗肿瘤时,高剂量区和低剂量区的界限比光子更明确,可以很好地保护周围正常组织。但是由于质子与光子、电子一样属于弱电离射线,不像强电离射线可以产生较大的生物学破坏作用,质子总的相对生物效能(relative biological effectiveness,RBE)较低约为 1.1。重离子束既同时有布拉格峰的明显放射物理学特性,又具有高 RBE 值的双重优势,而且传能线密度(linear energy transfer,LET)越高,生物学效应就越强。目前,尤以碳离子束同时拥有高 RBE 值和比质子更好的物理剂量分布,使肿瘤有更好的适形性,可更好地保护肿瘤周围正常组织,可减少或避免诱发第二肿瘤的风险。碳离子束是高 LET 射线,可使肿瘤 DNA 分子的损伤更密集、更严重,使 DNA 分子双链断裂而无法修复或再生,对肿瘤细胞形成致命性损伤。对放射抗拒的肿瘤细胞、乏氧肿瘤细胞同样有很好的治疗效果。

重离子受细胞周期的影响较小,可以彻底杀灭各个周期的细胞,降低了肿瘤复发和转移的概率。

三、临床放射生物学基础

(一)放射增敏剂及放射防护剂的运用

目前还没有非常有效的放射增敏剂及放射防护剂。甘氨双唑钠为肿瘤放疗的增敏剂,可将射线对肿瘤乏氧细胞 DNA 的损伤固定,抑制其 DNA 损伤的修复,从而提高肿瘤乏氧细胞对辐射的敏感性。氨磷汀为正常细胞保护剂,能选择性地保护正常组织器官免受化疗、放疗的毒性攻击,而不保护肿瘤组织。

(二)化疗药物的作用

化疗药物丝裂霉素、喜树碱类药物、铂类药物、紫杉类药物、吉西他滨等对放射线有增敏效应,能够增加辐射对肿瘤细胞的杀伤作用。

(三)癌基因、抑癌基因和放射敏感性

近年来发现许多癌基因、抑癌基因和肿瘤的放射敏感性研究对于正确制订肿瘤的放疗方案、预测放疗效果和评估预后有重要意义。如 *p53* 基因突变可引起细胞内源性放射敏感性的改变,也可以通过电离辐射引起细胞 G1 期延迟而影响放射敏感性,其他基因如 *NF-κB*、*TGF-β* 等与放射敏感的相关性也在研究之中。

(四)功能显像及对放疗影响

放射物理和放射生物的发展有机结合,使放疗正从 4D 的物理靶向向 5D 的生物靶向局部治疗方向发展。生物体积等效剂量的生物图像引导放疗(biological image-guided radiation therapy,BIGRT)、生物调强适形放射治疗(biological intensity-modulated radiation therapy,BIMRT)技术正趋于生物方向发展,使放射影像从传统的解剖结构影像进入生物影像阶段。与传统主要提供解剖学信息的放射影像相比,生物影像期望显示代谢的、功能的、生理和基因表型信息及无创的三维放射生物学信息,即在放疗计划中除肿瘤靶区、临床靶区和计划靶区之外,还应显示生物学靶区(biological target volume,BTV)。功能影像能够确定靶区内癌细胞分布以及靶区内不同区域放疗敏感性的差异,其快速发展直接导致了 BTV 及 BIMRT 等概念的产生。目前,IMRT 的发展使放疗剂量分布的物理适形达到了相当高的程度,而功能性影像则开创了一个生物适形的新时代,物理适形和生物适形紧密结合的多维适形调强放疗必将成为 21 世纪肿瘤放疗的发展主流。

四、放疗在肿瘤治疗中的临床应用

由于放疗技术及放疗设备的发展,肿瘤的临床放疗取得了长足的进步,已经由二维治疗走向了三维治疗时代。3D-CRT 尤其是 IMRT 的应用使得肿瘤的局部剂量得到了提高,进一步降低了周围组织的放疗剂量,提高了局部控制率延长了患者生存改善了生活质量。这使得以前认为只能姑息治疗的胃肠道肿瘤如胃癌、肝癌、胰腺癌等能够接受更高剂量的放疗。北美 INT0116 试验对于 T₃、T₄ 和/或淋巴结阳性胃癌患者术后采取亚叶酸钙、5-FU 化疗并同期放疗对比单纯手术患者术后同期放化疗提高了生存率,降低了局部区域复发率。IMRT、TOMO 以及包括 X 刀和 γ 刀的 SBRT 技术正越来越多地用于胰腺癌的治疗,局部控制率和生存率获得了改善和提高。由于放疗的进步,肿瘤的三大治疗手段之一手术的作用在减弱,放化疗作用在加强。放疗的适应证在扩大,全身的实体瘤均可以行放疗。前列腺癌的 3D-CRT 或 IMRT 及近距离放疗均能够取得与手术相似的效果,降低了术后阳痿的发生率,改善了患者的生存质量。利用 IMRT 治疗头颈部肿瘤,不但可更好地保护腮腺、脑干等重要器官,而且可以采用 SIB 技术小野追加剂量,可进一步提高疗效。利用 IMRT 技术进行乳腺癌保乳术后放疗,可改善靶区剂量分布,对肺和心脏的保护更好。在质子治疗研究方面,美国洛马林达大学医学中心于 1991 年首先

启用了医学专用质子装置,使这一技术的发展向前迈进了一大步。目前在世界范围内,正在加快质子治疗中心的建设和发展,接受质子治疗的患者也越来越多。Wakatsuki 等研究 22 例ⅡB、ⅢB、ⅣA 期宫颈癌患者采用碳离子进行放疗,放疗剂量 64~72GyE/20f,采用 64~68GyE 剂量治疗,患者 7/16 出现复发,72GyE 剂量患者均无复发,没有 2 级及以上的急性毒副反应,对于局部进展期宫颈癌碳离子高剂量放疗是一个合适的治疗模式。重离子治疗患者包括头颈部良恶性肿瘤、肺癌、肝癌、前列腺癌、宫颈癌、食管癌和软组织肉瘤等,取得了较好的疗效。鉴于重离子在放射物理和放射生物两方面都具有明显的优势,它的应用必将使放射肿瘤学跨入一个新世纪。

五、放疗在移植患者中的应用

全身放射治疗(total body irradiation,TBI)由于具有细胞毒性及免疫学效应,主要用于造血干细胞移植的情况下。其剂量超出了正常骨髓对照射的耐受剂量,再经干细胞移植程序重建患者的造血系统。供者细胞可来自另一个体或来自患者自身的干细胞池,分别称为同种异体移植或自体移植。干细胞移植中的 TBI 作用包括:免疫抑制作用、清除残余肿瘤以及清除骨髓组织为供者的骨髓细胞植入生长提供"空间"。

TBI 剂量范围很宽泛,为 2~15Gy,与化疗联合使用可很好地达到上述作用,但其剂量率对白血病复发有影响。西雅图移植中心在再生障碍性贫血和晚期白血病患者移植前首次采用了全身放射治疗,剂量为 8.0Gy,国内则一般采用 6.0~7.0Gy,剂量率在 10cGy/min 以下,照射历时 3~5 小时。

应用大剂量化疗并用 TBI 进行骨髓移植可达根治或长期缓解白血病的目的。TBI 技术已越来越受到各地的重视,发展成为一种特殊的照射技术,高剂量、多分次的全身放射技术,明显地提高了多种血液病的治疗效果,已为广大患者所接受,

成为骨髓移植不可缺少的辅助方法之一。为降低白血病的复发率,提高骨髓移植的成功率,TBI 的照射剂量通常在 10Gy 以上。

肺是对全身放射最敏感的器官,由于肺与其他组织的密度差异,同一中心平面肺部受量会高于腹部剂量 10%~20%。全身放射剂量过大可引起间质性肺炎,为防止放射性间质性肺炎的发生,采用局部肺屏蔽来降低肺部受量,TBI 的患者肺部受量应控制在 7.0Gy 以内。另外,晶体对射线较敏感,为预防白内障的发生,晶体亦需要用铅挡块,使剂量控制在 4~6Gy。

全身放射后恶心、呕吐、发热、腹泻、腮腺肿大等反应多见,且全身放射后恶心、呕吐发病率高。TBI 后近期反应中腮腺肿痛发生率约 100%,在全身放射后 1~3 天可自行恢复。脱发、咽痛、上腹部不适及白细胞下降到零,为全身放射或自体骨髓移植极期到来的主要标志,在此期间应特别注意防治感染及出血。

总之,随着放射物理、放射生物的进步,放疗在肿瘤治疗应用中越来越广泛,也会在移植患者中得到更有效的应用。

(王平)

第五节　肿瘤局部治疗模式与原理

随着医学的发展,介入治疗方法已经成为肿瘤治疗中非常重要的一项技术。它是通过影像系统(数字减影血管造影机、CT、MR、超声)的引导,利用一些特殊的医疗器械(导管、导丝、消融针等)对局部肿瘤病变进行局部治疗。根据选取的入路不同,可分为血管内介入治疗和非血管内介入治疗。前者包括经导管动脉灌注化疗(transcatheter arterial infusion chemotherapy,TAIC)、经导管动脉化疗栓塞(transcatheter arterial chemoembolization,TACE)。后者则包括经皮瘤内无水酒精(化疗药

物)注射、射频消融治疗、微波消融治疗、氩氦冷冻消融治疗、高压陡脉冲消融治疗、放射性 ^{125}I 粒子植入近距离照射治疗等。以上技术，根据肿瘤分期、大小、部位及临床需要，可以选择单独或联合应用。根据国家卫生健康委员会医政医管局颁布的《原发性肝癌诊疗规范（2022 年版）》、中国临床肿瘤学会（Chinese Society of Clinical Oncology，CSCO）发布的《原发性肝癌诊疗指南》（2020 年），微波、射频治疗早期肝癌获得与外科相近似的根治性效果，为患者提供新的选择；对于大肝癌，TACE、消融联合靶向免疫治疗效果显示颇具发展前景的综合治疗模式；消融、TACE 技术为器官移植患者提供有效辅助治疗，使得一些超出手术切除或移植适应证的患者得到降期转化治疗，也被公认为肝移植等待期间的桥接治疗重要技术方法。NCCN 肝细胞癌诊疗指南（2020）不仅认可肝移植等待期间的桥接治疗重要技术，还提出，对于超米兰标准的手术患者，通过局部介入治疗可降期转化重新获得肝移植机会，其预后与满足米兰标准进行移植的患者比较差异无统计学意义。

对于肝癌并发症（包括医源性），如门静脉高压症引起上消化道大出血，经颈静脉肝内门体静脉内支架分流术（transjugular intrahepatic portosystemic stent-shunt，TIPSS）、门静脉癌栓放射性粒子支架植入、梗阻性黄疸及胆管损伤成形治疗技术等均具有明显治疗优势。由此，微创介入治疗技术在肝癌综合治疗领域发挥着积极且越来越重要作用。

一、血管内介入治疗技术

（一）经导管动脉灌注化疗

经导管动脉灌注化疗（transcatheter arterial infusion chemotherapy，TAIC）是指通过介入放射学穿刺插管技术建立由体表至肿瘤供血动脉通路，经此通路注入化疗药物，既可以通过导管一次性注射，也可通过皮下埋置药物注射泵连接导管达到长期、持续注射化疗药物，另外也可以作为 TACE 的组成部分。

TAIC 解决了传统静脉给药的不足。通过靶动脉局部给药在提高局部药物浓度、延长药物与靶器官接触时间以及药物的首过效应的同时，并不增加外周血药浓度，从而达到提高疗效和减少副作用的目的。

TAIC 既可以作为外科切除术前或器官移植术前的新辅助化疗及术后辅助化疗，也可以对晚期和转移性肿瘤进行姑息治疗，另外还可以联合经动脉栓塞治疗、靶向治疗、射频消融、微波消融等综合治疗。

TAIC 药物应用原则包括根据患者肿瘤类型或药敏试验以及肿瘤细胞相关分子靶标检测选择肿瘤敏感药物；选择原型起作用的药物，从而通过让化疗药与肿瘤细胞直接接触，发挥首过效应；首选浓度依赖型药物，由于 TAIC 是发挥药物首过效应，所以要首选细胞周期非特异性药物，细胞周期非特异性药物均为浓度依赖型，即提高肿瘤区药物浓度比提高药物与肿瘤接触时间更重要，适宜于一次冲击性 TAIC。而细胞周期特异性药物对癌细胞的杀伤作用相对较弱且缓慢，为时间依赖性药物，即达到有效剂量后延长药物与肿瘤接触时间能相应提高杀伤能力，适宜于长时、持续性 TAIC，故可在埋置皮下药物注射泵使用或结合动脉泵持续滴注药物。联合应用不同作用机制的药物，原则之一，联合用药中应选择不同药物类别及作用机制药物；原则之二，根据细胞增殖动力学不同选择药物组合，即主要作用于细胞增殖周期特定时相的特异性药与作用多个环节的周期非特异药相互联合；避免药物毒性作用相同，或对同一器官毒性累加的药物，如博来霉素和顺铂会增加肺毒性，顺铂和甲氨蝶呤会增加肾毒性等；不得应用相互拮抗或相互发生不良化学反应的药物配伍；注意药物应用先后顺序，化疗药输注顺序可影响药物代谢，导致效价或毒性改变。

(二) 经导管动脉化疗栓塞

经导管动脉化疗栓塞(transcatheter arterial chemoembolization, TACE)通过介入放射学穿刺插管技术将导管选择性或超选择性插入肿瘤供血靶动脉后,先灌注化疗药物,然后以适当的速度注入适量的栓塞剂,使靶动脉闭塞,引起肿瘤组织的缺血坏死;也可使用抗癌药物与栓塞剂混合(如碘油、载药微球)进行栓塞起到化疗性栓塞的作用。

TACE 作为临床治疗 HCC 的重要方法,主要通过栓塞肿瘤的供血动脉,阻断肿瘤的血供,导致肿瘤缺血、缺氧,达到抑制肿瘤生长,促使肿瘤细胞坏死、凋亡的目的。完全去血管化是介入栓塞治疗达到最佳疗效的保障。

1. TACE 常用栓塞剂

(1) 碘油(lipiodol, LP):液态栓塞剂,属末梢栓塞,肝癌栓塞治疗时主要滞留于肝窦、肝组织间隙及直径 25~250μm 的小动脉内。正常组织一般 10~28 天可完全清除干净,而在肿瘤组织内可长期存留,为肝癌介入栓塞治疗常用栓塞剂,通常与化疗药物混合成乳化剂使用。治疗时一次用量一般 5~20ml,不可超过 30ml,栓塞时配合颗粒型栓塞剂同时使用。由于其具有亲肿瘤特性,可以在肿瘤内长期滞留,从而通过碘油栓塞后行常规 CT 检查提高小肝癌的显示率,以辅助诊断。另外也有大量文献显示碘油栓塞后,通过影像检查观察其在肿瘤内部的沉积情况,可以帮助判断介入治疗的效果及患者的预后。

(2) 明胶海绵:具有机械性栓塞和促进血栓形成的双重作用,为中效栓塞剂,7~20 天可被吸收。多与碘油联合使用时,可继发血栓、血流停滞,有时也可致血管永久性闭塞。

(3) 聚乙烯醇(PVA)栓塞颗粒:为高分子化合物,其栓塞机制与明胶海绵相同,也是具有机械性栓塞和促进血栓形成双重作用的一种栓塞剂,但由于其自身降解十分缓慢,被认为是一种永久栓塞剂,可以造成血管长期闭塞。

(4) 载药微球:为不可吸收材料,所以为永久栓塞剂,可阻塞至毛细血管前动脉,因此不易形成侧支循环。它的最大特点是将化疗药物与栓塞微球混合。微球到达局部后,逐渐释放化疗药物,长时间保持肿瘤组织内药物呈高浓度状态。目前用于临床的有载阿霉素类微球治疗肝细胞癌以及载伊立替康微球治疗直肠肝转移癌。

(5) 放射性栓塞剂:^{90}Y 微球是近些年开始应用于临床的内放射材料,其半衰期为 64.3 小时,平均辐射能量 0.937MeV,最大组织穿透性 11mm(平均 2.5mm)。由于 ^{90}Y 单纯发射 β 射线,因此不会对周围人群产生辐射,也就不需要术后隔离。有两种类型,一种是非生物可降解的玻璃微球,微球直径 20~30μm;另一种是生物可降解的树脂微球,微球直径 20~60μm。单位体积内玻璃微球携带的放射活性较树脂微球高 50 倍。

(6) 螺圈:早期为不锈钢材质,近年来更新为合金无磁性材质。通常为不同直径的弹簧状,表面附有人造纤毛,其机制为机械性栓塞并诱发血栓形成,为永久性栓塞材料。根据螺圈直径的不同,可以栓塞对应直径的血管。主要用于栓塞较大动脉或动静脉瘘,也可用于不能超选择性插管时的保护性栓塞。

2. TACE 分类 根据肿瘤介入栓塞时使用的栓塞材料不同,TACE 又分为传统 TACE、载药微球 TACE 和经动脉放射栓塞。

(1) 传统 TACE:传统 TACE 指在超选择肿瘤供血动脉插管的基础上,首先使用碘油与化疗药物混合后行肿瘤供血动脉的末梢栓塞,之后采用明胶海绵或微球等栓塞材料行肿瘤供血动脉主干的栓塞。其优点是碘油化疗药物混合油滴粒直径小,可达到肿瘤末梢,甚至通过肝窦进入门静脉系统达到双重栓塞效果;另外由于碘油在透视及 CT 上均呈高密度,故可即刻观察栓塞的效果及随访观察。但缺点是化疗药物释放迅速,且碘油及明胶海绵为可吸收栓塞材料,影响栓塞效果。

（2）载药微球 TACE：载药微球 TACE 是指利用载有化疗药物的栓塞微球进行肿瘤动脉的栓塞治疗。优点是载药微球加载的化疗药物释放均匀，并可维持较长时间（20~30 天），而且最大限度减少了外周血化疗药物浓度，从而有效降低了化疗药物副作用。另外，载药微球是永久性栓塞材料，避免了栓塞后血管复通的发生。但缺点是粒子直径相对较大，达不到肝窦水平栓塞，文献报道术后肝脓肿的发生率比传统 TACE 高，以及即刻评估栓塞效果和随访观察相对困难等。

（3）经动脉放射栓塞（transarterial radioembolization，TARE）：是通过选择性肝动脉插管将放射性材料注入肿瘤内，以达到对肿瘤内放疗的效果。近年来，TARE 治疗在临床的应用越来越广泛，并且取得了不错的临床效果。但其缺点是治疗流程较为复杂，术前除传统介入化疗栓塞的术前评估内容外，介入内放疗还需要了解肿瘤的体积、非肿瘤肝脏的体积、肝肺的分流情况等。

3. 栓塞后反应及并发症　栓塞后综合征是指靶器官栓塞后出现的疼痛、发热恶心、呕吐、食欲下降及腹胀等一系列症状和体征，多为自然过程，对症处理后多可痊愈。其表现及程度与使用栓塞剂的种类、栓塞水平和程度相关。而栓塞后并发症多与过度栓塞、误栓塞相关，再有就是栓塞后组织坏死继发感染。所以应严格操作流程，特别是注射栓塞剂应在透视监控下缓慢注射，把握好栓塞终点，以防止并发症的发生。

（三）肝内门脉支栓塞

1986 年日本学者 Kinoshita 等首次报道了肝内门脉支栓塞（portal vein-branch embolization，PVE）的临床应用。

PVE 的主要目的包括：扩大外科手术适应证；防止肿瘤沿门静脉播散；防止门静脉瘤栓形成；配合动脉化疗栓塞使肿瘤完全坏死。

PVE 的绝对禁忌证包括肿瘤广泛全肝转移、明显的门静脉高压症，靶静脉已受侵闭塞，严重的凝血功能障碍等。相对禁忌证包括区域淋巴转移、肿瘤侵犯门静脉、残肝胆管扩张，轻度门静脉高压等。

PVE 的术后并发症较少，但其问题在于需要 4~6 周时间等待对侧肝脏体积增生，除了可能为肝癌生长提供窗口期外，PVE 术后营养因子的释放也有可能导致肝癌的进展。因此，为减小肝癌进展风险，可考虑与 TACE 联合。

由于我国肝癌患者多伴有慢性病毒性肝炎病史及肝硬化的复杂背景，肝脏再生能力差，单纯 PVE 疗效较差。而联合经动脉栓塞治疗 +PVE，通过动脉栓塞进一步加强缺血的严重程度，使残肝得到更为迅速生长，且经动脉栓塞治疗具有一定的抗肿瘤作用，有助于限制两次手术之间肿瘤的进展。

PVE 是一个安全的方法，相关的并发症一般也以轻症多见，如腹痛、发热、恶心呕吐等。一般无须特殊处理。患者术后 1~2 天会有转氨酶等酶标志物的升高，但不会超过 PVE 前基线的三倍且常在术后一周降至基线水平。PVE 的严重并发症有肝包膜下出血、胆管出血、假性动脉瘤、动静脉瘘等，一般发生率较低。

（四）门静脉癌栓与门静脉高压症引发消化道出血的介入治疗

随着肝癌发展，可以继发出现门静脉癌栓（portal vein tumor thrombosis，PVTT）导致门静脉阻塞，继而引发门静脉高压引发消化道出血及腹水，另外还可增加肿瘤转移风险，导致预后不佳。PVTT 的介入治疗主要包括：TACE、放射性粒子植入、门静脉支架置入及消融治疗等。PVTT 的治疗，均以恢复门静脉有效血流、缩小肿瘤体积、改善预后为目的，多采用多种方式联合治疗。

门静脉高压上消化道出血是门静脉高压最常见、也是最为严重的并发症之一。门静脉压力增高后通过一系列的病理变化，引起侧支循环静脉的开放，当曲张血管严重或受到病理性损伤时,可导致破裂出血,即门静脉高压上消化道出血。门静脉高压上消化道出血通常比较凶险,当出血量较大时可出现失血性休克,甚至威胁患者生命。门静脉高压上消化道出血的介入治疗包括:TIPSS、食管胃冠状静脉栓塞术、球囊导管闭塞下逆行性静脉栓塞以及部分性脾栓塞术等治疗方式。

TIPSS 是通过穿刺颈静脉后插管至肝静脉,再通过肝静脉穿刺门静脉主支,通过球囊预扩张及支架植入形成门静脉-腔静脉人工分流道,达到降低门静脉压力的一种介入技术。

食管胃冠状静脉栓塞术作为一种姑息性治疗方式,主要应用于保守治疗或内镜治疗无效的出血,主要在出血期急诊进行。

部分性脾栓塞术则主要作为难以控制的食管胃底静脉曲张出血的一种辅助治疗手段。但此作用多不能持久,因此仅作为门静脉高压上消化道出血一种辅助治疗手段。

二、非血管内介入治疗技术

非血管内介入治疗方法包括局部消融治疗、放射性粒子植入等。局部消融是借助影像学设备对肿瘤定位并引导,采用局部物理或化学毁损的方法杀灭肿瘤的一类治疗方法。常用的消融技术包括射频消融、微波消融、冷冻消融、纳米刀等。

1. 射频消融　利用高频电流使周围组织离子随电流变化的方向产生振动,从而相互摩擦产生热量,当局部温度达到45~50℃时,导致周围组织脱水、细胞蛋白质变性、细胞膜崩解;达到70℃时,组织发生凝固性坏死;100℃时,局部组织开始炭化。设备常用的频率为200~750kHz,输出功率100~300W,在影像引导下将射频电极插入肿瘤组织内进行消融。

2. 微波消融　利用超高频电流使周围组织内水分子和其他带电离子发生振动而产生热量,短时间可达到60~100℃的局部高温,从而引发周围组织凝固坏死。当前微波消融设备常用频率为915MHz 和 2 450MHz。微波消融时可产生更广泛的消融范围。

3. 冷冻消融　常用设备是氩氦刀冷冻消融系统。氩氦刀利用的是焦耳-汤姆孙效应。通过低温、冷冻、热融三个过程,使细胞膜通透性增加,细胞发生脱水、变形、坏死,蛋白质变性,凝固坏死以达到消融肿瘤的目的。其相较于热消融的优点为可以实时监控冷冻的位置和冷冻区域的大小,对周围血管损伤小,术中痛苦小等。

4. 纳米刀消融技术　是一种新的肿瘤消融技术,有别于前面提到的几种物理温度消融技术,是通过局部释放高压脉冲在肿瘤细胞膜上形成纳米级永久性穿孔,破坏细胞内外平衡,从而使细胞快速凋亡。

其优点在于对治疗区内的重要结构,如血管、神经、胆管系统不产生损伤。在经纳米刀消融治疗后的肝组织内,关键性结构如肝动脉、肝静脉、门静脉和肝内胆管,均得以保留。另外,无论肿瘤的位置、大小及形状,位于消融区内细胞均能完全死亡;被纳米刀技术消融的区域均有明显的边缘,消融区与非消融区之间界线清晰,在肉眼观察及显微镜下都是如此。这样就避免了传统消融手段(如射频、微波等)消融不彻底的弊端,对于消融后的治疗效果、转归及随访能得到更客观正确的评价。纳米刀消融技术治疗时使用超短脉冲,不会产生焦耳制热,因此不会产生热消融;短脉冲短间隔,也减少了热效应,从而避免了传统热消融的热沉效应,即使有大血管穿过的消融区也能达到彻底的消融效果。更为重要的是,纳米刀技术引发的是细胞凋亡,优点在于能激发免疫介导性细胞死亡,引起细胞吞噬作用,清除消融后细胞碎屑,有利于组织快速修复和再生。

5. 放射性粒子植入　通过影像设备的导引,于肿瘤组织内植入放射性粒子,通过粒子的局部放疗作用达到治疗肿瘤的目的。目前临床应用最广泛的放射性粒子为^{125}I，该粒子直径约0.8mm，长度4.5mm，组织穿透力1.7cm，其半衰期为59.6天。在植入前必须通过物理计划系统对粒子植入的范围、数量进行规划。其优点在于提高肿瘤局部的放射剂量而减少对周围正常组织的损伤，肿瘤局部持续放疗而抑制肿瘤的再增殖。

实际临床应用中，必须在充分了解各项介入治疗技术的基础上，充分发挥各自的优势联合施治，并且与肿瘤的其他治疗手段，如外科切除、器官移植以及靶向、免疫治疗相结合，才能更好地发挥其作用。

（郭志）

参考文献

［1］江口英利，森正树. 外科疗法概论 新临床肿瘤学［M］. 5版. 东京：南江堂，2018.

［2］陈峻青，张文范，张荫昌，等. 进行期胃癌外科分型的研究［J］. 肿瘤防治研究，1980，8（5）：12-17.

［3］SASAKO M，SANO T，YAMAMOTO S，et al. D2 lymphadenectomy alone or with para-aortic nodal dissection for gastric cancer［J］. N Engl J Med，2008，359（5）：453-462.

［4］FUJITANI K，YANG H K，MIZUSAWA J，et al. Gastrectomy plus chemotherapy versus chemotherapy alone for advanced gastric cancer with a single non-curable factor（REGATTA）：a phase 3，randomized controlled trial［J］. Lancet Oncol，2016，17（3）：309-318.

［5］SONGUN I，PUTTER H，KRANENBARG E M，et al. Surgical treatment of gastric cancer：15-year follow-up results of randomized nationwide dutch D1D2 trial［J］. Lancet Oncol，2010，11（5）：139.

［6］INAGAWA S，ADACHI S，ODA T，et al. Effect of fat volume on postoperative complications and survival rate after D2 dissection for gastric cancer［J］. Gastric Cancer，2000，3（3）：141-144.

［7］山村義孝. 肿瘤外科学总论 新临床肿瘤学［M］. 2版. 东京：南江堂，2009.

［8］KASHIHARA H，SHIMADA M，YOSHIKAWA K，et al. Pre-operative weight loss program for obese patients undergoing laparoscopic gastrectomy［J］. J Med Invest，2021，68（1/2）：165-169.

［9］大肠癌研究会. 大肠癌治疗指南（医师用）［M］. 东京：金原，2016.

［10］孙海，张长云，李宏，等. 胰胆管合流异常的诊断和内镜治疗［J］. 中国普外基础与临床杂志，2020，27（7）：867-872.

［11］畠山胜义. 标准外科学［M］. 14版. 东京：医书院，2016.

［12］ROUKOS D H. Cancer genome explosion and systems biology：impact on surgical oncology［J］. Ann Surg Oncol，2011，18（1）：12-15.

［13］GROTZ T E，FOURNIER K F，MANSFIELD P F. Patient selection for cytoreductive surgery［J］. Surg Oncol Clin N Am，2018，27（3）：443-462.

［14］HIBI T，ITANO O，SHINODA M，et al. Liver transplantation for hepatobiliary malignancies：a new era of "Transplant Oncology" has begun［J］. Surg Today，2017，47（4）：403-415.

［15］HIBI T，SAPISOCHIN G. What is transplant oncology［J］. Surgery，2019，165（2）：281-285.

［16］SAPISOCHIN G，HIBI T，TOSO C，et al. Transplant oncology in primary and metastatic liver tumor：principles，evidence and opportunities［J］. Ann Surg，2021，273（3）：483-493.

［17］MICHAEL L，TANJA K，THOMAS B，et al. Potentially inappropriate liver transplantation in the era of the "sickest first" policy-A search for the upper limits［J］. J Hepatol，2018，68（4）：798-813.

［18］JUN L I，MOHAMED M，MICHAEL L，et al. ALPPS for locally advanced intrahepatic cholangiocarcinoma：did aggressive surgery lead to the oncological benefit? An international multi-center study［J］. Ann Surg Oncol，2020，27（5）：1372-1384.

［19］NADALIN S，SETTMACHER U，RAUCHFUß F，et al. RAPID procedure for colorectal cancer liver metastasis［J］. Int J Surg，2020，82S：93-96.

［20］BALAN M，CHAKRABORTY S，PAL S. Signaling molecules in posttransplantation cancer［J］. Clin Lab Med，2019，39（1）：171-183.

［21］LEE J M，LEE K W，KIM H C，et al. No touch isolation technique for the prevention of postoperative recurrence of hepatocellular carcinoma after liver transplantation-combined with trans-arterial radioembolization［J］. Surg Oncol，2020，35：189-190.

［22］ECCHER A，GIROLAMI I，MARLETTA S，et al. Donor-transmitted cancers in transplanted livers：analysis of clinical outcomes［J］. Liver Transpl，2021，27（1）：55-66.

［23］SOBOL I, THOMPSON R H, DONG H, et al. Immun-otherapy in prostate cancer［J］. Curr Urol Rep, 2015, 16（6）: 34.

［24］MELERO I, GAUDERNACK G, GERRITSEN W, et al. Therapeutic vaccines for cancer: an overview of clinical trials［J］. Nat Rev Clin Oncol, 2014, 11（9）: 509-524.

［25］STONE J D, HARRIS D T, KRANZ D M. TCR affinity for p/MHC formed by tumor antigens that are self-proteins: impact on efficacy and toxicity［J］. Curr Opin Immunol, 2015, 33: 16-22.

［26］ARANDA F, VACCHELLI E, EGGERMONT A, et al. Trial watch: immunostimulatory monoclonal antibodies in cancer therapy［J］. Oncoimmunology, 2014, 3（1）: e27297.

［27］BERNSTEIN M B, KRISHNAN S, Hodge J W, et al. Immunotherapy and stereotactic ablative radiotherapy（ISABR）: a curative approach［J］. Nat Rev Clin Oncol, 2016, 13（8）: 516-524.

［28］TWYMAN-SAINT V C, RECH A J, MAITY A, et al. Radiation and dual checkpoint blockade activate non-redundant immune mechanisms in cancer［J］. Nature, 2015, 520（7547）: 373-377.

［29］LANGER C J, GADGEEL S M, BORGHAEI H, et al. Carboplatin and pemetrexed with or without pembroli-zumab for advanced, non-squamous non-small-cell lung cancer: a randomised, phase 2 cohort of the open-label KEYNOTE-021 study［J］. Lancet Oncol, 2016, 17（11）: 1497-1508.

［30］DEVITA V T J R, ROSENBERG S A. Two hundred years of cancer research［J］. N Engl J Med, 2012, 366（23）: 2207-2214.

［31］MORIMOTO M, YOSHIOKA Y, KONISHI K, et al. Co-mparison of acute and subacute genitourinary and gastr-ointestinal adverse events of radiotherapy for prostate cancer using intensity-modulated radiation therapy, three-dimensional conformal radiation therapy, permanent implant brachytherapy and high-dose-rate brachytherapy［J］. Tumori, 2014, 100（3）: 265-271.

［32］VERA E, IORGULESCU J B, RAPER D M, et al. A review of stereotactic radiosurgery practice in the mana-gement of skull base meningiomas［J］. J Neurol Surg B Skull Base, 2014, 75（3）: 152-158.

［33］KATAYAMA S, HANTSCHKE M, LISSNER S, et al. Helical tomotherapy of the complete scalp and the ipsila-teral lymph nodes in a case of scalp angiosarcoma［J］. Ear Nose Throat J, 2014, 93（6）: E24-28.

［34］TIMMERMAN R D, PAULUS R, PASS H I, et al. Stereo-tactic body radiation therapy for operable early-stage lung cancer: findings from the NRG oncology RTOG 0618 trial［J］. JAMA Oncol, 2018, 4（9）: 1263-1266.

［35］吴沛宏, 余俊豪. 不可逆电穿孔消融技术的应用原理与实践［M］. 北京: 人民卫生出版社, 2015.

第六章

现代医学模式与移植肿瘤学

第一节 移植肿瘤学中的伦理学问题

伦理学（ethics）是关于道德的科学，是对人类道德生活进行系统思考和研究的学科，又称道德学、道德哲学。伦理学一词源于希腊文，原指动物不断出入的场所，住惯了的地点，后引申为"习俗""习惯"，而后发展为由风俗习惯养成的个人性格和品行，它试图从理论层面建构一种指导行为的法则体系，即"我们应该怎样处理此类处境""我们为什么/依据什么这样处理"，因此"伦理"主要指行为的具体原则。

器官移植技术的不断发展，带来了一系列社会问题，这些问题已经成为器官移植事业健康发展不可忽视的影响因素。作为一名器官移植医师，在掌握临床技能的同时也必须对相关伦理学问题，甚至心理学问题，以及相关法规及指南有所了解，并将其付之于实践。做到"科学是准则，技术是手段，法律是底线，伦理是境界"。

一、临床器官移植伦理学基本原则

（一）"非不得已，不得为之"原则（necessity）

"非不得已，不得为之"是医师为供者和受者施行器官捐献和移植术所必须遵守的一项最基本原则。医学的目的可归纳为"使人类健康而自然地活着"，因此可将移植学的目的归纳为"在不以牺牲生命质量为代价的前提下，借助于器官移植特殊手段，辅助人体完成正常的生命周期"。

移植医学具有反天然、反生理两大特点。首先，器官移植本身为一种反天然行为，因为自然界中天然发生这种事件的可能性几乎可以用数学中的无穷小概念来描述。其次，迫使人体接受移植物（同种或异种）的干预过程又属于反生理行为，因为正常人体已在进化过程中形成和完善了抵御外来物侵入的本能。移植医学这种反天然、反生理的特性，从根本上决定了器官移植作为一种特殊治疗手段的极端困难性，难就难在既要加强免疫抑制（防止排斥），又不能加强免疫抑制（防止感染）。

（二）免疫抑制——矛盾治疗法

特定的器官功能和健全的免疫系统两者都是生命的要素。矛盾治疗法之所以得以产生和应用是因为没有特定的器官功能比没有防御系统对生命的威胁更大、更直接。因此，在没有更好的选择时，移植学在人体的防御问题上做出妥协：移植后加用免疫抑制。反映到临床上则体现为当免疫抑制水平维持在低排斥率时，感染的机会便急骤增加；反之当抑制水平维持在低感染率时，排斥的概率便显著增加。

（三）结论

1. 基于器官移植治疗本身的特殊性、困难性和危险性,建议仅在下列情况时才进行器官移植:①原发病危及生命;②无法解除的长期痛苦;③无法改善的生命质量问题;④无法改善的持续心理压力。即"非不得已,不得为之"原则的基本内容。

2. 活体亲属供器官仅仅只在DBD供器官无法获得的前提下才能谨慎实施。

二、知情同意原则(well-informed consent)

供、受者均享有知情同意权,尤其是活体器官供者。医务人员必须明确向供者告知器官捐献的意义,器官捐献的过程,器官捐献的后果,特别是可能发生的不良后果。供者必须以书面形式表述器官捐献的意愿,至少应在术前知情同意书上签字。

三、绝对自愿原则(absolutely voluntary)

供、受者应在无外在压力的条件下进行自我选择,尤其是活体亲属供者,应由医务人员通过单独谈话以了解其真实动机,并允许保留在手术之前任何时间取消捐献的权利。

我国《人体器官移植条例》第七条规定:"人体器官捐献应当遵循自愿、无偿的原则。公民享有捐献或者不捐献其人体器官的权利;任何组织或者个人不得强迫、欺骗或者利诱他人捐献人体器官。"

四、生命自主原则(autonomy)

(一)供者

每个人都有选择自己生存方式的权利,这一权利不因个体健康与否而改变。无论医师和供者家属出于何种考虑,都不能替供者或受者本人做出是否应该捐献或接受器官的决定。任何捐献决定都必须由供者自愿做出。医务人员要通过分别

谈话加以识别。在实际工作中,虽然当事者生前同意捐献器官用于移植,但如果其家属强烈反对捐献器官,也应该尊重他们的意见。然而,一般说来,如果供者生前明确表示过捐献器官的意愿,家属通常很少会反对。

(二)接受者

首先保证接受者能履行生命自主权。无论家属和医师出于何种考虑,都不应该替患者本人做出选择(处于昏迷或无判断力者除外)。但在很多情况下,患者自身并不能完全自由地选择自己的医疗方式,有时甚至连获悉真实病情的权利也被家庭其他成员剥夺了。事实上对患者病情善意的隐瞒,并不能达到家属和医师所预期的效果。有的患者会因为没有认识到自己病情的严重性而掉以轻心,不能很好地配合治疗,使病情进一步恶化;有的则是对自己的病情异常敏感,喜欢胡乱猜疑,从而不能保持一种积极健康的心态配合治疗。有时医师和家属认为对患者有利的治疗方案并不能让患者满意,也就是说医师和家属为他们选择的医疗方式、生活方式,并不是他们想要的。无论是器官移植的前期准备,还是术后的抗排斥治疗都需要患者的充分理解和配合。对器官移植治疗后病情的转归及可能出现的并发症都要患者有足够的思想准备,因而必须由患者自己来选择是否接受器官移植。医务人员应向所有准备移植的患者详细说明移植的风险及益处,并与其讨论所有常见并发症、某些特殊受者可能发生的额外风险及可能的并发症(即使发生率相当低),并记录成文字。移植后感染及患恶性肿瘤的风险都远大于正常人群,应事先与患者进行交谈。

五、"无害至上论"原则(first do no harm)

自1954年J. Merry实施人类首例双胞胎间活体亲属供肾肾移植以来,现代医学伦理学就没有停止过对活体器官供者"伤害"问题的讨论。因

为这是历史上首次对一位健康人实施一个大手术,手术的目的不是为了他自己,而是为了他人的康复。即使是非不得已的情况,也要尽量将伤害限制在最小的程度。在操作前向供者解释器官摘取的步骤。在具体操作过程中必须尽力避免损伤周围组织及所摘取的器官。此外,在进行尸体器官摘取后必须分层缝合手术切口,保证体表的完整性,而且还要考虑使尸体的外形尽可能保持原状,必要时行专业尸体美容术及善后(火化)过程的妥善处理。多器官捐献时须在摘取眼球后以义眼整容,始终维持死者的尊严。供者尸体是亲朋好友寄托哀思的一种载体,不负责任的善后处理可能导致严重的医疗纠纷及民事诉讼,并直接伤害公众的器官捐献热情。

六、有利原则(benefit)

健康者有无数个愿望,而患者只有一个,那就是恢复健康。以人为本,患者利益高于一切。对患者无利,甚至有害的医疗活动应当制止。活体亲属供者获得的利益相对小,但不容忽视,主要体现在供者意愿的满足、荣誉感、社会的认同、亲人康复后家庭压力的释放等方面。

七、公平原则(fairness)

供者短缺是一个全球性的问题,中国也不例外。既然供者远远无法满足受者的需要,那么如何公平合理地分配有限的供者就显得尤为重要。笔者建议器官移植器官分配的基本原则为以下方面。

1. ABO 血型相同原则:尽量采用相同血型供者,而避免血型相容,慎用血型不同原则。

2. 病情危重原则:运用 MELD 评分,Child-Pugh 分级等。

3. 登记先后原则。

4. 预后良莠原则:同等条件下,预后好的应优先。

5. 医学标准原则:如肝癌肝移植的米兰标准和严格扩大的米兰标准。

6. 器官大小匹配原则。

7. 原供受者所在地的近距离优先原则(亦称缩短冷缺血时间原则)。

8. 本国公民优先原则。

器官分配过程中必须贯彻公平、公正的原则,杜绝暗箱操作。此外,必须避免种族歧视和性别歧视,不可将经济实力或个人价值、社会地位等作为器官分配的标准。

八、职业精神原则(professionalism)

器官移植是一项特殊的临床应用技术,从业者要讲求职业道德,严谨求实,尽职尽责,持续学习和更新专业知识,不断提高业务技能,关爱患者,遵纪守法,这是对现代移植医师职业精神的基本要求。严格遵守准入制和资格认定制,并认真接受定期审查。

中国医师协会道德建设委员会于 2005 年 11 月 28 日举行的第二届会议上,向全国 210 万执业医师发出了《医师宣言》倡议书,推行新世纪的医师职业精神。《医师宣言》强调将患者利益摆在首位,医师应该秉承公平、认真的原则为患者服务,尊重患者的自主权。

九、隐私保密原则(private confidential)

对供、受者个人资料进行严格保密。相关医疗资料不得随意透露,除非事先获得患者本人同意。

十、非商业化原则(non-commercial)

器官捐献行为是纯粹自愿的助人行为,是人类团结和爱心的最高体现,不能用金钱来衡量和交易。但可以考虑由政府或非营利组织设立专项基金对供者做出必要的补偿。例如:对于活体供者在住院期间所造成的误工、交通、营养等费用进行一定补偿;对死亡供者已发生的医疗费、丧葬费进行补贴等。

我国《人体器官移植条例》第三条规定:"任何组织或者个人不得以任何形式买卖人体器官,不得从事与买卖人体器官有关的活动。"医务人员不得将来历不明的器官植入人体。第二十一条规定:"从事人体器官移植的医疗机构实施人体器官移植手术,除向接受人收取下列费用外,不得收取或者变相收取所移植人体器官的费用:(一)摘取和植入人体器官的手术费;(二)保存和运送人体器官的费用;(三)摘取、植入人体器官所发生的药费、检验费、医用耗材费。"

十一、临床肿瘤学中的基本伦理学原则

(一)病情进展告知问题

主管医师在诊疗过程中一旦发现恶性肿瘤,第一时间是告知患者本人还是告知患者家属,这是临床肿瘤学中比较突出的问题之一。这一告知原则,在不同国家的临床实践中完全不一样。我国日常工作中的主要做法是:先告知家属(法定监护人),然后再由家属集体商定,决定是否如实告知患者本人;而西方国家则正好相反:首先告知本人,然后由本人决定是否告知其他亲属或告知哪些亲属。后者主要体现的是本节前面所提到的生命自主原则。

在我国,大多数家庭成员认为,如果将病情直接告诉患者本人,会引起当事人精神崩溃,病情加重,因而多选择向当事人隐瞒病情,直至病情进展和治疗方法隐瞒不住为止。在临床中经常会遇到这样的案例,如:因病情告知秩序不明确而导致患者直接知道了自己的真实病情,从而引发家庭内部矛盾或医疗纠纷,极端者甚至会出现伤医行为。因此,笔者提倡建立"特殊病情告知秩序约定书"制,即入院时与患者及家属书面约定:患者意识清醒条件下病情进展第一告知人和昏迷条件下病情

进展第一告知人,以避免不必要的家庭矛盾、伦理学冲突及医疗纠纷。

以上问题和讨论在现实社会尤其重要,因为不同的告知方式和先后顺序可能影响到婚姻关系、遗嘱更改、财产分配及继承权益等一系列社会经济学和民事行为问题。

(二)晚期恶性肿瘤的治疗问题

在手术切除、局部淋巴结清扫、术后放疗、化疗的选择上,主要遵循风险与获益平衡原则,并征得患者本人的知情同意。

(三)早期疑似肿瘤的诊疗问题

是先行穿刺活检,根据病理诊断,再决定手术方案?还是手术切除,行快速病理诊断,然后再决定手术方案?这也是日常诊疗中碰到最多的问题,同时也是比较有争议的问题。决策困难时建议参照相应国际、国内诊疗指南,并与患者详细沟通,在患者充分知情的前提下决定治疗方案。

(四)新技术、新药品或新治疗方案的临床研究问题

在临床开展新技术和试用新药品、新检测手段等应遵守上述知情同意原则和绝对自愿原则,必要时给予经济补偿。不良事件发生时应立即停止。产生不良后果时应予以赔偿。

在对患者进行一些试验性的处理或治疗时,相关内容应该明确告诉患者。潜在受试者有权拒绝参与对他们的健康和治疗有损害的临床试验。

考核一项新技术、新药品或新检测手段是否可行,要遵循 WHO 的"安全-有效-卫生经济学"三大原则。"安全"永远是第一考虑,不得盲目行事。

关于 0 期、1 期、2 期、3 期临床研究都有相应的研究指南,主要问题还是集中在强调风险和收益的平衡。同时也要按照"安全-有效-卫生经济学"原则对研究结果进行客观评估和解读。

必须强调,在所有临床研究中,最大的困惑和争议来自随机-双盲对照原则中的空白对照组。

因为根据随机原则,患者一旦分配到空白对照组(或未开标对照剂),实际上等于没有接受任何有治疗意义的治疗,包括目前认为可能或部分有效的方案。这一客观风险必须在案例入选前充分告知每一个参试者。同时必须设定退出标准及机制:一旦出现不良反应(试验组)和病情迅速恶化(空白对照组),应立即开标,终止试验,退出研究,从而保护受试者的基本利益。

十二、移植肿瘤学中的特殊伦理学问题与讨论

以肝癌为例,据中国肝脏移植注册中心(China Liver Transplant Registry,CLTR)统计,2019年我国肝癌肝移植比例为34.6%,其中单发肿瘤、直径<5.0cm的肝癌肝移植比例为37.5%;肿瘤数量不超过3个、最大直径<3.0cm的肝癌肝移植比例为12.1%;1年、3年、5年无瘤生存率分别为77.5%、62.5%、50.8%。可见肝癌肝移植复发率较高是客观事实。

(一)恶性肿瘤的移植治疗

局灶性肿瘤已被认为是一种全肝性疾病的局部表现,所以早期肝癌也可能是肝移植的适应证。

1. 晚期肝癌如超出米兰标准的肝移植标准,移植后复发率明显增高,可能导致有限的供肝资源浪费。

2. 有远处转移时,尤其不适应再行肝移植,这一点在国际学术界争议不大。

(二)肝癌肝移植术后复发及再移植

肝移植术后复发是否再次移植是一个具有争议的临床政策、策略问题。总而言之,肝癌肝移植或复发后是否再次或多次移植,取决于4大要素:①肝源的紧张程度;②病情严重程度(肿瘤病理学特征);③病情危重程度(手术承受能力);④患者生命长度及生存质量是否获益。

在供肝资源有限的情况下,应尽量优先保证复发率低的接受者,而不是扩大标准的接受者。

建立基于循证医学的复发率评估机制,科学、合理地分配有限资源,更符合移植肿瘤伦理学原则。

(三)肝移植长期存活者新发肿瘤问题

恶性肿瘤并发症是器官移植术后常见的问题,主要与免疫抑制剂长期使用有一定相关性。正确、规范地调整免疫抑制治疗方案,早发现、早诊断、早治疗,有益于移植长期存活者新发肿瘤防治。

(四)移植肿瘤学中的活体移植基本原则

如前所述,肝癌肝移植复发率较高,因此,理论上应尽量避免采用活体亲属供者移植方案。

1. 医师　必须遵守上述移植伦理学原则。以患者利益为出发点,认真审查各个环节,而不是为了某些目的,在条件不成熟的情况下从事活体供器官移植,避免对供、受者双方造成伤害。

2. 供者　活体器官移植有其特定的含义,指在不直接威胁供者生命安全和不对健康造成持续性损害的前提下,由健康的成人个体自愿提供生理及技术上可以承受的、可供切取的部分器官移植给他人。决不以牺牲一个健康生命为代价来换取另一个生命的健康。如何对待活体器官供者,这是整个现代器官移植伦理学的核心。

是否愿意捐献自己的器官,这完全是个人问题,应由他(她)本人做出决定,任何个人都不能对其施加压力,更不能诱导其做出不符合当事人意愿的决定,更不能因为当事人智力或生理方面存在某种缺陷而强迫其捐献器官,这是违法行为。

在准备活体亲属供器官移植的过程中进行一系列谈话、签署一定的协议是必要的程序。但签署了协议,并不意味着供者不能反悔。原则上说,只要手术没有开始,供者随时都有权退出捐献程序。有些供者之所以反悔,是出于对自身体验到的医疗环境、医务人员及手术本身的恐惧感,而并非真的不想用自己的器官来救助他人生命。对于这样的供者,医务人员应该与其充分交流,努力培养彼此之间的信任。术前向其讲明整个手术过

程、术后并发症及手术对人体造成的近期和远期的影响，尽量使他（她）适应医院内的环境和气氛。必要时可让其熟悉一下手术室的环境，或对其进行适当的心理辅导。

十三、移植肿瘤学的相关心理学问题

器官移植治疗恶性肿瘤由过去的"对绝望患者的绝望治疗"到一种普通的常规治疗手段，移植患者的社会心理状况得到越来越多的关注。

1. 被列入移植等待名单可能会对患者产生积极或消极的效应。一方面，这为患者带来了希望，感到可重获新生；另一方面，这是一种不幸的迹象，即疾病已是晚期，肿瘤正在进展、转移、扩散，而且没有其他治疗的可能。

2. 心理测试显示器官移植候选者在生存质量、心理健康方面均存在明显问题，其中以不同程度的焦虑和抑郁的表现最为突出。在移植前评估阶段，近一半的患者表达出对社会心理辅导的需求。伴有酒精性肝硬化的移植候选者的焦虑症和抑郁症发生概率较其他器官移植候选者高，戒酒后这种心理问题会有明显改善。

3. 不依从性是移植候选者的社会心理学高风险因子。不依从性多由相对客观的标准来衡量，如患者能否定时复诊；能否按时服用处方药；能否停止某些滥用的物质（如烟、酒，甚至毒品），并在专业帮助下戒除；能否在诊断有心理健康问题后取得心理或精神疾病方面的治疗。一项并不被广泛认同的器官移植排除因素是可观察到或既往有对医疗行为的不依从性，但过于宽松地使用这一排除因素，可能导致某些患者的权利被不公平地否定。以家庭或朋友组成的社会支持系统的存在是十分重要的，它能够帮助患者克服心理和认知上的缺陷。反之，如果缺乏支持，患者可能无法理解或遵守终身按时服药治疗和定时复诊的要求。

本节所论述的相关伦理原则与中国法治时代器官移植的健康发展息息相关，只有专业人员互相学习、互相监督，加上严格的行政管理才能实践其指导作用。

（陈忠华）

第二节　循证医学

一、循证移植肿瘤学概述

（一）循证医学的发展

1992 年，以 Gordon Guyatt 博士为代表的循证医学工作组在 *JAMA* 上发表题为《循证医学：医学实践教学的新模式》的文章，从此标志着循证医学正式诞生。1992 年 10 月，英国著名的临床医师、循证医学专家 Iain Chalmers 博士创建了英国 Cochrane 中心。1993 年 10 月，第一届 Cochrane 年会在英国牛津召开，宣布 Cochrane 协作网（The Cochrane Collaboration）正式成立，而 Cochrane 图书馆制作的系统评价，是全世界卫生保健决策时最佳证据的重要来源。1996 年，上海医科大学王吉耀教授在《临床》杂志上发表了《循证医学的临床实践》一文，将 evidence-based medicine 翻译为"循证医学"，是循证医学首次在中国被正式提出。

循证医学（evidence-based medicine，EBM）是指在患者的诊断和治疗过程中，临床医师基于当前可得的最佳研究证据，结合自己丰富的临床实践经验和专业知识技能，并尊重患者的选择和意愿而做出的综合性的临床诊治决策。2014 年第 22 届 Cochrane 年会上，循证医学的定义更新为"临床实践需结合临床医师个人经验、患者意愿和来自系统评价合成的研究证据"。循证医学是遵循最佳科学依据的医学实践过程，是最佳的研究证据、临床医师的实践经验和患者的意愿三者之间的有机结合。

（二）循证移植肿瘤学的研究现状

随着循证医学的发展，越来越多的学者关注循证理念在移植肿瘤学领域的应用，指导移植肿

瘤学领域进行最佳的临床实践。尽管循证移植肿瘤学（evidence-based transplantation oncology，EBTO）相对其他学科来说是刚起步，但是国内外已经有一定数量的随机对照试验结果被发表，在PubMed 数据库中进行检索，1990—2019 年总共有184 篇文献，年均约 6 篇（图 6-2-1）。

系统评价/meta 分析被认为是最高级别的研究证据，常用于临床实践指南制订过程中支持推荐意见的形成。循证医学发展近 30 年来，在系统评价/meta 分析等证据综合领域发展较快，解决了

原始研究证据间有矛盾时的困惑，为诊疗决策提供全面、客观的研究结果。在 PubMed 中进行检索，2000—2019 年国内外发表移植肿瘤学领域的系统评价/meta 分析结果显示，近 20 年系统评价/meta 分析的数量呈现增长趋势（图 6-2-2）。

高质量循证指南是连接研究证据与临床实践的桥梁，能够有效规范医务人员的诊疗行为，减少医疗差错，节约医疗成本。2011 年 *Liver Transplantation* 期刊上发布的《肝癌肝移植国际专家共识》是目前较早在移植肿瘤学领域发布的相

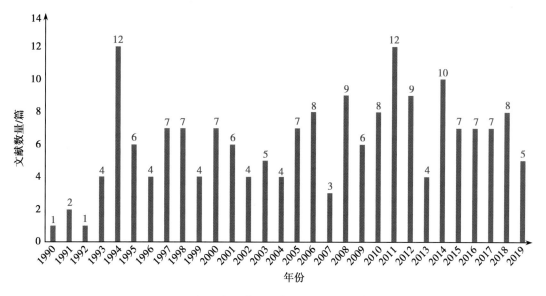

图 6-2-1　1990—2019 年国内外移植肿瘤学领域发表的随机对照试验相关文献

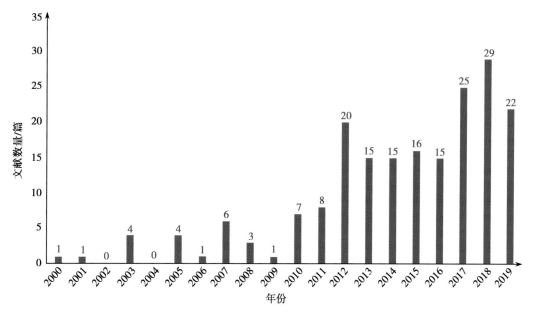

图 6-2-2　2000—2019 年国内外发表的移植肿瘤学领域系统评价/meta 分析相关文献

关指南与共识。2014 年中华医学会器官移植学分会、中华医学会外科学分会移植学组和中国医师协会器官移植医师分会联合牵头制订了《中国肝癌肝移植临床实践指南（2014 版）》，并且于 2018 年进行了首次更新。此后，中国抗癌协会血液肿瘤专业委员会、中华医学会血液学分会白血病淋巴瘤学组和中国临床肿瘤学会抗淋巴瘤联盟共同制订了《造血干细胞移植治疗淋巴瘤中国专家共识（2018 版）》，中国医师协会器官移植医师分会肝移植学组和中华医学会器官移植学分会肝移植学组制订了《西罗莫司在肝癌肝移植中应用的中国专家共识（2020 版）》。这些指南的制订，为国内移植肿瘤领域指南的发展奠定了良好的基础。

二、循证移植肿瘤学研究的设计与实施

（一）系统评价/meta 分析

1. 系统评价/meta 分析的定义与发展 1935 年，英国统计学家 Ronald Fisher 在 *The Design of Experiments* 一书中给出了在农业研究中合并多个研究的方法，其随后出版的 *Statistical Methods and Scientific Inference* 一书中给出了很多类似的例子，并鼓励科学家们采用这样的方法比较不同研究之间的差异，并对相似的研究进行合并。William Cochran 等将这种方法应用到农业研究和医学研究中（如评估迷走神经切断的效果）。此后，该方法在心理学和教育学研究中得到了广泛应用，但在医学研究领域中却没有得到普及。1976 年，Gene Glass 提出了"meta 分析"这个术语。

英国内科医师、流行病学家 Archie Cochrane 指出，进行临床决策的人员并不能够对当前所有的信息进行评估，因此，无法得到可靠的证据。为此，1974—1985 年，Archie Cochrane 带领他的团队完成了 600 多篇系统评价，共收集 3 500 余项临床对照研究。至此，系统评价才被广泛接受。20

世纪 90 年代，制作和更新系统评价的国际组织 Cochrane 协作网成立，进一步推动了医学各个领域系统评价和 meta 分析的生产。截至目前，系统评价/meta 分析已经成为最常被引用的证据来源，无论其绝对数量还是相对数量都在逐年上升。

2. 系统评价/meta 分析的制作流程

（1）临床选题：选定一个好的临床问题是制作系统评价/meta 分析的第一步。研究者需要有扎实丰富的临床专业知识，密切关注学科发展前沿，关注临床实践，关注患者所需，才能提出一个科学的问题。

（2）计划书的撰写与注册：计划书的撰写与前瞻性注册是保证系统评价/meta 分析制作过程清晰化、透明化的重要环节。目前系统评价/meta 分析公认的注册平台只有两个：一是 Cochrane 图书馆（http://www.cochranelibrary.com/）；二是英国约克大学的系统评价注册平台（https://www.crd.york.ac.uk/prospero/）。

（3）纳入排除标准：纳入和排除标准的制订需要根据"PICO 原则"［P 表示 patient/population（患者或人群）；I 表示 intervention（干预措施）；C 表示 comparison（对照措施）；O 表示 outcome（结果）］进行临床问题的解构。系统评价/meta 分析的纳入标准包括研究对象、干预措施、结局指标和研究类型等方面内容。排除标准作为纳入标准的补充限定条件，亦须认真制订。

（4）文献检索：为全面查找所有相关的原始研究，主要检索的数据库包括 PubMed/MEDLINE、EMBASE、Cochrane Library、Web of Science、中国知网、万方和 SinoMed 等；其他相关资源，包括在研临床试验数据库（clinicaltrials.gov）、灰色文献（药厂、会议论文、学位论文）、手工检索相关期刊和已发表研究参考文献等。

（5）文献筛选：是指根据预先制订的纳入排除标准，从检索获得的所有文献中收集能够回答临床问题的原始研究。文献筛选过程需要至少两

名评价员独立进行,最好是本专业和非本专业评价员同时评价,这样可大大降低相关文献的误排率,若有意见分歧可讨论解决,必要时需与第三位评价员讨论协商确定。目前常用文献管理软件(如 EndNote、Medenley、NoteExpress)将初检文献归类、整理、排除重复文献等。

(6)质量评价:该过程至少需要 2 名评价员独立进行,并交叉核对。目前采用评估工具主要对系统评价的设计、实施过程及其如何对偏倚进行控制进行评估,基于系统评价/meta 分析纳入的研究类型不同,所采用的评估工具也不一样(例如,针对随机对照试验的 Cochrane 偏倚风险评价工具、针对诊断准确性试验的 QUADAS-2 工具、针对队列研究的 Newcastle-Ottawa Scale 量表等)。

(7)数据提取:为了保证资料提取的准确性,要求 2 名评价员各自独立地提取资料。主要内容如下:①纳入研究基本情况(题目、发表国家、发表日期、发表类型等);②研究对象(样本量、种族、性别、年龄、并发症或合并症等);③干预措施或对照措施(疗程、剂量、常规基础用药等);④结局指标(死亡率、生存率、不良反应等);⑤质量评价结果。

(8)数据分析:对收集的资料可采用定性或定量的方法进行,以获得相应的均差(mean difference,MD)或优势比(odds ratio,OR)或结果。若纳入的多个研究经过异质性检验发现不存在异质性,可采用固定效应模型或随机效应模型对数据进行定量的汇总分析(meta 分析)。

(9)结果呈现:主要呈现检索结果、纳入研究基本特征、质量评价结果、meta 分析结果及其他结果(发表偏倚等)等。

(二)循证临床实践指南

1. 循证临床实践指南的定义与发展 1990年,美国医学研究所(Institute of Medicine,IOM)对临床实践指南(clinical practice guideline,CPG)进行了定义:实践指南是针对特定的临床情况,系统制订的帮助医务人员和患者做出恰当处理的指导

性建议(推荐意见)。2011 年,随着循证医学和系统评价的发展及其对指南的影响,IOM 组织了国际专家,对指南的定义进行了 20 年来的首次更新,即:指南是基于系统评价的证据和平衡了不同干预措施的利弊,在此基础上形成的能够为患者提供最佳保健服务的推荐意见。临床实践指南对于提高医务人员的医疗水平、规范医疗行为、提高服务质量、科学配置医药资源和保障患者的权益等起着重要作用。

全球首个国际性指南组织——国际指南协作网(Guidelines International Network,GIN,http://www.g-i-n.net)于 2002 年成立,截至 2020 年 9 月,已拥有遍布 32 个国家和地区的 102 个机构会员和 116 名个人会员。GIN 的使命是引领、加强与支持指南制订、改编与实施领域的合作。目前 GIN 在全球五大洲都设有分会,其中 GIN Asia(亚洲指南协会)于 2016 年 4 月,由中国、日本、韩国和新加坡的学者联合发起成立,旨在促进亚洲国家指南制订者和实施者之间的合作,提升亚洲指南的质量,最终达成增进人民健康的美好愿景。WHO作为联合国下属的专门致力于提高全世界人民健康水平的机构,每年面向其成员国制订和发布几十部卫生政策、公共卫生和临床实践领域的指南。为促进 WHO 指南在其成员国中的应用和转化,2017 年 8 月,WHO 在我国兰州大学成立了世界卫生组织指南实施和知识转化合作中心(WHO Collaborating Centre for Guideline Implementation and Knowledge Translation),旨在传播和实施 WHO及全球的高质量循证指南,促进医学知识和研究证据的高效转化。

近十年间,国际上成立了若干指南方法学工作组,为全球指南的制订、修订和实施提供了重要的支撑,其中较有影响力的工作组见表 6-2-1。

2. 循证临床实践指南的制订流程

(1)注册与撰写计划书:指南计划书(guideline proposal or guideline protocol)是概括指南如何制

表 6-2-1　国际指南方法学工作组

主题	方法学工作组	网址
指南注册	国际实践指南注册平台	http://www.guidelines-registry.org/
指南制订	指南制订清单 2.0	https://cebgrade.mcmaster.ca/guidelinechecklistonline.html
指南证据质量和推荐强度分级	GRADE 工作组	http://www.gradeworkinggroup.org/
指南质量评价	AGREE 工作组	http://www.agreetrust.org/
指南更新	The Updating Guidelines 工作组	http://g-i-n.net/get-involved/working-groups
指南改编	ADAPTE 工作组	https://g-i-n.net/get-involved/working-groups
指南报告	RIGHT 工作组	http://www.right-statement.org/
指南实施	GLIA 工作组	http://medicine.yale.edu/cmi/glides/synthesize_knowledge/
指南 app 软件	MAGIC 工作组	https://www.magicapp.org/

订的计划或系列步骤，以及将要使用方法的文件，如在制订指南之前，计划书会确定指南待解决的临床问题、检索及评价证据的方法，以及用来形成推荐意见的共识方法。国际实践指南注册平台（International Practice Guidelines Registry Platform，http://www.guidelines-registry.org）于 2014 年创建，面向所有国家和地区的指南，免费注册指南

计划书。

（2）组建指南工作组：制订临床实践指南一般建议设置首席临床专家和首席方法学家，成立包含指导委员会、秘书组、证据评价组、推荐意见共识组和外审组等在内的指南工作组，但可根据指南的具体内容和特点对其进行增减或合并。指南制订各工作组建立的要求与职责见表 6-2-2。

表 6-2-2　指南制订工作组的要求与职责

分组	人数 [a]	专业/领域	主要职能
首席专家	2~4	1~2 名首席临床专家 [b] 和 1~2 名首席方法学家	首席临床专家是指南的总负责人，对指南制定各个阶段具有决策权，负责撰写指南最终文稿，对临床体系的适用性负责；首席方法学家对指南进行顶层设计，提供方法学指导和培训，并对指南全程进行质控，对方法学质量负责。一般情况下首席临床专家和方法学家由 1 人担任，但涉及多个专业和领域合作的指南，也可适当增加首席专家和首席方法学家的人数
指导委员会	5~9 人	资深临床专家和方法学家	成立指南其他工作组；管理指南利益冲突；批准指南计划书；监督指南制订过程；审定指南全文；提供指南制定必要的咨询和指导
秘书组 [c]	2~10 人	学会/协会或承担单位的工作人员	协调其他工作组的工作；起草指南计划书；开展临床问题的调研；组织推荐意见共识会议；详细记录指南制定的整个过程；撰写指南初稿；指南投稿
证据评价组	4~10 人	循证医学专家或具备循证医学知识及能力的专业人员	检索、评价、合成和分级证据；制作系统评价；制作证据总结表和推荐意见决策表
共识组	11~29 人	临床专家和患者代表	确定临床问题；对推荐意见进行投票；对指南全文进行定稿
外审组	3~5 人	未直接参与该指南的利益相关者（临床专家、方法学家、患者或公众代表、政策制订者等）	评审最终版指南，确保指南的科学性、清晰性和公正性，就指南存在的重大风险或问题，以及具体的推荐意见内容，给出反馈和建议

[a] 各工作组人数的确定是本研究作者讨论共识的结果；[b] 临床专家指临床医学、药学、护理、临床管理及医技等相关领域的专家；[c] 秘书组同时也可能承担证据评价组的功能和职责。

（3）指南利益冲突声明和管理:WHO 指出,"任何可能或被认为会影响专家提供给 WHO 建议的客观性和独立性的专家利益,均可构成利益冲突。利益冲突(conflict of interest,COI)是影响指南制订独立性和可靠性最重要的因素之一,需要清楚的声明和正确的管理"。指南制订过程中,指南小组的全体成员,以及其他参加指南制订会议的专家或顾问都要填写利益声明表,且都要在正式参与指南制订相关工作前完成。此外,任何受邀并实际参与指南制订过程(如系统评价的制作、指南的撰写)的其他人员也都必须填写利益声明表。

（4）构建临床问题:临床问题是临床实践中亟待解决的关键问题。临床问题应针对推荐的干预措施的有效性,以及关于潜在干预措施的不良后果、社会认可度或成本效益的信息等,为形成推荐意见提供证据基础。背景信息,如疾病的定义、疾病的流行病学和病理学等信息不需要全面评价。

（5）检索、评价和分级证据:指南制订小组应收集所有符合质量标准且与指南主题相关的研究资料供进一步评价和筛选,检索的过程应完整、透明和可重复。为了节约时间和成本,在收集临床证据时,应首先检索是否存在相关的系统评价。若能检索到,可采用系统评价质量评价工具（A MeaSurement Tool to Assess systematic Reviews, AMSTAR）对其进行质量评价,并评价其结果的适用性。如果有近期发表（2 年内）的相关高质量系统评价,可考虑直接采用。如果没有相关的系统评价,或已有的系统评价质量不高,或不是近期发表,或其结果对指南所针对的问题的适用性较低,则需要制作或更新系统评价。此时应系统地检索、评价和整合相应的原始研究证据。此外,还应对证据体（evidence body）进行证据质量分级。目前国际上常采用的证据分级系统为 GRADE, GRADE 方法是由 GRADE 工作组研发的,对当前证据质量和推荐强度分级的国际标准之一,适用于系统评价、临床实践指南和卫生技术评估。

（6）形成推荐意见:指南共识小组成员对证据进行分级评价并讨论其与临床问题的符合程度,考虑其他影响推荐意见的因素,如经济性、可行性、公平性、患者偏好与价值观等,经过指南共识组会议表决后,将证据转化为推荐意见。

（7）临床实践指南的撰写:经过专家共识后的证据总结表,只是一个内部达成共识的文件,要想对外传播和实施,需要撰写成全文。2013 年,由中国学者牵头发起制订的临床实践指南的报告标准 RIGHT（reporting items for practice guidelines in healthcare）于 2017 年在《内科学年鉴》发表,指南制订者在撰写指南全文时可参考该标准,详细条目和说明见 RIGHT 报告规范。

（8）指南的传播与实施:指南经过制订机构最终批准后进行排版、印刷和发表,并通过在线出版、翻译、期刊发表以及其他传播方式（如官方发布、通讯稿或新闻发布会、网站公告等）进行传播,同时也可以制订患者版本或袖珍版本以促进其传播和实施。

（9）指南的更新:指南发表后需要定期追踪文献,当有重要的新证据出现时,对原有指南进行合理的重新审议和修订后,决定是否进行更新。一般来说,每 3~5 年需要对指南的推荐意见重新进行评价。指南的更新步骤一般参考英国国家卫生与临床优化研究所（National Institute for Health and Clinical Excellence,NICE）和 GIN 的指南更新流程,指南更新的报告一般参考 CheckUp 清单。

三、循证移植肿瘤学研究的质量评价

（一）方法学质量评价

医学研究证据能否转化为临床实践决策,影响公共卫生健康,很大程度上取决于研究结果的真实性。研究的方法学质量决定着研究结果的真实性大小。因此正确评估研究的方法学质量至关重要。本节主要阐述不同研究类型的方法学质量评价工具,并对常用工具的评价方法进行介绍。

1. 随机对照试验　随机对照试验(randomized control trial,RCT)的方法学质量评估工具较多,包括 Jadad 量表、Cochrane 风险偏倚评估工具等,本节重点介绍 Cochrane 风险偏倚评估工具。Cochrane 偏倚风险评估工具主要从研究的选择(包括随机序列产生和分配隐藏)、实施(包括对研究者和受试者施盲)、测量(研究结局盲法评价)、随访(结局数据的完整性)、报告(选择性报告研究结果)及其他(其他偏倚来源)6 个方面总计 7 个条目进行评价。对每个条目依据偏倚风险评估条目

做出"低风险偏倚""高风险偏倚"和"不清楚"的判定。具体条目的评估标准见表 6-2-3。

2. 系统评价/meta 分析　国际上存在多种用于评价系统评价方法学质量的工具,包括系统评价偏倚风险(risk of bias in systematic review, ROBIS)和 AMSTAR 等,目前主要以 AMSTAR 应用最为广泛。2007 年,来自荷兰、加拿大研究机构的临床流行病学、循证医学专家制订并发表了系统评价方法学质量评价工具 AMSTAR,在随后的 10 年间,AMSTAR 成为国际认可、应用最为广泛的评价工具。2017 年,原制订专家小组对

表 6-2-3　Cochrane 协作网偏倚风险评估工具

条目	判断依据	评估者的判断
选择性偏倚		
随机序列生成	详细描述随机分配序列产生的方法,以便评估不同分配组是否具有可比性	由于产生随机分配方案的方法不正确导致的选择性偏倚(干预措施分配偏倚)
分配隐藏	详细描述隐藏随机分配方案的方法,确定干预措施的分配方法在分组前、期间是否被预知	由于随机分配方案隐藏不完善导致的选择性偏倚(干预措施分配偏倚)
实施偏倚		
对受试者、试验人员实施盲法(需对各项主要结局或结局的种类分别评估)	描述所有对受试者和试验人员施盲的方法。提供所有与盲法是否有效相关的信息	由于研究中干预措施的分配情况被受试者及试验人员知晓导致的实施偏倚
测量偏倚		
对结局评估员施盲(需对各项主要结局或结局的种类分别评估)	描述所有对结局评估员施盲的方法。提供所有与盲法是否有效相关的信息	由于干预措施的分配情况被结局评估员知晓导致的测量偏倚
随访偏倚		
结果数据不完整(需对各项主要结局或结局的种类分别评估)	描述每个主要结局指标结果数据的完整性,包括失访、排除分析的数据;明确是否报告失访和排除分析数据的情况,每个干预组的人数(与分配入组时的人数比较),是否报告失访与排除的原因,以及系统评价员再纳入分析的数据	由于不完整结果数据的数量、种类及处理导致的随访偏倚
报告偏倚		
选择性报告结果	阐明系统评价员如何检查可能发生的选择性结果报告,发现了什么	由于选择性报告结果导致的报告偏倚
其他偏倚		
偏倚的其他来源	工具中没提到的与偏倚有重要关联的情况;如果系统评价的计划书中有预先设定的问题或条目,需一一回答	其他引起偏倚风险的因素

AMSTAR 进行修订和更新，并在 2017 年 9 月推出 AMSTAR-2。AMSTAR-2 由 16 个条目组成，根据条目的符合程度，结果评价为"是""部分是"和"否"；完全满足评价标准时，评价为"是"；部分满足标准时，评价为"部分是"；当系统评价中未报告相关信息时，评价为"否"（表 6-2-4）。

3. 临床实践指南　当前国际上已发布多个评价临床实践指南质量的工具，其中 2009 年发布的指南研究与评价工具 AGREE Ⅱ为越来越多的国际机构认可和使用。2003 年，来自加拿大、英国等 13 个国家的研究人员成立的 AGREE 工作组发布了指南评价工具，在 2009 年更新第 2 版为 AGREE Ⅱ，于 2013 年进行了修订。AGREE Ⅱ的适用对象包括：卫生保健提供者、指南制订者、卫生决策者和相关教育工作者。由一个用户手册、6 个领域（范围与目的、参与人员、制订的严谨性、表达的明晰性、应用性、编辑的独立性）、23 个条目和 2 个总体评估条目组成（表 6-2-5）。AGREE Ⅱ中推荐评价指南的人数为 2~4 人。AGREE Ⅱ每个条目的评分为 1~7 分，1 分表示指南完全不符合该条目，7 分代表指南完全符合该条目，2~6 分代表指南不完全符合该条目，得分越高说明该条目符合程度越高。

表 6-2-4　AMSTAR-2 评价清单

序号	领域	评价
1	系统评价的研究问题和纳入标准是否基于 PICO 构建？	□符合　□不符合
2	制作系统评价前是否制订前期研究方案，若有修订，报告修订的细节？	□符合　□部分符合　□不符合
3	研究设计的选择依据是否给予解释？	□符合　□不符合
4	是否使用了全面的检索策略？	□符合　□部分符合　□不符合
5	研究筛选是否具有可重复性？	□符合　□不符合
6	数据提取是否具有可重复性？	□符合　□不符合
7	是否提供排除研究的清单以及排除理由？	□符合　□不符合
8	是否描述纳入研究详细的基本信息？	□符合　□部分符合　□不符合
9	纳入研究的偏倚风险评估方法是否合理？	□符合　□部分符合　□不符合 □仅纳入 NRST 或 RCT
10	是否报告系统评价纳入研究的基金资助信息？	□符合　□不符合
11	如果执行 meta 分析，结果合成的统计学分析方法是否合适？	□符合　□不符合　□未执行 meta 分析
12	如果执行 meta 分析，是否评价单个研究偏倚风险对 meta 分析结果的影响？	□符合　□不符合　□未执行 meta 分析
13	在解释和讨论系统评价的结果时是否考虑了单个研究的偏倚风险？	□符合　□不符合
14	是否对存在的异质性进行满意的解释和讨论？	□符合　□不符合
15	如果进行定量合并，是否充分地调查了存在发表偏倚的可能性，并讨论发表偏倚对结果的影响？	□符合　□不符合
16	是否报告潜在的利益冲突来源，包括目前系统评价收到的基金资源？	□符合　□不符合

RCT. 随机对照试验；NRST. 非随机干预性研究。

表 6-2-5　AGREE Ⅱ评价清单

序号	条目内容	解释说明
领域一:范围和目的		
条目 1	明确阐述临床指南的总目的	应详尽描述临床指南的总目的,明确其对社会、患病人群及个人的潜在健康影响,并落实到具体的临床问题或健康主题
条目 2	明确阐述临床指南所涵盖的卫生问题	应详细阐述临床指南所涉及的卫生问题,特别是主要的推荐意见(详见条目 17),主要包括目标人群、干预或暴露,结局指标和卫生保健背景等
条目 3	明确阐述临床指南所应用的人群(患者和公众等)	应明确阐述所涵盖的目标人群,内容包括目标人群的年龄、性别、临床症状和并发症等,若有明确排除的人群,则应加以说明
领域二:参与人员		
条目 4	临床指南制订小组包括所有相关专业的人员	临床指南制订过程中的某阶段涉及的专业人员,如指导小组、筛选和评估证据的研究组、参与形成最终推荐意见的人员等,但不包括参与临床指南外审的人员(详见条目 13)及临床指南的目标人群(详见条目 5)。临床指南应列出其姓名、研究领域、所在单位、地址及在临床指南制订小组中的职务
条目 5	考虑到目标人群(患者和公众等)的观点和选择	临床指南的制订应考虑目标人群(患者和公众等)的意见。制订者可通过问卷调查、文献综述等方法获取目标人群的观点和选择,或者让他们参与到临床指南制订过程中或对草案的外审。临床指南应详细报告收集这些信息的方法,并记录这些结果是如何影响临床指南的制订和推荐意见的形成。应当有证据表明这个过程已考虑了患者和公众的观点
条目 6	临床指南的适用者已经明确规定	应明确其适用者,以便使用者判断临床指南是否适用于他们
领域三:制订的严谨性		
条目 7	用系统的方法检索证据	提供证据检索策略的细节,包括使用的检索术语、检索的数据库和检索文献的日期等。检索策略应尽量全面并在实施时避免潜在的偏倚,描述时也应尽量详细使其具有可重复性
条目 8	明确阐述了证据的选择标准	应提供检索获得证据的纳入和排除标准,并描述上述标准及使用这些标准的依据
条目 9	清楚地描述证据群的优势和不足	应明确指出证据的推荐优势和不足,即应详细说明制订过程中是否使用了正规或非正规的工具、方法来评估证据可能存在偏倚的风险:单个研究、基于证据群的评论或特异性结论
条目 10	明确阐述形成推荐意见的方法	应详细介绍推荐意见的制订方法以及做出最终决定的过程,如采用投票系统、非正式的共识、正规的方法(如德尔菲法、Glaser 方法等)。存在争议的部分以及相应的解决方法也应明确指出
条目 11	在形成推荐意见时考虑了对健康的效益、副作用以及风险	在制订临床指南的推荐意见时应考虑健康效益、副作用和风险,平衡利弊后给出相应合适的推荐意见
条目 12	推荐意见和支持证据之间有明确的联系	每条推荐意见应与关键证据的描述和/或参考文献相联系,以确保临床指南使用者能将不同的推荐意见对应其支持证据
条目 13	临床指南在发表前经过专家的外部评审	临床指南在发布前应进行外审且制订小组的成员不能作为审核者。审核者可以是相关领域的临床专家和方法学专家以及目标人群(患者和公众等)的代表。临床指南应公开外审过程中采用的方法,并列出审核者的名单及信息表
条目 14	提供临床指南更新的流程	提供临床指南详细的更新过程,包括是否会被更新,更新的方法,更新时间和周期

续表

序号	条目内容	解释说明
领域四：表达的明晰性		
条目15	推荐意见明确	应明确阐述某推荐意见在什么情况下、对何种患者适用,并应指出有无证据支持。具体内容包括:陈述推荐、推荐意见的目的(如提高患者生活质量)、明确适用人群和适用条件
条目16	明确列出针对某一情况或卫生问题不同的选择	疾病管理指南应该考虑到涉及的临床筛查、预防、诊断和治疗存在各种不同的选择,在临床指南中应该明确提到这些可能的选择
条目17	主要的推荐意见清晰易辨	为便于查找,临床指南应对所有的推荐意见突出显示、分类汇总,如采用表格、流程图、加粗和下划线等方式
领域五：应用性		
条目18	临床指南中描述了应用过程中的促进和阻碍因素	可能会存在影响临床指南推荐意见应用的促进因素和阻碍因素
条目19	临床指南提供了推荐意见如何应用于实践的建议和/或配套工具	为了临床指南的使用和推广,临床指南应该提供相关的配套文件和建议,如总结文件、快速参考指南、培训工具、预试验结果、患者书面说明和计算机辅助等
条目20	临床指南考虑了应用推荐建议时潜在资源投入问题	要使临床指南的推荐意见得以应用,可能需要额外的资源投入,如更多的专业人员、新的设备和昂贵的治疗药物,这些可能增加卫生保健的预算。临床指南应该讨论推荐意见对资源投入的潜在影响
条目21	临床指南提供了监控和/或审计的标准	监测推荐意见的应用有助于临床指南持续推广使用,临床指南的主要推荐意见中应有明确的监控和审计的标准,这些标准可能包括过程测试、行为测试、临床或卫生结果测试
领域六：编辑独立性		
条目22	赞助单位的观点不影响指南的内容	许多临床指南在制订过程中接受了外部的赞助(如政府、慈善组织、制药公司等),这些赞助方可能会以捐款的方式支持临床指南的制订或其中一部分工作(如临床指南的印刷)。临床指南应明确地声明:资助机构的观点或利益不会对临床指南的制订产生任何影响
条目23	临床指南记录并考虑了制订小组成员的利益冲突	某些情况下临床指南制订小组成员中会存在利益冲突,如小组中某个成员研究的课题是临床指南所涉及的主题,并且该课题得到了制药公司的赞助,在这种情形下就会产生利益冲突,所以临床指南应明确声明每一位临床指南制订小组成员是否存在任何利益冲突

4. 移植肿瘤学领域研究方法学质量评价实例解读　以 2019 年 *JAMA Oncology* 发表的 "Haploidentical stem cell transplantation with posttransplant cyclophosphamide therapy vs other donor transplantations in adults with hematologic cancers:a systematic review and meta-analysis"(《成人单细胞干细胞移植后环磷酰胺治疗与其他供者移植在成人血液系统肿瘤患者中的应用:系统评价和 meta 分析》)文章为例,采用 AMSTAR-2 工具对其方法学质量进行评价,具体的解读结果如下。

(1)条目1:系统评价的研究问题和纳入标准是否基于 PICO 构建。

解释说明:PICO(研究对象、干预措施、对照措施和结局指标)框架可以清晰地构建研究问题,对于某些临床结局、随访时间点也非常重要;基于 PICO 可以清晰地报告和描述研究特征,有助于系统评价员进行文献筛选;同时便于使用者判断结果的应用范围。

判定结果:是。

判定依据:该系统评价在文中 "Study selection

and data extraction"部分分别详细阐述了纳入研究的 PICO。

（2）条目 2：制作系统评价前是否制订前期研究方案，若有修订，报告修订的细节。

解释说明：系统评价作为观察性研究的一种形式，保持前瞻性非常重要。在研究开始之前制订研究方案，可以减少系统评价的偏倚。作者应当说明是否制订前期的研究方案，且该方案是否进行注册（如在 PROSPERO 注册），或者在期刊发表，或通过研究办公室或研究伦理委员会的审查。

判定结果：否。

判定依据：本研究未阐述进行计划书的撰写和注册。

（3）条目 3：研究设计的选择依据是否给予解释。

解释说明：AMSTAR-2 的一个重要更新是考虑了非随机或同时纳入随机和非随机的系统评价。系统评价中研究设计类型的选择不应当是随意的，应当遵循一些策略或规则，比如，常见的是仅仅纳入随机对照试验并不能获得某种干预措施完整的治疗效应评估，这可能是由于没有相关的 RCT，或者是缺失关注的结局指标（如危害性结局），或者统计效能不足等。该领域的判断可能需要阅览全文。

判定结果：否。

判定依据：该系统评价仅阐述纳入"样本量超过 10 例患者的前瞻性或回顾性研究"，并未阐述选择此类研究设计的解释说明。

（4）条目 4：是否使用了全面的检索策略。

解释说明：至少两个生物医学数据库被检索，系统评价中报告了检索年限和检索的数据库（如 Central、EMBASE 和 PubMed/MEDLINE）。关键词和/或主题词应当被报告，必要时，还应当报告完整的检索策略。此外，还需要对发表的系统评价、注册平台或咨询相关领域的专家、追踪纳入研究参考文献等进行补充检索。必要时，联系原始研究作者获取需要的信息。对于发表语言，如有限定，应当进行说明。针对不同的研究问题，灰色文献的检索也很必要。该领域若评定为"符合"，评价员应当根据研究问题判断当前的检索是满意的。

判定结果：是。

判定依据：该系统评价原文阐述"采用 haploidentical 和 cyclophosphamide 检索词，系统检索 Medline、Cochrane Library 数据库，检索时间从数据库建立到 2019 年 3 月 1 日。除此之外，还补充检索了 2017—2019 年美国血液学会、美国移植与细胞治疗学会、国际血液和骨髓移植研究中心以及欧洲血液和骨髓移植学会发表的会议论文，ClinicalTrials.gov 注册平台"。

（5）条目 5：研究筛选是否具有可重复性。

解释说明：为了重现研究筛选过程，保证筛选过程准确无误，要求至少 2 名评价员独立进行文献筛选，且评价员之间的一致性在 80% 及以上，存在分歧时应当达成共识。如果是一位评价员执行所有的文献筛选过程，另一位评价员进行核查，推荐 Kappa 评分应在 0.80 及以上。

判定结果：是。

判定依据：该系统评价原文阐述"基于纳入排除标准，两位评价员根据相关文献的标题、摘要和全文独立地进行文献筛选过程，如遇分歧通过共识或咨询第三方解决，如有需要联系原文作者"。

（6）条目 6：数据提取是否具有可重复性。

解释说明：与条目 5 相似，应当由两名评价员独立进行数据提取，且评价员之间的一致性在 80% 及以上，存在分歧时应当达成共识。如果是一位评价员提取所有数据，另一位评价员进行核查，推荐 Kappa 评分应当在 0.80 及以上。

判定结果：否。

判定依据：该系统评价原文未阐述数据提取过程评价员的具体情况。

（7）条目 7：是否提供排除研究的清单以及排

除理由。

解释说明:为了保证透明性,不符合纳入的潜在相关的研究应当提供清单;排除理由不应基于偏倚风险。该领域要求提供潜在相关但不符合纳入的研究清单,且给出具体的排除理由。

判定结果:是。

判定依据:该系统评价附件中的表格提供了纳入研究的基本特征,并且通过文献筛选流程图可知排除文献的理由和数量。

(8)条目8:是否描述纳入研究详细的基本信息。

解释说明:详细描述纳入研究的研究对象、干预措施、对照措施、结局指标、研究设计、研究背景和分析方法,这些细节可用于解释可能存在异质性的来源。

判定结果:是。

判定依据:该系统评价附件中的表格总结了纳入研究的基本特征,包含"研究类型、样本量、移植类型、移植状态、血液肿瘤的类型、采用的预防性药物、随访时间等"。

(9)条目9:纳入研究的偏倚风险评估方法是否合理。

解释说明:在研究设计、计划、开展和分析阶段都有可能引进偏倚,对 RCT 和非随机干预性研究(non-randomized studies of interventions,NRSI)的偏倚风险评估应当给予 Cochrane 相关的评价工具,且判断是否对研究水平的偏倚进行充分评估,以避免、控制和调整基线的混杂因素、选择性偏倚、暴露和结局测量偏倚、数据分析或结局的选择性报告等。

判定结果:是。

判定依据:该系统评价采用"非随机干预研究的偏倚风险评估工具(risk of bias in non-randomized studies of interventions,ROBINS-I)"对纳入的研究进行评价。

(10)条目10:是否报告系统评价纳入研究的

基金资助信息。

解释说明:由于考虑企业资助的研究结果更偏向于资助方,研究结果发表的可能性较小,因此提取纳入研究的基金资助信息可以判断对研究结果的影响。

判定结果:否。

判定依据:该系统评价未对纳入的30篇研究的基金资助信息进行提取。

(11)条目11:如果执行 meta 分析,结果合成的统计学分析方法是否合适。

解释说明:首先作者应当在研究方案中清楚叙述执行 meta 分析的原理,当 meta 分析被考虑可行时,给出选择随机或固定效应模型的原则,以及调查异质性的方法。meta 分析中异质性是一个重要的主题,尤其针对 NRSI 的系统评价,除常规异质性来源外,还应当重点考虑研究人群的来源、数据的完整性、数据管理和分析的方法。

判定结果:是。

判定依据:该系统评价同时呈现了随机效应和固定效应模型的结果,并且对异质性大的结果进行了亚组分析。

(12)条目12:如果执行 meta 分析,是否评价单个研究偏倚风险对 meta 分析结果的影响。

解释说明:如果作者仅纳入高质量的 RCT,偏倚风险对研究结果的影响可能不需要太多的讨论。但是纳入不同质量的 RCT 时,作者应当采用回归分析评价偏倚风险对结果的影响,或仅纳入低偏倚风险的研究进行分析,观察结果的稳定性。针对 NRSI,作者应当考虑仅仅纳入中等或低偏倚风险的合并效应量。即使未执行 meta 分析,作者也应当对偏倚风险对结果的影响进行讨论。

判定结果:是。

判定依据:该系统评价采用 GRADE 方法,对 meta 分析合并效应值结果的可信程度进行了证据分级,综合考虑了纳入研究偏倚风险对 meta 分析结果可靠度的影响。

（13）条目 13：在解释和讨论系统评价的结果时是否考虑了单个研究的偏倚风险。

解释说明：即使未执行 meta 分析，作者在解释结果时也应当对偏倚风险的影响进行讨论。当纳入 RCT 存在不同程度偏倚风险时，或者是同时纳入 NRSI 时，对潜在的偏倚风险的讨论尤为重要。此外，在做出推荐时，作者也应当充分考虑偏倚风险对临床护理和决策的影响。

判定结果：是。

判定依据：该系统评价结果解释的时候，阐述了各个结局指标的证据等级和可信程度，并在讨论的局限性中阐述了纳入研究的主要缺陷。

（14）条目 14：是否对存在的异质性进行满意的解释和讨论。

解释说明：与 RCT 比较，NRSI 引起异质性的来源更多，主要考虑的因素包括不同研究设计、不同分析方法、不同的研究对象群和不同的干预措施强度（如不同剂量）。所有的 PICO 与条目 9 考虑的要点都应该被考虑为潜在的异质性来源。作者应该解释和讨论异质性对结果和推荐意见的影响。

判定结果：是。

判定依据：该系统评价通过亚组分析结果确定了不同的移植物类型、患者血液肿瘤的类型、移植前的疾病状态是异质性的主要来源。

（15）条目 15：如果进行定量合并，是否充分调查了存在发表偏倚的可能性，并讨论发表偏倚对结果的影响。

解释说明：该领域极其重要，但评判难度较大。尽管可以采用图形和统计学试验判断存在发表偏倚的可能性，然而试验结果阴性并不能保证不存在发表偏倚。因此作者在解释和讨论结果时应当充分考虑发表偏倚可能带来的影响。

判定结果：是。

判定依据：该系统评价采用漏斗图检测发表偏倚，最终结果显示并未发现存在发表偏倚的可能性。

（16）条目 16：是否报告潜在的利益冲突来源，包括目前系统评价收到的基金资源。

解释说明：该领域在原始版本的基础上进行修改，要求作者充分说明相关的利益冲突，交代系统评价潜在的基金资源。

判定结果：否。

判定依据：该系统评价利益冲突声明中，仅 Rambaldi 博士接受过安进、辉瑞、诺华奥麦罗制药公司的讲课费。除此之外，也未阐述资金资助的情况来源。

（二）报告质量评价

20 世纪 90 年代，医学期刊编辑、方法学家和各专业方面的专家便开始组建团队制订报告规范，以期提高医学研究文章的报告质量。2008 年，为了更好地促进卫生研究能够得到透明精确的报告，提高医学发表物的质量和可靠性，国际相关专家专门组织启动了提高卫生研究质量和透明度（enhancing the quality and transparency of health research，EQUATOR）项目，同时建立了 EQUATOR 协作网（https://www.equator-network.org/），提供报告规范相关的资源和培训，更成立辅助制订严谨报告规范并促进其传播和实施的全球报告规范数据库，截至 2020 年 10 月，EQUATOR 协作网共收录包括扩展版在内的报告规范 442 篇，几乎覆盖了医学研究的各个类别。由于报告规范数量最多，本节根据医学研究的类型选取了国际上较为公认的，或 EQUATOR 主页极力推荐的几种常用报告规范进行介绍，未涉及的部分可参考《医学研究报告规范解读》一书。

1. RCT　1996 年，一个由临床试验学者、统计学专家、流行病学家和生物医学编辑组成的工作组开发制订了临床试验报告的统一标准 consolidated standards of reporting trials，即 CONSORT 声明，并于 2011 年更新，该声明有报告 RCT 必备的基本项目清单（表 6-2-6）。除此之外，CONSORT 工作组也发布了针对其他设计类型试

表 6-2-6　随机临床试验 CONSORT 2010 对照检查清单

章节/主题	条目号	对照检查的条目
标题和摘要		
标题	1a	标题能识别是随机临床试验
摘要	1b	结构式摘要,包括试验设计、方法、结果、结论几个部分(具体的指导建议参见 "CONSORT for abstracts")
引言		
背景和目的	2a	科学背景和对试验理由的解释
	2b	具体目的和假设
方法		
试验设计	3a	描述试验设计(如平行设计、析因设计),包括受试者分配入各组的比例
	3b	试验开始后对试验方法所做的重要改变(如合格受试者的挑选标准),并说明原因
受试者	4a	受试者合格标准
	4b	资料收集的场所和地点
干预措施	5	详细描述各组干预措施的细节以使他人能够重复,包括它们实际上是在何时、如何实施的
结局指标	6a	完整而确切地说明预先设定的主要和次要结局指标,包括它们是在何时、如何测评的
	6b	试验开始后对结局指标是否有任何更改,并说明原因
样本量	7a	如何确定样本量
	7b	必要时,解释中期分析和试验中止原则
随机序列的产生	8a	产生随机分配序列的方法
	8b	随机方法的类型,任何限定的细节(如怎样分区组和各区组样本多少)
分配隐藏机制	9	用于执行随机分配序列的机制(如按序编码的封藏法),描述干预措施分配之前为隐藏序列号所采取的步骤
实施	10	谁产生随机分配序列,谁招募受试者,谁给受试者分配干预措施
盲法	11a	如果实施了盲法,分配干预措施之后对谁设盲(如受试者、医护提供者、结局评估者),以及盲法是如何实施的
	11b	如有必要,描述干预措施的相似之处
统计学方法	12a	用于比较各组主要和次要结局指标的统计学方法
	12b	附加分析的方法,如亚组分析和校正分析
结果		
受试者流程(极力推荐使用流程图)	13a	随机分配到各组的受试者例数,接受已分配治疗的例数,以及纳入主要结局分析的例数
	13b	随机分组后,各组脱落和被剔除的例数,并说明原因
招募受试者	14a	招募期和随访时间的长短,并说明具体日期
	14b	为什么试验中断或停止
基线资料	15	用一张表格列出每一组受试者的基线数据,包括人口学资料和临床特征
纳入分析的例数	16	各组纳入每一种分析的受试者数量(分母),以及是否按最初的分组分析

续表

章节/主题	条目号	对照检查的条目
结局和估计值	17a	各组每一项主要和次要结局指标的结果,效应估计值及其精确性(如95%可信区间)
	17b	对于二分类结局,建议同时提供相对效应值和绝对效应值
辅助分析	18	所做的其他分析的结果,包括亚组分析和校正分析,指出哪些是预先设定的分析,哪些是新尝试的分析
危害	19	各组出现的所有严重危害或意外效果(具体的指导建议参见"CONSORT for harms")
讨论		
局限性	20	试验的局限性、报告潜在偏倚和不精确的原因,以及出现多种分析结果的原因(如果有这种情况的话)
可推广性	21	试验结果被推广的可能性(外部可靠性、实用性)
解释	22	与结果相对应的解释,权衡试验结果的利弊,并且考虑其他相关证据
其他信息		
试验注册	23	临床试验注册号和注册机构名称
试验方案	24	如果有的话,在哪里可以获取完整的试验方案
资助	25	资助和其他支持(如提供药品)的来源,提供资助者所起的作用

验的扩展版,包括群组试验、非劣效性试验、等效性试验、交叉设计试验等,也包括针对危害、非药物治疗、草药干预、公平性、针灸在内的其他扩展版。有关 CONSORT 声明的更多内容及最新参考资料,详见 www.consort-statement.org。

2. 系统评价/meta 分析 1999 年,加拿大渥太华大学成立了由 David Moher 等组成的专家小组,制订了针对 RCT 的 meta 分析的报告规范 QUOROM(quality of reporting of meta-analyses)。2005 年 6 月,包括 QUOROM 制订委员会在内的 29 名参与者成立了 PRISMA(preferred reporting items for systematic reviews and meta analyses)制订委员会,对 QUOROM 清单条目及流程图进行修订并扩充,最终形成 PRISMA 声明。该声明由 27 个条目组成(表 6-2-7)。目前,PRISMA 声明还在不断完善中,并于 2020 年进行了更新,更多信息详

见 http://www.prisma-statement.org/。

3. 临床实践指南 2013 年,由中国学者发起,联合来自美国、加拿大、英国、德国等 12 个国家以及包括 WHO、EQUATOR 协作网、国际指南协会 GIN、Cochrane 协作网、GRADE 工作组、指南研究与评估的评价 AGREE 工作组等 7 个国际组织的 30 余名专家,共同成立了国际实践指南报告规范 RIGHT(reporting items for practice guidelines in healthcare)工作组。该工作组历时 3 年,完成了包含 7 个领域,22 个条目的报告清单(表 6-2-8),旨在为卫生政策与体系、公共卫生和临床实践领域的指南提供报告标准。在应用推广的基础上,RIGHT 工作组遵循报告指南的指导原则,启动了针对指南制订不同阶段和不同主题的 14 个系列子标准,可在 RIGHT 官方网站(http://www.right-statement.org)上获取。

表 6-2-7　系统评价 PRISMA 清单

章节/主题	条目号	具体条目
标题		
标题	1	明确本研究报告是系统综述、meta 分析,还是两者兼有
摘要		
摘要	2	提供结构式摘要包括背景、目的、资料来源、纳入研究的标准、研究对象和干预措施、研究评价和综合的方法、结果、局限性、结论和主要发现、系统综述的注册号
前言		
理论基础	3	介绍当前已知的研究理论基础
目的	4	以研究对象、干预措施、对照措施、结局指标和研究类型(PICOS)5 个方面为导向提出所需要解决的清晰明确的研究问题
方法		
方案和注册	5	如果已有研究方案,则说明方案内容并给出可获得该方案的途径(如网址),并且提供现有的已注册的研究信息,包括注册号
纳入标准	6	将指定的研究特征(如 PICOS 和随访的期限)和报告的特征(如检索年限、语种和发表情况)作为纳入研究的标准,并给出合理的说明
信息来源	7	针对每次检索及最终检索的结果描述所有文献信息的来源(如资料库文献,与研究作者联系获取相应的文献)
检索	8	至少说明一个资料库的检索方法,包含所有的检索策略的使用,使得检索结果可以重现
研究选择	9	说明纳入研究被选择的过程(包括初筛、合格性鉴定及纳入系统评价等步骤,据实还可包括纳入 meta 分析的过程)
资料提取	10	描述资料提取的方法(如预提取表格、独立提取、重复提取)以及任何向报告作者获取或确认资料的过程
资料条目	11	列出并说明所有资料相关的条目(如 PICOS 和资金来源),以及做出的任何推断和简化形式
单个研究存在的偏倚	12	描述用于评价单个研究偏倚的方法(包括该方法是否用于研究层面或结局层面),以及在资料综合中如何利用该信息
概括效应指标	13	说明主要的综合结局指标,如危险度比值、均值差
结果综合	14	描述结果综合的方法,如果进行了 meta 分析,则说明异质性检验的方法
研究偏倚	15	详细评估可能影响数据综合结果偏倚(如发表偏倚和研究中的选择性报告偏倚)
其他分析	16	对研究中其他的分析方法进行描述(如敏感性分析或亚组分析、meta 回归分析),并说明哪些分析是预先制订的
结果		
研究选择	17	报告初筛的文献数,评价符合纳入标准的文献数以及最终纳入研究的文献数,同时给出每一步排除文献的原因,最好提供流程图
研究特征	18	说明每一个被提取资料的文献特征(如样本含量、PICOS 和随访时间)并提供引文出处
研究内部偏倚风险	19	说明每个研究中可能存在偏倚的相关数据,如果条件允许,还需要说明结局层面的评估(见条目 12)

续表

章节/主题	条目号	具体条目
单个研究的结果	20	针对所有结局指标(有效性或有害性),说明每个研究的各干预组结果的简单合并,以及综合效应值及其可信区间,最好以森林图形式报告
结果的综合	21	说明每个 meta 分析的结果,包括可信区间和异质性检验的结果
研究间偏倚	22	说明研究间可能存在偏倚的评价结果(见条目 15)
其他分析	23	如果有,给出其他分析的结果(如敏感性分析或亚组分析、meta 回归分析,见条目 16)
讨论		
证据总结	24	总结研究的主要发现,包括每一个主要结局的证据强度;分析它们与主要利益集团的关联性(如医疗保健的提供者、使用者及政策决策者)
局限性	25	探讨研究层面和结局层面的局限性(如偏倚的风险),以及系统综述的局限性(如检索不全面、报告偏倚等)
结论	26	给出对结果的概要性的解析,并提出对未来研究的提示
资金支持		
资金支持	27	描述本系统综述的资金来源和其他支持(如提供资料)以及资助者在完成系统评价中所起的作用

表 6-2-8　卫生保健指南 RIGHT 报告清单

领域/主题	编号	条目
基本信息		
标题/副标题	1a	能够通过题目判断为指南,即题目中应该明确报告类似"指南"或"推荐意见"的术语
	1b	报告指南的发表年份
	1c	报告指南的分类,即筛查、诊断、治疗、管理、预防或其他等
执行总结	2	对指南推荐意见进行汇总呈现
术语和缩略语	3	为避免混淆,应对指南中出现的新术语或重要术语进行定义;如果涉及缩略语,应该将其列出并给出对应的全称
通信作者	4	确定至少一位通信作者或指南制订者的联系方式,以便于联系和反馈
背景		
简要描述指南卫生问题	5	应描述问题的基本流行病学,如患病率、发病率、病死率和疾病负担(包括经济负担)
指南的总目标和具体目的	6	应描述指南的总目标和具体要达到的目的,如改善健康结局和相关指标(疾病的患病率和病死率)、提高生存质量和节约费用等
目标人群	7a	应描述指南拟实施的主要目标人群
	7b	应描述指南拟实施时需特别考虑的亚组人群
指南的使用者和应用环境	8a	应描述指南的主要使用者(如初级保健提供者、临床专家、公共卫生专家、卫生管理者或政策制订者)以及指南其他潜在的使用人员
	8b	应描述指南针对的具体环境,如初级卫生保健机构、中低收入国家或住院部门(机构)
指南制订小组	9a	应描述参与指南制订的所有贡献者及其作用(如指导小组、指南专家组、外审人员、系统评价小组和方法学家)
	9b	应描述参与指南制订的所有个人,报告其头衔、职务、工作单位等信息

续表

领域/主题	编号	条目
证据		
卫生保健问题	10a	应描述指南推荐意见所基于的关键问题,建议以 PICO(人群、干预、对照和结局指标)格式呈现
	10b	应描述结局遴选和分类的方法
系统评价	11a	应描述该指南基于的系统评价是新制作的,还是使用现有已发表的
	11b	如果指南制订者使用现有已发表的系统评价,应给出参考文献并描述是如何检索和评价的(提供检索策略、筛选标准以及对系统评价的偏倚风险评估),同时报告是否对其进行了更新
评价证据质量	12	应描述对证据质量评价和分级的方法
推荐意见		
推荐意见	13a	应提供清晰、准确且可实施的推荐意见
	13b	如果证据显示在重要的亚组人群中,某些影响推荐意见的因素存在重大差异,应单独提供针对这些人群的推荐意见
	13c	应描述推荐意见的强度以及支持该推荐的证据质量
形成推荐意见的原理和解释说明	14a	应描述在形成推荐意见时,是否考虑了目标人群的偏好和价值观。如果考虑,应描述确定和收集这些偏好和价值观的方法;如果未考虑,应给出原因
	14b	应描述在形成推荐意见时,是否考虑了成本和资源利用。如果考虑,应描述具体的方法(如成本效果分析)并总结结果;如果未考虑,应给出原因
	14c	应描述在形成推荐意见时,是否考虑了公平性、可行性和可接受性等其他因素
从证据到推荐	15	应描述指南制订工作组的决策过程和方法,特别是形成推荐意见的方法(例如,如何确定和达成共识,是否进行投票等)
评审和质量保证		
外部评审	16	应描述指南制订后是否对其进行独立评审,如是,应描述具体的评审过程以及对评审意见的考虑和处理过程
质量保证	17	应描述指南是否经过了质量控制程序,如是,则描述其过程
资助与利益冲突声明及管理		
资金来源及作用	18a	应描述指南制订各个阶段的资金资来源情况
	18b	应描述资助者在指南制订不同阶段中的作用,以及在推荐意见的传播和实施过程中的作用
利益冲突的声明和管理	19a	应描述指南制订相关的利益冲突的类型(如经济利益冲突和非经济利益冲突)
	19b	应描述对利益冲突的评价和管理方法以及指南使用者如何获取这些声明
其他方面		
可及性	20	应描述在哪里可获取到指南、相应附件及其他相关文件
对未来研究的建议	21	应描述当前实践与研究证据之间的差异和/或提供对未来研究的建议
指南的局限性	22	应描述指南制订过程中的所有局限性(比如制订小组不是多学科团队,或未考虑患者的价值观和偏好)及其对推荐意见有效性可能产生的影响

4. 移植肿瘤学领域研究报告质量评价实例解读 笔者以 2018 年中国医师协会器官移植医师分会和中华医学会器官移植学分会在《中华移植杂志》上发表的《中国肝癌肝移植临床实践指南（2018 版）》为例，采用 RIGHT 标准对其报告质量进行评价，具体的解读结果如下。

（1）领域一：基本信息

条目 1：标题/副标题。

例：指南标题为"中国肝癌肝移植临床实践指南（2018 版）"。

解读：该标题有"指南"字眼，并报告年份为"2018 年"，但缺乏报告指南的主题。所以 1a、1b 条目评价结果为"报告"；而 1c 条目评价结果为"未报告"。

条目 2：执行总结。

例：无相关信息。

解读：该指南未报告执行总结的情况，因此条目 2 评价结果为"未报告"。

条目 3：术语和缩略语。

例：无相关信息。

解读：该指南未报告术语和缩略语，该条目评价结果为"未报告"。

条目 4：通信作者。

例：指南提供了通信作者及其联系方式。

解读：条目 4 评价结果为"报告"。

（2）领域二：背景

条目 5：简要描述指南卫生问题。

例："据统计中国每年超过 30 万人死于肝细胞肝癌（以下简称肝癌），占全球肝癌死亡人数的一半左右……根据中国肝移植注册中心数据，近 5 年来，中国大陆肝癌肝移植例数占肝移植总例数的 36.8%。"

解读：该指南背景报告了肝癌的发病人数和肝移植的比例等基本流行病学内容，因此条目 5 评价结果为"报告"。

条目 6：指南的总目标和具体目的。

例："为指导全国肝移植工作更规范、有效、安全地开展，中国医师协会器官移植医师分会和中华医学会器官移植学分会等行业学会组织专家于 2014 年制定《肝癌肝移植临床实践指南》，重点阐述肝移植受者选择标准、术前降期治疗、抗病毒治疗、免疫抑制剂应用和术后复发防治五部分内容。"

解读：条目 6 评价结果为"报告"。

条目 7：目标人群。

例：无相关信息。

解读：该指南未报告目标人群的情况，因此条目 7a 和条目 7b 评价结果均为"未报告"。

条目 8：指南的使用者和应用环境。

例：无相关信息。

解读：该指南未报告指南的使用者和应用环境，因此条目 8a 和条目 8b 评价结果均为"未报告"。

条目 9：指南制订小组。

例："编审专家组组长：郑树森；编审专家组成员：丁国善、王正昕、王立明……"

解读：该指南清晰报告了参与指南制订相关人员姓名和职能，因此条目 9a、9b 评价结果均为"报告"。

（3）领域三：证据

条目 10：卫生保健问题。

例：无相关信息。

解读：该指南未进行临床问题调研和遴选过程，因此条目 7a 和条目 7b 评价结果均为"未报告"。

条目 11：系统评价。

例：无相关信息。

解读：该指南未报告证据系统检索过程，因此条目 7a 和条目 7b 评价结果均为"未报告"。

条目 12：评价证据质量。

例："本指南采用的循证医学证据分级主要参考牛津证据分级（表 1），推荐意见强度主要参考

GRADE 系统推荐分级等"。

解读:该指南清晰报告了所采用的证据分级和推荐强度系统,因此条目 12 评价结果为"报告"。

（4）领域四:推荐意见

条目 13:推荐意见。

例:原文表 2、表 3、表 4、表 5、表 6 汇总了指南的 28 条推荐意见,但未提及肝移植特殊人群或亚组人群。

解读:该指南推荐意见均在表中清晰呈现,每条推荐意见均附上了证据等级和推荐强度,条目 13a 和 13c 评价结果均为:报告;而条目 13b 评价结果均为"未报告"。

条目 14:形成推荐意见的原理和解释说明。

例:无相关信息。

解读:指南中未阐述形成推荐意见考虑的影响因素(患者偏好与价值观、成本和资源利用、公平性、可行性和可接受性等),因此该条目 14a、14b、14c 评价结果均为"未报告"。

条目 15:从证据到推荐。

例:无相关信息。

解读:该指南未报告推荐意见是如何形成的,因此条目 7a 和条目 7b 评价结果均为"未报告"。

（5）领域五:评审和质量保证

条目 16:外部评审。

例:无相关信息。

解读:该指南未报告外部评审情况,因此该条目评价结果为"未报告"。

条目 17:质量保证。

例:无相关信息。

解读:该指南未报告质量保证情况,因此该条目评价结果为"未报告"。

（6）领域六:资助与利益冲突声明及管理

条目 18:资金来源及作用。

例:"基金项目:国家科技重大专项（2017ZX100203205）。"

解读:该指南报告了资金来源,但未报告基金项目对指南制订过程起了何种作用,因此条目 18a 评价结果为"报告";18b 评价结果为"未报告"。

条目 19:利益冲突的声明和管理。

例:无相关信息。

解读:该指南未报利益冲突情况,因此条目 19a、19b 评价结果均为"未报告"。

（7）领域七:其他方面

条目 20:可及性。

例:"本文首次发表于中华移植杂志(电子版),2018,12（4）:145-150"。

解读:该指南在多个期刊进行发布且阐述了首次发布的期刊,因此该条目评价结果为"报告"。

条目 21:对未来研究的建议。

例:无相关信息。

解读:该指南未报告对未来研究的建议,因此该条目评价结果为"未报告"。

条目 22:指南的局限性。

例:无相关信息。

解读:该指南未报告指南的局限性,因此该条目评价结果为"未报告"。

（三）证据质量评价

1. 证据质量与推荐强度分级的定义与原理　证据质量和推荐强度的分级是循证医学研究的重要进展,是解读系统评价/meta 分析结果的关键,是制订临床实践指南的核心。2000 年,针对现存证据分级与推荐意见标准的不足,包括 WHO 在内 19 个国家和国际组织共同成立了 GRADE 工作组,并于 2004 年正式推出 GRADE 分级方法。从发布至今,GRADE 方法被包括 WHO、Cochrane 协作网等 100 多个国际重要组织用于系统评价、指南制订等工作,已成为国际统一的证据质量分级和推荐强度标准。GRADE 方法首次清楚阐述了证据质量和推荐强度的定义,并为其提供了首选的符号描述法,其中,证据质量是指对观察值的真实性有多大把握,可分为高（A）、中（B）、低（C）、极低（D）四级；推荐强度是指南使用者遵守推荐意见对目标人群产生的利弊程度有多大把握，其中"利"包括降低发病率和病死率，提高生存质量和减少资源消耗等，"弊"包括增加发病率和病死率、降低生存质量或增加资源消耗等，可分为强（1）、弱（2）两级，具体描述见表6-2-9。

2. 影响证据质量的因素　与早期的证据分

级系统一样，GRADE对证据质量的判断始于研究设计。一般情况下，没有严重缺陷的随机对照试验的证据起始质量为高（A级），但有五个因素可降低其质量（表6-2-10）。没有突出优势的观察性研究的证据起始质量为低（C级），但有三个因素可升高其质量（表6-2-11）。

表6-2-9　证据质量与推荐强度分级

证据质量分级	具体描述
高（A）	非常有把握观察值接近真实值
中（B）	对观察值有中等把握：观察值有可能接近真实值，但也有可能差别很大
低（C）	对观察值的把握有限：观察值可能与真实值有很大差别
极低（D）	对观察值几乎没有把握：观察值与真实值可能有极大差别
推荐强度分级	具体描述
强（1）	明确显示干预措施利大于弊或弊大于利
弱（2）	利弊不确定或无论质量高低的证据均显示利弊相当

表6-2-10　可能降低随机对照试验证据质量的因素

因素	具体解释
偏倚风险	未正确随机分组；未进行分配方案的隐藏；未实施盲法（特别是当结局指标为主观性指标，其评估易受主观影响时）；研究对象失访过多，未进行意向性分析；选择性报告结果（尤其是仅报告观察到的阳性结果）；发现有疗效后研究提前终止
不一致性	如不同研究间存在大相径庭的结果，又没有合理的解释原因，可能意味着其疗效在不同情况下确实存在差异。差异可能源于人群（如药物在重症患者中的疗效可能更显著）、干预措施（如较高药物剂量的效果更显著），或结局指标（如随时间推移疗效减小）的不同。当结果存在不一致性而研究者未能意识到并给出合理解释时，需降低证据质量
间接性	间接性可分两类：一是比较两种干预措施的疗效时，没有单独的研究直接比较二者的随机对照试验，但可能存在每种干预与安慰剂比较的多个随机对照试验，这些试验可用于进行二者之间疗效的间接比较，但提供的证据质量比单独的研究直接比较的随机对照试验要低。二是研究中所报告的人群、干预措施、对照措施、预期结局等与实际应用时存在重要差异
不精确性	当研究纳入的患者和观察事件相对较少而导致可信区间较宽时，需降低其证据质量
发表偏倚	如果很多研究（通常是样本量小的、阴性结果的研究）未能公开，未纳入这些研究时，证据质量亦会减弱。极端的情况是当公开的证据仅局限于少数试验，而这些试验全部是企业赞助的，此时发表偏倚存在的可能性很大

降级标准：以上五个因素中任意一个因素，可根据其存在问题的严重程度，将证据质量降1级（严重）或2级（非常严重）。证据质量最多可被降级为极低，但注意不应该重复降级，譬如，如果分析发现不一致性是由于存在偏倚风险（如缺乏盲法或分配隐藏）所导致时，则在不一致性这一因素上不再因此而降级。

表 6-2-11　可能提高观察性研究证据质量的因素

因素	具体解释
效应值很大	当方法学严谨的观察性研究显示疗效显著或非常显著且结果高度一致时,可提高其证据质量
有剂量-效应关系	当干预的剂量和产生的效应大小之间有明显关联时,即存在剂量-效应关系时,可提高其证据质量
负偏倚	当影响观察性研究的偏倚不是夸大,而可能是低估效果时,可提高其证据质量

升级标准:以上三个因素中任意一个因素,可根据其大小或强度,将证据质量升 1 级(如相对危险度 >2)或 2 级(如相对危险度 >5)。证据质量可升级到高质量(A 级)。

(陈耀龙　周奇)

第三节　转化医学

转化医学是连接基础研究与临床学科的桥梁,是从实验室到临床(bench to bedside)以及从临床到实验室(bedside to bench)的双向循环过程。转化医学在肿瘤领域的应用日趋广泛,肿瘤异质性、肿瘤免疫、肿瘤微环境、肿瘤耐药等是研究热点。随着转化医学的发展,形成了器官移植转化研究体系,包括移植免疫排斥的机制、分子诊断和药物靶点研究、移植免疫耐受的临床转化研究、细胞移植的临床转化研究、器官保存和转运技术、DBD 及 DCD 器官的临床研究和异种移植的转化医学研究等。近年来,转化医学在移植肿瘤领域得到了长足发展。

一、器官移植候选者的肿瘤风险评估及移植后肿瘤复发监测

对于拟行器官移植的肿瘤患者,器官移植受者精准选择对保证移植成功率、确保供者最优利用至关重要。以肝恶性肿瘤移植治疗为例,经典的肝恶性肿瘤诊断方法主要包括血清学、影像学以及肝组织穿刺活检。为了精准评估及筛查器官移植候选者,准确监测移植后复发、转移,目前最具转化应用价值的突破口为依靠液体活检技术进行精准诊疗。

2018 年,*Nature* 杂志报道加拿大科研人员开

发的一种通过分析少量血浆中循环游离 DNA 中的甲基化信息,可在全身多个肿瘤的早期阶段检测出异常,并对肿瘤进行分类的方法。另一种肝恶性肿瘤早期筛查、风险评估和预后监测的甲基化模型特异度高于 90%,灵敏度高于 80%,该模型不仅可以有效地用于肝癌和肝疾病的鉴别诊断(乙型肝炎、丙型肝炎和脂肪肝),也可以用于肿瘤疗效的预测和监控,如通过肿瘤负荷和甲基化水平之间的相关性来判断肿瘤分期、手术残余与否以及肿瘤复发。樊嘉团队在肝恶性肿瘤的筛查、诊断和监测方面做了卓有成效的工作,研发的基于 7 个 microRNA 的试剂盒,通过检测少量患者的血浆,诊断肝恶性肿瘤的灵敏度和特异度均超过 80%。临床上,AFP 阴性的肝恶性肿瘤患者很难被发现,该试剂盒诊断 AFP 阴性肝恶性肿瘤患者的灵敏度和特异度分别为 84% 和 88%,填补了目前尚无有效方法监测 AFP 阴性肝恶性肿瘤患者疗效及肿瘤复发的空白。目前,该试剂盒已获得国家生产许可证并在临床广泛应用,成为转化医学领域的典型示例。

联合运用液体活检与深度学习等技术手段,将肝恶性肿瘤肝移植受者术前血清中肿瘤标志物、炎症因子和代谢分子等检测结果用于建立肝癌分子分型,并与现有的肝癌肝移植标准相结合,能显著提高术后肿瘤复发的预测效能,优化受者的选择。2008 年,郑树森团队创新性地引入肿瘤生物学特征及病理学特征的肝移植受者选择标

准,即杭州肝移植标准,优化和改进了此前国际公认的米兰标准,显著增加了肝恶性肿瘤患者获得移植的机会,实现了肝移植受者的精准筛选和个性化治疗。另外一项研究报道通过检测移植前血清 AFP、甲胎蛋白异质体（AFP-L3）以及异常凝血酶原,可从符合米兰标准的肝癌肝移植受者中识别出高复发风险受者,指导受者选择与围手术期管理。

二、肿瘤患者移植后并发症监测

肿瘤患者移植术后并发症与非肿瘤患者基本相似,但也有其特殊之处,如移植前肝癌可导致患者存在多种并发症（如低蛋白血症、门静脉高压症、脾功能亢进、门静脉系统血栓形成等）,直接影响移植术后患者康复和并发症的发生。移植术后感染严重影响受者的预后,肿瘤患者术前免疫系统几乎都会受抑制,因此术后感染发生率相对要高,而且感染与手术及术后需长期使用免疫抑制剂等直接相关。临床上为了避免移植后感染的发生向器官灌注液中加入抗生素。上海交通大学医学院附属仁济医院团队研究出了一款器官捐献供者来源,耐碳青霉烯类肺炎克雷伯菌感染的快速、准确 GeneX-pert 分子诊断系统,是全自动一体化的基于 PCR 方法的核酸检测系统,可用于多种病原体的快速检测。GeneX-pert 系统整合样品制备、扩增及检测三个步骤于一个独立的试剂盒中,并将其自动化。使用 GeneX-pert 进行肺炎克雷伯菌耐药酶检测,可在 60 分钟内检测全部 5 大类耐药基因,能够在肾移植手术开始前得到结果以指导用药。Suthanthiran 等通过对 485 例肾移植受者术后 4 300 份连续尿液样本进行转录组学研究,建立 RNA 基因指纹,验证结果显示,该指纹诊断急性排斥反应的时间先于组织活检数周。趋化因子可作为肾移植术后急性排斥反应的诊断标志物,一项研究对 280 例肾移植受者尿液中 mRNA 及蛋白质进行检测,发现并证实趋化因子 9 与早期排斥反应发生密切相关,移植术后 6 个月内尿液趋化因子 9 阴性受者发生排斥反应的风险显著低于阳性受者。另一项研究发现,肾移植术后外周血趋化因子 13 水平升高的受者更容易发生 T 细胞介导的急性排斥反应。急性排斥反应也是肿瘤患者移植后面临的常见并发症之一,而对急性排斥反应的诊断更多依赖于组织活检,基因指纹的建立以及外周血趋化因子的研究,为临床移植患者带来了福音,在快速诊断急性排斥反应的同时减轻了患者的躯体和精神损伤。

心肺移植方面,有一项研究对肺移植术后受者血清中供体来源细胞游离 DNA（donor-derived cell-free DNA,ddcfDNA）和非人源性游离 DNA（cell free DNA,cfDNA）进行检测及定量,证实 ddcfDNA 能够有效诊断移植后排斥反应的发生,非人源性 cfDNA 则可用于术后感染的诊断与病原体检测。通过对心脏移植受者血清中 ddcfDNA 进行高通量检测与准确定量,发现 ddcfDNA 可作为术后排斥反应发生的预测因子,其灵敏度和特异度与组织活检相当。

三、肿瘤患者移植后的治疗及疗效监测

基因测序技术可指导免疫抑制剂个体化应用。基因多态性被认为是导致 CNI 产生个体差异的主要原因。他克莫司个体化应用方面已取得进展,研究发现其转运与多重耐药蛋白有关,其代谢和清除与细胞色素 P450 同工酶有关。吗替麦考酚酯水解为 MPA 发挥作用,UGT1A9 酶参与 MPA 葡萄糖醛酸化,UGT1A9 的单核苷酸多态性（single-nucleotide polymorphism,SNP）可能是吗替麦考酚酯药代动力学中个体差异的原因。此外,动态监测免疫分子标志物如细胞色素 P450 超家族成员、P 糖蛋白和中性粒细胞明胶酶相关脂质运载蛋白等可为免疫抑制剂用量调整提供实时依据,以达到免疫抑制剂用量最小化。

肝移植术后病毒感染也是排斥反应发生的危险因素,人 FGF2 及其受体表达水平在肝移植术后丙型肝炎复发受者血清中明显上升,提示其抑制剂布立尼布可以作为治疗移植术后丙型肝炎复发和预防排斥反应的早期干预药物。如何平衡肝癌肝移植术后肝癌复发高风险或已复发受者抗肿瘤药物与免疫抑制剂的使用是当前肝癌肝移植领域的难题。有研究证实,对于肝癌肝移植受者,与使用传统的以 CNI 为基础的免疫抑制方案相比,使用以 mTOR 抑制剂为主的方案可将受者无复发生存时间延长至少 3 年。mTOR 抑制剂与多种靶向药物联用能控制部分肝癌肝移植术后肿瘤复发受者的病程进展,延长其生存时间。Gomez-Martin 等报道索拉非尼联合西罗莫司能安全、有效地延长肝癌肝移植术后肿瘤复发受者生存时间。针对索拉非尼治疗无效的肝癌肝移植术后肿瘤复发受者,加用依维莫司 3 个月后,超过 50% 的受者肿瘤明显缩小。

四、移植后免疫抑制与新发肿瘤的监测

肝移植术后人体免疫系统对移植物的排斥反应是早期肝移植失败的主要原因,随着医学进展,如环孢素、他克莫司等免疫抑制剂的研究使人体对于移植物的排斥反应明显降低,使肝移植进入一个新的阶段,但长期口服免疫抑制剂给患者带来的感染、代谢性疾病、恶性肿瘤侵袭及心脑血管等方面的风险不得忽视,尤其在年轻、预计生存期长的患者身上,这点尤为重要。多年来,移植学领域努力尝试在最小的人体免疫排斥反应和最优化免疫抑制方案之间找到一个平衡点。早在 2013 年就有学者提出长期口服免疫抑制剂造成的医源性免疫抑制会增加致癌病毒(EBV、HPV、卡波西肉瘤、疱疹病毒)的感染概率,其通过破坏细胞周期调控机制使得感染细胞获得永久增殖能力,促使肿瘤的发生。另外,来自美国的一项 275 例肝移植患者的统计研究表明,对于肝移植术后 2 年内的移植患者使用最小剂量的免疫抑制药物治疗是安全的,维持组和戒断组之间无明显统计学差异,但这部分患者必须定期检测一些生物学标志物来指导治疗。

补体系统在维持体内内环境的稳定方面起着非常重要的作用,肝脏作为补体的生产器官,同时也是补体所作用的靶器官,而肝脏所独具的对补体系统的免疫耐受也奠定了肝移植的基础。肝脏的再生能力和其补体依赖性密不可分。有学者研究发现,在肝脏缺血再灌注后,补体诱导的肝脏损伤和补体依赖的肝脏再生之间有微妙的平衡。补体抑制剂发展成为 IRI 以及急性肝衰竭治疗的重要策略。提出靶向 C5 的补体抑制剂能够减少各种临床疾病、操作(大手术、肝移植、急性肝衰竭)中对于肝脏的损伤,可能成为一项新的治疗方法给临床患者带去福音。

器官移植后新发肿瘤的监测和早期发现是转化医学关注的重点内容。由于器官移植后患者生存期不断延长及免疫抑制药物等的影响,器官移植后新发肿瘤的发生率持续增加。德国一项 1 417 例患者肾移植后的长期研究表明,154 例患者移植后发生新发肿瘤,主要有泌尿系统、消化系统、呼吸系统、女性生殖系统、淋巴和造血系统肿瘤等。在肝移植患者中,新发恶性肿瘤已成为影响受者术后长期生存的重要因素之一。肝移植后新发恶性肿瘤的发生率较普通人群增加 2~11 倍,严重威胁肝移植患者的术后长期生存。目前,亚洲地区的研究表明,肝移植患者术后新发恶性肿瘤以消化系统肿瘤最多见。在西方国家,肝移植患者术后新发恶性肿瘤以皮肤和血液系统肿瘤为主,其次为消化系统肿瘤。通过临床统计分析后明确移植是其高危因素,建立针对器官移植后新发肿瘤的预测和监控模型至关重要,目前已经提出明确的新发肿瘤预防措施,同时加强分子生物学方面的研究可能为更好地开展器官移植并预防

移植后新发肿瘤的发生奠定基础。

五、扩大肿瘤患者移植供者来源

由于肿瘤发病率的逐年增加，且肿瘤患者进行器官移植可以明显延长 5 年生存期，因此，越来越多的肿瘤患者期待器官移植。肿瘤患者对供者的要求相对较宽泛，甚至有部分肿瘤患者需要边缘供者进行过渡期移植。如何扩大供者来源一直是基础研究向临床转化的重点探索方向。

异种移植是目前扩大供者来源的重要研究方向，异种移植首先要考虑的是超急性免疫排斥反应。近几年科研人员应用基因技术对猪进行改造，有望在未来培育出适合异种移植的基因修饰猪并应用于临床。其中 α-1,3-半乳糖基转移酶基因敲除猪的出现首先克服了异种移植的第一道屏障，使异种移植成为可能。进而针对胰岛移植特点对其进行多基因改造可能会制造出合格的胰岛供体猪。Bottino 等通过基因改造，在猪-猴的胰岛移植模型中，胰岛存活超过 1 年。对于异种胰岛移植，可以充分借助基因工程、细胞包被等新技术，降低异种移植排斥反应。

近年来，干细胞诱导分化技术广泛应用于临床疾病的治疗，在胰岛移植方面也显示出潜力。科研人员应用干细胞诱导分化联合应用胰岛包被技术，在小动物模型中，已经显示出治愈糖尿病的可能性，有望成为提供大量有功能的胰岛素分泌细胞的新途径。同时，研究发现采用宏观封装装置将诱导分化的干细胞植入皮下，可降低肿瘤形成的风险，并保护细胞免受同种异体免疫和自身免疫的侵扰。

六、展望

进入 21 世纪以来，转化医学应以临床实践问题为导向，依靠基础研究机构的科研实力解决实际的临床需求。应抢抓机遇，大力发展转化医学，促进基础研究与临床病例资源的深度整合，快速

提升生物医药研究和开发方面的原始创新，期望在肿瘤诊疗和器官移植方面取得突破性进展，最终提高科技实力，为新世纪转化医学的发展带来根本性改变。

目前肿瘤移植领域需要转化医学解决的主要问题为供者短缺、免疫耐受、肿瘤患者供受者精准匹配、移植后肿瘤复发和移植后新发肿瘤的预测等。经过不断努力，我们欣喜地看到有一部分科研成果已转化应用于临床，有一部分科研成果已日趋成熟。面向新时代，转化医学必须凝聚基础科研工作者和临床医疗卫生工作者的力量，通过多学科、跨专业的沟通交流，以转化应用为导向解决目前在移植肿瘤领域面临的各项挑战。

（李玉民　魏育才）

第四节　整合移植医学研究与临床实践

我国的整合医学理念自 20 世纪 90 年代便有萌芽，2012 年在北京举办了首届"整体整合医学高峰论坛"，樊代明院士随后撰文正式提出了整体整合医学（holistic integrative medicine，HIM）的概念，更强调医学整体观、整合观和医学观的统一，构建更全面、更合理、更符合生命规律、更适合人体健康维护和疾病诊断治疗和预防的新医学知识体系。

一、整合移植医学探索与肝移植临床实践

肿瘤是人体细胞在各种始动和促进因素作用下产生的增生与异常分化，且不受正常人体生理调节，表现为生长失控，破坏所在器官或其周围正常组织、远端器官。从中国器官移植开启阶段，晚期肿瘤是临床医师选择器官移植的主要适应证，器官移植和肿瘤学的融合发展正处于科学探索阶段，以提高肿瘤患者，尤其是中晚期患者临床治愈

率作为终极目标,或以 5 年生存率 >70% 作为治疗目标,正是整体整合医学所关注的精髓所在。

从整合医学的视角,MDT 临床移植手术的前、中、后期讨论是精准施策的基础保证;手术技能的有序融合和生命监测方法,以及加速康复外科的有效应用促使手术组与患者处于最佳互动状态;移植后重症监护维系生命体征和移植器官在人体新环境中从渐近适应到功能完全发挥效能;移植外科并发症的早发现、早确诊、早处置是确保长期生存的基本要求;医护技有效协作和中西医有机结合使移植者获得最佳体验;科学把控免疫抑制剂最低有效浓度和免疫增强剂的选择应用是移植器官发挥最佳效能的关键环节;抗肿瘤靶向药物、免疫和基因治疗则是针对器官移植肿瘤患者的特色举措。

从肝移植技术整合层面试举例说明整合肝移植医学的临床实践:辅助性部分自体肝移植治疗肝泡型棘球蚴病(hepatic alveolar echinococcosis)。肝泡型棘球蚴病素有"虫癌"之称,具有浸润性生长和肺脑转移特征。2017 年一位 18 岁女性患者发现肝占位性病变入住新疆医科大学第一附属医院,腹部增强 CT 和 MRI 检查提示病灶(体积为 1 269.4cm^3)位于肝中叶,主要侵犯和压迫肝后下腔静脉(RHIVC)局部、侵犯肝右静脉(RHV)主干、肝中静脉(MHV)全长和肝左静脉(LHV)右侧根部;结合流行病史、影像学特点和血清学检测结果,诊断为肝泡型棘球蚴病(P4N1M0);肝功能分级为 Child-Pugh A 级。经 MDT 研讨,鉴于肝泡型棘球蚴病病灶侵袭程度和位置的复杂性,肝切除可能导致术中难以控制的出血和难以根治切除,深入分析其三维可视化(3D)影像学特点,提示其病灶主要位于肝段Ⅷ、段Ⅳ,并深度延伸至肝段Ⅰ、段Ⅴ和段Ⅶ;严重的血管侵犯得到三维血管成像的确诊;左外叶肝(LLL)和右后叶肝(RPL)分别被预测为 318.5g 和 431.2g。通过 ^{18}F-FDG-PET/CT 检查提示:病灶具有代谢活性,

未发现肝外病灶。吲哚菁绿清除试验提示全肝功能正常(R_{15}=3.1%、R_{10}=9.9%、R_5=31.5%)。患者预测标准肝体积(estimation standard liver volume,ESLV)为 1 144.5cm^3,即 LLL/ESLV=27.8% 和 RPL/ESLV=37.7%。若行常规肝切除术由于巨大病灶出血风险极高,需要血流阻断技术,且很有可能因 IRI 而导致术后肝功能衰竭。若仅留下左外叶健侧肝,则极有可能发生小肝综合征(small for size syndrome,SFSS)。基于 69 例肝泡型棘球蚴病的离体肝切除和自体肝移植手术指征拓展探索,术者通过多学科会诊讨论,对手术计划达成共识,即:可先进行在体左肝叶分离,而后实施肝右三叶切除从而代替传统自体肝移植中的全肝切除,并在离体冷灌注状态下进行肝右三叶的全离体切除,以期修整出符合自体移植条件的右后叶并进行自体再移植。

手术在全身麻醉下进行,术中进行肝功能、血常规、动脉血气、电解质、凝血功能及血栓、乳酸水平定时监测。探查发现肝中叶靠近第二肝门处大小约 15cm×13cm×10cm 的病灶,侵犯右侧膈肌。游离肝周后用术中超声检查肝内血管,探测肝左、右静脉分布及血流如常,未探到明显的 MHV 结构,决定按原计划实施辅助性部分自体肝移植。首先在体保留左外叶,用超吸刀实施肝右三叶离体切除后,另一修肝组迅速将肝放入 0~4℃的 HTK 液中,将门静脉(PV)和肝动脉(hepatic artery,HA)及胆管充分灌注至肝静脉(hepatic vein,HV)流出清亮液体;继续用超声刀将病灶与 RPL 肝实质仔细离断,其间发现 PV 右前、右后分支处受侵,RHV 根部进行 R$_0$ 切除后可见Ⅵ、Ⅶ段的肝静脉开口;修补 PV 受侵处后仔细电凝处理创面;同时,手术组行右侧膈肌、第二肝门处的进一步处理以保证无残留病灶,随即修补膈肌和 LHV 右侧根部。最后,将修整好的 RPL 原位移植到右侧肝窝。RHV 以端侧吻合至 RHIVC,第一肝门 PV、HA、肝总管(common hepatic duct,CHD)采

用端端吻合至相应结构,开放血流后可见移植肝恢复至正常肝色;而LLL在体未经历缺血再灌注过程。手术历时15小时40分钟,包括320分钟的离体肝切除时间和108分钟的RHIVC半阻断时间,移植肝经历5分钟热缺血时间。手术全过程估计失血约1 000ml,给予3单位悬浮红细胞、1 710ml血浆和4单位自体回收血。

辅助性部分自体肝移植术后转至ICU,观察17小时后转回病房,恢复期无明显并发症,其胆红素和转氨酶水平分别于术后第6天、第13天回归正常。术后组织病理学检查证实了肝泡型包虫病诊断。患者于术后第13天出院,并规律随访。术后第3年其肝左外叶(驻留肝)和肝右后叶(移植肝)功能良好,并显示出肝叶段再生影像,相关检查提示各血管和功能正常状态,肝脏CT显示良好,体现了整合自体肝移植治疗"虫癌"的技术,是一种集成创新、多学科协同解决难治性肝占位的有效路径,将手术联合抗包虫药物及加速康复外科进行整合从而发挥作用。

二、整合移植肿瘤医学的研究与展望

(一)整合医学器官移植研究,促进肿瘤移植创新技术完善和理论发展

随着医学发展与科技进步,现代医学的发展方向发生了巨大的变化:从疾病医学向健康医学发展,从生物治疗向心身综合治疗发展,从强调医师的作用向重视患者的自我保健作用发展,从以疾病为中心向以患者为中心的发展。整合医学的理念已得到国际上的普遍认可,其与当前的肿瘤学发展方向在本质上是完全一致的,这无疑表明整合医学对促进现代医学模式的发展与完善具有积极意义。

近年来,国际医学界逐渐认识到整合医学是医学发展的新阶段,因此先后从举办整合医学主题学术会议,成立整合医学学术组织,编撰整合医学专业期刊、丛书、专著,成立整合医学研究院所,成立整合医学专门病房,开设整合医学教学课程,开展整合医学继续教育等多方面入手,加强对整合医学的认同、推动,创新整合医学的实践,促进整合医学的发展。但目前来说,整合医学系统的理论体系尚未成熟,本节旨在尝试融合肿瘤学和器官移植学领域构建,并逐步完善其整合医学的理论和临床实践体系。

(二)开拓整合医学的临床疗效与应用机制研究是促进其发展的关键环节

基于现有相关研究文献对整合医学的现状、应用、研究热点等的探讨,本节进行了初步分析和阐述,对整合肿瘤器官移植医学未来的发展方向有良好的借鉴意义。目前的研究大都局限于相对独立的多学科协作模式研究、中西医结合模式研究、互补替代模式研究等,这些模式是整合医学的初级阶段,随着现代科技的进步与应用,今后的整合医学模式还需要努力消除各种壁垒和隔阂,进一步整合临床医学、预防医学与健康管理、基础与转化医学、口腔医学、临床药学、联网互动医学最优的资源,深入研究整合医学的临床疗效与应用机制,发挥整合医学实效。

(温浩 吐尔干艾力·阿吉 李勇)

第五节 再生医学

自20世纪50年代移植医学诞生以来,外科技术和免疫抑制治疗的进步使得现代器官移植迅猛发展,目前器官移植已经成为器官终末期疾病的理想治疗方案,但供器官短缺的问题日益严重。近年来,再生医学领域各种新兴技术有望解决器官移植供者严重短缺的问题。再生医学在移植医学领域的研究,通常是通过干细胞、发育生物学及工程学等技术修复功能受损的组织和器官,或培育可供移植所需的、具有正常组织结构和功能的组织和器官。

一、干细胞技术

干细胞是一类具有自我更新和增殖分化能力的细胞,具有异质性和可塑性,随着干细胞诱导分化技术的不断进步,干细胞移植已经成为治疗多种疾病的潜在理想方案,而且干细胞也是组织工程、器官培育的良好种子细胞,在未来移植医学发展中将发挥越来越重要的作用。

迄今为止,多功能干细胞已成功分化为除功能性配子外的几乎所有细胞类型,目前干细胞诱导分化成不同类别的细胞也在治疗不同疾病的研究中取得了相关的进展,尤其是在神经退行性疾病、1型糖尿病、黄斑变性和心力衰竭等疾病的治疗方面,已处于临床试验阶段。更为重要的是,干细胞衍生的类器官也为再生医学开辟了新的途径,为利用干细胞技术体外培育组织甚至器官提供了重要研究基础。再生医学技术的最早形式之一就是使用胚胎干细胞(embryonic stem cell,ESC),ESC存在于囊胚期胚胎的内细胞团中,保留了向所有成体细胞分化的能力。然而,由于免疫排斥风险以及人类胚胎使用的伦理争议等问题,基于ESC的模式仍然有限。另一种方法是从患者的骨髓、骨膜、牙周膜或脂肪组织中获取间充质干细胞(mesenchymal stem cell,MSC)。MSC易于获得,但其治疗作用主要依赖于其免疫调节特性和生长因子、细胞因子等营养因子的分泌,MSC来源的软骨细胞不能保持再生能力,不能移植,限制了其在再生医学治疗中的实际应用。近年来诱导多能干细胞(induced pluripotent stem cell,iPSC)技术在再生医学的重要性逐渐突出。iPSC是通过导入特定的转录因子将终末分化的体细胞重编程为多能干细胞,没有伦理学问题,且可用患者自身的体细胞制备,因而避免了移植后对免疫抑制剂的需要。iPSC在自体组织生成中的另一个有前景的应用是种间囊胚互补(interspecies blastocyst complementation,IBC),靶向去除特定器官发育所

需的细胞可以操纵宿主胚泡。这项技术是将供者iPSC插入宿主囊胚中,以在同种异体和种间情况下产生自体器官,可以使用兼容的宿主(如猪)为患者创造器官,使其保持与宿主器官相当的大小、功能和足够的血管生成。近年来应用干细胞技术已经能够在体外培育多种类型的类器官。例如,研究者将人诱导多能干细胞源性肝细胞样细胞(iPSC-HLC)与人星状细胞共培养并包裹在海藻酸钠微球中,结果显示诱导iPSC的分化效率较二维单一培养条件有所提高,且将上述结构植入具有免疫活性的小鼠体内24天,无任何免疫排斥反应发生;Grassi等利用成体肾脏干细胞优化了肾脏类器官模型,免疫荧光分析证实该类器官表达CD31,提示有血管结构生成;美国Melton教授利用ESC诱导出胰岛类器官;我国邓宏魁教授和曾艺教授也分别利用人胰腺祖细胞和胰岛内成体干细胞成功诱导出功能良好的胰岛类器官。

虽然干细胞在再生医学领域显示出巨大潜力,但要广泛应用于临床还有许多困难需要克服。目前干细胞定向分化方案还不够完善,导致细胞群异质性较大,所需细胞类型仅占一小部分。证据表明,多能干细胞易发生与癌症相似的突变,且其分泌的多种生长因子,如EGF、TGF-β、VEGF和HGF等可促进肿瘤细胞生长和新血管形成,提示干细胞存在致癌风险。

二、脱细胞和再细胞化

器官脱细胞和再细胞化为生产组织和器官支架提供有效策略。除作为细胞骨架外,这些支架包含的ECM也对血管再生、细胞迁移、增殖和分化等具有重要作用。

组织脱细胞常用的方法包括化学、物理和酶学等方法,这些方法的目的是去除所有固有的细胞成分,同时保留ECM,并保持其机械性能和超微结构。通过植入终末分化的体细胞或干/祖细胞,可以重建和恢复ECM支架,这个过程即再细胞化。

再细胞化是通过血管系统灌注细胞和直接注射到 ECM 支架以及肾和肺移植物的输尿管或气管来实现的，并在特殊的生物反应器中进一步成熟。

通过将患者来源的细胞重新填充大小匹配的 ECM 支架，就可以实现器官的"私人定制"。Atala 等利用从膀胱活检中收集的供者来源细胞生成了新膀胱，使用同种脱细胞膀胱黏膜下层或胶原与聚乙醇酸可降解复合支架材料，体外培养后，将肌肉细胞和尿路上皮细胞接种于支架上，培养 5~6 天后植入患者体内，在 7 例脊髓脊膜膨出患者中，采用生物工程膀胱结构进行了膀胱扩大成形术，除 1 例酵母菌感染外，术后无手术并发症发生，且增加了膀胱容量的同时降低了平均膀胱泄漏点压力。Ott 等成功用大鼠新生心肌细胞和大鼠主动脉内皮细胞对脱细胞大鼠心脏进行再细胞化，并且生物工程心脏支架对电刺激和相应的左心室功能表现出电和收缩反应，这是首次报道的全心脏去细胞化和再细胞化实验。此后，小鼠、猪、绵羊和人的心脏去细胞方案逐渐被开发出来。目前以脱细胞和再细胞化为代表的再生医学技术已成功用于构建人肝脏、恒河猴肾、人肺以及大鼠胰腺的研究中。

三、三维生物打印技术

三维（three-dimensional，3D）生物打印是利用计算机将生物材料与活细胞一起逐层沉积的过程。典型的生物打印技术包括喷墨打印、挤压打印和激光打印技术。一般来说，3D 打印包括三个步骤：第一步，使用计算机断层扫描或磁共振成像技术生成组织或器官的蓝图，并将其进一步转换为包含材料与细胞组成和分布的模型。第二步，将其减少到一系列二维层，逐层打印 3D 结构。第三步，打印的组织或器官在生物反应器中培养和成熟。

理论上，3D 生物打印技术可以构建组织和器官，这些组织和器官在一定条件下可以像原始器官一样发挥功能。Taniguchi 等利用多细胞球体通过 3D 生物打印技术生成了无支架管状气管，在生物反应器中成熟并移植到 9 只 F334 大鼠体内，结果显示人工气管的平均抗拉强度与未成年大鼠气管相当，糖胺聚糖沉积和一些由 CD31[+] 细胞组成的毛细血管样小管形成，且移植后其数量增加。3D 生物打印在制造个体化骨修复体的研究中，显示出良好的骨整合和软骨结构的独特机械性能。Zhou 等利用 3D 打印技术生成人耳状软骨，治疗有先天性外耳畸形的患者，在植入自体软骨细胞并进行 3 个月的体外培养后，共有 5 例患者成功植入耳状软骨支架。2018 年，英国爱丁堡大学医学研究委员会再生医学中心的学者利用干细胞技术与 3D 打印技术，成功培育出了人源肝脏组织，并在动物模型中显示出了治疗潜力。然而，由于生物组织成分的复杂性以及所需材料的独特性，打印出可用于移植的完整的血管化器官仍处于实验阶段。

四、组织工程血管

利用再生医学技术体外培育器官进行器官移植需要行血管吻合，其中关键步骤是构建人造器官中良好的血管化。近年来血管生物工程技术发展迅速，目前血管置换和修复治疗动脉粥样硬化性疾病、感染和创伤性损伤已经成为常规的外科手术。理想的组织工程血管应具有以下特点：①生物相容性良好，对生物体无毒无害，感染发生率与免疫反应低；②有一定力学强度，可以承受缝合带来的拉力与生物体内的血压；③顺应性与天然血管相匹配；④有对生理刺激的响应；⑤支架材料降解速度与新生血管形成速度相匹配。

Shinoka 等报道了第一例植入生物工程血管的病例，其目的是替换 1 例单右心室和肺动脉闭锁患儿的右中肺动脉。该人工血管的设计原理是将从外周静脉 2cm 段血管壁各层获取的细胞种植于由聚己内酯和聚乳酸制成的可生物降解聚合物上。导管在生物反应器中成熟 10 天后成功植入。植入 9 年后，患者情况良好，血管生长正常。生物工程血管的主要优势在于其生长潜力，即其可随着组织的生长而生长，无须担心替换的风险。近年来，在支架材料合成技术的飞速发展的基础上，各国学者们又提出了新的研究思路，即构建无细胞种植的"组织诱导性血管材料"。这种材料植入体内后能够自发地诱导内皮层形成和促进平滑肌层再生，使血管组织的构建在体内完成，为人工血管的发展提出了新的方向。

五、再生医学与肿瘤

干细胞因可以在体外无限增殖并分化为多种细胞类型，被认为是再生医学领域理想的种子细胞来源。然而，干细胞与肿瘤细胞特性在许多方面相似，如无限增殖、对凋亡诱导不敏感，以及类似的生长调控机制。多个研究小组证实，将 ESC 体外分化后获得的细胞不经筛选直接移植给动物，会导致畸胎瘤发生。Teramoto 等将分化 9 天和 15 天的类胚体直接注入小鼠肝脏，绝大多数小鼠肝脏发现畸胎瘤。畸胎瘤的形成是体外分化过程中由残留的未分化细胞引起的，可能是培养过程中部分 ESC 基因突变造成的。ESC 作为一群异质性细胞，分化过程中的残留现象可能是细胞的固有特性。Fujikawa 等将 ESC 定向诱导为胰岛素分泌细胞，然后再以阶段特异性胚胎抗原-1（SSEA-1）为标志，利用流式细胞仪分选纯化细胞，纯度可达 99.8%，再用以治疗 1 型糖尿病小鼠。虽然表达 SSEA-1 的细胞仅为 0.2%，却依然导致了畸胎瘤的形成，最终实验失败。Amariglio 等报道了 1 例共济失调毛细血管扩张症患儿，进行了小脑内和鞘内注射人胚胎神经干细胞的治疗。在首次治疗四年后，他被诊断出患有多灶性脑肿瘤。经活检的肿瘤被诊断为神经胶质瘤。接着对肿瘤细胞和患者外周血细胞进行一系列比较，包括用 X 和 Y 染色体探针进行荧光原位杂交，用 PCR 检测釉原蛋

白基因 X 和 Y 特异性等位基因，用 MassArray 检测共济失调毛细血管扩张症患者特异性突变和几个 SNP，用 PCR 检测多态性微卫星，并通过 HLA 分型。结果表明，该肿瘤来源于非宿主，提示其来源于移植的人胚胎神经干细胞。目前有很多学者利用自杀基因、细胞因子毒性作用以及流式技术和表面标志法等方法去除残留的未分化细胞，但其结果均远未达到细胞治疗的水平。

iPSC 虽然解决了 ESC 的伦理难题，但致瘤性问题依然存在。Yamanaka 等研究了 36 个 iPSC 细胞克隆，在诱导方式上，有些诱导剂配方中含有 c-myc 基因（被认为是导致肿瘤的主要原因），有些没有。同时他们选择了 3 株 ECS 作为对照。在 45 周的观察中，移植胚胎干细胞来源神经干细胞的 34 只小鼠有 4 只长出肿瘤。在 100 只移植胚胎成纤维细胞来源的 iPSC 神经干细胞小鼠中，34 只发现肿瘤，概率和 ECS 相当。在 55 只移植成人成纤维细胞来源的 iPSC 神经干细胞小鼠中 46 只发现肿瘤，概率远高于 ESC。在 36 只移植肝细胞来源的 iPSC 神经干细胞小鼠中 10 只发现肿瘤，概率高于 ESC。8 只移植胃上皮细胞来源的 iPSC 神经干细胞小鼠中未发现肿瘤。病理学检查证实肿瘤均为畸胎瘤，部分为恶性畸胎瘤。Michiko Mandai 等使用 iPSC 分化出了视网膜色素上皮细胞，并移植给了一名老年性黄斑变性的女性患者，成功阻止了该病进展。但在随后的研究中发现，这名患者的 iPSC 和视网膜色素上皮细胞中出现了两个微小的基因突变。基于突变致癌的可能性，该临床试验被叫停。因此试验中的第二名患者最终未能接受移植手术。此外，学者们发现，生长在培养皿里的干细胞携带 p53 基因突变。该突变并非遗传因素，而是单纯由于实验室培养造成。p53 基因控制着细胞的生老病死，有"基因组守护者"之称，遗传性 p53 基因突变会导致罕见疾病利-弗劳梅尼综合征（Li-Fraumeni syndrome），患病个体身体各处组织的癌症发病率风险高达 100%。

应用多能干细胞的再生医学移植研究中，如果混入 *p53* 突变细胞，后果不堪设想。干细胞治疗的前景广阔，但安全问题不容忽视，不能顾此失彼，建立严格的、有效的干细胞移植标准对实现干细胞临床应用十分重要。

移植免疫和肿瘤免疫的内在联系与冲突是移植肿瘤学的待解难题。器官移植受者由于术后长期服用免疫抑制剂，呈免疫抑制状态，导致肿瘤发生的风险大大增加。免疫抑制药物的成本也给患者增加了经济负担。除了开发具有抗肿瘤作用的免疫抑制剂外，利用再生医学技术实现无免疫抑制状态的器官移植为解决这一困境提供了新思路，因为植入的器官可以在一定程度上与受者基因相同，也可以通过生物修饰或包埋来防止排斥反应发生，如果能有效解决干细胞成瘤的问题，则临床应用的前景将更为广阔。

综上所述，人体损耗，器官停止运转，细胞失去功能，这些是人类必经的命运，再生医学是一项大胆的技术，为人类探索恢复原始生理状态提供了可能。再生医学不仅可以通过增加器官来源扩大供器官库，还可以实现无免疫抑制状态，以提高生活质量，减少并发症和毒性，减轻经济负担。再生医学技术在器官移植领域显示出巨大潜力，然而从实验室到临床还有很长的路要走，有很多基本科学问题需要深入探索和解决，需要干细胞学、组织工程学、生物材料学和临床医学专家之间的协同合作。相信随着研究的深入，再生医学必将成为移植医学发展史上的一个新的里程碑。

（王树森）

第六节　临床路径

一、临床路径的含义、特点及发展历史

（一）临床路径的含义及特点

临床路径（clinical pathway，CP）作为医疗机构质量效益管理模式，可以有效控制医疗费用，改进医疗质量。欧洲临床路径协会（www.E-P-A.org）对临床路径的定义为：在明确定义的时期内，为明确定义的患者群体提供决策和组织诊疗流程的复杂干预措施。与诊疗规范和诊疗指南不同的是，临床路径是在对患者诊疗过程中多学科团队共同使用，针对特定疾病及诊疗活动的方案流程，具有如下特点：①结构化的多学科诊疗方案；②能将诊疗指南及循证医学证据引导整合到本地诊疗活动中；③明确规划了诊疗或护理过程中的步骤、计划、途径、方案或其他诊疗活动清单；④基于时间框架或标准的诊疗程序，且具有时间规范性或阶段性评价标准；⑤目标是通过诊疗过程的标准化，实现诊疗结果的同质化，提高医疗质量，减少医疗差错，提高医疗资源的利用率，控制医疗费用。

（二）临床路径的发展历史

1. 国外临床路径的发展历史　临床路径源于 20 世纪 50 年代美国应用于工业生产的关键路径法。患者从入院到出院的诊疗过程可以被视为一个项目流程，在此流程中进行的诊疗服务通过临床路径的规范而实现标准化、时效化，达到降低医疗费用和有效保证医疗质量的目的。从 20 世纪 70 年代开始，为了遏制医疗费用不断上涨的趋势，临床路径应运而生。美国波士顿的新英格兰医疗中心是公认的首家采用临床路径的医疗机构。20 世纪 90 年代，该中心将临床路径整合到患者的诊疗过程，总结施行临床路径的经验，为其他医疗机构提供参考。之后英国、新西兰、澳大利亚及南非等国家将临床路径本地化，使临床路径在本国的应用形式更加多样化。有些医院根据自身诊疗特点，将其本地化的成熟临床路径表单提供在医院网页，供患者及医务人员参考。欧洲临床路径协会通过对协会内 23 个应用临床路径的国家进行横断面研究，结论认为临床途径是提高以循证医学为基础的医疗质量和效率的多学科工具。

2. 国内临床路径的发展历史　从 20 世纪 90

年代末期开始,我国部分医院也开始了对临床路径的探索性研究和应用。1996年四川大学华西医院将接受人工关节置换术的患者纳入临床路径管理。1998年以后,北京、天津、重庆、青岛、成都等城市的大型医院也开展了部分病种临床路径的研究和试点工作。在国内部分医院临床路径实施确有成效的基础上,卫生部于2009年印发了《关于开展临床路径管理试点工作的通知》(卫医政发〔2009〕116号)及《临床路径管理指导原则(试行)》(卫医管发〔2009〕99号),对医疗机构制订、开展、评价及改进临床路径进行了规范。2009—2017年,我国共发布1 212个疾病的临床路径诊疗规范并在各级医疗机构内实施应用,随着医保付费方式向疾病诊断相关分组(diagnosis related groups,DRG)的转变及国家公立医院绩效考核工作的推进,临床路径逐步得到我国广大医疗机构管理者和医护人员的认同和接受,并会不断完善和发展。

二、临床路径的作用

临床路径以循证医学为基础,通过诊疗指南和诊疗规范明确诊疗活动的开展顺序、时间节点、处置流程以及诊疗活动的提供者,将传统的随意性诊疗过程转变为规范化、标准化的诊疗计划并实施。临床路径的主要作用有:①诊疗同质化、标准化;②保证医疗质量安全;③降低医疗费用;④缩短平均住院日;⑤临床教学培训;⑥患者教育。

医务人员在执行临床路径的过程中要严格按时、准确地执行路径中的诊疗行为,不得随意调整诊疗活动的内容和顺序,以确保患者诊疗活动的规范性和一致性,实现诊疗的同质化和标准化。通过临床路径的实施,患者的整体诊疗过程得到规范,从而保证医疗质量安全。在临床路径的规范下,患者能在特定的时间节点得到特定的诊疗服务,减少了不必要的随意开立的医疗项目,有助于降低患者平均住院日,进而实现整体医疗费用的降低。临床路径诊疗标准在医师专业培训中亦

起到了规范化作用。通过患者版临床路径,患者能提高对自身疾病的认识层次和理解能力,从而能够积极配合医护工作,促进医患间交流和沟通,提高医疗服务质量。

三、临床路径在器官移植领域的应用

随着器官移植手术技术、免疫抑制剂以及移植免疫基础研究的发展,器官移植已成为治疗器官功能衰竭的有效治疗手段。接受器官移植患者的诊断、治疗及康复相比其他疾病更加复杂,对医疗资源的占用更多,住院诊疗及康复的时间更长,诊疗过程中出现缺陷的可能性更大,因此临床路径适合在器官移植领域实施应用。Holtzman等制订了肾移植临床路径并实施应用,发现受者的术后并发症、感染率以及住院时间相比传统诊疗路径明显下降。在诊疗质量评价方面,应用临床路径的肾移植诊疗过程相比未入路径者也有显著提高。Pavlakis等将每一类别的器官移植诊疗流程阶段化,制订了22个针对不同器官、不同诊疗阶段的器官移植临床路径并实施应用。Cushing等设计、改进了胰肾联合移植受者临床路径并引入临床诊疗过程,减少了患者住院时间和不必要的检查项目,从而实现医疗费用的下降。器官捐献临床路径也为潜在供者的判定及捐献流程提供了标准化的途径。制订和引入器官移植患者临床路径,能提高医患间沟通的有效性,为患者出院后的长期用药和康复计划等健康教育提供指导标准,提高了患者及其家属对于器官移植预期诊疗计划的认识。我国器官移植领域临床路径多应用于移植护理和移植术后患者教育方面,临床诊疗过程中的应用实施尚无成熟先例。

四、移植肿瘤临床路径的特点、制订及实施

(一)移植肿瘤临床路径的特点

移植肿瘤临床路径应该明确描述每个学科

在整个诊疗过程中每一阶段的诊疗活动,还要确保每个学科作为诊疗团队的一部分实现和促进学科团队间的合作,将各科室平行单独的诊疗活动通过协同合作转变为以患者为中心的多学科团队协作。完整的移植肿瘤临床路径应该包含诊疗路径、护理路径、药学路径及患者路径。特别是患者在器官移植围手术期的特定用药种类及抗排异药物、抗肿瘤药物的剂量调整方面,应该在临床药师的参与下遵循特定的药学路径,避免临床医师随意用药。

(二)移植肿瘤临床路径的制订及实施

移植肿瘤临床路径的制订必须依据相应诊疗规范和指南,需要多学科、多部门协同合作。常遵循以下八个步骤:①确定实施临床路径的患者群体。通常为诊疗方案相对明确,技术相对成熟,诊疗处置差异小,诊疗费用较高但相对稳定的病种。临床路径的制订要结合器官移植中心的能力和特点。②形成跨学科团队。临床医师担当团队领导者,行政管理部门发挥质控和行政辅助作用,但是要避免行政部门作为技术主导而脱离临床。财务部门的加入能促进医疗质量和效益的平衡兼顾。③执行医疗数据审查。对现有病例进行回顾分析,基于诊疗规范和指南制订预期诊疗目标。④确定诊疗项目,将既往医疗和护理医嘱转化为标准化临床路径医嘱,护理路径和医疗路径同等重要并行实施。⑤制订阶段诊疗结果标准并按此标准来决定患者是否能继续留在临床路径并进入下一诊疗阶段。针对移植肿瘤患者,要根据诊疗过程的不同阶段分别制订临床路径,如术前评估路径、手术治疗路径、围手术期药学路径以及出院随访康复路径等。避免一个全流程诊疗路径导致患者退出路径率增高。⑥制订患者路径。增加患者对诊疗过程的理解和参与,提升患者满意度。⑦对临床工作人员进行临床路径培训。提高诊疗团队对进入路径患者的诊疗技能和诊疗效果评价

能力,规范诊疗行为,促进临床路径的有效实施。⑧试运行路径并优化改进。在试运行过程中记录变异因素,结合临床诊疗实际,修订改进,总结分析试运行结果,调整优化临床路径并最终实施。

在临床路径实施过程中,患者的诊疗项目根据临床路径开展实施;患者可以通过患者版临床路径了解诊疗计划和注意事项;护理组则根据护理路径开展护理项目。若出现偏离临床路径设计流程的现象,需要记录和分析。这种偏离称为临床路径的变异。对于变异的处理要遵循以下步骤:①医师或护士及时记录变异情况。变异代表患者的个体差异,记录和分析有利于医疗质量的改进。②临床路径小组对变异出现原因及处理措施进行专题分析。变异分析是为临床路径的实施应用提供反馈的过程,有助于路径的优化和改善。③根据分析结果,确定解决方案,不断优化临床路径。④因误诊、严重并发症或死亡,需要改变原治疗方案或主观拒绝接受临床路径的患者,要及时退出临床路径。

(沈中阳　许东浩)

第七节　多学科诊疗

多学科诊疗(multi-disciplinary treatment,MDT)是多学科专家针对某一临床病例开展集体讨论并形成个性化诊疗推荐方案的过程和模式,是学科间施行团队医疗合作的典型范例,兴起于20世纪60年代,主要用于肿瘤学领域。在该领域推行MDT模式的原因在于医学人文的多样性、肿瘤疾病的复杂性以及临床诊疗的专业性,伴随肿瘤治疗措施的多元化与治疗模式的多样化,MDT模式获得推崇与推广,欧洲多国已将恶性肿瘤MDT纳入医疗立法而强制推行。进入21世纪,跨学科团队建设在各领域科技创新中发挥着举足轻重的作用,MDT正面临巨大的挑战与机遇。

一、医学模式演变与MDT

医学模式是指不同历史阶段和科技水平下，人类观察和处理医学问题的思想和方法，其反映人类对生命与疾病的基本认知和总体观念。纵观历史，医学模式经历了交错、变迁的五个阶段。

在原始社会，科技水平极端落后，人们将疾病或健康视为神灵的意志，仅能试图凭借祈祷和巫术驱离"病魔"，此即人类最早的医学观——神灵主义医学模式。随后，劳动生产力不断进步，人类增强了对自然界及"自我意识"的认知，逐渐将疾病归因于自身和外界的作用，医学变迁至第二阶段——自然哲学医学模式。自此，医学开始抛弃神的作用，代之以临床观察研究，并派生了最早分支。14~17世纪，欧洲文艺复兴运动在带来工业革命的同时，自然科学迅速发展，医学也随之进入科学的黄金时代。血液循环的发现、物理医学与化学医学的区分、显微镜的发明等，促使诊治疾病如同查验与维修机器故障，医学步入第三阶段——机械论医学模式。该模式过于强调了人的自然属性，而忽视了人体的生物学属性及社会属性。18世纪下半叶到19世纪，科技取得极大进步，由解剖学、组织胚胎学、生理学、细菌学、生物化学、病理学、免疫学及遗传学等构成的生物学体系成为医学主体，以生物学观点认识生命与疾病成为近代医学的标志，医学步入第四阶段——生物医学模式。该模式从生物学角度认知疾病与健康，有力推动了医学理论的建立与医疗技术的发展，却忽略了人的社会属性，忽视了心理、社会因素对疾病和健康的影响。

近半个世纪，伴随科技的迅猛发展与社会生产力的高度提升，社会、心理对健康或疾病的影响日益突显，单纯的生物医学模式在防控疾病中不断遇到问题与挑战，医学迈进全新阶段——生物-心理-社会医学模式。医疗模式的变迁映射了人类进步的发展历程，体现了人类对健康与疾病

的认知程度。构建生物-心理-社会医学模式，从自然与环境、社会与人群、躯体与心理、生存寿命与生活质量等多元化维度，探寻健康与疾病的内在机制与干预策略，是现代医学的艰巨任务与重要使命。MDT既是现代医学模式的时代产物，也是现代医学模式的实践工具。生活习惯是诸多慢性疾病的重要成因，而难治性慢性病是施行MDT的主要方向。恶性肿瘤既是基因病，也是生活习惯病，开展恶性肿瘤的MDT是现代医学模式的必然结果。

二、肿瘤诊疗进步与MDT

人类对恶性肿瘤的认知可追溯至公元前3400年，其后东西方文明均曾遗存关于恶性肿瘤的记述，而针对恶性肿瘤的有效治疗兴起于近代外科领域。1809年，McDowell施行卵巢肿瘤切除，开创了肿瘤外科治疗的新纪元；1846年，Warren首次完成乙醚麻醉下的颌下腺肿瘤切除；其后，肿瘤的外科治疗受到重视并取得长足发展。迄今，外科手术仍是治疗恶性实体肿瘤的重要手段。

1895年物理学家伦琴发现了X射线，为放射诊断与治疗奠定了基础，并随后用于临床；首台^{60}Co机与直线加速器分别于1948年与1953年问世，由此奠定了肿瘤放疗的基本格局。近年，伴随数据计算技术的迭代进步与重粒子治疗的开发，肿瘤放射疗法日益成为治疗实体恶性肿瘤的有效措施。

1865年，Lissamer应用亚砷酸治疗白血病，拉开了近代肿瘤化学疗法的序幕；1942年，耶鲁大学率先开展氮芥治疗淋巴瘤的临床试验，其四年后的研究成果肯定了化学疗法在抗肿瘤治疗中的重要价值。伴随分子遗传学、分子生物学及多组学生物信息分析技术的飞速发展，分子靶向药物正在成为精准内科肿瘤学的重要发展方向。2001年，分子靶向药物伊马替尼治疗胃肠间质瘤及慢性粒细胞性白血病获得显著疗效，掀开了肿瘤化学疗

法的新篇章。

20 世纪 60 年代，Margulis 提出介入放射学的概念，继而分化为血管介入性与非血管介入性两类放疗。介入性治疗在消除瘤灶与控制肿瘤进展中彰显特色，以激光、微波、冷冻、热疗、化学、电化学等为治疗介质的肿瘤局部疗法层出不穷，各显优势。

恶性肿瘤起源于荷瘤个体的自身细胞，肿瘤的发生与发展是免疫监视失能的标志与结局，以免疫疗法作为肿瘤防治关键途径正在取得突出进展。1985 年 Rosenberg 率先提出过继免疫疗法，发展至今，嵌合抗原受体 T 细胞免疫疗法 chimeric antigen receptor T-cell immunotherapy，CAR-T）疗法已广泛用于难治性血液系统肿瘤的治疗；1991 年基因疗法最先用于黑色素瘤治疗；1998 年单克隆抗体曲妥珠单抗用于乳腺癌治疗；2006 年首个免疫检查点抑制剂——PD-1 抗体纳武利尤单抗（Opdivo）进入临床试验并取得显著疗效，肿瘤免疫治疗正在迈入崭新的发展阶段。

在我国，恶性肿瘤的中医中药治疗具有独特地位与丰富经验。《黄帝内经》《伤寒杂病论》等经典均有诊治肿瘤的明确记载。某些传统验方在恶性肿瘤综合治疗中呈现特色优势，而发掘中药的抗肿瘤组分更是开发中医学宝藏的重要任务方向。

恶性肿瘤是以细胞恶性增殖为特征的难治性疾病，其发生与发展是多因素参与、多阶段演进的连续过程，推行 MDT 是肿瘤病态多样化与肿瘤治疗多模态的客观要求，MDT 的实质和本质是多学科照护。20 世纪 60 年代，美国梅奥诊所率先启用 MDT，之后德克萨斯大学安德森癌症中心等将其规范化并推广至全球。近年，肿瘤 MDT 已纳入英国、法国等国的医疗立法，并针对某些常见恶性肿瘤制订了 MDT 实践指南与专家共识。MDT 在注重患者心理及生理功能的基础上，多方权衡肿瘤多模态诊治的利弊与风险，综合拟定个性化医

疗决策与方案，在强化医疗安全与提高诊疗成效的进程中发展与成熟。多项研究表明，针对肝癌、肺癌的 MDT 可获得显著成效。少数研究质疑开展肿瘤 MDT 改善患者生存的客观价值，提出了规范与改进 MDT 必要性，以患者为中心全方位改进 MDT 管理既是现代医学模式的客观要求，也是未来医学发展的重要方向。近年，我国正在肿瘤学领域积极推进 MDT 工作并取得长足进步，但尚需在高效组织管理与有效规范运行方面改进与完善。

三、移植医学特质与 MDT

移植医学是科技进步的时代产物，而团队医疗是移植医学的鲜明特质。临床器官移植起步于 20 世纪中叶，各类别器官移植均具有技术环节多、学科跨度广的共同特征，以移植中心为枢纽的医疗团队建立与团队医疗合作是移植医学的根本保证与重要标志。所谓团队医疗是指多元化、专业化的医疗从业人员，有共同的目的与信息，在分担各自任务的同时相互协作与支持，针对患者实际状况施行切实的医疗服务。器官移植的进步与成熟是团队医疗的努力成果与成功典范，而团队医疗这一特质是开展跨学科诊疗或多学科诊疗的实践基础与文化根基。

器官移植是以外科技术为先导的综合医疗，各类别器官移植在赋予准入资质的移植中心完成，而移植中心多建立在既有外科科室基础上，并以相应类别移植手术为核心环节服务于特定人群。肝、肾移植中心分别分化或隶属于肝胆外科、泌尿外科，而移植受者来自对应的肝病内科、肾病内科，器官移植技术在内科与外科间，搭建了职责共担与交流合作的桥梁。此外，器官移植的开展还需要器官捐献、医学伦理、组织配型、药学监测等特化任务单元的支持与保障。再者，器官移植还是一项资源依赖型技术，没有供器官则没有移植医疗。器官捐献、分配及利用等系列环节与问

题,又将医学科技与人文伦理、社会公平与医疗政策等交织于具体的临床实践中,从而派生了广泛、复杂的交流合作领域。不仅如此,以移植技术为手段、以肿瘤防治为目的的移植肿瘤学,将器官移植学科群与肿瘤诊疗学科群交叉与整合,重构了团队医疗合作的新格局。针对个性病例与关键问题,开展多学科协同诊疗正在成为移植肿瘤学的基本行动范式。移植肿瘤学领域开展 MDT 是医学模式演变、肿瘤诊疗进步及移植医学特质等共同促成的历史必然,其实质仍为团队医疗,是以患者为中心进行资源重塑、流程再造的进化式团队医疗(图 6-7-1)。器官移植中心的建立背景与建设规模、移植类别与专业分工、临床经验与支撑条件等要素,与团队医疗的运行模式及医疗质量紧密相关。为保证移植医疗的有序实施,移植中心常需整合或重塑医疗团队的组织架构。

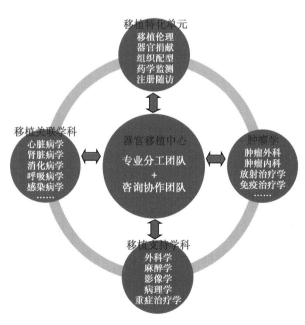

图 6-7-1　器官移植中心的学科构造与学科联系

器官移植是高度组织化的医疗过程。供器官是施行器官移植的前提,供者资源的有效利用蕴含在供者发现与维护、供者评估与器官获取、器官保存与分配、器官转运与修整、器官功能评估与外科植入等连锁、接续过程中。移植手术以拯救受者生命为宗旨,移植手术的成功实施蕴含在供器官与移植受者间的空间学、解剖学、免疫学、感染病学及器官功能学的多维度适配过程中。

器官移植是极具探索性的前沿科学。长期维护移植器官功能是移植医疗的永恒主题,却面临着原发病复发、移植继发病、移植物失功等关键障碍。移植受者更易呈现跨越学科界限的临床问题,围手术期需面临器官功能评价与支持、外科并发症的预防与处置、感染与排斥的免疫学权衡等问题。中长期管理中需防控复杂的移植继发病,如移植后代谢病、心脑血管意外、移植后新发恶性肿瘤等。移植受者共同组成的“自然队列”是团队医疗的重点保护群体,也是医学发现的重要关注人群。为此,器官移植中心应突破自身疆界,系统构建多学科、跨学科的诊疗合作团队,开展以患者为中心的队列化、规范化、全程化的协同医疗,进而提升个体化诊疗水平。器官移植领域推行 MDT 诊疗模式已在改善受者药物依从性、提高肝癌肝移植远期疗效等方面取得有益成效,但在 MDT 的可及性、连续性及协调性方面尚需持续改进与系统完善。

四、MDT 的改进与跨越

传统的疑难病例讨论、临床病理讨论等是 MDT 的前身或雏形,但断面化的临时决策遮蔽了事业化的长期职责。以往的肿瘤委员会或癌症会议是以召集专家为核心的面对面的临时性决策模式,召集者以咨询为目的,被咨询专家以建议为义务,难以形成前瞻性、跟踪式、闭环化医疗照护。MDT 是社会高度进化、医学迅猛发展背景下催生的组织整合形式和医疗服务方式,是以改善患者医疗结局为终极目标、以鼓励患者参与为人文导向、以全程化照护为服务理念、以多学科会议(multi-disciplinary meeting,MDM)为中心环节、以团队化共识为诊疗决策、以专业化管理为运行策略的现代医疗服务模式。MDT 的质量核心是

MDC（Multi-Disciplinary Connection/Collaboration/Coopetaton，多学科交叉模式），调研结果已证实：①所有成员的充分参与是 MDC 团队有效运作的必要条件；②具有共同平等价值观的团队常能有效合作；③团队协作可提高团队绩效。MDC 的成效取决于三方面要素，即，①微观层面：照护提供者与患者的对接；②中观层面：组织结构和团队流程；③宏观层面：医疗市场和政策环境。

在肿瘤学实践中，MDT 已逐步建立了相应的决策形成原则，主要包括：①局部与系统治疗并重原则；②分期治疗原则；③个体化治疗原则；④生存时间与生活质量并重原则；⑤改进与更新原则；⑥成本与疗效并重原则。肿瘤 MDT 正在全球范围内广泛展开，但其在改善医疗结局中的实际价值以及其在实施过程中的时间与经济成本受到贬斥，而多维度探讨潜存于 MDT 实践中的"证据-实践差距"将有助于全方位评价 MDT 的价值与意义，进而坚定改进信心与寻求改进路径。

持续改进 MDT 质量应遵循著名医疗质量专家 Avedis Donabedian 的"结构-过程-绩效"的三段论原则，即系统构建人员管理（医方与患方）、信息管理、会议管理、教育培训的组织框架，规范由 MDT 流程、患者流程及患者参与流程构成的决策制定流程，加强 MDT 前后的信息沟通与质量评价。问题导向是指导 MDT 改进的方向标，而呈现于 MDT 实践中的问题却纷繁复杂。诸如，团队成员多未接受任何正式培训、MDM 后有 4%~45% 的病例又发生了诊断报告变化、MDM 周期不等或未能及时召开而延误诊疗、推荐建议的依从率不高、时间成本或经济投入过高、缺少医疗经济政策支持等问题或困境，均需持续改进和系统解决。

器官移植中心推行 MDT 更将面临客观需求多、专业跨度广、证据资源匮乏、横向联动薄弱等系统性难题，但团队医疗的学科特质是推进或改进 MDT 工作的文化根基，器官移植中心不仅需要建立多学科医疗照护中心，更要打造先进的医疗中心。为此，应系统规划与缜密设计，培育训练有素的专家团队及人人平等的组织文化是最核心的工作，而建立类似于癌症照护中心的管理支持体系是沟通交流与跟踪评价的必要保障。

21 世纪，精准医学与信息时代并驾到来，正在翻开难治性疾病多学科照护的新画卷，MDT 的远程虚拟化模式悄然而来，如虚拟多学科肿瘤委员会、虚拟分子肿瘤委员会等，MDT 的运行模式与发展格局将迎来超越想象的新变化。

（陆伟　李俊杰　郑虹）

第八节　大数据医疗与移植肿瘤学

进入 21 世纪，伴随着基因、蛋白质及代谢组学技术，现代遗传技术，分子影像技术，精准医学大数据、生物信息分析技术及人工智能技术的迅猛发展，个体化精准医学的新理念应运而生，同时随着数据资源迅速地提升，存储能力的增强以及信息分析与人工智能算法模型的开发应用，在医学研究与医疗实践领域正放射出大数据精准医疗时代的曙光，一个通过精准医学大数据与人工智能实现个体化精准医疗的全新场景已经展现在我们的面前。

一、客观现象、数据、信息及知识

1. 数据　广义而言，数据是客观存在的现象，但我们所说的数据一般是指人类对客观世界的观测记录，其范畴随着人类文明的进程也在发生不断的变化和扩大。许多人以为数据就是数字或由数字构成，其实不然，数据的范畴远比我们想象的要大得多。数据包括：互联网上的任何内容，如文字、图片、数字、视频；病案中的医嘱、检验、影像等记录；医学研究相关的分子、基因等数据；人类的社会行为、生活习惯等。

2. 信息　信息是关于客观世界、人及事物的描述，它比数据更抽象，一般可分为：①人类创造的信息,如语音、视频记录;②客观存在的信息,如物体的面积、质量等;③隐藏在事物背后的信息,人对观测记录的原始数据进行筛选、加工、创造,进而产生的有意义的数据。

数据最大的作用是承载信息,而信息则隐藏在数据背后,在数据处理时需要滤掉无用的数据、删除错误的数据,从而挖掘获取有意义和价值的信息;有用的信息并非都有关联;没有信息的数据没有使用价值;伪造的数据则会产生错误的结果。

3. 知识　人类在认识和改造世界中对获取或积累的信息进行系统化的提炼、分析及研究进而形成知识。因此,知识的形成过程是人类对信息进行系统性、规律性、本质性的思维活动,创造新的知识之后,知识又开辟了需要进一步认识的新领域,然后又使人补充获取了新的数据和信息,再经过挖掘、提炼、分析、总结,又创造出新的知识。可见,知识比信息更高层、更抽象,具有系统性和规律性的特征。

信息化时代打破了知识的边界。计算机代替人脑进行信息的记录、筛选、存储、分析及运用,改变和提高了人类获取知识的方式和能力,同时在这一过程中,产生了前所未有的知识量,加快了知识转化为生产力的速度。

二、机械思维与大数据

1. 机械思维　其核心思想是:①世界万物变化的规律是确定性的;②规律不仅可以被认识,而且可以用简单的公式或语言描述清楚;③世界上任何事物都具有确定性(或可预测性)和因果关系;④这些规律是放之四海而皆准的,可以应用到各种未知领域指导实践。

机械思维的科学方法论开启了西方近代社会科学理性时代和工业革命的大门,成为人类认识世界和指导人类社会行为、改造自然推动社会进步和文明的最重要的思维方式和基本准则。

但是,在客观世界中有很多事物是难以用确

定的公式或规则来表示的。一方面是我们对客观事物的了解从宏观进入微观时,会发现其实影响事物的变量非常多,已经无法通过简单的公式计算出结果;此外,客观世界本身存在着另一个特性,即不确定性和不可预知性。

2. 大数据　大数据是一种思维方式,它传递了一种重要的信息,即:当数据量足够大、相关影响因素足够全、相关性足够强时,事物的运动过程将显现出由量变到质变的内在规律。

2015 年,国务院印发《促进大数据行动发展纲要》对大数据进行了全新界定:大数据是以容量大、类型多、存取速度快、应用价值高为主要特征的数据集合,正快速发展为对数量巨大、来源分散、格式多样的数据进行采集、存储和关联分析,从中发现新知识、创造新价值、提升新能力的新一代信息技术和服务业态。

笔者结合生命科学和疾病诊疗领域的特点,将医学大数据的特征归纳为 5 个方面:①数据量足够大和数据的扩展性;②多维度相关数据的系统性;③维度内相关数据系统的全面性;④数据动态变化的时段性;⑤数据内规律的关联性。

在生命科学和医学领域存在着很多难以用简单公式或规则表示的不确定性因素,如肿瘤的异质性,既往我们一直以为在病理显微镜下看到形态特点一样的癌细胞,其基因序列也应该是一样的,但是基因组学和高通量测序技术的研究证明,同一肿瘤的不同部位,甚至每个癌细胞的基因序列都是不一样的,并随着时间的进展也在发生动态变化,这使得我们在利用肿瘤组织或细胞筛选肿瘤分期诊断标志物和选择不同治疗药物时受到了不确定性因素的挑战,其根本原因是我们一直采用的"提出假设,限制条件后求证 A 的变化引起 B 的结果,然后再假设,再求证"的研究方法,寻找或求证的是因果关系,而在多因素复杂领域所得出的结果却存在着极大的局限性和片面性。

3. 大数据思维与机械思维的根本区别　机

械思维指导下的研究，寻求的是确定性和因果关系，而大数据思维首先是承认世界的不确定性，同时，当数据量足够大、维度足够多、样本具有代表性时，数据内部将显现出由量变到质变的内在规律，这种规律可用多个简单的数学公式或模型，即数据驱动的方法展示出来，且随着数据量的增加，数学模型的计算结果将趋于真实世界，而数据驱动方法展示的是数据之间的相关性和相关强度，而非因果关系。这就使得我们可以利用大数据和数据驱动方法，将复杂的不确定性问题和人脑难以解决的智能问题转化为数据化处理，这就是依靠大数据进行精准预测的基础，也是智能革命的核心。

目前，在医学研究和医疗实践领域正在发生着重大转变。基础和临床研究方面，已由既往的以循证医学、随机分组对照研究及统计学为主导的传统医学研究，向以精准医学大数据和信息分析技术为主导，向基因、分子水平探索研究疾病的发生、发展及转归规律的个体化精准医学研究迈进。在医疗实践方面，一方面，正在从传统的以医院和医师为中心的被动诊断、治疗模式，向现代以患者、疾病及健康的需求为中心的主动预防、预测、个性化订制防、诊、治、康、养一体化精准健康管理方式转换；另一方面，通过标准化、结构化病案数据的记录与采集，汇聚形成精准医学大数据，并利用人工智能信息分析技术，实现智能化精准医疗临床决策支持模式转变。

三、人工智能与机器学习

"人工智能"一词源于"电脑"，即"计算机智能"或"机器智能"，而科学定义机器智能的是电子计算机的奠基人阿兰·图灵（Alan·Turing），其著名的图灵测试认为，如果计算机实现了下列任何一件事情，就可以认为机器具有人脑的智能，包括：①语音识别；②机器翻译；③文本的自动摘要或写作；④战胜人类的国际象棋冠军；⑤自动回答问题。

今天，计算机已经全部实现了上述事项，但在定义人工智能或机器智能时，严格地讲有两个定义：①传统人工智能，这种方法首先研究人脑是如何产生智能的，然后再让计算机按照人的思路去做，即计算机要能像人一样思考才能获得智能，而今科学界已经放弃了这种类似仿生学的智能方法；②现代人工智能，即任何可以让计算机通过图灵测试的方法，包括大数据与数据驱动方法、知识发现或机器学习方法等。现代人工智能最重要的理念是让计算机通过大数据产生的数据驱动力，用数学算法模型去解读，利用数据驱动方法发现海量数据间的相关性和相关强度，即特有的规律，进而解决人脑难以解决甚至不能解决的问题。因此，现代人工智能的核心是变智能问题为数据问题，而不是采用人脑解决问题的方法。

数据驱动方法的成功得益于20世纪90年代互联网的兴起，使得可利用的数据量剧增，这使在机器学习或数学算法模型改进不大的情况下，由于数据维度的增多，特别是海量数据的积累使数据间从点和线逐渐出现交叉并连接成网，或者说数据间的相关性获得极大的增强，这就是大数据，以及由此产生的数据驱动力。因此，只要能够获得并积累形成多维度、指标齐全和/或动态分时段的可研究性大数据，依靠数据驱动和机器学习的方法，就能够完成数据从量变到质变的飞跃。

四、精准医学的世纪性挑战

20世纪末至21世纪初，随着化学、生物、电子、信息技术，特别是基因、蛋白质及代谢组学等系统分子生物学技术的创新发展，人类对生命、健康和疾病的发生、发展及转归机制的认识，在深度和广度上均取得了突破性进展，产生了质的飞跃。临床对疾病的预防、诊断、治疗及康复的理念也随之发生重大转变，同时催生了个体化精准医学和精准医疗的诞生，即未来医学的发展将是基于现代系统分子生物学理论，应用基因、蛋白质及代谢等组学技术、高通量测序技术、现代遗传技术、分子影像技术、大数据与人工智能信息分析技术，并结合患者的生物环境和临床数据信息，在基因分子水平上探索疾病发生、发展及转归的机制，实现精准疾病分类与精准分期诊断，优化并制订个体化疾病预防与诊疗方案。包括：疾病精准分类、风险精准预测、疾病精准分期诊断、药物精准应用、疗效精准评价及预后精准评估等。这标志着21世纪的医学与医疗正在从传统医学向精准医学转化，从群体性标准化医疗向个体化精准医疗转化。

精准医学与精准医疗要破解的核心目标为肿瘤。某些影响人类健康的重大疾病，如心脑血管疾病、病毒性传染病、糖尿病，尤其是恶性肿瘤，在近30年间发病率持续上升，而治愈率和长期疗效并没有显著改善。在移植肿瘤学领域，我们依然面临着以下问题：①器官移植受者肿瘤风险评估与排查；②肿瘤患者移植术前精准分期诊断和预后评估；③免疫抑制状态下移植受者的肿瘤治疗和免疫功能改善；④肿瘤患者移植术后肿瘤复发的预防、监控、早诊及有效干预；⑤非肿瘤患者器官移植后发生肿瘤的早期诊断与有效治疗方案的优选；⑥器官供者潜在肿瘤风险评估与排查等。

在肿瘤学领域，我们面对的重大疑难问题背后的科学难点和通过大数据实现人工智能化精准医疗所面临的挑战主要集中为：①肿瘤的异质性；②肿瘤免疫分子网络调控机制的复杂性；③精准医学大数据的多源异构性和难获取性；④精准医学大数据无限数据维度和有限人工智能算法的矛盾等。采用传统医学研究方法与医疗模式尚不能系统认识肿瘤发生、发展机制并改善临床预后；现有的临床数据信息也存在着不系统、不全面、真实性差、缺少可研究性数据等问题；在利用人工智能算法破解精准医学大数据多模态、多源异构的无限数据维度时，发现数据间的相关性和相关强度，实现临床决策支持模型的泛化性等方面仍然面临着严峻的挑战。

五、大数据医疗时代已经来临

伴随着医学科技与信息技术的迅猛发展，大数据理念发生了质变性的飞跃；人工智能技术在多个领域亦实现了标志性重大突破；在恶性肿瘤领域的基础研究、临床实践及科技成果转化应用等方面依然存在着重大疑难问题的挑战；个体化精准医学概念的提出以及通过构建精准医学大数据，利用人工智能技术探索疾病发生、发展及转归机制，进而实现个体化精准医疗的发展方向已经明确。

据此，我们需要全方位做好充分的准备，以迎接大数据医疗时代的来临：①构建以精准医学大数据为基础的全结构化系统专病电子病历与技术规范；②构建以精准医学大数据为基础的人群分类、疾病分期、器官功能分级的全结构化电子健康档案与检查、记录规范；③形成生命全周期、疾病全过程、防诊治康养全流程一体化精准健康管理系统；④建设基础研究性数据与临床信息间互联互通、自动采集、分类归档的技术支持系统；⑤建立生物样本库，开展多组学、高通量临床检测，将研究性数据和医疗新技术、新药品、新方法临床应用所获数据加入精准医学大数据；⑥开展中西医结合对比分析研究和与中医证候学、辨证诊治学对应的系统分子网络调控机制的研究，并将数据信息纳入精准医学大数据；⑦构建结构化精准医学大数据云存储平台；⑧加快区域内患者与医院、患者与医师、医院与医院之间互联网＋物联网＋5G的基础建设；⑨部署精准医学大数据云计算平台，创新人工智能算法模型；⑩鼓励并规范个体病案数据的贡献、共建、共享机制；⑪突破电子病案和云数据采集与应用的相关法律问题。

精准医疗是以精准医学大数据为基础，要在基因、分子水平探索和揭示疾病发生、发展及转归的生理与病理机制，实现疾病的精准预警与干预、早期与分期诊断、优选个体化综合性治疗方案及疗效评价与预后评估，其答案是在分子网络调控系统中定义关键数据与相关影响因素之间的相关性与相关强度。

构建高质量、结构化精准医学大数据,采集汇聚可研究性数据与临床信息,并形成云存储平台,是实现精准医疗的基础;人工智能数据与信息分析技术是发现精准医学大数据之中内在规律的钥匙;新技术、新药品、新方法的临床应用和研究性数据融入大数据,是提高人工智能预测能力和精

准医疗品质的助推器。

由此可见,精准医学大数据 + 人工智能数据与信息分析技术,是实现大数据精准医疗的必由之路。

案例介绍:

1. 乙肝相关肝癌精准医疗临床决策支持系统研发示意(图 6-8-1)。

2. 精准医疗在线分析与临床应用系统示意(图 6-8-2)。

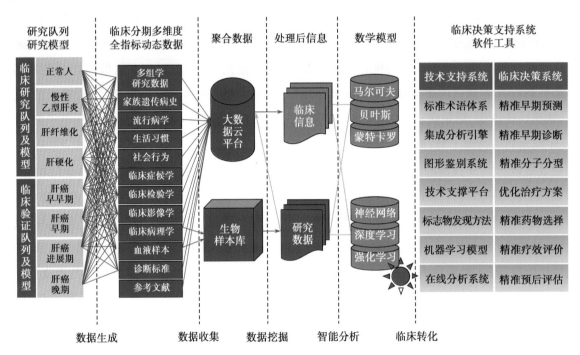

图 6-8-1　乙型肝炎相关肝癌精准医疗临床决策支持系统研发示意图

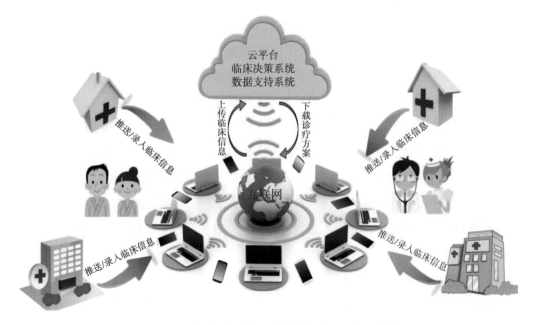

图 6-8-2　精准医疗在线分析与临床应用系统示意图

通过规范临床病案的结构化标准，开拓临床数据链接与采集的物联网渠道，汇集形成精准医学大数据云存储平台，利用机器学习（包括深度学习与强化学习模型），进行大数据信息分析，就可以探索和发现疾病发生、发展及不同干预与治疗方法后的转归机制，进而总结提炼出疾病预防、诊断、治疗及康复的优化方案。再结合科技创新的互联互通现代化手段，如手机与计算机 app+ 互联网 +5G+ 物联网 + 互操作系统等，最终实现人工智能化、个性化精准医疗临床决策支持体系在临床的全面应用与普惠，使寻医问药更简便、决策支持更高效、诊断治疗更精准、医疗成本更低廉，从而全面提升医学与医疗和人类的健康水平。

（李宁）

参考文献

［1］王振强，朱正纲．PDX 模型在肿瘤转化医学中的应用与发展［J］．中华胃肠外杂志，2017，20（5）：596-600.

［2］SHEN S Y，SINGHANIA R，FEHRINGER G，et al. Sensitive tumour detection and classification using plasma cell-free DNA methylomes［J］．Nature，2018，563（7732）：579-583.

［3］SCHIFFER L，WIEHLER F，BRASEN J H，et al. Chemokine CXCL13 as a new systemic biomarker for B-Cell involvement in acute T cell-mediated kidney allograft rejection［J］．Int J Mol Sci，2019，20（10）：E2552.

［4］GRIGG S E，SARRI G L，GOW P J，et al. Systematic review with meta-analysis：sirolimus-or everolimus-based immunosuppression following liver transplantation for hepatocellular carcinoma［J］．Aliment Pharmacol Ther，2019，49（10）：1260-1273.

［5］SHAKED A，DESMARAIS M R，KOPETSKIE H，et al. Outcomes of immunosuppression minimization and withdrawal early after liver transplantation［J］．Am J Transplant，2019，19（5）：1397-1409.

［6］THORGERSEN E B，BARRATT-DUE A，HAUGAA H，et al. The role of complement in liver injury，regeneration，and transplantation［J］．Hepatology，2019，70（2）：725-736.

［7］ZHANG D，HE W，WU C，et al. Scoring system for tumor-infiltrating lymphocytes and its prognostic value for gastric cancer［J］．Front Immunol，2019，10：71.

［8］HLICH F A，HALLECK F，LEHNER L，et al. De-novo malignancies after kidneytransplantation：a long-term observational study［J］．PLoS ONE，2020，15（11）：e0242805.

［9］RADEMACHER S，SEEHOFER D，EURICH D，et al. The 28-year incidence of de novo malignances after liver transplantation：a single-center analysis of risk factors and mortality in 1 616 patients［J］．Liver Transpl，2017，23（11）：1404-1414.

［10］LI B，FORBES T L，BYRNE J. Integrative medicine or infiltrative pseudoscience？［J］．Surgeon，2018，16（5）：271-277.

［11］BUEHNING L J，PEDDECORD K M. Vaccination attitudes and practices of integrative medicine physicians［J］．Altern Ther Health Med，2017，23（1）：46-54.

［12］樊代明．HIM，医学发展新时代的必然方向［J］．医学争鸣，2017，8（1）：1-10.

［13］AJI T，DONG J H，Shao Y M，et al. Ex vivo liver resection and autotransplantation as alternative to allotransplantation for end-stage hepatic alveolar echinococcosis［J］．J Hepatol，2018，69（5）：1037-1046.

［14］SOLEZ K，FUNG K C，SALIBA K A，et al. The bridge between transplantation and regenerative medicine：beginning a new Banff classification of tissue engineering pathology［J］．Am J Transplant，2018，18（2）：321-327.

［15］SARNAK M J，AMANN K，BANGALORE S，et al. Chronic kidney disease and coronary artery disease：JACC state-of-the-art review［J］．J Am Coll Cardiol，2019，74（14）：1823-1838.

［16］丁斐，刘伟，顾晓松．再生医学［M］．北京：人民卫生出版社，2017.

［17］CIERPKA-KMIEC K，WRONSKA A，KMIEC Z. In vitro generation of pancreatic beta-cells for diabetes treatment. I beta-like cells derived from human pluripotent stem cells［J］．Folia Histochem Cytobiol，2019，57（1）：1-14.

［18］NGUYEN H T，JACOBS K，SPITS C. Human pluripotent stem cells in regenerative medicine：where do we stand［J］．Reproduction，2018，156（5）：R143-R153.

［19］WANG X. Stem cells in tissues，organoids，and cancers［J］．Cell Mol Life Sci，2019，76（20）：4043-4070.

［20］KIM J J，HOU L，HUANG N F. Vascularization of three-dimensional engineered tissues for regenerative medicine applications［J］．Acta Biomater，2016，41：17-26.

［21］GILPIN A，YANG Y. Decellularization strategies for regenerative medicine：from processing techniques to applications [J]. Biomed Res Int, 2017, 2017: 9831534.

[22] EDGAR L, PU T, PORTER B, et al. Regenerative medicine, organ bioengineering and transplantation [J]. Br J Surg, 2020, 107 (7): 793-800.

[23] SKELDON G, LUCENDO-VILLARIN B, SHU W. Three-dimensional bioprinting of stem-cell derived tissues for human regenerative medicine [J]. Philos Trans R Soc Lond B Biol Sci, 2018, 373 (1750): 20170224.

[24] VIJAYAVENKATARAMAN S, YAN W C, LU W F, et al. 3D bioprinting of tissues and organs for regenerative medicine [J]. Adv Drug Deliv Rev, 2018, 132: 296-332.

[25] ONG C S, YESANTHARAO P, HUANG C Y, et al. 3D bioprinting using stem cells [J]. Pediatr Res, 2018, 83 (1/2): 223-231.

[26] SUGIURA T, MATSUMURA G, MIYAMOTO S, et al. Tissue-engineered vascular grafts in children with congenital heart disease: intermediate term follow-up [J]. Semin Thorac Cardiovasc Surg, 2018, 30 (2): 175-179.

[27] MUNISSO M C, YAMAOKA T. Circulating endothelial progenitor cells in small-diameter artificial blood vessel [J]. J Artif Organs, 2020, 23 (1): 6-13.

[28] MANDAI M, WATANABE A, KURIMOTO Y, et al. Autologous induced stem-cell-derived retinal cells for macular degeneration[J]. N Engl J Med, 2017, 376(11): 1038-1046.

[29] KOIFMAN G, SHETZER Y, EIZENBERGER S, et al. A mutant p53-dependent embryonic stem cell gene signature is associated with augmented tumorigenesis of stem cells [J]. Cancer Res, 2018, 78 (20): 5833-5847.

[30] KIRSTEIN M M, WIRTH T C. Multimodal treatment of hepatocellular carcinoma [J]. Internist, 2020, 61 (2): 164-169.

[31] KUYPERS D R J. From nonadherence to adherence [J]. Transplantation, 2020, 104 (7): 1330-1340.

[32] GEERTS P A F, VAN DER WEIJDEN T, SAVELBERG W, et al. The next step toward patient-centeredness in multidisciplinary cancer team meetings: an interview study with professionals [J]. J Multidiscip Healthc, 2021, 14: 1311-1324.

[33] GEBBIA V, GUARINI A, PIAZZA D, et al. Virtual multidisciplinary tumor boards: a narrative review focused on lung cancer [J]. Pulm Ther, 2021, 7 (2): 295-308.

实践篇

第七章

公民逝世后器官捐献肿瘤传播的风险与防控

器官移植作为终末期器官功能衰竭的最有效治疗措施,现已在全球范围内广泛开展,并在现代医疗体系中发挥着拯救生命的重要作用,但是,有限的器官供给与冗长的移植等候队列形成了严峻的供需矛盾,器官资源的有限性严重制约着移植医疗的充分开展。现代科技尚未完全解决移植医疗中供器官的来源问题,器官捐献仍是唯一成熟的供器官来源。充分利用边缘供者是扩大器官来源的重要渠道,与此同时,防控供者源性疾病(donor-derived disease,DDD)已成为移植医疗中必须直面的问题与挑战。

从肿瘤学角度分析,每位受者均面临一定程度的系统性风险,当发现其罹患恶性肿瘤时,通常需按供者或受者来源、既存或新发癌症等思路线索判别肿瘤的来源与性质。主要情形包括:①受者既存癌症的复发或进展,即受者在接受移植手术前已罹患某种类型的恶性肿瘤;若该肿瘤为器官移植的主要原因或目标疾病,则存在移植术后肿瘤复发的风险;若移植器官并非为肿瘤治疗的目的器官,则可能发生既存肿瘤复发或进展的风险;②供者相关性恶性肿瘤(donor-related cancer,DRC),即受者罹患恶性肿瘤与其所接受的供器官密切相关;移植时,肿瘤存在或怀疑存在于移植物,并经移植物传播给植受者,称为供者传播性恶性肿瘤(donor-transmitted cancer,DTC);移植时,供器官不存在恶性肿瘤,但在移植术后发生了起源

于供者细胞的恶性肿瘤,称为供者源性恶性肿瘤(donor-derived cancer,DDC);③受者新发肿瘤(de novo cancer,DNC)指移植受者在移植手术后新发起源于自身细胞的恶性肿瘤。

经由移植器官将供者的原发性或继发性肿瘤,以显性或隐性方式传递至接受免疫抑制治疗的受者体内,是移植医疗中潜在、特有的临床情形,具有多样化的风险模式和临床结局(图7-0-1)。DTC属严重医疗不良事件,其发生风险与传播机制值得深入探讨。器官获取组织和移植医师常需抉择是否接受已知或怀疑罹患恶性肿瘤者的捐献器官,研判与防控DTC风险已成为移植肿瘤学的重要任务方向。恶性肿瘤在器官供者中的漏诊风险为1.3%~2%,需完善围移植期的诊断或排查策略。各登记数据库及文献资料显示,DTC事件难以绝对避免,并可导致灾难性临床后果,其发生率

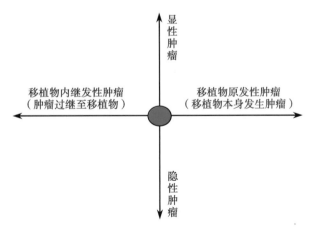

图 7-0-1　移植物传播肿瘤的风险模式

约为 0.05%。在防控 DTC 方面,虽已积累了一定的风险证据,但针对具体捐献案例均应施行个性化风险-获益分析。决定利用此类边缘器官时,务必征得受者及其家属的完全理解和授权。本章将为专业人员提供防控 DTC 风险的相关意见与建议,并以此丰富与完善移植肿瘤学的学科内涵。

第一节　器官捐献恶性肿瘤传播风险的评估与预测

防控 DTC 风险是贯穿移植医疗全过程及器官捐献全环节的系统工程,临床中应高度警惕,时刻防范及妥善处置 DTC 事件(表 7-1-1)。

一、器官捐献恶性肿瘤传播风险的评估

(一) 病史采集和体格检查

对供者的评估始于接到转介信息的第一时间,器官获取组织或其协调员应当把所有转介信息都作为完善临床病史的重要线索,详尽获取医疗信息是安全实施器官捐献的基础性工作。

诊治潜在供者的责任医师常专注于当前救治疾病的病史询问与采集,可能疏忽肿瘤疾病史的收集、整理及分析。潜在供者常常无法接受医疗问询,捐献与移植的团队成员应努力寻求其他途径采集供者既往个人信息,了解其既往病史、工作或生活环境以及家族史等。捐献协调员或器官获取组织参与评估的医师应完成下列病史采集和体格检查。

1. 供者的生活习惯与嗜好(如吸烟史、饮酒史等)。

2. 肿瘤性疾病相关的近期征象,如:①非计划性体重下降;②HBV 或 HCV 血清学阳性、酒精性或非酒精性脂肪性肝病史;③咯血、便血或贫血史;④育龄期妇女的月经失调史等。

表 7-1-1　器官捐献传播恶性肿瘤的防范与处置

风险时段	临床情形	临床处置
评估潜在供者	潜在供者具有明确恶性肿瘤病史	1. 获取详尽的肿瘤学信息并录入供者信息记录,包括组织学诊断报告、所有诊治信息及随访结果等 2. 咨询相关肿瘤学专家 3. 权衡受者的风险与获益,移植中心决定是否接受供器官,并制订中止或调整的处置预案 4. 移植手术实施前,获得受者或其委托人的知情同意 5. 警惕供器官传播肿瘤风险,移植术后严密随访
移植手术前的供者评估与器官获取	临床评估或外科探查期间初始发现供者罹患肿瘤疾病	1. 立即行冰冻切片检查明确病变性质;时间允许情况下进一步完善肿瘤学评价 2. 器官获取组织应立即通知所有受者所在的移植中心 3. 移植中心决定是否接受器官 4. 咨询相关肿瘤学专家 5. 移植手术实施前,获得受者或其委托人的知情同意 6. 警惕供器官传播肿瘤风险,移植术后严密随访
至少已完成供者某一器官的移植手术	可能发生的临床情形: 1. 冰冻切片误认为良性病变,最终诊断为恶性肿瘤 2. 移植前偶然发现受者的供器官存在肿瘤,而供者的其他器官已被实施移植 3. 器官移植已完成,而在供者的尸检中发现恶性肿瘤 4. 移植后任何时段发现受者罹患恶性肿瘤,且高度怀疑肿瘤为供者来源	1. 立即通知器官获取组织及器官捐献管理机构 2. 器官获取组织应立即通知使用同一供者器官的所有移植中心 3. 确认供器官肿瘤病变属转移瘤性质时,需考虑行供者尸检,以确定原发性肿瘤的起源和范围 4. 在权衡风险与获益的基础上,医师与受者或其委托人共同完成处置决策,如中止手术、切除供器官 5. 明确发生 DTC,须向卫生行政部门报告严重不良事件 6. 审慎、严格执行后续处置

3. 恶性肿瘤病史登记记录的所有既往肿瘤史,包括已切除的或无明确诊断的肿瘤记录。需获取的信息包括:①首诊日期;②详细组织学报告(肿瘤类型及分级、分期等);③既往治疗(手术、化疗、放疗等)的具体临床经过;④随访情况;⑤长期存活癌症患者罹患二次恶性肿瘤史等。

4. 当前诊断为颅内出血时,需排除颅内原发性或继发性肿瘤,无高血压或动静脉畸形者尤应审慎评估;疑诊时,可于术前或术中行脑组织活检。

5. 体格检查:对每位潜在供者均需进行系统、认真的体格检查。成人男性常规行直肠指检,成人女性常规行乳房触诊。需重视全身皮肤的诊查,注意发现既往手术瘢痕及皮肤病损。审慎处置任何可疑发现,如皮肤色素痣切取活检等,以明确诊断。若不能在器官获取前诊断,可于器官获取时切取送检,并尽可能在移植手术前明确诊断。

(二) 实验室检查与肿瘤标志物检测

潜在供者均应常规接受必要的实验室检查,这不仅有助于充分评估捐献器官的功能状态,也利于弥补包括供者肿瘤病史在内的医疗信息缺乏所带来的评估缺陷,指导防控供者源性疾病的发生。评估潜在供者时,宜采取"需则查、疑必查"的方针遴选实验室检查项目,以期给移植医师提供更详尽的医疗信息或研判线索,相关诊查费用应由器官获取组织担负。

鉴于假阳性结果可造成适宜供者和供器官的非必要放弃,欧洲和美国的相关指南并未推荐将外周血肿瘤标志物检测作为常规检查项目。我国现阶段有必要考虑将某些肿瘤标志物检测用于潜在供者的肿瘤筛查,应允许器官获取组织设立经费支出,将确有循证依据的肿瘤标志物作为常规检查项目。值得强调的是,肿瘤标志物筛查仅提供一定意义的诊疗线索,任何检测结果均不应作为实施或放弃器官捐献的证据与理由。阳性检测结果有助于指导深入诊疗与综合排查;深度诊疗结果有助于指导深入诊疗与综合排查;深度诊疗

仍无法排除潜在供者罹患肿瘤时,不应草率放弃捐献器官,可考虑在器官获取术中施行肿瘤探查,以明确诊断。即使确认供者罹患肿瘤,也可在充分施行肿瘤学评估的基础上,依据风险证据等级,将供器官匹配给适宜的移植候选者。

近来,恶性肿瘤的无创液态活检技术受到青睐,如CTC、ctDNA检测等,其在判断肿瘤类型、病期及转移行为等方面呈现了广阔的应用前景。采用液态活检技术筛查器官供者的潜在DTC风险,是值得关注与探讨的前沿课题。当前,针对既往罹患恶性肿瘤的潜在供者或可进行某些试验性观察与探讨。

(三) 影像学检查与评估

影像学检查是评估潜在供者的重要诊疗手段,应在详尽的病史采集和系统的体格检查的基础上予以综合运用。现行国际通用原则为,器官捐献前影像学检查项目至少包含胸部X线和腹部超声。基于医学发展现状与器官捐献实际,有必要将胸、腹部CT纳作器官获取组织的常规检查项目,以充分评估潜在供者。这不仅出自肿瘤学筛查的考虑,也是为了排查潜在供者的其他捐献禁忌(如活动性肺结核、肺部侵袭性真菌感染等)。

超声检查作为经济、便捷的无创检查手段,宜作为器官获取组织的常规床旁检查项目,及早评估潜在供者实质脏器,评判与监测器官结构异常与血流灌注状况,有助于排查潜在供者与供器官的捐献禁忌,进而降低器官捐献的医疗成本。

(四) 获取术中的肿瘤疾病排查

器官捐献前系列化临床诊查并不能排除潜在供者罹患恶性肿瘤的风险,一些检查与筛查可带来不确定的疑似结果,同时也为器官获取手术提供了指向性探查目标。器官获取术和器官修整术,是排查器官供者罹患肿瘤疾病的有利时机和关键环节,手术医师应时刻警惕与审慎操作,注重发挥外科手术的直观优势与特有价值,深入排查供者潜在性肿瘤疾病。

负责器官获取的医师应于术前充分了解器官供者的病史和各项检查结果,设计针对性手术探查方案,必要时,预先通知病理科医师做好术中活检的准备。对于 DBD,可在循环稳定情况下施行器官灌注前的肿瘤学探查;对于 DCD 或脑-心死亡供者,宜在施行器官灌注后展开探查。即使不施行胸部器官获取,也建议将胸腹联合大十字切口作为器官获取的标准切口,以利于术中肿瘤学探查。探查范围应包含胸、腹腔的全部脏壁层间膜结构及内脏器官(包括全部可及的实质脏器、空腔脏器及区域淋巴结等),无论探查所及的器官是否用于移植,均需检查其可能存在的肿瘤或病变组织。术中应注意留取可疑的病变组织或淋巴结,并即刻由经验丰富的病理学专家行冰冻切片检查,以明确病变性质。在完成术中探查与器官获取后,仍需进一步检查被获取器官与组织的可疑病灶。器官修整时,应注意发现供器官及其周围组织中的异常病变,并予及时送检。器官获取与修整过程中,一经确认恶性病变,应立即通知器官获取组织及利用该供者器官的其他移植中心,并根据供者肿瘤学评价、受者病情及器官分配、手术进度等综合信息,商讨与制订应对方案。

对于罹患颅内肿瘤的器官供者,器官获取术中联合颅内肿瘤探查或活检有助于判别肿瘤的组织类型和分级。对于未经手术治疗或未行组织活检以及既往接受手术治疗且多年后复发的器官供者,应在充分征得其家属知情同意的前提下,先行供器官获取,后行颅内肿瘤探查或活检,以评估 DTC 风险及指导捐献器官的利用与分配。

(五)组织病理学检查与评估

当发现供器官存在任何可疑肿块或有具恶性肿瘤外观的淋巴结时,务必在器官移植前进行细胞学涂片和/或冰冻切片等病理学检查;通常建议以一定的安全切缘完整切除肿块,并将整块标本送病理检查。任何形式的组织或细胞活检(多采用冷冻切片、细胞涂片等快速病理检查方法),通常

可在 2~3 小时完成;石蜡包埋处理的病理检查通常历时超过 24 小时,多用于医疗决策后的追溯性精确组织学诊断。

当器官获取后立即明确供者罹患恶性肿瘤(原发性或转移性肿瘤)时,必须立即通知获得器官分配的所有移植中心。偶遇供器官在完成手术植入操作且某些供者组织的病理检查提示存在转移性肿瘤(如:在施行肺叶减体积操作时,偶然于丢弃的肺叶组织中发现转移癌)的情况,此时,为获取肿瘤起源与转移的详细信息,应要求对供者施行全身尸体解剖。一经获得供者尸体解剖或活检的初步检查结果,相关专业人员应及时通知受者及其家属;尸检常需较长时间,尽早获得详尽报告并及时与受者沟通十分重要。

对于存在颅内占位性病变的供者,应在实施任何器官移植前获得颅内病变的组织学诊断;由于肿瘤内部存在异质性,故送检标本宜充分与完整。若缺少可疑病变的组织学诊断,捐献器官仅适用于紧急度高或值得承受额外风险的候选受者,且在充分征得受者及其亲属知情同意后使用。

二、器官捐献恶性肿瘤传播风险的预测

目前,美国和欧洲部分国家分别颁布了移植器官选用指南,但评估 DTC 风险尚缺少统一的国际共识。2018 年,欧盟理事会再次修订了《移植器官的质量与安全指南(第六版)》。我国尚未出台基于 DTC 风险证据的供器官选用规范。在现有的协调员培训教材中,针对具有恶性肿瘤病史的潜在供者,同样缺少关于取舍标准的细致约定。

(一)发现肿瘤传播风险的时间段

现行相关指南通常按发现供者肿瘤性疾病的时间节点进行分类,以指引防控 DTC 风险。第一种情形:供者有恶性肿瘤既往史,无论供者死因是否与其肿瘤疾病相关,在启动器官获取手术前已充分掌握其肿瘤疾病的演进状况;第二种情形:器官获取及修整期间或供器官未被完成植入手术

前,发现供者罹患恶性肿瘤;第三种情形:移植手术完成后例行供者尸检时,意外发现供者罹患恶性肿瘤。

器官获取过程中首诊恶性肿瘤时,应予审慎评估。此时开展详细肿瘤学评估,时间窗窄、检查手段受限,常无法判别恶性肿瘤的活动性,因而构成了"不可接受的风险"并遏制了器官捐献的继续实施。一旦在器官获取或修整中发现可疑的肿瘤性病变,冰冻切片常作为快速明确病变性质的首选检查方法。在此紧迫情况下,移植团队可依据快速病理检查结果进行综合判断与决策调整。依据医学伦理学原理的共识是:只有在快速病理检查提示符合多数文献报道的低传播风险肿瘤类型(如孤立性肾细胞癌等),且候选受者接受移植器官的医疗获益远大于等待下一个分配器官的临床风险时,才容许在充分获得受者或其家属的知情同意后继续施行该器官的移植手术。与此同时,器官获取组织应做好重新启动器官分配的准备,因为基于DTC风险的考虑,供器官可能会调整分配至其他候选者;只有在确定移植等待队列中的所有候选者均不宜接受该捐献器官后,方可放弃利用。发现供者某一器官罹患恶性肿瘤,还会影响该供者其他器官的利用与分配,器官获取组织应尽快通报所有接受同一供者器官的其他移植中心,以重新征询移植医师接受其他器官的意见信息,为此可能启动必要的重新分配。在移植手术完成后才发现供者罹患恶性肿瘤的情形下,其临床转归颇具不确定性,更缺少可供选择的处置方案。在判别肿瘤类型、病期等肿瘤学要素的前提下,需综合考虑受者的全身状态、移植物功能状况及再次获得供器官的等待时间等因素,选择移植物切除常成为防控DTC进展的无奈之举。

(二)风险预测

现阶段,评估DTC风险主要依据既往DTC风险事件的累积证据,其主要风险要素包括:肿瘤的组织学类型、病理分级及疾病分期,治疗措施及疗效、随访规范度及无瘤生存时间等。评估DTC风险旨在安全、有效地利用供器官。欧盟理事会对此制订了相关指导意见,其主要判别事项包括:①供者有恶性肿瘤既往治疗史,器官捐献时已获得5~10年的完全缓解(取决于肿瘤的组织类型、病理分级和疾病分期)。②转移性肿瘤(远处转移或淋巴结转移)患者不宜作为捐献器官的供者,除非是初次诊断为pN$_1$分期的、完全治愈的、无瘤生存期超过5~10年的肿瘤病例。③缺乏手术干预、缺少恶性肿瘤随访或随访不完整、姑息治疗等为器官捐献的禁忌证(主动监视下的低级别前列腺癌除外)。④对于第2条意见,可征询相应肿瘤学领域有经验的病理学专家的建议,以个性化评估肿瘤传播风险。⑤获得移植候选者的知情同意。移植中心应基于风险-收益分析履行知情同意的告知义务,使受者认知现状而不会在传播风险非常低的情况下造成过度关注。

在此基础上,美国器官获取与移植网络(Organ Procurement and Transplantation Network, OPTN)/美国疾病传播咨询委员会(Disease Transmission Advisory Committee, DTAC)推出了首个基于DTC风险的对数级量化概率的参考指南,该指南将DTC估算概率 >10% 视作高风险,建议在通常情况下拒绝使用此类器官(表7-1-2)。欧盟理事会风险分类方式,归因于目前有限且可能自相矛盾的临床证据,其有意回避了任何形式的量化风险估算。当前,对是否采用量化数据评估DTC风险存在不同意见;而事实是,基于现有风险证据尚难以建立准确的量化数据。为此,建议器官获取组织和移植医师应在充分了解具体捐献案例的基础上,综合考虑肿瘤的生物学行为特征及其临床转归经过,必要时组建包含肿瘤学专家在内的机动性团队,共同分析与权衡移植候选者的DTC风险与医疗获益,进而在充分与移植受者和家属沟通并获得其书面知情同意后,个性化判别是否或如何接受此类器官。

表 7-1-2　OPTN/DTAC 的 DTC 风险评估指南

风险分级	风险类别	风险证据	风险概率（f）	使用建议
0	无明显风险	评估期间未发现活动性恶性肿瘤或无肿瘤既往史	0	标准
1	最低风险	文献表明肿瘤传播风险最小	0<f≤0.1%	征得受者或家属同意后使用
2	低风险	文献提示低度肿瘤传播风险	0.1%<f≤1%	用于不施行移植将会非常危险的患者,并征得受者或家属同意
3	中等风险	文献表明存在明显肿瘤传播风险	1%<f≤10%	通常不建议使用此类器官进行移植。但在挽救生命前提下(如,若不施行移植预期生存仅数日或更短),可在获得患者及家属充分知情同意后使用此类器官
4	高风险	文献提示高度肿瘤传播风险	>10%	除非极端情况,否则不建议使用此器官;若使用,需患者与家属知情同意
U	未知风险	缺少完整风险评估因素,或者没有评估风险的文献	无法估计	依据临床医师的经验判断及患者和家属的知情同意,共同决定是否使用此类供者

第二节　器官捐献恶性肿瘤传播风险的认知与防范

不同国家及地区对具有恶性肿瘤传播风险的供者的接受程度不尽相同。目前,防范 DTC 风险的建议和共识,主要基于国家登记数据、既往文献资料、专家建议及肿瘤在非移植受者人群中的生物学特性等医疗信息。一般而言,在充分考虑 DTC 风险的前提下,某些经医学判断的恶性肿瘤治愈病例可作为器官移植的潜在供者,其捐献器官可分配给经过遴选的受者。肿瘤治愈性判定不仅影响潜在供者的遴选,还关乎移植候选者接受移植医疗的风险与机会。判别肿瘤的治愈性或转移性风险,取决于肿瘤的组织学类型、分级、病期及其治疗效果等。每位供者潜在的 DTC 风险各不相同,在风险辨识与风险判别方面仍存困难与挑战。即使针对同一组织学类型的肿瘤,用于判别"治愈性"的无瘤生存期也难以统一设定。

开展器官供者的 DTC 风险评估,首先需牢固树立风险意识,应认识到经由移植器官载入的肿瘤组织或细胞,可在接受免疫抑制治疗的受者体内获得适宜生长环境,并导致严重不良后果。其次,应建立专家团队,凭借必要的诊疗手段,依据现有的风险证据,对每一位器官供者进行缜密的肿瘤学筛查与 DTC 风险评估。同时,需动态评判每位器官移植候选者的医疗紧急度,并针对利用各类边缘器官开展个体化风险-收益评估。

一、中枢神经系统原发性肿瘤

中枢神经系统原发性肿瘤(central nervous system neoplasia,CNSN)极少发生颅外转移,以其为主要死亡原因的器官捐献志愿者同样可作为潜在供者,器官获取组织不应放弃此类病例的医学评估及器官捐献。美国器官共享网络注册系统(United Network for Organ Sharing Registry,UNOS)资料显示,在供者死因构成中,CNSN 占比稳定保持在 3%~4% 水平。

(一) CNSN 与颅外转移

CNSN 是指发源于中枢神经系统细胞的良恶性肿瘤,其组织学分类十分复杂,临床上 CNSN 主要表现为颅内高压及与病灶关联症状等两类症候群。CNSN 很少发生颅外转移,其可能原因包括:①恶性 CNSN 患者生存期短;②中枢神经系统存在血-脑屏障,极少破入血管壁形成血管内癌栓;③中枢神经系统缺乏典型的淋巴引流系统;④中枢神经系统的免疫微环境与外周器官存在差别等。CNSN 的临床表现与转归方式不同于人体其他部位发生的良恶性肿瘤,因而国际上并未采用通常的 TNM 分期方法,为准确把握 CNSN 的行为特征,WHO 制订了独立的分类与分级系统(表 7-2-1)。即:基于肿瘤发生的特定细胞类型进

表 7-2-1　中枢神经系统肿瘤的分级(WHO 2016 分类法)

肿瘤类型	分级			
弥漫性星形细胞瘤和少突胶质细胞瘤	I	II	III	IV
弥漫性星形细胞瘤,*IDH* 突变		·		
间变性星形细胞瘤,*IDH* 突变			·	
胶质母细胞瘤,*IDH* 野生型				·
胶质母细胞瘤,*IDH* 突变				·
弥漫性中线胶质瘤,*H3K27M* 突变				·
少突胶质细胞瘤,*IDH* 突变和 1p/19q 编码		·		
间变性少突胶质细胞瘤,*IDH* 突变和 1p/19q 编码			·	
其他星形细胞肿瘤	I	II	III	IV
毛细胞星形细胞瘤	·			
室管膜下巨细胞星形细胞瘤	·			
多形性黄色星形细胞瘤		·		
间变性多形性黄色星形细胞瘤			·	
室管膜肿瘤	I	II	III	IV
室管膜下瘤	·			
黏液乳头状室管膜瘤	·			
室管膜瘤		·		
室管膜瘤,*RELA* 融合阳性		·	·	
间变性室管膜瘤			·	
其他胶质瘤	I	II	III	IV
血管中心性胶质瘤	·			
第三脑室脊索样胶质瘤		·		
脉络丛肿瘤	I	II	III	IV
脉络丛乳头状瘤	·			
非典型脉络丛乳头状瘤		·		
脉络丛癌			·	
松果体区肿瘤	I	II	III	IV
成松果体细胞瘤	·			
中分化松果体实质肿瘤		·	·	
松果体母细胞瘤				·
松果体区乳头状肿瘤		·	·	
脑膜瘤	I	II	III	IV
脑膜瘤	·			

续表

肿瘤类型	分级			
非典型脑膜瘤		·		
间变性(恶性)脑膜瘤			·	
胚胎肿瘤	I	II	III	IV
髓母细胞瘤(所有亚型)				·
具有多层玫瑰花结的胚胎肿瘤,*C19MC* 改变				·
髓上皮瘤				·
中枢神经系统胚胎肿瘤,NOS				·
非典型畸胎瘤/横纹肌瘤				·
具有横纹肌特征的中枢神经系统胚胎肿瘤				·
神经元和混合神经元胶质瘤	I	II	III	IV
胚胎发育不良神经上皮肿瘤	·			
神经节细胞瘤	·			
神经节胶质瘤	·			
间变性神经节胶质瘤			·	
小脑发育不良性神经节细胞瘤	·			
纤维增生性婴儿星形细胞瘤和神经节胶质瘤	·			
乳头状神经元胶质瘤	·			
玫瑰花结型神经元胶质瘤	·			
中枢神经细胞瘤		·		
脑室外神经细胞瘤		·		
小脑脂肪神经细胞瘤		·		
脑神经和椎旁神经肿瘤	I	II	III	IV
神经鞘瘤	·			
神经纤维瘤	·			
神经束膜瘤	·			
恶性周围神经鞘瘤		·	·	·
间充质、非脑膜上皮肿瘤	I	II	III	IV
孤立性纤维瘤/血管外皮细胞瘤	·	·	·	
血管母细胞瘤	·			
鞍区肿瘤	I	II	III	IV
颅咽管瘤	·			
颗粒细胞瘤	·			
垂体细胞瘤	·			
梭形细胞嗜酸细胞瘤	·			

注:WHO 2016 肿瘤分类中引入术语 NOS(not otherwise specified),应用于①材料不可测试(例如,DNA 降解);②局部神经-病理实验室不能进行所需的检测(例如,1p/19q FISH 分析不成立);③特定肿瘤实体仅由特定分子的改变定义,但不能被检测到［例如,C19MC-阴性多层细胞菊型团的胚胎性肿瘤(embryonal tumor with multilay-ered rosettes,ETMR),NOS］。NOS 并不是限定一个整体,而是指不能分类进入任何限定的肿瘤分类组中。因此,NOS 分类代表一类我们没有足够的病理学、基因学和临床特征的诊断,需要进一步的研究来细化其分类。

行层级化分类,再依据各类别肿瘤的形态与行为特征进行分级(Ⅰ~Ⅳ级),并据此指导治疗选择和预后评估。Ⅰ级是指低增殖能力病变或单独手术切除可治愈的病变。Ⅱ级是指具有浸润性和低增殖活性的肿瘤,通常会复发,且可转化为更高级别的恶性肿瘤,如低度弥漫性星形细胞瘤可转化为间变性星形细胞瘤和胶质母细胞瘤。Ⅲ级通常指具有恶性肿瘤组织学证据的病变,包括核型异常、有丝分裂活跃等,此类肿瘤多需接受辅助放疗和/或化疗。Ⅳ级是指细胞异型明显、有丝分裂度高、易发生坏死的肿瘤,疾病进展快、预后差。部分Ⅳ级肿瘤具有周围组织广泛浸润及脑脊髓转移等行为倾向,如髓母细胞瘤。总之,CNSN组织学分类体系复杂且代表肿瘤生物学行为的分级常具多样化特点。高级别CNSN可发生颅外转移,多形性成胶质细胞瘤和成神经管细胞瘤是颅外转移最常见的神经外胚层肿瘤,室管膜瘤、星形细胞瘤、少突胶质细胞瘤、恶性脑膜瘤及生殖细胞肿瘤亦少有发生。CNSN中,以神经胶质瘤占比最高,约为30%,为此,WHO还纳入某些基因型信息以细化组织学分类。迄今,在CNSN所致DTC事件中多缺少肿瘤基因型的相关信息,肿瘤基因型与颅外转移行为可能具有相关性,未来或将用于预测DTC风险。当前,国内的器官获取组织很少能获得CNSN分类与分级的精准信息,有待完善与规范。

一般认为,CNSN浸润至软脑膜外的组织,肿瘤细胞即可能进入血液循环,进而发生颅外转移。颅外转移最常见的转移部位包括肺、胸膜、颈部淋巴结、骨、肝及胸腹腔淋巴结等。CNSN发生颅外转移可归因于肿瘤固有的内在性原因与医疗干预的外在性原因,其风险因素包括:①肿瘤的组织学类型和恶性程度;②肿瘤位于颅内边缘;③既往开颅手术和立体定向手术史;④脑室-体循环分流或脑室-腹腔分流;⑤既往接受化疗或放疗史;⑥疾病持续时间和手术治疗后存活时间。值得警惕的

是,曾有CNSN自发转移至头颈淋巴结及远隔部位的个案报道。据估算,在无既往手术史的病例中,有10%患者可发生此类转移,且在获得诊断后3~6个月即可发生。

(二)CNSN与DTC风险

CNSN颅外转移是引发DTC的根本原因,故易发生颅外转移的恶性CNSN成为防控DTC风险的关注重点。有证据提示,中枢神经恶性神经胶质瘤和某些胚胎源性肿瘤是引发DTC事件的常见肿瘤类别。近年,成人中枢神经系统原发恶性淋巴瘤与儿童髓母细胞瘤的发病率呈上升态势,值得注意与防范。

1. 神经胶质瘤 神经胶质瘤包括星形细胞瘤、少突神经胶质瘤和室管膜瘤。胶质瘤颅外转移发生率为0.4%~2.3%,主要为胶质母细胞瘤,肺为最常见的转移部位,其次为胸膜、淋巴结、骨骼及肝。

星形细胞瘤被分为低级别星形细胞瘤(Ⅰ级)、弥漫性星形细胞瘤(Ⅱ级)、间变性星形细胞瘤(Ⅲ级)及胶质母细胞瘤(Ⅳ级),前两者分别占颅内胶质瘤的55%和20%。Ⅰ、Ⅱ级星形细胞瘤虽多呈侵袭性生长,但极少发生脑脊液途径转移且不一定侵入软脑膜,不具颅外转移风险因素时,发生DTC的风险低,可纳入潜在供者范围。星形细胞瘤具有复发后向高级别发展的倾向,对于复发病例宜重新进行组织学评估。Ⅲ级间变性星形细胞瘤多见于30~40岁成人,在没有任何治疗性干预的情况下,很少发生跨越硬脑膜的肿瘤传播,DTC风险中等。Ⅳ级胶质母细胞瘤占恶性胶质瘤的80%,多见于50~60岁成人,常累及大脑半球,肿瘤向脑室腔内侵袭可引发脑脊液转移,DTC风险高。已有胶质母细胞瘤供者引发DTC事件的数项报道,供者多曾接受了手术等干预性治疗,肺、肾、肝的受者均可为DTC的传播对象,但心脏移植受者尚未见报道。研究表明,70%的胶质母细胞瘤呈现某些生长因子(如Akt和mTOR)的表达水平增

高,且可能与颅外转移有关,提示了将 mTOR 抑制剂用于此类器官移植受者的应用前景。

少突胶质细胞瘤约占 CNSN 的 5%,包括低级少突胶质细胞瘤(Ⅱ级)和间变性少突神经胶质瘤(Ⅲ级),前者常呈现向后者转化的倾向,后者具有与胶质母细胞瘤相似的侵袭性,但迄今未见 DTC 事件的报道,可将其视为中等风险。

室管膜瘤源于脑室和脊髓中心管的室管膜细胞,其多位于第四脑室,常发生于 20 岁内,约占颅内神经胶质瘤的 6%。此类肿瘤常局限于后脑室,很少出现颅外转移,迄今未见相关 DTC 事件报道。

2. 胚胎源性肿瘤　包括髓母细胞瘤、松果体母细胞瘤及生殖细胞瘤等。髓母细胞瘤为最常见的神经外胚层胚胎源性肿瘤,属Ⅳ级神经胶质瘤,占颅内神经胶质瘤的 6% 和儿童胶质瘤的 44%,常发生于第四脑室及小脑蚓部。髓母细胞瘤可发生颅外转移,骨、骨髓和颈部淋巴结为常见转移部位,胸、腹腔转移少见。儿童髓母细胞瘤最常发生颅外转移,颅外转移率为 3.6%~10%。髓母细胞瘤供者引发的 DTC 事件已屡见报道。Lerfrancois 等曾报道 3 例受者(心脏、肾和胰肾联合移植)于移植后 5 个月发生髓母细胞瘤传播的事件。以色列·佩恩国际移植肿瘤登记网络(Israel Penn International Transplant Tumor Registry,IPITTR)曾登记 3 例髓母细胞瘤供者提供 7 例移植器官的受者随访经过,供者均曾接受脑室-腹腔分流,其中有 3 例受者于移植术后 5~7 个月发现肿瘤传播并最终导致死亡。为此,IPITTR 建议禁止使用此类捐献器官。髓母细胞瘤患者可否被接纳为器官供者仍值得深入探讨。

松果体母细胞瘤为罕见的源于松果体实质细胞的高度恶性肿瘤(Ⅳ级),其生物学行为与髓母细胞瘤相似,易发生脑脊髓转移,肿瘤播散常与脑室-腹腔分流有关。迄今仅有 1 例关于松果体母细胞瘤引发 DTC 事件的报道,供者为 14 月龄的婴儿,其尸检显示已发生肿瘤脑膜播散而未见其他转移征象。通常认为,松果体细胞瘤的 DTC 风险低,而松果体母细胞瘤的 DTC 风险至少是中等。

生殖细胞源性肿瘤半数发生于松果体区域,包括生殖细胞瘤、成熟畸胎瘤、未成熟畸胎瘤、畸胎癌、绒毛膜癌和胚胎癌,但常为混合类型的生殖细胞肿瘤。此类肿瘤的组织学表现为恶性浸润性肿瘤,多经第三脑室转移,可造成血清和脑脊液中 HCG、AFP 和胎盘碱性磷酸酶(placental alkaline phosphatase,PALP)水平升高,开颅手术、脑脊髓放疗或脑室-腹腔分流术后常可观察到颅外转移,应将成熟畸胎瘤之外的其他生殖细胞肿瘤列为发生 DTC 的中高风险因素。

3. 其他 CNSN　脑膜瘤多为良性肿瘤,仅约 5% 的脑膜瘤表现为间变性或恶性的侵袭性脑膜瘤,常反复复发并可发生颅外转移,转移常见于肺、骨等部位。即使不存在 DTC 风险因素,也应将侵袭性脑膜瘤列为中等风险。

血管母细胞瘤为小脑最常见的血管源性肿瘤,通常为良性肿瘤,很少发生转移,发生 DTC 风险低。

原发中枢神经系统淋巴瘤(primary central nervous system lymphoma,PCNSL),多发生于 60~70 岁人群及免疫功能受损者,曾有其引发 DTC 事件的个案报道,2 例受者因肿瘤传播接受移植肾切除并停用免疫抑制剂,接受综合治疗后,1 例治愈、1 例死于并发症。故此,应将 PCNSL 列为高风险。

(三) DTC 风险的证据与预测

1. 风险证据　CNSN 所致 DTC 事件有散见报道,多与高级别 CNSN 相关,当然,也与颅外转移的风险因素相关。多数国家级登记中心的随访信息提示,即使接受恶性 CNSN 供者器官,受者发生 DTC 的风险仍很低;高级别 CNSN 是发生 DTC 的最主要风险因素,甚至质疑并不存在其他危险因素。

英国登记中心曾回顾 1985—2001 年 177 例 CNSN 供者的移植登记数据,共 495 个器官移植给

448 例受者。器官利用情况：279 例肾脏,1 例双肾,72 例肝脏,1 例肝和肾,12 例心脏和肺,13 例双肺,51 例心脏,10 例单肺,8 例胰和肾及 1 例胰腺。CNSN 类型包括:星形细胞瘤、脑胶质瘤、胶质母细胞瘤、巨细胞胶质母细胞瘤、少突胶质母细胞瘤、室管膜瘤、恶性胶质瘤、混合型恶性胶质瘤、脑膜瘤、髓母细胞瘤、尤因肉瘤、原始神经外胚层肿瘤、成纤维细胞瘤、恶性赘生物、恶性转化性皮样囊肿及成血管网状细胞瘤。供者死亡前的肿瘤确诊时间分布:119 例为死亡前 30 天内,23 例为死亡前 31 天~1 年,16 例为死亡前 1~3 年,19 例为死亡前 3 年以上。在 5 年随访时间内,全部受者均发生 DTC 事件。

UNOS 曾报道关于 2000—2005 年登记的供者具有既往恶性肿瘤病史的回顾性总结,共 642 例受者接受了来自恶性 CNSN 供者的器官,包括 175 例有胶质母细胞瘤病史的供者,其中肾、肝、肺来源于同一位供者的 3 例受者发生了肿瘤转移并死亡。另有 1 例供者,在修整其器官时发现肺门淋巴结肿大,并证实为转移性胶质母细胞瘤。

据英国血液、组织及器官安全咨询委员会（Advisory Committee on the Safety of Blood,Tissue and Organs,SaBTO）的 meta 分析,所有组织学类型的恶性 CNSN 的颅外转移风险(不包括转移瘤和淋巴瘤)为 1.5%,Ⅳ级肿瘤的颅外转移风险为 2.2%,脑室分流的相关转移风险为 1%,并对既往手术、化疗和/或放疗的相关转移风险提出质疑。SaBTO 建议:在使用恶性 CNSN 供者的器官前,可向受者提供这些风险评估结果,并结合受者的生存获益进行综合决策。

尽管上述注册系统的报道提示 CNSN 的低传播风险,但仍需谨慎采纳,因为常缺乏供者捐献前的治疗信息,高级别 CNSN 的供者可能没有接受肿瘤扩大切除或脑室-腹腔分流或脑室-心房分流。

与多数国家级登记中心的报道结果相反,

IPITTR 发表的数据提示,CNSN 具有较高的传播风险。归纳恶性 CNSN 的转移风险因素有:高级别肿瘤、脑室-腹腔分流或脑室-心房分流、开颅手术、全身放疗和化疗等。在没有上述风险因素的情况下,CNSN 的肿瘤传播率约为 7%。存在 1 项风险因素,传播率升至 36%;存在 2 项风险因素,传播率为 43%;单独具有高级别恶性肿瘤(Ⅲ级或Ⅳ级)因素的传播风险为 43%。对于 IPITTR 描述的风险程度也需谨慎解释,因其自愿登录的信息采集方式可造成高估风险的报道偏倚。

2011 年,美国器官获取移植网络（US Organ Procurement Transplant Network,OPTN）的疾病传播咨询委员会（Disease Transmission Advisory Committee,DTAC）根据其报告中的可用信息将 WHO Ⅲ~Ⅳ级中枢神经系统肿瘤认定为高转移风险类肿瘤。然而,DTAC 恶性肿瘤小组委员会根据其辅助性文件指出,某些 WHO Ⅳ级肿瘤可能仅表现出中等程度的传播风险,需要以一种全面、循证的方式认识这个问题。他们对风险估计的量化方法表明,未来的修订可能会考虑更多的最新数据,在某些情况下将调低风险等级。SaBTO 发表了英国的相关数据,并将 WHO Ⅳ级 CNSN 列为中度危险因素。

2. 风险预测　根据现有证据,CNSN 的 DTC 风险定性分类的建议正在趋向一致,简述如下。

(1) WHO Ⅰ、Ⅱ级肿瘤:DTC 风险最小。

(2) WHO Ⅲ级肿瘤:以往被列为高风险。最新证据提示,其 DTC 风险可能被高估,并导致器官资源的浪费。英国 SaBTO 登记系统已将其列为 DTC 低风险。据此笔者建议:在未获得充分支持证据前,未并存其他危险因素(手术史、脑室-腹腔分流/脑室-心房分流、化疗/放疗),可视为低中风险;并存其他危险因素,应列为高风险。

(3) WHO Ⅳ级肿瘤:以往归属为不可接受的最高风险。基于最近发表的临床证据,SaBTO 已将其列为 DTC 中等风险。据此笔者建议:在未获得充分支持证据前,仍将其视为 DTC 高风险,应谨慎利用此类捐献器官;当并存其他危险因素时,移植术后 DTC 风险将进一步增加;若应用此类捐献器官,术后应予密切随访。

(4) PCNSL:应列为不可接受的最高风险,不宜使用此类捐献器官。

总之,评估罹患 CNSN 供者的 DTC 风险,不仅需评判肿瘤原发灶的病理特征,还应了解肿瘤干预措施的详尽信息,包括手术切除、脑室分流及化疗、放疗等。确定实施捐献前,须排除颈淋巴结、头部手术切口等肿瘤颅外生长迹象;器官获取时,须规范进行胸、腹腔的肿瘤学探查。

二、颅外实体恶性肿瘤

(一) 原位癌、癌前病变及意外癌

1. 原位癌与癌前病变 原位癌是一种局限于起源于上皮层内的非侵袭性上皮肿瘤,病变未超过基底层,但随时间推移转变为侵袭性肿瘤,属恶性肿瘤 TNM 分期的 O 期病变,通常发生肿瘤移植传播的风险极低。

原位癌为非侵袭性早期癌症,此类患者可被接受为器官供者,但仍需警惕 DTC 风险,高级别肿瘤以及病期误判是导致肿瘤传播的风险要素。高级别原位乳腺癌更具侵袭性,可存在未查及的微侵袭性癌;厚度 <1mm 的黑色素瘤原位癌,也曾见远期复发的报道。针对黑色素瘤、高级别原位乳腺癌及原位肺癌,曾建议不论肿瘤分期均应排除在器官捐献之外,为此,至少应将其视作 DTC 中等风险而审慎评估。其他部位发生的绝大多数原位癌,应视为 DTC 低风险。

Ⅰ~Ⅲ级胰腺上皮内瘤变为具有细胞异型性的非侵袭性癌前病变,常与慢性胰腺炎相关,也不一定呈现为肿块,无肿瘤转移风险。胰腺上皮内瘤变常发现于以下情形:①对既往异常病变活检时发现,常位于恶性肿瘤边缘,故有必要针对病变组织进行充分、完整的组织学检查;②器官获取时发

现,因器官获取医师扪及异常组织而诊断;③在未被移植的胰腺组织病理检查中偶然发现。尽管未见相关报道,出于安全考虑,不推荐存在胰腺上皮内瘤变的胰腺用于胰腺移植。与之类似,鉴于移行细胞癌的多灶性特点及发生肾盂癌的高风险,不建议罹患非肌层浸润性膀胱癌、原位尿路上皮癌的供者提供肾脏用于肾移植。

子宫颈原位癌亦称作宫颈上皮内瘤变(cervical intraepithelial neoplasia,CIN)Ⅲ级,而轻、中度宫颈不典型增生分别称为 CIN Ⅰ、Ⅱ级。从细胞学术语而言,低级别鳞状上皮内病变对应为 CIN Ⅰ级,高级别鳞状上皮内病变对应为 CIN Ⅱ或Ⅲ级。子宫颈及其他部位的原位鳞状上皮癌的肿瘤传播风险基本可以忽略,也未曾见 DTC 事件的报道。

2. 意外癌 意外癌是指在器官获取与修整过程中偶然发现的恶性肿瘤,多为小体积癌灶,常为早期癌症,但少数可呈侵袭性生长。若逢此情形,应在病理学诊断的基础上,联合病理学、肿瘤学专家综合评判 DTC 风险。

(二) 肉瘤及胃肠道间质瘤

1. 肉瘤 肉瘤为非上皮来源的恶性肿瘤,种类繁杂,多具有侵袭性强、易转移或复发等高度恶性的行为特征。肉瘤所致 DTC 事件通常造成致死性医疗结局,早期行移植物切除仅一定程度上延长受者生存期。目前,除胃肠道间质瘤外,罹患肉瘤病史及现存任何类别或病期的肉瘤均视为捐献器官与组织的禁忌证。

2. 胃肠道间质瘤(gastrointestinal stroma tumor,GIST) GIST 是最常见的间叶性肿瘤,约占全部胃肠道肿瘤的 1% 和所有肉瘤的 5%,主要发生于胃或小肠,也可见于结肠或直肠。与 GIST 进展和转移相关的 4 项主要因素为肿瘤位置、肿瘤细胞增殖指数、肿瘤大小及是否出现肿瘤破裂。肿瘤直径≥2cm 或有丝分裂指数≥5% 的直肠或空肠 GIST 转移风险较高。肿瘤直径 <2cm、Ki-67

指数低于 5% 的胃或十二指肠 GIST,以肿瘤切除及术后随访为主要治疗方针,发生转移风险低,此类病例并非绝对禁止器官捐献。Novelli 等报道了 2011—2016 年器官获取术中意外发现的 5 例 GIST 病例的临床经过,病灶分别位于胃(3 例)、回肠(1 例)、结肠(1 例),术中冰冻切片分析怀疑 GIST,之后全部经石蜡切片及 IHC 确认为低度恶性 GIST。其中,第 1 例供者的 2 个肾脏和第 2 例供者的肝脏用于移植,随访中未见肿瘤传播。冰冻切片检查有助于术中遴选低传播风险的 GIST 病例,但通常无法进行有丝分裂计数及评价 c-kit 或 DOG1 的表达。

(三)皮肤癌

1. **恶性黑色素瘤** 恶性黑色素瘤是黑色素细胞癌变形成的一类恶性肿瘤,皮肤是其最常发部位。恶性黑色素瘤属高度恶性肿瘤,在病程早期瘤细胞即可扩散至远隔部位,切除原发灶后可隐匿数十年而不能被临床查及。恶性黑色素瘤的"休眠"现象被归结为肿瘤与体内环境间的复杂作用,移植受者免疫微环境改变是休眠中的恶性黑色素瘤引发 DTC 的重要原因。在非移植患者中,肿瘤厚度 <1mm 的恶性黑色素瘤也可呈现晚期复发,故应对潜在供者进行仔细检查和审慎评估。眼部发生的葡萄膜黑色素瘤可早期发生微转移,并常转移至肝脏,其转移灶可存在多年而不被发现,为此,尤应警惕。回顾既往恶性黑色素瘤 DTC 事件提示,临床漏诊是导致事件发生的主要原因。

Buell 等总结 IPITTR 登记数据显示,归因于恶性黑色素瘤的肿瘤传播率为 74%,其受者病死率为 60%。这一结果与 2007 年 Kauffman 等报道的 UNOS 登记数据并不一致:140 例植入患黑色素瘤供者供器官的移植受者,仅 1 例单肺移植的受者发生了肿瘤传播。引发肿瘤传播的供者 32 年前曾行黑色素瘤切除,而接受其捐献器官的另外 5 例受者均未出现肿瘤传播。经分析,该组报道混杂了恶性雀斑样痣、原位黑色素瘤等病例,从而解释了恶性黑色素瘤传播率低的部分原因。该报道并未排除恶性黑色素瘤的传播风险,作者建议,应改进对供者黑色素瘤相关组织病理信息的收集,以进一步评估 DTC 风险。目前,具有恶性黑色素瘤病史的供者的相关报道中,肿瘤分期、治疗经过和随访情况等信息并不完整。恶性雀斑样痣为恶性黑色素瘤的早期病变,其与侵袭性恶性黑色素瘤的生物学行为不同,应区别评价其 DTC 风险。

2017 年,美国先后报道了 2 例异体角膜缘干细胞移植受者发生供者恶性黑色素瘤传播的案例。自此,美国眼库协会更新了供者标准,具有黑色素瘤或其他转移性实体肿瘤病史者禁忌捐献血管性眼组织(巩膜组织和角膜缘同种异体移植)。此前,除白血病和淋巴瘤外,非眼部恶性肿瘤并不作为眼组织获取与使用的禁忌证。欧洲眼库的最低医疗标准,将组织捐献分为血管性与非血管性两类,并限制具有恶性肿瘤病史的供者捐献血管性组织。

综上建议,对于具有黑色素瘤病史的捐献意愿者,需极度警惕 DTC 风险,全面、谨慎地开展临床评估。在充分确认肿瘤为恶性雀斑样痣或原位黑色素瘤且获得治愈,方可考虑施行器官捐献;针对其他黑色素瘤病例,应详尽采集大体类型、疾病分期、治疗经过、随访方式及无复发时间等肿瘤诊疗信息,再由皮肤肿瘤学专家评估其肿瘤转移风险。

2. **非黑色素瘤性皮肤癌** 皮肤基底细胞癌和鳞状上皮癌很少发生转移,引发肿瘤传播的风险极低,迄今未见相关 DTC 事件的报道。卡波西肉瘤、梅克尔细胞癌(Merkel cell carcinoma)和皮肤肉瘤具有明显的肿瘤侵袭性,罹患此类皮肤肿瘤的患者不宜作为器官供者。

(四)头颈部癌

1. **口咽癌** 早在 1965 年,Murray 等即报道了 1 例因鼻窦癌患者捐献肾脏引发的 DTC 事件,肿瘤经移植肾脏传播给受者并形成肝脏转移。另有报道,11 例具有舌癌或喉癌病史的供者提供的移植器官均未发生肿瘤传播。该报道并未提供供者的初始肿瘤病理分期,而在捐献前所有供者的无瘤生存期均超过了 5 年。虽然如此,此类肿瘤的侵袭性仍不容忽视。

2. 甲状腺癌 近年,随着诊疗能力的提升,人群中甲状腺肿瘤的检出率也获得提高。同时,高分化甲状腺癌的分子遗传学研究正在为预测疾病转归与预后提供有益帮助。迄今尚未见因甲状腺癌引发 DTC 事件的报道,为此,针对罹患甲状腺癌的潜在供者的评估仍采用组织学分类及肿瘤大小、病期等评判指标。一般认为,肿瘤体积较小的高分化(乳头状和滤泡状)甲状腺癌患者,在接受治愈性治疗并经过足够长的无瘤生存期后,其捐献器官可用于移植。

诊断甲状腺瘤样病变原则上应在评估潜在供者时完成,器官获取时偶可查及甲状腺肿块。若病理报告为乳头状甲状腺癌,孤立肿块直径 <0.5cm,发生肿瘤传播的风险最低;肿块直径为 0.5~2cm 时,则视为低中度风险。若为微浸润性滤泡癌,直径 <1cm 视为低风险,1~2cm 视为低中度风险。至于髓样和间变性甲状腺癌,因其常具有侵袭性的临床表现,通常列为器官捐献的禁忌证。

(五)肺癌

早在 1965 年,Donald C 等即报道了 1 例肾移植受者因供者肺癌传播而致死于移植后 5 个月的病例。多个注册中心和病例报告的信息数据显示,器官供者罹患隐匿性肺癌可导致 DTC 并造成严重后果。一项肾移植 DTC 事件系统回顾报道,截至 2012 年 12 月共 104 例受者发生了 DTC,其中 9 例源于肺癌,获得诊断的中位时间为移植术后 13 个月,且 7 例受者在诊断时出现了远处转移。在肾移植受者的 DTC 事件中,预后以肺癌或黑色素瘤为最差,2 年生存率不足 50%。一系列证据提示,肺癌在器官移植受者中存在明显侵袭性。

临床医师不仅要警惕重度吸烟的供者罹患肺癌的可能性,也需对所有潜在供者进行肺癌的排查。有必要对潜在供者常规行胸部 X 线筛查,针对高危或疑诊病例更需进行包括薄层 CT 检查在内的系统排查。

(六)消化系统癌症

1. 食管癌 文献曾报道供者确诊为食管癌的 2 例器官捐献案例,捐献器官用于肝移植且未发生肿瘤传播,但文中未提及供者食管癌的初始肿瘤分期及无瘤生存期等信息。迄今未见食管癌引发 DTC 事件的报道,但并不能成为接受侵袭性食管癌患者器官捐赠的依据。

2. 胃癌 曾见 1 例有关胃癌的报道,供者于胃癌切除术后 1 个月完成活体肝脏捐献,其胃癌为早期印戒细胞癌($pT_1N_0M_0$,SM_1);受者为 9 月龄幼儿,在病情迅速恶化且无法寻求其他途径供肝来源的情况下,接受了移植手术;移植后供、受者状况良好,随访 1 年未见胃癌播散征象。依此特例并不能形成任何推荐意见。

3. 胰腺癌 文献曾报道 1 例因延误诊断供者转移性胰腺癌而发生于肾移植受者中的 DTC 事件,肿瘤在修整供肾的去除肾上腺组织中被发现和确诊;移植术后 9 个月,受者发生肺部癌性淋巴管瘤病,并在 6 个月后死亡。另有 1 例肝移植受者发生胰腺癌传播的报道,确诊时间为移植术后 12 个月,随后,受者接受了再次移植并在报道时仍存活;接受同一供者器官的另 3 例受者也均发生胰腺癌传播。这些案例提示,器官获取术中应注意探查胰腺癌等腹膜后可疑病变。

4. 肝癌或胆管癌 肝癌或胆管癌的 DTC 事件偶见报道。Georgieva 等曾报道一起 DTC 事件,1 例肾移植受者于移植后 4 个月发现供者来源的可疑胆管源性肿瘤,使用同一供者对侧肾脏及肝脏的两名受者也发生了腺癌传播,而心脏与胰腺移植的受者未见传播。

5. 结直肠癌 Buell 等基于 IPTTR 的登记数据报道,具有结直肠癌病史的器官供者的 DTC 风险高达 19%,但罹患结肠癌的供者的收录数量过少;而其他几个器官登记中心报道的同类捐献案例均未发生肿瘤传播。既往认为,病理证实为早期结直肠癌(pT_1)的病例,即使为新诊断的活动性肿瘤,也可纳入潜在供者。最近发现,黏膜下浸润深度(SM_{1-3})、淋巴管侵犯(L_{0-1})、肿瘤芽生及微卫星不稳定,是 pT_1 肿瘤发生淋巴结转移与远处转移的风险因素。这提示应谨慎接受新获 pT_1 结直肠癌诊断的供者的器官,应努力获得详细诊断信息,以辅助决策;但若在获取期间发现肿瘤,并不能及时获得相关信息。故此建议,只有在极特殊情况下才接受 pT_1 结直肠癌患者捐献的器官,且应假定具有高度的 DTC 风险。肿瘤限于黏膜下层或固有肌层、且无淋巴转移或远处转移的结直肠癌患者,在经充分治疗且明确无瘤生存时间超过 5 年的情况下,其捐献器官可用于移植。异时性结直肠癌的发生率高达 3%,为此,对具有结直肠癌既往史的供者应针对性开展捐献前专项评估,器官获取过程中更需仔细探查,注意发现新发结直肠癌。

隐匿性结肠癌随移植物传播给肝移植受者的个案已报道数起,多由老年供者引发,移植术后发现肝内传播性病灶的时段为 4~18 个月。此类 DTC 事件提示,器官获取医师应仔细检查胸腹腔内所有可疑病变,尤其是老年供者。而对于肝癌肝移植病例,有时还需判别肝癌复发或 DTC,染色体核型和微卫星分析可用于鉴别诊断。隐匿性结直肠癌引发 DTC 事件多发生于肝移植受者,可能与结直肠癌的转移特点有关。曾有 1 例个案,移植后 13 个月,移植肝脏中检测到大肠癌组织,后经移植肝切除,行再次移植,随访 4 年未见肿瘤复发;接受同一供者肾及角膜、心脏瓣膜等其他器官或组织的受者,未发生 DTC 事件。

(七)泌尿系统肿瘤

1. 肾细胞癌 肾细胞癌和器官移植的相关文献常涵盖四个主题:①未发现供肾中隐含肾细胞癌,偶然将供肾用于移植;②获取术中切除供肾中小的肾细胞癌,随后完成供肾移植;③供者患单侧肾细胞癌,其对侧肾脏或其他器官用于移植;④供者既往罹患肾细胞癌。

1995 年,Penn 曾回顾性报道供者罹患肾脏原发性肿瘤的 47 例肾移植受者的临床经过。获取时发现供者患有肾脏肿瘤的肾移植受者共 30 例,14 例受者接受了移植前或移植后早期的肿瘤切除,均未见复发;14 例受者接受了供者的对侧肾脏,仅 1 例于移植后 3 个月发现肿瘤而予切除;2 例未切除肿瘤或移植前没有完整切除的受者,均死于肿瘤转移。获取时未发现供者患有肾脏肿瘤的肾移植受者共 17 例,其中,接受移植肾切除者 10 例(肾细胞癌 8 例,尿路上皮癌 2 例),平均随访 59 个月,均无复发;另 7 例(肾细胞癌 2 例,间变性癌 3 例,尿路上皮癌 2 例)于移植术后 3~47 个月(平均为 12 个月)发现肾癌转移,并最终死亡。作者主张,利用患有肾细胞癌的供肾务必在实施器官植入前完整切除肿瘤。

西班牙国家移植注册系统注册数据显示,47 例罹患肾细胞癌的供者向 56 例受者捐赠了器官(15 个肾脏、29 个肝脏、7 个心脏、5 个肺脏),经 3 年随访,均未发现肿瘤传播;其中 9 个肾脏、2 个肝脏和 1 个心脏被预防性切除。德国曾报道来自 35 例肾细胞癌患者的器官捐献与移植的 6 年经验,其中,既往肾细胞癌者 3 例,器官获取时发现肾细胞癌者 20 例,另 12 例于器官植入前被发现;所有受累肾脏被弃用,最终共利用肝脏 28 个、肾脏 18 个、心脏 13 个及肺脏 13 个,经两年随访未发现肿瘤传播。Buell 等报道一组案例,其中 2 例供者在器官获取时发现转移性肾细胞癌,且供者的心、肺器官已被移植,随访显示单肺和心肺移植受者均发生了肿瘤传播,最终均死于相关疾病;另外 3 例供者在器官获取时发现局限于肾脏的肾细胞癌,供器官被用于移植,并未发现肿瘤传播征象。

2011 年,UNOS/DTAC 建议,<1cm 且于移植前完整切除的分化良好的单发肾细胞癌,发生 DTC

风险最低,直径 1~2.5cm 的肾细胞癌可视为低传播风险,而直径 2.5~7cm 的肾细胞癌应列为中度传播风险,并将更大的肿瘤或Ⅱ期以上肿瘤纳作高传播风险。近年,Yu 等系统回顾了 20 例器官获取时切除高分化(其中 Fuhrman Ⅲ级 1 例)肾细胞癌的肾脏移植病例,供肾中的肿瘤直径为 0.5~4cm,经长达 200 个月的随访,未见肿瘤传播。此外,利用切除肾细胞癌后的肾脏进行亲体移植的案例已达 16 例,均未见 DTC 事件的报道,但关于此类肾移植,尚存在权衡供者或受者利益与风险的伦理学争议。

为减少漏诊,在潜在供者评估阶段应常规行肾脏超声检查,对可疑病例需行薄层 CT 检查。此外,应注意肾细胞癌的多灶性发生,同时性双侧肾癌发生率约为 5%。评估阶段或获取器官术中发现某侧肾细胞癌,更应仔细探查对侧肾脏。器官获取时,针对肾脏或周边组织中的占位病变,应常规行冰冻切片病理检查。冰冻切片病理报告除提供定性诊断外,还应描述病变大小、Fuhrman 分级及切缘有无肿瘤残留等。据 2016 年 WHO 的泌尿生殖肿瘤分类标准,除非病理学专家发现恶性行为的证据,否则均将直径 <1.5cm 的乳头状肾肿瘤定义为良性;若肿瘤在此范围内,建议由泌尿科、病理科和器官移植医师进行联合讨论。对明确患有肾细胞癌的潜在供者,治愈性肿瘤切除(R_0)和规范性组织学诊断是判断器官捐献适宜性的基本要求。经充分治疗的肾细胞癌转移风险,常取决于肿瘤的组织学类型与无瘤生存期,随着无瘤生存期年限的增长,转移风险也逐年降低。

2. 尿路上皮癌　尿路上皮癌很少引发 DTC 事件,通常随供肾附带的肾盂或输尿管传播给移植受者。

Penn 曾报道 2 例意外接受移行细胞癌供肾的肾移植案例,受者均因 DTC 死亡。移植肾输尿管阻塞可作为尿路上皮癌传播的首发症状。Ferreira 等曾报道 1 位肾移植病例移植后 3 个月出现肉眼血尿,后死于肿瘤转移;而源于同一供者的肝移植受者也因移植肝出现尿道上皮癌转移灶而行再次移植。Hevia 等报道 1 例移植后 14 个月常规超声检查发现肾盂尿路上皮癌伴脂肪浸润的案例,随即行移植肾切除,其后 14 个月内未见肿瘤传播征象。Mannami 等报道获取术中发现且快速病理检查证实为移行细胞癌的 8 例供肾的肾移植临床经过,肿瘤分别为 T_a 期(3 例)、T_1 期(1 例)、T_2 期(3 例)、T_3 期(1 例);供肾植入前均将肿瘤切除并病理检查确认为切缘阴性。仅供肾中肿瘤为 T_3 期的受者,于术后 15 个月出现肿瘤局部复发而给予肿瘤切除;虽最终推测其死于原发性肺癌伴肝转移,但未能排除 DTC 的可能性。

尿路上皮癌临床指南和预后评估标准,常以肌层浸润为界限进行分类,即非肌肉浸润性癌(T_a 期、T_{is} 期、pT_1 期)与肌肉浸润性癌(高于 pT_2 期)。来自意大利的经验认为,单发低级别(T_a 期/T_1 期)乳头状尿路上皮癌及高级别原位尿路上皮癌(T_{is} 期)的 DTC 风险最小,患此类肿瘤者可纳入潜在供者。多发肿瘤(包括 T_1 期)、高级别非原位癌、肿瘤浸润到膀胱或输尿管肌层、肿瘤侵及肾盂或肾实质者,均不宜作为供者;若此类病例经充分治疗且确认其无瘤生存期超过 5 年,在充分评估传播风险并经器官候选者同意后,可考虑将其捐献器官用于移植。

3. 前列腺癌　前列腺癌发病率随年龄增长而增高,同时供者年龄也呈增高趋势,临床利用未获诊断的前列腺癌病例捐献器官的风险将可能增加。Sanchez-Chapado 等统计 162 例男性因创伤意外死亡的尸检结果显示,50~59 岁、60~69 岁、70~79 岁三组前列腺癌占比分别是 23.8%、31.7%、33.3%。Yin 等曾分析积累 13 年的病理检查资料,器官供者中偶发前列腺癌占比为 12%(41/340),按年龄分组的前列腺癌发生率与前述结果相似,50~59 岁组为 23.4%,60~69 岁组为 34.7%,70~81 岁组为 45.5%。

目前,监测血清 PSA 水平已普遍用于前列腺癌的早期筛查,但其临界值尚未统一,而单一、重复检测 PSA 的有效性也受到质疑。在意大利,直肠指检为潜在供者的常规临床检查。若PSA<10ng/ml 且直肠指检为阴性,无须行前列腺组织学检查;若直肠指检阴性但 PSA 值 >10ng/ml,可优选组织学评估,但不作为强制要求;若直肠指检阳性,则必须行组织学检查。从治疗学角度考虑,前列腺癌主要分为局限期前列腺癌和进展期前列腺癌。Gleason 评分是依据肿瘤的某些浸润、增殖特征予以分型赋分和综合计点的前列腺癌病理学分级系统(分为 I~V 组),依据分组可有效预测局限性前列腺癌的复发及预后,肿瘤组织中Ⅳ型和Ⅴ型病灶的分布程度是预测其侵袭性和局部或远处复发的重要指标,I 组的肿瘤复发风险最低,Ⅱ~Ⅲ组中等,Ⅳ~Ⅴ组高危。临床上,经仔细选择的局部小前列腺癌 T_1 期/T_2 期和 Gleason 评分为 3 分+3 分的极低风险者可采用"主动监视"而不接受手术治疗,但需密切追踪把握疾病进展。Pabisiak 等以PSA>10ng/ml 为临界值筛查男性供者人群,不合格占比达 10%。该研究发现,组织学证实前列腺癌局限于前列腺的供者的 12 个肾脏和 3 个肝脏被用于移植,经 9~52 个月的随访,未发现肿瘤传播征象,分析认为,肿瘤局限于前列腺且 Gleason 评分不大于 7 分的病例可纳作标准风险供者。

欧盟理事会据风险证据制订《移植器官质量与安全指南(第 6 版)》,将罹患前列腺癌的捐赠者的 DTC 风险概括为三类:①无前列腺癌或 Gleason评分≤6 分的前列腺内肿瘤为标准风险;②Gleason评分为 7 分的局限期前列腺为可接受风险;③pT_{3a}期/pT_{3b} 期前列腺以外癌或淋巴结和/或远处转移为不可接受风险。通过扩大风险供者的遴选标准,移植器官数量明显增加。截至第 7 版《移植器官质量与安全指南》发布时止,意大利国家移植登记中心(Centro Nazionali di Trapianti,CNT)没有报道前列腺癌的 DTC 事件。Doerfler 等最新报道,

120 例来自确诊前列腺癌病例的供器官并没有导致肿瘤传播。Dholakia 等的 meta 分析指出,来自前列腺癌患者的供肾移植手术的 DTC 风险低于受者滞留于等待队列的风险,当然,需选择具备相应特征的合适受者。

(八)女性生殖系统肿瘤

1. 乳腺癌 乳腺癌绝大多数发生于女性,常具有高度的转移潜能,其接受治疗并获多年完全缓解后,仍可发生侵袭性复发或转移。"休眠"是乳腺癌演进中的普遍现象,癌细胞可很快扩散至远处,原发癌灶切除后多年仍可保持"休眠"状态且难以察及,转移灶形成的时间跨度非常大。临床实践中,应对每位潜在供者进行乳腺癌的排查;而对罹患乳腺癌的潜在供者尤应审慎评估,全面收集诊治经过与病理诊断等医疗信息,准确判断无瘤生存时间,并于捐献前缜密排查是否存在转移病灶,其捐献的器官仅可用于严格筛选的受者。在捐献评估和器官获取过程中发现浸润性乳腺癌时,则不建议实施器官捐献。经充分治疗获完全缓解且严密随访超过 5 年的浸润性乳腺癌患者,偶可作为器官供者,但需结合肿瘤的初始病期、组织类型及 *ER*、*PR*、*HER2* 的表达情况等进行综合判断,并始终警惕乳腺癌远期转移潜在的肿瘤传播风险。

乳腺癌引发的 DTC 事件屡见报道,甚至曾见乳腺癌传播至异体角膜移植受者的个案。Friedman 等曾报道 2 例肾移植受者,分别于术后 4个月和 12 个月诊断出供者到受者的乳腺癌传播。在停用免疫抑制剂并给予抗雌激素治疗后,1 例死亡,另 1 例经 36 个月的随访,无肿瘤复发。Buell等曾报道 IPITTR 登记数据的分析结果,供者传播乳腺癌仅源自侵袭性乳腺癌而未出自原位乳腺癌。Kauffman 等报道隐性导管乳腺癌传播给肾移植受者的个案,该患者在停用免疫抑制剂后发生了移植物排斥反应,同时可能因触发了人体对肿瘤的免疫反应而无肿瘤进展,并于 4 年后再次接

受肾移植。Moench 等报道了 4 例受者发生隐匿性转移性乳腺癌传播的严重 DTC 事件。其中,肺移植受者于术后 2 年最先获得诊断,术后 7 年间,肝、肺移植受者及 1 例肾移植受者先后死于肿瘤传播,另 1 例肾移植受者在停用免疫抑制剂后获得肿瘤完全缓解。

目前建议,按美国癌症联合委员会(American Joint Committee on Cancer,AJCC)分期标准(第 8 版)判定的 I 期乳腺癌,接受根治手术且无瘤期超过 5 年,列为 DTC 中低风险;而超出 I 期的浸润性乳腺癌,无论治疗经过及无瘤生存时间,均应列为 DTC 高风险。

2. 卵巢癌　因卵巢癌引发的 DTC 事件偶见报道。曾有 1 例供者将卵巢癌传播给 2 例肾移植受者,并导致受者出现肿瘤暴发性转移而迅速死亡。另有 1 例因器官获取术中发现卵巢癌盆腔复发而放弃器官使用的报道;供者曾患卵巢癌,病理为分化良好的浆液性卵巢癌,肿瘤被手术切除 10 年,且未发现复发征象。这提示,对于既往罹患肿瘤的供者,器官获取时尤需精细探查。

3. 子宫颈癌与子宫癌　现认为,宫颈不典型增生与宫颈原位癌不具有 DTC 风险,而对于其他期别的子宫癌和子宫颈癌,目前尚缺少文献依据。

4. 绒毛膜癌　绒毛膜癌是一种源于滋养层细胞的高度侵袭性恶性肿瘤,其可继发于葡萄胎、流产、异位妊娠或宫内妊娠。文献报道,绒毛膜癌在捐献与移植中的肿瘤传播率高达 93%,受者病死率为 64%。偶有因供者未被诊断绒毛膜癌并最终引发 DTC 事件的报道。一旦怀疑绒毛膜癌(如月经不规律、女性无危险因素脑出血等),需行尿 β-HCG 测定,对于无法采集尿液的供者,可检测血 β-HCG 水平。绒毛膜癌患者不可作为捐献器官的供者,因此,需在供者评估阶段进行彻底排查,以全力避免出现此类捐献案例。

(九) 神经内分泌肿瘤

起源于神经内分泌细胞的肿瘤主要涉及高级别的神经内分泌癌(neuroendocrine carcinoma,NEC),低级别的神经内分泌肿瘤(neuroendocrine tumor,NET),以及嗜铬细胞瘤(pheochromocytoma,PCC)和副神经节瘤(paraganglioma,PGL)等。NEC 和 NET 可发生于任何组织器官,常见于肠、肺或胰腺组织等。

目前,未见高分化 NET(如类癌)引发 DTC 的证据。但 NEC 引发 DTC 事件已见报道,所有案例均源自获取术中漏诊的高级别小细胞性 NEC,肿瘤于移植术后数月快速进展,常导致受者死亡。回顾分析显示,供者未被查及的全身性 NEC 具有将其传播给受者的高度潜能,因此,一旦明确发生了 NEC 的 DTC 事件,源于同一供者的所有受者均应考虑施行紧急性再次移植或移植肾切除。器官获取时无法确切排除微转移,此时发现高级别 NEC 应作为器官捐献的禁忌证。

PCC 和 PGL 为可分泌儿茶酚胺的肿瘤,分别起源于肾上腺髓质和肾上腺外的交感神经链,约 10% 的 PCC 和 15%~35% 的 PGL 呈恶性进展。与成人相比,PCC 和 PGL 在儿童中更罕见,但恶性占比可达 47%,需予警惕。此类肿瘤具有不确定的恶性潜能,远期转移甚至可发生在肿瘤切除后 20 年,完整切除后应予长期随访;定期血压监测和生化筛查是复发、转移的重要追踪方法,而发现转移病灶是判别恶性 PCC 或 PGL 的唯一标准。在无淋巴结或远处转移(肺、骨、肝)的情况下,预测其恶性行为的风险要素包括:男性、起源于肾上腺以外部位、肿瘤体积大(文献显示,恶性肿瘤平均为 383g,良性肿瘤平均为 73g)、肿瘤坏死融合、侵及血管及局部广泛浸润。评估此类病例的潜在供者,需检测尿液或血浆中的肾上腺素水平,呈现异常时,需行进一步排查。器官获取期间首次发现此类肿瘤,极难预测其生物学行为。肿瘤的大小和重量、坏死表现、有丝分裂指数及边缘浸润等信息,有助于判别其传播风险,但获取术中无法凭借冰冻切片测算有丝分裂指数。

三、造血系统恶性肿瘤

(一) 白血病、单克隆免疫球蛋白沉积病及淋巴瘤或浆细胞瘤

在器官捐献过程中,应审慎排查供者造血系统疾病并谨慎应对可能发生DTC事件,这些疾病初始即呈全身系统性扩散的特点,故罹患此类疾病通常成为初筛器官供者意愿者的排除标准。急性或慢性活动性白血病及淋巴瘤或浆细胞瘤是器官捐献的禁忌证。

淋巴瘤引发的DTC事件屡见报道。在Xiao等的系统综述中,报道了肾移植受者发生淋巴瘤传播的临床转归与预后,诊断肿瘤传播的中位时间为移植术后4个月且1例死于肿瘤转移性疾病。Sosin等曾报道肝移植受者移植术后3年发生供者相关性腹膜浆细胞瘤的罕见个例,肿瘤呈现供者与受者的遗传嵌合证据,但缺少其余的相关文献报道。意义未明单克隆丙种球蛋白血症(monoclonal gammopathy of undetermined significance,MGUS)易发于老年人群且呈不断增长的流行趋势,应当引起足够关注。该病可转化为多发性骨髓瘤或相关疾病,其年度转化风险为1%;血清单克隆蛋白(初始阈值为15g/L)是预测恶性进展的重要指标,电泳分析有助于诊断疑似病例;若逢此类病例,可进一步行骨髓活检等检查,并咨询血液病专家的建议与意见。值得注意的是,在造血系统恶性肿瘤的DTC事件中,尚可发生供、受者间肿瘤表型的转换,其机制值得深入探讨。例如,供者意外传播的T淋巴母细胞淋巴瘤,在受者中表现为急性淋巴细胞白血病(acute lymphoblastic leukemia,ALL);供者罹患白血病,在受者中表现为实体肿瘤(早幼粒细胞肉瘤)。

近年,造血干细胞移植已广泛用于血液系统疾病的治疗,并被公认为诸多血液系统恶性肿瘤的唯一治愈性手段。德国曾报道高级别淋巴瘤患者成功接受干细胞移植并于移植后4年捐献肝脏的个案,肝移植受者经3年随访未见肿瘤播散征象。虽然如此,由于缺乏相关临床证据,目前尚不能形成血液系统恶性肿瘤患者接受造血干细胞移植后入选潜在器官供者的指导性意见。而对于疾病缓解和应用先进方案(非干细胞移植)治疗的患者,不能排除恶性克隆细胞经其捐献器官传播的风险。即使急性白血病和淋巴瘤经治疗明确获得5~10年的疾病缓解,仍被认为具有高传播风险,此类病例不宜作为器官移植的潜在供者。

(二) 骨髓增殖性肿瘤

骨髓增殖性肿瘤(myeloproliferative neoplasm,MPN)是一组因多能造血干细胞克隆异常增生引发的慢性恶性疾病,发病年龄多超过50岁,40岁以下者约占20%。MPN的克隆源性干细胞过度增生,大量生成不同类别血细胞,可引发血栓或出血等并发症。其主要类别有:①真性红细胞增多症(polycythemia vera,PV),以红细胞增生为主,并可伴发其他类别细胞的增生;②原发性血小板增多症(essential thrombocythemia,ET),表现为血小板增生;③慢性髓细胞性白血病(chronic myelogenous leukemia,CML),表现为白细胞(功能性粒细胞)和血小板的增生;④原发性骨髓纤维化(primary myelofibrosis,PMF),源于干细胞克隆性增生,最初表现为白细胞或血小板增多症及外周血呈现未成熟血细胞,进而发生贫血及全血细胞减少。

各类别MPN常可伴发肝大、脾大,可演进为急性髓系白血病(暴发危象)或骨髓纤维化而导致患者死亡。对于呈现广泛血栓、红细胞或白细胞增多等临床征象的MPN疑似病例,需检测血液和骨髓中特异性致癌因素(CD34⁺细胞、BCR-ANL、JAK-2、V617F、MPL突变,钙网蛋白突变等),以与反应性细胞增生相鉴别。完成上述检测至少需2~3个工作日,未必适合潜在器官供者的紧急评估。针对症状性MPN病例进行治疗,通常预后良好。对症治疗主要在于控制症状及避免血栓性风险,治愈手段为同种异体干细胞移植,现主要用于PMF病例。

MPN 属不可治愈的慢性疾病,其异常增生的干细胞主要位于骨髓,但也可存在于外周血中或累积在脾与肝之中,可能因肝移植发生传播,同时也不能排除其恶变细胞黏附于供器官血管壁进而传播给移植受者的潜在风险。临床上,需警惕供者 MPN 引发的 DTC 风险,但因缺乏 MPN 和器官捐献的相关文献与数据而无法形成具体评估建议。此类病例的器官捐献需咨询经验丰富的血液病学专家,仔细评估骨髓活检结果,高度警惕 DTC 风险。

第三节 器官捐献与移植注册中心的建设

一、国际主要数据注册中心的 DTC 风险证据

(一)美国器官共享网络注册系统(United Network for Organ Sharing Registry,UNOS)

据 UNOS 首份 DTC 风险报告,1994—1996 年具有肿瘤病史的供者共 257 例,其总体 DTC 发生率为 1.7%。其中,85% 的供者有皮肤、脑或泌尿生殖系统肿瘤病史,但缺少明确的组织学诊断或肿瘤分期;其余 15% 多为捐献前无肿瘤复发且无瘤生存时间超过 5 年的供者。

其后,基于不同时段与目的发表了另几项分析报告,DTC 发生频率总体呈下降趋势,概括如下:①1992—1999 年,共 397 例确认中枢神经系统肿瘤(具有肿瘤史或死于肿瘤)的捐献案例,捐献器官用于 1 220 例移植受者,平均随访 36 个月,均未发生肿瘤传播。②1994—2001 年,在 108 062 例受者中,共 11 例非中枢神经系统肿瘤的供者将肿瘤传播至 15 例受者(占受者总数的 0.017%)。其中,黑色素瘤 1 例(4 例受者)、小细胞神经内分泌瘤 1 例(2 例受者)、腺癌 1 例、胰腺癌 1 例、未分化鳞状细胞癌 1 例、肺癌 2 例、肾嗜酸细胞瘤 1 例、

来源不明的乳头状肿瘤 1 例、乳腺癌 1 例、前列腺癌 1 例(器官获取后尸检发现供者前列腺癌淋巴结转移);诊断时间为受者接受移植后 3~40 个月,平均为 14.2 个月。③2000—2005 年,1 069 例有肿瘤病史的供者共引发 2 起 DTC 事件。1 例供者在捐献时已获肿瘤活检结果,将多形性胶质母细胞瘤传播至 3 例受者;另 1 例供者 32 年前曾接受肿瘤切除,将恶性黑色素瘤传播至 6 例受者,并致所有受者死于肿瘤传播性疾病。

(二)美国疾病传播咨询委员会(Disease Transmission Advisory Committee,DTAC)

DTAC 隶属于 OPTN,其相关报告概括如下:①2005—2009 年,累计确诊 28 例移植受者发生了供者肿瘤的传播,其中 9 例受者死于肿瘤传播性疾病。传播肿瘤分布情况为:肾细胞癌 7 例、肺癌 4 例、黑色素瘤 2 例、肝癌 1 例、胰腺癌 3 例、卵巢癌 2 例、恶性神经内分泌肿瘤 2 例、淋巴瘤 6 例、多形性胶质母细胞瘤 1 例。②2013 年数据显示,5 例供者致 8 例受者发生了 DTC。其中,黑色素瘤 3 例、腺癌 2 例、其他恶性肿瘤 3 例;2 例受者死于肿瘤传播性疾病。

(三)以色列·佩恩国际移植肿瘤登记网络(Israel Penn International Transplant Tumor Registry,IPITTR)

IPITTR 由美国的以色列·佩恩博士于 1967 年创建,旨在自愿登记移植受者发生恶性肿瘤的相关信息,并进行总结与分析。IPITTR 披露的 1965—2003 年的 DTC 发生率高于其他数据注册中心,这种差异可解释为,IPITTR 隶属于民间协会组织,其数据来自民众的自愿登记,仅涵盖特定队列或非完整资料。IPITTR 数据显示,截至 2001 年,68 例受者接受肾细胞癌病例的器官捐赠,其中 43 例发生肿瘤传播;30 例受者接受黑色素瘤病例的器官捐献,23 例发生肿瘤传播;14 例受者接受绒毛膜癌病例的器官捐赠,13 例发生肿瘤传播。该网络尚无甲状腺、头颈、肝胆、睾丸等部位恶性肿

瘤及淋巴瘤或白血病的肿瘤传播报道。

（四）英国器官移植注册系统（United Kingdom Transplant Registry）

1989年，英国24岁的彼得·考克斯死于脑瘤并实现了器官捐赠意愿，之后经过5年努力，英国设立了隶属英国国家医疗服务体系（National Health Service，NHS）的器官捐赠者登记处，并随后成立血液、组织及器官安全咨询委员会（Advisory Committee on the Safety of Blood，Tissue and Organs，SaBTO）。2014年，SaBTO对患有癌症或有癌症病史的逝世后器官捐献提出相关建议。

该注册系统的DTC风险证据主要包括：①2001—2010年，共登记14 986例供者，其中有15例受者发生DTC（占所有受者的0.05%），并致3例受者死亡；传播肿瘤分布情况为：肾细胞癌6例、肺癌5例、淋巴瘤2例、神经内分泌癌1例、结肠癌1例。②1990—2008年，共登记17 639例供者，总计202例有肿瘤病史（占供者总数的1.1%）。按国际建议分类，其中61例属不可接受或高传播风险的供者，接受这些供者捐献器官的133例受者均未发生肿瘤传播。③1985—2001年，共登记11 799例供者，总计179例曾确切患有中枢神经系统原发性恶性肿瘤，其中33例为高级别恶性肿瘤（IV级神经胶质瘤24例、髓母细胞瘤9例），其495个捐献器官用于448例受者，移植后均未发生肿瘤传播。

（五）西班牙国家移植组织（Spanish National Transplant Organization，ONT）

ONT数据显示，1990—2006年，累计登记罹患恶性肿瘤的供者117例（占供者总数的0.58%），其平均年龄为53岁，主要以脑卒中为死因（共81例）；22例接受上述供者器官的受者发生死亡，其中7例为肿瘤相关死亡。

（六）意大利国家移植登记中心（Centro Nazionali di Trapianti，CNT）

2001年以来，CNT不断改进评估供者适宜性

的策略与程序，按风险等级评判供者源性疾病的发生风险，以保证器官捐献的质量与安全。

该登记中心的DTC风险证据主要包括：①2001—2002年，患恶性肿瘤的潜在供者数量约占供者总数的2.9%。其中，器官获取前约半数潜在供者诊断出罹患恶性肿瘤而放弃捐献；器官获取和器官植入间隔时段，有1/4的潜在供者被诊断出罹患恶性肿瘤；余者在施行移植后获得了诊断。②2002—2004年，108例受者接受了不同肿瘤传播风险的59例供者的捐赠器官，平均随访27.6个月，均未发现肿瘤传播。③2006—2016年，共23 568例受者接受了来自12 568例供者的器官捐赠，其中678例供者（5.4%）有肿瘤病史，随访中相关受者均未发生DTC；但有6例受者（0.02%）确切发生了供者相关性肿瘤，而对应3例供者在器官捐献时被判定为未患有肿瘤，发生传播的肿瘤是非霍奇金淋巴瘤（肝和双肾的受者均被累及，移植后1年均死亡）原发灶不明的高侵袭性肿瘤转移（肝和双肾的受者均受累，移植后3个月均死亡）。

二、我国器官捐献与器官移植注册中心的建设

器官捐献与移植数据中心是收集器官捐献与移植相关信息的重要资源平台。建立完善的注册中心有助于形成器官捐献与移植医疗的完整队列，详尽的注册数据有利于汇集器官捐献与移植医疗的完整信息，通过信息回顾可指导制订或修订器官捐献与器官移植领域的操作流程、诊疗规范及行业指南。建立开放、共享的注册中心有助于行业管理者或器官获取组织及移植中心开展大样本数据分析，进而指导行业管理、促进技术改进；回顾某一临床问题或特殊疾病的信息资料，还可发现与解释相关问题或疾病的内在规律，提高医疗质量。

建立符合中国国情的移植医疗信息数据注

册体系是改进行业管理与提升医疗质量的必然要求和重要保证。我国正在拓展与完善移植医疗的相关数据注册系统,中国肝脏移植注册系统(China Liver Transplant Registry,CLTR)为其最先启用的子系统,随后是中国肾脏移植科学登记系统(Chinese Scientific Registry of Kidney Transplantation,CSRKT),心脏和肺脏移植注册系统也已投入使用,但各子系统均需进一步完善与整合,以改进其统计分析功能。数据质量决定分析质量,当前急需提高各子系统登记数据的及时性、完整性和准确性。围绕移植肿瘤学相关问题,现行各子系统应完善录入项目与提升应用功能,为此需完成以下主要工作。

1. 规范与拓展供者信息录入项目　现有子系统缺少器官供者信息的系统性登记结构与项目,更缺乏供者相关信息的填注模板与栏目。系统应至少支持肿瘤病史采集要点、肿瘤标志物检测项目、影像学或病理学检查的结构化报告,以及重要医疗干预措施的信息载入。在此基础上,应考虑建立支持影像信息收录的云平台,以便于临床信息的查询与交流,以及队列信息的整合与分析。

我国各地区间医疗信息化水平不均衡,难以在短期内实现病例信息跨区域互联互通,将移植医疗相关信息统一汇集至中国人体器官分配与共享计算机系统(China Organ Transplant Response System,COTRS),是确保数据资料完整性、可用性及可追溯性的高效解决方案。此外,在潜在供者评估阶段,部分检查项目无关于潜在供者的医疗救治,其发生费用并非由供者家庭或医保部门支付;部分涉及工伤或意外事故等的案例也无法将这类检查发生的费用列入赔付事项中,将此类检查、检验的结果强制性录入COTRS系统,也是保证供者数据完整性的有效解决方案。

2. 强化移植医疗信息资源的开放利用　目前COTRS数据的公开利用政策仅限于各移植中心医疗数据的自身查询与利用,并未支持全国或其他移植中心医疗数据的外部查询与交流,不能分析与比较医疗质量相关数据,削弱了医疗信息资源的参考或利用价值,从而妨碍针对少见疾病或特殊潜在供者的经验性总结与个性化决策。采取资质准入或密码介入等方式,向器官获取组织或移植中心等专业机构提供脱敏化移植医疗数据信息,是建立科学、高效的器官捐献与器官移植注册中心的重要改进措施与必然发展方向。

第四节　供者传播性恶性肿瘤的诊断与处置

一、供者传播性恶性肿瘤的诊断

(一)供者相关性恶性肿瘤

应用免疫抑制剂造成的器官移植受者特有的免疫抑制状态是防治移植器官急慢性排斥反应的基本策略;异体移植物的使用是实施移植医疗的必备条件,长期接受免疫抑制治疗造成免疫功能受损是器官移植受者的共同特征,由此引发了一系列临床问题与系统性风险。

DDD是器官移植领域的特殊临床问题,主要包括感染性疾病与肿瘤性疾病。因移植物引发的DRC作为移植医疗的独特肿瘤学问题,构成了每位移植受者必然面对的肿瘤学风险。某一移植受者罹患恶性肿瘤性疾病,既需明确其性质,又应判别其来源。肿瘤可起源于受者,还可能来源于供者。DRC又被分为DTC与DDC;其中,DTC是移植医疗的严重不良事件,虽少有发生,但难以绝对避免,其可引发灾难性临床后果,应予警惕与防范。

探寻DRC的发生机制与临床规律,有助于指导风险识别、改善风险防范。DRC的具体发生机制尚未明晰,其发生模式可概括为:①DTC(直接途径)。移植物承载供者的恶性肿瘤或细胞,经移植手术过程直接传播给受者,继而造成该肿瘤在受者体内的生存、生长及恶性演进。移植物承载恶性肿瘤的行为方式与表现形式,是形成 DTC 临床转归与医疗结局的内在要素,如原发性或继发性、显性或隐性等。临床工作中,应注意积累相关医疗证据,进而强化风险的识别与防范。②DDC(间接途径)。移植受者接受移植手术时,移植物并未承载供者的恶性肿瘤或细胞,而在移植后某一时段发生了供者体细胞来源的恶性肿瘤。DDC 的发生被推断为受者免疫微环境与供者细胞相互作用的结果。肾移植受者发生移植肾相关性尿路上皮癌以及肝移植受者发生供肝原发性肝胆系恶性肿瘤等临床案例,可佐证上述推断。医疗过程中,应注意发现伴随于移植物中的癌前病变,注重防控伴发于移植物的癌前疾病,如移植肾脏的尿路上皮不典型增生、移植肝的慢性病毒性肝炎等。探讨间接途径的具体机制将丰富移植肿瘤学的科学内涵,加深肿瘤与免疫、移植免疫与肿瘤免疫间的内在联系。鉴别 DTC 与 DDC,常较为困难,而依据其发生时间或可提供某些帮助。

(二) DTC 的临床流行特征

DTC 是特发于器官移植受者的严重不良事件,可导致灾难性后果。20 世纪 60 年代,各类别器官移植正值临床创建期,偶发的 DTC 事件引起了移植领域专家的高度关注,并由此启动了相关证据的登记与收集。其后,移植医疗不断进步与发展,美国、欧洲等国家相继建立了独立的国家捐献与移植数据注册系统,各注册系统均高度重视移植医疗中 DTC 事件的证据收集与分析,为开展针对性防范提供了有益帮助与指导。因各国在器官捐献政策、器官移植技术及移植医疗供需状况等方面存在差别,故难以形成统一的 DTC 防范意见。以下总结来自各国的风险证据或流行特征,以资参考与借鉴:①供者隐匿性恶性肿瘤可引发肿瘤传播,DTC 事件难以绝对避免,而规范并执行移植医疗中的肿瘤筛检流程,可降低 DTC 发生率;②DTC 总体发生率约为 0.05%,确诊时间多在

移植术后的 14 个月内(3~40 个月);③罹患肿瘤供者占供者总数的 0.58%~1.1%,其 DTC 发生率可达 1.7%;④获取术中,罹患肿瘤供者的发现率可达 2.9%,而漏诊概率超过 25%;⑤高度恶性肿瘤可借助同一供者的 N 个捐献器官呈现多受者传播模式(1×N 模式)。总之,器官移植围手术期,应针对 DTC 风险开展实时、协同性防范;移植受者罹患恶性肿瘤需进行 DTC 相关排查。

(三) DTC 的诊断

1. 疑诊　移植受者罹患恶性肿瘤可能源于受者或供者,需予以判别。DTC 特指移植受者罹患供者传播性肿瘤;临床上,这种特定起源的肿瘤可呈现某些发病特征及疑诊线索,其特征或线索是开展针对性判别的重要依据。概括如下:①移植后最初 2 年内发生癌症(PTLD 除外);②同种异体移植物中出现癌症,而该患者没有相应自身器官的癌症病史;③临床呈现同种异体移植受者的转移性癌,却无法在可能对应的原发器官或部位发现肿瘤原发病灶;④与移植物相同细胞来源的转移性癌(如肾移植受者的肾细胞癌),而受者没有相同类型肿瘤的病史;⑤中枢神经系统之外发现中枢神经系统肿瘤,而受者中枢神经系统没有发现病灶;⑥移植受者接受异性别供者的捐献器官,移植术后发生性别冲突性癌症(如男性受者出现绒毛膜癌或女性受者出现前列腺癌);⑦受者年龄与所患肿瘤的常见发病年龄不符(如成年受者发生儿童肿瘤,反之亦然);⑧有怀疑肿瘤源于供者的特定原因(如器官供者有明确的恶性肿瘤病史)。

2. 诊断　DTC 的发生机制十分复杂,并由此造成临床表现的显著差异化。DTC 事件中呈现的症状和体征、转归与预后,归因于传播肿瘤的组织类型、存在形式及移植器官的类别等要素。依据原发性与继发性、显性与隐性进行矩阵式分类,可将移植物承载肿瘤划分为四种存在形式,各存在形式可赋予移植受者不同的临床表现与医疗结

局,为此,需针对性制订预防与应对的综合策略。传播性肿瘤初发于移植物内,通常提示因移植物携带肿瘤所致;传播性肿瘤初发于移植物以外部位而移植物内没有任何肿瘤浸润证据,通常提示由移植物承载的孤立性肿瘤细胞引发。移植受者接受有恶性肿瘤病史的供者器官,应予严密监测与随访,以早期发现可能出现的传播病灶。因恶性肿瘤而接受肝移植治疗的病例,一旦出现移植肝脏的肿瘤性占位,均需进行 DTC 排查。供者隐匿性恶性肿瘤亦可引发 DTC,因其容易造成漏诊或延误诊断,更需注意发现疑诊线索,疑诊时应及早进行判别。

DTC 的诊断关乎利用同一供者捐献器官的其他受者的生命安全及医疗决策,故应及时与准确。肿瘤的遗传学鉴定是 DTC 诊断的核心任务,需在完成常规肿瘤学诊断的基础上,施行肿瘤细胞亲缘性甄别,以明确肿瘤细胞来源于受者还是供者。肿瘤组织常规病理学检查可提供某些 DTC 的疑诊线索,而采用肿瘤的组织或细胞样本进行分子遗传学分析,才是目前确立 DTC 诊断的必需手段。近年,诸多分子细胞遗传学方法被用于判别肿瘤起源的遗传个体,其基本鉴定策略是:分别提取肿瘤组织标本、供者非肿瘤性移植物标本及受者非肿瘤组织标本中的 DNA,进而完成 DNA 核酸序列差异化检测与分析。供者组织标本与肿瘤活检标本间存在同源匹配,或受者组织标本与肿瘤标本间存在差异匹配,便可判定受者所患肿瘤源于供者。目前,可采用常规组织病理标本完成的分子细胞遗传学鉴定的方法包括:①FISH,在供受者性别不匹配的情况下,在恶性肿瘤活检组织检测 XX 或 XY 染色体对,通常可快速鉴定肿瘤组织的来源;②微卫星等位基因分析,检测重复 DNA 序列的遗传多态性,进而分析鉴别肿瘤的遗传个体来源;③比较基因组杂交(comparative genome hybridization,CGH),该方法同时比较基因组中的所有染色体,进而鉴别肿瘤来源。

二、供者传播性恶性肿瘤的处置

(一) 疑诊 DTC 时的必要处置

DTC 是发生于移植受者的严重不良事件,一旦发现相关疑诊线索或证据,事发医疗机构即应启动针对性医学排查,并同时向卫生行政部门报告详细案情及处置方案。目前,绝大多数欧美国家已强制要求执行上述报告制度。当怀疑发生供者肿瘤传播至受者时,卫生行政部门应立即开展病例审查及连续性调查,以及时采取必要的防范措施及制订可行的处置预案。疑诊发生 DTC 时,通常采取如下处置:①负责监管与协调的卫生行政部门,必须在深入调查或确诊前,立即报告上级主管部门,以便采取适当的预防措施,避免同一供者的捐献器官危及其他受者。②负责监管与协调的卫生行政部门应提醒接受同一供者捐献器官的受者以及移植中心、器官获取组织等,并通过特设或常设专家委员会着手开展病例审查。即使没有类似的卫生管理机制,也应采取替代程序,提醒有关移植中心。③应获得受者肿瘤组织的病理学检查结果以及肿瘤组织与供受者非肿瘤组织的 DNA 序列比较信息,证明或排除 DTC 诊断。

(二) 确诊 DTC 时的应对措施

确认发生 DTC 后,临床医师应立即通知该供者所涉及的器官获取组织、卫生行政部门、器官分配机构及移植受者。器官获取组织应全力为临床医师提供有关供者的肿瘤学信息;卫生行政部门应随即开展病例审查及跟踪调查;器官分配机构应及时响应再次器官移植的需求申请。临床医师应立即组织多学科专家,共同研判肿瘤传播的发生机制及预测临床转归方式,进而制订针对性处置预案;并应及时将相关诊查信息通报给当事受者或其亲属,共同商议相关应对措施及确定处置方案。

目前,针对 DTC 的治疗,并没有明确、成熟的共识性建议,任何干预措施均应基于器官移植的类别、受者的身体状况、肿瘤的组织类型及肿瘤的传播形式或范围等具体要素，制订个体化综合处置方案。例如，针对肾移植病例，可采用移植物切除或停用免疫抑制剂而重返透析治疗。确诊 DTC 后，若受者仍处于无瘤生存状态，可考虑施行切除移植物的再次移植，尽管切除移植物并不能根除肿瘤体内播散的风险。确认某一移植受者发生 DTC 后，应注意追踪使用同一供者其余器官的其他受者，并审慎评估切除尚未呈现肿瘤传播的移植物的必要性，而发生 DTC 受者的肿瘤类型与传播形式可为临床决策提供某些帮助。需强调的是，外科手术、化疗、放疗等传统肿瘤治疗措施，同样适用于 DTC 的治疗，但移植受者的移植物功能状况与免疫抑制状态，可能为治疗带来限制与影响。近期，免疫检查点抑制剂已用于治疗多种实体肿瘤并呈现可喜疗效，但其在移植受者肿瘤治疗中存在诱发移植物排斥反应的风险，并且缺少用于 DTC 治疗的经验，故应谨慎尝试。

（张玮晔　郑虹）

参考文献

[1] BUELL J F,HANAWAY M J,THOMAS M,et al. Donor kidneys with small renal cell cancers:can they be transplanted [J]. Transplant Proc,2005,37(2):581-582.

[2] DESAI R,COLLETT D,WATSON C J,et al. Estimated risk of cancer transmission from organ donor to graft recipient in a national transplantation registry [J]. Br J Surg,2014,101(7):768-774.

[3] WATSON C J,ROBERTS R,WRIGHT K A,et al. How safe is it to transplant organs from deceased donors with primary intracranial malignancy? An analysis of UK Registry data [J]. Am J Transplant,2010,10(6):1437-1444.

[4] VENETTONI S,EMILIO S C,SCALAMOGNA M,et al. Strategies for evaluation of suitable donors:Italian experience [J]. Ann Transplant,2004,9(2):15-16.

[5] NANNI COSTA A,GROSSI P. Quality and safety in the Italian donor evaluation process [J]. Transplantation,2008,85(8S Suppl):52-56.

[6] TAIOLI E,MATTUCCI D A,PALMIERIR S,et al. A population-based study of cancer incidence in solid organ transplants from donors at various risk of neoplasia [J]. Transplantation,2007,83(1):13-16.

[7] NALESNIK M A,ISON M G. Organ transplantation from deceased donors with cancer:is it safe [J]. Open Access Surg,2011,4:11-20.

[8] FRANKEN B,D E GROOT M R,MASTBOOM W J,et al. Circulating tumor cells,disease recurrence and survival in newly diagnosed breast cancer [J]. Breast Cancer Res,2012,14(5):R133.

[9] VAN DALUM G,STAM G J,SCHOLTEN L F,et al. Importance of circulating tumor cells in newly diagnosed colorectal cancer [J]. Int J Oncol,2015,46(3):1361-1368.

[10] LOH J,JOVANOVIC L,LEHMAN M,et al. Circulating tumor cell detection in high-risk non-metastatic prostate cancer [J]. J Cancer Res Clin Oncol,2014,140(12):2157-2162.

[11] MULLER C,HOLTSCHMIDT J,AUER M,et al. Hematogenous dissemination of glioblastoma multiforme [J]. Sci Transl Med,2014,6(247):247ra101.

[12] LANDOW S M,GJELSVIK A,WEINSTOCK M A. Mortality burden and prognosis of thin melanomas overall and by subcategory of thickness,SEER registry data,1992-2013 [J]. J Am Acad Dermatol,2017,76(2):258-263.

[13] BRAUN-PARVEZ L,CHARLIN E,CAILLARD S,et al. Gestational choriocarcinoma transmission following multiorgan donation[J]. Am J Transplant,2010,10(11):2541-2546.

[14] ZELINKOVA Z,GEURTS-GIELE I,VERHEIJ J,et al. Donor-transmitted metastasis of colorectal carcinoma in a transplanted liver [J]. Transpl Int,2012,25(1):e10-e15.

[15] SNAPE K,IZATT L,ROSS P,et al. Donor-transmitted malignancy confirmed by quantitative fluorescence polymerase chain reaction genotype analysis:a rare indication for liver retransplantation[J]. Liver Transpl,2008,14(2):155-158.

[16] BOUVIER A M,LATOURNERIE M,JOOSTE V,et al. The lifelong risk of metachronous colorectal cancer justifies long-term colonoscopic follow-up [J]. Eur J Cancer,2008,44(4):522-527.

[17] JAILLARD A,BAILLET C,BÉRON A,et al. FDG PET/CT allowing detection and follow-up of tumor cell transplantation [J]. Ann Nucl Med,2016,30(3):250-254.

［18］XIAO D,CRAIG J C,CHAPMAN J R,et al. Donor cancer transmission in kidney transplantation:a systematic review［J］. Am J Transplant,2013,13(10):2645-2652.

［19］CHEN K T,OLSZANSKI A,FARMA J M. Donor transmission of melanoma following renal transplant［J］. Case Rep Transplant,2012,2012:764019.

［20］CANKOVIC M,LINDEN M D,ZARBO R J. Use of microsatellite analysis in detection of tumor lineage as a cause of death in a liver transplant patient［J］. Arch Pathol Lab Med,2006,130(4):529-532.

［21］MORRIS-STIFF G,STEEL A,SAVAGE P,et al. Transmission of donor melanoma to multiple organ transplant recipients［J］. Am J Transplant,2004,4(3):444-446.

［22］ALSARA A,RAFI M. Donor-transmitted melanoma after limbal stem cell transplantation［J］. Avicenna J Med, 2017,7(2):75-77.

［23］SEPSAKOS L,CHEUNG A Y,NERAD J A,et al. Donor-derived conjunctival-limbal melanoma after a keratolimbal allograft［J］. Cornea,2017,36(11):1415-1418.

第八章

器官移植候选者的肿瘤风险评估及筛查

恶性肿瘤是实体器官移植受者死亡的第二大原因。随着实体器官移植的患者年龄增加,恶性肿瘤的发病率也随之提高。器官移植患者免疫力低下,恶性肿瘤的预后差。移植后2年内发现的肿瘤占总数的25%,这些恶性肿瘤有些可存在于术前。对于临床医师来说,恶性肿瘤的诊断对于实体器官移植候选者的筛查有极其重要的意义。

近几十年来,移植前有恶性肿瘤病史患者占实体器官移植的比例大幅增加(在1994年<1%,2016年在肾移植受者中占8.3%)。有恶性肿瘤病史患者不是器官移植的绝对禁忌证,对于这类患者,确定是否适合移植及确定移植的时机非常重要,美国移植协会相关专家共识及其他相关指南提供了重要参考。

第一节　现行临床指南的综合评价

一、现行临床指南内容

临床实践指南(clinical practice guidelines,CPG)通过当前研究,并根据现有证据和专家意见提出建议,对肿瘤评估具有重要价值。目前与实体器官移植恶性肿瘤筛查相关的CPG总计13个(表8-1-1),其中8个针对肾移植候选者,2个针对肝移植候选者,2个针对心脏移植候选者,1个针对肺移植候选者。目前CPG主要由移植医师和外科医师制订,其他专家如肿瘤学专家、公共卫生专家并未参与其中。目前多数CPG恶性肿瘤筛查是基于一般人群的筛查。

二、现行临床指南的局限性

目前在制订CPG建议时,通常没有描述其获益及风险,部分CPG并没有说明检查方法。CPG的制订主要根据专家意见和共识,而不是寻找证据。目前多数移植CPG与普通人群查体相同,且所有CPG均未提及等待期间的检查。对于某些移植候选者中发病率高的恶性肿瘤,应进行特别筛查,例如,对于高危人群,如肺移植候选者或有吸烟史的候选者,应进行CT筛查。同样,考虑某些肿瘤在移植受者中的发病率和病死率增加,术前也应增加针对性筛查。

CPG制订的另一个问题是缺乏肿瘤学专家、公共卫生专家及患者的参与。目前,肿瘤评估多基于现有文献中移植候选者高发的肿瘤或移植受者中高发的肿瘤,缺乏移植候选者肿瘤评估对移植后恶性肿瘤发生率的影响。由于移植候选者的评估过程存在很大差异,移植候选者的不同评估研究可进一步优化移植评估。

综上所述,终末期器官功能衰竭患者的治疗复杂,移植候选者的评估过程存在很大差异,而目前CPG恶性肿瘤筛查多数是基于一般人群的筛

表 8-1-1　目前与实体器官移植恶性肿瘤筛查相关的 CPG

发布者(年份)	器官	肿瘤评估
澳大利亚肾病指南委员会(2013)	肾脏	建议按一般人群筛查
欧洲肾脏最佳临床实践(2013)	肾脏	建议按一般人群筛查,对肾、膀胱和肝恶性肿瘤进行评估
里斯本会议(2007)	肾脏	建议按一般人群筛查,对肺、血液和肾恶性肿瘤进行评估
Bunnapradist(2007)	肾脏	建议按一般人群筛查,对肾恶性肿瘤进行评估
加拿大移植学会(2005)	肾脏	建议按一般人群筛查,对膀胱(高危)、肺、肝(高危)恶性肿瘤进行评估
欧洲泌尿外科协会(2018)	肾脏	建议对皮肤、宫颈、乳腺、前列腺、结直肠、肺和肾恶性肿瘤进行评估
美国移植学会(2001)	肾脏	建议按一般人群筛查,对肾(肾细胞癌、肾母细胞瘤)、膀胱、肛门、宫颈和子宫内膜、睾丸、甲状腺、卡波西肉瘤、乳腺、结直肠、前列腺、肝、肺恶性肿瘤,以及多发性骨髓瘤、淋巴瘤、黑色素瘤、非黑色素瘤、皮肤癌进行筛查
美国移植协会(1995)	肾脏	建议对宫颈、乳腺、结直肠、前列腺和睾丸恶性肿瘤进行评估
美国肝病研究协会(2014)	肝脏	建议对肺、头颈部(吸烟者)、结直肠及胆管(原发性硬化性胆管炎)及肝恶性肿瘤进行评估
美国肝病研究协会(2005)	肝脏	建议对结直肠癌进行评估
国际心肺移植学会(2006)	心脏	建议对结直肠癌、前列腺癌、乳腺癌、宫颈癌和多发性骨髓瘤进行评估
美国心脏协会(1995)	心脏	建议对结直肠癌、乳腺癌、宫颈癌和前列腺癌进行评估
美国移植学会/国际心肺移植学会/美国胸科协会(1998)	肺	建议对宫颈癌、乳腺癌和结直肠癌进行评估

查,且缺乏肿瘤学专家、公共卫生专家及患者的参加。因此,建立合适的移植术前恶性肿瘤评估体系,对于降低移植受者恶性肿瘤的死亡发生率具有重要意义。

(涂金鹏)

第二节　不同器官肿瘤筛查标准

评估器官移植候选者的肿瘤风险有两个重要原因:避免对因肿瘤进展而预后不良的患者进行器官移植,避免加重既往肿瘤的复发风险。考虑到移植受者恶性肿瘤预后较差,应确立适当的移植前肿瘤评估的方法和评估间隔,且对于高风险的实体器官移植受者的癌症筛查标准也应不同于普通患者。

一、肺癌

肺癌目前居世界恶性肿瘤发病率首位。移

植受者的肺癌发病率及病死率较高,移植前肺癌筛查非常必要。实体器官移植候选者可通过胸部X 线片评估肺癌,且应每年复查胸片。对于高危人群,如肺移植及有吸烟史的候选者,应进行 CT筛查。

二、肝癌

肝癌可作为肝移植的适应证,肝移植术前肝癌筛查不在本节提及。笔者建议,对于实体器官移植候选者,可通过腹部超声进行筛查。对于高危肝癌患者,如慢性乙型肝炎、丙型肝炎或肝硬化患者,应采用腹部 CT、腹部超声及 AFP 筛查,必要时行腹部增强 CT,且每年复查腹部超声。

三、膀胱癌

肾脏或泌尿系统疾病可增加泌尿系肿瘤风险。研究表明,透析患者膀胱癌发病率高于正常人群。膀胱癌的发生与透析时间无明显关系,反而在透析第1年有较高的发生率,其发生可能与透析患者尿液减少导致泌尿系冲洗作用明显减弱有关。此外,长期服用镇痛药或含马兜铃酸类中药也可增加膀胱癌风险。对于实体器官移植候选者,笔者建议进行尿细胞学检查。对于高危候选者(如有环磷酰胺服用史及镇痛药性肾病者)应进行尿细胞学和膀胱镜检查。

四、肾脏肿瘤

慢性肾衰竭患者获得性肾囊性病的发病率较高,并随着透析时间延长,在肾囊肿的基础上可继发肾脏恶性肿瘤。对于实体器官移植候选者建议通过超声和尿细胞学评估肾脏恶性肿瘤。对于肾脏恶性肿瘤高风险的患者(如3年以上透析史、肾癌家族史、获得性肾囊性病或镇痛药性肾病者)采用泌尿系超声、CT评估肾细胞癌,且每年行泌尿系超声检查。

五、结直肠癌

结直肠癌发病率占恶性肿瘤的第三位。虽然每10年行结肠镜检查可以有效降低一般人群的结直肠癌病死率,但这种方法不适于排除移植患者手术时存在恶性肿瘤。一项多中心肾移植研究把结肠镜作为常规筛查,399例潜在候选者中结肠息肉患病率为24%~69%,但长期预后并无显著变化。相反,可能由于不必要的检查、干预及移植延迟,对无症状患者造成损害。因此,对于50岁以上实体器官移植候选者,建议行粪便隐血监测及肿瘤标志物监测。对于有原发性硬化性胆管炎或炎症性肠病史的高危实体器官移植候选者建议行结肠镜进行筛查,且每年行结肠镜检查。

六、前列腺癌

前列腺癌发病率在55岁前处于较低水平,55岁后逐渐升高,发病率随着年龄的增长而增高。前列腺癌筛查建议按一般人群筛查标准,即55岁以上的男性实体器官移植候选者,在了解风险和获益后,自愿每年接受PSA检查;对于有前列腺癌家族史的男性实体器官移植候选者,建议从45岁开始进行每年一次的检查。

七、宫颈癌

宫颈癌是常见的女性恶性肿瘤之一,目前已知持续高危型HPV感染是引起宫颈癌的最主要原因。对于宫颈癌的筛查建议按一般人群筛查标准。21岁以上女性自愿进行宫颈细胞学检查,并应每3年进行一次筛查。65岁以上女性自愿每5年行HPV检测筛查。子宫全切术后(包括子宫颈)患者,不需宫颈细胞学检查。

八、其他肿瘤

睾丸癌可通过对移植候选者行睾丸检查以排除睾丸肿块。皮肤癌建议对可疑病变进行皮肤活检,并建议通过皮肤完整性筛查黑色素瘤和非黑色素瘤。对于血液系统肿瘤,多个CPG建议通过病史、体格检查及全血细胞计数进行血液系统恶性肿瘤筛查。头颈部癌建议通过甲状腺触诊进行评估,对可疑病例行超声检查。

(涂金鹏)

第三节　器官移植候选者肿瘤治愈性评价

治愈性治疗一词广泛用于描述恶性肿瘤的治疗方案,但恶性肿瘤经治疗后,存在临床复发的风险,目前尚无恶性肿瘤临床治愈的国际标准。对有恶性肿瘤病史的器官移植候选者而言,评估恶性肿瘤治疗后的临床疗效及预测预后是临床移植工作的重要内容,在患者成功治疗恶性肿瘤后如何把握移植的适宜性和时机一直是移植医师面临的挑战。接受实体器官移植评估的患者常伴有恶性肿瘤病史,在免疫抑制的情况下,移植的获益与肿瘤复发的风险需要进行慎重权衡。

一、美国移植协会专家共识

美国移植协会于 2019 年 9 月 29 日至 30 日在得克萨斯州达拉斯-沃斯堡举行了一次共识研讨会,旨在帮助移植医师在患者成功治疗恶性肿瘤后确定移植的适宜性和时机。该共识在常见的实体器官癌及血液病和黑色素瘤等方面提出比较详尽的建议。共识通常以癌症 5 年生存率接近 80% 作为可以接受移植的标准。需要强调的是,本次会议发表的共识仅是建议而非临床指南,且大部分数据是从一般人群中推断出来的。因为是专家的共识意见,因此证据等级也没有分级。

(一) 乳腺癌

对低风险女性患者,如导管原位癌和 I 期乳腺癌,完成所有标准治疗(如手术、放疗和/或非内分泌系统性治疗)后,无须等待。对内分泌治疗的药物耐受性好、没有明显副作用的患者,通常需要持续内分泌治疗 5~10 年,但这种治疗不影响移植时机的选择。对于 II 期患者,5 年生存率为 78%~83%,可以在所有治疗结束后的 1~2 年无病间隔后进行移植。在移植前,建议进行乳腺 X 线检查(表 8-3-1)。

(二) 结直肠癌

经治疗的既往有结直肠癌病史的患者进行移植的数据很少(表 8-3-2)。

表 8-3-1　有乳腺癌病史的实体器官移植候选者的推荐等待时间

风险/分期	无复发 5 年生存率	等待时间	需要注意的事项
低风险 　导管原位癌 　I 期	97%~99%	无须等待	激素受体阴性的肿瘤在前 2~3 年可能有稍高的复发风险
中风险 　II 期	90%~99%	1~2 年无瘤状态	激素受体阴性的肿瘤在前 2~3 年可能有稍高的复发风险
高风险 　III 期	66%~97%	3~5 年无瘤状态	激素受体阴性的肿瘤在前 2~3 年可能有稍高的复发风险;炎性乳腺癌可能有更高的复发风险和更差的生存率
极高风险 　IV 期	32%~38%	禁忌	

表 8-3-2　有结肠癌病史的实体器官移植候选者的推荐等待时间

风险/分期	无复发 5 年生存率	等待时间	需要注意的事项
低风险 　I 期($T_1/T_2N_0M_0$)	91%	1 年	低风险特征:不稳定的微卫星灶,无 *BRAF* 突变 高风险特征:淋巴、血管侵犯或外周神经侵犯;黏液癌或印戒细胞癌;组织学低分化;肠梗阻;肿瘤性穿孔;检查淋巴结数量 <12 个 肿瘤沉积被认为是 N+ 期疾病
中低风险 　II 期($T_3N_0M_0$)	72%	2 年(如果有高危特征,考虑延长时间)	II 期高风险肿瘤患者在移植前应考虑化疗
中高风险 　II 期($T_4N_0M_0$) 　III 期(任意 T,N+,M_0)	—	3 年(有高危特征时需要 5 年)	III 期患者应完成化疗
高风险 　IV 期(任意 T,任意 N,M+)	13%	5 年无瘤状态	5 年内不推荐实体器官移植

结直肠肝转移和肝移植:对于残肝不足和无肝外受累者,可选择肝移植。在严格的选择标准下,肝移植术后 1 年和 5 年的总生存率分别为 100% 和 83%,但数据和经验有限,临床试验正在进行中。

没有移植时已罹患肛门癌的患者的数据,来自普通人群的数据表明:侵袭性肛门鳞状细胞癌患者的 5 年生存率低于 70%。考虑到免疫抑制后发生侵袭性肛门病变的风险,专家组建议,有侵袭性、HPV 相关肛门癌病史的患者在 5 年无病间隔后进行移植(表 8-3-3)。

(三)泌尿系统恶性肿瘤

1. 前列腺癌 在诸多男性实体器官移植的大型研究中,没有证据表明免疫抑制会增加具有临床意义的前列腺癌的风险(表 8-3-4)。

2. 肾细胞癌 在考虑移植的患者中发现的大多数肾脏肿物为偶发的小肿物,直径≤4cm,其中大多为肾细胞癌(占 75%~80%),且大多为低分级(占 85%),出现转移的风险 <2%;接受治疗后,

3 年的转移概率≤2%。对于等待移植的患者,肾切除术仍然是肾小肿物治疗的标准方法。器官衰竭患者行肾切除术发生术后并发症的风险很大,疾病进展的风险可能超过手术带来的获益。因此,在挽救生命的移植(如心脏、肺、肝)的背景下,肾小肿物(<3cm)应考虑监测,移植成功后 3~6 个月再行肾切除术,预后良好。在等待心脏、肺、肝移植的监测患者和射频消融治疗的肾肿瘤患者中,没有数据表明增加免疫抑制是否有有害影响(表 8-3-5)。

3. 膀胱癌 膀胱癌 5 年生存率为 77%,10 年生存率为 70%。局限性膀胱癌复发率高但进展缓慢。对于非肌肉浸润性膀胱癌患者,大多数复发可以局部切除,由于进展罕见,膀胱可以保持完整。低风险非肌肉浸润性膀胱癌患者至少监测 6 个月以确定复发。尽管 5 年复发率高达 28%,但因为进展风险极低(超过 5 年为 1%~2%),如果 6 个月内没有复发,可以考虑移植。对于中等风险的非肌肉浸润性膀胱癌患者,尽管复发风险略

表 8-3-3 有直肠癌病史的实体器官移植候选者的推荐等待时间

风险/分期	无复发 5 年生存率	等待时间	需要注意的事项
低风险 Ⅰ期($T_1/T_2N_0M_0$) 肿瘤完整切除	85%~88%	1 年(如有高危特征可考虑 2 年)	低风险特征:不稳定的微卫星灶,无 *BRAF* 突变 高风险特征:淋巴、血管侵犯或外周神经侵犯;黏液癌或印戒细胞癌;组织学低分化;肠梗阻;肿瘤性穿孔;检查淋巴结数量 <12 个;直肠下 1/3 处;不完整的直肠、系膜切除 肿瘤沉积被认为是 N+ 期疾病 对于术前接受放疗的患者,治疗的反应是预后的重要指标。完全和几乎完全应答者的复发风险比反应不良者低得多
中低风险 Ⅰ期($T_1N_0M_0$) 局部切除	78%~88%	2 年	
中高风险 Ⅱ期($T_3/T_4N_0M_0$) Ⅲ期(任意 T,N+,M_0)	70%	3 年(有高危特征者 5 年)	Ⅱ期和Ⅲ期患者应完成三疗程治疗(放化疗、手术和化疗),除非经多学科讨论后认为需要取消其中一种
高风险 Ⅳ期(任意 T,任意 N,M+)	14%	5 年无瘤状态	

表 8-3-4 有前列腺癌病史的实体器官移植候选者的推荐等待时间

风险/分期	生存率	等待时间	需要注意的事项
极低风险 PSA<10ng/ml Gleason 6 分的前列腺核芯针穿刺活检标本数量≤3 个（1 级）；病变范围不超过每个穿刺样本的 50% $T_{1c} \sim T_{2a}$	15 年的转移或死亡风险<1%	无须等待	强烈建议术后进行监测，某些情况下可能需要治疗
低风险 PSA<10ng/ml Gleason 6 分但不符合极低风险标准 $T_{1c} \sim T_{2a}$	15 年的转移或死亡风险为 2%~3%	无须等待	强烈建议术后进行监测，某些情况下可能需要治疗
中低风险 符合下列标准中的一项：PSA>10ng/ml，Gleason 7 分（2 级或 3 级），T_{2b}	15 年的转移或死亡风险<5%	如果监测，无须等待；如果开始治疗，列线图预测未来 15 年癌症特异性死亡风险<10%，则无须等待	根据患者和癌症特点进行监测或治疗
中高风险、高风险或极高风险 PSA>20ng/ml，或大体积 Gleason 7 分，或 Gleason 8~10 分，或 T_3	15 年的转移或死亡风险为 20%~70%	如果开始治疗，列线图癌症预测在未来 15 年特异性死亡风险 <10%，则无须等待	需要治疗
对去势治疗敏感的肿瘤转移	中位生存期 5~6 年	如病情稳定 2 年，预期寿命延长，可考虑移植	最好行全身治疗±局部治疗
对去势治疗不敏感的肿瘤转移	中位生存期 2~3 年	不适合行实体器官移植	最好全身治疗

表 8-3-5 有肾细胞癌病史的实体器官移植候选者的推荐等待时间

分期	无复发 5 年生存率	等待时间
T_{1a}（≤4cm），N_0，M_0	95%~98%	无须等待
T_{1b}（>4cm，≤7cm），N_0，M_0	福尔曼分级 1、2 级：91% 福尔曼分级 3、4 级：80%~82%	无须等待 1~2 年
T_2（>7cm，≤10cm），N_0，M_0	80%	2 年
T_3，N_0，M_0	43%~80%	至少 2 年，然后重新评估
T_4，N_0，M_0	28%~55%	至少 2 年，然后重新评估
任何 T，N+，M_1	0~32%	不适合移植（如果是孤立转移并切除，需要肿瘤专家讨论评估候选人）
任何 T，伴有肉瘤样和/或横纹肌样的组织学特征	15%~27%	禁忌
集合管或髓质肾细胞癌	<10%	禁忌

注：福尔曼分级 1 级：在 ×400 放大镜下核仁不明显，嗜碱性；福尔曼分级 2 级：在 ×400 放大镜下核仁清晰可见，嗜酸性；福尔曼分级 3 级：在 ×100 放大镜下核仁清晰可见；福尔曼分级 4 级：极端多形性或横纹肌和/或肉瘤样形态。

高,但进展的风险仍然较低,复发是可以控制的,建议等待 6 个月。对于高风险非肌肉浸润性膀胱癌患者,在确诊后进展的风险明显更高(5 年约为 18%),移植的时机仍存在争议。然而,在局部控制和膀胱内治疗后,通常建议至少等待 2 年。根据有条件的复发/进展模型,如果诊断后 2 年内无疾病发生,复发风险仅为 7%~18%,进展风险仅为 4%~6%。对于接受根治性膀胱切除术的肌肉浸润性膀胱癌患者,大多数复发发生在术后 2 年内,可以发生在局部、残余尿路内,或转移;超过 2 年,复发率低。因此,可以考虑对根治性膀胱切除术 2 年后没有复发转移证据的患者进行移植。使用放、化疗保留膀胱的肌肉浸润性膀胱癌患者,仍存在较高的局部复发风险,这些患者应根据具体情况考虑是否进行实体器官移植(表 8-3-6)。

表 8-3-6　有膀胱癌病史的实体器官移植
候选者的推荐等待时间

膀胱癌病史	经尿道膀胱肿瘤切除术后 2 年局部复发率	等待时间
非肌肉浸润性膀胱癌,低风险[a]	19%	6 个月
中风险[b]	39%	6 个月
高风险[c]	38%	2 年
肌肉浸润性膀胱癌,膀胱切除术后	25%~37%	2 年
肌肉浸润性膀胱癌,放化疗后	25%~30%(术后 10 年)	禁忌

注:[a] 低风险:孤立性肿瘤,≤3cm,低级别,T_a 肿瘤,无原位癌;[b] 中风险:孤立性肿瘤,>3cm,12 个月内复发,伴低级别 T_a 肿瘤、多灶性低级别 T_a 肿瘤、低级别 T_1 肿瘤或高级别 <3cm 肿瘤;[c] 高风险:任何原位癌,高级别 T_a 肿瘤 >3cm,高级别 T_1 肿瘤,多灶性高级别 T_a 肿瘤,任何复发的高级别 T_a 肿瘤,原位癌,组织学变异,淋巴、血管侵犯,高级别前列腺尿道受累者,膀胱内卡介苗治疗后复发。

4. 妇科癌症　关于移植前罹患妇科恶性肿瘤的患者,移植后的生存和癌症复发风险的文献很少。对最常见类型的子宫内膜癌、卵巢癌和宫颈癌按复发风险可分为低、中、高风险三类。在初次治疗结束后,低复发风险的患者任何时间都

可以考虑移植。中风险患者的 5 年生存率超过 90%,前 2 年疾病复发风险最大。因此,如果在治疗结束后至少 2~3 年没有疾病复发的迹象,可考虑移植。复发风险高的患者包括晚期子宫癌、卵巢癌或宫颈癌。卵巢癌治愈后,超过一半的患者会在前 2 年的随访中复发。然而,选择多聚 ADP 核糖磷酸化酶抑制剂的患者,可以通过维持治疗延长 3 年或更长的无进展生存期。对于高危子宫内膜癌患者,约 40% 会在前 3 年内复发。对于Ⅲ期宫颈癌患者,4 年无进展生存率为 80%。综上所述,只有当患者在初次治疗后至少 3~5 年没有疾病复发时,才应考虑移植(表 8-3-7)。

5. 非小细胞肺癌　非小细胞肺癌确诊后,是否可以将患者列入移植名单取决于疾病的分期、治疗史,以及胸部器官移植候选者由于之前的放疗和/或手术导致的胸部病情复杂程度。使用检查点抑制剂控制癌症时,可能因移植后引入免疫抑制导致复发。移植前使用检查点抑制剂的数据有限。免疫检查点抑制剂治疗癌症必须与器官排斥和潜在移植物损失的风险进行权衡(表 8-3-8)。

6. 恶性黑色素瘤　根据目前的治疗方案,包括封闭免疫检查点及已批准的用于 *BRAF* 突变黑色素瘤的 MAPK 抑制剂方案,转移性黑色素瘤患者的 5 年生存率现在超过 50%。但目前还不清楚如果检查点抑制剂促进的免疫反应被免疫抑制削弱,是否会增加移植后的癌症复发风险。免疫检查点抑制治疗癌症必须与器官排斥和潜在移植物损失的风险进行权衡。移植前黑色素瘤患者移植后不良结局/复发的数据有限,现有研究中的分期和治疗信息并不完整。

所有移植前诊断为局部黑色素瘤的患者(Ⅰ期、Ⅱ期,可能部分患者为ⅢA 期)都可作为移植的候选者。对于至少有ⅡA 期黑色素瘤病史的患者,建议在考虑移植前对脑、胸、腹和骨盆行影像学检查(表 8-3-9)。

表 8-3-7 有妇科癌症病史的实体器官移植候选者的推荐等待时间

5 年复发风险	类型及分期	等待时间
低风险 复发风险 <5%	ⅠA/ⅠB 期 1~2 级子宫内膜癌,无淋巴、管腔浸润 ⅠA/ⅠB/ⅠC 期 1~2 级上皮性卵巢癌 ⅠA₁,ⅠA₂ 期宫颈鳞状细胞癌/腺癌	初级治疗结束后无须等待
中风险 复发风险 5%~15%	Ⅰ/Ⅱ 期子宫内膜癌 + 危险因素[a] ⅠB 期宫颈鳞状细胞状/腺癌	治疗结束后 2~3 年
高风险 复发风险 >30%	子宫浆液性癌、透明细胞癌或子宫癌肉瘤(所有分期) Ⅲ期 1~3 级子宫内膜样癌 Ⅱ/Ⅲ期卵巢上皮细胞癌 Ⅱ/Ⅲ期宫颈鳞状细胞癌/腺癌	治疗结束后 5 年
极高风险 复发风险 >80%	Ⅳ期子宫内膜癌(所有级别) 复发或转移性子宫内膜癌 Ⅳ期上皮性卵巢癌(任何级别) 复发性卵巢癌 Ⅳ期宫颈鳞状细胞癌/腺癌 转移性或复发性宫颈癌	禁忌

注:[a] 危险因素:高龄、淋巴血管侵犯、2 或 3 级子宫内膜样肿瘤、深度浸润性肿瘤。

表 8-3-8 有肺癌病史的实体器官移植候选者的推荐等待时间

分期	肿瘤及淋巴结	5 年生存率	移植前检查	等待时间	需要注意的事项
Ⅰ	$T_{1a}N_0$	92%	PET/CT,考虑 SBRT 后活检	≥3 年	5 年无复发生存是最安全的
	$T_{1b}N_0$	83%	PET/CT,考虑 SBRT 后活检	≥3 年	
	$T_{1c}N_0$	77%	PET/CT,考虑 SBRT 后活检	3~5 年	
ⅠB	$T_{2a}N_0$	68%	PET/CT	5 年	—
ⅡA	$T_{2b}N_0$	60%	PET/CT	5 年	—
ⅡB	T_3N_0	53%	PET/CT	5 年	—
ⅢA		36%	PET/CT	5 年	特别注意 N_2 期
ⅢB		26%	—	—	禁忌
ⅢC		13%	—	—	禁忌
ⅣA		10%	—	—	禁忌
ⅣB		0	—	—	禁忌

注:SBRT. 立体定向全身放射治疗。

表 8-3-9 有恶性黑色素瘤病史的实体器官移植候选者的推荐等待时间

病理分期	5 年黑色素瘤特定的生存率	移植前适宜的治疗	等待时间	需要注意的事项
原位癌	99%	扩大局部切除	无须等待	实体器官移植后肿瘤随访 3 个月
ⅠA 期(T_{1a})	99%	扩大局部切除	1 年	
ⅠB 期(T_{1b}/T_{2a})	97%	扩大局部切除及前哨淋巴结活检	1 年	如果诊断时前哨淋巴结活检阳性,影像学检查与ⅡA期一致

病理分期	5 年黑色素瘤特定的生存率	移植前适宜的治疗	等待时间	需要注意的事项
ⅡA 期（T_{2b}/T_{3a}）	94%	扩大局部切除及前哨淋巴结活检	1 年	脑、胸、腹和盆腔影像学检查；原发性头颈部黑色素瘤患者需颈部影像学检查
ⅡB 期（T_{3b}/T_{4a}）	87%	扩大局部切除及前哨淋巴结活检	2~4 年	影像学检查同上
ⅡC 期（T_{4b}）	82%	扩大局部切除及前哨淋巴结活检	2~4 年	影像学检查同上
ⅢA 期（T_1~T_{2a}，N_{1a}/N_{2a}）	93%	扩大局部切除及前哨淋巴结活检及淋巴结切除	1~2 年	影像学检查同上；听取肿瘤学专家的建议
ⅢB 期（T_0~T_{3a}，N_{1a}/N_{1b}/N_{1c}，或 N_{2a}/N_{2b}）	83%	扩大局部切除及前哨淋巴结活检及淋巴结切除；检查点抑制剂辅助治疗	2~4 年	影像学检查同上；听取肿瘤学专家的建议
ⅢC 期（T_{3b}~T_{4b}，N_{2b}/N_{2c}~N_{3b}/N_{3c}）	69%	扩大局部切除及前哨淋巴结活检及淋巴结切除；检查点抑制剂辅助治疗	至少 5 年	影像学检查同上；听取肿瘤学专家的建议（此组未达成共识）
ⅢD 期（T_{4b}，N_{3a}~N_{3c}）	32%	扩大局部切除及前哨淋巴结活检及淋巴结切除；检查点抑制剂辅助治疗	至少 5 年	影像学检查同上；听取肿瘤学专家的建议（此组未达成共识）
Ⅳ期	15%~20%	扩大局部切除及前哨淋巴结活检及淋巴结切除；检查点抑制剂辅助治疗	至少 5 年	影像学检查同上；听取肿瘤学专家的建议（此组未达成共识）

7. 血液恶性肿瘤

（1）淋巴瘤：淋巴瘤有 100 多种亚型。弥漫大 B 细胞淋巴瘤的患病率最高，其次是滤泡性淋巴瘤、边缘区淋巴瘤和套细胞淋巴瘤。弥漫大 B 细胞淋巴瘤、伴有 MYC 和/或 BCL2 和 BCL6 重排的高级别 B 细胞淋巴瘤、伯基特淋巴瘤和其他侵袭性淋巴瘤是有可能治愈的。相比之下，滤泡性淋巴瘤、边缘区淋巴瘤、套细胞淋巴瘤和其他低级别淋巴瘤虽然无法治愈，但有较长的生存时间，并且随着时间的推移对不同的治疗有反应（表 8-3-10）。

（2）多发性骨髓瘤：目前骨髓瘤仍然无法治愈。总生存率和无进展生存率与治疗反应有关，但复发不可避免。目前平均无进展生存期是 63 个月，10 年整体生存率 >60%。FISH 染色体异常检测与预后有关，缺失（17p）、t（4,14）或 t（14,16）的患者病死率是非缺失患者的 3.6 倍，无进展生存期是非缺失患者的 2.3 倍。低剂量来那度胺

常用于多发性骨髓瘤的维持治疗，但可能引起同种异体肾移植排斥反应。干细胞移植治疗后缓解 6~12 个月可考虑肾移植。目前没有关于非肾移植的数据资料。骨髓瘤肾移植的安全标准为：通过免疫固定，血清或尿液中均未发现单克隆蛋白；自由轻链比正常；流式或免疫组织化学检测骨髓浆细胞 <1%；体能状态评分 0 分或 1 分；FISH 检测未显示标志物（17p）、t（4,14）、t（14,16）缺失；血液学缓解 >6 个月。

（3）淀粉样变性：考虑将轻链淀粉样变性患者作为心脏移植候选者时，患者必须愿意将干细胞移植作为移植后治疗的一部分，尽管许多患者可能在心脏移植后接受化疗而避免骨髓移植。淀粉样变性是终末期肾病的常见原因，近 1/3 的患者最终需要肾脏替代治疗。肾移植患者 10 年生存率超过 60%，中位生存期为 10.5 年。目前没有其他类型器官移植患者的数据资料。淀粉样变性器官移植的安全标准为：受累和未受累血清游离轻

表 8-3-10　有血液恶性肿瘤病史的实体器官移植候选者的推荐等待时间

组织学类型	生存/复发数据	等待时间	需要注意的事项
弥漫大 B 细胞淋巴瘤	达到 24 个月无疾病生存和 24 个月无进展生存后，生存率与年龄和性别匹配的一般人群相当	2 年	—
滤泡淋巴瘤	达到 24 个月无疾病生存后，与年龄和性别匹配的一般人群相比，病死率没有增加	2 年	—
非特殊型外周 T 细胞淋巴瘤	达到 24 个月无疾病生存后 5 年内复发率为 23%、5 年生存率为 78%	2 年	—
伯基特淋巴瘤	达到 24 个月无疾病生存后复发率为 0.6%	2 年	—
霍奇金淋巴瘤	达到 24 个月无疾病生存后 10 年复发率为 10%	2 年	PET 扫描阴性的患者在初次治疗后复发率较低
单克隆 B 淋巴细胞增多症	—	无须等待	—
慢性淋巴细胞白血病	未经治疗 5 年生存率为 83%	治疗后 2~3 年	CLL-IPI 评分不大于 4 时，考虑是否疾病缓解

链的差值 <4mg/dl；仅一个器官发生淀粉样变性；不符合症状性骨髓瘤的标准；必须是器官移植后干细胞移植的候选者。

（4）骨髓增生异常综合征（myelodysplastic syndrome，MDS）：MDS 患者在骨髓移植后可发生肾衰竭。考虑肾移植或其他移植取决于移植前的核型。具有低风险基因的患者在 12 年的复发率低于 20%，具有高危基因的患者在 4 年内有 50% 的复发概率。确定移植的整体风险需要移植团队和血液专家讨论。

二、改善全球肾脏病预后组织相关指南建议

（一）透析患者恶性肿瘤的风险

癌症在终末期肾病患者中很常见。与一般人群相比，透析患者的肾脏相关恶性肿瘤（如泌尿生殖系统癌症）、内分泌相关恶性肿瘤（如甲状腺癌）和实体器官癌症（如结直肠癌）的发病率增加了 2 倍。与年龄匹配的一般人群相比，透析患者癌症相关死亡的风险至少增加了 1.5 倍。

（二）有癌症病史的潜在肾移植候选人

除前列腺癌（Gleason 评分≤6）、浅表性 NMSC、偶然发现肾肿瘤（最大直径≤1cm）等惰性低级

别肿瘤外，建议活动性恶性肿瘤患者排除肾移植（1B）。癌症治疗后的肾移植时机取决于癌症类型和初始诊断时的分期（不分级）。对于经过治疗（手术或其他治疗）的以下癌症患者，建议不用等待：非转移性皮肤基底细胞癌和鳞状细胞癌、原位黑色素瘤、小肾细胞癌（直径 <3cm）、前列腺癌（Gleason 评分≤6 分）、原位癌（导管原位癌、宫颈癌等）、甲状腺癌（滤泡状或乳头状，直径 <2cm 且组织学为低级别）、浅表膀胱癌（1C）。对于其他癌症，笔者建议采用表 8-3-11 所示的等待时间（2D）。建议从癌症到肾移植的推荐等待时间从潜在治愈性治疗结束时开始计算（2D）。肿瘤缓解患者的移植决定应由肿瘤科、移植科、患者及其家属共同做出（未分级）。对于某些类型癌症，与患者的肿瘤科医师协商，使用基因组分析、其他分子基因组试验和表型分析来补充预后评估（未分级）。建议在肾移植中不排除有转移性癌症病史的患者，但前提是患者已经进行了潜在的治愈性治疗，且病情完全缓解；然而，复发风险应作为主要考虑因素，并与候选人及其肿瘤科医师进行讨论（1D）。

（三）血液系统恶性肿瘤

急性白血病和高度恶性淋巴瘤（包括移植后淋巴细胞增生性疾病）：避免对白血病或淋巴瘤患

者进行移植,除非患者接受治愈性治疗、病情缓解并保持无癌状态,具体时间由患者、血液科/肿瘤科和移植科医师共同决定(未分级)。骨髓增生异常、慢性白血病和慢性/低级淋巴瘤:骨髓增殖异常患者肾移植应与血液科医师共同决定(未分级);建议咨询具有移植经验的血液科医师,以确定是否适合移植,因为许多病变在移植后可能有加速进展或转化的高风险(未分级)。既往有恶性血液病病史、目前病情缓解的患者,应与血液科医师合作决定是否行肾移植(未分级)。

（四）不同部位癌症缓解后至肾移植需要的等待时间

改善全球肾脏病预后组织（Kidney Disease:Improving Global Outcomes,KDIGO）推荐在不同部位癌症缓解后至肾移植需要的等待时间见表8-3-11。

表8-3-11　KDIGO推荐在不同部位癌症缓解后至肾移植需要的等待时间

部位	肿瘤分期	等待时间
乳腺	早期	至少2年
	进展期	至少5年
结直肠	Dukes A/B期	至少2年
	Dukes C期	2~5年
	Dukes D期	至少5年
膀胱	有侵犯	至少2年
肾脏	偶发癌（<3cm）	无须等待
	早期	至少2年
	肿瘤巨大并有侵犯	至少5年
子宫	局限性	至少2年
	有侵犯	至少5年
子宫颈	局限性	至少2年
	有侵犯	至少5年
肺	局限性	2~5年
睾丸	局限性	至少2年
	有侵犯	2~5年
恶性黑色素瘤	局限性	至少5年
	有侵犯	禁忌

续表

部位	肿瘤分期	等待时间
前列腺	Gleason 评分≤6分	无须等待
	Gleason 评分7分	至少2年
	Gleason 评分8~10分	至少5年
甲状腺	乳头状/滤泡状/髓质状	
	I期	无须等待
	II期	至少2年
	III期	至少5年
	IV期	禁忌
	间变性	禁忌
霍奇金淋巴瘤	局限性	至少2年
	局部区域	3~5年
	远处转移	至少5年
非霍奇金淋巴瘤	局限性	至少2年
	局部区域	3~5年
	远处转移	至少5年
移植后淋巴细胞增生性疾病	局限于淋巴结	至少2年
	淋巴结外和脑部侵犯	至少5年

三、国际心肺移植协会相关指南建议

1. 心脏移植　皮肤以外来源的活动性肿瘤是心脏移植的绝对禁忌。恶性程度低的癌症且已经缓解5年,如前列腺癌,可以接受移植评估。癌症5年缓解期后进行移植的要求可能有些武断,等待时间还取决于先前存在的肿瘤的类型。移植后的免疫抑制可能会重新激活先前存在的进入缓解状态肿瘤。然而,也有成功的报道,患者先前罹患肿瘤病史(移植前0~240个月)进行成功的心脏移植,而原发性肿瘤没有复发。也有成功移植的患者与肿瘤共存的报道,如原发性心脏肿瘤和低度前列腺癌。移植前存在的肿瘤多种多样,许多可以通过化疗来诱导缓解。对这些需要心脏移植的患者,必须与肿瘤学科合作,以评估每个患者的肿瘤复发风险。当肿瘤复发风险较低时,根据肿瘤类型、治疗反应和转移情况,可考虑是否行心脏移植。肿瘤缓解后等待移植的具体时间需要与肿瘤学科协商。

2. 肺移植　绝对禁忌证包括：最近2年恶性肿瘤病史，皮肤鳞状细胞癌和基底细胞肿瘤除外。通常5年无疾病间隔期的要求更为稳妥。局限性支气管肺泡细胞癌是否适合肺移植仍有争议。

四、移植术后恶性肿瘤复发风险

虽然移植后癌症复发的长期总体风险可能较低（5%~10%），但癌症复发后预后较差。与没有癌症病史的移植受者相比，移植前有癌症病史患者的癌症相关病死率增加至少3倍，且移植后出现新发恶性肿瘤的风险也增加。几个大型注册研究分析表明，肾移植后5年内癌症复发的风险最高，复发风险最高的是症状性肾细胞癌、肉瘤、黑色素瘤、浸润性膀胱癌和多发性骨髓瘤，其他实体器官肿瘤，如乳腺癌、前列腺癌和结直肠癌，风险较小。前列腺癌的复发风险与最初诊断时的疾病分期有关，Ⅰ期和Ⅱ期的复发率分别为14%和16%，显著低于Ⅲ期的复发率33%。

（王辉）

参考文献

[1] ACUNA S A, FERNANDES K A, DALY C, et al. Cancer mortality among recipients of solid-organ transplantation in Ontario, Canada [J]. JAMA Oncology, 2016, 2(4):463-469.

[2] WONG G, STAPLIN N, EMBERSON J, et al. Chronic kidney disease and the risk of cancer: an individual patient data meta-analysis of 32,057 participants from six prosp-ective studies [J]. BMC Cancer, 2016, 16:488.

[3] WONG G, HAYWARD J S, MCARTHUR E, et al. Patterns and predictors of screening for breast and cervical cancer in women with CKD [J]. Clin J Am Soc Nephrol, 2017, 12(1):95-104.

[4] RODRÍGUEZ FABA O, BOISSIER R, BUDDE K, et al. European association of urology guidelines on renal transplantation: update 2018 [J]. Eur Urol Focus, 2018, 4(2):208-215.

[5] VITIELLO G A, SAYED B A, WARDENBURG M, et al. Utility of prostate cancer screening in kidney transplant candidates [J]. J Am Soc Nephrol, 2016, 27(7):2157-2163.

[6] GROL R. Has guideline development gone astray? Yes [J]. BMJ, 2010, 340:c306.

[7] GROSSMAN D C, CURRY S J, OWENS D K, et al. Screening for prostate cancer: US preventive services task force recommendation statement [J]. JAMA, 2018, 319(18):1901-1913.

[8] PERKINS R B, GUIDO R S, CASTLE P E, et al. 2019 ASCCP risk-based management consensus guidelines for abnormal cervical cancer screening tests and cancer precursors [J]. J Low Genit Tract Dis, 2020, 24(2):102-131.

[9] CHADBAN S J, AHN C, AXELROD D A, et al. KDIGO clinical practice guideline on the evaluation and management of candidates for kidney transplantation [J]. Transplantation, 2020, 104(4S1 Suppl 1):S11-S103.

[10] AL-ADRA D P, HAMMEL L, ROBERTS J, et al. Pretransplant solid organ malignancy and organ transplant candidacy: a consensus expert opinion statement [J]. Am J Transplant, 2021, 21(2):460-474.

[11] AL-ADRA D P, HAMMEL L, ROBERTS J, et al. Preexisting melanoma and hematological malignancies, prognosis, and timing to solid organ transplantation: a consensus expert opinion statement [J]. Am J Transplant, 2021, 21(2):475-483.

第九章

肝移植肿瘤学

第一节 肝移植肿瘤学诊断学进展

自从 Thomas Starzl 成功开展第 1 例临床肝移植以来,已经过去半个多世纪,肝移植受者 5 年生存率超过 75%。目前在所有移植受者中,恶性肿瘤已经超过 20%,因此诞生了一门新的研究领域——移植肿瘤学。肝细胞癌、肝内胆管癌、肝外胆管癌、结直肠癌肝转移及神经内分泌癌肝转移患者肝移植术后预期 5 年生存率分别为 75%~83%、42%~65%、53%~71%、60%~83% 及 70%~97%。恶性肿瘤肝移植取得如此良好的效果除了依赖移植外科技术的进步、个体化免疫抑制剂的使用、肿瘤复发转移的综合防治、围手术期的精细化管理,肿瘤早期诊断以及移植受者精准筛选亦起到关键性作用。

肿瘤标志物是肿瘤在发生、发展过程中,由肿瘤细胞合成、释放或宿主对肿瘤反应性释放的一类物质。以 AFP、CEA、CA19-9 为代表的经典肿瘤标志物在肿瘤现代诊断中仍具有非常重要的价值,更为可贵的是作为反映肿瘤生物学行为的 AFP、CEA 在精准筛选肝移植受者中发挥着越来越重要的作用。将 AFP、异常凝血酶原与肿瘤形态学特征相结合的肝细胞癌肝移植受者筛选标准,如杭州标准、东京标准、京都标准、TTV/AFP 标准、Combo-MORAL 评分及 Metroticket 2.0 模型等,都在扩大肝细胞癌肝移植受者范围同时保持良好的治疗效果。作为结直肠癌最常用的辅助诊断指标,CEA>80μg/L 提示不可切除结直肠癌肝转移患者接受肝移植后预后不佳。

虽然组织活检病理诊断仍是目前确诊恶性肿瘤的金标准,但近年来蓬勃发展的液体活检有望迅速进入临床指导恶性肿瘤精准诊疗。笔者单位利用 7 种循环游离微小核糖核酸表达水平构建的肝细胞癌早期诊断模型,不但可以准确诊断早期肝细胞癌,而且其灵敏度较经典 AFP 提高约 30%。5-羟甲基胞嘧啶(5-hydroxymethylcytosines,5hmC)是近年来广受关注的表观遗传修饰特征。笔者单位和海军军医大学第三附属医院(上海东方肝胆外科医院)联合开展多中心临床试验,利用 5hmC 检测技术分析 2 554 例受试者外周血循环游离 DNA(circulating free DNA,cfDNA)5hmC 水平,建立一个基于 32 个在肝细胞癌患者 cfDNA 中 5hmC 水平显著升高的基因组成的 5hmC 标志物组合,并在此基础上建立一个用于肝细胞癌诊断的加权评分诊断模型。该诊断模型具有高度灵敏度和特异度,对于鉴别小肝细胞癌患者(直径≤2.0cm)和非肝细胞癌人群,曲线下面积达 85.1%。日本学者 Sugimachi 等率先通过分离术前外周血中外泌体,寻找生物标志物,并发现 miR-718 低表达组肝细胞癌肝移植术后 5 年复发率为 14.3%(6/42),而高表达组则无一例复发（0/11）。

肿瘤标志物研究方兴未艾，将肿瘤诊断推进到早期诊断，并显示出良好预后判断价值，但肿瘤定位诊断离不开影像学进展。从德国物理学家伦琴发现 X 线到第一张 X 线片诞生，影像医学是 20 世纪医学领域中知识更新最快的学科之一。随着电子计算机断层扫描（computed tomography，CT、MRI、正电子发射计算机体层显像仪（positron emission tomography and computed tomography，PET/CT）以及分子影像技术的相继问世，医学影像学从平面照相到数字成像，经历了飞速发展。当今医学影像技术进入全新数字化、智能化、快速化影像时代，医学影像设备技术的应用和发展，推动着放射诊断学进入一个全新时代。超声检查具有操作简便、实时无创、移动便捷等特点，是临床上最常用的实体肿瘤影像学检查方法。动态增强 CT 和多模态 MRI 扫描是肝脏超声和血清 AFP 筛查异常者明确诊断首选影像学检查方法，尤其是钆塞酸二钠增强多模态 MRI 有利于微小肝细胞癌检出，使肿瘤早期定位和定性成为现实。[18]F-FDG-PET/CT 检查已广泛用于肝移植患者术前常规检查，可排除肝外转移。移植前代谢性肿瘤体积和总病变糖酵解水平均可用于预测不能切除结直肠癌肝转移患者肝移植的临床结局。影像组学则通过从影像中提取海量特征来量化肿瘤等重大疾病，可以有效解决因肿瘤时间和空间异质性导致的难以定量评估的问题，进而提高诊断和预后判断的准确性。来自 133 例肝细胞癌肝移植患者的增强 CT 影像组学特征能够更加精准地预测肝细胞癌肝移植术后复发。

总之，随着分子生物学进步，肿瘤诊断已经由"病理学基础"向"病理-分子生物学基础"迈进。许多指标既具有诊断价值，又具有判断预后的作用。基因组、蛋白质组、代谢组及影像组等多组学检测与生物信息学分析，大数据、人工智能与深度学习等技术手段的应用，将使肿瘤早期诊断更为

精准，也为优化适合肝移植的恶性肿瘤的标准提供新策略。

（周俭 肖永胜）

第二节 肝移植治疗原发性肝胆恶性肿瘤

一、肝细胞癌

HCC 发病率高，在恶性肿瘤死因排序中居第 3 位。我国超过 80% 的肝癌合并肝硬化，手术切除率仅为 20% 左右。肝移植术不仅切除了肝癌，同时切除了伴有硬化的病肝，是治疗合并肝硬化肝癌的最佳手段。随着我国器官移植和器官捐献相关法规政策的完善，我国肝移植数量已居世界第 2 位，2018 年 CLTR 年度报告显示成人肝移植中恶性肿瘤约占肝移植总数的 45.3%，其中绝大部分为肝癌。肝癌肝移植适应证、单发小肝癌的治疗、挽救性肝移植、移植前治疗、肝炎病毒防治、移植术后肿瘤复发的防治及术后免疫抑制方案的应用等，仍是目前肝癌肝移植关注的热点。

（一）肝癌肝移植标准

1996 年，意大利 Mazzaferro 等率先提出选择合并肝硬化的小肝癌患者进行肝移植，建立了米兰标准。具体内容为：①单个肿瘤直径≤5cm；②多发肿瘤≤3 个，每个直径≤3cm；③无大血管浸润及肝外转移。符合米兰标准的肝癌肝移植患者与良性终末期肝病肝移植患者相比，术后 5 年生存率接近，达到 70% 左右，超出米兰标准者不足 50%。米兰标准是目前全世界应用最广泛的肝癌肝移植受者选择标准，其科学性已得到全世界实践的广泛证明。但其有较明显缺点：①对肿瘤大小及个数的限制过于严格，使得不少可通过肝移植获益的肝癌患者被排除在外；②单纯考虑肿瘤大小及数目，未考虑肿瘤的生物学行为；③未考虑肝脏储备功能。有研究发现肝脏储备功能良好（Child-Pugh A 级）且

符合米兰标准的小肝癌患者,肝切除与肝移植相比的总生存率比较差异无统计学意义。基于此,国际上出现了一些新的肝癌肝移植受者选择标准,如加州大学旧金山分校(University of California at San Francisco,UCSF)标准:①单一癌灶直径≤6.5cm;②多发癌灶≤3个,每个癌灶直径≤4.5cm,累计癌灶直径≤8cm;③无大血管浸润及肝外转移。Duffy等通过回顾性分析467例肝癌肝移植受者的临床资料,证实符合UCSF标准的受者肝移植术后5年生存率为71%,与米兰标准相比差异无统计学意义,但适应移植人群扩大了20%。

我国学者在大量肝癌肝移植的实践中提出了不少自己的标准,其中杭州标准受到国内外同行广泛关注,即:①肿瘤无大血管侵犯和肝外转移、肿瘤累计直径≤8cm;②肿瘤累计直径>8cm,但术前血清AFP水平≤400ng/ml,且组织学为高、中分化。杭州标准除了考虑肿瘤大小以外,创新性地将肿瘤生物学行为特点纳入,在国内多个移植中心应用验证,相比米兰标准受益人群扩大了52.1%。其缺点是术前如想获得肿瘤的分化程度需穿刺活检,但由于穿刺活检有可能带来针道扩散及肿瘤的高度异质性,在肝癌的诊断上并不常规推荐。近年来浙江大学附属第一医院团队将杭州标准再次细分为A和B两个亚型:A型,肿瘤负荷≤8cm,或肿瘤负荷>8cm但AFP≤100ng/ml;B型,肿瘤负荷>8cm而AFP在100~400ng/ml;发现A型患者术后生存率要显著好于B型。此外,国内还有上海复旦标准、华西标准、三亚共识等。国际上还有UP-TO-7标准、匹兹堡标准和京都标准等。上述标准的差异在于肿瘤的大小和数目,但对无大血管侵犯、无淋巴结及肝外转移基本达成共识。相信近年肝癌分子分型研究的突破和CTC在肝癌复发中作用机制的进一步阐明将为今后肝癌肝移植适应证的选择提供新的标准。

(二)符合米兰标准患者手术方式选择

由于肝癌发病率的增加和器官的短缺,采用肝切除术治疗早期肝癌的病例越来越多,其5年生存率可达60%。与肝移植相比,肝切除术后肿瘤复发的发生率高10倍,且存在肝硬化的前提下肿瘤复发风险更高。对于没有肝硬化的患者,推荐肝切除术为一线治疗,但在代偿性肝硬化患者中,没有统一共识,因肿瘤大小、数量和位置的不同,采用的治疗方法而有所不同。

在符合米兰标准的患者中,肝切除术后5年无瘤生存率为40%~50%。对于可切除的肝癌患者,肝移植术后10年生存率高于肝切除术。但许多研究表明,对于单发且直径<3cm的肝癌患者,肝移植和肝切除的5年生存率差异无统计学意义。无论采用肝切除术还是肝移植术,单发且直径<3cm的肝癌患者预后均优于肿瘤负荷较大的患者。

由于缺乏随机对照试验,对于符合米兰标准且肝功能正常的肝癌患者,应采取肝切除术还是肝移植术,尚无定论。肝切除术与肝移植术都有各自的优点及缺点。对于肝切除术,手术具有及时性,从制订手术方案至施行手术时间窗较短,手术难度低,但对患者具有较高的选择性,受限于患者肿瘤的大小、位置、数量等,且剩余肝脏大多存在病变,给肝癌留下潜在复发的土壤进而影响患者的预后。相反,肝移植术能够彻底切除肿瘤、微小转移灶及癌前病变,但手术相对复杂、手术时间长,术后并发症相对较多,且有一部分患者术前已有血行转移及淋巴结转移,而生化及CT/MRI等辅助检查未能发现,加上肝移植患者术后需长期服用免疫抑制剂,肿瘤患者术后人体免疫力较弱,有可能造成患者免疫系统过度抑制,进而对肿瘤细胞的监视及消灭作用减弱,引起肿瘤细胞逃逸,使肿瘤快速复发,甚至引起其他脏器肿瘤的发生。另外,受限于供者及其分配的影响以及肝脏肿瘤本身进展较快(中位生存时间6个月),有一部分患者在等待肝移植手术过程中,失去手术机会甚至死亡。所以对于符合米兰标准且肝功能Child-

Pugh A 级的原发性肝癌,肝切除与肝移植何种手术方式更能改善患者预后依然备受争议。

有研究表明,对于符合米兰标准并且 Child-Pugh A 级的肝癌患者,肝切除与肝移植均有可能达到根治目的,肝癌术后生存率、复发率及术后肝功能衰竭发生率几乎相近。然而其手术方式的选择及术后疗效尚存在争议,Yoshizumi 及 Lim 等认为符合上述标准的此类肝癌患者行肝移植 5 年生存率可达 75% 左右,术后复发率约 <10%,为首选治疗方法。另外。Rahbari 等也认为患者生存率、复发率等与肿瘤生物学特性有密切关系,术前往往存在对其估计不足现象,肝移植能有效解决这一问题,提高临床疗效。而 Aragon 及 Fan 等则认为肝癌复发最重要因素是肝内转移,符合米兰标准,患者肝功能储备良好,Child-Pugh A 级情况下,行肝部分切除亦可达到根治目的,术后患者肝功能衰竭以及其他并发症少见,5 年生存率亦可在 70% 以上。此外,Jarnagin WR 等学者认为肝移植供者紧张,患者在等待肝移植过程中有可能出现转移,甚至失去手术机会,增加了患者病死率。Meta 分析结果表明对于符合米兰标准且肝功能 Child-Pugh A 级原发性肝癌患者,肝移植相比肝切除术后 1 年生存率与无病生存率无明显差异,但有更好的术后 3 年生存率、5 年生存率及术后 5 年无病生存率,更能改善患者预后。但是还需要更大样本、更高质量的研究来进一步证实。

(三) 挽救性肝移植

肝部分切除和肝移植是目前治疗肝癌最为有效的两种手段,可显著提高患者术后生存率。大数据显示小肝癌手术切除后 5 年生存率达到 58.2%,相比肝移植,更为经济、创伤更小。随着腔镜技术的发展,目前绝大多数小肝癌可行微创手术切除。但由于肝癌患者大多合并肝硬化,切除范围受限,术后易复发。对符合标准的患者,肝移植可以整块切除含肿瘤的病肝,其疗效优于肝切除已得到共识。但由于供肝资源短缺及社会经济发展的不平衡,肝切除仍是治疗肝癌的首选手段。也正因此,2000 年有学者提出了挽救性肝移植(salvage liver transplantation,SLT)的概念,即对能够手术切除的肝癌患者先行肝癌切除术,待肿瘤肝内复发后再行肝移植,其优点是减少了肝移植等待患者的数量,也筛选出一部分肝癌切除疗效较好的患者避免肝移植,节约了包括肝源在内公共资源的消耗。

SLT 能否取得与一期肝移植(primary liver transplantation,PLT)同样的效果,目前仍存异议。早期认为 SLT 与 PLT 相比,手术难度和风险更高,5 年生存率更低,然而近年不少学者认为 SLT 可获得和 PLT 相同的效果。有学者对 SLT 与肝癌复发后再次切除进行了比较,倾向评分匹配法显示 5 年无瘤生存率和总生存率 SLT 组均高于再次切除组。亦有学者提出序贯肝移植的概念,对于病理有 MVI 或超米兰标准的高危肝癌肝切除患者在肿瘤复发前提前行肝移植,可取得良好的效果,且与 SLT 相比,手术病死率更低,术后总生存率更高。上述研究均属回顾性,且样本量小,循证级别低,多中心大数据或许能提供更多令人信服的证据。

(四) 肝移植术前降期和桥接治疗

因供肝短缺,选择低复发风险的肝癌患者接受肝移植治疗已是国际共识。但为了使超出适应证标准的肝癌患者仍有可能获得治愈的机会,可通过介入治疗、放疗、化疗等降期治疗降低肝癌分期,使部分患者被重新纳入肝移植等待名单之中,其方法主要有 TACE、射频消融术(radiofrequency ablation,RFA)等。对于局部消融和肝切除是否应划归为降期治疗的方法目前有较大争议,业内普遍认为,肝切除不应被视为有效的降期治疗手段。《AASLD 肝细胞癌治疗指南(2018 版)》没有推荐何种治疗是降期治疗的最佳方式。

OPTN 肝癌分期 T_3 期的患者在有效降期治疗后的 RFS 及总生存时间(overall survival,OS)方面,与 OPTN T_2 期患者无明显差异(P=0.069、

0.295），且显著高于未接受降期治疗或降期治疗失败的 OPTN T₃ 期患者（P≤0.029），说明 OPTN T₃ 期患者应在有效的降期治疗后再接受肝移植治疗，且有效降期后的 OPTN T₃ 期患者有较低的肿瘤复发率和较长的术后生存时间。

桥接或过渡治疗是等待肝移植期间通过RFA、TACE 等手段控制肿瘤进展的一种治疗手段。符合米兰标准、等待移植时间短的受者是否需要桥接治疗仍有争议。一般认为肝癌肝移植候选患者预期等待时间超过 6 个月应给予桥接治疗。一项回顾性分析发现，采用了桥接治疗后肝移植等待患者 3 个月、6 个月及 12 个月退出率分别为0、2.8% 和 5.5%，低于美国器官分配网络数据显示的 3 个月、6 个月及 12 个月 8.7%、16.9% 及 31.8%的退出率。桥接治疗虽然能有效减少等待患者移植名单退出率，但其能否改善肝移植术后的预后仍不清楚，桥接治疗的疗效评价尚无统一的标准。2018 版 AASLD 指南对 OPTN T₁ 期的肝癌患者在等待肝移植期间建议给予影像学随访观察，对 T₂ 期肝癌患者（符合米兰标准）则推荐桥接治疗以延缓肿瘤进展，但未推荐具体哪种手段，应考虑局部治疗导致肝功能失代偿的风险。

介入等桥接治疗引起的病理学完全缓解（pathologic complete response，pCR）被认为是肝移植术后肿瘤复发及患者预后的有效预测因素。但反复多次的局部治疗也有诸多弊端，如肝功能损害、肿瘤生物学行为改变、肝动脉损伤等。因此，优化治疗方案并尽可能取得 pCR 是肝移植前肝癌桥接治疗的目标之一。

众所周知，以免疫检查点抑制剂（immune checkpoint inhibitor，ICI）为代表的免疫治疗是近年来治疗晚期肝癌的突破性进展。但 ICI 应用于器官移植受者有诱发致死性急性排斥反应的风险，早在 2016 年已有相关综述论文。正因为如此，ICI 的临床研究都将器官移植受者排除在外，肝移植前应用也可能会诱发移植后的排斥反应。美国

Vanderbilt 大学医学中心报道了首例肝癌肝移植前应用 PD-1、纳武利尤单抗（nivolumab）导致移植后致死性免疫性损伤的病例。因此，拟行肝移植治疗的肝癌患者在接受 PD-1 单抗治疗时需要慎重。对于已经接受了 PD-1 单抗治疗者，治疗后多久可安全地进行肝移植目前还不清楚，不同的 ICI 诱发排斥反应的发生率也可能不同。

（五）肝癌肝移植受者抗病毒治疗

乙型肝炎病毒的防治　中国肝癌肝移植受者 90% 以上与 HBV 感染相关。肝移植前 HBV 载量高以及肝移植后乙型肝炎复发的受者，肝癌复发的风险增加，因此对乙型肝炎肝移植受者应尽早行抗病毒治疗，尽快降低 HBV 水平，有助于降低移植术后乙型肝炎复发率，提高受者长期生存率。

（1）药物选择：为了预防和治疗肝移植术后 HBV 的再感染，过去临床上多采用拉米夫定（lamivudine，LAM）联合小剂量乙型肝炎免疫球蛋白（hepatitis B immunoglobulin，HBIG）为基础的治疗方案，成功使肝移植术后 HBV 再感染率由 90% 降至 10% 以下。虽然 LAM 的疗效稳定，但是其最大的缺点是可以诱导 HBV 基因变异，其中YMDD 基因的变异最为常见。有文献报道，在慢性乙型肝炎患者中持续服用 LAM 6 个月，即可出现 YMDD 基因变异，用药 1 年耐药率为 15%，用药2 年耐药率可达 38%。近年来，多种核苷类似物（nucleotide analogue，NA）如恩替卡韦（entecavir，ETV）、富马酸替诺福韦酯（tenofovir disoproxil fumarate，TDF）、替比夫定（telbivudine，LDT）、阿德福韦酯（adefovir dipivoxil，ADV）的出现，为防治肝移植术后 HBV 再感染提供了更多选择。

评估供者 HBV 感染状况避免 HBV 通过供器官传播：移植术前明确供者的 HBV 感染史并进行 HBV 病毒学检测，可为器官的利用提供 HBV 评估依据。HBV 血清标志物（HBsAg、抗-HBs、HBeAg、抗-HBe、抗-HBc）和 HBV DNA 是判断供器官

HBV 感染状态的最主要指标。供者上述指标均阴性或仅抗-HBs 阳性时,供器官携带 HBV 的风险低。

除抗-HBs 外的其他标志物阳性时,供器官不同程度地存在传播 HBV 感染的风险。供者血清 HBsAg 阴性而抗-HBc 阳性时,供肝或供肾携带潜在 HBV 的风险增加。接受此类器官移植的受者,均应在术后及时采用抗 HBV 药物(NA 联合 HBIG)预防 HBV 感染,只要处理及时得当,此类供器官是十分安全的,并不会引发受者 HBV 感染。然而,最安全的做法仍是将此类供器官优先分配给存在 HBV 感染的受者,其次分配给抗-HBs 阳性的受者,最后为 HBV 血清标志物阴性的受者。

过去,HBsAg 阳性的供器官对于 HBsAg 阴性受者的择期移植是绝对禁止的,除非在紧急情况下作为一种抢救并延长生命的有效手段,如急性肝衰竭的危重患者或预期生存期较短的肝脏恶性肿瘤晚期患者。但近年来有报道显示,在有效抗病毒治疗的情况下,HBsAg 阳性供者可作为安全的供者移植给 HBsAg 阴性受者,其在原发性移植物无功能(primary graft non-function,PNF)、排斥反应、胆管并发症等方面与 HBsAg 阴性供者无显著差别。但是受者术后 HBsAg 均转为阳性,并且需要持续抗 HBV 治疗。接受 HBsAg 阳性供肝的受者术后治疗采用 NA 联合大剂量 HBIG 方案:NA 选用 ETV 或 ADV 联合 LAM;术中无肝期应用大剂量 HBIG 8 000U,术后 1 周内每日 HBIG 2 000U,此后根据抗-HBs 滴度调整剂量及输注方式,逐渐减量直至低剂量 HBIG 维持或停药。

(2)HBV 相关移植的 HBV 感染预防方案:HBV 相关肝移植术前,对于 HBV DNA 阳性的患者,在决定肝移植后应立即开始服用高耐药基因屏障 NA 药物,如 ETV 或 TDF,疗程在 2 周以上,并最好在 HBV DNA 转阴后再行肝移植;对于 HBV DNA 阴性的患者,宜于肝移植术前 1~2 周开始服用高耐药基因屏障 NA 药物(ETV 或 TDF)行

预防性治疗。

HBV 相关肝移植术中,应用 HBIG 中和 HBsAg 是阻止 HBV 再感染的关键措施。HBIG 的推荐方案为:HBV DNA 阳性受者,术中无肝期静脉注射 HBIG 不低于 4 000U;HBV DNA 阴性受者,术中无肝期静脉注射 HBIG 不低于 2 000U。若术中静脉注射 HBIG 后肝移植受者失血量较大,可适当增加剂量。

HBV 相关肝移植术后,应用 NA 联合小剂量 HBIG 方案预防 HBV 再感染。目前,已有报道表明术后采用高耐药基因屏障的单药预防肝移植术后乙型肝炎复发取得满意的效果。

(3)器官移植术后 HBV 再感染或新发感染的治疗:抗 HBV 治疗的目的是最大限度地长期抑制 HBV 复制,减轻肝细胞炎性坏死和肝纤维化,延缓和减少肝衰竭、肝硬化、肝癌以及其他并发症的发生,从而改善生活质量和延长生存时间。对于诊断明确的肝移植术后 HBV 再感染或新发感染,首先常规予以护肝及营养支持等治疗。除 HBV 再感染导致的急性重型肝炎考虑再次肝移植外,多数患者可停用 HBIG,并选用高耐药基因屏障 NA 药物继续治疗,如 ETV 或 TDF 等。肝移植受者 HBV 再感染或新发感染的抗 HBV 治疗需持续终生,尚无停药指征。

(六)丙型肝炎病毒的防治

中国 HCV 感染患者呈增多趋势,传统的 IFN 联合利巴韦林治疗的应答率较低且耐药性较差。随着直接抗病毒药物(direct-acting antiviral,DAA)的上市,HCV 的治疗取得了重大突破。相比 IFN,DAA 持续病毒学应答(sustained virologic response,SVR)率高,耐受性好,使得治愈 HCV 感染成为现实。对于 HCV RNA 升高的肝硬化代偿期肝癌患者,移植前抗病毒治疗是预防肝移植后 HCV 复发的最好方法。若情况允许,所有肝癌肝移植受者在移植后出现 HCV 复发均应尽早采用 DAA 治疗,以期获得 SVR,阻止肝硬化进展并降低肝癌复发

率,治疗时机建议在肝移植术后 3~6 个月。

(七)肝移植术后肝癌复发的预测

肝癌肝移植术后患者死亡的主要原因为肝癌复发,据 2018 年 CLTR 年度报告显示,我国肝癌肝移植的 1 年、2 年、3 年累积生存率分别为 82.04%、72.45%、65.43%。一旦肿瘤复发,中位生存时间为 12.97 个月。部分早期发现的移植术后肝癌复发患者可通过手术或局部治疗获得长期存活,故早期发现肿瘤复发显得尤为重要。目前术后常规随访基本以监测血清 AFP 水平及腹部超声检查为主,因此对 AFP 阴性肝癌难以早期发现。为降低肝移植术后肝癌复发率,除了选择合适的患者接受肝移植之外,准确评估和预测肝癌复发风险尤为重要。肿瘤复发的危险因素是多方面的,肿瘤相关性指标可归纳为两大类:①肿瘤数量、大小、血管侵犯、有否包膜等肿瘤影像学指标;②AFP、异常凝血酶原、中性粒细胞/淋巴细胞比值(neutrophil-to-lymphocyte ratio,NLR)等肿瘤生物学指标。有报告称异常凝血酶原对肝癌的诊断灵敏度和特异度分别达到了 80% 和 89%,超过 AFP,常规检测异常凝血酶原将能有效早期发现肝癌的复发。

非肿瘤相关性指标有供肝因素(脂肪肝、冷或热缺血性损伤)、供者因素(BMI>35kg/m²、年龄 >65 岁)、手术因素(活体肝移植、术中出血量及输血量、手术操作等)以及受者因素[终末期肝病模型(model for end-stage liver disease,MELD)评分 >30 分]等,通过组合或优化上述多个参数,并衍生出多种预测模型预测肿瘤复发是多年来肝癌肝移植领域的重要研究方向,较知名的有 RETREAT 模型、Metroticket 2.0 模型等。

肥胖、年龄等供者因素是影响肝移植术后肝癌复发的因素。

CTC、循环肿瘤 DNA、非编码 RNA 等液体活检以及第二代测序研究是近年来精准医学在肿瘤领域研究的热点。基于机器学习构建的综合性

肝癌复发危险模型相较其他评分具有更高的准确性。由于肝癌异质性较其他瘤种更明显,人工智能辅助诊治肝癌以及预测复发和预后仍需进一步研究。通过扩大样本量,提供完善的影像学、病理学数据,联合肿瘤标志物以及受者和供者信息,多因素综合评估并优化神经网络算法,以期提高肝移植术后肝癌复发的预测效率,相信人工智能在不久的将来能应用于肝癌肝移植临床。

(八)个体化免疫抑制方案

与良性肝病肝移植术后使用免疫抑制剂不同,肝癌肝移植术后免疫抑制剂的使用需同时考虑对肿瘤复发的影响。术后免疫抑制剂的使用,可导致人体免疫力下降,对肿瘤的监视和抑制作用也同时减弱,除了移植物免疫耐受,肿瘤细胞也会出现免疫耐受,最终导致肿瘤复发。目前 CNI 他克莫司已基本替代环孢素成为肝移植术后免疫抑制方案中的核心药物。随着单克隆抗体的广泛应用,少激素或无激素方案越来越受推崇。多项研究发现,早期撤除或不使用激素对预防术后肿瘤复发具有显著作用,移植术后激素维持方案与无激素维持方案相比,肿瘤复发概率增加 2~4 倍,故目前包括本中心在内的国内多个中心肝癌肝移植术后均采用无激素方案,术前后加巴利昔单抗(basiliximab),仅在无肝期使用 500mg 甲泼尼龙,术后不再使用激素。

无糖皮质激素(激素)或激素快速撤除方案、低免疫抑制强度是推荐的肝癌肝移植术后免疫抑制方案,应避免他克莫司血药浓度过高和不稳定。韩国首尔国立大学医院建立了一种用于预测肝移植受者他克莫司血药浓度的机器学习模型,以 187 例肝癌肝移植患者为研究对象,利用人工智能技术构建机器学习模型,依据 2 日前的他克莫司血药浓度、性别、身高、日常改变的 BMI 等预测未来的血药浓度,并在 18 例患者中验证模型的准确性,结果提示该模型所预测的血药浓度与实际检测血药浓度相差在 1.5μg/L 以下,并在随机选取的病

例中,利用该模型模拟计算他克莫司剂量,结果超过95%的最终预测的他克莫司血药浓度都在治疗窗内。

mTOR抑制剂(西罗莫司和依维莫司)因同时具有免疫抑制和抗肿瘤作用,越来越多的研究肯定了其临床应用价值。

有研究表明,对肿瘤侵袭性强的受者应用依维莫司可能获益更大。韩国延世大学医学院总结了该中心应用依维莫司的结果,他克莫司组的肿瘤复发率高于依维莫司组;依维莫司组的OS在符合米兰标准与超米兰标准的受者中均优于他克莫司组;多因素分析提示依维莫司是降低肝癌肝移植受者术后复发的独立因素,基于依维莫司的免疫抑制方案可使肝癌肝移植受者获得更好的预后,且是降低肿瘤复发的独立因素。该研究强烈支持肝癌肝移植受者应用依维莫司,值得多中心前瞻性随机对照试验研究。

肝癌肝移植术后免疫抑制方案的变化可归纳为:①减少CNI药物的使用量,降低CNI药物浓度;②少激素或者无激素方案;③对高复发风险患者,术后尽早将他克莫司转换为西罗莫司或依维莫司。免疫抑制是一把双刃剑,在保护移植物、增加移植物生存率的同时,可促使肿瘤细胞免疫逃逸,促使肿瘤复发,影响肝癌肝移植患者术后的长期生存率。如何在两者之间做到最佳的平衡是未来新型免疫抑制剂和免疫抑制方案的研究方向。

(九) 肝移植术后肝癌复发的防治

肝癌复发是降低肝癌肝移植疗效的重要因素。无论是肝内复发还是肝外转移,能手术切除者的预后明显好于不能手术者。而靶向药物预防肝移植术后肝癌复发暂未见阳性结果,移植后口服索拉非尼预防肿瘤复发作用价值不大。仑伐替尼及瑞戈非尼已被批准为肝癌一线和二线用药,这两个药物无论是在高复发风险受者的预防复发还是在复发后的治疗方面文献都较少。

总之,肝移植受者在决定进行ICI免疫治疗时,一定要权衡急性排斥导致的移植物失功、致死性器官功能衰竭与可能的肿瘤反应率,审慎选择、尽早启动。深入理解导致排斥反应发生的因素和机制,对于指导肝移植受者接受ICI治疗具有重要的临床意义。

鉴于肝癌对ICI治疗的反应率仍不理想,寻找新的靶点以及开发新的免疫治疗方法是研究热点。

(十) 小结与展望

米兰标准的提出是原发性肝癌肝移植的里程碑,苛刻的入选条件也使其成为新标准制定的良好参照。杭州标准相较于米兰标准和UCSF标准而言,一定程度上安全地扩大了手术的适用范围,使更多的原发性肝癌患者受益。对于符合米兰标准且肝功能Child-Pugh A级原发性肝癌,肝移植相比肝切除术后1年生存率与无病生存率均无明显差异,但有更好的术后3年生存率、5年生存率及术后5年无病生存率,更能改善患者预后。但是还需要更大样本、更高质量的研究来进一步证实。对于符合条件的可切除代偿性肝硬化肝癌患者,挽救性肝移植可能是一种较好的治疗复发肝癌的策略。对于超标准的进展期肝癌,可通过降期治疗来甄别和筛选肿瘤生物学行为良好的患者接受肝移植治疗;对于等待肝移植时间较长的肝癌患者,推荐桥接或过渡治疗;而对于等待时间不长以及直径<2cm的小肝癌患者,建议随访观察。肝移植前肝炎病毒载量以及肝移植后肝炎复发的受者,肝癌复发的风险增加,因此对病毒性肝炎肝移植受者应尽早行抗病毒治疗,尽快降低病毒载量,有助于降低移植术后肝炎复发率,提高受者长期生存率。联合肿瘤特征以及受者和供者信息的新型模型提高了对肿瘤复发的预测效能,与此相关的人工智能将是新的研究方向。联合或转换为mTOR抑制剂的低免疫抑制方案可能延缓肿瘤复发,依维莫司值得期待。以PD-1为代表的ICI在肝移植领域的应用需十分慎重,如何安全有效地

应用 ICI 是今后重要的研究方向。

（张建军）

二、肝内胆管癌

肝内胆管癌（intrahepatic cholangiocarcinoma，ICC）是发病率仅次于肝细胞癌（HCC）的原发肝脏恶性肿瘤，源于肝内二级及以上胆管上皮细胞，占原发肝脏恶性肿瘤的 10%~20%，占胆管细胞癌的 20%~25%。ICC 有地域差异，东南亚国家发病率较高，我国上海发病率为 7.55/10 万人。根治性切除是 ICC 首选治疗方法，但多数 ICC 确诊时已处于晚期，失去切除机会，而且超过 70% 的 ICC 患者需要 ≥3 个肝段的大容量肝切除，这对存在明显肝功能障碍的肝硬化或原发性硬化性胆管炎患者是不可行的。肝移植完全切除肝脏，给这些不能切除的患者带来了希望。

（一）肝内胆管癌诊断及分期

肝内胆管癌主要见于中老年人群，男女比例为 1.5∶1。ICC 早期通常无症状，少数患者可能会有恶心不适、腹痛、黄疸等表现。ICC 患者常见 CA19-9 升高，当其 >100U/L 时（除外胆管炎）需要警惕该病。增强 CT 和 MRI 是其主要的诊断措施，典型的 ICC 病灶呈周边环状强化和延迟强化。边缘环形及结节状强化是由于肿瘤外周由大量癌细胞和少量纤维组织构成，延迟强化是因为肿瘤中心纤维组织较丰富，纤维组织是引起这种强化模式的关键。肿瘤常无包膜，可存在卫星灶、钙化、邻近肝叶萎缩及肿瘤近端胆管扩张、门静脉分支癌栓等。病理穿刺活检时需对瘤体多部位取材，否则极易漏检其中含量较少的成分，尤其是在混合型肝细胞-胆管细胞癌，HCC 成分可能较突出，ICC 成分可能被遗漏，同时也要考虑穿刺针道肿瘤种植的风险。

腺癌最常见，占 90%，以管状腺癌为主，其次为乳头状或肠型腺癌、腺鳞癌、鳞状细胞癌和燕麦细胞癌。山崎的研究将肿瘤分为三型：①肿块型，

在肝实质内呈膨胀性生长，与周围肝组织有一定边界，一般不侵犯大血管，此型占 78.6%；②管周浸润型，沿胆管的长轴生长，并伴有浸润处胆管狭窄和远端胆管扩张，占 15.6%；③管内生长型，主要局限在较大肝内胆管中，呈乳头状或瘤栓样向胆管腔内生长，占 5.8%。有研究表明，管内生长型和管周浸润型是由较大胆管的胆管上皮细胞恶变而形成，肿块型则来源于汇管区双潜能干细胞或相对小的胆管。管内生长型患者的预后好于肿块型或管周浸润型。肝胆管结石和华支睾吸虫感染被发现与管内生长型有关。大多数 HBV 阳性 ICC 被发现为肿块型。

山崎对肿块型 ICC 进行 TNM 分期。T 分为 3 项：①肿瘤直径 ≤2cm；②肿瘤单发；③没有血管或肝被膜侵犯。T_1 为符合以上全部 3 项；T_2 为符合 2 项；T_3 符合 1 项；T_4 为没有一项符合。N_0 为无淋巴结转移；N_1 为有淋巴结转移。M_0 为无远处转移；M_1 为有远处转移。具体分期：Ⅰ期，$T_1N_0M_0$；Ⅱ期，$T_2N_0M_0$；Ⅲ期，$T_3N_0M_0$；Ⅳa 期，任何 T，N_1M_0；Ⅳb 期，任何 T，任何 N，M_1。

2014 年美国癌症联合会/国际抗癌联盟（AJCC/UICC）第 7 版对 ICC 进行分期，认为肿瘤病灶数量、血管侵犯、肝内转移和侵犯邻近结构，在 T 分期显得尤为重要，肿瘤直径不是预后评估因素。具体如下：T_1 期，单发肿瘤无血管侵犯；T_2 期，多发肿瘤（包括多灶性、卫星灶、肝内转移），或任何类型的血管侵犯（包括微血管或大血管侵犯）；T_3 期，肿瘤侵透内脏浆膜，侵犯邻近组织；T_4 期，肿瘤浸润胆管周围。肝门部、十二指肠和胰腺周围区域淋巴结转移是 N_1 期，远处转移是 M_1 期。具体分期：Ⅰ期，$T_1N_0M_0$；Ⅱ期，$T_2N_0M_0$；Ⅲ期，$T_3N_0M_0$；Ⅳa 期，$T_4N_0M_0$，任何 T+N_1M_0；Ⅳb 期，任何 T+ 任何 N+M_1。2017 年制订的美国癌症联合会/国际抗癌联盟（AJCC/UICC）第 8 版以第 7 版为基础对 ICC 进行分期，但在 T_1 期将单发肿瘤直径以 5cm 为界分为 T_{1a} 期和 T_{1b} 期；T_4 期定义为直接侵袭累及局

部肝外结构,去除了肿瘤浸润胆管周围。第 8 版在对患者的总生存率进行分层方面优于第 7 版。

美国卫理公会-安德森联合胆管癌协作委员会(Methodist-MD Anderson Joint Cholangiocarcinoma Collaborative Committee,MMAJCCC)对 ICC 进行分期,早期 ICC 定义为直径≤2cm 的单发肿瘤,局部进展期 ICC 定义为单发肿瘤直径 >2cm 或限于肝脏内的多灶肿瘤,并且不存在肝外、血管或淋巴结受累。

（二）影响肝内胆管癌预后的因素

1. 病毒感染　过去认为病毒性肝炎与 HCC 关系密切而与 ICC 无关,但近年的研究显示 HBV 和 HCV 同样可以感染胆管上皮细胞而引起细胞损伤。Li 等在 104/183 例(56.83%)散发 ICC 患者血清中检测到 HBV DNA 阳性,进一步确认 HBV 血清阳性确实是 ICC 的一个危险因素。日本学者发现丙型肝炎后肝硬化患者发生胆管癌的概率是普通人群的 1 000 倍。

HBV 感染可能是 ICC 患者的一个有利预后因素。HBV 阳性 ICC 是介于肝细胞癌和胆管细胞癌之间的一种特殊恶性肿瘤,其特点是:发病年龄更小、以男性为主、肝硬化发病率较高、肿瘤多有包膜、通常 AFP 升高、少见淋巴结转移。HBV 阳性 ICC 手术预后显著优于 HBV 阴性病例。Sapisochin G 的研究也显示有肝硬化背景的 ICC 肝移植有相对长的远期生存率。

有研究认为 ICC 患者无论是当前还是过去感染 HBV,都比没有 HBV 感染史的患者有更好的预后,HBV 感染可激活免疫反应,增强对 ICC 的抗肿瘤活性。HBV 感染患者的规律随访可使早期 ICC 被意外检测到,这可能是 HBV 感染是 ICC 有利预后因素的另一个原因。

2. 混合型肝细胞-胆管细胞癌　混合型肝细胞-胆管细胞癌(hepatocellular carcinoma and cholangiocarcinom,HCC-CC)是一种少见的原发癌,肝细胞癌和胆管细胞癌存在于同一肿瘤或

肝脏中。HCC-CC 占所有肝恶性肿瘤的 0.87%,60%~70% 的 HCC-CC 患者合并 HCV 或 HBV 感染,54%~73% 有肝硬化。

Allen 和 Lisa 根据其组织学特征将 HCC-CC 分为 3 型:A 型,HCC 和 ICC 发生在肝脏不同位置;B 型,HCC 和 ICC 发生在邻近位置且继续增长可融合;C 型,HCC 与 ICC 混合在同一肿瘤内。Goodman 将 HCC-CC 也分为 3 型:I 型,两个具有独立组织学特征的 HCC 和 ICC 肿瘤结节融合或碰撞接触;Ⅱ型,表现出明显 HCC 和 ICC 区域,两区域间包含中间特征,即从一个形态表型转换到另一个形态表型过渡期的"过渡肿瘤";Ⅲ型,肿瘤在"纤维板层样癌"的基础上,表现出 HCC 和 ICC 分化的结合,伴分泌黏液的腺管,没有独立区域。

Sapisochin 进行了一项多中心研究,研究组 42 例(ICC 27 例,HCC-CC 15 例),对照组为 84 例肝细胞肝癌,所有患者都符合 UCSF 标准,其中研究组 100%、对照组 97.6% 符合米兰标准。研究组和 ICC 亚组 1 年、3 年、5 年生存率明显低于对照组($P<0.001$),HCC-CC 亚组和对照组 1 年、3 年、5 年生存率差异无统计学意义。肿瘤复发率研究组明显高于对照组(21.4% vs.3.6%),然而 HCC-CC 亚组和对照组肿瘤复发率比较差异无统计学意义。HCC-CC 患者的预后主要决定于胆管细胞癌部分,Sapisochin 研究显示 60% 肿瘤复发是因为所包含的胆管细胞癌部分,只有 16.7% 的复发是因为其中的肝癌部分。

3. ICC 肝移植术后风险因素　多项研究表明,乙型肝炎相关型 ICC 淋巴结转移率较低,肿块型 ICC 淋巴结转移风险较低,而结石相关型 ICC 发生淋巴结转移的风险较高,起源于肝内大胆管的 ICC 往往表现为"胆管周围浸润型"或"胆管内生长型"的病理类型特点,更易发生淋巴结转移。

Sapisochin 报道了 29 例 ICC 肝移植患者,其中单发肿瘤 25 例,多发肿瘤 4 例;24 例符合米兰

标准,25 例符合 UCSF 标准。8 例直径 <2cm 的单发肿瘤患者移植后无复发,直径 >2cm 的单发肿瘤或多发肿瘤患者复发率 36.4%。肿瘤直径 <2cm 的 8 例患者 1 年、3 年和 5 年生存率分别为 100%、73%、73%,而不满足此标准的其他患者 1 年、3 年和 5 年生存率分别为 71%、43%、34%。分析显示复发风险因素包括肿瘤最大直径、肿瘤体积、微血管浸润、肿瘤分化程度,而有肝硬化背景的直径 <2cm 的单发肿瘤肝移植预后好。

Hong 的研究发现,在肝移植前未进行新辅助治疗与肿瘤复发有密切关系。新辅助治疗和辅助治疗的患者与仅接受辅助治疗或无辅助治疗的患者相比有更好的无复发生存率。

(三) 肝移植治疗 ICC

肝移植治疗 ICC 尚面临诸多挑战,2001 年 Shimoda 报道 13 例 ICC 肝移植 3 年无复发生存率仅为 35%。2004 年 Robles 报道 23 例 ICC 肝移植 5 年无复发生存率仅 27%。术后高复发率、低生存率导致许多移植中心放弃肝移植作为 ICC 的治疗方法。美国肝病学会(AASLD)《成人肝脏移植评估指南(2013 年版)》将 ICC 作为肝移植的禁忌证,欧洲肝病学会(EASL)《肝脏移植临床实践指南(2015)》也不推荐胆管癌或 HCC-CC 行肝移植治疗。

近年来关于 ICC 的研究大多是移植前误诊为肝硬化或肝癌患者的切除肝脏病理上发现 ICC 的回顾性分析。Sapisochin 在 2016 年一个多中心回顾性研究中报告 48 例术前未接受新辅助化疗或局部治疗的 ICC 肝移植,单发且直径≤2cm 的肿瘤患者 5 年生存率为 65%,而大肿瘤(直径 >2cm)或多灶性肿瘤患者 5 年生存率为 45%。这项发现表明对于直径≤2cm 的孤立 ICC,肝移植就可以获得满意效果,此后肝内胆管癌国际联合会主张对这种直径≤2cm 的“非常早期”ICC 进行肝移植。

而对于直径 >2cm 的局部进展期 ICC 肝移植治疗仍在探索研究之中。有研究显示直径≤2cm

和直径为 2.1~3cm 的肿瘤具有相近的生存率。De Martin 报道了一项法国多中心研究,包括 49 例直径 <5cm 的偶发性 ICC(24 例)和 HCC-CC(25 例)肝移植患者,其中 24 例肿瘤直径为 2~5cm,肿瘤直径≤2cm 的患者 1 年、3 年和 5 年生存率分别为 92%、87% 和 69%,肿瘤直径 >2cm 但≤5cm 的患者 1 年、3 年和 5 年生存率分别为 87%、65% 和 65%。Facciuto 的研究也显示符合米兰标准的 ICC 接受肝移植治疗后,肿瘤复发率为 10%,5 年生存率为 78%。这提示直径 2cm 阈值对于 ICC 肝移植来说可能过于保守。

近期有研究提出了 ICC 移植后肿瘤复发的预测风险指数,该指数包括神经周围侵袭、淋巴血管侵袭、浸润性生长模式和多灶性等诸多肿瘤生物学变量。根据这个预测指标,“低风险”组被定义为单个 ICC,平均肿瘤直径为 6.2cm,肝移植后 5 年生存率为 78%,低风险组肿瘤直径较先前报告的 2cm 阈值显著增加。

2011 年 Hong 首先证明新辅助化疗结合肝移植治疗 ICC 的益处。研究包括 24 例局部进展期 ICC(16 例肿瘤直径≥5cm,16 例为多灶肿瘤,7 例病理分化差,其余包括淋巴血管侵袭、神经侵袭、实质侵袭、切缘肿瘤阳性、局部淋巴结阳性),其中 9 例行移植前新辅助化疗 + 移植后辅助治疗,7 例行移植后辅助治疗,8 例未采用新辅助治疗和辅助治疗,结果显示新辅助化疗 + 术后辅助治疗组比另两组更能改善移植患者生存率(分别为 47% vs.33% vs.20%,P=0.03),接受新辅助治疗和辅助治疗的患者复发率为 28%,明显低于仅接受辅助治疗(40%)或没有新辅助治疗和辅助治疗的患者(50%)。

2018 年休斯敦卫理公会和安德森癌症中心的研究小组发表了第一个前瞻性单中心病例分析,评估 ICC 移植前长时间新辅助治疗。在这项研究中,Lunsford 对 6 例不能切除的局部进展期 ICC 患者进行了肝移植。患者的选择是基于肝移植前持续的影像学稳定性或对新辅助化疗(吉西他滨和顺铂化疗)的反应。MMAJCCC 方案对肿瘤的大小几乎没有限制,主要根据化疗反应来选择生物学良好的患者。纳入移植标准包括:孤立性肿瘤直径 >2cm 或局限于肝脏的多灶性肿瘤,无肝外、大血管或淋巴结受累的影像学证据。患者必须通过活检或细胞学检查证实为 ICC,因为肿瘤解剖位置原因无法切除,或在 6 个月的新辅助治疗后因为潜在的肝脏疾病不能耐受切除的患者,需要经过至少 6 个月的新辅助治疗并且必须表现出持续的生物学稳定性。另外,可用 PET/CT 监测肿瘤变化和肝外转移情况。在探查手术开始时,先进行探查和肝周淋巴结取样活检。如果冰冻切片胆管外或肝外癌细胞扩散,则不进行肝移植,器官分配给其他人。为缩短供肝冷缺血时间,应该在供者肝脏可视时,受者就开始接受探查手术。Lunsford 报道了采用 MMAJCCC 方案的 6 例局部进展期 ICC,每例患者最大的肿瘤直径为 3.5~10.5cm,AJCC 分期 I 期 1 例(肿瘤直径 6.5cm),II 期 4 例,III 期 1 例,患者的肿瘤累积直径中位数为 14.2cm,患者的肿瘤累积直径均 >5cm,其中 3 例长期无复发生存期患者的肿瘤累积直径中位数为 18.7cm。所有患者在等待肝移植的同时接受新辅助化疗,移植术后进行辅助治疗,移植后随访 29~51 个月,术后 1 年、3 年和 5 年生存率分别为 100%、83.3%、83.3%。3/6 例复发,复发中位时间为移植后 7.6 个月,其中 2 例复发患者采用全身治疗控制肿瘤,至今仍存活,分别为 32 个月和 54 个月;另一例复发患者在肝移植后 14.5 个月死亡。

然而,关于 ICC 移植前新辅助治疗也存在一些争议。首先,有人质疑移植的成功是由于对患者的仔细选择,还是因为新辅助治疗的疗效。其次,部分 ICC 或 HCC-CC 患者可能对局部治疗(locoregional treatments,LRT)无反应。有研究报告 ICC 患者进行 TACE 或 ^{90} 钇经动脉放射栓塞(transarterialradioembolization withyttrium-90,

TARE),只有 1/4 的患者有部分至完全的反应。Butros 采用射频消融治疗 ICC,发现几乎所有的患者肿瘤继续进展。Lee 对 44 例 ICC(或 HCC-CC)肝移植术后病肝病理检查发现,接受 LRT 的胆管癌平均肿瘤坏死率为 7.6%,而肝细胞癌肿瘤坏死率为 75.1%。另外,许多患者在新辅助治疗期间,因为感染、肿瘤进展和不能耐受等原因被迫退出肝移植。ICC 新辅助治疗期间肝移植退出率为 25%~42%,Wong 的研究中退出率更是高达 61%。

新辅助治疗虽然可以降低肿瘤负担和减少肿瘤的扩散和转移,但及时肝移植对肿瘤预后也至关重要。Wong 报告有 6 例晚期 ICC 新辅助治疗后肝移植患者,平均新辅助治疗持续时间为 14.3 个月,等待时间最长的患者在手术探查时发现已出现转移,因此被迫终止肝移植。有研究报告等待时间 >100 天的患者移植后肿瘤复发率是等待时间 <100 天患者的 4 倍(19% vs.4.8%)。

(四)肝移植治疗 ICC 综合治疗

1. 新辅助治疗和术后辅助治疗　ICC 局部治疗包括经导管动脉栓塞化疗术、经皮穿刺无水乙醇消融、射频消融以及放疗,虽然 ICC 对 LRT 的反应不如 HCC,但是若将 LRT 作为 ICC 移植辅助治疗方案的一个环节,则与改善生存率有关。

已有研究证明了 ^{90} 钇经动脉放射栓塞作为姑息治疗肝癌或 ICC 的优越性和有效性,它也是 ICC 移植前有效的降级治疗措施。大剂量适形放疗(comformal radiation therapy)也已成为局部不可切除 ICC 患者的重要治疗方法。先进的外放射技术,如三维适形放疗和调强适形放疗既可为靶区提供适形放射,又有利于减少放射性损伤。带电粒子束(质子或碳)比传统的 X 射线束具有更佳的剂量沉积分布,在减少放射性损伤方面有优势。SRT 已被用于胆管癌患者,可提供高剂量适形放疗。

精准的肿瘤定位和精确的放疗剂量提高了 ICC 放疗的安全性和有效性。在一项单中心回顾性分析中,79 例局部不可切除的 ICC 患者接受大剂量适形放疗（35~100Gy，中位数 58.05Gy，分 3~30 次），总生存期中位数为 30 个月。在一项多中心的 Ⅱ 期研究中，37 例局部、不可切除的 ICC 患者接受了低分割质子束治疗，平均剂量为 58.05Gy，分为 15 组，每天进行，持续 3 周，2 年中位生存时间和总生存率分别为 22.5 个月和 46.5%；2 年局部控制率为 94%。

吉西他滨和卡培他滨是 ICC 常用的化疗药物，与单药相比多药联合效果更佳。吉西他滨联合顺铂（或奥沙利铂）化疗方案应答率高，已被许多机构推荐作为一线化疗方案。美国国立综合癌症网络（NCCN）肝胆肿瘤指南（2019）建议 ICC 术后采用以 5-FU 或吉西他滨为基础的辅助化疗方案。近期 Shroff 在其 Ⅱ 期临床试验中，采用纳米白蛋白结合紫杉醇联合吉西他滨 + 顺铂的三联疗法，在肿瘤控制和生存期方面均优于吉西他滨 + 顺铂。胆管癌的二线化疗方案包括 5-FU 与奥沙利铂、5-FU 与伊立替康等。

许多移植中心制订了自己的 ICC 新辅助治疗方案。

Mayo 方案：外照射治疗（总剂量 45Gy，分 30 次，1.5Gy/次，2 次/d，间隔 6 小时以上），放疗期间用 5-FU 增敏，每天 500mg/m^2，连续 3 天。等待移植时卡培他滨每天 2 000mg/m^2，分两次服用，每 3 周服用 2 次。手术时先腹腔探查，只有无转移的患者才能进行移植。

Wong 和 Hong 局部进展期 ICC 方案：先局部治疗，然后化疗。直径≤6cm 的 ICC 采用 SRT 治疗，总剂量 40Gy，7~12 天分成五次治疗。直径 >6cm 肿瘤采用 TACE 代替 SRT。在最后一次放疗后的 10~14 天给予足量剂量化疗。化疗以 5-FU 或卡培他滨为主，辅以奥沙利铂和亚叶酸钙，直到移植。期间监测影像学和 CA19-9 变化，肿瘤进展或不能耐受新辅助治疗的患者则退出肝移植。

休斯敦卫理公会-安德森癌症中心方案：新辅助化疗以吉西他滨为基础，吉西他滨 + 顺铂是优先方案，如此方案能控制肿瘤进展，则持续到移植。如效果不佳，可采用包括 5-FU 和靶向药物的二线或三线治疗。移植术后根据病理决定是否进行辅助化疗。如果患者在移植前接受了 4~6 个月的化疗，并表现出完全的病理反应，则不需要辅助治疗；如果病理提示肿瘤仍有显著活性，则接受卡培他滨和/或吉西他滨辅助化疗，移植后第 4~6 周开始，持续至少 4~6 个月。如果肿瘤复发，则采用外科手术、放疗或附加化疗的积极治疗。

Rayar 报道了一例右肝直径 12cm 肿瘤，侵及肝静脉和门静脉分叉，伴多发卫星灶，术前活检为中分化 ICC。经过 8 次 5-FU+ 顺铂 + 亚叶酸钙化疗，病灶保持稳定。然后行 TARE 治疗，4 个月后肿瘤显著萎缩。此后又进行外放疗。TARE 后 7 个月进行肝移植。术后病理显示肿瘤 70% 坏死或纤维化，已随访 3 年无复发。

2. 靶向治疗　随着对 ICC 相关基因突变和信号通路的研究加深，靶向治疗有望改善 ICC 的预后。Sia 等确定了两个 ICC 生物学类型：①炎症类，特征是炎症信号通路的激活，细胞因子的过度表达，以及 STAT3 的激活，预后较好；②增殖类，以致癌信号通路（包括 RAS、丝裂原活化蛋白激酶和 MET）的激活为特征，DNA 在 11q13.2 处扩增，在 14q22.1 处缺失，KRAS 和 BRAF 基因突变，预后较差。Nakamura 研究了 260 例胆管癌，发现约 40% 患者存在潜在的靶点突变。ICC 常见 IDH1、IDH2、FGFR1、FGFR2、FGFR3、EPHA2、BAP1、KRAS、PTEN 和 CDKN2A 基因突变。

成纤维细胞生长因子受体（fibroblast growth factor receptors，FGFR）基因融合是在胆管癌中最多的突变之一，可存在于 11%~45% 的患者。FGFR 通路抑制剂 BJG398 的 Ⅱ 期临床试验中，有效率为 14.8%，疾病控制率为 83.3%。2020 年 FDA 正式宣布批准佩米替尼（pemigatinib）上市，作为首个治疗 FGFR2 基因融合表达/重排的晚期胆管癌靶向药物。Mazzaferro 等研究德拉替尼

（derazantinib）治疗 *FGFR2* 基因融合表达的胆管癌，有效率为 20.7%，疾病控制率为 82.8%。厄达替尼（erdafitinib）是另一种口服 pan-FGFR 抑制剂，Ⅰ期剂量递增研究亦显示其有效性，Ⅱ期试验目前正在进行中。

胆管癌另一种特异的靶向异常是异柠檬酸脱氢酶（isocitrate dehydrogenase，IDH）-1 和 IDH-2 基因突变。一项全球Ⅲ期多中心研究显示，IDH-1 抑制剂艾伏尼布（ivosidenib）比安慰剂降低了 63% 的进展或死亡风险。

VEGF 表达在高达 40% 的胆管癌中被报道。具有 VEGFR 和 Raf 家族激酶活性的多激酶抑制剂索拉非尼和 EGFR 抑制剂厄洛替尼治疗晚期胆管癌的临床疗效令人失望。2019 年一项瑞戈非尼的Ⅱ期临床试验显示，瑞戈非尼在难治性、晚期/转移性胆管癌患者中有良好的疗效。

（五）展望

近年来的研究已经显示了肝移植在 ICC 治疗中的作用，但尚需进一步确认能从肝移植中获益的受者群体，对 ICC 生物学特性进行更深入的研究，以便采用适当的新辅助治疗和辅助治疗。靶向药物可以作用于特定的致癌位点，特异性破坏肿瘤细胞，而避免对正常细胞和组织的损伤。然而，胆管癌广泛的遗传异质性及其寻找替代逃避的能力削弱了其对靶向治疗的反应，如何克服患者的获得性耐药，也是下一步研究的热点。

（吴凤东）

三、肝门部胆管癌

肝门部胆管癌（hilar cholangiocarcinoma，HCCA）是指累及肝左、右管、肝总管及其汇合部的胆管上皮癌，美国 Klatskin 教授在 1965 年首次详细报道了其临床病理学特征，因此又被称为克拉茨金瘤（Klatskin tumor）。尸检资料显示胆管癌的发病率为 0.01%~0.20%，HCCA 占其中的 40%~60%，并且近年 HCCA 的发病率呈上升趋势。HCCA 早期缺乏特异性症状，患者往往因出现黄疸才会就诊，此时多为肿瘤晚期，根治性手术切除率较低，预后不良，外科手术后 5 年生存率仅为 35%~44%，10 年生存率为 17%~30%。肝移植将整块罹病肝脏切除，理论上可以实现 HCCA 的 R_0 切除，因此有学者认为 HCCA 是肝移植的一个良好适应证，但是由于供肝短缺以及肝门部胆管癌移植后易复发等因素，肝移植治疗 HCCA 仍然存在争议。

（一）肝移植治疗肝门部胆管癌

早在 20 世纪 90 年代，学者们曾尝试肝移植治疗无法行外科手术切除的 HCCA 患者，但是术后肿瘤复发率高达 50% 以上，5 年生存率为 5%~17%，这导致许多移植中心将 HCCA 作为肝移植相对禁忌证。1993 年美国 Mayo 中心针对无法外科切除的 HCCA 患者制订了一套新辅助放化疗与肝移植相结合的治疗方案，11 例肝移植患者仅 1 例出现肿瘤复发。在 2005 年发表的随访结果中报道了 38 例肝移植治疗的 HCCA 病例，术后 5 年生存率高达 82%，并且接受移植的患者比接受胆管癌根治术的患者具有更高的生存率和较低的肿瘤复发率。在 Mayo 中心结果的鼓舞下，许多其他移植中心也开始了 HCCA 肝移植的尝试，近十年文献报道 HCCA 患者术后 1 年生存率达 80% 以上，5 年生存率达 60% 以上（表 9-2-1）。最近 Ethun 等通过多中心临床研究，报道 HCCA 接受肝移植患者 5 年生存率可达 64%，明显高于接受胆管癌根治术的患者（18%）。肿瘤较小且淋巴结无转移的患者移植后 5 年生存率更高。文献报道的肝移植治疗 HCCA 及术后生存率见表 9-2-1。

（二）肝移植治疗肝门部胆管癌的 Mayo 方案

肝移植治疗肝门部胆管癌的 Mayo 方案取得好疗效的先决条件是遵守严格的选择标准。HCCA 的诊断标准为胆道造影呈现恶性狭窄征象，同时至少具有以下一项：①内镜下胆管腔内刷检或组织活检阳性，或高度怀疑肝门部胆管癌；②在没

表 9-2-1　肝移植治疗肝门部胆管癌

作者	发表年	例数	病例收集时间段	辅助治疗	中位生存时间/个月	1年生存率	3年生存率	5年生存率	复发率
Sudan D	2002	11	1987—2000	放疗+化疗	25（4~174）	54.5%	36.3%	30%	2/11（18%）
Robles R	2004	36	1988—2011	无	55±11	82%	53%	30%	19/36（53%）
Rea DJ	2005	38	1993—2004	放疗+化疗	—	92%	82%	82%	—
Zheng SS	2005	5	1992—2003	—	38（1~48）	80%	80%		
Robles R	2007	10	1998—2006	—	36（12~120）	80%	60%	37%	22/36（61%）
Hidalgo E	2008	12	1993—2003	—	18.4±3.34	58%	41%	20%	—
Kaiser GM	2008	47	—2006		35.5	61%	31%	22%	16/47（34%）
Kaiser GM	2010	7	1993—2002	无	64（1~138）	85%	57%	—	—
Rosen CB	2012	136	1992—2011	放疗+化疗	—	92%	81%	74%	29/136（21.3%）
Welling TH	2014	6	—	放疗+化疗		83.3%			2/6（33.3%）
Salgia RJ	2014	359	1987—2008	放疗+化疗	65（2~251）	85.8%	63.5%	51.4%	
Loveday BP	2017	6	2009—2015	放疗+化疗		83.3%			1/6（16%）
Ethun CG	2018	41	2000—2015	放疗+化疗		93%	72%	64%	10/41（24%）
Dondorf F	2019	22	1997—2015	光动力或放疗	28.7	78.2%	32.1%	24.1%	—
Wong M	2019	5	2013—2017	放疗+化疗	44（35~55）	80%	—s	60%	1/5（20%）
Zaborowski	2020	26	2014—2016	放疗+化疗	53	82%	69%	55%	6/26（23%）

有急性胆管炎的情况下,CA19-9 值高于 100U/ml;③恶性狭窄部位通过荧光原位杂交成像或影像学断层成像表现出清晰的肿物。肝移植的入选标准要求肿瘤垂直于胆管方向的直径 <3cm,并且肿瘤侵袭范围不得超过胆囊管与肝总管汇合处。排除标准为:①肿瘤转移征象,即影像学检查出现肝内或肝外转移的征象;②既往有腹部放疗史而无法进行移植前辅助放疗的患者;③有胆管癌手术切除史的患者。胆管癌侵犯肝门部血管以及沿胆管浸润不是肝移植禁忌证。在新辅助治疗之前,常规行超声内镜引导下局部肝淋巴结活检术,排除淋巴结转移,但内镜下经胃穿刺或经皮经肝穿刺活检可造成肿瘤腹腔转移。此外,患者必须同时符合移植其他的常规医学候选标准。

HCCA 患者一旦符合肝移植标准,便开始接受新辅助治疗。辅助放疗采用外照射放疗 2 周,放疗平均剂量为 4 500cGy,同时静脉滴注 5-FU 进行增敏。外照射放疗结束约 1 周后胆管癌局部接受铱-192 高剂量近距离放疗(通过鼻胆管或经肝穿刺导管给药),平均剂量为 930~1 600cGy。如果患者不能进行近距离放疗,可采用立体定向放疗(剂量 3 000cGy)或质子束治疗作为替代方案,之后口服卡培他滨维持。

Mayo 中心 HCCA 肝移植受者选择标准有以下五点。第一,患者必须符合 HCCA 的诊断:①内镜下胆管腔内刷检或组织活检阳性,或高度怀疑肝门部胆管癌;②在没有急性胆管炎的情况下,CA19-9 值高于 100U/ml;③恶性狭窄部位通过荧光原位杂交成像或影像学断层成像表现出清晰的肿物。第二,肝门部胆管癌不可切除。第三,垂直于胆管方向肿物直径 <3cm（CT 扫描、超声、MRI）。第四,每 3 个月复查,无肝内或肝外转移。第五,无区域性肝淋巴结转移或腹腔转移。

患者在行肝移植的前一天进行手术评估。手术评估包括:①彻底探查腹腔;②区域淋巴结活检(包括肝总动脉旁淋巴结和胆总管旁淋巴结,以及任何可疑有肿瘤转移的淋巴结);③探查肝尾状叶以明确是否可以保留肝后下腔静脉;④对任何其他可疑病变进行活检。手术评估可以采用手助式腹腔镜方式或开腹方式,术中应用防粘连膜预防腹腔粘连。出现任何肿瘤转移病灶或肿瘤侵及邻近组织都视为移植禁忌。如果患者状态较差不能耐受手术评估,则手术评估选择在有供肝时,并与肝移植手术联合进行。这种情况需要与器官协调员合作,提前准备另外一个肝移植受者,以备胆管癌患者手术评估时出现肝移植禁忌的情况。肝门部胆管癌患者由于手术评估而无法行肝移植在原发性硬化性胆管炎患者中约为15%,而没有原发性硬化性胆管炎基础的新发胆管癌患者约为28%。手术评估判定为无法行肝移植的患者中位存活时间约为胆管癌确诊后12个月,手术评估后6个月。

(三) 新辅助治疗的副作用

胆管炎、肝内脓肿和脓毒症是新辅助治疗后常见感染并发症,这与留置胆管支架、新辅助放疗引起的肿瘤坏死以及与治疗相关的粒细胞减少症相关。放疗后肝门的严重炎症改变和致密纤维化可以导致移植手术时分离肝门部血管结构非常困难,并且增加移植后血管并发症的风险。Mayo中心报道移植后总体血管并发症发生率为41%,其中肝动脉并发症约为21%,门静脉并发症约为20%。

(四) 超 Mayo 标准的肝门部胆管癌肝移植

Mayo 中心严格的患者选择标准、手术评估和新辅助放化疗方案使得 HCCA 患者肝移植术后具有长期无复发的良好预后,但过于严格的选择标准会将其他可能治愈的胆管癌患者排除在肝移植之外。Hong 等报道了晚期 HCCA 患者(肿瘤直径>3cm,肿瘤扩展至肝实质,门静脉和/或肝动脉分支侵犯,以及存在神经和周围淋巴管侵犯)应用相同的新辅助放化疗方案也可以实现生存获益。接受新辅助治疗联合肝移植患者术后5年肿瘤无复

发生存率为47%,明显高于胆管癌根治术组患者。

美国 UCLA 移植中心提出了一个胆管癌肝移植后肿瘤复发风险分层系统来识别可能受益于肝移植的肝门部胆管癌患者。根据原位肝移植后肿瘤复发的危险比给预测因子分配相应评分点(表9-2-2)。根据评分点得分总和将患者分为三个复发等级:低复发风险组(0~3 分),中复发风险组(4~7 分)和高复发风险组(8~15 分)。低复发风险组患者肝移植术后5年生存率(78%)显著高于中复发风险组(19%)和高复发风险组(0),并推荐低、中复发风险组的患者接受肝移植术。

表 9-2-2　胆管癌肝移植后肿瘤复发的
UCLA 预后评分模型

风险因子	分值/分
多病灶	4
周围神经侵犯	4
肿瘤浸润性生长	3
未接受新辅助治疗	3
合并原发性硬化性胆管炎	2
肝门部胆管癌	1
血管淋巴管侵犯	1

注:低复发风险:0~3 分;中复发风险:4~7 分;高复发风险:8~15 分。

总之,HCCA 的治疗仍然具有挑战性,与原发性肝癌相比,HCCA 尚无有效的筛查方法,而且肿瘤具有侵袭性生长的性质,常无法根治性切除。肝移植与新辅助治疗相结合,可为选择恰当的病例提供无肿瘤复发的长期生存机会。

(侯建存)

四、血管源性肿瘤

(一) 肝上皮样血管内皮瘤

1. **概述**　上皮样血管内皮瘤(epithelioid hemangioendothelioma,EHE)是一种罕见的血管性肿瘤,其周围由黏液透明质基质包围,可能累及软组织和内脏器官,WHO 于 2002 年将其归类为具有转移潜能的病变。Weiss 和 Enzinger 于 1982 年

首次将这种交界性实体描述并命名为内皮源性软组织肿瘤,其临床转归介于良性血管瘤和恶性血管肉瘤之间。它可以发生在任何部位,最常见于肝、肺和骨,也可以发生在许多其他器官,包括脾、脑和脑膜、乳房、心脏、头颈部、软组织、皮肤、淋巴结和胃。肝上皮样血管内皮瘤(hepatic epithelioid hemangioendothelioma,HEHE)最早由 Ishak 等于1984 年在 32 例病例中被描述为一种原发肝脏受累的肿瘤,最常表现为多发肝结节,类似于转移瘤,恶性程度为低至中度,可能与不同的恶性潜能有关,病变进展缓慢或迅速。肿瘤是由上皮样细胞或梭形细胞构成的,这些细胞沿着预先形成的血管扩散或产生新的血管。据统计,原发性 HEHE是一种罕见的肿瘤,发病率为 1/100 万,最常见的发病年龄是 30~40 岁,男女比例为 2:3。

2. 发病机制和危险因素 与其他原发性肝肿瘤不同的是,HEHE 不是在慢性肝病的背景下发展起来的。其发展的风险因素尚不清楚。有一些危险因素被提出,比如使用口服避孕药,有肝外伤或肝炎史,饮酒,长期接触一些物质,如石棉、氯乙烯、氧化钍等,其机制可能是刺激了肝脏血管内皮细胞的增殖。然而,到目前为止,还没有明确的证据支持这些推测。在 EHE 患者中,因染色体 t(1;3)(p36.3;q25)易位而导致 WWTR1 与 CAMTA1 基因融合,为疾病的分子特征。尽管 HEHE 的一些发病因素尚不清楚,但最近的研究表明,其存在VEGF-VEGFR 信号通路的激活。

3. 病理学检查 组织病理学检查是诊断HEHE 的金标准。HEHE 由上皮样细胞和 DC 组成,可呈巢状、条索状或不规则排列。肿瘤细胞可沿着血管增殖形成新的血管,为肿瘤的特征表现。肿瘤内皮细胞可以侵入甚至闭塞肝血窦、门静脉以及肝静脉分支,造成肿瘤自身的血供中断,导致"自杀"式局部缺血。IHC 为诊断 HEHE 的辅助手段之一,肿瘤细胞可高表达 CD31、CD34 和第Ⅷ因子等血管内皮细胞标志物。

4. 临床特征 HEHE 患者可无任何症状或出现症状无特异性,主要为右上腹疼痛、体重减轻等,可有肝脾大,晚期患者常伴有肝功能衰竭,危及生命。约 1/3 患者会发生肿瘤转移,最常转移至肺部,也可转移至腹腔、脾、骨。发生转移的患者可因肝功能、肺功能衰竭而死亡。HEHE 可发生肝内转移,但也可多发,故很难鉴别其是否发生转移。

成人 HEHE 患者实验室指标主要以碱性磷酸酶与谷氨酰转移酶轻度升高为主,肿瘤标志物 AFP、CEA 和 CA19-9 多数无异常。影像学检查为 HEHE 辅助诊断方法,HEHE 可分为单结节型、多结节型、弥漫型,其中多结节型最常见。多数 HEHE 患者为多发病灶,随着病情进展,多个病灶可融合成一个较大的单病灶,可伴有血管侵犯。HEHE 病程分为两个阶段,早期在 CT 上表现为结节型,而晚期表现为弥漫型,与血管侵犯有关。在CT 及 MRI 上可见一些特殊征象,如"包膜回缩征""晕征""棒棒糖征"等,对疾病的诊断有一定帮助。病灶多分布于靠近肝包膜的肝实质,呈实质性低密度结节,密度均匀或不均匀,少数病灶可钙化。由于病灶纤维化及正常肝组织的代偿性肥大,可见肝包膜凹陷,即"包膜回缩征"。"晕征"为病灶不均匀增强导致,其实体部分呈低密度带,中心部分密度更低,或是中央和边缘区呈低信号,中间有环形高信号带。"晕征"在增强 CT 门静脉显示更清楚。病灶在 MRI 影像上 T_1 加权像为低信号,T_2 加权像为高信号,MRI 检查"晕征"特征明显。流向病灶的肝静脉或门静脉逐渐变细,终止于病灶,在 CT 和 MRI 影像上呈棒棒糖样,为"棒棒糖征"。选择性肝动脉造影动脉期显示近包膜肝实质内有不规则的片状染色,而肿瘤周围可见细小弯曲的血管。

5. 治疗及预后 由于肿瘤生物学行为和预后的预测很困难,因此为每位患者实施最佳治疗方法是一项具有挑战性的任务。HEHE 患者的治疗方式包括肝切除、肝移植、全身或局部放疗、射频消融、全身化疗（抗血管生成或抗肿瘤药物治疗）、局部化疗（如 TACE）、激素治疗、免疫治疗或单纯监测。手术切除被认为是最好的治疗方法，尤其是对单个小的病灶。另有报道称，对于肿瘤较大的病例，可以通过门静脉栓塞术增加剩余肝脏的体积，以确保肝切除后剩余的肝脏体积充足。

通过以上研究得知，肝切除、肝移植和 TACE 的结果及适应证不同。对于可切除的肝内病变推荐肝切除术，对于不能切除的病变推荐其他两种手术方式。肝移植是治疗多灶性、弥漫性、不可切除、复发肿瘤的最终治疗方法，肝外转移并不是肝移植的禁忌证。

基于 HEHE 的罕见，目前还没有标准的药物治疗策略。各种化疗药物已被证明对 HEHE 有效，为其提供了一种很有前途的治疗方法。众所周知，VEGF 抑制剂，如索拉非尼、帕唑帕尼、贝伐珠单抗等，在 EHE 的治疗中起作用。据报道，抗 VEGF 药物贝伐珠单抗与细胞周期抑制剂卡培他滨联合应用取得了较好的疗效。其他药物如 mTOR 抑制剂、沙利度胺、聚乙二醇化脂质体多柔比星、环磷酰胺等也被引入治疗 EHE，并取得了良好的效果。对于接受帕唑帕尼治疗的患者，Bally 等提出，在随访 CT 上观察到肿瘤内改变，如肿瘤密度的改变，而没有明显的肿瘤收缩或钙化，可以被认为是肿瘤反应的强烈指标。

在评估 HEHE 患者肝移植后复发风险时引入了（HEHE-LT）评分，评分低（≤2 分）的患者 5 年无病生存率远高于评分高（≥6 分）的患者（分别为 93.9% 和 38.5%，P<0.001）。结果证实了该评分对评估移植后复发风险的价值。肿瘤直径 >10cm 和高龄也被认为是预后不良的危险因素。此外，大血管浸润、移植等待时间 <120 天和肝门淋巴结转移是复发的重要危险因素。Okano 等报道，平均扩散系数图可能有助于评估肿瘤的恶性潜能。Deyrup 等根据 49 例软组织上皮样血管内皮瘤患者的临床病理特征提出了危险分层策略。他们观察到，高核分裂象（>3 个/50 高倍视野）和肿瘤直径 >3cm 与较差的预后相关，而与解剖部位、细胞学异常增生或坏死无关。

（二）肝血管肉瘤

1. 概述　肝血管肉瘤（hepatic angiosarcoma, HAS）是一种较为罕见的间质细胞来源的肝脏恶性肿瘤，其发生率占肝脏原发恶性肿瘤的 1.5%~2%。HAS 又称肝恶性血管内皮瘤（malignant he-mangioendothelioma of liver）、肝库普弗细胞肉瘤（liver Kupffer cell sarcoma），其发生率在肝脏肉瘤中较高，约占 36%。肝血管肉瘤病程发展较快，预后较差。

目前 HAS 具体病因及发病机制尚不明确，但研究显示可能与长期接触氯乙烯、二氧化钍、无机砷等有关，另外学者研究发现其与病毒感染关系不大，但与既往是否行放疗或是否合并激素分泌紊乱等有关。

2. 病理学检查　HAS 常表现为多中心性生长，多发结节，边界不清，可累及整个肝脏。切面呈暗红色蜂窝状，可伴有出血、坏死或囊性变等。镜下肿瘤组织由大小不同的肿瘤内皮细胞组成海绵状血管腔状结构。HAS 肿瘤细胞呈梭形或不规则形，胞质较少，呈嗜酸性，淡染，细胞核深染，核仁大小不一，可见核分裂象。肿瘤细胞沿肝细胞索表面生长，排列成索状或乳头状，相互吻合。而肝血管瘤周围肝组织内肝细胞索萎缩或消失，血窦明显扩张淤血，并可见异常的薄壁血管，细胞呈扁平状，成纤维细胞呈玻璃样变性，其间可有血栓形成，这些病理特征有助于肝血管肉瘤与 HAS 的鉴别诊断。

3. 临床特征　HAS 早期多无特异性症状，好发于 60~70 岁的老年男性患者，大多因肿瘤生长过快而感右上腹胀痛不适、纳差、体重下降、乏力、发热、脾脏轻度增大、腹水或腹部可触及包块等。部分患者因肿瘤破裂出血发生腹痛就诊，9% 患者因转移病灶症状就诊。HAS 患者的肝功能、乙型肝炎免疫检测和血清肿瘤学等检查多为阴性，且 HAS 早期即可发生转移，大多数可经血行播散，可转移至肺、肾、脾、肠道等。

超声对于 HAS 的诊断缺乏特异性依据。HAS 在超声上往往表现为肝内单个或数个形态不规则、囊实性病变，且这些病变囊内可见点状回声且壁较厚，病变常由高回声到无回声不等，因为内部出血、坏死程度的不同，其内部回声各不相同，另外超声引导下穿刺活检可有助于提高 HAS 术前诊断。HAS 平扫时呈低密度混合性占位，增强后表现为非周边强化，是由于 CT 增强早期对比剂快速进入肝血管肉瘤腔内，表现为边缘强化，延迟扫描后病灶有所缩小，有研究显示，肝血管肉瘤增强扫描可见动脉期病灶中心和周边明显不均匀强化，周边强化呈花边状，强化程度高于肝实质而低于腹主动脉。肝血管肉瘤与肝转移瘤均常为多发，CT 征象上有相似之处，但转移瘤常有原发灶，CT 上可见"牛眼征"，边缘结节强化不多见，结节强化程度不超过肝实质，一般与其鉴别不难。研究亦证实 PET/CT 可通过分析 FDG 摄取率对 HAS 诊断有一定参考价值。MRI 上表现为边缘清晰、内可见多个分隔、呈蜂房状及液平面的肿块，增强后早期病灶内呈斑片状不均匀强化，晚期呈进行性填充式强化。延迟期病灶内见不规则斑片状无强化区域。少数病灶延迟期与周围肝实质分界清楚，边缘可见"刀切征"和"假包膜征"。选择性肝血管造影是 HAS 最有价值的诊断之一，其典型表现为中央区显影少，而周围血管多显影表现为血管湖形成。

4. 治疗及预后 到目前为止，还没有确定的治疗指南。治疗以根治性肿瘤切除或肝切除为主。与肝移植相比，手术根治性切除具有更高的生存率和更低的发病率，特别是在靶向治疗/辅助化疗的情况下。由于肿瘤复发和疾病的快速发展，肝移植后生存期极短（6~7 个月）。

在疾病有限及肝脏其他部分相对正常的情况下，应该考虑肿瘤切除。不幸的是，大多数肿瘤是多发的，并且在两个肝叶都有播散；即使有孤立性肿块，切除率也不超过 20%。对于孤立性或局限性肝肿瘤，手术与辅助化疗相结合可延长生存期达 84 个月。

对于不能切除的多灶性肝脏病变，当整个肝实质被肿瘤取代时，或者在存在远处转移的情况下，姑息化疗是唯一的治疗方案。到目前为止，还没有特效的化疗方案。Kim 等证明，通过联合使用多柔比星或异环磷酰胺，5-FU-卡铂可以改善部分患者的生存率。另一项研究报告称，使用多柔比星、异环磷酰胺、顺铂和紫杉醇的一线治疗具有积极治疗作用。

放疗对 HAS 的疗效差，因为它是一种抗辐射的肿瘤。TACE 是肿瘤破裂后急诊止血的一种急救手段，其目的是姑息性地止血，但对生存率的影响很小。

由于 HAS 预后差、侵袭性强，根据抗血管生成生长因子受体（如 VEGF、VEGFR）的表达和肿瘤生物学特点，采用特异性抗血管生成或血管靶向药物、细胞因子（如重组 IL-2）和免疫治疗（加或不加经典化疗方案），对提高 HAS 患者的生存率具有重要意义。目前，已经对这些药物进行了研究，显示出部分反应，但仍需要更大规模的研究来证明它们在治疗 HAS 患者中的作用。

（三）肝血管外皮细胞瘤

1. 概述 肝血管外皮细胞瘤（hepatic hemangiopericytoma，HPC）是一种罕见的血管肿瘤，约占软组织肉瘤的 2%，所有血管肿瘤的 1%。组织来源为血管外皮 Zimmermann 细胞，近年来有学者认为其来源为血管外周多功能间质细胞。HPC 被认为与长期摄入类固醇、创伤或高血压有关。分子机制可能与 *NAB2* 和 *STAT6* 基因的体细胞融合，导致 12q13-15 改变，影响 *STAT6* 基因的缺失相关。

2. 病理学检查　镜下肿瘤组织内有较多血管腔隙或毛细血管,血管壁外周为梭形或多边形瘤细胞,有轻度核异型,瘤细胞围绕血管向外周呈放射状排列。核分裂象增多,细胞退行性变明显提示肿瘤恶性程度较大。IHC 示波形蛋白、S-100、肌肉特异性肌动蛋白、平滑肌肌动蛋白、CD34 和 XⅢa 因子阳性。

3. 临床特征　病变多为单发,偶有多发,直径由几毫米到数厘米,可发生于任何年龄、任何部位,最常见的受累部位是腹部和腹膜后间隙、下肢、头颈部、脊柱和颅骨,而肝脏受累很少(<1%)。HPC 可以是原发性的,也可以是转移性的,原发性肝肿瘤的报道很少。其发病年龄以 50~60 岁为多,男性略多于女性,临床一般表现为无痛性肿块,病变较小时多为实性,血供丰富,无包膜,少有囊变坏死,所以 CT 平扫时密度均匀,而增强后动脉期呈明显的均匀强化。当病变较大时常有完整的包膜形成,其中心区可有出血坏死和囊性变,所以 CT 平扫时常表现为混杂的密度,增强 CT 早期显示包膜或周围的环状强化,但延迟后仍表现为密度混杂,囊变部分不强化,类似巨块型肝癌的特点。

与血管外皮细胞瘤相关的各种临床症状已有报道。大多数患者没有疼痛或肿块,但也有一些患者出现神经或血管症状,如毛细血管扩张和皮肤温度升高。非胰岛素瘤低血糖的副肿瘤综合征对患者来说是危及生命的,应积极手术治疗,肿瘤切除后症状消失。对于有血管外皮细胞瘤病史的肝肿瘤患者,即使多年未复发,也应考虑肝转移的可能。

4. 治疗及预后　无论是原发肿瘤还是远处转移病灶,均应积极手术治疗,但其复发率较高,即使在 R_0 切除的情况下也是如此,且监测这些复发是相当困难的,因为没有特定的标志物。R_0 切除后 10 年生存率为 54%~89%。对于局部或远处疾病复发的患者(复发率约 20%),可能需要重复切除,但有时很难进行。

目前,考虑到捐献器官资源的短缺和活体供肝切除的手术风险,局限于肝脏的血管外皮细胞瘤患者可推荐肝移植的适应证为:①引起危及生命的非胰岛素瘤低血糖副肿瘤综合征的肿瘤;②无法进行根治性手术的肿瘤;③内科或介入治疗无效的肿瘤。

(张建军)

第三节　肝移植治疗继发性肝脏恶性肿瘤

一、神经内分泌肿瘤

神经内分泌肿瘤(neuroendocrine neoplasm, NEN)是源于神经内分泌系统的一类异质性肿瘤,由德国病理学家 Siegfried Oberndorfer 于 1907 年首先描述,当时他认为这是一种良性或者惰性肿瘤。NEN 具有摄取胺前体和脱羧的能力,可以合成及释放多种激素和细胞因子,可发生在身体的任何器官。其中胃肠胰腺神经内分泌肿瘤(gastroenteropancreatic neuroendocrine neoplasm, GEP-NEN)最常见,占 60%~70%,其次是来自肺支气管系统的 NEN。原发性肝神经内分泌肿瘤(primary hepatic neuroendocrine neoplasm, PHNEN)极其罕见,最早由 Edmondson 于 1958 年报道,2011 年 Quartey 报道了 124 例 PHNEN 病例,约占所有 NEN 的 0.3%。

(一) 组织来源

现在多数学者认为 NEN 起源于胚胎发育过程中从神经嵴迁移到全身各个部位的神经外胚层细胞。这类细胞很少迁移到肝脏,这也解释了为什么 PHNEN 如此罕见。关于 PHNEN 的起源有争议,目前普遍接受的观点是来自肝内胆管细胞上皮的嗜银细胞,因为其属于神经内分泌细胞。胆管上皮细胞的慢性炎症可引起肠化生,进而导致 NEN 的发生。

（二）临床特征

NEN 有一类特殊的综合征,被称为神经内分泌激素综合征或类癌综合征。该综合征包括发作性腹泻,皮肤潮红,低血糖或高血糖,以及心内膜纤维化,其原因在于神经内分泌细胞所分泌的 5-羟色胺、P 物质、激肽释放酶和儿茶酚胺等物质。此外部分 NEN 可不受控制地分泌胰岛素、促胃液素、血管活性肠肽、胰高血糖素或其他少见的激素,如促肾上腺皮质激素、生长激素等,诱导特异性的综合征,如低血糖综合征、佐林格-埃利森综合征(Zollinger-Ellison syndrome),弗纳-莫里森综合征(Verner-Morrison syndrome)、胰高血糖素瘤、库欣综合征和肢端肥大症等。根据主要分泌的激素,这些肿瘤常被称为胰岛素瘤、胃泌素瘤、血管活性肠肽瘤、胰高血糖素瘤等。

NEN 易发生转移,多数患者在初诊时即有远隔转移,且转移率随着病程的进展逐年升高。GEP-NEN 几乎最后都发生转移,尤以小肠和胰腺为多,而 85%~97% 的阑尾、胃、直肠 NEN 是局限性的。最常见的是转移性肝神经内分泌肿瘤(metastatic hepatic neuroendocrine neoplasm,MHNEN),转移灶也能释放激素并引起相关症状,大量 NEN 患者死于肝衰竭。有学者认为,只有 MHNEN 或者支气管肺 NEN 患者才有典型的类癌综合征。GEP-NEN 分泌的激素经门静脉入肝,多数被肝脏分解代谢而失去活性,所以这些激素的生物半衰期很短,往往不会出现典型的类癌综合征。而 MHNEN 释放的激素经肝静脉回流直接进入体循环系统,逃避了肝脏的代谢,所以能引起典型的类癌综合征。

与 MHNEN 不同的是,多数 PHNEN 患者没有典型的类癌综合征,也不具有任何特定的临床特征。PHNEN 释放的衍生产物直接进入门静脉循环,被肝酶降解而失去活性,因此没有典型的类癌综合征。PHNEN 常见的症状多是由于肝脏占位病变对相邻器官的压迫所引起的,包括腹部钝痛或腹胀不适、右上腹部包块。

（三）肿瘤分级

在 2010 年出版的《消化系统肿瘤 WHO 分类(第 4 版)》中 NEN 分为 3 级,其中 G_1 和 G_2 级为神经内分泌瘤,G_3 级为 NEC。核分裂象和 Ki-67 增殖指数是 NEN 分级和分类的决定性因素(表 9-3-1)。神经内分泌癌中国共识(2013 版)对于分级达到 G_3 水平,Ki-67 增殖指数在 20%~60%,但将在细胞形态学上分化良好的肿瘤命名为"高增殖活性的 NET"。为了明确肿瘤的进展,尚需要对肿瘤进行 TNM 分期,但目前还无关于 PHNEN 的 TNM 分期系统。

表 9-3-1　2010 年 WHO NEN 分级

分级	核分裂象/10HPF^{-1}	Ki-67 增殖指数/%
G_1	<1	≤2
G_2	2~20	3~20
G_3	>20	>20

（四）辅助检查

1. 影像学检查　超声、CT、MRI 这些检查是必要的,但不具有特异性,主要需与肝细胞癌、肝胆管细胞癌相鉴别。PHNEN 多为单发,可见囊性变、假包膜,肿瘤周围门静脉及肝静脉受压移位,但少有瘤栓形成。MHNEN 常为多发、范围较大,大部分病变内可见囊性变或坏死区,部分门静脉血管内可见瘤栓。约 80% 分化良好的 NEN 具有高浓度的生长抑素受体(胰岛素瘤除外),因此可以使用放射性同位素标记的生长抑素类似物,如 ^{111} 铟或奥曲肽进行成像。其中奥曲肽闪烁扫描术是 PHNEN 最有效的检查手段,具有理想的准确度、特异性和阳性预测值,它还可以检测到肝外病灶或者术后复发疾病。与 CT、MRI 等常规影像检查相比,新型生长抑素受体靶向放射性示踪剂 Ga-68 Dotatate 标记的 PET/CT 能提供更多的诊断信息,特别是在发现肝脏小病灶及检查肝脏以外的病灶方面很有优势,同时具有短时间采集和低辐射暴露的好处。

2. 生物标志物　嗜铬粒蛋白A（chromogranin A, CgA）是诊断、随访NEN使用最广泛的和最有价值的生物标志物，与肝脏NEN肿瘤负荷以及患者预后也有一定相关性。肝脏NEN病灶被切除或实施肝移植后，CgA的浓度会降低。有回顾性研究指出CgA降低80%以上是类癌综合征症状完全缓解和疾病稳定的预测指标。在某些因素如使用质子泵抑制剂等药物，或患有其他癌症和炎性肠病的情况下，CgA的检测会受到影响。其他的肿瘤生物标志物还有：NSE、突触素（synapsin），5-羟基吲哚乙酸（5-hydroxy indole acetic acid, 5-HIAA）等。

3. 肝脏穿刺活检　最终确诊肝脏NEN的是手术标本的病理学诊断，术前能获得病理学资料的唯一方法是肝脏穿刺活检。术前肝脏穿刺病理活检同时进行Ki-67增殖指数检测和分级很有意义且安全，必要时可多次活检，一般不会发生肿瘤播散性转移。

PHNEN的诊断和鉴别诊断是一个连续的过程，除了必须要有病理证实之外，还包括术前的全面检查、术中的仔细探查，以及术后的长期随访。诊断路径是：CT/MRI明确肝脏占位病变，提出肝脏NEN的疑似诊断，奥曲肽扫描和肿瘤生物标志物化验明确病灶性质，必要时行肝脏穿刺活检明确病理诊断；一旦肝脏NEN的诊断明确，建议消化道内镜检查（注意回肠末端），或是Ga-68 Dotatate PET/CT检查，以排除肝外NEN肿瘤。因为肝脏是NEN最常见的转移部位，只有认真分析和排除转移性肝NEN的肝外来源，才可以诊断PHNEN。

（五）治疗

1. 手术切除和局部治疗　现在已经认识到，无论原发病灶在什么部位，MHNEN都是影响预后的重要因素。已有很多文献报道，不伴有肝转移的NEN，其5年、10年生存率，均远远高于MHNEN。与其他恶性肿瘤的肝转移不同，

MHNEN手术根治切除能够得到良好的疗效，尤其是对于有激素分泌功能的MHNEN，即使姑息性的减瘤手术也会给患者带来获益。现今的共识是，对于G_1或G_2级的MHNEN，无论肝外的病灶是否可以切除，首选的治疗方法就是通过积极的外科手术切除肝脏病灶。

欧洲神经内分泌肿瘤协会（European Neuroendocrine Tumor Society, ENETS）指南根据肝转移灶在肝脏的分布将其分为3型：单个转移灶分布在肝脏一侧为I型；转移灶分布在两侧肝脏者为II型；转移灶在肝叶两侧弥漫性分布者为III型。研究表明，手术切除能使I型肝转移患者明显获益，而III型肝转移患者则无法获益。

根治性手术的目标是实现R_0切除，这需要完整切除原发灶与转移灶，并清扫区域淋巴结。研究表明，pNEN肝转移患者行根治性手术后5年生存率为60%~80%，而未手术患者5年生存率仅为30%，故国内外指南均推荐对于能够完整切除的肿瘤尽可能行根治性手术。根治性手术主要针对I型及部分II型肝转移患者，其适应证包括：①G_1、G_2级肿瘤；②无肝外远处转移、无弥漫性腹膜转移；③预计可获得R_0/R_1切除，且剩余至少30%肝组织；④无右心功能不全，可行原发灶与转移灶同期切除或分期切除。但同期切除手术难度及创伤均较大，若患者无法耐受可行分期切除。根治性手术的切除顺序主要根据原发肿瘤部位判断。若肿瘤位于胰头部，推荐先行肝转移灶切除，再行胰十二指肠切除术，可避免因胆汁反流所致的肝脓肿。而胰腺体尾部肿瘤则可先行胰体尾切除术，再行肝转移灶切除。对于转移灶分布在肝叶两侧、难以一次切除的II型肝转移患者，2017年ENETS指南推荐分阶段肝切除联合门静脉结扎术，即先切除左肝转移灶并行右侧门静脉结扎，二期行右肝转移灶切除。对于III型肝转移患者不推荐姑息性肝切除，因其可能导致肝储备功能下降，增加围手术期并发症发生率。对于III型肝转

移是否应切除原发灶仍有争议,欧洲神经内分泌肿瘤学会(European Neuroendocrine Tumor Society,ENETS)及 NCCN 指南均不推荐常规行原发灶切除。

通过射频消融、动脉栓塞及选择性内放疗等局部治疗手段控制肝转移灶,可有效地减轻肿瘤负荷,减少激素分泌,改善患者的生活质量。虽然尚无前瞻性临床研究表明肝脏局部治疗能够改善患者预后,但是在临床实践中,上述局部治疗常与全身治疗联合进行。

2. 肝移植治疗不能切除的 MHNEN

(1)受者选择标准:在器官严重短缺的情况下,接受移植的 MHNEN 患者需要按照一定的标准仔细选择,以便有效地使用供者资源。目前主要有以下受者选择标准,包括米兰标准、ENETS 指南和美国器官共享资源中心(United Network for Organ Sharing,UNOS)指南。

1)米兰标准:肿瘤病理为 G_1 或 G_2 级、原发灶由门静脉系统引流并可完全切除、肝转移灶占肝脏体积≤50%、原发灶切除术后病情至少稳定 6 个月、年龄≤55 岁,接受肝移植治疗的 MHNEN 患者的 5 年生存率(97.2%)显著高于非移植患者(50.9%)。

2)ENETS 指南:2016 年 ENETS 共识指南指出,一般不推荐对 MHNEN 患者行肝移植,但对于高度选择的患有类癌综合征或其他功能性神经内分泌肿瘤和弥漫性肝病,对多种全身治疗、局部区域治疗和多肽受体放射性核素治疗早期无效的患者,肝移植可能是一种选择。

3)美国器官共享资源中心(UNOS)指南:纳入标准,即切除原发恶性肿瘤和肝外疾病至少 6 个月内患者没有任何复发的证据,这与米兰标准中关于病情稳定或治疗至少 6 个月有效的标准相似。虽然这两个指南均包括至少 6 个月的病情稳定来评估肿瘤行为,但这一标准与预后结果之间的联系尚缺乏强有力的证据。先前的研究亦表明,如果转移性神经内分泌肿瘤的肝脏病变经过较长时间的演变且病情相对稳定,患者接受肝移植后会有更好的结果。目前,许多内科医师认为,稳定性病变的无症状患者可能不需要行肝移植,而无法进行非手术治疗的进展性疾病的患者更需要行肝移植。

(2)预后影响因素

1)组织学分级:WHO 分级系统根据核分裂象和增殖指数(如 Ki-67)将高分化 NEN 细分为 G_1 和 G_2,G_3 为低分化 NEN。Ki-67 增殖指数大于 10%~20% 被认为是预后不良的指标,原发性和转移性肝脏肿瘤的组织学分级可以不同,治疗以标本中最差的级别为准。目前认为,仅 G_1 和 G_2 级 NEN 应行肝移植。

2)肝肿瘤负担:欧洲的研究表明,肝脏肿瘤受累的数量是一个重要的预后因素。肝肿瘤负担的程度可以用不同的术语来表示,如"肝大""肿瘤体积"或"估计的肿瘤侵袭",为不良预后的独立预测因子。建议将功能性肝实质累及 50% 作为考虑移植的临界点。

3)非门静脉引流的原发肿瘤:米兰标准建议,肝移植应只考虑原发肿瘤是经门静脉引流的 MHNEN。然而,ELTR 的研究数据并不支持这一观点。在参与研究的患者中,16 例患者在肝移植治疗支气管源性神经内分泌肿瘤之前接受了肺叶切除术,他们的 5 年生存率(53%)与起源于小肠(62%)、大肠(40%)和十二指肠/胰腺(44%)的神经内分泌肿瘤相当。转移的部位不仅取决于癌细胞的机械定位,还取决于器官内微环境以及通过临床上无法检测到的微转移的扩散。肿瘤静脉引流对 MHNEN 肝移植疗效的影响尚需进一步验证。

4)原发肿瘤的外科控制:一般情况下,建议在肝转移前切除原发肿瘤,以监测肝转移的生物学反应,并避免同时进行两次大手术引起的手术并发症。据报道,大多数病例(74%~78%)在肝移植前切除了原发肿瘤。ELTR 研究显示,与肝移植前切除原发肿瘤的病例相比,肝移植同期切除原发肿瘤的结果较差。

5）局部晚期肿瘤:肝移植期间全肝切除可能不会完全消除肿瘤负担(如 R_1 或 R_2 切除);切缘阳性的肝移植患者5年生存率明显低于切缘阴性的患者(分别为15%和56%)。因此,不建议采用切缘阳性的"姑息性"肝移植。局部晚期肿瘤,特别是胰腺神经内分泌肿瘤,可以在肝移植同期行上腹部脏器肿瘤清除术或行多脏器联合移植。

6）肝外转移:在 MHNEN 患者中,对于存在肝外转移患者不建议行肝移植。由于神经内分泌肿瘤60%~100%表达生长抑素受体,PET/CT 等功能成像对于确定是否存在肝外转移具有重要意义。建议使用 PET/CT 来排除肝外转移,特别是骨转移和淋巴结转移。在胰腺神经内分泌肿瘤中,胰腺原发灶切除时应切除胰腺局部淋巴结,而主动脉旁、腹膜后、和肠系膜淋巴结被认为是转移性疾病的征象。据报道,放射性核素肽受体介导治疗(peptide receptor radionuclide therapy,PRRT)降低了胰腺神经内分泌肿瘤胰腺切除术的淋巴结转移率。少数病例通过 PRRT 可以降低多发性骨转移神经内分泌肿瘤的分期,从而使肝切除术具有治愈多发性骨转移神经内分泌肿瘤的可能。

（3）新辅助治疗或辅助治疗:对于 MHNEN 患者移植术后的高复发率(31%~57%)仍然是一个临床障碍,可以考虑新辅助治疗或辅助治疗,以努力降低复发率。

（4）总结:对于不能切除而没有任何其他器官受累的 MHNEN 患者,肝移植是一种可行的治疗方案,并实现了可接受的长期生存率。目前,针对 MHNEN 肝移植受者,可以通过对肿瘤生物学风险分层、肝肿瘤负荷、R_0 切除的可行性、患者的生理状况及预计的等待时间等方面进行细致的风险分层,以获得良好的效果。遗传学和表观遗传学的进展可能会指导新方法的应用,如新辅助 PRRT、免疫抑制剂的选择或辅助靶向化疗。

（张建军）

二、结直肠癌肝转移

结直肠癌是男性第三大常见癌症,女性第二大常见癌症,是癌症相关死亡的主要原因。超过50%的患者发生远处转移,15%~25%的结直肠癌患者在初次诊断时有远处转移,最常见的部位是肝脏。结直肠癌同时性肝转移率为20%~25%,有约30%的病例于晚期发生肝转移。

目前,联合新辅助化疗的外科切除是结直肠癌肝转移(colorectal liver metastases,CRLM)的标准治疗。CRLM 肝切除术后5年生存率为47%~60%,但术后复发率为40%~75%,且半数仍发生于肝脏。尽管手术切除和化疗方案呈现明显进展,包括采用化疗降低转移瘤的分期、分期肝切除如联合肝脏离断及门静脉结扎的分次肝切除术(associating liver partition and portal vein ligation for staged hepatectomy,ALLPS),使得可切除性标准得到扩展,增加了外科手术可切除性患者的数量,但也仅有20%的 CRLM 病例获得手术切除机会。相比之下,约75%的不可切除结直肠癌肝转移(nonresectable CRC liver metastases,NRCLM)病例预后很差,仅能获得姑息性治疗,姑息化疗5年生存率约10%。

肝移植是 NRCLM 患者潜在性治疗选择。随着对肿瘤发生、发展机制的深入理解,肿瘤的治疗理念、方法也不断更新,多学科团队联合治疗已经成为肿瘤治疗的热点。肝移植作为肿瘤治疗手段之一,不仅是一种根治性方法,而且在肿瘤多学科治疗中起着关键作用。肝移植可实现 CRLM 的 R_0 切除,是"最彻底"的肝切除术,为此,肝移植治疗 NRCLM 应运而生。

在肝移植发展的早期阶段曾尝试借助肝移植手段治疗 CRLM。由于严重并发症和缺少有效的免疫抑制剂,术后存活时间延长者罕见。迄今最大单中心 NRCLM 肝移植经验来自维也纳大学医学院,1982—1994年共完成移植手术25例,30

天病死率为 30%，1 年、3 年和 5 年生存率分别为76%、32% 和 12%。因疗效不佳，维也纳小组放弃向 NRCLM 病例提供肝移植治疗。

1991 年，辛辛那提大学报告了肝移植治疗637 例原发性和转移性肝癌患者的结局，30 天病死率为 11%。其中，继发性肝癌肝移植 41 例，接受肝移植治疗的 2 年和 5 年生存率分别为 38% 和21%。文中报道 NRCLM 肝移植患者 8 例（其中化疗继发肝衰竭 2 例），肿瘤复发率为 70%，但未呈报其生存率，因此，难获有意义的结论。

Hoti 和 Adam 曾总结 ELTR 资料，2007 年前，共登记 NRCLM 肝移植 55 例（80% 于 1995 年前完成），其中包括维也纳大学医学院队列（25 例），1年、5 年生存率分别为 62%、18%。

2000 年前，NRCLM 肝移植的结果令人失望，5年生存率低（<20%）、复发率高，同时，由于供者的短缺，需要移植的受者与可用移植物数量之间的差异仍在继续扩大。因而，NRCLM 在世界范围内被视为肝移植禁忌证。但必须注意，在这个特定时段内，移植选择标准并不完善，免疫抑制方案不尽一致，且许多移植中心经验不足，基本的技术条件、肝移植手术技巧不成熟，44% 的死因构成与肿瘤复发无关，如此背景下的医疗结局并不能充分评价 NRCLM 肝移植的疗效。

（一）现状及肝移植适应证

2006 年，挪威奥斯陆大学医院研究小组获得伦理学许可，开展了首项开放性、前瞻性 CRLM 肝移植试点研究，以评估 NRCLM 肝移植的疗效，即SECA（SEcondary Cancer）试验。挪威是 HCV 感染率低、HCC 和酒精性肝炎发病率较低的国家；而器官捐赠率通常超过 20/百万居民，肝移植中位等待时间少于 1 个月，等待队列的病死率低于 3%。这些客观因素为探索肝移植治疗 CRLM 的疗效评价提供了有益契机，可以在对其他在等候名单的患者没有负面影响的前提下，研究结直肠癌肝转移患者是否可以通过肝移植获得长期生存。

该研究纳入 25 例患者，其中 21 例为接受死亡供者的肝移植，4 例因发生肝外疾病退出。中位随访时间为 27（8~60）个月，期间复发 19 例（90%），1 年、3 年和 5 年生存率分别为 95%、68% 和 60%，1 年无瘤生存率为 35%。在中位随访 26（6~41）个月中，6 例（29%）死于 CRC 播散；7 例仅发生肺转移，7 例发生移植肝与其他部位复发。总结全组病例，平均复发时间为 10 个月，无瘤生存期短，复发率"普遍"，但 5 年生存率达 60%。这项小样本和相对短期（即仅 1 例患者在肝移植后 5 年被评估）的临床试验，再次激发了 NRCLM 肝移植的研究热情。

2011 年，在挪威奥斯陆大学医院开始了一项关于不可切除结直肠肝转移肝移植的新研究（SECA-Ⅱ研究，临床试验：NCT01479608）。在该方案中，使用了更严格的选择标准，并且结果的分析正在进行中。初步研究结果表明，可以预期无病生存和总生存率的进一步改善。

2017 年，Toso 等在一项非对照的回顾性队列研究中，总结了 12 例患者的经验。其中 10 例患者接受了先前的切除，11/12 的患者接受了化疗。从初次切除到移植的平均时间为 41 个月，术前CEA 水平为 2~314g/L。病灶数量的中位数为 9 个，只有两个患者的肿瘤最大直径超过 5cm。1 年、3年和 5 年生存率分别为 83%、62% 和 50%。1 年、3 年和 5 年无病生存率分别为 56%、38% 和 38%。虽然这个回顾性研究收集的队列不是对照研究，而且患者是高度选择的，从原发性切除到移植之间间隔较长时间，但生存率的结果与 SECA-Ⅰ试验相似。

CRLM 肝移植临床实践表明，把握移植受者遴选标准是提高临床疗效的关键。SECA-Ⅰ试验已确立了四项不良预后预测因子：①最大肿瘤直径≥5.5cm；②移植前 CEA>80μg/L；③化疗期间疾病进展；④原发肿瘤切除至移植时间 <2 年。现已证明，具备所有这些因素的移植候选者是预后不

良的风险人群。Toso 等证实,初次手术至移植时间 >24 个月和 CEA 水平 <80μg/L 是获得无瘤生存的有利因素。依据上述四项指标将 CRLM 肝移植受者分为低危组与高危组,低危组 5 年生存率为 75%,而符合与超出米兰标准的 HCC 受者,5 年生存率分别为 76% 和 56%。这充分表明了遴选 CRLM 肝移植受者的重要性及深入探讨适应证的必要性。

显然,近年来不可切除 CRLM 肝移植的成功,是高度有效的化疗方案、影像技术的进步、对肿瘤生物学的更好理解、肝移植围手术期的管理、移植术后免疫抑制方案的改进等共同作用的结果。当前,最基本的临床问题是患者选择。虽然 Oslo 小组提出了一个评分系统,但由于样本规模小以及试验方案设计的缺陷,作为一个良好的预测预后的指标,还有待于其他正在进行的试验结果来定义理想的 CRLM 肝移植候选标准。

(二)结直肠癌肝转移肝移植的临床效果及预后

2000 年后 NRCLM 的肝移植效果明显改善,5 年生存率为 50% 左右。这很可能与选择标准的改变有关。2013 年,包括 21 例结直肠癌肝转移患者在内的一篇文献(SECA-I 研究)重新审视了结直肠癌肝移植的疗效。文献结果显示,采用 Kaplan-Meier 统计方法分析得出 5 年生存率为 60%。移植前最大肿瘤直径超过 5.5cm,移植前 CEA>80mg/L,化疗无效,原发灶切除至移植间隔时间短,均与生存率降低有关。患者有这些因素中 0~3 个的似乎是一个低风险组,选择该部分结直肠癌肝转移患者行肝移植,可能获得与 HCC 患者相似的 5 年生存率。因而,肝移植可作为这些严格筛选的结直肠癌肝转移患者的标准治疗。更重要的是,结直肠癌肝转移肝移植的疗效改善,可能与有效化疗方案的发展,以及肝移植受者围手术期治疗(包括手术技术、术后免疫抑制方案等)的显著改进有关,值得注意的是所有 SECA-I 和 SECA-II 的患

者都接受西罗莫司作为维持免疫抑制方案。2019 年,Dueland 等发表文献,报告了其 SECA-II 试验的初步结果。该研究中,免疫抑制方案采用巴昔利单抗诱导、在最初的 4~6 周采用他克莫司抗排异治疗,然后转为西罗莫司(mTOR 抑制剂)。与 SECA-I 相比,SECA-II 队列中的患者转移病灶的数量、最大肝脏病变的大小、CEA 水平、FCRS 和 Oslo 评分显著降低,采用 SECA-II 的移植前患者筛选标准,其预后效果更好,1 年、3 年和 5 年生存率分别为 100%、83% 和 83%。因而,通过进一步制定结直肠癌肝转移患者肝移植的选择标准,可以获得满意的 5 年生存率。

结直肠癌肝转移肝移植术后总体生存良好,但复发率仍然很高。CRLM 肝移植术后复发方式在患者长期预后方面有明显区别。转移至移植肝或其他非肺部复发与总生存率降低有关,并且很可能是全身性疾病的征兆。但 SECA 研究和 Toso 等的研究显示,结直肠癌肝转移肝移植术后复发大多是肺转移,肺转移瘤生长缓慢,即使没有给予任何特定的化疗或其他治疗,大部分患者可以进行肺切除,获得无病生存。在最近的一项研究中,将 CRLM 移植患者的肺转移瘤生长速度与一组直肠癌伴随肺转移的患者进行了比较。结果表明,移植组肺部病变的生长速度(以肿瘤体积倍增时间计算)与非免疫抑制组相当,中位数分别为 124 天、110 天,这与预期相反,也是解释 CRLM 肝移植术后预后的一个重要结果。因而,有学者强调,无瘤生存不应该用于评价 CRLM 肝移植的效果,因为复发本身不能单独有效预测生存。

2015 年,挪威小组发表了一项回顾性研究,比较了结直肠癌肝转移肝移植和化疗之间的效果,研究对象为 SECA 试验队列与 NORDIC VII 试验队列。NORDIC VII 试验是一项多中心随机三臂试验,用以评估三种晚期结直肠癌化疗方案的疗效。在 NORDIC VII 试验中,47 例结直肠癌单纯肝转移患者,均仅接受一线化疗而没有接受肝切除。而

在 SECA 试验中,57% 的患者接受二线和三线化疗,两组队列的 5 年生存率分别为 19% 与 56%,肝移植疗效明显优于标准化疗。一些研究利用了 NORDIC Ⅶ 试验数据,对比了化疗和移植的疗效差别,单纯接受一线化疗组与移植组具有相似的无瘤生存期(分别为 8 个月和 10 个月),但复发后 5 年生存率迥异,移植组为 53%,NORDIC Ⅶ 组为 6%。即使是在移植时进行二线和三线化疗的患者,其预后也远好于标准化疗的患者。这提供了结直肠癌肝转移患者肝移植与标准化疗之间生存比较的最佳证据,但是,这个队列研究的证据仍然薄弱,有几个偏倚,需要进一步比较。

2018 年,挪威小组比较了肝癌患者和结直肠肝转移患者的肝移植无瘤生存率和总生存率。根据 CEA 水平、化疗反应性、移植时最大病变直径以及初次手术至移植时间,将接受肝移植治疗的结直肠肝转移患者分为高危组和低危组。结果发现,与肝癌肝移植组相比,高、低危结直肠癌组患者的无瘤生存均较短。但总体生存方面,低危结直肠癌组患者的 5 年生存率为 75%,符合米兰标准肝癌组为 76%,超米兰标准肝癌组为 56%,对结直肠肝转移患者行肝移植可获得与肝癌患者肝移植接近的生存率。

最近,Toso 总结了 12 例 NRCLM 肝移植经验,其 1 年、3 年和 5 年生存率分别为 83%、62% 和 50%,1 年、3 年和 5 年的无瘤生存率分别为 56%、38% 和 38%。总体生存结果与 SECA-Ⅰ 试验相似。该研究的重要发现是,4 例患者 48 个月后仍无瘤生存,没有肿瘤复发证据。这是首次报告显示,肝移植可能实现这些结直肠癌肝转移患者的长期治愈。但这项研究不是一个前瞻性试验,因样本量非常小,且没有标准化选择与干预方案,需审慎解释;然而正如之前的病例报告所示,NRCLM 肝移植可获得长期无瘤生存的结果令人鼓舞。

(三)移植术后复发规律及供者资源拓展

2014 年,挪威奥斯陆大学医院研究团队总结报告了 NRCLM 肝移植患者的术后复发模式。随访期超过 11 个月,所有患者均经历复发,复发中位时间为 6 个月。在 21 例观察病例中,有 13 例以肺作为首发部位,7 例仅发生肺转移,其中 3 例行肺叶切除,而在中位随访 27 个月后,7 例患者均存活。有趣的是,移植肝脏均非首发部位与单独发生部位。在治疗方案中,复发后应首先评估获得切除的可行性,无法获得挽救性切除时,再考虑局部治疗和/或姑息性化疗。尽管复发率很高,但单纯肺转移患者确诊后 5 年生存率为 72%。这一事实说明,NRCLM 肝移植的肺转移具有"生长惰性",或不显著影响患者生存。事实上,针对复发灶进行多次肺和肝切除后,NRCLM 肝移植的 5 年生存率仍可达 45%。

CRLM 肝移植术后肿瘤复发存在两种形式,不同形式间预后差别明显。复发转移至移植肝脏或非肺脏部位,其总生存率低,可作为肿瘤全身性播散的表现。SECA 研究和 Toso 等的报告提示,肿瘤复发多为肺转移;即使未给予任何特定化疗或其他治疗,肺转移瘤也呈现生长缓慢的特点,多数病例可接受肺叶切除而获得无瘤生存。最近,一项研究将 CRLM 移植的肺转移瘤与直肠癌肺转移进行了生长速度比较,结果显示,移植组肺部病变生长速度(以肿瘤体积倍增时间计算)与非免疫抑制组相当,中位数分别为 124 天、110 天,这成为解释 CRLM 肝移植预后规律的重要佐证。

当前,供器官短缺仍是大多数国家面临的现实窘境。原则上,结直肠肝转移病例获得器官分配时,不能对具备常规肝移植适应证的候选人群产生负面影响。由于适合 NRCLM 肝移植病例多不合并肝功能不全或门静脉高压,不表现出与肝衰竭相关凝血障碍或肾衰竭,因此术后并发症的风险较低,其对器官质量的要求较低,对扩展标准的肝移植物的耐受性可能好于慢性肝衰竭患者。使用扩展标准的移植物既是扩大供者来源的方式之一,又是开展 NRCLM 肝移植的潜在途径。循环死亡后捐赠器官及其他边缘器官（如老年供肝或脂肪变性供肝），易加重 IRI 而导致早期移植物功能障碍（early allograft dysfunction，EAD）、严重胆管损伤等，风险过高而不适合应用于肝衰竭的患者，但可以成功用于结直肠癌肝转移患者。此外，不可切除结直肠癌肝转移患者的预后如此之差，以至于人们可能接受具有转移恶性肿瘤或感染风险稍高的移植物，例如血清学阳性的乙型肝炎患者或先前患有恶性肿瘤的患者。劈离式肝移植可实现"一肝两受"，也是顺应肝移植治疗需求不断增加的应对技术，但尚未广泛实施。亲体肝移植（living donor liver transplantation，LDLT）也是治疗 NRCLM 的重要候选方案。目前，LDLT 治疗 NRCLM 的临床探索正在展开。借助 LDLT 技术治疗 NRCLM 的 RAPID（肝叶切除联合部分肝段移植的延期全肝切除术）概念正在推行。该概念包括两步程序：第一步包括受者左肝切除，联合 2+3 段异体移植物移植及调整移植物门静脉血流。以此诱导移植物在 2~3 周内快速再生。第二步延期切除受者残余的全部荷瘤肝脏。目前，RAPID 概念正在评估中，其实际临床疗效值得期待。

（四）展望

肝移植治疗结直肠癌肝转移在现代临床实践中仍是新生事物，尽管以挪威为代表的肝移植经验提供了良好的长期生存，但局限于研究的样本量和试验方案设计，以及肝移植在结直肠癌肝转移治疗中的地位还远未确立。目前，有几项 NRCLM 肝移植的临床试验正在展开。奥斯陆小组的 SECA-Ⅱ试验（NCT01479608）正在募集入选病例，计划于 2027 年完成。同一小组建立了 RAPID 试验（NCT02215889），旨在评估技术安全性和生存获益，计划于 2028 年完成。法国的 TRANSMET 试验（NCT0259434）是一项随机开放试验，入选的 NRCLM 病例将随机接受标准化疗或肝移植联合化疗，主要研究终点为 3 年和 5 年的无病生存期与无进展生存期，计划于 2027 年公布。

关于 CRLM 肝移植的前瞻性试验，除了上述 3 个，还有另外 4 项前瞻性研究，包括随机对照研究试验，已经在 ClinicalTrials.gov 注册（NCT02864485、NCT03494946、NCT03488953、NCT03803436）。

NRCLM 可采用肝移植治疗取得生存获益，然而，在高质量的前瞻性研究能够显示出显著的生存改善之前，结直肠癌肝转移患者肝移植仍然存在争议。尽管肝移植治疗结直肠癌肝转移可以提供改善的总体生存，但是移植术后的高复发率以及不能达到持久的"治愈"，使得部分学者对结直肠癌肝转移患者实施肝移植提出了疑问，是否能够根据目前已经获得的临床数据来分配器官用以治疗结直肠癌肝转移患者仍需要进一步研究。进一步拓展肝移植适应证、开展结直肠癌肝转移患者肝移植的主要挑战之一仍是世界范围内的供者短缺。诸如改善患者选择、使用扩展标准肝移植物、亲体肝移植以及左侧 2+3 段供者移植物结合 ALLPS 样切除的 RAPID 概念等策略正在被采用。这些策略，结合当前移植学界兴起的对结直肠癌肝转移肝移植的研究兴趣，有助于推动结直肠肝转移肝移植的开展。探索建立基于复发风险的移植受者选择标准，降低复发与改善生存，将成为今后研究的重点，而利用扩大标准移植物及创新外科技术有望为 NRCLM 肝移植的临床推广铺平道路。正在进行的多中心随机对照试验有望更好地阐明肝移植在治疗结直肠癌肝转移疾病中的作用。

（王洪海）

三、胃肠道间质瘤

（一）概述

胃肠道间质瘤是一类起源于胃肠道间叶组织的肿瘤，1983 年 Mazur 等首次提出胃间质瘤的概念。1998 年，Hirota 等研究发现此类肿瘤可能源自小肠 Cajal 细胞，免疫组织化学检测 CD117 和 CD34 表达阳性，*C-KIT* 基因突变阳性，自此有学者又将此类肿瘤命名为胃肠起搏细胞肿瘤。2000 年 WHO 确立胃肠道间质瘤（gastrointestinal stromal tumor）为一种独立的疾病，简称 GIST。

GIST 的年发病率为（10~15）/100 万，多发生于中老年患者，中位好发年龄为 60~65 岁，儿童罕见。GIST 大部分发生于胃和小肠，其次为结直肠、食管，肠系膜、网膜，肝脏及腹腔后罕见。

（二）GIST 诊断流程及野生型 GIST 诊断标准

GIST 诊断及分型主要依据免疫组织化学以及分子检测。IHC 检测强调联合使用 CD117 和 DOG1 标记：①对于组织学形态符合 GIST 且 CD117 和 DOG1 弥漫阳性的病例，可以作出 GIST 的诊断；②形态上呈上皮样但 CD117 阴性、DOG1 阳性或 CD117 弱阳性、DOG1 阳性的病例，需要进行分子检测，以确定是否存在血小板源性生长因子受体 α（*PDGFRα*）基因突变；③CD117 阳性、DOG1 阴性的病例首先需要排除其他 CD117 阳性的肿瘤，必要时加行分子检测帮助鉴别诊断；④组织学形态和 IHC 标记均符合 GIST，但分子检测显示无 *C-KIT* 或 *PDGFRα* 基因突变的病例，需考虑

是否有野生型 GIST 的可能性，应加行琥珀酸脱氢酶 B（SDHB）标记，表达缺失者应考虑 SDHB 缺陷型 GIST，表达无缺失者应考虑其他野生型 GIST 的可能性，有条件者加行相应分子检测；⑤CD117 阴性、DOG1 阴性的病例大多为非 GIST，在排除其他类型肿瘤后仍考虑为 GIST 时，需加行分子检测。GIST 的病理诊断思路参见图 9-3-1。

野生型 GIST 指的是病理诊断符合 GIST，但分子检测无 *C-KIT/PDGFRα* 基因突变者。约 85% 的儿童 GIST 和 10%~15% 的成人 GIST 为野生型。根据是否有 SDHB 表达缺失，野生型 GIST 大致可分为 SDH 缺陷型 GIST 和非 SDH 缺陷型 GIST。

（三）GIST 肝转移的肝移植治疗

对于出现 GIST 肝转移的患者，当肝转移病灶无法根治性切除或切除后会出现肝功能衰竭时可考虑行肝移植。Husted TL 等收集了以色列佩恩国际移植肿瘤登记中心录入的 1983—2005 年美国所有肉瘤肝转移行肝移植病例共 13 例，其中 10 例（77%）死于肝移植后肿瘤复发和肿瘤弥漫性转移，1 年、3 年和 5 年生存率分别为 62%、

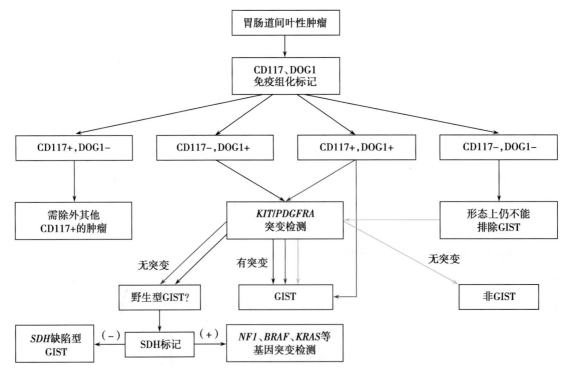

图 9-3-1　GIST 病理诊断思路

23% 和 8%，平均存活时间只有 11 个月。此后有文献报道指出，在肝移植术后应用伊马替尼辅助治疗，GIST 肝转移患者肝移植后的无瘤生存期为 24~60 个月。Frilling 等首先描述了伊马替尼在肝移植受者中的药代动力学并且提出了 GIST 肝转移行肝移植治疗的标准：GIST 需经免疫组化最终确诊；肝转移病灶无法切除；原发病灶切除时间超过两年；高度或中度分化肿瘤；KIT（CD117）阳性或 *PDGFRα* 基因突变。天津市第一中心医院肝移植治疗 GIST 肝转移 1 例，患者 GIST 原发病灶切除后 8 年出现肝转移，肝移植术后 5.5 个月出现盆腔广泛转移，之后联合伊马替尼治疗，带瘤存活 54 个月。

2019 年 Iesari S 等报道了肝移植治疗野生型 GIST 肝转移 1 例，术后采用依维莫司免疫抑制治疗，观察至术后 4 年仍无肿瘤复发，认为这种以 mTOR 抑制剂为基础的免疫治疗方案有助于抑制移植后肿瘤复发。最近，Benítez C 等报道了活体肝移植治疗伊马替尼治疗无效的 GIST 肝转移 1 例，术后采用他克莫司联合依维莫司联合免疫抑制治疗，随访至术后 41 个月无肿瘤复发，因此这种以 mTOR 抑制剂方案为基础的免疫治疗是否更适合 GIST 肝转移的肝移植治疗有待进一步研究。

（侯建存）

四、其他来源的转移癌

目前肝移植治疗继发性肝脏肿瘤的主要适应证为结肠癌肝转移、神经内分泌肿瘤肝转移以及胃肠道间质瘤肝转移。其他肿瘤肝转移行肝移植的病例多为个案报道，不能形成有效结论。

截至目前，全球共有 5 例胰腺实性假乳头状瘤肝转移的患者接受了肝移植（2 例活体肝移植和 3 例非活体肝移植），由于肝移植后缺乏追踪报道，仅观察到的肿瘤无复发时间间隔为 1~9 年。波兰华沙医科大学移植中心共完成 2 例胰腺实性

假乳头状瘤肝转移的非活体肝移植手术，第一例手术时间为 2008 年 3 月，术后 9 年仍无肿瘤复发征象，另外一例手术时间为 2013 年 9 月，术后 18 个月和术后 3 年出现腹腔淋巴结转移分别行腹腔转移淋巴结切除术以及腹腔转移淋巴结切除术联合放疗治疗。

肝移植治疗转移性血管外皮细胞瘤共计 2 例。其中脑膜来源的血管外皮细胞瘤行活体肝移植治疗 1 例，术后 2 年出现肺部血管外皮细胞瘤转移，患者存活 65 个月。另外 1 例行非活体肝移植，肝转移肿瘤来源为腹膜后血管外皮瘤，术后 4 年出现肿瘤复发。此外欧洲肝移植注册系统报道了肝移植治疗转移性血管外皮细胞瘤 1 例以及肝脏原发血管外皮细胞瘤 2 例。虽然所有的病例在肝移植后都出现肿瘤复发，但复发后行转移病灶切除术仍然有效，部分患者生存期可达 10 年以上。因此对于肝转移病灶不能切除的血管外皮细胞瘤，特别是由于肿瘤引起了严重副肿瘤综合征和保守治疗无效的低血糖症时可以考虑行肝移植治疗。

Holsten T 等报道肝移植治疗不可切除的神经母细胞瘤肝转移患者共计 3 例，患儿年龄分别为 30 天、6 个月和 1 岁，均行活体肝移植。随访时间为 11 个月至 4 年，随访期间未出现肿瘤复发。因此对于神经母细胞瘤肝转移，由于肿瘤生长迅速可出现腹腔间室综合征（abdominal compartment syndrome，ACS），这种情况下可行挽救性肝移植。

彭承宏等报道了胰腺壶腹部周围癌肝转移行胰十二指肠根治术联合肝移植患者共 3 例，其中 2 例术后半年内出现肿瘤复发，生存期为 4~15 个月。此外，有文献报道肝移植治疗原发病灶切除的乳腺癌肝转移（3 例）、胃癌肝转移（1 例）以及胆管横纹肌肉瘤（1 例），大多数患者术后早期即出现肿瘤复发，并且其中 3 例在 1 年内死亡，因此在这些情况下行肝移植应慎重。

（侯建存）

第四节　肝移植治疗儿童难治性肝脏肿瘤

对化疗有效的儿童肝脏肿瘤,由于体积较大或者有复杂解剖结构不可切除的儿童肝脏肿瘤,通过选择适当的适应证,识别并治疗共存的其他先天性缺陷或者疾病以顺利完成手术,术后给予社会心理支持等保障措施,儿童肝脏肿瘤肝移植术后10年生存率有望达到或者超过85%。

一、儿童原发性肝脏恶性肿瘤

儿童原发性肝脏恶性肿瘤(malignant primary pediatric hepatic tumor,MPPHT)约占所有儿童恶性肿瘤的1%。MPPHT主要包括肝母细胞瘤和HCC两种组织类型。肝母细胞瘤是最常见的原发性儿童肝脏肿瘤,发病率约为1/1 000 000,占所有儿童肝脏原发性恶性肿瘤的80%。5岁以下的儿童中,近70%肝原发恶性肿瘤是HB。第二常见的儿童肝脏恶性肿瘤是HCC,发病率是0.5/1 000 000,占小儿肝脏恶性肿瘤的20%~33%。此外,还有更为罕见的未分化的胚胎细胞肉瘤(undifferentiated embryonal cell sarcomas,ECS)、横纹肌肉瘤(rhabdomyosarcoma)及肝血管内皮瘤(hemangioendothelioma,HEH)等。

无法切除的HCC和ECS患儿的肝移植经验虽然有限,但近年来由于在患者选择,手术技术和新辅助治疗方式(局部和全身化疗)方面的进步,结果有了显著改善。移植后死亡的最主要原因是肿瘤转移或复发(占死亡的86%)。

高酪氨酸血症、胆道闭锁、糖原贮积病或先天性肝内胆管发育不良征(Alagille syndrome)等胆汁淤积性和硬化性肝病、家族性胆汁淤积症2型、病毒性肝炎,以及尼曼-匹克病(Niemann-Pick disease)等代谢性疾病使肝细胞癌的发生率明显升高。在以这些疾病为适应证行肝移植的病例中

可以发现意外癌,由于病期较早预后较好。

影像学检查在儿童肝脏肿瘤的分期和规划治疗中起着至关重要的作用。超声检查是儿童腹部肿块的初步筛查方式。肿瘤的完整定性需要详细的横断面成像,如CT或MRI。儿童通常需要进行胸部CT检查,因为肺部是肝脏肿瘤转移的最常见部位,有10%~20%的病例有肺转移。

需要由肿瘤科医师、病理科医师、放射科医师和外科医师组成多学科的治疗小组对肿瘤组织学进行评估,以确定肿瘤的生物学特征,确定其对化疗的反应和结果,在等待肝移植期间进行维持性化疗以控制病情。影像学检查确定解剖学边界、血管侵犯程度、治疗后的局部和肝外疾病进展。肝移植前30天内复查影像学检查。对于接近肝后段下腔静脉的不可切除的肿瘤,尽可能采用包括下腔静脉的肝移植。

国际儿童肝肿瘤研究组(International Childhood Liver Tumors Strategy Group,SIOPEL)于1992年提出PRETEXT(pretreatment extent of disease)分期。由肝静脉和门静脉将肝脏分为四个部分:左外侧部(Couinaud 2和3段)、左内侧部(4a和4b段)、右前部(5和8段)和右后部(6和7段)。PRETEXT Ⅰ肿瘤有三个相邻的无瘤区,PRETEXT Ⅱ肿瘤有两个相邻的无瘤区,PRETEXT Ⅲ肿瘤有一个无瘤区,PRETEXT Ⅳ肿瘤没有无瘤区。PRETEXT是预测HB和HCC患儿生存的有力指标。PRETEXT注释因子如:V-血管受累(包括肝静脉和门静脉)、E-肝外疾病、F-多灶性肿瘤、T-肿瘤破裂处、C-尾状叶受累、N-淋巴结转移、M-远处转移等,当存在时,分别表示附加风险,对风险分层进行扩展。

与PRETEXT相对应,术前经过新辅助化疗后的分期称为POSTTEXT(posttreatment extent of tumor)。POSTTEXT Ⅳ和中心位置的POSTTEXT Ⅲ患者历来被认为是肝移植的候选者。国际儿童肝脏不可切除肿瘤观察站(Pediatric Liver Unresectable Tumor Observatory,PLUTO)收集了

134 个报告中心的肝癌肝移植的结果数据。这些数据并没有显示出肝移植后辅助化疗的生存获益。化疗周期数在肝移植前确定,如果有合适的供者可以中断化疗,其余周期可在肝移植后进行。

大部分的肝母细胞瘤和原发性肝癌患者 AFP 升高,通常肝移植术后数周内恢复正常。监测 AFP 可以发现肿瘤的复发。对于部分具有转移的肝母细胞瘤患者和新辅助化疗后仍无法切除并接受肝移植的患者也观察到存活益处。其他 MPPHT 的管理经验在过去的 20~30 年也有类似的变化,通常会为罹患无法切除疾病的儿童提供移植。

（一）肝母细胞瘤

自 20 世纪 80 年代以来,基于顺铂的化疗将肝母细胞瘤患者的生存率从 30% 提高到 70%~80%。然而,肝母细胞瘤无瘤生存依赖于完全手术切除,超过 60% 的患者存在无法切除的肿瘤。在 Otte 等的报告中显示接受初始原位肝移植（orthotopic liver transplantation,OLT）的儿童 10 年生存率为 85%,在肝部分切除术后接受了挽救性肝移植的患者 10 年生存率为 40%。

肝母细胞瘤来源于多能干细胞衍生的肝细胞,多分化为上皮和间质成分,有时也可分化为神经组织细胞。几乎一半的肝母细胞瘤中存在间质成分,被定为混合型肝母细胞瘤。上皮成分可以是胎儿或胚胎成分。分化良好的胎儿型肝母细胞瘤完全切除后核分裂象计数低,不需要辅助化疗,目前只需观察治疗。

对于诊断时不可切除的肝母细胞瘤,SIOPEL 和儿童肿瘤学组（Children's Oncology Group,COG）均推荐新辅助化疗,随后考虑肝移植,以确保肿瘤的完全切除。各合作组在化疗药物的使用和时间安排上都有所不同。COG 使用多柔比星、5-FU 和长春新碱（C5VD）,而 SIOPEL 组则更多地关注于使用铂类药物,包括或不包括多柔比星。SIOPEL 组率先使用 POSTTEXT 来重新评估辅助化疗后的肿瘤负担。化疗后,对于主要血管受累解决的患

者和 POSTTEXT Ⅰ、Ⅱ 或Ⅲ组,建议进行常规切除。化疗后肿瘤仍不能切除的患者是肝移植切除的候选者。在某些情况下,积极的非解剖性切除与血管重建和/或介入栓塞仍然是可能的。

对于肝母细胞瘤儿童,特别是有潜在肝病患儿,移植的早期转诊以及移植物来源（例如活体供者）的可用性增加使得肝移植比手术切除更有益。尽管在 HB 中使用新辅助化疗已经很成熟,但文献对移植后化疗的价值尚不清楚。肝母细胞瘤复发的危险因素包括肝段移植、PRETEXT Ⅳ 期肿瘤、移植时年龄较大、移植名单上的等待时间较长。

（二）肝细胞肝癌

尽管肝移植是针对不能切除的肝母细胞瘤患者,但在 HCC 患者中肝移植的适应证包括可切除的肿瘤。自 2009 年以来,原发性肝癌肝移植术后 3 年生存率升高至 84%,2009 年之后肝移植与移植病死率与 2002 年之前相比降低了 46%。在此期间,儿童患者的器官分配规则发生了显著变化。2002 年,引入了 MELD/PELD 评分,试图将严重疾病、晚期疾病患者纳入优先顺序。所有肝病患儿均根据总胆红素、血清白蛋白、凝血功能障碍、年龄 <1 岁和生长障碍进行排名。

在有潜在肝病的情况下接受肝移植治疗的 HCC 儿童具有良好的长期生存率,27 例患者的 5 年生存率为 100%。在 22 例没有潜在肝病的 HCC 患儿 5 年生存率为 66%。疾病的局部复发或远处转移是所有患者的主要死亡原因。与成人不同,肿瘤不符合米兰标准的儿童复发风险并不高。此外,在一些研究中,手术切除后 HCC 的复发率高于肝移植后的复发率,表明即使在可切除的肿瘤中也可通过使用 OLT 来优化患者的预后。

（三）肝血管内皮瘤

HEH 是一种罕见的血管源性肿瘤。HEH 被认为是中度恶性肿瘤。原发恶性肝血管内皮瘤患病率低于 0.1/1 000 000。尚未确定病因,现在已知与氯乙烯接触、口服避孕药、原发性胆汁性肝硬

化、病毒性和酒精性肝炎以及石棉有关。这种疾病在儿童中尚未得到很好的研究。

HEH 的诊断困难。在较小的儿童中，可能出现的症状和体征包括肝大、脾大、上腹部肿块、生长迟缓和充血性心力衰竭。这些患者的实验室评估是非特异性的，肿瘤标志物（CEA，AFP 和CA19-9）在正常范围内，并且只有碱性磷酸酶和转氨酶异常。腹部和盆腔的 CT 检查通常是最初获得疾病诊断的证据。但确诊依赖于组织学检查。细针穿刺组织检查或肝边缘楔形活组织检查获得的组织通常足够确诊 HEH。通过 IHC 进一步证实诊断。必须具有因子Ⅷ相关抗原（接近 100%）、CD34（94%）和 CD31（86%）的存在来证明是内皮起源的肿瘤。组织学和免疫组织化学的结合提供了明确的诊断。

HEH 的一线治疗是肝切除术。在少数出现单叶病变的患者中，肝切除术可以获得满意的结果，5 年生存率为 75%。肝切除后，由于肝切除术后释放的肝细胞生长因子，HEH 可能出现进展。

肝移植是成人和儿童人群中最常见的 HEH治疗方法。由于该病的自然病史不清，许多患者确诊时出现多灶性疾病，多涉及两个半肝，使这些病变无法切除。肝移植是无法切除的 HEH 的最佳选择。接受肝移植治疗的 HEH 患者 5 年生存率高达 64%。按年龄分类，大多数成年患者的 5年生存率为 83%，新生儿和小儿 HEH 患者的 5 年生存率相当，分别为 61% 和 57%。

HEH 移植前后化疗效果并不理想。化疗栓塞和其他方法的使用也未证明可减少肿瘤大小或减缓进展。

二、儿童肝肉瘤

（一）肝未分化胚胎性肉瘤

肝未分化胚胎性肉瘤（ undifferentiated embryonal sarcoma of the liver，UESL）是一种间质细胞起源的罕见恶性肿瘤，最近认为其与间质错构瘤

有相同的遗传特性。UESL 占儿童和青少年肝脏恶性肿瘤的 9%~15%。通常发生在 6~10 岁儿童，也有十几岁发病的报道。通常表现为腹痛、腹部肿物，晚期患者可有发热和食欲减退。AFP 通常不高。超声检查可见回声不均的肿物。CT 或者MRI 检查可见病灶通常在右半肝，直径超过 10cm，多发的低密度病灶。因为其内部是黏液，影像学检查可见其中心是囊性的，如果做肝穿刺活检可导致肿瘤破裂。UESL 可由间质错构瘤恶变而来，它们有共同的核型表现，19q13.4 重排。有些病例有 *p53* 基因突变。转移主要是肺和淋巴结。大体病理可见完整假膜包被的巨大实性肿物。显微镜下可见肿瘤内黏液中有纺锤状细胞和星形细胞以及散在的多核巨细胞、嗜酸性小体。

肿瘤完整切除的患者如果接受新辅助化疗或者术后化疗预后相对较好。随着包括放疗和化疗在内的多模式治疗的进展，经过治疗后的 5 年生存率达到 86%。这些肿瘤对化疗和放疗敏感，并且切除术对可切除且具有很高治愈率的患者具有良好的疗效。肝移植的报道很少，数据主要以病例报道的形式存在。肝移植对于无法切除的 UESL患儿是最佳选择，在特定病例中应予以强烈考虑。

（二）胆管横纹肌肉瘤

横纹肌肉瘤是儿童最常见的软组织肉瘤，占儿童恶性肿瘤的 5%。胆管横纹肌肉瘤占儿童横纹肌肉瘤的 0.5%。通常起自胆总管，但可以发生在胆管的任何位置。诊断的平均年龄为 3.5 岁。常见的临床表现为黄疸、腹痛、腹胀、呕吐、发热。与其他部位的横纹肌肉瘤相比，胆管横纹肌肉瘤通常为胚胎起源，因此对化疗相对敏感。对于无肝外转移的患者，化疗联合手术治疗的 5 年生存率超过 75%。肝移植对于有肝内转移、不可切除的胆管横纹肌肉瘤是有效的治疗方法。肝移植术后 5 年生存率为 75% 以上。

（三）血管肉瘤

血管肉瘤是血管内皮来源的软组织侵袭性肿

瘤,发生率为 2/1 000 000。预后较差,中位生存时间为 14~18 个月,5 年生存率为 20%~35%。肝脏血管肉瘤占儿童肝脏肿瘤的 1%~2%。治疗包括切除、化疗、靶向治疗、肝移植等。对于没有转移的病例可以选择肝移植。由于其移植后复发风险较高,有的中心将其列为禁忌。

三、肝移植可以治疗的其他儿童肿瘤

(一) 朗格汉斯细胞组织细胞增生症

朗格汉斯细胞组织细胞增生症(Langerhans cell histiocytosis,LCH)是一种异质性疾病,特征是与表皮朗格汉斯细胞相似的 DC 的增生。15 岁以下儿童每年的发病率是 4.6/1 000 000。男女比例是 1.2∶1。可累及多个器官。受累最多的是骨骼(80%)、皮肤(33%)、垂体(25%)。其他受累器官有肝、脾、造血系统和肺(各占 15%),以及淋巴结(5%~10%)、中枢神经系统(不包括垂体,2%~4%)。疑似患者需要进行全面的实验室和影像学检查,包括全血细胞计数、血生化、红细胞沉降率、凝血功能、腹部超声、胸部 X 线片、骨扫描等。

确诊需要依据受累组织的病理学和 IHC。在光镜检查 HE 染色可见典型的 LCH 细胞,在此基础上 CD1a 和/ 或 C 型凝集素受体(朗格素,CD207)阳性。电镜检查不是诊断的必需项目,电镜下可以有病变细胞内含有 Birbeck 颗粒。但在有些肝脏受累病例,由于硬化性胆管炎和肝硬化造成朗格汉斯细胞退化,Birbeck 颗粒消失,CD1a 和/或 Langerin 阴性。

肝脏受累的表现:肝脏在锁骨中线肋缘下 >3cm,需要由超声证实;或者肝功能不良,即胆红素超过正常 3 倍、低白蛋白血症(<30g/L)、谷氨酰转肽酶(GGT)超过正常上限 2 倍、谷丙转氨酶/谷草转氨酶超过正常上限 3 倍、腹水、水肿或者肝内结节性肿物。如果有肝脏受累需行 MRCP 检查,为鉴别 LCH 和硬化性胆管炎推荐肝活检。

治疗包括全身治疗:化疗(长春碱,VBL),

BRAF V600E 基因抑制剂(维罗非尼,达拉非尼)。对于肝脏功能失代偿出现危及生命的并发症时可以联合新辅助治疗行肝移植治疗。LCH 肝移植术后 PTLD 及排斥反应的发生率高于其他疾病行肝移植的受者。

(二) 神经母细胞瘤 4S 期

神经母细胞瘤(neuroblastoma)4S 期是婴幼儿的神经母细胞瘤伴有局限性的皮肤、肝脏或者骨髓转移(骨髓浸润 <10%,并且骨与骨髓 [131] 碘-间位碘代苄胍扫描阴性)。有些 4S 期的神经母细胞瘤可以自发治愈。如果肿瘤没有出现危及生命的症状,是可以观察等待的。出现症状的患者需要进行化疗。有 30% 的患者因为肝大及其造成的呼吸衰竭而死亡。新生儿更容易出现严重并发症,需要密切监测及早期治疗干预。发展到腹腔间室综合征的患者通常伴有肝功能不全、凝血功能障碍、肾衰竭,最终出现呼吸衰竭。

4S 期神经母细胞瘤通常对化疗敏感。但仍有少部分患者在治疗过程中出现疾病进展。因此有些患者需要进行减压手术或者经肝动脉化疗栓塞。如果肝脏疾病出现不可逆进展,或者经过化疗、手术减压、经肝动脉化疗栓塞等治疗失败,就需要肝移植治疗。N-myc 原癌基因(N-myc-protooncogene,MYCN)的扩增提示神经母细胞瘤预后不良。目前已知的接受肝移植的病例,其 MYCN 扩增都是阴性的。因此,对于 MYCN 扩增阳性的患者是否可以进行肝移植还需要进一步研究。

(孙超)

第五节　肝移植治疗难治性肝棘球蚴病

棘球蚴病(echinococcosis)又称包虫病,是一种古老的人畜共患寄生虫病,常见于畜牧业发达地区。棘球蚴病主要有两种类型,即由细粒棘球

绦虫感染所致细粒棘球蚴病，又称囊型棘球蚴病（cystic echinococcosis，CE），和由多房棘球绦虫的虫卵感染所致多房棘球蚴病，又称泡型棘球蚴病（alveolar echinococcosis，AE）。两种类型棘球蚴病肝内生长方式和病理形态的不同决定了其临床表现、治疗原则、手术方式以及预后各不相同。

肝 CE 囊肿呈膨胀性生长，压迫和推压周围肝组织和主要管道。肝 CE 的治疗原则是严格依照"无瘤手术操作"的原则，清除和杀灭虫体达到根治目的。依照"精准肝脏外科"手术理念，绝大部分患者通过肝叶或段切除、完整外囊剥除可以根治，但有少部分压迫肝内重要脉管系统引起梗阻性黄疸、巴德-基亚里综合征（Budd-Chiari syndrome）等严重并发症的终末期患者需要肝移植治疗。

肝 AE 呈浸润性生长，慢性侵蚀肝组织，晚期似肝癌转移，或侵犯周围脏器及组织，临床素有"虫癌"之称。起病隐匿，病程较长，早期症状并不典型，发现时多已进入晚期，预后极差。截至 2017 年底，新疆医科大学第一附属医院确诊并外科治疗的 12 252 例棘球蚴病患者中肝 AE 占 581 例（4.72%），其中约 60% 以上患者经根治性肝（叶或段）切除达到临床治愈，部分患者可实施脉管重建和联合脏器切除；其中 25% 左右的难治性患者因合并巴德-基亚里综合征、梗阻性黄疸、肝功能衰竭等实施原位肝移植、活体肝移植，或自体肝移植达到根治。尽管如此，仍有 10%~15% 患者难以达到治愈，采用姑息性引流、介入、药物等个体化综合治疗来提高患者生活质量和延长寿命（图 9-5-1、图 9-5-2）。

一、经典肝移植治疗难治性肝棘球蚴病

20 世纪 80 年代中期，作者开始探索以肝移植作为难治性肝棘球蚴病最终治疗手段。根据患者条件不同主要有原位肝移植、活体肝移植、自体肝移植等。

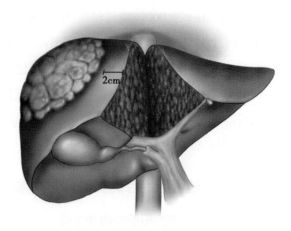

图 9-5-1　肝泡型棘球蚴病根治性肝切除术示意图

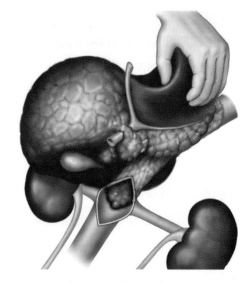

图 9-5-2　肝泡型棘球蚴病病灶直接累及邻近脏器及肝内脉管示意图

（一）手术适应证及手术时机的选择

全球肝 CE 肝移植患者甚少，目前文献报道仅有 8 例患者。西班牙学者 Moreno 于 1994 年报道了 6 例肝移植治疗肝 CE 患者，均有多次手术史，其中 1 例罕见病例是术后肝静脉梗阻所致的急性巴德-基亚里综合征。2012 年土耳其学者 Sakçak 报道 1 例活体肝移植治疗肝 CE 患者，亦合并巴德-基亚里综合征。国内由新疆医科大学第一附属医院于 2015 年报道首例成功实施活体肝移植治疗、经历 4 次手术的合并巴德-基亚里综合征的难治性肝 CE。上述肝 CE 患者均有多次手术史，同时合并有巴德-基亚里综合征，肝脏因其长期淤血而继发为肝硬化（表 9-5-1）。

表 9-5-1　肝移植治疗肝 CE 分型及病因

地区	团队	肝移植类别	移植原因及例数
西班牙	Moreno-González	原位肝移植	难治性肝 CE 5 例,合并巴德-基亚里综合征 1 例
土耳其	Sakçak I	活体肝移植	合并巴德-基亚里综合征 1 例
中国	邵英梅,温浩	活体肝移植	合并巴德-基亚里综合征 1 例

1986 年法国 Besancon 中心医院肝移植中心率先实施了全球首例肝移植治疗肝 AE。新疆医科大学第一附属医院于 2000 年 12 月成功实施国内首例异体肝移植治疗难治性肝 AE 患者,四川大学华西医院、中国人民解放军西部战区总医院相继报道。至今国内外 10 多个肝移植中心相继实施了数百例终末期肝棘球蚴病患者的异体肝移植,其 5 年生存率达到 75%。肝移植治疗难治性肝 AE 是被公认的有效的治疗手段,但其适应证和手术时机的选择尚存争议。Bresson-Hadni S 认为,对于无法手术治疗的晚期肝 AE 患者均应列入肝移植等待名单,而对于合并有顽固性胆道感染、肝脓肿、败血症或继发于胆汁性肝硬化的门静脉高压和肝功能严重不全者,则应积极手术。Koch S 报道 45 例肝 AE 接受肝移植患者中,术后发生脑转移 3 例均死亡;7 例肺转移者中 5 例死亡,但其死亡原因均与肺转移无直接关系。欲将术前脑转移列为手术禁忌证,而肺转移可不列入。作者建议,对于晚期肝 AE 患者,若无临床症状可暂不考虑移植,这是由于肝 AE 生长缓慢,若可坚持长期服用阿苯达唑等抗棘球蚴药物可有效抑制生长,维持较长时间的平稳现状,直到患者出现严重并发症,例如肝功能不全或衰竭,再考虑肝移植;脑肺转移亦可用阿苯达唑药物治疗,当病灶稳定甚至缩小后,仍有可能适合肝移植治疗,尤其是自体肝移植,因其术后无须应用免疫抑制剂,可有效降低病灶复发。

（二）术前准备

术前明确肝占位病灶范围,应有三维动态增强 CT、MRI 和血管成像（3D-CTA、3D-CTC、3D-MRA、3D-MRCP）及其冠状位、矢状位断层图像,立体显示 AE 与血管和胆道关系图像,可用于手术方式设计、手术难度分析和预设手术进程。CT 及 MR 三维成像技术不仅能测量出肝脏解剖学体积,还能预测出实质性肝脏切除比例及剩余肝体积,用于评估手术安全性至关重要。

明确肝棘球蚴病灶的肝外病变。因根治性和姑息性肝移植结局在肝棘球蚴病复发和预后方面相差甚大,故术前准确掌握肝外脏器,尤其是肺、脑等重要器官有无棘球蚴病变,对于术后抗棘球蚴病药物治疗和预后估计极有价值。

（三）手术操作的复杂性

与其他疾病的肝移植相比,肝棘球蚴病的肝移植难度更高,尤其肝 AE 病灶质地极为致密和坚硬,且常侵及周围组织（如膈肌、右心耳、右肾上腺、胃和胰腺等）,以及肝后段和第二肝门及下腔静脉管壁等,患者移植前多有一次或多次手术史,其病灶与周围粘连无明显层次,使病灶的清除成为肝移植术中难点之一。肝 AE 患者的病肝切除术往往历时长、创伤大、出血多,部分患者可因肝周或病灶广泛难以彻底清除而被视为"姑息性肝移植",Bresson-Hadni S 认为残留的肝 AE 病灶仍可通过术后抗棘球蚴病药物化疗而获得满意的结果,因此肝 AE 残留应可接受,这不同于肝癌肝移植。Koch 等综合分析了来自欧洲 16 个肝移植中心的 45 例 AE 病肝移植患者的资料,其中有 33 例（占 73%）在肝移植前就因肝 AE 接受多种不同的腹部手术,最多者可达 7 次手术史,平均 2.3 次是肝 AE 相关手术经历;平均手术时间为 572 分钟（240~1 200 分钟）,病肝平均切除时间 188 分钟（13~420 分钟）,平均输血量 22U（2~88U）;另外,有附加做了切除部分心包 1 例、肾上腺切除 2 例、胰十二指肠切除 1 例、右肾切除 1 例。有 1 例患者在切除病肝手术中死亡。从重建难度上，有 3 例患者供肝上的下腔静脉需与受者的右心房口吻合得以完成重建，12 例患者因肝 AE 侵犯肝固有动脉或肝总动脉需切除而不能进行血管重建，供肝的动脉需用受者的腹腔动脉干吻合 5 例，或通过用一段供肝者血管与受肝者肾下的腹主动脉吻合 7 例。胆管重建方式为胆管与空肠吻合 27 例，胆管端端吻合 17 例。44 例完成肝移植的受者中，有 15 例出现了较严重的内科或外科并发症，包括肝淤血、肝动脉血栓形成、肝动脉折叠扭曲、膈肌破裂和术后肝内感染等，其中有 2 例患者因原发性移植肝无功能、1 例患者因慢性排斥反应、1 例患者因慢性排斥反应伴胆管炎而行肝脏再移植手术；1 例患者由于下腔静脉和门静脉血栓形成造成急性巴德-基亚里综合征而行第 3 次急诊肝移植，但死于抢救手术中。多中心资料表明，肝 AE 受者的病肝切除与其他疾病相比，手术时间更长，出血量更大，切除病灶邻近组织范围更大，血管和胆道重建更复杂。总体而言，肝 AE 的肝移植相对肝硬化的肝移植会更加困难，技术要求更高，手术风险更大。

对于受累肝后段下腔静脉的处理，建议采用经典原位肝移植术式为宜，若第二肝门及肝后段下腔静脉受累，术中需游离下腔静脉至右心耳下缘，方可彻底清除病灶等以利于供肝和患者下腔静脉的端端吻合；若采用活体或背驮式肝移植方式，则情况更为复杂难以把控。为保证患者下腔静脉的重建和背驮式肝移植流出道的吻合，术前需充分评估肝后段下腔静脉受累程度和范围，常备异体或人工血管，移植术中切除受累肝后下腔静脉，同时应尽可能保留正常管壁，以利于行下腔静脉的修补或重建。在肝移植临床实践中笔者采用自体和同种异体髂静脉作为补片成功地重建了肝后下腔静脉的缺损。土耳其 G. Moray 采用人造血管修补 2 例患者受累的肝后下腔静脉，其活体肝移植获得成功，但远期血栓形成，甚至完全闭塞可能是值得关注的并发症。

（四）手术步骤

详见原位肝移植和活体肝移植章节。

（五）药物治疗

使用免疫抑制剂治疗，剂量依据全血中药物浓度而调节。同其他肝移植明显差别点在于终末期肝 AE 往往合并严重的肝脏感染，故免疫抑制剂的使用与抗感染的平衡具有难度。免疫抑制剂可通过抑制棘球蚴虫抗体的表达，从而促进和加速肝 AE 病灶浸润和转移。因此，肝 AE 移植术后免疫抑制剂的使用应以科学把握其有效且最小剂量为原则，同时长期服用抗棘球蚴病药物阿苯达唑，根据 WHO 棘球蚴病诊断治疗指导细则和国内专家共识推荐服药 1~2 年，药物治疗剂量：阿苯达唑为 15mg/（kg·d），早晚两餐后分两次口服。

二、自体肝移植治疗难治性肝泡型棘球蚴病

临床实践认为肝移植可以作为难治性肝 AE 伴严重并发症的最终治疗选择。但肝源缺乏、移植排斥反应、免疫抑制剂治疗后高复发和转移等问题，已成为其发展的"瓶颈"。新疆医科大学第一附属医院温浩教授团队基于肝 AE 的生物学特征，即：慢性浸润性生长、健侧肝脏代偿性增大，且常见有足够重量体积的健侧肝组织，率先提出对外科常规技术不能切除的难治性肝 AE 患者进行离体肝切除和自体肝移植治疗方法。并于 2010 年对一例难治性肝 AE 患者实施世界首例自体肝移植治疗获得成功。离体肝切除和自体肝移植为常规术式难以切除的肝内病灶提供了一种可行的根治性技术方案。与异体肝移植相比，无须异体供肝，无须免疫抑制剂治疗，术后并发症相对少，费用相对低廉。到目前为止成功为 114 例终末期肝 AE 患者实施自体肝移植，并取得良好疗效（图 9-5-3）。

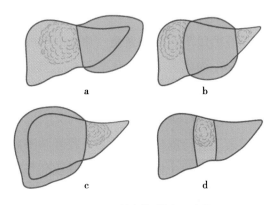

图 9-5-3　健侧肝增生示意图

（一）肝泡型棘球蚴病离体肝切除和自肝移植的手术适应证

肝脏深部、严重压迫和侵犯主肝静脉根部和/或肝后段下腔静脉的肝 AE 病灶，要达到根治性切除病灶可能造成肝静脉、下腔静脉等重要脉管系统大缺损，往往需要修复重塑后进行吻合重建，而对于常温下单纯全肝血流阻断的安全时限内尚不足以有序从容完成的患者，宜采用离体肝切除和自体肝移植术（ex-vivo liver resection and auto-transplantation，ELRA）。需要强调该手术全过程复杂而风险高，严格把握手术适应证极为重要，主要包括：患者全身因素、远处转移及局部因素等，其中最重要的是病灶与重要血管和脉管的关系。

1. 患者全身因素

（1）确诊肝泡型棘球蚴病患者。

（2）患者全身状况良好能耐受腹部手术创伤。

2. 肝外因素　远处转移的患者，经药物、介入或微创手术等个体化综合治疗得以降期或肝外（如肺、脑等）病灶有效控制者；转移病灶短期内不会威胁到生命，或可术中同时切除者。

3. 局部因素

（1）肝脏目标病灶可完整根治性切除。

（2）预留肝脏脉管结构能够重塑修复完整及重建。

（3）测算剩余肝脏体积足够代偿。正常肝预计保留的自体移植物体积 >30% 肝脏体积；有胆汁淤积、肝纤维化者，预计保留的自体移植物体积 >40% 肝脏体积；有肝硬化但程度不超过中度或有脂肪肝但脂肪变性≤30% 预计保留的自体移植物体积 >50% 肝脏体积。

（4）肝脏储备功能良好：

局部解剖适应证（图 9-5-4）。

1）预留肝脏主肝静脉与下腔静脉汇合部受累，在体无法进行切除和重建。

2）预留肝叶/段门静脉及动脉主干受累，预计在切除和重建过程中出血难以控制、所需入肝血流阻断时间超过安全时限或受累脉管难以切除重建。

3）梗阻性黄疸患者需行经皮肝穿刺胆道引流（percutaneous transhepatic cholangial drainage，PTCD）或其他措施以减轻或降低总胆红素至 <60μmol/L，为正常水平的 2 倍。

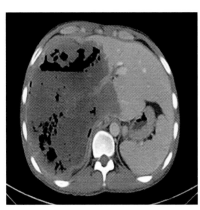
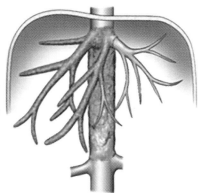
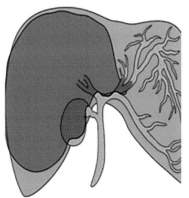

图 9-5-4　预留肝脏主肝静脉与下腔静脉汇合部受累

4）病灶在体显露困难、根治性切除极难、体外肝切除能够有效降低手术风险者为相对适应证。

（二）离体肝切除和自体肝移植的手术步骤

离体肝切除和自体肝移植的手术步骤包括：探查、游离肝脏、切除全肝脏、植入人造血管并门腔静脉转流、离体状态下肝病灶切除、个体化修整重塑脉管系统、新肝再植入等。

1. 手术切口　手术切口首选右侧肋缘下斜切口进行探查预留肝组织质地并取组织病理，如无特殊则延长切口至双侧肋缘下，一般右侧可偏长，左侧可略短一些，形成上腹"人"字形切口。如肝脏紧压第二肝门，显露十分困难可考虑胸腹联合切口，险要部位能最大限度显露，适用于病灶侵犯肝上下腔静脉或膈肌而必须膈上心包内阻断肝上下腔静脉者。

2. 术中探查　采用"二步法"即手法触摸和术中超声检查结合，进一步确定有无肝转移病灶和肝脏病灶的大小、部位和脉管侵犯程度。探查预留肝内动脉、门静脉、肝静脉流速、走行及是否存在侧支等。如需要部分患者术中可行胆道造影来明确胆道，尤其是肝内余留肝胆管系统的准确定位和走行。

3. 第一肝门解剖　首先细心分离解剖第一肝门，将肝动脉、胆总管、门静脉逐一分离；远心端分离出左右肝动脉，因为肝动脉解剖变异较多，术前需精准跟踪和评估肝动脉，防止提前离断"病灶侧"动脉，确保预留肝侧动脉安全分离至正常肝组织是术中非常重要步骤。胆总管主干游离，直至肝总管、肝左管、肝右管。门静脉主干彻底游离，并分离出左、右分支至肝实质。如病灶已侵犯门静脉左右分叉，不能确保放入后快速建立肝脏灌注时，应于肝脏离体前沿肝圆韧带插管至门静脉矢状部，用于移植肝离体后的灌注。

4. 游离肝脏　逐个切断肝周的韧带，完全游离肝脏。游离过程中要注意膈静脉、代偿增大或变异肝动脉的保护。

5. 肝后段下腔静脉游离　切断肝下腔静脉韧带和外鞘，游离肝下腔静脉至少 5cm。如有椎、腰支静脉应结扎切断，充分暴露双侧肾静脉，在肾静脉上方置吊带，确定下腔离断平面。

6. 第二肝门解剖　肝后段下腔静脉游离完毕后，最后分离肝上腔静脉。打开膈肌环仔细游离出肝上腔静脉至少 3cm，因肝脏病灶常常侵犯肝静脉属支和肝后段下腔静脉，故游离肝上上腔静脉时往往需要游离至心包处以保证足够切缘和血管吻合（要求肝上下腔静脉至少游离 3~5cm，以防再植时血管张力过高），放置牵引管，肝脏分离结束。

7. 全肝离体切除　短暂试阻断第一肝门和肝下腔静脉，提高肝脏缺血再灌注耐受力及阻断期间调整循环使无肝期生命体征更加稳定。阻断并切断肝动脉和胆道后，先后分别阻断门静脉、肝下下腔静脉及肝上上腔静脉，并快速切断各脉管将离体肝脏置于灌注容器内，保障离体后肝持续灌注。离断各脉管系统的原则是：胆道根据术前评估和术中探查，如能端端吻合要求在肝总管平面离断，离断时注意肝右动脉走行及周围组织的保护，不能过度分离保护胆道供血，如行胆肠吻合，可以较安全的平面、接近胰腺段离断并远端缝合关闭。肝动脉离断往往选择肝总动脉平面，但动脉变异较多，离断时始终遵循保证预留肝动脉安全性的原则，如保证适当的重建角度、长度、缝合直径，吻合口的数量等。门静脉离断尽量靠近肝实质，体内保留足够长度以便门静脉腔静脉分流。肝上下腔静脉离断紧靠肝实质，以便有足够长度的缝合切缘。

8. 肝脏灌注　为了预防肝内血液稀释 HTK 液浓度，先准备 0~4℃肝素化乳酸林格液分别自肝动脉、门静脉快速灌注，引流清亮后尽快将离体的全肝移至灌满 0~4℃ HTK 液的修肝容器内或修肝台内，同时以 0~4℃的 HTK 液自门静脉持续滴注灌注,修肝过程中保持 HTK 液 0~4℃,在低温下持续缓慢灌洗过程完成病灶切除、残肝修整。

9. 静脉搭桥转流(腔-腔-门静脉)　根据下腔静脉受侵犯程度、闭塞程度、侧支建立程度、门静脉侧支建立程度,以及阻断后血流动力学变化的个体化分析,无肝期门腔分流方式现有五种类型(图 9-5-5)。

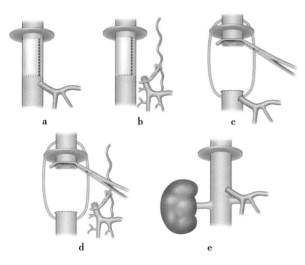

图 9-5-5　无肝期门腔分流方式

由于长时间静脉转流容易造成循环以及凝血功能的紊乱,增加麻醉及手术风险,因此笔者所在中心采用直径 2cm 的人造血管暂时置换肝后段下腔静脉,临时再建体循环回流通路,确保循环稳定,同时利用自体门静脉与人造血管进行暂时性门腔端侧分流,避免无肝期门静脉系统血液淤滞导致的肠道水肿,及电解质、酸碱失衡,这样处理后患者术中循环稳定。

10. 离体肝病灶切除　为缩短无肝期时间,一组医师在手术台上实施静脉转流,在台下游离出肝后段下腔静脉后,继续修复下腔静脉,同时另一组医师实施离体肝切除。确认肝门血管及胆管走行,可用钳夹法或超声刀(cavitron ultrasonic surgical aspirator,CUSA)分离肝实质,途经脉管及胆管给予仔细结扎或缝扎以免复流后出现断面出血或胆汁漏出。移植物移回患者体内之前可经门静脉灌注 HTK 液再次确认肝脏断面有无管漏

并及时给予缝扎处理,肝实质创面双极电凝凝固处理。

11. 个体化修整重塑脉管系统　病灶切除完毕后根据功能肝各个脉管系统缺损情况,采用修补材料个体化修整重塑。术中能用的修补材料有人造血管、自体颈静脉、大隐静脉、肝圆韧带、髂内静脉和异体血管等,各有优缺点,原则上尽可能用自体血管修补。近期研究表明,壁腹膜亦同样成为具有前景的自体血管材料。笔者应用肝圆韧带为各静脉重建材料得到满意效果。

12. 修复重塑下腔静脉再植入　将剥离下来的肝后段下腔静脉通过修复重塑后可再移入患者体内,时间上应该把握残余肝修整进度,因为植入下腔静脉需要把临时静脉转流拆除;若肝后段下腔静脉未从残肝剥离下来,可待修复残余功能肝后,将下腔静脉重塑一并再植入体内;而对肝后段下腔静脉完全侵犯的患者可使用人造血管重建,也就是说对于临时静脉转流使用的人造血管给予保留,仅将门腔转流的吻合拆除即可。如下腔静脉完全闭塞,确定侧支循环建立完整的前提下可以旷置。

13. 修复重塑健侧新肝再植入　采用经典式原位肝移植技术,肝周各管道端端吻合,完成离体肝再植入。移植物原位植入体内,并依次吻合自体肝流出道、门静脉、肝动脉及胆管。自体肝移植血管和胆管的重建方式复杂,均为个体化方案,无统一固定手术方式。根据肝 AE 灶的位置、侵犯范围、能够保留的结构和功能完整的肝段或叶、切除肝离断平面、通过重建能够恢复的脉管系统及移植的肝段或叶等方面,自体肝移植方式有五种类型,即:Ⅰ型肝左外叶或左叶移植;Ⅱ型肝右后叶或肝 S5、S6 段移植;Ⅲ型肝右叶移植;Ⅳ型肝中叶移植;Ⅴ型肝右后叶和左外叶移植(图 9-5-6)。

14. 肝复流与创面止血　将体外修整后的移植肝段或叶的流出道和门静脉吻合后放开阻断恢复血流,这时肝离断创面会出现广泛渗血,确定肝

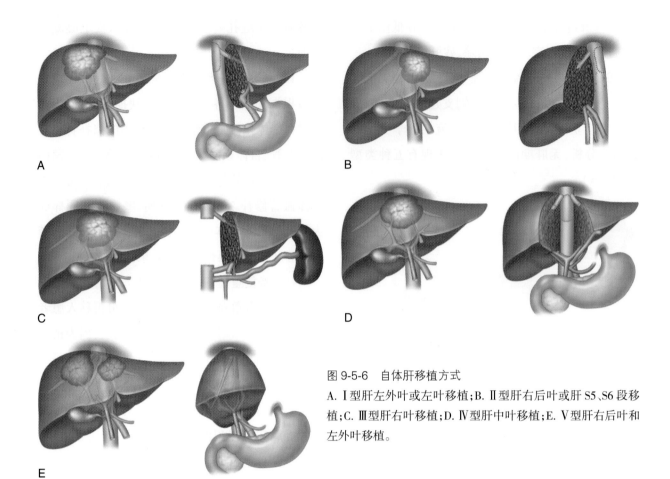

图 9-5-6　自体肝移植方式

A. Ⅰ型肝左外叶或左叶移植；B. Ⅱ型肝右后叶或肝 S5、S6 段移植；C. Ⅲ型肝右叶移植；D. Ⅳ型肝中叶移植；E. Ⅴ型肝右后叶和左外叶移植。

静脉和门静脉吻合满意，无大血管活动出血的前提下，可以创面涂抹或附着止血材料并以热纱布压迫，同时热生理盐水冲洗腹腔使肝脏快速复温。可以发现创面渗血逐渐减少，压迫 5~10 分钟后，以创面电凝、缝合等方式认真细致地止血。要求动脉吻合恢复血流后，于胆管重建结束、关腹前分别两次认真止血，达到冲洗水清亮。

15. 术中超声应用　可以探查肝实质及各脉管系统血流、流速、管腔及吻合口等，尤其是肝静脉吻合口直径、角度和血流流速是确认流出道通畅的非常重要的指标，同时可以对比术前和术后各脉管流速。

16. 固定健侧新肝　超声引导下选择最佳位置固定肝脏，确保各脉管系统通畅，尤其是肝静脉和门静脉无成角，以避免术后肝脏旋转带来的并发症。

17. 关腹　腹腔冲洗，确保无活动性出血，放置引流管，进行关腹。关腹后再次超声检查确保预留功能肝移植后各脉管通畅，血流正常。

三、展望

1988 年德国 Pichlmayr 等首次报道第一例胃平滑肌肉瘤肝脏巨大转移的患者进行离体肝切除和自体肝移植术，可称其为肝移植的新纪元。因初级阶段该术式操作繁复、技术难度极高、手术创伤超大、围手术期病死率甚高、肝脏恶性肿瘤术后临床疗效并不理想等，其手术适应证一直成为争议热点。但是，随着多学科融合发展，跨省、跨院多中心 MDT 协同创新，社会心理医学模式指导、人性化个体诊治和随访体系逐步完善，展现出了更多的整合器官移植理念。笔者所在中心迄今成功地为 114 例难治性肝 AE 患者实施了自体肝移植术并取得良好疗效，显著提升了精准肝脏外科的手术技能，扩大了肝移植手术适应证，为根治肝

AE 开辟了新愿景,并得到了国内外肝移植专家的认可和肯定。美国哥伦比亚大学外科学院肝脏病和器官移植中心 Tomoaki kato 教授认为"该术式为解决复杂肝胆肿瘤的新方案,呼吁国际同行参照实施"。目前自体肝移植综合技术较成熟,但仍然面临一些问题亟待解决:①术前余肝功能的评估手段和精准度不足;②肝后段下腔静脉及主肝静脉等重要脉管受累范围较大,修补整形困难;若采用人工血管则中远期血管并发症较高,影响生活质量和预后;③小肝综合征预防及处理;④健侧肝的再生调控及扭转并发症的处置等问题。

难治性肝 AE 应是自体肝移植目前最佳的适应证,随着人类新辅助化疗、肿瘤靶向及免疫药物等的不断发展,使得以往巨大病灶无法切除的患者,通过药物降期治疗,不仅可获得手术机会,又可极大改善其临床预后,势必会使离体肝切除和自体肝移植术成为安全有效、经济实用的根治性举措之一,并且可持续地开拓、完善和发展其整合肿瘤肝移植医学的新领域。

(温浩 邵英梅 吐尔干艾力·阿吉)

参考文献

[1] MOECKLI B,IVANICS T,CLAASEN M,et al. Recent developments and ongoing trials in transplant oncology[J]. Liver Int,2020,40(10):2326-2344.

[2] PINTO MARQUES H,GOMES DA SILVA S,DE MARTIN E,et al. Emerging biomarkers in HCC patients:current status[J]. Int J Surg,2020,82S:70-76.

[3] CAI J B,CHEN L,ZHANG Z,et al. Genome-wide mapping of 5-hydroxymethylcytosines in circulating cell-free DNA as a non-invasive approach for early detection of hepatocellular carcinoma[J]. Gut,2019,68(12):2195-2205.

[4] CHEN Z T,LIN X H,CHEN C B,et al. Analysis of preoperative circulating tumor cells for recurrence in patients with hepatocellular carcinoma after liver transplantation[J]. Ann Transl Med,2020,8(17):1067.

[5] GRUT H,DUELAND S,LINE P D,et al. The prognostic value of(18)F-FDG PET/CT prior to liver transplantation for nonresectable colorectal liver metastases[J]. Eur J Nucl Med Mol Imaging,2018,45(2):218-225.

[6] DUELAND S,GRUT H,SYVERSVEEN T,et al. Selection criteria related to long-term survival following liver transplantation for colorectal liver metastasis[J]. Am J Transplant,2020,20(2):530-537.

[7] GUO D,GU D,WANG H,et al. Radiomics analysis enables recurrence prediction for hepatocellular carcinoma after liver transplantation[J]. Eur J Radiol,2019,117:33-40.

[8] IVANICS T,PATEL M S,ERDMAN L,et al. Artificial intelligence in transplantation(machine-learning classifiers and transplant oncology)[J]. Curr Opin Organ Transplant,2020,25(4):426-434.

[9] DE MARTIN E,RAYAR M,GOLSE N,et al. Analysis of liver resection versus liver transplantation on outcome of small intrahepatic cholangiocarcinoma and combined hepatocellular-cholangiocarcinoma in the setting of cirrhosis[J]. Liver Transpl,2020,26(6):785-798.

[10] GRINGERI E,GAMBATO M,SAPISOCHIN G,et al. Cholangiocarcinoma as an indication for liver transplantation in the era of transplant oncology[J]. J Clin Med,2020,9(5):1353.

[11] 吴凤东,路宾,陈新国. 肝移植治疗肝内胆管癌的研究进展[J/CD]. 实用器官移植电子杂志,2019,7(1):19-23.

[12] PANAYOTOVA G G,PATERNO F,GUARRERA J V,et al. Liver transplantation for cholangiocarcinoma:insights into the prognosis and the evolving indications[J]. Curr Oncol Rep,2020,22(5):49.

[13] SHROFF R T,JAVLE M M,XIAO L,et al. Gemcitabine,cisplatin,and nab-paclitaxel for the treatment of advanced biliary tract cancers:a phase 2 clinical trial[J]. JAMA Oncol,2019,5(6):824-830.

[14] ABOU-ALFA G,SAHAI V,HOLLEBECQUE A,et al. Pemigatinib for previously treated locally advanced or metastatic cholangiocarcinoma[J]. Lancet Oncol,2020,21(5):671-684.

[15] MAZZAFERRO V,EL-RAYES B F,BUSSET M D D,et al. Derazantinib(ARQ 087)in advanced or inoperable FGFR2 gene fusion-positive intrahepatic cholangiocarcinoma[J]. Br J Cancer,2019,120(2):165-171.

[16] LOEERY M A,BURRIS H A 3RD,JANKU F,et al. Safety and activity of ivosidenib in patients with IDH1-mutant advanced cholangiocarcinoma:a phase 1 study[J]. Lancet Gastroenterol Hepatol,2019,4(9):711-720.

[17] SUN W,PATEL A,DANIEL NORMOLLE D,et al. A phase 2 trial of regorafenib as a single agent in patients with chemotherapy-refractory,advanced,and metastatic biliary tract adenocarcinoma [J]. Cancer,2019,125(6): 902-909.

[18] VIBERT E,BOLESLAWSKI E. Transplantation versus resection for hilar cholangiocarcinoma:an argument for shifting treatment paradigms for resectable disease [J]. Ann Surg,2019,269(1):e5-e6.

[19] DONDORF F,UTEB F,FAHRNER R,et al. Liver transplant for perihilar cholangiocarcinoma(Klatskin tumor):the essential role of patient selection [J]. Exp Clin Transplant,2019,17(3):363-369.

[20] ZABOROWSKI A,HENEGHAN H M,FIORE B,et al. Neoadjuvant chemoradiotherapy and liver transplantation for unresectable hilar cholangiocarcinoma:the Irish Experience of the Mayo Protocol [J]. Transplantation, 2020,104(10):2097-2104.

[21] IESARI S,MOCCHEGIANI F,NICOLINI D,et al. Liver transplantation for metastatic wild-type gastrointestinal stromal tumor in the era of molecular targeted therapies: Report of a first case [J]. Am J Transplant,2019,19(10): 2939-2943.

[22] BENÍTEZ C,INZUNZA M,RIVEROS S,et al. Living donor liver transplantation for imatinib-resistant gastro-intestinal stromal tumor liver metastases:a new therapeutic option in transplant oncology [J]. Liver Transpl, 2020,26(7):945-948.

[23] WÓJCIAK M,GOZDOWSKA J,PACHOLCZYK M,et al. Liver transplantation for a metastatic pancreatic solid-pseudopapillary tumor(Frantz tumor):a case report [J]. Ann Transplant,2018,23:520-523.

[24] DE VILLE DE GOYET J,MEYERS R L,TIAO G M. Beyond the milan criteria for liver transplantation in children with hepatic tumours [J].Lancet Gastroenterol Hepatol,2017,2(6):456-462.

[25] SHI Y,ROJAS Y,ZHANG W,et al. Characteristics and outcomes in children with undifferentiated embryonal sarcoma of the liver:a report from the national cancer database [J]. Pediatr Blood Cancer,2017,64(4): e26272.

[26] URLA C W S,SPARBER-SAUER M,SCHUCK A, et al. Treatment and outcome of the patients with rhabdomyosarcoma of the biliary tree:Experience of the cooperative weichteilsarkom studiengruppe(cws) [J]. BMC Cancer,2019,19(1):945.

[27] ALLEN C E,MERAD M,MCCLAIN K L. Langerhans-cell histiocytosis [J]. N Engl J Med,2018,379(9):856-868.

[28] HOLSTEN T S T,GRABHORN E,HERO B,et al. Liver transplantation as a potentially lifesaving measure in neuroblastoma stage 4s [J]. Pediatr Hematol Oncol, 2017,34(1):17-23.

[29] 温浩. 包虫病学[M]. 北京:人民卫生出版社,2015: 32-36.

[30] AJI T,DONG J H,HUANG J F,et al. Ex vivo liver resection and autotransplantation as alternative to allotransplantation for end-stage hepatic alveolar echinococcosis [J]. J Hepatol,2018,69(5):1037-1104.

[31] MAIMAITINIJIATI Y,AJI T,JIANG TM,et al. Approaches to reconstruction of inferior vena cava by ex vivo liver resection and autotransplantation in 114 patients with hepatic alveolar echinococcosis [J]. World J Gastroenterol, 2022,28(31):4351-4362.

第十章

肝移植肿瘤学关键外科技术

第一节　外科无瘤术

外科无瘤术是指为了减少或防止因手术操作而造成医源性肿瘤细胞局部扩散或远处转移而制订的操作规范,其目的一是为了防止癌细胞沿血道、淋巴道扩散;二是为了防止种植转移。在"无瘤术"这一概念正式提出之前,人们已经进行了几十年的尝试和探索,希望规范外科技术,从而减少肿瘤复发。19 世纪 70—80 年代 Volkmann 在 *Beiträge zur Chirurgie* 一书中提出即使体积小的乳腺癌也要切除整个乳房。Halated 总结了 1889—1894 年约翰霍普金斯医院乳腺癌手术患者的资料,并于 1894 年在 *Annals of Surgery* 杂志上提出恶性肿瘤的不分块切割即整块切除原则,即无瘤原则。1954 年 Cole 等正式提出了无瘤操作技术的概念,即在恶性肿瘤的手术操作中为减少或防止癌细胞的脱落、种植和播散而采取的一系列措施。Turnbull 等将 664 例采用无瘤术的结肠癌患者与 232 例接受传统手术的结肠癌患者的预后进行了比较,5 年生存率分别为 51% 及 35%,具有明显的区别。随着循证医学及医疗规范的进展,无瘤术应用于越来越多的领域。1999 年 Neuhaus 等首次提出了肝门部胆管癌的无瘤术概念。2017年笔者也对于肝癌肝移植中无瘤术进行了系统阐述。

一、外科无瘤术原则

外科无瘤术的目的是通过规范手术操作,减少肿瘤细胞经血管及淋巴管转移,并减少肿瘤细胞的种植转移,以达到避免肿瘤复发转移的效果。为实现此目的,具有如下六项基本原则,即不可挤压原则、瘤体隔离原则、锐性解剖原则、控制术中扩散原则、减少癌细胞局部污染原则、整块切除原则。

1. 不可挤压原则　为避免由于外力的过度挤压,将肿瘤细胞挤入血管或者淋巴管,造成肿瘤细胞血行或淋巴转移,手术操作中应尽量不挤压肿瘤,如果不得不挤压,也要做到动作轻柔,减少挤压。

2. 瘤体隔离原则　是指将肿瘤组织与周围正常组织创面分离开来,减少种植的机会。切除瘤体时,沿着瘤体周围正常的组织间隙解剖;对于创面裸露的肿瘤,一定要用干纱布垫隔离,避免瘤细胞脱落种植到周围正常组织。

3. 锐性解剖原则　术中应多采用锐性分离,少用钝性分离;尽量采用电刀切割。这样不仅可以减少术中出血,还可以保持术野清晰,以便于看清瘤体界限,避免误入瘤体中。而且电刀产生的高温还有杀灭局部肿瘤细胞的作用。

4. 控制术中扩散原则　术中探查应先远后近,避免将邻近瘤体的恶性肿瘤细胞推向远处;处理肿瘤大血管时,避免肿瘤细胞的血行转移。根据阻断血流的次序,可以分为顺行性阻断及逆行性阻断。所谓顺行性阻断就是按照流入及流出的顺序,进行阻断,如先阻断动脉再阻断静脉,在肝脏中还需要考虑门静脉的阻断。所谓逆行性阻断就是先阻断静脉,再阻断动脉。逆行性阻断可以直接避免肿瘤细胞进入循环中,但不是所有的手术均适合此类操作。

5. 减少癌细胞局部污染原则　接触过瘤体的器械和敷料不能重复用于正常组织,并且要重视手术创面冲洗。当肿瘤突破浆膜面或者瘤体表面发生破溃时须用纱布敷在肿瘤表面。术中切下来的肿瘤组织和淋巴结不能用手直接传递,而应用弯盘接替,瘤体切除后及时加盖无菌洞巾以及更换手套、器械等。可以使用热的蒸馏水冲洗术野,以达到使游离肿瘤细胞坏死的目的。

6. 整块切除原则　术中彻底清扫和整块切除肿瘤及其周围组织,避免分割切除所带来的播散风险。

二、肝癌肝移植术中的无瘤术

外科手术是治疗肝脏恶性肿瘤最直接、最有效的方法。肝移植治疗肝癌具有彻底性的优点,能够完整切除肝内已有病变以及将发生病变的区域。与肝切除术后局部复发不同,肝移植术后以远处转移为主,所以无瘤术在肝癌肝移植中具有重要地位,是肝移植术中的关键技术之一。

肝癌的肿瘤转移途径主要包括:沿肝静脉回流区域转移的血液途径转移;沿门静脉支配区转移的肝内转移途径;沿淋巴系统转移的淋巴结转移途径;因肝癌破裂、医源性脱落等方式导致的种植性转移;以及对于膈肌、肾脏、网膜、肝周脏器等的直接浸润。因手术操作而造成肿瘤转移的方式主要是血行转移或肝内转移以及种植转移。吴迪等观察肝移植手术中患者外周血、门静脉血以及肺动脉血中 AFP mRNA 的阳性率及拷贝数变化,发现术中各项指标均明显高于术前。另一项研究对比了前入路肝癌肝切除与传统方式手术后的患者生存情况,发现前入路手术患者的无瘤生存率明显高于传统手术组,表明减少术中对于肿瘤的挤压搬动有益于提高生存率及减少复发率。对于生长在表面或者术前、术中存在破裂的肿瘤要注意种植转移的风险。

遵循上述无瘤术原则,在肝癌肝移植手术中无瘤术的操作要点主要包括如下几点:①减少机械性扰动,包括对肝脏的挤压、搬动、拖转、牵拉;②及早阻断肿瘤区血供(动脉及门静脉支);③避免间歇式阻断血流,减少肿瘤细胞入血机会;④截断肿瘤区血液回流;⑤尽量整块切除病肝;⑥切除肝周可疑淋巴结;⑦通过电凝形成焦痂来封闭肿瘤暴露或破绽区域,并用纱布进行保护;⑧避免荷瘤区(门静脉支配区)肝实质缝合;⑨充分施行术中冲洗术;⑩过氧化氢清洗创口。

对于病变区域肝脏的挤压、搬动、拖转、牵拉等动作是导致肿瘤细胞入血的关键因素,尤其在游离右肝的韧带以及肝脏裸区的过程中,不可避免地要搬动及挤压肝脏,进而增加了肿瘤转移的机会。目前在笔者中心,多采用先游离肝上下腔静脉及肝下下腔静脉,阻断肝脏血流后再游离右肝韧带的方法。此方法减少了肿瘤细胞入血的机会,对于一般状况稳定、能够耐受延长无肝期的患者则可以采用。活体肝移植均为背驮式肝移植而非经典非转流原位移植术(视频 1),常规术中需要先离断肝短静脉,再移除肝脏,因此不可避免搬动肝脏。为减少这一操作所造成的术中播散转移,Jeong-Moo Lee 等也采用了与笔者类似的办法,即在游离完肝上下腔静脉及肝下下腔静脉后,直接阻断下腔静脉,再进行肝脏的游离及肝短静脉的离断。

视频 1　经典非转流原位肝移植术

手术开腹后,在搬动肝脏前先游离并离断肝动脉,并将肿瘤侧门静脉分支结扎,从而阻断荷瘤区入肝血流,减少肿瘤细胞的血行播散。对于肿瘤暴露或破绽区域,通过电凝形成焦痂对于该区域进行封闭,并以纱布覆盖肿瘤表面,减少术中播散的可能性,而且接触过瘤体的器械和敷料不能重复用于正常组织。而避免荷瘤区肝实质缝合,既减少了血行针道转移机会也减少了播散脱落的机会。使用热的蒸馏水冲洗腹腔有利于减少肿瘤细胞脱落转移。对于蒸馏水的温度,各种研究的报道不一,多集中在43~55℃。肝移植手术时间偏长,切口暴露时间较长,使用过氧化氢冲洗切口可以减少术后切口感染机会,同时也有利于减少肿瘤种植的机会。

一些特殊情况也需要给予相应处理。比如术前有肿瘤破裂病史的患者,要注意种植转移以及局部浸润的风险。对于包裹破裂处的网膜要给予适度切除,并注意给予腹腔热蒸馏水冲洗。位于尾状叶的肿瘤,由于其血液回流为肝短静脉,则需要减少搬动和挤压,尤其在背驮式肝移植术中游离肝短静脉时,需要格外注意。如果条件允许,可以在阻断下腔静脉后再离断肝短静脉。

对于门静脉存在癌栓的患者,因为术后的高复发率,通常不建议接受肝移植治疗。少数接受肝移植的患者,尤其要重视无瘤术的应用。根据瘤栓的侵犯范围通常将其分为4型:Ⅰ型,累及二级以上门静脉分支;Ⅱ型,累及一级门静脉分支;Ⅲ型,累及门静脉主干;Ⅳ型,累及肠系膜上静脉。Ⅰ型及Ⅱ型患者的技术要点在于及早结扎患侧门静脉。对于Ⅲ型患者,术中需要门静脉取栓、保护创面避免肿瘤细胞脱落,以及给予腹腔冲洗。而Ⅳ型门静脉瘤栓作为相对禁忌证,并不推荐接受肝移植。

器械护士在无瘤术中的配合也起着重要的作用。手术器械区需建立相对的"瘤区",在切除肿瘤的过程中只能使用这些器械,并用弯盘盛放接触肿瘤的手术器械。所有接触过肿瘤的器械均放置于"瘤区",以免将器械上的肿瘤细胞带入其他组织或器械。当肿瘤被切除后需更换器械后才能继续进行手术。术中若无条件更换手术器械,也可采用将被肿瘤细胞污染的器械浸泡于热的蒸馏水中5分钟后再使用。周滋霞等研究发现,肝癌手术中无水乙醇涮洗能快速有效灭活手术器械上的肿瘤细胞。

总之,外科无瘤术有助于降低肝癌肝移植术后患者肿瘤复发率。坚持无瘤术的理念,进而将无瘤理念贯穿到我们整个的治疗中,是影响远期预后的重要因素,值得临床医师给予极大的关注。

(李俊杰)

第二节　供器官扩大策略

目前因器官衰竭等终末期疾病而等待移植的患者数量不断增加。然而,通过捐赠获得的供器官数量非常有限。移植器官供者短缺已经成为限制器官移植发展的主要问题之一,为了缓解这一问题,目前出现了各种方案,包括活体器官移植、应用扩大标准供者、组织工程和异种移植等,可以起到缓解目前器官短缺的局面,能够使更多的等待移植患者受益,本节就扩大供器官来源的策略做介绍。

一、活体供者

活体器官捐献可以缓解器官供应的不足,对于挽救急需器官移植的危重患者来说是更为及时高效的途径之一。

(一)我国活体器官捐献来源

活体器官捐献一般指健康个体自愿提供一侧肾脏或部分肝脏植入受者身体以代替其病损器官。我国经过数十年的探索,逐渐形成了一套以自愿、无偿为原则的活体器官捐献体系。

（二）活体器官捐献意义

对于受者来说，活体器官移植手术时间灵活，准备充分。活体器官具有离体缺血时间短、组织相容性好、器官质量高等优势，可以有效减少移植器官功能障碍或功能延迟。尤其是亲属间活体器官捐献，由于存在一定比例的相同基因，组织配型情况好，受者排斥反应发生率低。总体来看，无论是受者生存率还是生存时间，活体器官移植均优于非活体器官移植。

（三）活体器官捐献行为有效的构成要件

我国要求活体器官捐献主体是具有完全民事行为能力且年满18周岁者；其中精神疾病患者不属于完全民事行为能力者，不具备捐献能力。身份条件是指活体器官捐献人和接受人应该具备的身份条件。我国分别于2007年和2009年发布《人体器官移植条例》（以下简称"《条例》"）和《关于规范活体器官移植的若干规定》（以下简称"《规定》"），限定活体器官接受人为活体器官捐献人的配偶、直系血亲或者三代以内旁系血亲，或者有证据证明与活体器官捐献人存在因帮扶等形成亲情关系的人员（即养父母和养子女、继父母与继子女），并限定配偶必须为结婚3年以上或者婚后已育有子女的。

活体器官捐献中，以捐献人真实自愿、无偿为主观条件，同时，捐献人体器官的公民应当具有完全民事行为能力，且应当有书面形式的捐献意愿，并有权予以撤销。

（四）活体器官捐献流程

《条例》规定，从事人体器官移植的医疗机构必须设置人体器官移植技术临床应用与伦理委员会（以下简称"伦理委员会"），负责器官移植的审核、教育以及咨询等工作。符合《条例》条件限定的亲属间若有器官捐献意愿的，具备活体器官移植资质的医疗机构及医务人员需查验受、供者按规定提交的材料是否真实有效，评估受、供者相关的身心情况，并向伦理委员会提交活体器官移植

申请。伦理委员会收到申请后，应对捐献人意愿的真实性、是否存在器官交易可能性以及适应证是否符合伦理原则和人体器官移植技术管理规范等方面进行审查，召开全体伦理委员会委员会议，经全体委员同意并签名确认后方可出具同意活体器官捐献的书面意见，同时将相关材料上报至省级卫生行政管理部门，并根据回复意见实施。活体器官移植术后，从事人体器官移植的医疗机构会保存活体器官捐献人的医学资料，并进行随访。

二、公民逝世后器官捐献

公民逝世后器官捐献（donation after citizen's death，DCD）是现阶段缓解器官短缺的一项重要手段。DCD器官来源符合我国伦理和国情，是解决器官短缺的根本途径，由于DCD发生脑死亡或心脏停搏时出现一系列的病理生理变化，会导致供器官功能损害，因此，供器官功能维护直接关系到捐献的成功率和受者的安全。对DCD供者进行及时、准确的评估和维护是保证捐献器官功能、获取更多有效器官及取得较好移植效果的关键因素。

（一）器官捐献的分类

2011年2月，中国人体器官移植技术临床应用与伦理委员会会议根据我国现阶段国情，将中国人体器官捐献分为三大类：中国一类（C-Ⅰ），即国际标准化脑死亡器官捐献（donation after brain death，DBD）；中国二类（C-Ⅱ），即国际标准化心脏死亡器官捐献（donation after cardiac death，DCD）；中国三类（C-Ⅲ），即中国过渡时期脑-心双死亡标准器官捐献（donation after brain death awaiting cardiac death，DBCD）。

（二）供器官的评估

1. 一般情况评估 供者年龄，原发病与既往疾病（特别是潜在可能影响供器官功能的慢性疾病），是否感染人类免疫缺陷病毒（human immunodeficiency virus，HIV）、恶性肿瘤等不适合

捐献的情况,是否存在心搏骤停行心肺复苏史,住院期间用药史,住院期间各项检查指标的变化(监测三大常规、肝肾功能、血脂、血糖、电解质、凝血功能、输血全项、病毒学检测、肿瘤标志物、床旁 B 超、床旁胸片等)。

2. 移植免疫学评估　血型,人类主要组织相容性抗原、供受者之间的淋巴细胞毒试验。

3. 肝肾功能评估　除了通过血肌酐观察肾功能、转氨酶观察肝功能外,应特别注意血压、尿量、血氧饱和度的变化。

4. 感染的评估　除常规评估是否有 HIV、梅毒螺旋体、丙型肝炎、乙型肝炎病毒感染外,还应注意是否存在院内感染可能,是否存在菌血症等可能。

(三)供器官的维护

器官供者过渡期的医疗干预是维护捐献器官功能、争取捐献成功、获得较好移植效果的关键因素之一。

脑死亡后人体会发生一系列的病理生理变化,对供器官的功能产生重要影响。常见的机制主要包括:①神经源性休克,主要是交感和副交感神经的功能障碍导致血管张力调节障碍;②大量炎性介质和氧自由基释放导致器官损害;③脑死亡早期的"儿茶酚胺风暴"、Ca^{2+} 超载和过量 β 受体激活导致的心脏损害和心律失常;④甲状腺和肾上腺皮质功能减退;⑤尿崩症可能导致水电解质失衡;⑥神经源性肺水肿和吸入性肺炎;⑦体温调节障碍;⑧坏死脑组织释放大量组织纤维蛋白溶解因子和纤溶酶原激活因子导致凝血障碍。

针对脑死亡的病理生理变化引起的损害,采取的措施包括:呼吸机机械通气维持满意的血氧饱和度,补充血容量和中小剂量心肌正性肌力药物(多巴胺)维持血压稳定,同时调整水、电解质、酸碱平衡。应用物理升温和输液加温方法维持体温在 36.0~37.3℃。过渡期医疗干预目标最低应达到"四个 100"原则,即动脉收缩压、血氧分压、血红蛋白和尿量分别达到 100mmHg、100mmHg、100g/L 和 100ml/h。

供器官维护的具体措施:①补足血容量。②调整呼吸机参数,维持血氧分压 >100mmHg。③调整供者体温,维持体温 36.0~37.3℃。④维持供者心率 >100 次/min。⑤根据患者的病情、容量负荷等实际情况,在使用血浆、白蛋白等补足供者血容量后,联合使用多巴胺、去甲肾上腺素、肾上腺素等血管活性药物,维持收缩压 >100mmHg。⑥维持尿量 >100ml/h。⑦使用糖皮质激素。由于脑死亡患者脑内血液循环停止,脑垂体分泌的促肾上腺皮质激素不能进入血液循环,使供者皮质激素水平下降,需要补充糖皮质激素。⑧积极纠正水、电解质紊乱和酸碱失衡。⑨抗凝与溶栓。在抢救 DBD 时,经常发生低血压(收缩压 <90mmHg),可能会在器官内形成血栓,应根据患者病情使用肝素抗凝或尿激酶溶栓。

总之,在维护脑死亡供者时要尽快全面地了解情况,尽量在术前将可利用的器官调整到最佳状态,以确保移植手术的成功。

三、扩大标准的供者

由于供肝短缺日趋严重,有学者提出边缘供者或扩大标准的供者的概念。随着肝移植技术的提高,供肝选择条件逐步放宽,边缘供者的概念也在不断更新。一方面,扩大标准的供者(extended criteria donor,ECD)供肝使用不当可能增加移植物功能障碍,如术后移植肝原发性功能障碍(primary dysfunction,PDF)、移植肝迟发性无功能(delayed nonfunction,DNF)、原发性移植物无功能(primary nonfunction,PNF)以及疾病传播(病毒性肝炎和肿瘤等)。但另一方面,ECD 扩大了供肝来源且临床效果确切,紧急情况下使用 ECD 供肝,受者生存率在 60%~80%,而等待移植的病死率 >50%。因此,合理利用 ECD 供肝有其现实意义。

(一)ECD 供肝的主要危险因素

1. 高龄供者　即使临床肝功能检测未发现

年龄相关的改变,但高龄供者肝血流量、胆汁生成量以及肝脏代谢酶(细胞色素 P450 氧化还原酶)等均有下降。虽然这些功能下降很少对移植物和受者的生存率造成影响,但对于 HCV 感染受者,使用高龄供者供肝可能增加移植物丢失风险并导致受者生存率下降。使用高龄供者供肝应注意减少叠加其他危险因素,并尽可能缩短供肝缺血时间,减少 IRI 引起的微循环障碍,并应避免分配给 HCV 感染受者。

2. 供肝冷缺血时间长　冷缺血时间 >12 小时是供器官生存率下降的独立危险因素。冷缺血时间 >14 小时的供肝,其保存损伤发生率是正常供肝的 2 倍,且术后发生 PNF 的风险显著增加。理想的供肝冷缺血时间应≤8 小时,临床上有其他危险因素存在的 ECD 供肝冷缺血时间应≤12 小时。

3. DBD 呼吸循环不稳定　脑死亡会引起大量炎症介质的释放,如果供器官获取前供者存在呼吸循环不稳定,可造成供器官灌注不良,引起肝细胞进行性损害,进而诱发严重的肝功能紊乱。虽然目前研究发现,发生心搏骤停的供者与未发生者相比,移植物生存率无差异,但心脏停搏 10 分钟及低血压持续 60 分钟以上的 DBD,已经属于 ECD,应谨慎选择性使用。如供者同时使用大剂量升压药物如去甲肾上腺素和多巴胺,多巴胺剂量超过 $10\mu g/(kg\cdot min)$,有可能加重供肝损害,导致移植物丢失发生率升高,应严格控制使用。

DBD 在维护期间易发生血钠升高。严重高血钠对移植物存活不利,并可导致受者术后转氨酶升高和高胆红素血症。供者血钠浓度 >155mmol/L 易引起严重的细胞损伤,其原因可能与肝细胞渗透压改变有关,可导致供肝功能障碍,增加肝移植术后 1 个月内发生移植物丢失甚至原发性肝功能衰竭的风险。在获取前将血钠浓度降至 <155mmol/L,可改善移植物功能和生存率。

4. 脂肪肝　根据组织学分型,脂肪肝可分为大泡型和小泡型脂肪变性。小泡型脂肪变性供肝移植后可获得满意效果。一般按显微镜下单位面积可见的脂肪变性细胞比例,将大泡型脂肪变性严重程度分为 3 级:轻度 <30%,中度 30%~60%,重度 >60%。轻度大泡型脂肪变性对术后移植物功能及受者预后无明显不良影响,可常规使用;中度大泡型脂肪变性可导致术后早期移植物功能恢复延迟,应慎重选用;而重度大泡型脂肪变性会明显增加 PNF 发生率,降低受者生存率,应避免使用。供肝移植前组织学检查是诊断和量化肝细胞脂肪变性的金标准,由于大体观难以准确评判脂肪变性严重程度,一旦怀疑存在明显脂肪变性,应进行病理学评估。DCD BMI>25kg/m^2 时,可行供肝冷冻切片病理检查,以明确脂肪变性的类型和程度。

5. 恶性肿瘤供者　既往患有恶性肿瘤的供者需根据肿瘤部位和分期来决定供肝是否可用。传播风险较高的肿瘤(如黑色素瘤、绒毛膜癌、淋巴瘤、乳腺癌、肺癌、肾癌及结肠癌等)供者供肝,不宜选用。而恶性程度低、转移风险小的肿瘤供者供肝,如非黑色素瘤、良性中枢神经系统肿瘤和原位癌,应当在充分告知的情况下谨慎用于等待期死亡风险较高的受者。原发中枢神经系统肿瘤通过器官移植传播给受者的风险仍然存在,其风险取决于肿瘤的类型及分期。低分级 CNS 肿瘤(WHO Ⅰ 或 Ⅱ 级)和原发性 CNS 成熟畸胎瘤为低风险(0.1%~1.0%);接受过脑室腹膜或脑室心房分流术、颅骨切开、放疗或化疗的 CNS 肿瘤供者,可能存在血脑屏障的破坏,与出现转移的中枢神经系统肿瘤(WHO Ⅲ 或 Ⅳ 级)供者一样属于高风险(>10%)。任何转移性恶性肿瘤患者都不应作为供者。使用恶性肿瘤供者供肝进行移植的受者,术后免疫抑制剂应适当减量,避免过度抑制,以降低肿瘤复发率。

6. 其他 ECD 供肝　如多米诺肝移植,部分特殊类型肝移植(如活体肝移植、劈离式肝移植以及减体积肝移植)。

（二）ECD 应用原则

使用 ECD 应遵循的原则为：①把受者安全放在首位；②尽可能保证术后肝功能；③有明确的政策和临床应用规范作为依据；④遵循 ECD 的限定标准，不宜任意扩大标准；⑤考虑多种危险因素的相互作用。

目前，普遍认为 ECD 供肝甚至高危供肝的应用可以大大降低每年等待肝移植患者的病死率，具有肯定的效价比。ECD 供肝分配应基于实用、公平的原则，从减少等待期间患者病死率和提高移植效果来全面考虑。

四、组织工程

用组织工程方法进行组织器官的修复和重建是当前科学研究的热点之一。组织工程的一个重要任务就是解决现阶段器官移植资源的匮乏，其基本原理是将细胞在体外培养扩增后，附着于预先设计好的生物支架上，构成细胞-支架复合体，植入人体相应的病损部位。随着细胞长入，支架材料逐渐降解吸收，最后形成具有正常生理结构和功能的新生组织，从而达到器官再生的目的。构建具有良好组织相容性的生物学支架，提供移植细胞定向生长和器官修复的微环境并将细胞在体外扩增，使其在新生组织中进行定向分化与生长是组织工程的主要研究内容。

3D 打印技术是解决组织工程的主要方法之一。3D 打印技术是在计算机的控制下，通过计算机辅助设计（computer aided design，CAD）和计算机辅助制造（computer aided manufacturing，CAM），将种子细胞、生物材料和生物分子精准地在空间上排列，使之形成具有生物活性，且与目标组织或生物器官接近、相同，甚至功能更优越的组织或器官替代物。医师可以利用这种技术打印出患者损伤前的组织或器官，并移植到损伤部位，彻底修复损伤的组织或器官。目前已可以利用 3D 生物打印技术成功打印出血管、皮肤、骨骼和牙齿等活体组织和器官。

五、异种移植

异种移植也是解决供器官短缺的方案之一，目前异种移植研究重点转向了以猪作为潜在的器官供者。在猪-非人灵长类（non-human primate，NHP）的异种移植研究中，发现了几种不同的免疫障碍，即：超急性排斥反应（hyperacute rejection，HAR）、延迟性异种移植排斥（delayed xenograft rejection，DXR）和急性血管性排斥反应（acute vascular rejection，AVR）。随着对异种器官移植认识的不断深入，从基础到临床需要解决以下几个问题：①物种间先天免疫不相容；②凝血问题；③跨物种感染。目前异种移植已经进入了重要的历史转折期。使用 GalT-KO、CD55 转基因猪作为供者，同时应用 CD4、CD8 抗体及共刺激因子抑制剂 anti-CD154 或贝拉希普（belatacept）的情况下，肾脏异种移植的存活时间达到了 499 天，超过了历史上 NHP 到人肾移植存活 9 个月的纪录；GalT-KO、人补体调节蛋白 CD46、hTBM 转基因猪到狒狒的异位心脏移植的移植物存活时间长达 945 天，其免疫抑制方案包括 CD20 及 CD40 抗体，同时给予吗替麦考酚酯。近期，美国麻省总医院的团队将猪-NHP 异种肝移植的存活时间由 8 天延长至 29 天，有赖于 GalT-KO 猪供者的使用及 CD40 抗体、贝拉希普及术后人凝血因子复合物的给予；此外，猪肺脏-NHP 异种移植物存活只有 10 天；胰岛异种移植的移植存活时间已经接近 1 000 天，胰岛移植属于细胞移植的范畴，有广泛的应用前景。杨璐菡等使用规律性重复短回文序列簇（CRISPR/Cas9）基因编辑技术敲除猪原代细胞系中的所有猪内源逆转录病毒（porcine endogenous retrovirus，PERV）拷贝，并于 2017 年通过克隆技术产生了 PERV 敲除的无 PERV 的猪，为解决临床异种器官移植中的安全问题铺平了道路。总的来说，基因编辑技术与免疫抑制剂及异种移植技术的结合，使异种器官移植领域得到了极大的发展,而异种器官移植的发展,也促进基因编辑技术更加成熟,拓宽了其应用范围,二者相互促进,将共同为人类的健康造福。

(陈知水　陈栋)

第三节　供器官灌注修复技术

一、器官灌注和保存的历史

通过对离体器官的灌注维持器官功能并非新颖的概念,早在 1812 年,勒加洛瓦(Le Gallois)就曾提出:"如果能用一种自然或人工方式代替心脏搏动产生的动脉血,就可近乎无限期地维持人体任何部位的存活"。在 100 多年后的 1935 年,诺贝尔奖获得者外科医师亚历克西斯·卡雷尔(Alexis Carell)进行了使用含氧血清对常温器官进行灌注的先驱实验。1968 年,Belzer 等首次将机械灌注技术应用于人体器官移植,并在 HMP 17 小时后成功移植了肾脏。而肝移植之父 Starzl 等随后也连续进行了 7 例 HMP 保存下的肝移植。

在 20 世纪 80 年代,由于特制的器官保存液的发展[如威斯康星贝尔泽大学(UW)液]使得静态冷保存(static cold storage,SCS)成为主要的器官保存方式,从而消除了当时对机械灌注的需求。在当时,SCS 是烦琐的机械灌注设备的一种简单、有效且方便运输的替代方式。在过去的 30 年中,使用 SCS 进行的器官保存非常成功,这也促进了肝移植这种作为终末期肝病的唯一有效治疗方法的推广应用。

随着器官移植技术的不断发展与进步,临床移植需求不断增加,进而导致供器官的严重短缺。如何扩大供器官来源是临床亟须解决的问题,其中一种方法是利用 ECD 移植物,尤其是心脏死亡、脂肪变性或老年供者移植物。这些边缘供者器官对 IRI 更加敏感,继而容易发生 PNF、EAD 和胆道并发症等。为了避免这些风险带来的影响,需要严格控制器官缺血时间,并尽量减少其他危险因素的存在,因此,在许多地区 ECD 移植物并没有被常规使用。

为了缓解全球供器官的短缺,进一步扩展供者池,势必要优化 ECD 器官作为供者移植物的保存条件。SCS 期间的代谢活动明显减慢,但并未完全停止。缺氧导致线粒体代谢紊乱和有毒代谢产物积聚,而在复流后氧气的流入又导致了 ROS 的产生,将广泛激活炎症通路和细胞死亡,这个过程被称为 IRI。ECD 移植物并不像标准供者移植物那样具有足够的生理储备,可以克服 SCS 诱导的 IRI。针对这种情况,机械灌注作为一种器官保存和功能修复工具正在逐渐取代 SCS,并有望更好地保存边缘移植物。

二、不同类型的供者肝保存方式

尽管执行起来错综复杂,但机械灌注的原理却非常简单。恒定的循环可以支持内皮细胞功能并冲洗掉代谢废物,同时补充氧气、营养物质、代谢底物和其他"添加剂",保持肝脏的生理代谢功能,缓解在器官获取和早期保存期间产生的能量不足问题,同时建立正常的修复和再生途径。换句话说,机械灌注是移植物"活"在体外的平台。

与 SCS 相比,机械灌注具有多个优势,包括:①预防与冷缺血相关的器官损害;②"修复"边缘供者;③可以进行器官功能评估,可以在移植术前检测出功能不良的器官;④延长器官保存时长以提高器官利用率和优化手术流程;⑤可以进行针对性干预治疗。

机械灌注根据不同的灌注温度分为低温(4~10 ℃)、亚低温(25~34 ℃)和常温(35~38 ℃)机械灌注。不同温度的灌注具有各自的优势与不足,目前临床尚未有优劣之分。

(一)常温机械灌注

1. 概念　NMP 的目标是尽可能保持离体器

官储存在接近生理的环境中。移植物的温度保持在 35~38℃,灌流液中含有红细胞[这些红细胞来自储存的血液产品(用于临床)或稀释的全血]。NMP 致力于最大限度地减少冷缺血时间并维持肝脏完全代谢活跃的状态,因此提供了评估器官活力的机会,同时增加了保存供者肝脏的能力,使其远远超出了通常 SCS 的保存时间,并且不增加器官受损的风险。

2. 灌注装置 NMP 装置通常用体外循环开发的组件构造,与人工心肺机类似。主要部件包括储血器、泵(大部分灌注回路包括两个泵,分别供应门静脉和肝动脉血流)、氧合器、滤过装置和加热装置。不同设备的主要区别在于插管方法(闭路与开放式引流)、动脉血流(搏动性与连续性)、便携性和自动化程度(与血管压力、流速和血气调节有关)。NMP 在胶体中加入红细胞悬液,并于常温下在封闭管道系统中灌注肝脏。

3. 灌注液 在不同的 NMP 灌注方案中,灌注液的选择差异很大,包括肝素化与非肝素化,细胞性与非细胞性,氧合与非氧合,以及是否有其他溶液或药物。

肝脏 NMP 中使用的灌注液主体通常由晶体或胶体溶液加上氧气载体(红细胞)组成,同时添加钙、广谱抗生素、胰岛素和肝素等成分。根据灌注时间的长短,还可以添加代谢底物,如葡萄糖或肠外营养,微量元素和多种维生素等。

4. 灌注参数

(1)灌注压力和流量:在大多数研究中,NMP 通过在肝动脉和门静脉中设置压力阈值来控制灌注。在现有的临床试验中,肝动脉灌注施加压力一般为 65~75mmHg,若以整个肝脏为单位计算流量,流量范围为 100~300ml/min。门静脉的主要观察参数为流量,若以整个肝脏为单位计算流量,流量范围为 700~1 200ml/min,NMP 临床试验中若要达到此流量,灌注施加压力为 7~12mmHg。

(2)血气参数:NMP 模拟的是生理环境,因此灌注液 pH 也与人体生理值接近,为 7.35~7.45。PaO_2 的调节取决于供氧器的气体供应量和供应的氧气浓度,$PaCO_2$ 在一定范围内可根据目标 pH 进行调整。提供给供氧器的气体为 95%O_2 和 5%CO_2 的固定混合气,或者在空气中单独混入一定比例的纯氧进行气体供应。

5. 肝功能评估 传统 SCS 肝脏保存方法的主要局限性在于预测移植后功能十分困难,而 NMP 为保持生理状态的供肝提供了一个功能评估的平台。基于离体肝脏灌注数据,Watson 等制订了一套评估供肝的可行性标准,包括循环乳酸水平 <2.5mmol/L、胆汁生成、酸/碱稳态平衡、压力/流量参数稳定,以及具有“软”质的供肝均匀灌注,在一定时间内达到全部或部分该标准,可认为供肝适合用于移植。

肝细胞生物标志物(包括谷丙转氨酶、谷草转氨酶、谷氨酸脱氢酶和 β-半乳糖苷酶)的实时测量也可用于评估细胞损伤和死亡。循环中的乳酸水平和乳酸清除率在肝脏 NMP 中同样具有预测潜力,并且已被广泛接受作为肝脏功能评估的参数。不仅如此,收集和评估 NMP 过程中产生的胆汁也可以提供有关移植肝功能的信息。

6. NMP 的优势

(1)DCD 供器官:DCD 供器官在边缘移植物中所占的比例越来越高,NMP 为增加此类供者的肝脏利用率提供了理想的平台。尽管每年 DCD 肝脏的移植数量在不断增加,但不幸的是,已证明 DCD 移植物丢失和受者病死率几乎是 DBD 移植物的两倍。

Schon 等和 Brockmann 等证明 NMP 在大动物 DCD 移植模型中均显示出较高的生存率和良好的肝功能。除此以外,DCD 肝移植后患者死亡和移植物丢失的主要原因是缺血性胆管病变。与冷保存的移植物相比,NMP 肝脏中的胆管上皮再生和组织学胆管评分可以显著改善。

(2)脂肪肝:脂肪变性肝脏因极大提高 IRI 敏

感性而限制使用。在美国,每年约有 1 000 例脂肪肝被丢弃。一项大规模研究表明,涉及超过 30% 的肝细胞大泡型脂肪变性使移植后的移植物生存率降低了 71%。动物模型表明,NMP 具有通过减少保存损伤和去除脂肪来促进脂肪肝安全可靠移植的潜力,其中的作用机制可能与灌注过程中脂肪酸酯化和氧化的增强有关。

（3）延长保存时间:当前使用的 SCS 保存方式可在移植前将肝脏有效保存 16 小时。NMP 设备的好处是可以将保存期限延长至 24 小时,且不给器官带来额外的风险。延长保存时间可以改善手术人员和供受者手术时间的协调,优化供受者匹配,从而使移植工作更有条理性。同时在器官修复中,延长保存时间也可以使 NMP 发挥更大的修复作用。

（4）供肝活性评估:NMP 提供了一个可以对保存期间肝脏肝功能进行客观评估的机会,提高可靠地预测移植后结果的能力,并且可以提高器官的利用率。评估标准包括肝脏清除乳酸能力、产生胆汁能力、稳定的压力和血流动力学以及移植物健康外观等。也有其他研究者认为,灌注液中的乳酸和转氨酶以及胆汁的产生在肝功能评估中同样具有十分重要的作用。与 SCS 相比,NMP 提供了肝功能评估的平台,仅提高了器官利用率这一项,就将对减少等候名单上的死亡人数产生重大影响。

（5）体外干预治疗:NMP 提供了在保存期内离体治疗肝脏的潜在平台。与其他机械灌注技术不同,NMP 特有的维持生理代谢活性可以在保存过程中对移植物进行干预和修饰。例如单纯地在 NMP 回路中添加药物化合物包括抗凋亡剂、抗氧化剂、血管活性药物等,可以为脂肪供肝进行"脱脂"治疗。更先进的疗法可以在遗传或细胞水平上修饰移植物,如 CRISPR/Cas9 基因编辑技术进行基因治疗、人间充质干细胞治疗等。

7. NMP 的临床应用　英国牛津大学的

Ravikumar 等于 2016 年对 20 例患者进行了 NMP 的首次临床试验。与 SCS 相比,NMP 组受者术后 7 天的谷草转氨酶峰值显著低于 SCS 组。随后 Selzner 等进行了类似的研究,在 NMP 中使用 Steen 液灌注了 12 个供肝并在移植后 1~3 天显示出较低的谷草转氨酶和谷丙转氨酶水平,但与 SCS 相比差异无统计学意义。

2014 年 7 月,牛津团队启动了首个有关 NMP 的欧洲多中心临床随机对照试验,以广泛评估 6 个月和 1 年的移植物功能和生存率以及患者的发病率和病死率。这项于 2018 年发表的研究比较了 121 例接受 NMP 灌注肝脏的患者和 101 例接受 SCS 保存的肝移植患者的肝功能及预后。与 SCS 相比,NMP 显著降低了谷草转氨酶峰值的水平和早期移植肝功能障碍的发生率,并且 NMP 后 DCD 肝脏的主要结局数据优于冷保存后的肝脏。此外,非吻合性胆道狭窄在 NMP 后 DCD 肝脏中的发生率（11.1%）低于 SCS（26.3%）。2017 年,中山大学附属第一医院器官移植团队成功实施了全球首例无缺血肝移植,该团队基于多项临床及大动物器官灌注研究经验,依托 NMP 装置,优化创新手术方式,在供肝获取、保存和移植过程中全程不中断血流,成功将一例严重大泡型脂肪肝移植给受者,并且受者预后显示良好。同时该项创新技术成功在肾脏及心脏等其他器官领域进行了推广应用。

迄今为止,在国际临床试验注册网站中注册了 8 项正在进行的与 NMP 相关的临床试验,这些试验势必将 NMP 对肝移植的影响推向更高的高度。

(二) 低温机械灌注

1. 概念　低温机械灌注（HMP）和静态冷保存 SCS 的共同点是将移植物冷却至 4℃,以降低移植物的代谢。HMP 可被视为基于低温诱导代谢减慢的传统 SCS 保存的动态保存替代方法,其目的是结合低温的积极作用（如技术简单性、相对安全性和新陈代谢的减少)和动态保存的积极作用(如代谢物的去除、氧气的运输和 ATP 的补给)。

2. 灌注液 目前大多数 HMP 研究使用 UW 液或 Vasosol(UW 液的一种改良,其中包含其他血管舒张剂和抗氧化剂)作为灌注液,也有不同研究人员会在灌注液中加入氨基酸等添加剂。

3. 灌注参数 在肝动脉和门静脉双重灌注的情况下,大多数研究都倾向于采用 3~5mmHg 的低门静脉压和 20~30mmHg 的低动脉压。通常,HMP 灌注时间比 NMP 短。大部分研究 HMP 的运行时间为 1 小时。临床 HMP 方案在灌注持续时间(平均范围为 1.97~11 小时)和总冷缺血时间(平均范围为 4.55~19.1 小时)方面差异很大,因此无法界定统一的灌注时长标准。

4. HMP 的特点 在目前的临床实践中,大多数中心采用的是肝动脉和门静脉双重灌注或主动充氧灌注或双轨并行。在低温条件下,肝脏的最低代谢需求可以使灌注具有多种形式。另外,HMP 保存移植物通常无须血液并且流程相对简易,因此避免了设备运输或额外人员/设备的需要。但是,接近休眠的低代谢的这一缺点导致无法执行有意义的生存能力评估。

5. HMP 的临床应用 来自美国哥伦比亚大学的 Guarrera 等于 2009 年对 20 例患者进行了 HMP 的首次临床试验。2014 年,Dutkowski 等首次在 DCD 供者中使用了低温含氧灌注(hypothermic oxygenated perfusion,HOPE),该项研究表明,HOPE 修复后 DCD 肝移植的结果与匹配 DBD 在肝酶水平、ICU 住院率和住院时间方面并无明显差异,而住院期间的费用则显著降低。Dutkowski 等随后在欧洲进行了一项大规模的临床试验,发现与 SCS 相比,HOPE 修复的 DCD 肝脏在谷丙转氨酶峰值、胆道并发症、移植物失功等方面显著降低。2017 年,van Rijn 等进行了一项临床试验,证明了在 DCD 移植物中同时给门静脉和肝动脉提供氧气的 双 HOPE(dual hypothermic oxygenated machine

perfusion,DHOPE)灌注方法,相比于 SCS,可以更有效地恢复肝 ATP 储备并减少 IRI。缺血末期低温含氧灌注是一种改良的、更实用和方便的低温氧合机械灌注形式,器官运输期间应用的是常规的冷保存技术,在到达受者手术医院后执行低温氧合机械灌注,该方案也在可操作性和供肝功能修复能力上也有着优异的表现。

(三)亚低温机械灌注

SNMP 是冷热灌注之间的折中方案,其温度通常在 20~30℃。在低于生理状态的温度下,移植物可以降低代谢需求,因此可以仅从溶解于晶体灌注液中的氧便能获取足够的氧合。此外,亚常温机器灌注(subnormothermic machine perfusion,SMP)存的肝脏保留了部分功能,这使得供肝在灌注过程中可以产生胆汁和清除乳酸。临床前研究表明,采用这种方法可以改善线粒体功能并补充 ATP。该技术的一种改进是控制加氧复温,其中灌注温度从 HMP 逐渐升高到 SMP 水平,在临床前研究中已证明比单独的 SMP 有更好的疗效。

(何晓顺)

第四节 多器官移植

腹部多脏器移植(multivisceral transplantation,MVT)是指腹腔内或腹膜外 3 个或 3 个以上在解剖和功能上相互关联的脏器以整块(en-bloc)并呈一串器官簇(cluster)的方式进行移植。其原则是移植的多个脏器作为一个整体拥有共同的动脉供血通道和静脉流出通道,具有器官功能替代全面和保持移植器官间正常解剖生理结构的优点。与单个器官移植相比,MVT 血管吻合数量少、口径大、手术步骤简化。目前报道的 MVT 已不再采用早期的全腹腔脏器移植,而选择尽量少的必需器官,如以肝脏为中心的肝胰腺移植、肝小肠移植、肝胰腺小肠移植等。MVT 手术技术要求高、围手术期管理复杂以及术后并发症发生率高,因此

MVT 的收益与风险并存。

MVT 的历史可以追溯到 20 世纪 60 年代。1960 年 Starzl 和 Krapp 首次完成多脏器联合移植的动物实验，开创了 MVT 的先河。Kelly 和 Lillehei 于 1966 年实施了全球首例临床胰肾联合移植，Cooley 于 1968 年完成了世界首例心肺联合移植。在随后的 30 年里 MVT 技术得到了快速发展，多种世界首例 MVT 相继问世。其中，Starzl 于 1983 年完成的全球首例临床腹部 MVT 手术，标志着腹部 MVT 进入临床探索阶段。国内 MVT 起步相对较晚，但相关技术发展较快。2004 年中山大学附属第一医院成功实施了我国首例腹部 MVT 移植，随后包括天津市第一中心医院在内的国内多家医院也相继成功开展此项手术。这标志着我国的器官移植技术迈上了一个新台阶。

一、适应证的变迁和禁忌证

腹腔 MVT 的早期适应证以累及腹部多器官的恶性肿瘤为主。当时移植技术逐步成熟，考虑到移植可最大限度地切除病损的优势，国内外多家移植中心尝试用 MVT 治疗累及多个器官的恶性肿瘤，如原发性肝癌向邻近部位侵犯，或者其他部位的恶性肿瘤合并肝转移。这种晚期肿瘤往往已失去根治性切除的手术指征，必须行腹部 MVT 来挽救生命。然而，即使 MVT 最大限度地去除了肿瘤，但肿瘤术后易复发，影响移植的远期疗效。另外，此类手术切除的器官多，出血量大，消化道重建手术复杂，导致术后并发症明显增加，影响患者生存质量。因此，累及多个腹部器官的高度恶性肿瘤不再是 MVT 的良好适应证。

鉴于腹部 MVT 对恶性肿瘤的疗效不佳，其适应证从最初的恶性肿瘤转为腹部的良性疾病，包括肠功能衰竭合并全肠外营养导致的肝功能衰竭，门静脉和肠系膜上静脉系统广泛血栓形成，终末期肝病（end-stage liver disease，ESLD）合并 1 型糖尿病以及累及多个器官的上腹部严重创伤等。

其中，以肝胰腺为中心的腹部 MVT 适应证主要是 ESLD 合并胰岛素依赖的 1 型或 2 型糖尿病。肝小肠移植的主要适应证是 ESLD 合并门静脉系统血栓形成和各种肠道疾病。此外，由于肝脏可以保护和减轻小肠的排斥反应，所以小肠移植在不伴 ESLD 时也可实施肝小肠移植。

而目前国内临床上 MVT 的适应证主要是 ESLD 合并 1 型糖尿病。糖耐量异常是 ESLD 患者常见的并发症，其中高达 30% 的肝硬化患者合并糖尿病；而部分合并糖尿病的 ESLD 患者接受肝移植后，由于应用免疫抑制剂等因素会导致糖尿病继续加重。因此，对这类患者同时进行包含肝脏、胰腺在内的上腹部 MVT 可能效果更好。此类良性疾病患者，术中无须切除胰腺及部分消化道，使用供者髂内外动脉分叉部分将腹腔干和肠系膜上动脉修整为一个髂总动脉开口，通过该开口与受者肝总动脉行端端吻合，降低手术难度的同时，也缩短了手术时间。

随着近年来肿瘤治疗精准化、个体化概念的提出，腹部 MVT 以其可最大程度实现肿瘤根治性切除的优势再次出现在人们的视野中。MVT 的常见适应证是良性或低度恶性肿瘤，其中腹腔硬纤维瘤最常见，其次是神经内分泌肿瘤。由于腹腔 MVT 手术需切除患者所有受累的器官或组织，因此不能采用常规手术方式切除肿瘤。整块切除受累邻近器官的手术方式，以血管解剖少、术中大出血风险低以及肿瘤切缘足够远的优势，最大限度实现了肿瘤的根治性切除。2020 年 1 月，天津市第一中心医院为一例胰腺神经内分泌肿瘤肝转移的患者成功实施肝胰联合移植手术，病器官切除范围包括全部肝脏、胆囊、胆总管、胰腺、十二指肠、脾脏、远端胃、近端空肠，并相应清扫肝总动脉旁、脾动脉旁、胰头后、腔静脉旁、结肠中动脉旁、腹主动脉旁等各组淋巴结，实现了肿瘤的根治性切除。

原则上，对于局限于腹腔、侵袭范围广的良性或低度恶性肿瘤，特别是肿瘤侵犯到肠系膜血管根部或门静脉周围,腹部 MVT 在一定程度上扩大了常规移植手术的适应证,成为这部分患者挽救生命的一个选择。但常规移植手术的绝对禁忌证仍适用于腹部 MVT。即:①全身活动性感染,包括未控制的脓毒血症、结核病等;②溃疡病未治愈;③恶性肿瘤未治疗,存在腹腔外肿瘤转移;④腹腔内广泛粘连以致无法手术切除原器官;⑤人类免疫缺陷病毒阳性者;⑥近期心肌梗死,难治性心力衰竭或左心室射血分数 <40%;⑦呼吸系统功能不全;⑧进行性周围肢端坏死、卧床不起;⑨严重胃肠免疫病、不能服用免疫抑制剂;⑩伴有精神病或心理异常、依从性差;⑪嗜烟、酗酒或吸毒。

二、腹部多脏器移植手术

(一)供器官获取手术

采取腹部 MVT 切取技术。供者肝素化,取腹部大"十"字切口,探查、评估肝脏及胰腺质量,有无解剖变异。先后于髂总动脉左右分叉上方游离腹主动脉以及肠系膜下静脉远端备插管用,于胸、腹主动脉移行处游离腹主动脉备阻断用。腹主动脉插管、先后灌注 4℃高渗枸橼酸钠溶液 2 000ml 及 UW 液 3 000ml,建立肝上下腔静脉流出道。肠系膜上静脉插管、先后在体灌注 4℃ HTK 液 2 000ml 及 UW 液 1 000ml,给予碎冰屑迅速降温。结扎胃窦部,置管用 4℃ 0.9%Nacl 溶液 500ml 及甲硝唑溶液 200ml 冲洗肠道,冲洗完毕后于胃窦部及空肠十二指肠悬韧带远端 30cm 处直线切割闭合器离断。经胆囊 4℃ 0.9%Nacl 溶液 250ml 冲洗胆道。灌注完成后整块切取上腹部多器官,包括肝脏、胰腺、脾脏、十二指肠、部分空肠及相连的腹主动脉和下腔静脉。为了避免肠道内容物污染,可使用直线切割闭合器分离肠道。同时,切取供者的髂血管作为供器官动、静脉架桥用血管移植物。

(二)供器官修整

在供器官修整过程中,根据需要将移植物修整成腹腔多器官移植物(包括肝脏、十二指肠、胰腺和小肠)、改良腹腔多器官移植物(包括胃、十二指肠、胰腺和小肠)和两个肾移植物。

1. 分离双肾和所需腹部供器官 将器官簇摆至正常位置游离肝下下腔静脉,并于左肾静脉上缘处剪断下腔静脉,将器官簇翻转至背侧朝上,沿背侧中线剪开腹主动脉,于肠系膜上动脉与双肾动脉之间剪断腹主动脉;剪断肝肾间膈肌,肾上腺及其他组织,剪断胰肾间组织,并沿腹主动脉离断线逐层剪开腹主动脉前组织。将肾脏交由供肾修整组医师继续修整。

2. 修整下腔静脉 以文氏钳悬吊肝上下下腔静脉,沿下腔静脉中线劈开下腔静脉被膜,沿肝下下腔静脉向上修整下腔静脉被膜,剪去裸区的膈肌及右侧冠状韧带及三角韧带,剪去左侧冠状韧带及三角韧带,并结扎左侧三角韧带,锐性游离肝上下腔静脉被膜及镰状韧带。结扎下腔静脉回纳的肾上腺静脉、腰静脉及膈静脉等。

3. 动脉修整 游离并修剪供者腹腔干和肠系膜上动脉的开口,预先分别与取自供者的髂外、髂内动脉端端吻合,使前两者连接为一个出口,即髂总动脉出口。结扎胰腺下方的肠系膜上动脉开口。

4. 门静脉修整 于胰腺下缘游离足够吻合的肠系膜上静脉,结扎侧支血管,内置直径 3~5mm 的硅胶管并固定,用于血流开放前冲洗内含高钾的器官灌注液。

5. 供胰及十二指肠修整 游离十二指肠,结扎胰头处系膜预防出血,仅保留以十二指肠乳头为中心长约 15cm 的肠管。以切割闭合器关闭十二指肠近端,并以 4-0 丝线加行全层间断缝合加固预防出血,再加行浆肌层内翻缝合加固。十二指肠远端可用无损伤钳临时夹闭,留作肠道吻合时置入管状吻合器。逐一结扎胰腺周围结缔组织或缝扎后清除,保留完整的胰腺包膜。紧靠胰尾切除脾脏。

(三) 病器官切除

根据肿瘤侵犯的范围决定病器官或组织的切除,恶性肿瘤多行相应淋巴结清扫和血管骨骼化,尽可能实现肿瘤根治性切除。切除范围包括全部肝脏、胆囊、胆总管、胰腺、十二指肠、脾脏、远端胃、近端空肠,并相应清扫肝总动脉旁、脾动脉旁、胰头后、腔静脉旁、结肠中动脉旁、腹主动脉旁等各组淋巴结。也可根据肿瘤侵犯的范围切除肿瘤累及器官。对于良性疾病,术中一般单纯切除病变肝脏,保留受者胰腺和全消化道。

(四) 供器官植入

1. 流出道重建 经典非转流或改良背驮式植入供肝。

2. 门静脉系统重建 供者肠系膜上静脉与受者肠系膜上静脉端端吻合。

3. 动脉重建 利用供者腹腔干和肠系膜上动脉与髂内、髂外动脉端端吻合重建的吻合口,与受者肝固有动脉-胃十二指肠动脉袢吻合。

4. 肠道重建 封闭包埋供者十二指肠球部及升部残端,受者胃与上提的空肠行端侧吻合,受者空肠与供者十二指肠降部侧侧吻合(Roux-en-Y吻合)。经受者空肠置入蕈状引流管至供者十二指肠减压。

良性疾病的手术范围及创伤相对较小,术中单纯切除病变肝脏,保留受者胰腺和全消化道。不同的是,门静脉系统重建时一般将受者门静脉断端修整成一斜面,与供者门静脉后壁行端侧吻合。

血流开放时,动脉和门静脉同时开放,以避免胰腺热缺血的发生。

三、术后并发症

随着外科技术和围手术期护理水平的提高,患者移植肝和移植胰腺的功能通常于术后1周基本恢复正常,但术后并发症的发生,严重影响MVT的综合疗效。据报道,术后出血、感染、肠瘘、胰瘘、排斥反应等并发症是患者术后死亡及移植物失功的主要原因。

(一) 外科并发症

上腹部MVT患者往往合并有ESLD,凝血功能差,部分患者还有多次腹部手术史,进一步加大了手术难度。常见的外科并发症有术后出血、胆管和血管的漏或狭窄、血栓形成、肠穿孔、伤口裂开、腹腔脓肿以及乳糜性腹腔积液等。术后出血多由于血管吻合口瘘、凝血功能障碍以及以往手术所致的血管粘连。胆管并发症通常发生在肝、小肠联合移植的胆总管空肠Roux-en-Y吻合术。保留十二指肠的肝小肠联合移植由于保留了肝门,无须胆总管空肠吻合而避免了胆管并发症。血管并发症发生率低但后果严重,血栓形成比较常见。而胃肠道并发症主要是胃肠道出血和吻合口瘘。为减少吻合口瘘的发生,移植术后早期应通过移植肠造口进行有效减压。预防术后腹腔出血应注意:①精湛的手术技巧及精细的操作;②适当的抗凝并监测凝血功能及腹腔引流液情况;③加强抗感染治疗。发现腹腔出血时应立即调整或停用抗凝药物,积极补充血容量及凝血物质,经积极对症治疗,情况没有好转时,应尽早决定是否再次手术。

(二) 感染

上腹部MVT手术涉及消化道重建,术前良好的肠道准备、器官获取及修整时消化道的处理尤为重要。即使如此,MVT术后的感染发生率仍高于单纯肝移植。因此,术中及术后抗生素、抗真菌及抗病毒药物的应用尤为重要。所有器官移植后均需长期应用免疫抑制剂预防排斥反应,导致人体的免疫功能降低,增加局部或全身感染的风险。因此,术后常规行血、粪、尿、痰、创口渗出液及腹腔引流液细菌、真菌培养,有利于合理选择抗生素。

(三) 排斥反应

上腹部MVT涉及器官数量较多,由于供者消化道存在大量系膜淋巴结,理论上容易发生排斥反应。但肝脏的免疫保护作用使得上腹部 MVT 排斥反应的发生率又低于单独胰腺或小肠移植。因此上腹部 MVT 术后的抗排斥治疗需要灵活把握。目前腹部 MVT 的抗排斥药物主要有他克莫司、激素(甲泼尼龙)、抗 CD25 单克隆抗体(巴利昔单抗)。据报道联合应用抗 CD25 单克隆诱导、他克莫司 + 吗替麦考酚酯可以有效地降低排斥反应发生率,提高移植物的生存率。

四、术后随访

针对 ESLD 合并胰腺功能障碍的患者,上腹部 MVT 并未增加手术并发症及病死率,长期疗效与单纯肝移植相似。术后免疫抑制剂用量与单纯肝移植受者无明显差异,具体随访频率可根据具体情况而定。如出院后 1 个月内每周复查一次无异常,可每两周复查 1 次,直至术后 3 个月后改为每个月复查 1 次。嘱患者如果出现不适症状应及时随诊。对 MVT 术后糖尿病改善情况的随访可参考如下:术后 1 年内每个月复查 1 次,术后第 2 年每 2 个月复查 1 次直至术后第 3 年每 6 个月复查 1 次。

随访项目:①移植器官功能评估,如肝功能、胰腺功能、移植器官血流评估等;②免疫抑制状态评估,如免疫抑制剂浓度等;③原发病复发评估,如肿瘤、肝炎等;④术后并发症评估,如胆道并发症、肾功能损害、代谢性疾病等。

腹部 MVT 术后远期并发症是影响受者长期生存的重要因素,单纯依靠移植外科医师已远不能达到要求,应建立移植外科、综合内科、肿瘤科、重症医学等多学科医师共同参与的随访体系,加强对患者的管理,及时发现各种远期术后并发症并及时采取相应措施以改善患者生活质量。

五、问题与展望

目前器官移植面临的最大的一个难题就是供

需矛盾日益加剧,这严重制约着器官移植的发展。因此有学者认为,在这样的状况下 MVT 一次需要 2 个以上的供器官会进一步加剧器官短缺的问题。实际上,由于单独的胰腺及小肠移植受者远少于单独的肝脏及肾移植受者,因此联合移植胰腺或小肠并不会明显减少移植的总数量,同时为单个器官移植无法治疗的患者带来了生的希望。在此必须指出的是,在目前供器官日益紧张的情况下,应该更严格地把握 MVT 和器官联合移植的适应证,不应盲目扩大适应证的范围。在基础研究方面,如果能够突破异种器官移植的免疫及安全问题,或组织工程技术取得重大突破,有望彻底改变器官短缺的现状。

我国 MVT 进入了发展阶段,技术上已经接近世界一流水平。在提高远期疗效的过程中,仍然面对诸多的困难和挑战,包括器官短缺、排斥反应的早期诊断和治疗、免疫耐受的诱导、感染的预防、各个器官之间的相互关系和作用认识的提高等。对此,我国移植工作者应充满信心,积极开拓进取,在 MVT 及器官联合移植领域争取为人类健康做出更大的贡献。

(蒋文涛)

第五节　肝脏劈离技术

一、肝脏劈离技术的发展

随着肝移植的发展,供肝短缺成为限制肝移植进一步发展的关键因素。为了扩展供肝的来源,在全肝移植基础上,部分体积肝移植包括减体积肝移植(reduced-size liver transplantation,RLT)、劈离式肝移植(split liver transplantation,SLT)及活体肝移植(living donor liver transplantation,LDLT)术式的开展在很大程度上缓解了供肝短缺的问题,特别对于儿童肝移植受者,降低了患者等待期间的病死率。

减体积肝移植:1984 年 Bismuth 等报道了 RLT,此手术用以缓解儿童移植供肝匮乏的问题。它是将一个成人的肝脏剪裁缩小为一个适合于小儿需要的、保留完整进出管道的、较小体积的肝脏,废弃剩余的另一部分肝组织。该术式可以把供肝的血管、胆管主干均给予保留,但需要注意肝断面的处理及残端的缝扎。随着肝移植技术的进步和供肝的短缺,该术式逐渐被劈离式肝移植所取代。

劈离式肝移植:是将完整的供肝分割成 2 个或 2 个以上的解剖功能单位分别移植给不同受者,达到"一肝两受"或"一肝多受",目前已成为解决儿童供肝短缺问题的主要手术方式之一,是儿童肝移植供肝来源的重要方式。劈离式肝移植供肝劈离手术方式分为原位劈离和体外劈离两种方式。1988 年 Pichlmayr R 等报道了首例体外劈离式肝移植,一个成人供肝劈离成左、右供肝并分别移植给 1 例 63 岁胆汁性肝硬化的成人患者和 1 例胆道闭锁的儿童。早期 SLT 大都采用体外劈离技术,因血管狭窄、胆瘘及肝断面出血等并发症发生率高,疗效欠佳。随着技术进步,1996 年汉堡大学 Rogiers 等首次报道了 14 例原位劈离,在有心搏的 DBD 上进行原位供肝劈离。2003 年美国加州大学洛杉矶分校报道了 100 例原位劈离式肝移植。原位劈离技术解决了后台供肝劈离导致的冷缺血时间过长等问题,并可对肝断面的出血、胆瘘等情况进行实时监控,并给予确切结扎等处理,因而减少了原发性移植肝无功能、胆瘘和术后肝断面出血等并发症,采用这种技术进行劈离式肝移植,儿童和成人无论是移植物成活率还是患者生存率都与全肝移植相似,优于体外供肝的劈离。我国既往由于供肝多来自于 DCD 供肝,所以 SLT 均采用体外劈离的方法。随着我国公民死亡后器官捐献的开展,对于条件合适的 DBD 进行供肝原位劈离的手术方式得到了发展。

活体肝移植:1989 年 Strong 等首先成功地将 1 名母亲的肝脏左外叶移植给其患有胆道闭锁的儿子,从而开启了活体肝移植的新篇章。1997 年香港大学玛丽医院开展成人间的活体右半肝肝移植,由于将肝中静脉与移植物一起移植,他们称为"扩大的右肝肝移植"。当没有合适供肝的情况下,可以采用由 2 例供者提供的双左半肝或双左外叶进行活体肝移植。

二、肝脏劈离技术要点

减体积肝移植、劈离式肝移植及活体肝移植中均需要用肝脏劈离技术,由于减体积肝移植技术逐渐被劈离式肝移植所取代,在本节中不进行描述,本节描述劈离式肝移植及活体肝移植中供肝劈离的技术要点。

(一)劈离式肝移植供受者的选择标准

选择合适的供者是保证劈离式肝移植良好结果的基础。笔者结合国外经验及本中心的经验,目前针对劈离式的供肝选择标准如下:①年龄≤50 岁,最佳年龄≤40 岁;②供者血流动力学稳定,未使用或少量使用升压药,如多巴胺 <15μg/(kg/min),血钠水平 <160μmol/L,肝功能 <3 倍正常值上限;③供肝脂肪变性少于 30%;④细菌及真菌血培养阴性;⑤动脉、门静脉及胆道均无不适合劈离的解剖变异。

在当前的临床实践中,最常用的供肝分配方式是沿镰状韧带将肝脏分割成左外叶和超右半肝,分别移植给儿童与成人;或沿肝中裂将肝脏分割成左半肝和右半肝,分别移植给青少年/瘦小成人与成人。供受者匹配是劈离式肝移植受者选择的关键。目前临床常用移植物受者体重比率(graft recipient weight ratio,GRWR)和受者标准肝脏体积比(standard liver volume,SLV)来评估最小供肝体积。供肝体积过小术后容易导致严重的小肝综合征的发生。在活体肝移植中,GRWR>0.8% 已足够,也有观念认为只要受者无严重的肝硬化或门静脉高压,GRWR>0.7% 已足够。对于 SLT,

有学者认为 GRWR>1% 对维持术后移植物功能正常至关重要。除 GRWR 外,SLV≥40% 亦能达到最小有效供肝体积。随着对于功能性移植肝体积的认识,其概念日渐受到重视。

(二) 体外供肝劈离技术

供肝获取后,按常规灌注修整。修整过程中需要注意是否存在肝动脉的变异。为了更精确地了解移植肝的解剖情况、及早发现变异和指导分离手术,建议行胆管造影和肝动脉造影。以金属钛夹标记胆管拟切断处,避免对胆管周围组织过多游离,有助于保护胆管血运。对于复杂性胆管或者血管变异的供肝建议放弃劈离手术。劈离左外叶时,尤其要重视肝中静脉与肝Ⅳ段静脉的走向,并根据具体情况进行分配。进行左右半肝劈分时需明确肝中静脉的分配,根据肝中静脉的走行指导劈分。肝中动脉主要供应肝Ⅳ段血液,所以左右半肝劈离时要分配给左半肝,如肝Ⅳ段动脉起自肝右动脉时,应在肝Ⅳ段动脉远端切断肝右动脉。由于肝右管较短且变异较多,胆总管一般保留于右侧供肝。下腔静脉、肝静脉、门静脉和肝动脉分离视供肝的血管解剖变异、供肝分配方式和受者具体情况而定,一般右侧供肝保留下腔静脉、门静脉主干和肝右动脉,左侧供肝保留肝左静脉、门静脉左支、肝左管和肝总动脉。需要注意的是在肝实质分割前只在肝十二指肠韧带的后方和左侧解剖门静脉左支和肝动脉,不在肝门部做肝左管、肝右管及其汇合部的解剖,在分离肝实质至肝门处时再离断肝门板及一级胆管。对于肝实质劈离过程,笔者中心采用双极电凝处理肝断面,既减少了开放血流后肝断面出血,又最大限度保护了肝组织。

(三) 原位供肝劈离技术

原位劈离技术的优势在于:①整个劈离过程在不阻断肝脏血流的情况下完成,缩短了供肝的冷缺血时间,减轻了供肝冷保存损伤;②能更确切地处理肝断面,降低了断面出血及胆瘘的发生率;

③术后血管、胆管并发症及移植物功能不全的发生率较低。但是原位供肝劈离技术明显延长了供器官切取时间,并且可能导致供者血流动力学不稳定,这对其他联合切取的器官尤其是心脏的切取是不利的。

左外侧叶(Ⅱ、Ⅲ 段)与右三叶(Ⅰ、Ⅳ、Ⅵ~Ⅷ段)原位劈离:分离并控制髂血管汇合处以上与肾动脉开口以下腹腔动脉和肠系膜下静脉,以便在供者血流动力学不稳定的情况下快速插管进行冷灌注。切除胆囊行胆管造影,明确胆管走行及左右胆管的劈分处。避免对胆管周围组织过多游离,以保护胆管血运。分离肝上下腔静脉表面的疏松结缔组织,显露肝左静脉和肝中静脉的合干以及其与下腔静脉汇合处。肝中静脉和肝左静脉之间的汇合处通常比较明显,此处可作为供肝离断平面的上界,需要注意肝静脉的走行,特别是当Ⅱ、Ⅲ段肝静脉不存在共同开口的情况下,需要确保移植物流出道的通畅性。触摸小网膜检查是否存在变异肝左动脉,若无则离断肝胃韧带。在肝圆韧带的底部,解剖肝门,显露肝左动脉,注意避免损伤肝动脉。禁止钳夹肝左动脉,组织离断尽可能采用结扎的方法。应充分游离肝左动脉的主干,但为了保护肝左管的血供,应保留脐裂处肝左动脉周围组织。然后游离门静脉左支至其与门静脉右支汇合处。对于发自门静脉左支、左右支汇合处细小的尾状叶分支,应结扎、离断。沿镰状韧带右侧 0.5~1.0cm 通过肝中静脉和肝左静脉之间并与肝左管预期切断点汇合,应用 CUSA 分离肝实质至脐裂上方 1.0cm 处,结扎左、右肝断面的穿支小血管及小胆管。紧贴左肝断面锐性切断残余肝实质,暴露肝左管断面。行供肝原位冷灌注后,在预定切断位置锐性切断肝动脉、门静脉及胆管。也可以获得左外叶供肝后再行灌注,总体来说,血管和胆管的分配和体外劈离的原则一致。

左半肝(Ⅱ、Ⅲ、Ⅳ 段)与右半肝(Ⅰ、Ⅴ~Ⅷ 段)的原位劈离技术:在第二肝门处适度游离肝左静脉及肝中静脉的肝外部。在第一肝门处解剖肝左动脉、门静脉左支和肝左管全长至肝圆韧带水平，暂时阻断肝左动脉及门静脉左支或肝右动脉及门静脉右支以确定肝实质的切割线（肝中静脉在肝脏膈面的投影）。用电刀或双极电凝、CUSA沿Cantlie线右侧劈开肝实质，结扎肝断面的穿支血管和小胆管。注意保留右半肝断面上直径 >5mm的肝中静脉属支，缝扎左半肝断面对应的切端，这里根据肝中静脉分配情况决定劈离断面。在第一肝门处锐性切断肝左管。供肝原位冷灌注后，于门静脉分叉处锐性切断门静脉左支、肝固有动脉起始处切断肝右动脉，保留肝固有动脉、肝总动脉及腹腔干于左半肝，对于动脉显微吻合技术可靠的单位也可以将动脉主干保留于右半肝。于下腔静脉汇合处切断肝左静脉和肝中静脉共干，保留下腔静脉于右半肝。将左半肝取出给予冷保存，右半肝的切取及修整同常规肝移植，冷UW液灌洗左、右半肝胆管。

（四）活体供肝劈离技术

活体供肝劈离技术与原位供肝劈离技术有共性，但需要注意的是供者的安全性是手术首先需要考虑的方面。为了减小供者手术的损伤可以考虑小切口的手术、腹腔镜供肝切取术等。

选择供肝类型的重要依据是移植物-受者匹配。GRWR是重要的匹配评判标准，儿童的安全GRWR不同于成人，对于 <3 岁的儿童，左外叶是最常用供肝，GRWR 2.0%~4.0% 为宜。成人LDLT是另一种情况，需要在保证供者安全的前体下尽可能切取更多的有效肝组织，原则上保证GRWR不低于0.8%，但对于病情严重的受者须适当提高GRWR。成人受者左半肝肝移植是近年来在活体供者移植物应用方面最显著的进展之一。当左肝移植物较大，满足受者最低要求的体积时，经过仔细的评估、选择患者，左半肝移植物可安全应用。日本学者提出优先使用带尾状叶的扩大左半肝移植，并将左半肝移植GRWR定为0.7%；GRWR

0.6%~0.7% 且残余肝体积（residual liver volume，RLV）≥30% 的患者，选择不包含肝中静脉的右半肝移植；对于 GRWR<0.6% 且 RLV≥35% 时，行包含肝中静脉的右半肝移植。

活体供肝劈离需注意的问题：获取左外叶供肝时根据术前评估情况确定是否切除胆囊，如切除胆囊开腹后实施胆囊切除术，行术中胆管造影，如果显影不清晰，可采用头低脚高位或者应用动脉夹夹闭下端的胆总管，使肝内胆管显影。对于术前MRCP显示胆管分型为Ⅰ型或者Ⅱ型的供者，肝门部可以清晰发现左右支分叉处，可先行劈肝，劈肝过程中应用Ⅳ段胆管进行胆管造影。离断胆管：呈楔形劈开肝脏脏面，分离至肝门板时，行第二次胆管造影，并以动脉夹再次确认拟切断位置，剪断胆管。来自肝门板和胆管壁的动脉或者静脉活动性出血较常见，应及时缝扎出血点，以减少失血并保持术野清晰。分离、结扎肝门板周围组织，进一步离断肝门板。需注意缝扎肝门板上Ⅳ段及尾状叶的胆管残端，避免术后胆漏的发生。

三、肝脏劈离技术相关并发症

劈离式肝移植的手术并发症主要分为与移植物相关的并发症和技术性并发症两大类。移植物相关的并发症：术后早期移植物功能不全（early allograft dysfunction，EAD）或原发性移植物无功能（primary graft non-function，PNF）。早期报道体外劈离式肝移植 PNF 发生率可高达 12.5%，随着体外劈离技术的成熟，供肝冷缺血时间缩短，PNF 的发生率已经明显减低。技术性并发症主要包括：①腹腔内出血，有报道早期劈离式肝移植术后腹腔出血的再次开腹率为 2.8%，而体外劈离式肝移植的开腹率高达 20%，随着劈离技术的进步，因为腹腔内出血再次开刀的风险明显降低；②血管并发症，包括动脉血栓形成，门静脉栓塞及狭窄，肝静脉流出道梗阻；③胆管并发症，是劈离式肝移植最常见的并发症。LDLT 中供者相关的并发症备受关注,Lee JG 等报道了活体肝移植供者的安全性问题,活体肝移植在不成熟的中心存在死亡的风险。文献报道供者术中和术后并发症的发生率不等,为 10%~78.3%。右半肝供者的并发症要明显高于左半肝及左外叶供者,根据 Clavien 分级系统对供者术后并发症的严重程度进行分级。虽然目前文献报道的并发症发生率高,但绝大多数属于 I 级范围(视频 2)。

视频2　劈离式肝移植左外叶获取术

(高伟　董冲)

第六节　脾脏劈离技术

一、脾脏部分切除术

(一)脾脏相关局部解剖

规则性脾部分切除术的解剖学基础是脾脏血管的节段性分布,脾脏叶、段间存在无血管或少血管区。结扎脾门处部分血管后相应脾叶或段就会因血运障碍而颜色变暗,与其相邻的脾叶或段间出现一分界线;该分界线就是无血管或少血管区,一般与脾脏的长轴相垂直。

脾动脉在脾门附近(距脾门 6~60mm)分出脾叶动脉;脾动脉近距(距脾门 <20mm)分支约 70%,远距(距脾门 >20mm)分支约 30%。夏穗生等报道 86% 的脾脏有两个叶血管系统,据此将脾脏分为上下两叶;还有少部分存在中叶血管系统。一般来说,上叶动脉供应段 1、2,下叶或中叶动脉供应段 3、4。

(二)脾脏部分切除术的适应证

脾脏部分切除术的适应证主要是脾脏的良性肿瘤与部分脾外伤。

1. 脾脏良性肿瘤、囊肿或脾梗死,局限于脾脏的一叶或段。

2. 脾外伤　II、III 度脾脏损伤,采用修补或缝合止血等无效者。

3. 门静脉高压和部分血液病。

(三)脾脏部分切除术的禁忌证

1. 生命体征不稳定伴有休克的各种脾外伤,应以抢救生命第一、保脾第二的原则,尽快切除脾脏,结束手术。

2. 脾脏恶性肿瘤。

二、肝移植术中脾脏部分切除技术的应用

15%~70% 接受肝移植的肝硬化患者合并不同程度脾功能亢进;肝移植能使大部分患者脾功能亢进得到有效缓解;但仍有小部分患者术后脾功能亢进持续存在,表现为血小板、白细胞减低,门静脉高压和顽固性腹水,严重影响患者术后生存质量。

(一)继发于肝硬化门静脉高压脾功能亢进的发病机制

脾功能亢进是终末期肝病的常见并发症,其主要临床表现为脾大和血细胞减少症。关于脾大的原因目前已经研究得较为透彻,一方面,各种肝病病因的持续作用导致肝内结构发生改变,使得肝窦后阻力变大;另一方面,肝硬化患者由于心血管调节系统功能紊乱,表现出特征性的高动力循环状态。在上述两方面原因的共同作用下,脾脏淤血肿大,长期淤血使得脾组织增生。

(二)原位肝移植对脾功能亢进的影响

在治愈终末期肝病的同时,肝移植从根本上终止了脾功能亢进发生的关键病理生理机制,因而不同程度地缓解了脾功能亢进;这可能是由于门静脉高压解除,淤血性脾大得以缓解,但组织增生和脾脏血管病理改变所致的脾大却无法逆转。Ishigami 等的研究提示,肝移植术后第 1 个月中,脾脏体积迅速下降,然后呈现缓慢且稳定的下降

趋势,直至术后 48 个月;同时观察到血小板在肝移植术后 1 个月时升至峰值,之后轻度下降,然后再次升高,至术后 18 个月时趋于稳定。

(三) 肝移植术后发生顽固性脾功能亢进的高危因素

临床上,肝移植术后顽固性脾功能亢进的患者并不少见。关于肝移植术后顽固性脾功能亢进的发病机制目前尚未完全阐明,多数学者认为其发生率与肝移植术前脾功能亢进的严重程度成正相关,其中脾脏体积和血小板计数与肝移植术后顽固性脾功能亢进的发生密切相关,术前脾脏体积越大和/或血小板计数水平越低的患者越容易发生顽固性脾功能亢进。

(四) 肝移植术后发生顽固性脾功能亢进的处理方式

对于肝移植术后顽固性脾功能亢进患者目前常用的处理方式包括:全脾切除术和选择性脾动脉栓塞术;但都存在一些缺点,包括:门静脉血栓、凶险性感染(全脾切除术)和脾脓肿、易复发(选择性脾动脉栓塞术)等。而肝移植术中联合脾部分切除术则存在如下优点:①一次手术,避免二次创伤;②直接缩小脾脏体积,迅速减轻脾功能亢进症状;③相较于全脾切除,保留了部分脾脏,降低了对免疫系统的影响,可降低感染、败血症、脾脓肿的发生;④相较于全脾切除,减少了对局部血流动力学的影响,可降低门静脉和脾静脉血栓的发生;⑤相较于选择性脾动脉栓塞,降低了脾坏死、脾脓肿的发生,同时克服了脾动脉栓塞易复发的缺点。

(五) 肝移植术中脾脏部分切除的适应证和禁忌证

笔者回顾性分析了 2017 年 256 例原位肝移植手术患者,排除不符合脾功能亢进诊断标准者、肝移植术前脾切除者以及肝移植术前/术后随访资料不全者,最终共纳入 90 例患者。收集患者相关临床资料,制订了肝移植术中脾脏部分切除的适应证和禁忌证,其中适应证为:①具有肝移植指征;②原发病为良性肝病或符合米兰标准的肝癌患者;③病情较轻,手术风险较低患者;④合并严重脾功能亢进;⑤脾脏体积 >1 000 cm³;⑥血小板计数 <50×10⁹/L。禁忌证为:MELD 评分 ≥25 分;存在严重脾脏周围粘连。

(六) 脾脏部分切除术

对于肝移植术中同时行脾脏部分切除治疗严重脾功能亢进,既往文献鲜有报道。具体过程如下:选择合适患者,实施经典非转流原位肝移植,完成肝上下腔静脉、肝下下腔静脉、门静脉和肝动脉端端吻合,开放肝脏血流。仔细止血后行脾脏部分切除,具体过程如下:打开胃结肠韧带,沿胰腺上缘向深部解剖,分离显露脾动脉主干,并使用血管夹夹闭脾动脉控制脾脏血流,以减少脾切除过程中出血。应用血管夹夹闭拟切除脾脏部分的脾蒂,显露缺血线,一般与脾裂重合。解剖结肠脾曲,结扎离断与胃大弯之间的小血管,充分游离脾脏下极。沿相应脾裂垂直于长轴的平面离断脾脏。使用超声吸引刀和双极电凝镊行脾脏劈离;游离至脾门后用切割闭合器离断相应脾蒂。完成劈离后,松开脾动脉主干的动脉夹恢复脾动脉血流,再次于脾断面处仔细止血,必要时可应用血管线行"8"字缝合;断面处喷洒生物蛋白胶预防出血。

总之,肝移植术后仍有部分患者脾功能亢进症状持续存在;肝移植术中行脾部分切除是安全、可行的,短期内能显著改善脾功能亢进症状;对于脾脏切除的范围、免疫功能的变化及对门静脉血流的影响还需进一步探讨。

(郭庆军)

第七节　移植外科血管重建技术

移植外科血管重建技术是利用精细、准确、微创的操作,将移植物血管与受者相应血管进行吻合、修复和重建,从而使移植物恢复良好血液灌注的医学手术操作技术。血管重建技术是移植外科的一项关键技术,决定移植手术的成败。根据重建血管的不同,移植外科血管重建技术大致分为动脉重建技术、静脉重建技术和显微镜下血管重建技术。

移植外科血管重建的基本步骤包括切开、止血、分离、暴露、缝合、打结等。

术者可采用夹持式、执笔式两种手势(图 10-7-1),使用拇指、示指与中指的力量完成器械开合,实现对血管的解剖、游离、吻合、重建。

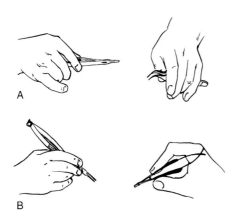

图 10-7-1　夹持式、执笔式两种手势

器官移植手术血管重建顺序及开放阻断顺序一般为先静脉后动脉。在进行血管解剖时,应遵循"先周围后中心"的原则,由远及近,精细操作、准确止血,充分游离和暴露血管。进行血管吻合前要确保吻合口两侧血管血流通畅。进行吻合的血管应尽量保证为正常血管,内膜光滑,否则吻合口易形成血栓。此外,血管重建一般行内膜外翻缝合,避免将外膜带入管腔。

血管重建要注意"无损"的原则,即术中尽量避免给血管带来损伤。操作轻柔、稳定、精准,避免使用锐器直接牵拉、挤压或钳夹血管。血管重建的吻合方法有缝合法、套管法、激光血管吻合法等,最常用的是缝合法。血管缝合方式有端端缝合、端侧缝合、套管缝合等(图 10-7-2),其中端端缝合最常用。端端缝合要求吻合口两侧血管直径大致相同,此时对直径较小侧血管断面适度扩

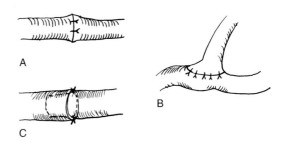

图 10-7-2　血管缝合方式

张后即可将两侧血管直接缝合;若两侧血管直径相差较大(超过血管直径 1/2),应考虑采用端侧缝合;若两侧血管直径差别小于 1/4~1/3,宜将较小侧血管断面沿纵轴 45°斜切后再将两端缝合。常用的缝合方法有间断缝合法、连续缝合法等,需视血管直径大小选用。

进行血管缝合时应垂直于血管壁进针,弧形出针。缝合过程中给予血管一定张力,保证重建后的血管也能维持适当的张力;同时用 0.1% 肝素生理盐水冲洗吻合口及两侧管腔,保持吻合口湿润,防止血栓形成;缝合时还要注意牵拉缝线的方向应与血管纵轴垂直,动作轻柔,避免撕裂血管。进针边距、针距与血管类型、管壁厚度等因素有关。动脉缝合时边距一般为血管壁的 2 倍,静脉一般为管壁的 3 倍,针距一般为边距的 1.5~2 倍。

血管缝合时常用的缝线有涤纶线(dacron)、尼龙线(nylon)、普罗伦线(Prolene)。涤纶线的优点是抗拉强度大,但表面较粗糙。尼龙线的优点是表面光滑,但质地较硬。普罗伦线又称滑线,特点是强度高、表面极为光滑、组织反应小,是相对理想的缝线,在术中也最为常用。缝线的具体类型和型号应根据血管类型和直径进行选择,如门静脉重建时多选用 6-0 普罗伦线,而缝合肝动脉时可选用 7-0 普罗伦线。

一、动脉重建技术

(一) 动脉重建原则

进行动脉重建时首先要保证吻合部位及两侧血流通畅,然后根据移植物与受者血管的直径、长

度、变异等情况,综合考虑选择合适的术式及重建方法。

除了遵循血管重建的一般原则外,还应注意到动脉血管特殊的生理学和解剖学特点:①动脉管壁厚、压力大,重建后易漏血、渗血,因而需及时检查吻合口渗漏情况;②小动脉管壁易痉挛,操作时应尽量避免刺激血管。若血管痉挛明显,可局部使用1%~2%利多卡因、罂粟碱等药物;③动脉血流对受者血液循环及移植物功能极为重要,术中应尽量减少动脉血流阻断时间并确保重建后移植物能获得良好的血液灌注。

（二）动脉缝合方式及步骤

1. 端端缝合 端端缝合是将移植物血管断端与受者相应血管断端直接缝合的一种缝合技术,临床应用最广泛。端端缝合的优点是操作简单、符合生理,不易出现血液渗漏、血栓形成等并发症,但只适用于口径相仿的血管之间的缝合。端端缝合的手术步骤如下。

（1）动脉阻断、离断:对受者动脉进行清晰暴露、游离后,使用阻断钳或血管夹阻断血流（放置方向应与动脉长轴垂直）,然后在阻断部位远端4~5mm处离断血管。可在血管深部放一浅色薄膜作为背衬。

（2）外膜修整与断口冲洗:用血管镊将近血管离断处5mm左右的血管外膜向断面牵拉,剪去多余的外膜组织,暴露内膜和中膜,然后用0.1%肝素生理盐水将管腔冲洗干净,去除积血和凝血块。

（3）缝合:将两侧血管拉近,对端靠拢,确保吻合后血管张力适当。进行血管吻合时一般先缝合前壁,然后将血管夹翻转180°缝合后壁。需要注意的是每进一针都要仔细检查,确保缝针未缝到对侧管壁。若术中发现缝针缝到对侧管壁,须将缝针退出,重新进针。一侧缝合完成后应及时检查吻合口是否对合平整。常用的缝合方法有二定点间断缝合法、二定点连续缝合法、三定点间断缝合法,这些缝合方法的特点都是等分地缝合血管。

二定点间断缝合法主要用于缝合中小血管,分为180°缝合法、120°缝合法。根据缝合针数的不同,180°缝合法又分为8针法和6针法。8针法缝合步骤如下:将血管外膜提起,以吻合口切面为钟形平面,首先在12点、6点方向分别缝第一针、第二针,于血管外轻柔地打结,小心不要撕裂管壁（图10-7-3）。然后在上述两定点之间进行间断缝合,于3点、1点半、4点半方向分别缝第三针、第四针、第五针（图10-7-4）,至此血管前壁已缝合完成。将血管夹翻转180°,检查前壁缝合情况（图10-7-5）,随后在9点、7点半、10点半方向分别缝第六针、第七针、第八针（图10-7-6）,最后开放血管夹通畅血流。6针法缝合步骤与8针法相似,同样以吻合口平面为钟形平面,第一、二针完全相同,随后依次在2点、4点方向各缝一针,最后翻转血管夹在8点、10点方向各缝一针（图10-7-7）。120°缝合法与180°缝合法基本技术类似,区别在于两定点之间的角度为120°。该法缝合步骤如下:首先在2点、6点方向各缝一针作为两定点,随后依次在4点、10点、12点、8点方向进行缝合（图10-7-8）。

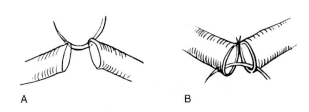

A   B

图10-7-3 二定点缝合法第一针、第二针的缝合

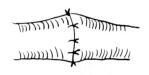

图10-7-4 缝合血管前壁

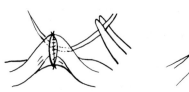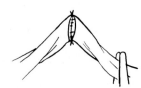

图10-7-5 检查前壁缝合情况

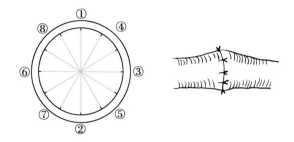

图 10-7-6　缝合第六针、第七针、第八针

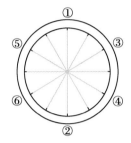

图 10-7-7　6 针法缝合步骤

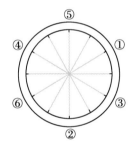

图 10-7-8　120°缝合法缝合步骤

两定点连续缝合法多用于吻合大血管,优点是简单、方便、省时,但潜在问题是可能导致吻合口狭窄。具体缝合步骤如下:首先在 12 点、6 点方向用带针缝线各缝一针、打结(图 10-7-9A)。然后以任一侧缝线短头作牵引,用该侧带针长线连续缝合血管前壁(图 10-7-9B)。当缝至对侧时,于此侧带针缝线短头打结(图 10-7-9C),注意缝线不要牵拉过紧,以免吻合口狭窄。以打结后的短线作牵引,翻转血管,用该侧带针长线连续缝合血管后壁,缝至对侧与该侧缝线短头打结(图 10-7-9D)。

此外,还有一种间断缝合法也可用于血管重建,但此法要求术者能准确掌握针距,其特点是每缝一针都要打结,留一根线做牵引,剪去上一针的缝线,然后再缝下一针,从而来完成断面的吻合(图 10-7-10)。

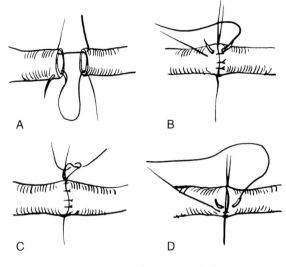

图 10-7-9　二定点连续缝合法

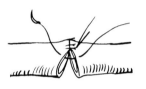

图 10-7-10　间断缝合法

(4)打结:将缝线从血管壁轻柔地拉出,留存适当长度的线尾。用镊子夹住穿出血管壁的缝线约 3cm,在持针器头部绕 1~2 周,然后用持针器夹住线尾打结(图 10-7-11),注意打结不宜过紧。若线尾还需作牵引则要适当留长,否则应及时剪去,留线头 0.1~0.2mm,也可根据线结张力将线头适当留长,确保线结不滑脱。

(5)渗漏的检测、处理:缝合完毕后,用等渗盐水将吻合口冲洗干净。松开吻合口远端血管夹,使血管充盈,观察有无漏血、渗血等情况,确定无异常后再松开近端血管夹。小量的渗血可用湿热的盐水纱布轻压吻合口,数分钟后渗血便自行停止;明显的漏血则需在阻断血流后补缝几针。

(6)血流通畅检测:术中检测血流通畅性的经典方法是血管通畅试验,步骤如下:术者在吻合口远端用一血管镊夹闭血管,然后以此处为原点,用另一血管镊压瘪血管并沿管壁向远处滑动,驱除两血管镊间的血液(图 10-7-12)。松开近吻合口侧的血管镊,若压瘪的血管迅速充盈则血流通

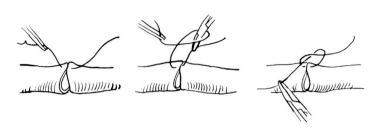

图 10-7-11　使用持针器打结

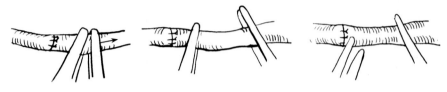

图 10-7-12　血流通畅检测

畅,否则吻合口可能存在阻塞。现在,术中超声更便于了解血管通畅情况。

2. 端侧缝合　端侧缝合与端端缝合基本技术相似,主要区别是端侧缝合需先在一侧血管管壁做切口,而后将另一侧血管断端与侧壁切口缝合。

动脉管壁压力大、张力高,因而侧壁切口常做成纵向切口(图 10-7-13A)。此外,也可将一侧血管侧壁切口扩大,把另一侧血管断面沿纵轴方向切成鱼嘴状与之吻合(图 10-7-13B)。两侧血管间的吻合角度一般为30°~45°,不宜做垂直方向的吻合。

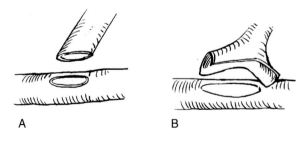

A　　　　　　　　　B

图 10-7-13　端侧缝合的侧壁切口
A.纵向切口;B.鱼嘴状切口。

端侧缝合的优点是应用范围广,可用于吻合管径差异较大的血管,但操作相对复杂。若吻合不当,局部易形成涡流,导致吻合口出现血栓。

端侧缝合的手术步骤如下。

(1)血管修整、侧壁开口:将一侧血管断面修剪成斜面或鱼嘴状;将另一侧血管管壁纵行切开形成切口,切口周径略大于断面口径。之后进行外膜修剪、管腔冲洗(操作同上)。

(2)缝合:将血管断端与侧壁切口靠拢,确保吻合角度及血管张力适当后开始缝合,缝合方法以间断缝合法为主。

若吻合口周围较易分离或可翻转性强时可先缝合前壁,再处理后壁。缝合步骤如下:以吻合口切面为钟形平面,首先缝合切面上相距180°的第一针和第二针(一般位于吻合口近心端和远心端,图 10-7-14A),随即打结。然后以上述两结作为两定点依次缝合位于前壁中间的第三针及位于第一针、第二针与第三针中间的两针(图 10-7-14B)。最后翻转血管,检查前壁缝合情况,缝合位于后壁中央的第六针及位于第六针两侧的第七针和第八针(图 10-7-14C)。

若血管位置较深或固定而难以翻转时则需先缝合后壁。缝合步骤如下:首先缝合位于后壁正中的第一针,用带针缝线两端的缝针分别于两侧血管后壁正中相应位置由内向外缝合,在血管外出针后打结(图 10-7-15A)。接着依照此法缝合位于第一针两侧的两针及位于后壁两端的两针(图 10-7-15B)。之后常规缝合血管前壁,依次缝合位

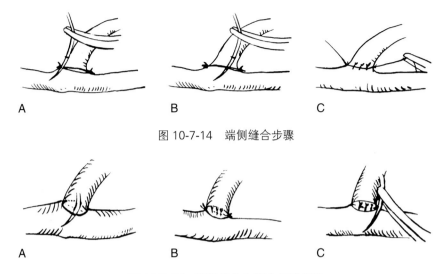

图 10-7-14　端侧缝合步骤

图 10-7-15　端侧缝合先缝合后壁步骤

于前壁正中的第六针以及第六针两侧的两针（图10-7-15C）。

　　此外，后壁也可进行连续缝合。缝合步骤如下：从吻合口后壁的一侧开始缝合，一般第一针缝合完毕需打结，但若血管直径较小，也可不打结。然后进行连续缝合，缝合完毕后拉紧缝线并将其固定到血管两侧，暂不打结（图10-7-16A）。随后分别缝合位于吻合口后壁两端的两针，将这两针的缝线与后壁连续缝合时留在血管两侧的缝线进行打结（图10-7-16B）。前壁按常规进行间断缝合。

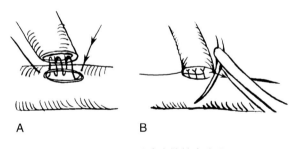

图 10-7-16　后壁连续缝合步骤

　　3. 套叠缝合　动脉套叠缝合是将近端动脉血管套入远端动脉血管管腔内的一种缝合形式，分为2针法和3针法。套叠缝合的优点是缝合针数少、操作相对简单，但因与血管缝合需内膜对内膜的传统理论相悖，临床应用相对较少。

　　2针法缝合顺序如下：首先在动脉近心端管壁上相距180°的两个位置分别沿血管纵轴方向进行缝合，进针边距大于血管直径，两针均贯穿动脉外膜及部分中膜（图10-7-17A）。然后分别用这两根缝线在远端动脉对应位置由内向外贯穿全层缝合并打结（图10-7-17B）。最后将近心端动脉套入远心端管腔内（图10-7-17C）。3针法的特点是在动脉套管切面上相距120°的三个位置都进行缝合，因而更加牢固。与2针法不同，3针法第3针缝线是在血管套入之后进行打结。须注意的是无论是2针法还是3针法，套入血管的长度均需比动脉直径长。

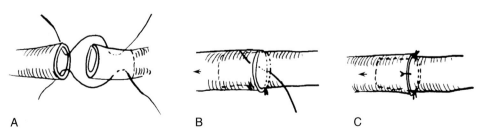

图 10-7-17　套叠缝合 2 针法缝合顺序

二、静脉重建技术

(一)静脉重建原则

静脉重建的一般原则与动脉重建相似,但也有特殊性:①静脉管腔大、管壁薄、压力低,失去血供后前后壁常黏在一起,缝合、牵拉血管时易损伤内膜;②静脉血流缓慢,易形成血栓,术后应定期监测吻合部位血流状态。术后3个月内可考虑预防性使用阿司匹林或低分子量肝素,血栓形成后需及时行血栓剥离术或进行药物溶栓;③恢复移植物血流时一般先开放静脉,需注意的是在静脉缝合最后两结打结前往往需短暂地开放血管夹放血200~300ml以排出管腔内残余气体、器官保存液及新形成的血栓,也可选择灌注等量的4℃血浆或乳酸林格液。

(二)静脉缝合方式及注意事项

1. 端端缝合 端端缝合是静脉重建最常见的缝合方式,相关缝合法有二定点缝合法、三定点缝合法等,其中三定点缝合法更常用。

与动脉缝合类似,静脉缝合前依然要对血管外膜进行修剪、对断口进行冲洗和扩张。需注意的是一方面,静脉弹性差,若供者静脉保留过长,缝合后冗长的血管易出现折叠、扭结等情况而导致血栓形成;另一方面受者静脉不宜保留过短,以备二次移植所需。此外,静脉重建后检查血流通畅性时血管夹开放顺序与动脉检测时的顺序相反。

三定点缝合法缝合步骤如下:首先在吻合口平面上相距120°的3位置各缝一针、打结,作为3个定点(图10-7-18),然后在各个定点之间进行缝合。根据血管口径的不同,各定点之间可进行间断缝合或连续缝合。三定点缝合法的优点是在静

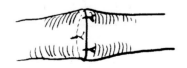

图 10-7-18 静脉三定点缝合法

脉管腔内形成了一个等边三角形,将血管牵开,因此在进行各定点之间的缝合时不易缝到对侧血管壁。静脉二定点缝合法缝合顺序与动脉二定点缝合法缝合顺序并无明显区别。

2. 端侧缝合 静脉端侧缝合与动脉端侧缝合的一般原则相同。需注意的是静脉压力低、管腔为椭圆形,因此常将一侧血管管壁的切口做成梭形或鱼嘴状与另一侧血管断面吻合。同样地,吻合后的血管也不宜保留过长。

3. 套叠缝合 静脉套叠缝合是将远端静脉血管套入近端静脉血管管腔内的一种缝合形式,临床应用较少。静脉套叠缝合的缝合顺序与动脉套叠缝合顺序相似,其主要不足是重建后缝合处血管管壁骤然增厚,局部受力不均匀易发生滚动、扭曲等情况从而导致血栓形成。

三、显微镜下血管重建技术

(一)显微镜下血管重建原则

显微镜下血管重建要求术者在显微镜下对微小动、静脉进行吻合、修复、重建,一般适用于直径2mm以下的微小血管,其缝合原则与动、静脉一般缝合原则相同。

(二)显微镜下血管缝合及要点

显微镜下血管重建技术与一般动脉、静脉重建技术相似,常见的重建方法为缝合法,其缝合步骤及顺序与一般动、静脉缝合并无明显区别。根据血管的特点,可采用端端缝合、端侧缝合、侧侧缝合等多种缝合形式,其中端端吻合最常用。缝合方法既可选择间断缝合法也可使用连续缝合法,但间断缝合法更多见。

显微镜下血管缝合针距、边距及缝线的选择也与一般动、静脉缝合类似。以直径为1mm的小动脉为例,缝合时往往选择8-0或者更细的普罗伦线,边距一般为0.2mm,针距为0.3mm,需缝8针。缝合小静脉时边距和针距均可适度增大,如缝合直径为1mm小静脉时缝6针即可。由于用于显

微镜下缝合的缝针很细,缝针的放置和夹取也要特别注意,常用的找针方法有2种:①顺式找针法:将缝针放在视野内,在缝合时目视找针;②逆式找针法:将缝针拉出视野外,在打完结、剪线后,用镊子牵拉缝线尾部使之在持针器口部滑行,借此来找到缝针。与顺式找针法相比,逆式找针法更方便、省时,在临床中也最常用,但术者往往需经过充分练习才能熟练掌握(视频3)。

视频3 显微镜下肝左动脉重建术

尽管显微镜下血管重建技术与一般的动、静脉重建技术相似,但显微镜下操作对术者的要求更高。一般的手术显微镜在良好的光源下可将血管放大6~10倍,目前更先进的显微镜可将血管放大25倍以上,所以在显微镜下进行血管重建时操作要更加精细、轻柔和稳健。因此,一般推荐初学者在显微外科实验室进行正规学习、充分训练,在考核合格后方能参与术中血管和组织的重建。

显微镜下缝合时器械的使用也应特别小心,尽量避免器械尖端靠拢、接触硬物。此外,显微缝合还更强调"无损"的原则,一方面是操作要精准,所有操作尽量一次完成,避免重复操作增加不必要的损伤;另一方面是在进行牵拉、缝合、打结时务必轻柔,切勿暴力操作,避免出现缝线断裂、血管撕裂等异常情况。

在进行显微镜下血管缝合时还要特别注意防抖练习。防抖的关键在于充分休息、避免外界干扰、避免烟、酒、不恰当的饮食以及上肢过重的体力活动,同时要注意保持情绪和心态的稳定。

近年来,还有一些新的血管重建技术相继出现,如激光焊接缝合、黏合剂黏合等,但这些技术尚在研究阶段,应用较少。

(郭文治)

第八节 肝脏外科血流阻断技术

近年来肝切除术已经变得更加安全,这主要归功于手术技术的进步和术前准确的评估以及围手术期管理水平的提高。尽管病死率不断降低,但肝切除术并发症仍然很高,尤其是在进行大范围肝切除术的患者或患有实质性肝脏疾病(如肝硬化或脂肪变性)的患者中。多项研究表明,病死率和出现并发症的最重要决定因素是肝脏切除范围和手术失血量。提高处理肝切除术中失血的技术有助于减少术后并发症。三个关键因素极大地促进了肝脏外科医师控制出血的能力。第一,对肝脏外科手术解剖学知识的理解,Couinaud将肝脏分为八个段,每个段都有自己的血管供应,段间平面相对无血管,使外科医师能够在重视肝段边界的情况下以最小的失血量进行解剖性切除。第二,出现了进行肝实质性解剖的新方法,使外科医师能够切除肝脏而不造成过多失血。第三,目前临床上通过阻断肝门部门静脉和肝动脉(同时控制或不控制肝静脉的回流)来减少失血。本节重点介绍可用于减少肝切除术中失血的各种血流阻断技术。

一、入肝血流阻断

(一) 全肝蒂阻断(Pringle 操作)

1. 连续 Pringle 操作(continuous Pringle maneuver,CPM) 1908 年 Pringle 开始通过阻断肝蒂而阻断入肝血流进行肝切除,至今已有100余年历史,这是一种应用最广泛的控制肝切除时出血的措施。Pringle 法操作简单,使用胶带环绕肝十二指肠韧带,然后应用止血带或血管钳阻断直到肝动脉远侧搏动消失。在放置阻断钳或止血带之前,如果肝十二指肠韧带存在粘连,则应松解,否则在阻断时有损伤下腔静脉或十二指肠的风险。如果血管粘连较多（如术前肝动脉化学栓塞后形成的血管粘连），有侧支流向肝脏，Pringle 操作的有效性也会降低。如果阻断后肝动脉远侧搏动仍存在，则应注意是否有源自胃左动脉的异常副肝左肝动脉存在，应同时进行阻断。

采用 Pringle 法的血流动力学反应使平均动脉压增加 10%，全身血管阻力增加 40%，肺动脉压力降低 5% 和心脏指数降低 10%。患者通常对 Pringle 操作具有良好的耐受性，但它可引起保留肝脏的 IRI，合并肝硬化的患者会加剧这种损伤。完全阻断门静脉系统的血液回流可导致胃肠道淤血、黏膜屏障功能破坏，易发生肠道细菌及毒素的移位，引起继发感染，加重肝脏的损伤。长时间肝门阻断，门静脉及肠系膜上静脉易形成血栓。

由于 Pringle 法的有效性和简单性，仍然是目前最主要的血流阻断方法。欧洲肝胆外科医师的一项调查中，71% 的外科医师应用了 Pringle 法。日本的一项全国调查显示，93.5% 的医院使用了 Pringle 法。但应注意 Pringle 法不适用于：①累及肝静脉主要属支，如肝右、肝中、肝左静脉或下腔静脉的病变；②右心衰竭和肺动脉高压导致中心静脉压（central venous pressure，CVP）升高的患者；③存在卵圆孔未闭有发生颅内空气栓塞风险的患者。在上述情况下，以及在 CPM 期间出现明显的回流出血时，应考虑联合流入和流出道阻断的方法。

2. 间歇 Pringle 操作（intermittent Pringle maneuver，IPM） 间歇 Pringle 操作是指持续 15~20 分钟的入肝血流阻断，随后是 5 分钟的血流恢复期。IPM 期间阻断/松开的操作可能具有预处理肝保护作用。IPM 的另一个技术优势是间歇性释放门静脉钳可在较小的肝切面上逐步止血。但 IPM 期间反复阻断可能会导致全身血压波动，多次肝 IRI 以及肝断面反复出血。

Belghiti 等在 IPM（模式 15/5）与 CPM 的前瞻性研究中发现，尽管 IPM 组肝实质离断过程中的

失血量明显增加，但两组之间的总失血量或输血量比较差异无统计学意义。在这项研究中，有 4 例患者术后出现肝衰竭，发生在有潜在肝损害采用 CPM 手术的患者中，作者强烈推荐 IPM 用于有潜在肝损害患者。Man 等的两项 IPM 前瞻性研究（模式 20/5）中 IPM 组与完全不使用血流控制组进行了比较，IPM 组的总失血量明显减少，尤其是在肝切除过程中，输血更少，肝切时间更短，在肝硬化患者中上述差异更加明显。

Pringle 操作一个有争议的话题是它对肿瘤复发和生存的长期影响。van der Bilt 等的动物实验结果表明，45 分钟肝脏阻断可使肿瘤微转移灶的生长速度增加 5~6 倍。然而，3 次 IPM 可以完全阻止加速的肿瘤生长。Ishizuka 等的临床研究显示，超过 60 分钟的 Pringle 操作是肝癌切除术后长期生存的不利因素。最近一项 RCT 研究评估了间歇性 Pringle 操作对肝癌肝切除术后长期存活的影响。IPM 组和无 Pringle 操作（NPM）组各有 88 例患者，两组患者的基线特征、肝切除的类型和程度以及病理结果类似。IPM 和 NPM 组的 1 年、3 年和 5 年生存率分别为 92.0%，82.0%，72.1% 和 93.2%，68.8%，58.1%（$P=0.030$）。IPM 和 NPM 组的 1 年、3 年和 5 年无病生存率分别为 73.6%，56.2%，49.7% 和 71.6%，49.4%，40.3%（$P=0.366$）。在多变量分析中，IPM 是总体生存的有利因素（$P=0.035$）。亚组分析显示，阻断时间为 16~30 分钟（$P=0.024$）和肝硬化 IPM 患者（$P=0.009$）的总生存期更好。

连续或间歇的 Pringle 操作的争议：关于阻断应连续还是间歇应用存在争议。持续阻断可导致一个长时间的缺血再灌注，而在间歇阻断期间，会诱发多个短时间的缺血，但都会导致再灌注损伤发生。问题归结为：多次短暂的缺血再灌注是否比一个长时间的缺血再灌注对肝脏的损害更大。使用大鼠肝硬化模型或延长缺血时间的研究显示间歇性肝血管阻断对肝脏的影响更小。在一个临

床相关的采用猪肝蒂阻断结合部分肝切除的模型中,使用微血管和实质损伤参数比较了连续和间歇阻断。与连续阻断相比,半肝切除猪在长时间(120分钟)间歇性血管流入阻断后,缺血再灌注损伤减轻。在临床实践中,复杂肝切除术的阻断时间预计超过60分钟,间歇阻断是有益的。当肝切除时间预计可以在30分钟内完成,间歇阻断的优势不太明显。

间歇性阻断缺血持续时间一般为35分钟,随后为15分钟的血流开放期。总缺血时间缩短的代价是增加再灌注时间和出血时间,以及延长肝切除时间。间歇阻断具有实用的优点,即在每一个再灌注周期中,可以逐步检查肝脏切面的止血情况。总之,间歇阻断可将正常肝脏的安全缺血时间延长至322分钟,受损肝脏的安全缺血时间可延长至204分钟,特别是在接受复杂肝切除术的患者和有病变肝脏的患者中。

（二）选择性入肝血流阻断

1. 半肝血流阻断（hemihepatic vascular clamping） 20世纪80年代,Makuuchi和Bismuth提出通过半肝血流阻断技术来减少内脏淤血和全肝缺血的严重程度。对需要切除病灶同侧半肝的入肝动脉和门静脉进行阻断,术中也可以与同侧主要肝静脉进行阻断相结合。术中,游离解剖右或左肝门分支,或在不进行肝门解剖的情况下,阻断右或左肝门Glisson系统,实现半肝血流阻断。半肝血流阻断的优点是可以避免残余肝脏缺血,防止内脏充血以及在肝切除过程中维持血流动力学稳定性。半肝血流阻断还可以使切缘边界清晰。半肝血流阻断也可以采取间歇阻断的方式,尤其适用于合并有基础肝硬化的肝脏,如Child-Pugh B和Child-Pugh C级肝硬化患者。此外,低CVP有助于最大限度地减少出血,也可以实施完全阻断肝总动脉以及选择性地阻断单侧门静脉。一项包括4个RCT研究的meta显示:半肝血流阻断仅术后第一天谷草转氨酶水平较低,在失血量、输血量、病死率、发病率、手术时间、缺血持续时间、住院时间等方面与Pringle法比较差异无统计学意义。

半肝血流阻断法需要解剖左或右侧肝门,具有一定的手术难度,增加了手术时间,存在损伤并行胆管引起胆瘘的风险。半肝血流阻断后健侧入肝血流增加,会引起肝断面出血量增多。如果术中出血显著,则需要转化为Pringle法。

Takasaki教授根据Glisson系统和肝静脉的走行将肝脏分为左、中、右三段和尾状叶,并以此为基础提出了Glisson蒂横断式肝切除理念。Glisson蒂血流阻断法的优势在于:①避免了非病变肝段的组织出现IRI,确保残肝解剖完整性和功能性体积最大化;②避免了门静脉完全阻断后造成的胃肠道淤血,患者肠系膜上静脉血流仍可正常回流体循环,可预防肝脏IRI;③虽然技术难度较传统的Pringle阻断方法略高,但不需要解剖肝门部三联结构,既缩减了手术时间,又避免肝门部胆管及血管损伤。Glisson蒂横断式肝切除术尤其适用于小肝癌合并肝病的肝段及亚肝段切除,可以经肝前入路,减少术中对肝脏过多的翻转和挤压以减少肿瘤播散,且阻断时限不受限制。

总之,当处理肝硬化肝脏和肝切除平面较大($>60cm^2$)时,半肝血流阻断是一种有用的方法。该方法的禁忌证:①邻近或侵犯肝门的肿瘤;②肝十二指肠韧带周围粘连严重,比如既往有手术史或化疗栓塞,解剖肝门困难;③门静脉或肝动脉存在解剖变异。

2. 肝段血流阻断（segmental vascular clamping） 在半肝血流阻断的基础上,1989年Castaing等发展了肝段血流阻断技术。18例患者中有15例成功实施了该技术。肝段血流阻断平均时间为47分钟（22~80分钟）,平均输血量为1.3个单位（0~7个单位）。没有术后死亡患者。肝段血流阻断需要先解剖出病变侧肝动脉,留置阻断带,使用术中超声识别肝脏肿瘤区域的门静脉分支,用套管针穿刺该门静脉分支血管,再用气囊阻断该分支血流,注射亚甲蓝,显示预切除肝段范围,同时阻断该区域肝动脉分支,完成精准的肝段切除。也可以使用吲哚菁绿进行荧光显像来区分肝段。

位于肝脏周边的小肿瘤合并肝硬化肝功能较差者,可以选择肝段血流阻断。肝段血流阻断最大限度地减少了对保留肝脏的缺血性损伤,并能精确显示要切除的肝段部分。同时由于门静脉途径是肝细胞癌扩散的主要途径,该方法具有理论上的肿瘤学控制优势。但该法操作复杂,术者需要很高的手术技巧和对肝脏内管道走行的准确解剖学知识,只有高年资外科医师才能完成。由于手术时间相对较长,亦增加了手术风险。

二、肝脏流入和流出血流阻断

(一) 全肝血流阻断术(total hepatic vascular exclusion,THVE)

1966 年,Heaney 等首先提出全肝血流阻断实施肝切除这一概念。1978 年,Huguet 等应用该方法成功完成 14 例复杂的肝切除术。当在血管流入阻断期间肝静脉回流造成大量失血时,可采用全肝血流阻断术,除门静脉和肝动脉外,还阻断肝上下腔静脉和肝下下腔静脉。肝下下腔静脉在肾静脉和右肾上腺静脉上方阻断。同时,当肿瘤侵犯下腔静脉或腔静脉肝静脉交界处时,可同时切除部分腔静脉。

THVE 是一项技术要求很高的操作,需要外科医师和麻醉专家协作进行。THVE 主要用于肿瘤接近或侵犯肝静脉或下腔静脉时。当下腔静脉中存在癌栓时,采用 THVE 方法可防止术中癌栓迁移。而且还可以进行主要肝静脉或下腔静脉的重建。

THVE 的应用与显著的血流动力学变化相关,下腔静脉血流阻断导致静脉回流和心输出量显著减少(40%~60%),系统血管阻力增加 80%,心率增加 50%,平均动脉压下降 10% 和心脏指数下降 40%。

目前尚无准确的方法判断患者能否耐受 THVE。正常血容量患者的心输出量下降超过 50% 或平均动脉压下降超过 30%(即 <80mmHg)定义为对 THVE 的血流动力学不耐受。其主要原因是患者的肾上腺素类心血管反射功能在预负荷降低的情况下无法增加心输出量。建议充分扩张血容量后进行 2~5 分钟的预阻断判断是否能采用全肝血流阻断。

如果血流动力学不耐受,可以尝试应用腹主动脉阻断术或静脉-静脉转流术。腹主动脉阻断可引起全身血管阻力和平均动脉压增加,在某些病例中,这种方法可应用于 25%~50% 的患者。静脉转流术可用于血流动力学对 THVE 不耐受的病例,如切除侵犯下腔静脉或肝静脉的肿瘤时,或预期的 THVE 缺血时间超过 60 分钟时。静脉转流术也可安全地用于肝硬化患者,当肝实质异常患者的 THVE 超过 1 小时,有学者将静脉转流和 UW 液低温灌注相结合。Azolay 等在复杂的肝切除术中,使用 THVE 时间超过 1 小时,则在术中使用门静脉-腔静脉转流术和经门静脉的原位低温灌注,增加了手术的安全性。

THVE 主要用于肿瘤接近或侵犯肝静脉或下腔静脉的病例。当下腔静脉中存在癌栓时,应用 THVE 可防止术中瘤栓脱落移位。在 THVE 下可以安全地进行肝静脉或下腔静脉重建。THVE 还适用于位于肝中央部位的大型肿瘤、直径 >10cm 的良性血管性肿瘤(血管瘤、血管平滑肌脂肪瘤等)、累及肝静脉与下腔静脉交界处的创伤,以及 CPM 期间 CVP 不能降低(即伴随右心衰竭)的患者。

应用 THVE 的风险:对肝静脉和下腔静脉的手术,经验不足可能造成大量出血、空气栓塞等严重并发症。全肝阻断期间为了维持适当的灌注压可能需要输入大量晶体液,会增加术后肝、肾、肺功能不全的发生率,导致术后腹腔积液增多。在应用肝上下腔静脉阻断时膈神经损伤也可引起肺不张导致肺功能障碍。在 THVE 期间内脏淤血会导致术后肝和胰腺功能不全,主要表现为肝功能异常和高淀粉酶血症,少数情况下会导致自发脾破裂。

在一项关于 THVE 与 CPM 的前瞻性研究中,THVE 术后腹部积液和肺部并发症增加了 2.5 倍。在 THVE 与选择性肝血流阻断的类似研究中,THVE 组术后第 1 天的谷草转氨酶、肌酐、淀粉酶、胆红素显著升高。对肾功能受损的患者、肝硬化患者和先前化疗栓塞的患者,Belghiti 建议应使用入肝血流阻断联合实质外肝静脉的控制来代替 THVE。然而,Emond 等提出只要肝硬化患者具有良好的肝功能,就可以耐受 THVE。

正常肝脏在常温条件下 THVE 安全缺血时间为 60 分钟,但也有报道,最大缺血时间为 90 分钟。异常肝脏(通常为肝硬化)的常温缺血时间为(34.2±12.6)分钟,使用静脉-静脉转流术达到 70 分钟的缺血时间,而在低温条件下,时间可延长到平均缺血 121 分钟(最长 250 分钟)。

低温全肝血流阻断术:1974 年,Fortner 等首次通过门静脉灌注 4℃乳酸林格液诱导的低温增加肝脏对缺血的耐受性。使用低温灌注后冷缺血时间最长可达 133 分钟。Fortner 使用该技术进行了 29 次肝切除术,病死率为 10.3%。门静脉灌注引起的低温将肝脏核心温度降低到 16℃。动物实验结果表明,将肝脏冷却到 28℃会减少约一半的耗氧量和代谢率,低温还可以保护肝功能,减轻 IRI。目前多采用 4℃ UW 液或 HTK 液进行肝脏灌注。

离体肝切除术于 1988 年由 Pichlmyar 首次实施。阻断肝上、肝下下腔静脉及肝十二指肠韧带内的门静脉结构后,将肝连同腔静脉一并切除。肝脏在修肝盆内灌注 HTK 液,切除肿瘤并进行必要的血管重建,然后再将残余肝移植到体内。通过静脉-静脉转流维持腔静脉和门静脉血液回流。

Pichlmyar 对 10 例肝脏恶性肿瘤及 1 例巨大肝增生结节患者进行了体外静脉-静脉转流及冷灌注下的原位和体外肝切除术,患者的冷缺血持续时间为(5.6±1.1)小时,7 例手术成功,4 例术后发生肝功能衰竭。国内温浩教授对 69 例终末期肝泡型棘球蚴病患者进行了离体切除和肝自体移植治疗。手术和无肝期的中位时间分别为 15.9 小时和 360 分钟。30 天病死率和总病死率(>90 天)分别为 7.24%(5/69)和 11.5%(8/69)。幸存者的无病生存率为 100%。

半离体肝切除术由 Hannoun 等 1991 年实施,该方法避免了离体手术重建门静脉、肝动脉和胆管过程中的相关并发症。术中保留第一肝门,切断肝上和肝下下腔静脉,将肝脏翻出切口外进行病灶切除,这一改良术式可取得与离体肝切除术相似的效果。国内董家鸿教授于 1996 年用全肝血液转流及冷灌注下的半离体肝切除术成功地切除了 1 例侵及肝右静脉与肝中静脉汇入下腔静脉处及肝后腔静脉的巨块型肿瘤。此例患者伴有轻度肝炎后肝硬化,肝功能储备良好。患者术后病情不平稳,发生急性肝功能障碍。

Hemming 等报告了 1 例保留腔静脉的体外扩大左肝切除术,术中临时门腔分流,使用门静脉分叉重建肝右静脉流出道,克服了与腔静脉钳夹和静脉-静脉转流相关的并发症。

全肝血液转流及冷灌注下的肝切除术对肝脏有一定的侵袭性,术后肝功能衰竭是导致手术失败的主要原因。目前此类手术仅限于常规方法难以切除而无肝实质性病变的肝脏恶性肿瘤和晚期肝棘球蚴病。

(二)选择性肝血流阻断(selective hepatic vascular occlusion,SHVE)

为了避免 THVE 的血流动力学并发症,有学者建议行选择性肝实质外肝静脉阻断结合入肝血流阻断。据 Elias 等报道,90% 的患者肝静脉主干可以安全游离。这项技术要求通过离断肝韧带和肝短静脉,使肝脏完全游离并与下腔静脉分开。然后将肝右静脉主干、肝中静脉和肝左静脉的共同主干或肝中静脉和肝左静脉独立游离解剖出来。最后,应用 Pringle 操作,收紧环绕带或使用血管夹阻断肝静脉。

选择性肝血流阻断可以连续或间断应用。间歇性应用时,Elias 等将其称为间歇性肝血流阻断术(intermittent vascular exclusion of the liver, IVEL)。当对异常肝脏(化疗后纤维化、肝硬化)进行手术或预期缺血时间超过 40 分钟时,强烈建议采用 20/5 或 15/5 模式的 IVEL。在 IVEL 下报告的最大缺血时间为 140 分钟,连续阻断的最大缺血时间为 58 分钟。此外,完全、部分或交替应用该方法也是可行的。当确定切除平面时,部分应用该技术尤其有效。

SHVE 的血流动力学和生化特性与 CPM 相似。在一项前瞻性研究中,SHVE 组与 CPM 组相比,SHVE 组术中失血量、输血量和术后住院时间显著减少。在一项关于 SHVE 和 THVE 的前瞻性研究中发现,这两种方法在控制出血方面同样有效,但是 SHVE 在术后肺、肝、肾和胰腺功能方面的耐受性更好,从而减少了并发症,缩短住院时间。

由于不稳定的心血管状态(如既往有心肌梗死或卒中史、β 受体阻滞剂治疗、心力衰竭)而出现或 THVE 预期出现不耐受时,肝静脉的肝外控制是控制出血的有效手段。

与 THVE 一样,SHVE 技术需要熟练的肝胆外科技术,如果在游离肝静脉的过程中意外撕裂可能需要快速转化为 THVE。SHVE 技术可以起到有效控制术中出血,尤其适用于受损肝实质和心血管状况较差的患者进行复杂的肝切除术。

三、肝下下腔静脉阻断

肝下腔静脉阻断技术可以降低 CVP 并显著减少肝蒂阻断过程肝中静脉回流而引起的出血,无须对肝静脉进行解剖,对血流动力学的负面影响较小。肝下腔静脉阻断不需要常规的腹膜后解剖,在某些情况下,下腔静脉因右肝游离而暴露。此时可以在直视下将血管钳置于肾静脉上方的肝下下腔静脉中。如果只是临时控制肝静脉出血,可以将血管钳直接放置在腔静脉上而不进行解剖,仔细将血管夹放在肾静脉水平上方,并位于主动脉的侧面。可以完全或部分阻断肝下下腔静脉。

在常规肝切除术中,尽管肝蒂阻断,但仍出现静脉回流出血时,可采用简单的肝下下腔静脉阻断术。当肝下下腔静脉阻断后,CVP 平均下降 70%,从平均 13mmHg 下降到 4mmHg,随后回流出血减少。肝下下腔静脉阻断技术对肝功能不产生明显的负面影响。

四、总结

每种肝血管阻断技术在肝脏外科手术中都有它的作用。要根据肿瘤位置、大小,潜在的肝脏疾病,患者的心血管状况,以及手术和麻醉团队的经验,选择最合适的方法来实现对特定患者的肝血流控制。Pringle 操作是最简单和最古老的肝血流控制方法。当间歇进行时,它允许对肝实质异常的患者进行复杂的长时间切除,甚至可以重建肝静脉或下腔静脉。在肝硬化患者中,半肝血流阻断可用于中央型肝癌肝切除术,肝段血流阻断适用于肝脏周边的小肿瘤合并肝功能较差者。低温全肝血流阻断术仅限于常规方法难以切除而无肝实质性病变的肝脏恶性肿瘤和晚期肝棘球蚴病。对于切除大肿瘤,特别是涉及肝静脉与下腔静脉交界处或下腔静脉的肿瘤,THVE 是有用的。然而 THVE 需要较高的手术和麻醉技巧,10%~20% 的患者可出现不能耐受的血流动力学变化,并可能有较高的发病率。SHVE 也需要较高的外科手术技巧,但大多数患者都能耐受,由于术中能维持较好的血流动力学和代谢状况,它可以安全地对异常肝脏或心血管状况较差的患者进行复杂的肝切除,也有助于肝静脉重建。除非需要广泛下腔静脉重建,SHVE 是首选的。在常规肝切除术中,尽管肝蒂阻断,但仍出现静脉回流出血时,可采用简单的肝下下腔静脉阻断术。

(张雅敏　王建)

第九节　静脉-静脉转流术

一、静脉-静脉转流术的发展史

自从 1963 年 Starzl 等开展临床经典原位肝移植以来,终末期肝病患者的预后有了显著的改善。静脉转流技术的应用曾是肝移植史上的一个里程碑,对肝移植的发展起到了一定推动作用。经典原位肝移植同时要阻断门静脉及下腔静脉的血流,这可导致部分患者严重的血流动力学和代谢功能紊乱。下腔静脉完全阻断引起的一系列血流动力学波动是肾功能损害的重要原因。下腔静脉完全阻断导致静脉回流受阻、回心血量减少、心排血量降低、全身血压降低,这些循环改变使得肾脏淤血、肾静脉压力升高、肾灌注压力降低,促进了移植后肾功能损害的发生。

无肝期静脉转流可以减轻体循环及门静脉系统淤血,解决了无肝期肠道及下腔静脉血液回流问题,从而维持血流动力学稳定。起初 Starzl 等尝试实验性地暂时分流门静脉与腔静脉以稳定无肝期血流动力学。1983 年 Griffith 等首次介绍了由离心泵和肝素涂层的导管组成的体外静脉-静脉转流(veno-venous bypass,VVB)系统。其后,Shaw 等证实了该技术的有效性,发现 VVB 可以改善血流动力学稳定性,改善腹腔器官的灌注,减少输血需求,延长无肝期,从而让外科团队可以有更多的时间操作,而且改善了患者的短期预后(91% vs.73%)。其后 Oken 等提出在 B 超引导下经皮肤穿刺腋静脉并置管从而完成静脉回流。此技术减少了切开腋静脉带来的并发症,如血肿和淋巴囊

肿形成、伤口感染、血栓形成和神经损伤。目前使用的 VVB 系统,可以通过下腔静脉阻断下方某处静脉(常为股静脉)和门静脉插管将下肢和门静脉系统的血液经体外管路,由离心泵转回上腔静脉从而回到心脏,以减轻血流动力学改变。这些技术进步都标志着静脉-静脉转流技术的不断提高与完善。

二、静脉-静脉转流术的并发症

VVB 并发症的总体发生率为 10%~30%。在常规或选择性应用 VVB 的情况下其发生率分别为 13.4% 和 18.8%。VVB 拔管时可导致空气或血栓栓子栓塞肺动脉的严重并发症。其他副作用还包括:体温过低、管道内血液凝固、血管血栓形成、淋巴囊肿、血肿、插管所致血管和神经损伤、伤口感染和裂开、血管缝合线感染、经皮插管所致血胸以及手术和热缺血的时间延长。还有文献指出使用 VVB 与术中红细胞输入量增加、纤维蛋白溶解、溶血、管道内血小板黏附凝血有很大的关联性。尽管 Shaw 等提出的经典原位肝移植使用 VVB 可以提高患者 30 天生存率,但不能证明在不常规使用 VVB 时对患者短期或长期生存率的影响。Chari 等的资料也提示经典原位肝移植的生存率与常规或选择性应用 VVB 无关。

离心泵的应用对转流效果及血流动力学的影响与转流泵的选择十分重要,滚压泵将血液抽吸出来并灌回体内时,常出现泵管吸扁的现象,因负压过大导致管内大量气泡形成,迫使停机排气,而且需要降低流量或不断加血、加液使循环容量增加。使用离心泵,转流效果明显改善。离心泵在转速不变时,可随引流量的增减自行调节灌注量,从而维持出入平衡,避免产生过大的负压,减少血液的损伤,既提高了操作的安全性,也保证了转流的顺利进行。离心泵流量显示的变化可提示静脉回流减少或血容量不足,使操作者能及时发现并做出相应的处理,足够的转流量及血容量是血流

动力学保持稳定的基础。

三、静脉-静脉转流术在肝移植中的应用

不同的移植中心对是否常规使用 VVB 存在很大差异。大概可以归结为以下三类：①部分移植中心不推荐使用 VVB。他们认为所有患者都可采用背驮式肝移植而无须使用 VVB。②部分中心则在外科条件容许的情况下，仅选择非常特殊的患者（如暴发性肝衰竭、严重门静脉高压、容量负荷过重）或预料术中不能忍受下腔静脉完全阻断所致变化的病例使用 VVB。③部分中心提倡在经典原位肝移植时常规使用 VVB。经过多年发展，目前对经典原位肝移植时是否使用 VVB 仍未达成共识。但是，随着移植麻醉检测管理水平的提高、肝移植技术的改进以及手术技术的提高，在进行经典原位肝移植时，即使不使用 VVB 患者长期生存率亦有很大提高。另外，VVB 的严重副作用（发生率为 10%~30%）也限制了 VVB 的应用。

（一）VVB 在经典原位肝移植中的适应证

经典原位肝移植使用 VVB 的主要适应证是：阻断下腔静脉造成血流动力学严重不稳定、心脏和肾脏的功能受损、暴发性肝衰竭、严重门静脉高压造成肝切除时的大量出血、家族性淀粉样多神经病变等。有研究称，使用或不使用 VVB 患者的病死率几乎没有差别。

最近有一项研究认为肝移植时不使用 VVB 结果更好。尽管完全阻断下腔静脉和门静脉造成静脉回心血量减少和心输出量减少 50%，然而血流动力学不稳定的程度，主要取决于阻断下腔静脉和门静脉前的前负荷容量、潜在的心血管疾病的存在和侧支循环的程度。如果患者的心脏功能正常，那么其代偿机制，如心率加快、血管阻力增加，能部分克服这个问题。此外，在肝脏再灌注时，合理使用血管升压药、严格容量控制，亦可在

不增加容量负荷和肺水肿的情况下维持心脏前负荷和血流动力学的稳定。而且，由于大部分患者在肝移植时均有肝硬化且其侧支循环非常丰富，因此门静脉阻断造成的血流动力学不稳定状态是非常微弱的。VVB 对心脏有保护作用的说法亦存在着争议。有研究提示：应用 VVB 时心输出量仍然是减少的，并且增加了全身血管阻力，没有或几乎没改变心脏的充盈压。

（二）VVB 对受者肾功能的保护

VVB 对肾功能保护作用亦同样存在争议。近年的研究表明：如果患者术前肾功能正常，在不使用 VVB 的情况下完全阻断下腔静脉并不会造成肾功能的紊乱。有些学者提倡应用 VVB，有些学者则认为没有必要。Johnson 等的研究显示，不使用 VVB 的患者术中、术后肾功能并无实质性变化，并且患者的短期生存率也没实质性改变。

在 VVB 技术进入临床的 30 余年来，多位学者对 VVB 对肾功能的保护作用进行了探索。Cabezuelo 等认为使用 VVB 没有改善肾功能；Sakai 等认为 VVB 可减轻肝移植围手术期的肾功能损害，然而在术后 24 小时这种保护作用即消失。Grande 等的研究则发现 VVB 可以减轻诱导后发生低血压患者的肾功能损伤，而对其余的人群则没有肾保护作用。

（三）VVB 对受者脑功能的保护

有些学者认为，为了维持大脑的血液供应，尤其是在暴发性肝衰竭（fulminant hepatic failure，FHF）患者，应提倡经典原位肝移植使用 VVB。这些报道指出 75% 的暴发性肝衰竭患者在经典原位肝移植时存在脑水肿。其假设的诱发因素是：大脑的血供应不足，为了维持血流动力学的稳定，液体代偿机制启动造成了大脑液体过多和脑细胞的水肿。另外，当肝脏进行再灌注时，二氧化碳释放使大脑血管舒张亦进一步增加了大脑的压力。因此，一些外科医师建议：当患者有暴发性肝衰竭时应常规使用 VVB。

四、静脉-静脉转流术与无瘤术

静脉-静脉转流术的目的是通过规范手术操作,减少肿瘤细胞经血管及淋巴管转移,并减少肿瘤细胞的种植转移,以达到避免肿瘤复发转移的效果。为实现此目的,具有如下六项基本原则,即不可挤压原则、瘤体隔离原则、锐性解剖原则、控制术中扩散原则、减少癌细胞局部污染原则、整块切除原则。静脉-静脉转流术有助于降低肝癌肝移植术后肿瘤复发率,是影响远期预后的重要因素,是值得临床医师关注的问题。将静脉-静脉转流术的技术贯穿到整个手术过程中,检测无瘤术的理念,进而可以将这一技术扩展到肿瘤治疗全程无瘤术,将无瘤理念贯穿到我们整个的治疗中。

五、静脉-静脉转流术展望

(一)利用磁环快速连接静脉转流通路的动物实验

吕毅等利用磁吻合技术,研制术中快速建立静脉转流的装置。他们以钕铁硼永磁材料制成磁环,并将其与带有肝素涂层的高分子聚氯乙烯管道连接成 Y 形转流装置,利用磁吻合技术完成静脉转流装置与静脉的吻合,建立体内静脉转流。结果证实术中用静脉转流装置在 6~10 分钟即可建立静脉转流,无肝期动物血流动力学稳定,术前静脉流速与术中静脉流速比较差异无统计学意义($P>0.05$),门静脉和下腔静脉转流率分别为 75.5% 和 76.2%,明显减轻内脏淤血。因此采用磁吻合技术可明显缩短离体肝切除术中静脉转流建立所需时间。动物实验证明快速静脉转流装置在无肝期可有效进行静脉转流,进而维持血流动力学稳定。

(二)利用静脉转流通路捕捉循环肿瘤细胞

单个循环肿瘤细胞生存力差,循环肿瘤细胞多聚集成团,其直径明显大于正常血细胞,因此可以用滤膜过滤循环肿瘤细胞。而泵的使用可以明显提高过滤效率,充分发挥本装置优势。基于过

滤法的 CTC 捕获设备由过滤器、输入管路、输出管路、泵、调节装置等主要部件构成。无论经典原位肝移植还是背驮式肝移植,多数情况下都无须在 VVB 帮助下进行且取得良好结果。尽管有学者认为即使是合并肾功能障碍以及严重肝衰竭的患者仍可在无须 VVB 辅助的情况下顺利完成肝移植;但对术前肾功能已受到明显损害及重症肝衰竭特殊病例,为了保持无肝期肾脏与脑血流灌注,肝移植时仍可考虑在 VVB 辅助情况下进行。

(史源)

第十节　自体肝移植

肝切除术是治疗原发和继发性肝癌的首选方法,但许多肝脏肿瘤发生部位特殊或者体积巨大侵犯了腔静脉和/或肝静脉,传统肝切除方法术中暴露不良,手术无法进行。临床上当肝脏肿瘤巨大以及侵犯肝后下腔静脉甚至心房时,往往需要非常规的极限手术治疗——自体肝移植。这类极限手术方法,手术复杂、肝缺血时间长、内脏淤血,必要时肝脏需要低温灌注保护,循环不稳定时往往要求静脉转流术或体外循环支持。针对这一类型的肿瘤,德国汉诺威医学院器官移植中心的 Pichlmayr 等于 1988 年第一次正式提出 ELRA。1991 年 Hannoun 和 Sauvanet 等作为 Pichlmayr 研究组的成员,对体外肝切除联合肝移植进行改进,提出半离体(前位法)的原位肝肿瘤切除术,采取不离断第一肝门结构来缩短无肝期等方式进一步对其进行完善。

体外肝切除术(ex vivo liver resection)联合自体肝移植术需要较长时间临时阻断全肝血流和/或离断再重建血管、胆管,往往同时需要低温灌注保护残余肝脏组织。该技术经过多年发展,分为三类(图 10-10-1):①全血流阻断的原位肝切除术(in situ liver resection),该技术往往阻断血流但不离断重建血管,随着 CUSA 的使用以及前入

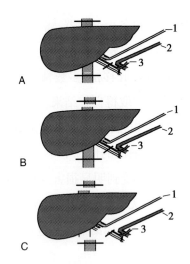

图 10-10-1　自体肝移植技术示意图
A. 原位肝切除术；B. 半离体肝切除术(前位肝切除术)；
C. 离体肝切除术。

路肝切除技术的发展，应用中全肝血流阻断时间缩短，甚至不需要冷灌注保护残肝组织；②离体肝切除术自体肝移植，亦称全离体肝切除术，对于复杂的、需要腔静脉切除重建、预计手术时间长、不能耐受更长时间的残余肝组织缺血损伤，往往需要离体肝切除低温灌注保护残肝组织；③半离体肝切除术自体肝移植，亦有学者称为前位肝切除术，这是在离体肝切除自体肝移植技术上的改进和发展，对于部分需要离体肝切除的肿瘤，能够兼顾低温灌注保护残肝组织和避免离断再重建肝动脉、胆道。

一、离体肝切除自体肝移植

离体肝切除术适用于所有侵及肝脏重要血管、胆道系统且无法用传统肝切除术切除的肝脏局灶性肿瘤。在该过程中，离断肝脏所有传入和传出结构，将体内肝脏完全切除置于操作台上冷保存液中，无血视野下行肝切除术，完成血管重建，残余肝脏重新植入患者体内。

(一)患者选择及术前工作

离体肝切除术手术难度大，技术要求高，其适应证主要是肿瘤侵及肝右静脉、肝中静脉和肝后下腔静脉构成的三角区；门静脉左支、肝中静脉和

肝后下腔静脉三角区；门静脉右支、肝中静脉和肝后下腔静脉构成的三角区肝尾状叶及肝段Ⅳ。离体肝切除术需要进行严谨的术前评估，需要特别注意：①患者需达到 Child-Pugh 评级 A 或 Child-Pugh 评级 B；②ICG-R15 是评估肝功能储备的有效指标，ICG-R15<20% 的肝硬化患者亦可以耐受手术；③无中重度脂肪肝；④肝内胆汁淤积患者应首先行胆管切开引流，黄疸患者是离体肝切除术禁忌证；⑤评估心脏危险因子，50 岁以上或者有心脏异常的患者，需行功能负荷试验，例如多巴酚丁胺负荷超声心电图等，任何严重的心脏异常都是禁忌证；⑥中度肾功能异常也会增加标准扩大肝切除的风险，肌酐 >1.3mg/d 则为禁忌。

精确的肝内结构造影是评估是否能重建的最重要因素。三维造影技术可偶尔发现异常解剖，如有一支大的右后下肝静脉存在会使肝右静脉干的重建不必要进行；另外，有些异常解剖发现，如大的Ⅳ段肝静脉汇入肝中静脉，此时需要另外的重建。

(二)手术方法

1. 可切除性评估及切除肝脏　评估的开始是通过腹腔镜或剖腹探查术。腹腔镜发现有腹膜疾病的患者不能进行切除术。

如果肝切除可行，因为离体切除法的指征是肿瘤侵犯肝静脉和/或腔静脉，肝脏可能静脉淤血，因此游离肝脏过程中要非常小心而不要损伤肝包膜，因为小的破损会在肝静脉阻塞下造成活跃出血。肝脏静脉淤血不是肝切除的禁忌证，因为计划的切除术会解除静脉流出道梗阻。术中超声用来评估血管侵犯情况，确认术前造影的血管原始解剖，如果决定作离体肝切除，则按下述操作进行。

(1)肝蒂的准备：找一个合适的离断位置，通常在肝总动脉和胃十二指肠动脉交界处解剖离断肝动脉。如果存在动脉解剖变异，则可根据特殊解剖和预保留肝脏改变位置。动脉离断处不宜太

高,以保留与胆管动脉树的交通支。动脉离断处要保证有可用的无瘤部分,以备重建。切除胆囊,自门静脉前方分离胆管,但不要损伤血供,确认胆总管并环绕一根牵引带,无须骨骼化。同时清除门静脉周围的神经和淋巴结组织。

(2)肝下腔静脉分离到肾静脉水平并上牵引带:尽管腔静脉的分离随后更多是向头侧,计划中的钳闭水平仍在紧邻肾静脉上方。需结扎、离断右肾上腺静脉。如果可行则离断小的尾叶静脉,大的肿瘤会使尾叶静脉接近困难,此时可以在全肝切除后对其进行离断。

(3)肝脏整块切除:如果肿瘤浸润膈肌,应整块切除肿瘤与侵犯部分。

(4)肝上部分的下腔静脉准备:离断膈静脉,可以使膈肌与腔静脉分离,增加腹腔内腔静脉的长度,使随后的钳闭和重建更容易。有术者根据肿瘤情况,可选择直接在腔静脉前面打开心包,以牵引带环绕心包内腔静脉。在心包内腔静脉段钳闭腔静脉是肿瘤巨大或肝上腔静脉钳闭困难时的选择之一。

(5)确认肝切除线:是否需血管重建及重建的备选方案都要在切除前考虑。肝静脉支的重建可以用切除部分肝静脉或门静脉或进行自体固有静脉移植,如股浅静脉、邻近的左肾静脉、生殖腺静脉、隐静脉等。冷藏股静脉移植物可以用于缺失较长的肝静脉或腔静脉重建,但是这样做的长期效果并不清楚。腔静脉的重建也可用 20mm 直径的多聚四氟乙烯(Gore-Tex)人造血管。这些可能发生的事件都要在钳夹和切除肝脏以前进行。

(6)下腔静脉-上腔静脉转流:根据腔静脉阻断时间决定是否转流。通常这类患者可以耐受更长时间的完全腔静脉阻断。

(7)移走肝脏:胆管横断处约在分叉下方 1~1.5cm。一般不结扎断端,因为可能会选择再植入肝脏时管道吻合。将胃十二指肠动脉结扎、切断。钳夹肝总动脉,于分出胃十二指肠动脉处横

断肝固有动脉,如果可能,在动脉横断的两边形成一个动脉补片。肝上腔静脉的钳夹既可在膈肌下方,也可在心包内,肝上腔静脉横断要远离肿瘤,以保证足够的无瘤切缘,但要留出足够的空间以备之后吻合用。如果钳夹前已将腔静脉后方的附着游离,要尽可能向头侧切断肝下腔静脉。如果因肿瘤太大或操作困难,肝后腔静脉后方没有充分游离,可在离断肝上部分的下腔静脉后,即经门静脉对肝脏行冷灌注。肝脏向前位灌注那样转向前方,肝后腔静脉会解除附着。然后横断肝下腔静脉,移除肝脏,将其冰浴。

(8)控制出血和静脉-静脉转流:总的静脉旁路转流流速在 3~6L/min。腹壁予以覆盖和松弛的保护。

2. 离体肝切除术 肿瘤外科切缘必须保证随后的血管重建。离体法的关键进展是能够扩大切除范围以获得阴性切缘,而且能够获得充分的重建时间和视野暴露。

(1)冷灌注和保存:从腹部取出肝脏,放入操作台上预先准备好的冷灌注液中,用 HTK 液或 UW 液从门静脉灌注肝脏,腔静脉的流出液应已干净,肝动脉和胆管树也用 100~300ml 保存液灌洗,浸入冷的灌注液并开始切除肝脏。

(2)分离肝蒂和切断:要特别小心不要损伤保留部分肝段的动脉,因其管径细,吻合很困难。主要的门静脉段分支离断后可以重建修复。肝实质切除可以使用不同方法,有作者推荐使用 CUSA,可获得良好切面以及细小血管、胆管的暴露和结扎。大的肝静脉予以切断并随后考虑重建。切除完成后,用 UW 液灌洗门静脉、肝动脉及胆管,有助于发现肝脏表面的渗漏。

3. 离体肝静脉和下腔静脉重建 离体肝切除术需行肝静脉和下腔静脉(IVC)的重建,根据血管受侵袭程度的不同,重建方式也有所不同,包括端端吻合、静脉补片修复和静脉移植物修复,人工自体和同种异体静脉移植物、肝圆韧带被广泛

用于血管重建。患者自体静脉移植在潜在的感染区域和胆管吻合区域特别有利。在某些情况下，必须要插入聚四氟乙烯（PTEE）血管假体或者多条重复的大隐静脉进行腔静脉的重建。肝腔静脉重建的不同方式见图10-10-2。

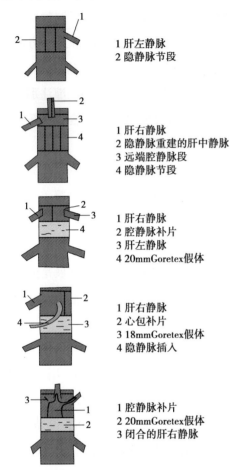

1 肝左静脉
2 隐静脉节段

1 肝右静脉
2 隐静脉重建的肝中静脉
3 远端腔静脉段
4 隐静脉节段

1 肝右静脉
2 腔静脉补片
3 肝左静脉
4 20mmGoretex假体

1 肝右静脉
2 心包补片
3 18mmGoretex假体
4 隐静脉插入

1 腔静脉补片
2 20mmGoretex假体
3 闭合的肝右静脉

图 10-10-2　离体肝切除术肝中静脉汇合处血管重建

IVC 的重建与肿瘤受累范围密切相关，肿瘤侵犯下腔静脉血管周长 <25%，可进行简单的缝合修复；对于肿瘤侵犯下腔静脉血管周长 25%~75% 者，根据肿瘤位置选择缝合修复或者补片修复；肿瘤侵犯下腔静脉血管周长 >75%，给予人工静脉移植物修复，首选 Gore-Tex 人造血管。基于下腔静脉侵袭程度和位置的不同，有两种钳夹方式可以选择，具体钳夹方式见图10-10-3。

重建靠近腔静脉的肝静脉横断处时，肝实质可以修剪露出一段肝静脉以直接吻合或者行腔静脉的复位。多根血管开口可以"整形"在一起或

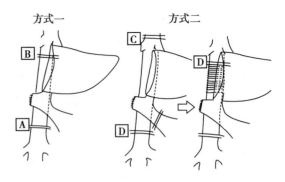

图 10-10-3　下腔静脉切除和重建的钳夹方法

有两种钳夹方式可用于基于 IVC 侵袭程度和位置的 IVC 切除和重建。如果 IVC 受累位于肝静脉根部下方，则采用模式 1，在肝静脉下方钳夹 IVC。在这种模式下，钳夹在受肿瘤侵袭的 IVC 壁下（A）和肝静脉根部下的 IVC 上（B）。如果由于肿瘤受累而无法将 IVC 钳夹在肝静脉上方，则采用模式 2。在全干血管阻断下钳夹，钳夹肝十二指肠韧带（A），肿瘤侵袭的 IVC 壁下方的 IVC（B）和肝静脉根部上的 IVC（C），将肝静脉根上方的夹子重新放置在肝静脉根下方（D），以松开肝十二指肠韧带，以便在颅内 IVC 侧吻合后恢复对肝脏的灌注。

植入腔静脉。有术者利用充足的门静脉分支，保留并用它来行重建多个肝静脉分支以建立单独的流出道。隐静脉、股浅静脉、颈内静脉以及冷冻保存的静脉移植物可以用来重建肝静脉，此外来自切除部分肝脏的未受累静脉可做补片或使用静脉移植物或人造补片。大部分肝后腔静脉可以进行修补，并向上移动与肝静脉一起再植入新的位置。肝腔静脉的血管重建依据肿瘤侵袭的位置和程度可选择不同的修复方法，不同的血管重建方法见图10-10-4。

完成台旁重建，患者就完成了一个自体移植似于减体积或劈离式肝移植。

4. 肝脏再植

（1）行肝上腔静脉吻合术。再灌注前清洗出 UW 液，因 UW 液中含高浓度钾和腺嘌呤，再灌注时流入循环会使心脏骤然发生严重失常或停搏。

（2）腔静脉吻合后，进行门静脉吻合。移除肝上腔静脉钳，肝脏经肝静脉回流。在门静脉重建血流前控制主要的出血。去除门静脉钳，肝脏再灌注。对肝脏表面出血进行止血，患者停止旁

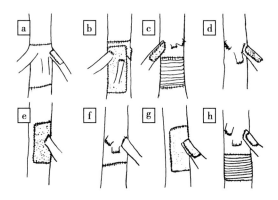

图 10-10-4　前位肝切除术后静脉重建的解剖图

a~h. 表示不同情况下接受肝切除后肝静脉/下腔静脉的血管重建的解剖图。深灰色区域表示同种异体静脉斑块。为了重建切除的腔静脉，在 c 和 h 中使用的人工血管（PTFE 移植物）。

路静脉-静脉转流。

（3）肝动脉未缺损时行端端吻合，胃十二指肠动脉、脾动脉或对侧肝动脉用于动脉缺损时，大隐静脉等作为内插器用于动脉缺损过长时。

（4）对胆管行端端重建或 Roux-en-Y 肝空肠吻合术。

（三）术后管理

离体肝切除自体移植后不服用免疫抑制剂，有发生静脉移植物闭塞或萎缩的风险，门静脉狭窄阻塞所致的食管胃底静脉曲张是致命的，术后需密切随访，可逆性狭窄需行支架置入术。因为肝脏再生，可能在术后 1~3 天发生低磷酸盐血症，但这种情况会加重并需要连续静脉内用药加以更正。

二、半离体肝切除自体肝移植

半离体肝切除术，亦称为前位肝切除术，手术过程和离体肝切除术类似，但不破坏肝门结构，主要是离断肝上下腔静脉，或者离断主肝静脉和肝短静脉，将肝脏翻转出腹腔外切除肿瘤。半离体肝切除术的优点是无须进行胆管和肝动脉系统的吻合，主要适用于肝脏局灶性肿瘤浸润肝静脉-下腔静脉汇合处、靠近肝静脉汇合处的肝后下腔静脉及这些血管毗邻肝段的肿瘤等。

该术式对于术者技术及患者筛选的严格要求局限了其应用范围。2000 年，Raab 报道了 54 例离体肝切除术，其中 24 例为半离体肝切除术，半离体切除术组的病死率低于离体肝切除术组。在精心选择的患者里，术后 90 天病死率是 11%~19.5%，最好的 90 天病死率是 0，5 年生存率可达 50.9%，3 年、5 年和 10 年肝癌累计复发率为 50.7%。Mehrib 报道的 7 例肝转移性肿瘤患者，6 例随访 10 个月未复发。Yamamoto 报道的 7 例肝转移性肿瘤患者，生存时间延长。

三、自体肝移植低温灌注方式

肝实质受损或预计全肝血流阻断 1 小时以上时，肝切除术推荐使用原位低温灌注。肝脏实质的切除在肝脏冷灌注后进行，无血状态下进行肝静脉和下腔静脉的解剖，灌注方法主要分为原位冷灌注、前位冷灌注和离体冷灌注，三种灌注方法见图 10-10-5。

（一）原位冷灌注

为了进行原位冷灌注，肝脏需按行全肝血流阻断法时进行游离，即控制肝上下腔静脉和肝下下腔静脉及第一肝门结构。在控制肝动脉的情况下，分离门静脉主干插入灌注导管。门静脉主干可以从肝右管处分离，原位灌注时，通常在分离出肝动脉后从肝左管处分离更为容易。门静脉要暴露出足够长度（3~4cm），以便插入灌注导管和静脉转流时置入静脉套管。由于离体肝切除术无肝期时间长且无侧支循环，静脉旁路是必要的，标准的静脉-静脉转流减少了阻断的时间压力，减轻了随着门静脉钳闭时间延长而引起的肠道水肿。分子吸附再循环系统（molecular absorbent recycling sytem，MARS）替代传统的"3M"生物转流泵，发挥分子吸附和血液透析的功能，简化转流步骤，避免患者下半身淤血。

静脉转流开始，近肝门静脉套管接灌注液的管子，钳夹肝动脉，钳夹肝上腔静脉，在肝下腔静

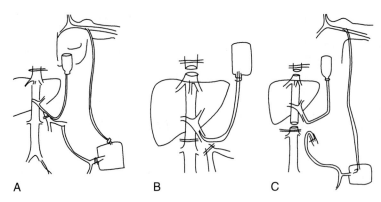

图 10-10-5　三种原位灌注保存方法
A. 原位灌注；B. 半离体灌注（前位灌注）；C. 离体灌注。

脉钳夹上方横向切开肝下腔静脉。用保存液开始进行冷灌注，流出物从静脉切开的地方抽出。

保存液可使用 HTK 液或者 UW 液。在直视肝下腔静脉的无血状态下进行肝切除。通过冷溶液低速灌注或每 30 分钟大量灌注一次，实现整个过程中肝脏保持低温状态。肝切除结束时，肝脏需要用冷的保存液加压灌注，可以在重新开放入肝血流前用冷的 5% 白蛋白灌注门静脉。

门静脉肝动脉血流重新开始灌注。如果肝脏被原先流入的血流温暖了，为预防冷灌注-高钾溶液回流入心，程序可稍加改变。如果采用温冲洗方法修复门静脉，肝下腔静脉切开后应用左侧不打结的连续缝合，建立门静脉血流并同时钳夹肝上腔静脉，300~500ml 血液被从肝下腔静脉切开处抽吸后，缝合线打结，移除肝上下腔静脉钳夹。有术者用 5% 白蛋白对肝脏进行加压冷灌注，因为这样可以从容且序贯移除各处钳夹，分别评价肝静脉和门静脉有无再灌注出血。

（二）前位冷灌注

前位法与原位法在几点原则上是一致的。要更广泛游离肝上腔静脉以有足够钳夹、分离吻合的长度。这个过程要分离出膈静脉，并轻柔地使其与膈肌分离。也可打开心包直接在腔静脉前面并套住心包内腔静脉。当在常规肝上腔静脉钳夹困难时，可以首选控制心包内腔静脉段即在心包内腔静脉处钳夹或作为备选。但是许多患者不耐

受腔静脉夹闭。冷灌注的方法同原位灌注法，因为灌注完成时肝上腔静脉已被离断，故静脉切开排出灌注液是在肝上下腔静脉处。离断肝上腔静脉向前、向腹壁侧旋转，能更接近肝静脉与腔静脉汇合处。如果需更近，肝下腔静脉也可被分离，肝脏完全旋转向腹壁。用这个技术，最初的肝脏经冷冲洗后需进行持续低流量冷灌注。肝脏切除完成时切断了肝实质内的肝静脉，对于包裹在肿瘤内的腔静脉起始部和肝静脉一并切除。如需广泛切除，可能需要静脉重建，则在将肝脏转向腹壁时进行肝静脉吻合（是最纤细薄弱的部位）。之后放回肝脏，进行腔静脉吻合。再灌注前仍用 5% 白蛋白灌注肝脏。

前位灌注法可以更接近腔静脉-肝静脉汇合处并使原位冷灌注变得容易。但是其术中暴露不如全离体肝切除术彻底，优点是无须进行胆管和肝动脉系统的吻合，主要适用于肝脏局灶性肿瘤浸润门腔静脉汇合处、肝后下腔静脉及这些血管毗邻肝段的肿瘤等，可减少手术相关并发症的发生率和病死率。血管重建过于复杂的情况适用完全离体法，术中暴露完全。

（三）离体冷灌注

离体冷灌注，过程类似亲体肝移植供肝切取后灌注保存。腹部取出肝脏放入操作台上预先准备好的冷灌注液中，用 HTK 液或 UW 液从肝门灌注肝脏，在开始的 500~1 000ml 肝脏灌洗后，

腔静脉的流出液应已干净,肝动脉和胆管树也用200~300ml 保存液灌洗,肝脏浸入冷的灌注液并开始切除。

四、麻醉及临时静脉-静脉转流

(一)自体肝切除麻醉

与肝移植术类似。关键一点是维持患者的体温,包括气体加温装置和所有液体的加温。除了肝切除的标准监测外,还要置入 Swan-Ganz 导管进行血流动力学监测和评估肺动脉的血液温度。静脉-静脉旁路入口,开始是通过外科切开寻找静脉的损伤性技术获得,现在常用经皮穿刺术。为了腔静脉体外循环的建立可经皮套管置入颈内静脉或锁骨下静脉和股静脉,此时,患者要予以过负荷状态,静脉旁路门静脉途径可经外科手术直接置入。

无肝期可持续 2~4 小时,这段时间要注意凝血功能。给予新鲜冰冻血浆满足容量需求并尽量少用晶体液。用连续糖输注以监测血糖水平。

在低温再灌注时,肺动脉血的温度会加速下降。对肝移植和离体肝切除患者,在肺动脉温度降至 34.5℃ 以下时需同时手工压迫门静脉血流,门静脉闭合 10 秒使其升至 36℃,然后放开。肺动脉血温度通常在再灌注、没有门静脉压迫时会降到 32~33℃。减少这种肺动脉血温度急速下降会减少肝再灌注时心脏异常的发生。

(二)静脉-静脉转流

常规使用静脉-静脉转流稳定血流动力学,最小化静脉高压,减少脾脏压力,避免肠道水肿,再灌注二次伤害引起严重的水电解质和酸碱平衡失调。为了避免以上严重并发症,推荐临时门腔静脉分流。临时门腔静脉分流术(temporary portacaval shunt,TPCS)是一种简单有效的门静脉减压方法,现在首选 TPCS,尤其是累及下腔静脉的肿瘤。即临时在门腔静脉间经肝实质建立通道,其操作简单,可确保血流动力学稳定。

在离体肝切除术无肝期,对于血流动力学稳定性较差的患者,有必要插入 Gore-Tex 人造血管来重建腔静脉,伴或不伴门体分流(图 10-10-6)。

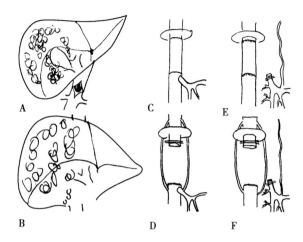

图 10-10-6 无肝期稳定血流动力学的模式

无肝期门-体静脉分流和/或腔静脉重建。确保精确建立"丰富的侧支循环"是基于以下特征:病变缓慢生长侵袭,使机体有条件建立侧支循环;常规术前 CT 血管造影,3D 重建以及基于 DSA 的静脉造影可为建立良好的侧支循环提供术前评估。患者影像学检查证明完全阻断肝后腔静脉时,无静脉反流阻塞迹象和症状;最后一步是观察检测血流动力学稳定性和胃肠道淤血。达到了以上标准的患者,血流动力学稳定。A.巨大的病变累及了除了左侧叶的整个肝脏,侵及肝后腔静脉;B.整个肝脏被移出;C.对于血流动力学不稳定,肠道状况差和侧支循环不足的患者,需要进行腔静脉重建和门体分流术;D.对于血流动力学稳定的患者,肠道条件良好,但侧支循环不充分,仅行腔静脉重建;E.对于肠道条件较差但侧支循环充分的患者,仅要求进行全身门静脉分流术;F.对于血流动力学稳定,侧支循环丰富且无肠道充血的患者,既不进行门体分流术也不进行腔静脉重建术。CT.计算机断层扫描;DSA.数字减影血管造影。

离体肝切除术常规使用静脉旁路稳定血流动力学,但是,静脉旁路增加了手术时间,严重并发症发生率高,全身肝素化也对有肝病和凝血功能异常的患者产生负面的影响。现有趋势是不再常规使用静脉旁路,只伴随全肝血流阻断的离体法已成功实施多例,术中和术后都体现了优势,术前评估热缺血时间 <60 分钟,即单纯行全肝血流阻断,若时间 >60 分钟,则联合低温肝灌注和静脉旁路以维持血流动力学稳定,肠静脉缺血是目前唯一必须使用静脉旁路的限制因素。

五、自体肝移植术中体外循环

体外循环即在体外进行膜肺氧合,再将氧合后的血液泵入肝脏内,于主动脉弓切开置入体外循环导管,同时阻断门静脉和肝下下腔静脉,肝下下腔静脉远心端置入导管以行体外循环,经门静脉近心端置入导管行低温灌注,心脏停搏后行体外循环。该技术可最大限度保证手术操作充裕时间,缓解了术中长时间阻断门静脉和下腔静脉引起的肝脏淤血。但需要注意,体外循环需要全身肝素化来拮抗体外循环和手术引起的凝血途径激活,从而显著增加了患者发生大出血的风险,手术对术者的精细操作和血管结扎水平提出了更高的要求。预防性应用氨甲环酸是一种术前预防措施,氨甲环酸在减少失血方面有广阔的应用前景。术前评估有血小板减少症、贫血和最近使用抗血小板和抗凝血酶剂的患者是体外循环的禁忌证。

六、现状与展望

随着外科技术和围手术期处理方法的不断进展,先后陆续有十几家肝胆外科中心开展了离体肝切除和自体肝移植术,其能缓解异体肝移植的供肝短缺、切除常规手术无法进行的肝脏肿瘤、不必服用免疫抑制剂。

但对进展期恶性肿瘤施行的复杂广泛手术亦已经被公开讨论。现在涉及该领域的外科医师人数仍然较少,离体肝切除术合并肝脏自体移植与常规肝切除术相比,需要进行复杂的血管重建手术,技术难度大,风险高,对术中精细化操作要求高。尽管距 Pichlmayr 等(1988)首次报道已过去30多年,涉及此领域的外科医师仍相对较少。这里的原因有以下几个方面。

该技术需要熟练掌握肝切除和肝移植术,这就局限了应用范围。许多适于做离体肝切除的患者被外科医师认为不适合这个手术。最重要的原因是这项技术的风险/收益比太大。许多文献只是描述了技术过程而不涉及长期预后随访。在精心选择的患者,围手术期病死率为 10%~30%,恶性肿瘤的 5 年生存率最好的是 15%~30%,Oldhafer(2000)报道,结直肠癌肝转移中位生存时间为 21个月。

尽管行离体肝切除术好处有限,但无疑有一些患者通过该手术可以得到治愈。恶性肿瘤的标准肝切除术数十年前就有新问题产生,外科技术和围手术期处理的进步,使得恶性肿瘤的肝切除术从被认为是疯狂举动到可接受的治疗措施。外科技术和辅助肿瘤治疗措施一起进步,可以同样对离体肝切除术产生影响。

面对离体肝移植以及半离体肝移植中巨大肿瘤肝后下腔静脉合并心房肿瘤的一些棘手问题,天津市第一中心医院移植中心郑虹、吴迪等针对以上手术方式的优缺点,综合并改进,提出新的离体肝切除方法:以活体供肝切取方法的自体供肝切取灌注保存后,再残肝联合下腔静脉心房癌栓原位整体切除,肝后下腔静脉同种异体腹主动脉置换重建,自体供肝肝移植进行治疗。这是一种新的方法尝试,原位自体供肝切取、离体供者低温灌注保存可以缩短无肝期和下腔静脉阻断时间,保证供肝充分的低温灌注保存和血管修整,从而增加肿瘤切除的手术视野和空间。下腔静脉肝后段完全闭塞时,联合心外科医师一起进行下腔静脉阻断手术,在心房癌栓上方和左肾静脉上方进行阻断和肿瘤切除,术中未打开心房,未启用体外循环,也是为合并心房癌栓的肝脏肿瘤切除提供无静脉转流和体外循环的一种新方法。该手术方式是综合离体肝切除和半离体(前位肝切除)特点的新方法探索,对肝脏巨大肿瘤、下腔静脉较大范围肿瘤侵犯合并腹腔空间狭小的患者,可能是一种有益的治疗选择之一。

(吴迪)

第十一节　结直肠癌肝转移 RAPID 技术

2000 年前，NRCLM 肝移植的结果令人失望，5 年生存率低（<20%）、复发率高。近年来，随着肝移植技术、免疫抑制方案及肝移植选择标准等的改善，结直肠癌肝转移肝移植重新引起学者的兴趣。挪威奥斯陆大学医院率先开展了不可切除结直肠癌肝转移患者的肝移植治疗，获得了良好的临床效果，5 年生存率达到 60%（SECA-I 研究）。SECA-II 研究由于改善了移植前患者筛选标准，其预后效果更好。经过筛选的低风险不可切除结直肠癌肝转移患者的 5 年生存率可以与肝细胞癌肝移植结果相似。

然而，进一步拓展肝移植适应证、开展结直肠癌肝转移患者肝移植的主要挑战之一仍是世界范围内的供者短缺。在大多数肝移植中心，等待肝移植的患者数量远远大于可用移植物的数量，其显著后果是等待列表病死率高。挪威奥斯陆大学医院的经验之所以能获得成功，主要原因之一是该地区潜在捐赠者数目高于等待名单中的接受者数目。

因而，如何拓展供者池成为推动结直肠肝转移肝移植在临床广泛开展的关键因素之一。使用扩展标准肝移植物、亲体肝移植、创新外科技术等方法正在被采用，这些策略有望为 NRCLM 肝移植的临床推广铺平道路。而采用左侧 II、III 段供者移植物结合 ALLPS 样切除的 RAPID 概念也在实践中应运而生。

一、RAPID 技术理论背景

RAPID 技术（resection and partial liver segment 2~3 transplantation with delayed total hepatectomy，肝部分切除和 II、III 肝段肝移植，延迟全肝切除）是在 2015 年由 Line 等提出。其原理是为患者移植一个小的、辅助性的左肝移植物，结扎患者右侧门静脉，当移植物再生到足够大时，二期切除患者残余的肝脏。采用 RAPID 技术，将左外侧移植物（II、III 段）给一个成人受者，剩下的扩大右肝移植物可以移植给一个成人受者。与接受全肝移植相比，扩大右肝移植物体积通常足以满足成人受者的需要，不会显著增加小体积相关的并发症。同时，相对于成人活体肝移植，切除左外侧移植物可降低供者的风险，符合供者最大安全性原则，尤其是用于不可切除结直肠癌肝转移肝移植，由于其总体生存良好但复发率高，在目前还未被广泛接受的情况下，这一手术方案更容易被理解和采用。

然而，左外叶（II、III 段）在成人肝移植中确实带来了明显的生理和外科挑战。第一，小体积的肝移植要求受者必须有一个功能良好的肝脏残余物作为保障，直到移植物再生到足够的大小，其功能能满足受者的整体需要。因此，受者肝切除术必须分两步进行。第二，非常小的移植物更容易导致小肝综合征。这是一种病理生理学改变，其特征是门静脉过度灌注和门静脉高压（即 PVP>15mmHg），导致肝窦微血管结构受损，通常与再生失败、动脉血管收缩和肝功能不全或衰竭有关。有研究表明，部分肝移植或肝切除术后，门静脉压力高于 15mmHg 与并发症和功能障碍相关。采用 RAPID 技术，在植入辅助移植物后，可通过调整流向移植物的门静脉血流量，既可以避免门静脉盗血，也可以促进肝脏再生。术中应监测可能出现的高灌注，将 PVP 限制在 15mmHg 左右。同时，监测移植肝动脉血流也是非常重要的。当门静脉血流增高时，由于肝动脉缓冲效应，可导致肝动脉血流减弱、肝动脉血管收缩，使移植肝更容易发生动脉缺血，增加肝动脉血栓形成的风险。因此，不仅应根据门静脉压力上限进行评估，避免门静脉高灌注，还应整体评估肝动脉血流，至少要维持最小的动脉灌注水平。结直肠癌肝转移患者没有门静脉高压，也没有高动力内脏循环，因此可能是调节门静脉血流的理想选择。

RAPID 程序可视为联合肝脏分隔和门静脉结扎的二步肝切除术（ALPPS）在肝移植术中的变化。但两者也有一些显著的区别。ALPPS 技术是一种提高可切除性的方法，选择 ALPPS 替代门静脉栓塞术的主要原因是残肝体积的快速再生，因此在最终肝切除前等待的时间很短。间隔阶段长短是 ALPPS 和 RAPID 操作之间的另一个差异。短的时间间隔是 ALPPS 的主要目的之一，而这在 RAPID 操作中却不是必需的。RAPID 第二阶段可推迟到移植后的 3~4 周。

二、RAPID 技术操作

（一）供者手术

按照亲体肝移植规范，经过标准化、精确、多步骤评估后，进行左外侧 II、III 段获取。获取前，必须对受者进行探查，排除任何形式的肝外转移（包括肝门淋巴结转移）。

（二）受者手术

在最初的手术技术操作中，建议切除受者肝脏的第 I~III 段，并采用肝左静脉与移植物进行端端静脉吻合。然而，由于移植物会发生显著的增生，体积变大，静脉流出道可能会出现扭转，导致流出道梗阻。因此，建议将切除范围扩大到第 IV 段，从而允许肝中静脉用于静脉吻合。

受者手术步骤如下。

1. 第 1 阶段　左半肝切除，左外侧移植物植入，调整移植物门静脉血流（图 10-11-1）。

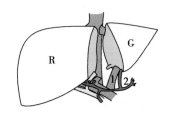

图 10-11-1　RAPID 技术第一阶段手术区域示意图
切除受者左半肝，保留右半肝（R），植入第 II、III 段移植物（G）。图中移植物门静脉（1）和肝动脉（2）分别与门静脉主干和肝总动脉端侧吻合，也可以采用供受者血管端端吻合或间置血管旁路移植吻合。

（1）剖腹探查，除外肝外转移性疾病（如局部复发、腹膜转移和淋巴结转移）。

（2）分离左、右肝动脉和门静脉左右支。

（3）沿 Cantlie 线行左半肝肝切除术（第 I~IV 段），包括肝中静脉（MHV）。肝中静脉和肝左静脉成形，以确保移植物的静脉流出道足够宽敞。切除过程中切肝平面避免经过肿瘤组织。

（4）在实质横断的末端离断左胆管，残端闭合，保留右胆管系统的完整性。

（5）移植物植入：①供者肝左静脉与受者肝中静脉、肝左静脉的共同开口吻合；②门静脉左支端端吻合或者与受者门静脉主干端侧吻合；③移植物门静脉、肝静脉开放；④动脉吻合，可采用移植物肝左动脉与受者肝总动脉端侧吻合，或者与受者肝左动脉端端吻合，必要时可采用间置血管搭桥（如大隐静脉）；⑤夹闭残余右肝门静脉，测量移植物门静脉血流、肝动脉血流和门静脉压力，如果压力稳定在 20mmHg 以下，可结扎右侧门静脉。如果夹持期间压力高于 20mmHg（Nadalin 等采用标准为 PVP>15mmHg），需要调整移植物血流，可采用脾动脉结扎的方法。如果脾动脉结扎仍不能有效降低移植肝门静脉压力，则可采用捆扎门静脉使血液流向右肝残端处形成狭窄，使移植物的门静脉压力稳定在 20mmHg 以下。如果仍不能充分降低门静脉压力，可以使用右侧门静脉与腔静脉端侧吻合的方式建立门腔分流；⑥胆管吻合，可采用端端吻合或者 Roux-en-Y 胆肠吻合。

等待期间：监测移植肝体积和肝功能。一旦供者移植物的大小接近体重的 0.8% 或受者标准肝体积的 35%~40%，即可进行第二阶段的右肝切除术。

2. 根据经典 ALPPS 程序的第 2 步，完成右肝切除术。

三、结论

肝移植治疗不可切除的 CRLM 似乎是一个可

行的选择。尽管近期的临床经验表明,结直肠癌肝转移患者肝移植可以获得良好的长期生存,但是,供者的缺乏仍是限制结直肠癌肝转移肝移植广泛开展的主要原因之一。扩大供者数量的一个方法是增加劈离式肝移植的应用。RAPID 可能是最好的解决方案,一个优点是可以进一步降低供者的风险,而其通过两个阶段的手术,使得移植物可有效再生,满足受者的代谢需要。RAPID 的另一个优点是其可择期性。NRCLM 患者常需术前治疗(如新辅助化疗及移植前恢复),而 RAPID 可契合实际需求选择恰当手术时机。

目前,RAPID 技术治疗 NRCLM 的临床探索正在展开,RAPID 临床试验(NCT02215889)旨在评估技术安全性和生存获益,受试者在接受第Ⅱ、Ⅲ段肝移植后 4 周内接受第二次肝切除术,计划于 2028 年完成,其实际临床疗效值得期待。

(王洪海)

参考文献

[1] 李俊杰,蒋文涛,田大治,等. 肝癌肝移植术中无瘤技术[J].实用器官移植电子杂志,2017,5(4):266-267.

[2] HE X,JI F,ZHANG Z,et al. Combined liver-kidney perfusion enhances protective effects of normothermic perfusion on liver grafts from donation after cardiac death [J]. Liver Transpl,2018,24(1):67-79.

[3] HE X S,FU S J,ZHAO Q,et al. A simplified multivisceral transplantation procedure for patients with combined endstage liver disease and type 2 diabetes mellitus [J]. Liver Transpl,2017,23(9):1161-1170.

[4] LEE J G,LEE K W,KWON C H D,et al. Donor safety in living donor liver transplantation:the Korean Organ Transplantation Registry study [J]. Liver Transpl,2017,23:999-1006.

[5] UENO M,KAWAI M,HAYAMI S,et al. Partial clamping of the infrahepatic inferior vena cava for blood loss reduction during anatomic liver resection:a prospective,randomized,controlled trial [J]. Surgery,2017,161(6):1502-1513.

[6] ICHOI J U,HWANG S,AHN C S,et al. Prolonged occlusion of the hepatoduodenal ligament to reduce risk of bleeding and tumor spread during recipient hepatectomy for living donor liver transplantation [J]. Ann Hepatobiliary Pancreat Surg,2019,23(1):61-64.

[7] IAJI T,DONG J H,SHAO Y M,et al. Ex vivo liver resection and autotransplantation as alternative to allotransplantation for end-stage hepatic alveolar echinococcosis [J]. J Hepatol,2018,69(5):1037-1046.

[8] WANG Y,XIN Z,PAN B,et al. Venous anastomosis using a non-penetrating vascular closure system in orthotopic liver transplantation [J]. Clin Transplant,2017,31(12). DOI:10.1111/ctr.13123.

[9] MORIS D,TSILIMIGRAS D I,CHAKEDIS J,et al. Liver transplantation for unresectable colorectal liver metastasis:a systematic review [J]. J Surg Oncol,2017,116(3):288-297.

[10] OZSOY M,OZSOY Z,YILMAZ S,et al. Ex situ liver resection and partial liver autotransplantation for advanced cholangiocarcinoma [J]. Niger J Surg,2019,25(1):97-100.

[11] BAIMAS-GEORGE M,TSCHUOR C,WATSON M,et al. Current trends in vena cava reconstructive techniques with major liver resection:a systematic review [J]. Langenbecks Arch Surg,2021,406(1):25-38.

[12] TOMIMARU Y,EGUCHI H,WADA H,et al. Liver resection combined with inferior vena cava resection and reconstruction using artificial vascular graft:a literature review [J]. Ann Gastroenterol Surg,2018,15,2(3):182-186.

[13] YOON Y I,LEE S G,MOON D B,et al. Hypothermic perfusion hepatectomy for unresectable liver cancer:a single-center experience [J]. J Hepatobiliary Pancreat Sci,2020,27(5):254-264.

[14] 康权,李英存,戴小科,等. 体外循环辅助下半离体肝切除自体肝移植治疗儿童复杂肝脏肿瘤[J]. 中华小儿外科杂志,2018,39(10):725-728.

[15] KARKOUTI K,HO L T S. Preventing and managing catastrophic bleeding during extracorporeal circulation [J]. Hematology,2018,2018(1):522-529.

[16] DUELAND S,SYVERSVEEN T,SOLHEIM J M,et al. Survival following liver transplantation for patients with nonresectable liver-only colorectal metastases [J]. Ann Surg,2020,271(2):212-218.

[17] SASAKI K,FIRL D J,MCVEY J C,et al. Elevated risk of split-liver grafts in adult liver transplantation:statistical artifact or nature of the beast? [J]. Liver Transplant,2019,25:741-751.

［18］NADALIN S，SETTMACHER U，RAUCHFUß F，et al. RAPID procedure for colorectal cancer liver metastasis［J］. Int J Surg，2020，82S：93-96.

［19］HIBI T，RELA M，EASON J D，et al. Liver transplantation for colorectal and neuroendocrine liver metastases and hepatoblastoma. Working group report from the ILTS Transplant Oncology Consensus Conference［J］. Transplantation，2020，104（6）：1131-1135.

［20］NASRALLA D，COUSSIOS C C，MERGENTAL H，et al. A randomized trial of normothermic preservation in liver transplantation［J］. Nature，2018，557（7703）：50-56.

第十一章

肝移植术后肿瘤复发防控

第一节　复发风险预测

肝癌肝移植面临术后肿瘤复发风险,选择适合患者以获得良好预后,既是目前供者缺乏现状下的医疗效用要求,也是移植社会价值体现的必然结果。因此,在术前通过敏感准确的预测因子判断患者是否符合肝移植条件,确定手术适应证,有助于降低术后肝癌复发风险,提高移植生存率,具有非常重要的意义。

一、肝细胞癌肝移植

肝细胞癌(以下简称"肝癌")是肝移植最常面对的肝脏恶性肿瘤。肝癌肝移植预测因子可以分为肿瘤形态学因素、病理学因素及生物标志物等几方面。其中形态学因素相关预判方案以米兰标准最为经典,是目前应用最多的适应证标准。其后不断发展的适应证标准中逐渐加入可反映肿瘤生物学特征的病理学因素及生物标志物,使得肝癌肝移植预判更加合理,受益人群逐渐扩大。

(一)形态学预测标准

肝移植开展早期的临床实践发现肝癌移植术后肿瘤复发率高,生存率低,认为肝癌不是肝移植良好适应证。1993 年法国 Bismuth 首先提出基于肿瘤数目和大小的肝癌肝移植手术指征,符合条件者预后与良性病者相当,为后续预判肝癌肝移

植疗效开创了先河。1996 年 Mazzaferro 提出了米兰标准:单肿瘤结节,直径≤5cm,或多肿瘤结节,结节数量≤3 个,最大直径≤3cm;无大血管浸润,无淋巴结或肝外转移。Mazzaferro 所在意大利国家癌症中心肝癌肝移植患者的 5 年无瘤生存率和总生存率分别为 75% 和 83%。采用米兰标准后,世界范围肝癌肝移植病例数增加了 5 倍。米兰标准逐渐成为肝癌肝移植基准,并以此作为评价其他肝癌肝移植标准的参照。

但米兰标准仅从影像学角度对肝癌分期进行评估,没有考虑到与肿瘤复发相关的生物学危险因素,有过高估计肿瘤分期的可能。且米兰标准对肝癌大小的限制过于严格,相当一部分可治患者被排除在外。在其后的临床实践中,不断有研究者尝试扩大标准,并通过加入肿瘤生物学特征以及生物标志物等预判因素,不断改善适应证范围,取得了良好效果。

2001 年 Yao 等提出 UCSF 标准:单个肿瘤,直径≤6.5cm,或肿瘤数目≤3 个,最大肿瘤直径≤4.5cm,累计肿瘤直径≤8cm;无肝内大血管浸润,无肝外转移。5 年生存率可达到 71%。2006 年樊嘉等提出"上海复旦标准":单发肿瘤直径≤9cm;多个肿瘤,数量≤3 个,且最大肿瘤直径≤5cm,全部肿瘤直径总和≤9cm;无大血管侵犯、淋巴结转移及肝外转移。2008 年韩国牙山(Asan)标准:肿瘤直径≤5cm;肿瘤数量≤6 个;无大血管侵犯。牙

山标准增加了从活体肝移植手术中获益的肝癌患者数量。

2009年Mazzaferro根据肝脏分配的效用与紧迫性原则,提出了"Metroticket"概念,即扩展标准与最初的米兰标准距离越远(肿瘤的大小和数量越高),则付出的代价越高(复发风险增加和生存率降低)。

2011年加拿大Dubay提出多伦多(Toronto)标准:无肿瘤大小或数量的限制;无因肝癌引起的全身症状;影像学检查未发现血管侵犯,肿瘤穿刺的组织学结果排除低分化肿瘤。首次提出影像学对于肝癌肝移植患者的病情评估并不可靠。

(二)结合病理学及肿瘤标志物的预测标准

2007年京都(Kyoto)标准除了肿瘤数目与大小的扩展,首次加入了肿瘤分子标志物PIVKA-Ⅱ。2008年杭州标准引入了组织病理学分级和血清AFP水平肝癌的生物学行为因素。2009年多伦多Toso提出肿瘤总体积(total tumor volume,TTV)标准:TTV≤115cm³、AFP≤400μg/L,结合肿瘤总体积和分子标志物AFP,剔除了肿瘤数量限制。

2018年Mazzaferro提出"Metroticket 2.0模型",动态结合术前AFP和肿瘤形态学参数,旨在建立更为精确的移植受者选择体系(表11-1-1)。

表11-1-1 肝癌肝移植常用选择标准

标准	年	肿瘤数量	肿瘤直径	肿瘤标志物	5年生存率
米兰	1996	≤3个	单个≤5cm,2~3个≤3cm		85%
UCSF	2001	≤3个	单个≤6.5cm,2~3个≤4.5cm,且总直径≤8cm		81%
上海复旦	2006	≤3个	单个≤9cm,2~3个≤5cm且总直径≤9cm		80%(3年生存率)
东京	2007	≤5个	≤5cm		70%
京都	2007	≤10个	≤5cm	DCP≤400mAU/ml	87%
首尔	2007	1/≤3/≤5/≥6 评分1/2/3/4	≤3/≤5/≤6.5/>6.5 评分1/2/3/4	AFP(≤20/≤200/≤1 000>1 000ng/ml)评分1/2/3/4	总分3~6分者79%(3年生存率)
牙山	2008	≤6个	≤5cm		80%
杭州	2008	任意	≤8cm 任意>8cm且中高分化 AFP≤100		70%
Up7	2009	肿瘤数量与最大直径之和≤7			71%
French	2012	≤3个 评分0≥4个 评分2	≤3cm 评分0>3 而≤6cm 评分1>6cm 评分4	AFP(≤100 评分0/≤1 000评分2/>1 000ng/ml 评分3)	低风险者(≤2分)68%
Tokyo updated	2014	数目≤5;每个≤5cm;AFP≤250ng/ml;DCP≤450mAU/ml(至少满足其中两条)			88%
TTV/AFP	2015	肿瘤总体积≤115cm³		AFP≤400ng/ml	75%(4年生存率)
UCSF降期模型	2015	单个5~8cm2~3个者至少一个在3~5cm,且总直径≤8cm4~5个者均≤3cm,且总直径≤8cm		局部治疗后符合米兰标准或UNOS T₂期标准	77.8%

续表

标准	年	肿瘤数量	肿瘤直径	肿瘤标志物	5 年生存率
NCCK	2016	任意	≤10cm	PET/CT 阴性	84%
ETC	2016	任意	任意	无大血管侵犯及肝外转移的非低分化肝癌	68%
Metroticket 2.0	2018	AFP≤200ng/ml 且肿瘤数目+最大直径≤7cm 200ng/ml≤AFP≤400ng/ml 且肿瘤数目+最大直径≤5cm 400ng/ml≤AFP≤1 000ng/ml 且肿瘤数目+最大直径≤4cm			80.8%
5-5-500	2019	≤5 个	≤5cm	AFP≤500ng/ml	74.8%

注:ETC.extended Toronto criteria,扩大的多伦多标准;NCCK.National Cancer Center Korea,韩国国家肿瘤中心;PET.positron emission tomography,正电子发射断层显像;TTV.total tumor volume,肿瘤总体积;AFP.alpha-fetoprotein,甲胎蛋白;DCP.des-gamma-carboxyprothrombin,脱-γ-羧基凝血酶原。

(三)肿瘤生物学活性特征预测标准

2016 年中国台湾长庚大学的 Hsu 等提出以 FDG-PET 对 UCSF 标准进行补充的 FDG-PET 联合 UCSF 标准,以 FDG 和肿瘤/正常组织信号比(tumor to nontumor ratio,TNR)为依据,将受者分为高危、中危、低危组,以 UCSF 标准为基础,结合代谢相关生物标志物,对受者选择进行了拓展。

(四)肿瘤治疗反应性预测标准

2006 年 Otto 提出 TACE 持续应答反应是与移植术后无瘤生存率密切相关的临床指标。其报道中连续 96 例 HCC 患者接受了多次 TACE 治疗,总的 5 年生存率为 51.9%,接受肝移植者为 80.9%,非移植患者为 0。在等待期间通过 TACE 持续控制病情,移植者术后 5 年无复发率为 94.5%,而病情进展者 5 年无复发率为 35.4%。该数据表明,相对于最初评估肿瘤大小或数量,TACE 的持续反应是肝移植更好的选择标准。

2015 年 Yao 等提出 UCSF 降期治疗模型,经过局部治疗后达到米兰标准或 UNOS T_2 期的降期效果,移植术后 5 年生存率及无瘤生存率分别为 77.8% 和 90.8%,获得了与符合 T_2 期要求的患者相同的治疗效果。

2018 年 Halazun 提出 AFP 动态变化预测肝移植术后肝癌复发风险的概念,认为较单次化验结果其更能体现肝癌对局部治疗反应性。通过记录患者 AFP 的最高值和术前即刻值,将 AFP 分为 <200ng/ml、200~1 000ng/ml,及 >1 000ng/ml 三组。任何时间的 AFP 均 <200ng/ml 者 5 年无复发生存率最高,而 AFP>1 000ng/ml 但移植术前降至 1 000ng/ml 以下者获得超过 50% 的 5 年无复发生存率,与 AFP 在 200~1 000ng/ml 并在术前降至 200ng/ml 以下者相当。AFP 动态变化程度可作为判断预后的重要指标。随后,美国器官获取和移植网络 OPTN 提出术前 AFP>1 000ng/ml 而通过局部治疗后降至 500ng/ml 以下者可行肝移植的分配政策,显示出 AFP 动态变化趋势作为移植效果预判标准之一获得了广泛认可。

(五)新型预测标准的发展趋势

依据肿瘤形态学特征、肿瘤生物学特征和肿瘤标志物为基础的肝癌肝移植适应证标准大致如上所述,基本可通过某种标准判定肝移植术后复发风险,是否适合行肝移植手术。但随着生命科学特别是组学研究进步,AI 技术、大数据等新兴科技在医疗领域的应用,衬托出上述标准预测能力的不足,比如其非动态、非个体化及无精准量化能力等。而与之相对应的,一批采用新兴技术建立的精准预测模型在肝癌肝移植复发风险判定中应运而生,并展现出优异的预判能力。

Cucchettiet 等通过机器学习方法对 200 例肝切除病例及 50 例肝移植病例的临床、放射学和组织学资料进行分析，提出非侵入性人工神经网络（artificial neural network，ANN）模型，以预判肿瘤分级及 MVI 情况。其中对随机选取的 175 例作为训练组，建立 ANN 和逻辑回归模型，对剩余的 75 例作为验证组考察模型的准确性。病理检查结果显示 G_3~G_4 占 69.6%，MVI 占 74.4%。术前血清 AFP、肿瘤数量、大小和体积与肿瘤分级和 MVI 相关（$P<0.05$），用于构建 ANN 模型。在训练组中，用于肿瘤分级和 MVI 预测的 ROC 曲线下 ANN 面积分别为 0.94 和 0.92，均高于 logistic 模型（均为 0.85）（$P<0.001$）。在验证组中，ANN 正确识别了 93.3% 的肿瘤分级（$k=0.81$）和 91% 的 MVI（$k=0.73$）。逻辑回归模型正确识别了 81% 的肿瘤分级（$k=0.55$）和 85% 的 MVI。结果显示该人工神经网络模型明显优于传统线性模型。肿瘤分级和微血管转移对肝癌肝移植预后影响极大，但传统术前非介入方式很难进行精准预判，通过上述 ANN 模型，可以使以往难以实现的术前肿瘤生物学活性特征得到准确判定，使肝癌肝移植受者指征选择更加合理，获得更加满意的临床效果。

Zhang 等基于 290 例肝癌肝移植受者的临床资料，构建多层感知器（multilayer perceptron，MLP）神经网络，采用前向步进方法选择多种临床病理资料为最佳输入特征，确定 24 个输入和 7 个隐藏神经元，其 1 年、2 年及 5 年预测准确性 c 指数分别为 0.909（$P<0.001$）、0.888（$P<0.001$）和 0.845（$P<0.001$）。值得注意的是该模型纳入了术前影像学资料作为重要的预测特征。该作者认为与既往研究中影像学对肿瘤形态特征多有误判的结论不同，随着影像学技术的发展，影像学和病理学的差异会越来越小，通过影像组学等大数据方案可以在术前准确预判肿瘤分级等重要病理特征。先进可靠的影像学技术在移植前评估中将会发挥更加重要的作用。肝癌移植预后判断是一个多维度、非线性难题，特定 MLP 网络模型可实现对肝癌患者移植后死亡风险的高精度预测，且 MLP 是一种

个性化的模型，可为患者提供个体化的预测结果。

列线图是一种统计学图形预测工具，在预测肿瘤患者的生存预后上会比传统的分期标准更准确，并且更具有个性化。Vatche 等通过对 865 例肝细胞癌肝移植患者的多变量竞争风险 Cox 回归分析方法建立临床病理风险评分和预测移植后肝癌复发的预后列线图预测模型。与米兰（C 统计值 0.64）和 UCSF（C 统计值 0.64）标准相比，该列线图结合已知影像学和实验室参数，纳入常规的移植前生物标志物，并包括了病肝病理资料，该移植前模型在预测 HCC 复发方面的准确性有所提高（C 统计值 0.79）。该模型不仅可以准确预测肝移植后 HCC 的复发，并可指导移植后监测和辅助治疗的频率。

由于肝癌的发生发展、转移复发等是一个多基因参与、多步骤形成并不断变化的过程，因此和肝癌转移复发相关的分子指标常复杂多样。近年来分子生物学技术飞速发展，基因组学、蛋白组学、代谢组学、转录组学、糖组学、表观遗传学等研究方向不断深入，肝癌的分子标志物也不断涌现。

基于芯片的高通量 SNP 分析使全基因组范围的遗传分析成为可能。有文献报道肿瘤组织来源的 DNA 某些 SNP 位点基因型频率与正常组织不同。Kimet 通过 59 份移植后的肝组织样本建立 cDNA 芯片，通过该高通量检测方法在高危肝硬化患者中鉴定出 30 个具有肿瘤标志物特征的基因，这些基因可以作为早期发现高危 HCC 的生物标记，并为术后预防肿瘤复发制订相应策略铺平道路。

Liese 报道结合 miR-214、miR-187 的表达水平和米兰标准可以预判肝癌肝移植术后肿瘤复发概率及死亡风险。该回顾性研究的目的是通过结合临床参数和肝癌生物标志物建立肝移植术后肿瘤复发的预测评分。作者使用 miRNA 微阵列分析比较了 40 例肝癌术后复发和未复发患者组织样本中的 miRNA 表达模式。在筛选队列（$n=18$）中，

miRNA 分析发现肿瘤复发患者中 13 个 miRNA 的表达存在显著差异,并使用筛选队列中最重要的 miRNAs 制订预测评分。上述评分在第二组独立队列($n=22$)进行验证,结果显示其可更准确地预测肿瘤复发风险。

Wu 等检测了 155 例肝移植患者肝癌样本中长链非编码 RNA HOXA 末端转录本反义 RNA(HOXA transcript at the distal tip,HOTTIP)的表达模式和 SNP 基因型,并分析其与临床参数和患者预后的关系。发现 HOTTIP 在癌组织中的表达水平高于癌旁非癌组织。多因素分析显示,HOTTIP 表达是肝癌患者移植术后肿瘤复发和较低总生存期的独立预后因素。HOTTIP 在 HCC 中的高表达可以作为肝移植患者预后不良的生物标志物,并可作为潜在的治疗靶点。

ctDNA 因具有与肿瘤组织一致的遗传学改变,其定性检测日益受到人们重视。Ono A 等分析 46 例接受肝切除术或肝移植患者的全基因组测序数据,术前成功检测到 7 例 ctDNA,且 ctDNA 随疾病进展而增加。ctDNA 阳性组的累计复发和肝外转移发生率与阴性组比较,差异有统计学意义。多因素分析确定 ctDNA 是门静脉 MVI 的独立预测因子。在游离 DNA 及肝癌组织样本中鉴定出 25 个常见突变,且肿瘤中 83% 的突变可以在游离 DNA 中检测到。作者认为 ctDNA 的存在反映了肿瘤的进展,ctDNA 的检测可以预测门静脉 MVI 和肿瘤复发,特别是 2 年内的肝外转移。

Mann 等认为单个基因变化远不能精确预测肝癌复发和生存,尝试通过综合多个基因进行建模或者打分以更好地预测肝癌预后。这样一组能对患者预后进行判断、包含一定数量基因的集合常被称为预后分子标签或者预后基因标签(prognostic gene signature)。预后分子标签有助于从整体上认识基因表达与肿瘤预后模式的关系。Hoshida 等通过对一组肝癌术后患者的石蜡包埋肿瘤组织与癌旁组织的全基因组表达谱进行分析后,从肝癌癌旁组织中鉴定出包含 186 个基因的预后基因标签,这个基因标签与患者的总生存时间显著相关。Zheng 等通过差异表达分析发现肝移植患者肝癌组织中有 3 573 个异常表达基因,优选得到 6 个基因,可以作为判断移植术后复发风险及生存率的基因标签。

二、其他肝脏恶性肿瘤肝移植

随着肝移植治疗恶性肿瘤的临床实践不断发展,除了肝细胞癌之外,其他肝脏恶性肿瘤如胆管癌、结肠癌肝转移瘤、神经内分泌肿瘤等通过严格术前预判机制同样获得了较为满意的效果。

(一)胆管细胞癌

胆管细胞癌(cholangiocellular carcinoma,CC)多起自胆管上皮,是仅次于肝细胞癌的第二常见原发性肝脏恶性肿瘤。根据发生部位不同,主要分为肝门部胆管细胞癌(hilar cholangiocarcinoma,HCCA)和肝内胆管癌(intrahepatic cholangiocarcinoma,ICCA)。新辅助治疗显著提高了 HCCA 肝移植术后生存率。21 世纪初,梅奥医学中心尝试采用新辅助治疗(体外照射结合静脉滴注 5-FU)联合肝移植,在严格筛选不可外科切除的 HCCA 病例中,术后 5 年生存率达到 82%,优于肝部分切除治疗。该研究证实:CA19-9≥500U/ml,肿瘤直径≥3cm,终末期肝病模型(model for end-stage liver disease,MELD)评分≥20 分是患者被剔除肝移植等待队列的危险因素。目前,美国已普遍允许在梅奥方案的严格遴选下将不可切除 HCCA 病例入选至肝移植等待队列。

ICCA 肝移植疗效不佳,通常视为肝移植禁忌证。ICCA 常缺乏特异性检验指标和影像学表现,其发病率较低,误诊率高,确诊主要依靠切除标本的病理诊断。针对 ICCA 的肝移植疗效评价多为回顾性分析。早期多项报告显示 ICCA 肝移植术后 5 年生存率均低于 50%。近年,关于肝移植治疗 ICCA 的认识呈现出新变化。一项西班牙的多中心研究提示,肿瘤直径 >2cm 以及多发肿瘤是不良预后的危险因素,但肿瘤直径≤2cm 组患者的肝移植术后 5 年生存率达 73%,与肝细胞癌相似,此发现也获得系列后续研究证实。总之,肝部分切除仍作为 ICCA 的首选治疗,对于不适合肝部分切除术(门静脉高压等原因),又处于"很早期"(肿瘤直径≤2cm)的 ICCA 患者,可选择肝移植治疗方案。

加州大学洛杉矶分校在 ICCA 和 HCCA 的治疗中联合应用新辅助/辅助化疗和肝移植,基于 7 个因素(多灶性肿瘤、神经周围浸润、浸润亚型、缺乏新辅助治疗和/或辅助疗法、原发性硬化性胆管炎史、HCCA、淋巴血管浸润)的指数,疗效相对较好。

2018 年 Lunsford 等报道了关于局部进展期、不能切除的 ICCA 患者肝移植的治疗方案。纳入移植标准包括:细胞学检查证实为 ICCA,解剖原因无法切除,或在 6 个月的新辅助治疗后因潜在肝脏疾病不能耐受切除,经过至少 6 个月的新辅助治疗并具有持续应答(评估以 CT 或 MRI 为准)。所有患者肝移植前均持续接受新辅助化疗。初始 21 例患者中 12 例符合肝移植条件,其中 6 例实施了肝移植,中位随访时间 36 个月,其中 3 例复发,但 3 年生存率达到 80%。

(二)结直肠癌肝转移

结直肠癌位列全球癌症总体发病率第 3 位,其同时性肝转移发生率约为 15%~25%。肝移植治疗 NRCLM 早有尝试,但因缺乏严格遴选标准及有效的综合治疗措施,5 年生存率均低于 20%。近年,最有成效的随机对照研究来自挪威奥斯陆,经严格遴选,NRCLM 肝移植的 5 年预期生存率达 60%。不良预后的预测因素:①最大肿瘤直径≥55mm;②肝移植术前 CEA 水平 >80μg/L;③化疗后疾病进展;④首次肝部分切除术至肝移植时间 <2 年。肝移植可使严格筛选患者获益,但术后通常发生肿瘤复发。肿瘤复发中位时间为 6 个

月,肺脏是最常见的肿瘤复发部位,肺转移瘤局部切除为首选治疗,治疗后 5 年生存率可达 72%,作者认为肝移植术后肺部肿瘤复发并不影响远期生存。随着精确个性化治疗发展,不可切除 CRLM 的肝移植将在治疗中发挥更为突出的作用。

(三)神经内分泌肿瘤肝转移

NET 是一组起源于神经内分泌细胞的异质性肿瘤,多发于消化道,易发生远处转移,肝脏是最常见转移部位。

外科切除是神经内分泌肿瘤肝转移(neuroendocrine tumor liver metastasis,NETLM)的最佳治疗方案,但肝转移灶常常多发,且累及多个肝叶,故肝移植成为潜在治疗措施。肝移植前宜首先切除原发病灶。最近一项回顾研究报告了局部晚期不可切除 NETLM 肝移植术后 5 年的总生存率为 50%~70%,复发率为 30%~60%。肝脏受累超过 50%、高 Ki-67 和胰腺神经内分泌肿瘤是预后不良因素。2016 年,Mazzaferro 等修订 NETLM 肝移植标准:①年龄 <60 岁;②WHO 肿瘤分类标准的 G_1/G_2 分级;③原发病灶已清除,转移灶仅限于肝脏;④原发肿瘤归属门静脉系统引流;⑤肿瘤侵犯 <50% 肝容积;⑥纳入肝移植等待队列 6 个月肿瘤无进展。符合标准的肝移植术后 5 年和 10 年生存率分别为 97.2% 和 86.9%,无瘤生存率分别为 88.8% 和 86.9%。

(滕大洪)

第二节 免疫抑制剂应用

免疫抑制剂是影响实体器官移植成功的关键因素之一,理想的免疫抑制剂应保证移植物不受免疫攻击,同时最小化受者免疫抑制状态,并尽量降低药物不良反应。

实体器官移植后通过联合应用几种不同作用机制的免疫抑制剂,使人体达到"免疫平衡"状态。经典三联制剂 CNI+ 抗代谢药物 + 激素类是

多数移植中心采用的免疫抑制方案,近期采用的mTOR抑制剂降低了CNI的暴露,在特定患者中应用比例逐渐升高。

基于肝癌肝移植及心肺肾等实体器官移植术后肿瘤复发或新生肿瘤治疗的长期临床观察,认为CNI类药物、激素的长期使用会促进肿瘤发生,mTOR抑制剂具有抑癌作用。因此目前较受认可的减少肿瘤发生的免疫抑制治疗方案包括降低CNI药物暴露,激素早期撤除或免激素方案,mTOR抑制剂的早期应用等。而随着在非移植肿瘤病例临床应用中免疫抑制剂经验的不断增多,此类药物显现出独特的促癌或抑癌效果,提示可以根据非移植肿瘤病例的临床经验对不同类型肿瘤暴露风险者重新制订合理的移植免疫抑制方案。

一、钙调神经蛋白抑制剂

目前多数的移植中心应用以CNI为主的联合免疫抑制方案,环孢素和他克莫司是主要的CNI药物。CNI类药物对移植术后肿瘤复发及新生肿瘤的影响较为复杂,肝癌肝移植术后长期应用CNI类药物会导致肿瘤复发率和死亡率升高。但近期一系列不同类型肿瘤的相关试验研究提供了CNI类药物对肿瘤增殖影响的不同结果,提示临床工作中对于不同类型肿瘤风险器官移植患者可采取不同的用药方案。

许多研究表明CNI的应用是肝移植术后肝癌复发的独立危险因素。在一项前瞻性研究中,493例连续接受他克莫司治疗的肝移植患者,血谷浓度为7~10ng/ml的患者移植物存活时间长于血谷浓度为10~15ng/ml的患者。在肝移植后的第1个月内暴露于CNI(定义为他克莫司平均谷浓度 >10ng/ml)增加了1年和5年的肝癌复发率。另一项研究纳入2000—2010年在两个欧洲中心接受肝移植的219例符合米兰标准的肝癌患者,发现肝移植后1个月内较高的CNI暴露(平均他

克莫司谷浓度 >10ng/ml或环孢素谷浓度 >300ng/ml),与肝癌复发风险增加相关(5年复发率27.7% vs. 14.7%;$P=0.007$)。多因素分析肝癌复发的独立预测因子为:高暴露于以上定义的CNI(RR=2.82;$P=0.005$),最大结节的直径(RR=1.31;$P<0.001$)、MVI(RR=2.98;$P=0.003$),大血管侵犯(RR=4.57;$P=0.003$)。

Thaunat等报道CNI类药物通过多种机制促进肿瘤的发生,如可促进IL-6的释放。促进B淋巴细胞的增殖;降低DNA修复能力;不依赖宿主免疫细胞,直接促进转移灶扩散的细胞效应等。环孢素能促进TGF-β基因的转录和功能表达,TGF-β1可以促进肿瘤增殖,使肿瘤细胞富于侵袭性,增加转移可能。Shihab认为环孢素通过上调VEGF mRNA及其蛋白水平的表达,从而促使肿瘤的增殖、浸润和转移。Farge等认为肾移植术后使用环孢素是受者易患卡波西肉瘤的危险因素,减少环孢素的用量可使卡波西肉瘤的发生率下降17%。同时,肝移植术后使用环孢素为基础的免疫抑制方案的患者肿瘤发生率是以他克莫司为基础方案的4倍,环孢素是移植术后肿瘤发生的独立危险因素。

Malueeiot等采用裸鼠肾癌模型,分别给予他克莫司 2mg/kg、4mg/kg,发现大剂量组可以促进TGF-β mRNA的表达和分泌;他克莫司可以增加肾癌肺转移灶数量,并且成剂量依赖关系。在大鼠肝移植模型的基础上建立Wlaker-256细胞株的皮下移植瘤模型,给予他克莫司 1mg/kg,发现皮下移植瘤生长迅速,即他克莫司促进了肝移植大鼠术后皮下移植瘤的生长。

但与此同时,CNI类药物抑制肿瘤生长、协同化疗药物提高抗肿瘤效能的研究也并不少见。

移植领域应用之外,环孢素被视为一种化疗增敏剂,能够逆转部分化疗药物的耐药。可以调节MDR基因表型的表达,对血液系统的耐药及复发肿瘤治疗具有较好的逆转效果。研究显示环孢

素可以降低肝癌细胞的 *MDR1* mRNA 表达,增加化疗药的细胞毒作用,促进肝癌细胞的凋亡,其逆转作用对耐药细胞更为明显,且随浓度增高其作用增强。环孢素与表多柔比星合用时可明显增加肝癌细胞的凋亡,5g/ml 的环孢素合用 1g/ml 的表多柔比星作用于 SMMC-7721 细胞,比单用表多柔比星细胞毒作用增强 1.92 倍,而作用于耐药性较强的 HepG2.2.15 细胞时,其增敏倍数可达 4.03 倍。

环孢素还可以部分逆转分子靶向药物的耐药。有研究显示环孢素通过抑制 STAT3/Bcl-2 信号途径增加肺癌细胞对吉非替尼的敏感性,明显增加吉非替尼诱导的凋亡。环孢素在 EGFR-TKI 耐药的肺癌细胞中有增敏效果,提示环孢素或许能够部分逆转吉非替尼的耐药。对 *T790M* 突变的 H1975 细胞株,环孢素联合吉非替尼处理后显示了很好的疗效。验证环孢素逆转分子靶向药物耐药的临床试验,如达沙替尼联合环孢素治疗慢性粒细胞白血病的临床研究证实环孢素可以增加 BCR-ABL1 阳性细胞对 TKI 敏感性。但小鼠体内达沙替尼和环孢素的药代动力学和药效学研究发现环孢素共给药增加了达沙替尼的峰值浓度和曲线下面积,在增强疾病控制同时增加了药物毒副作用。达沙替尼加环孢素对人体的安全性和耐受性的 Ib 期临床评估试验因出现比预期更多的造血毒性而被终止。司美替尼(selumetinib)耐药的结直肠癌临床试验中,司美替尼和环孢素联合用药耐受性良好,未出现严重毒副作用,且显示出对转移性结直肠癌具有一定治疗作用。

环孢素还可以通过抑制钙调磷酸酶/NFAT 信号通路逆转 BCR-ABL1 抑制剂伊马替尼(imatinib)和达沙替尼(dasatinib)、Mek 抑制剂司美替尼以及吉西他滨等药物的耐药。环孢素通过抑制钙调磷酸酶/NFAT 通路进而影响新生血管的形成。吉非替尼联合环孢素治疗后,肺癌细胞 *STAT3* 基因的磷酸化水平以及其下游的抗凋亡蛋白 Bcl-2 的表达明显被抑制,从而增加了吉非替尼诱导的肺癌

细胞的凋亡。此外,环孢素与吉非替尼还具有协同抑制 EGFR 下游 ERK 和 AKT 的作用,而 PI3K/AKT 和 MEK/ERK 信号通路与 EGFR-TKI 的耐药有关。故环孢素的增敏作用还可能与协同吉非替尼抑制磷酸化 *ERK* 和 *AKT* 有关。

研究表明,他克莫司具有抑癌的作用。Shin 等观察到,用远低于免疫抑制剂量的他克莫司作用于尿路上皮癌细胞,癌细胞的存活生长受到抑制。Kawahara 等发现,他克莫司在体外可抑制膀胱癌细胞的集落形成及细胞迁移侵袭能力,显著延缓异种移植小鼠的肿瘤生长。另外,在膀胱癌、慢性淋巴细胞白血病、非小细胞肺癌中,也观察到抑癌现象。研究显示他克莫司通过与 FKBP 结合,抑制活化 T 细胞核因子(nuclear factor of activated T cells,NFAT)的活性来影响包括癌细胞在内的各类细胞中的 NFAT 信号通路,调控其增殖分化。NFAT 作为一种广泛存在的转录因子在多种细胞中表达,而细胞中存在的 NFAT 具有不同的亚型,其激活能够影响多种与癌症发生发展相关基因的表达,它们对肿瘤细胞增殖、凋亡、分化以及组织血管生成的调节作用不尽相同。他克莫司通过抑制某些 NFAT 亚型可以起到抑癌或促癌的效果。他克莫司可以显著降低尿路上皮癌、前列腺癌、膀胱癌细胞中 *NFAT2* 基因的表达量,并减少其进入细胞核,起到抑癌作用。在胶质母细胞瘤中,他克莫司通过抑制 NFAT1 的活性,降低癌细胞侵袭力。在侵袭性 B 细胞淋巴瘤中可通过抑制高表达 NFAT 家族(尤其是 NFAT2)的活性,减少癌细胞生长存活。

此外,他克莫司还可通过与 FKBP 结合,将 FKBP 从其原先结合的蛋白上移除,从而终止其原有功能,影响细胞中的其他与增殖、分化相关的信号通路。他克莫司-FKBP 复合物可解除 TGF-β 通路的抑制,影响肿瘤相关信号通路,最终影响肿瘤的发生发展。Ramono 等发现用小剂量他克莫司处理慢性淋巴细胞白血病细胞,可将 *FKBP12* 从

TGF-β1 型受体移除,重新激活 TGF-β 通路,诱导癌细胞凋亡。Shin 等发现用远低于免疫抑制剂量的他克莫司也可通过类似机制激活尿路上皮癌细胞 TGF-β 通路,发挥抑癌作用。提示高剂量他克莫司可能通过抑制免疫系统功能促癌,而低剂量他克莫司则在保证免疫功能的同时,通过激活 TGF-β 通路起到抑癌作用。Zhu 等发现 FKBP3 在非小细胞肺癌细胞中表达水平上调,且通过 Sp1/HDAC2/p27 通路来抑制 *p27* 的表达从而促进细胞增殖。李永文等发现使用他克莫司处理肺癌细胞系后 *p27* 表达量升高,肿瘤细胞增殖减缓且迁移能力下降,提示他克莫司可能通过与 FKBP3 结合从而解除 *p27* 表达的抑制,进而上调其表达而起到抑癌作用。

由此看来,CNI 类药物在肿瘤发生发展中可能具有双向调节作用,其机制除免疫抑制外,还包括调控多种信号通路。另外,对于不同类型肿瘤,不同 CNI 药物又具有不同作用效果,因此在临床工作中需要进行个体化评估,在满足免疫抑制同时又能够抑制肿瘤生长,以此为条件制订更加合理的用药方案。

二、糖皮质激素类

作为非特异性免疫抑制剂,糖皮质激素(以下简称"激素")类是最早应用于各类器官移植的免疫抑制剂,目前在治疗急性排斥反应中仍作为一线用药。激素的应用和肿瘤复发、转移的关系较为复杂。肿瘤患者行实体器官移植后应用激素方案目前仍存在争议。

激素对免疫系统的抑制是非特异性的,降低免疫反应及抑制肿瘤细胞凋亡、促进细胞迁移,可能造成肿瘤复发风险升高。研究显示移植术后长期应用激素,患者发生卡波西肉瘤的风险增大。Mazzaferro 报道肝癌肝移植患者术后长期使用激素,肿瘤复发的可能性增加。近年来,肝癌肝移植术后免除激素的免疫抑制方案逐渐增多,临床结果显示患者术后肿瘤复发的概率降低。

近年非移植肿瘤领域关于激素与肿瘤关系的研究不断深入,发现激素对肿瘤细胞的增殖、凋亡、迁移、代谢和免疫微环境等多个方面都有重要的调控作用。肿瘤的发生与炎症反应密不可分,激素可通过抗炎作用、抗血管生成对肿瘤细胞发挥抑制作用,一方面抑制肿瘤细胞生长、转移,另一方面促进肿瘤细胞凋亡。同时激素还具有提高其他化疗药物临床疗效和降低毒副作用的功能。

研究发现在雄激素非依赖性前列腺癌 DU145 移植瘤模型中激素可增加 IκBα 蛋白的表达,呈现出对激素受体的剂量依赖性抑制作用,表现出显著的抗肿瘤作用。在前列腺癌细胞 PC-3 中,激素对肿瘤细胞的生长抑制作用主要通过诱导 TGF-β1 受体Ⅱ表达和增强 TGF-β1 信号通路实现。糖皮质激素受体被激活后可诱导 RhoB 表达,参与 NF-κB 信号通路从而抑制卵巢癌 HO-8910 细胞的增殖。在宫颈癌 Hela 细胞中,激素能抑制 *BCL-2* 基因的表达从而诱导 Hela 细胞凋亡。对体外胰腺导管腺癌细胞的观察发现激素的抗肿瘤细胞增殖作用主要通过抑制 IL-6 mRNA 的表达及 NF-κB 转录活性实现,其对胰腺导管腺癌细胞的增殖无影响,但对 NF-κB 信号通路具有抑制作用。

激素对血管生成具有抑制作用。激素可通过降低肿瘤组织中缺氧诱导因子-1α、VEGF-A 及肿瘤微脉管密度水平抑制 Lewis 肺癌细胞的生长及肿瘤组织微血管生成。激素在膀胱肿瘤细胞中可下调 IL-6、VEGF、MMP2、MMP9 及肿瘤微脉管密度等侵袭/转移相关分子的转录表达水平,诱导上皮-间充质转化,减少肿瘤组织血管病理性生成,从而抑制肿瘤细胞的侵袭/转移。在 DU145 移植瘤模型中激素可显著下调 *VEGF* 和 *IL-8* 基因水平表达,降低肿瘤微脉管密度,缩小肿瘤体积。

激素与化疗药物联合使用不仅可作为保护剂减少不良反应,还可作为增敏剂增加部分化疗药物的治疗效果。文献报道泼尼松龙可用于抗雄性激素治疗耐药的前列腺癌，有效率达 73%，表现为 PSA 和硫酸脱氢表雄酮（dehydroepiandrosteronesulfate，DHEAS）下降。Katsumata 联合运用泼尼松龙、米托蒽醌等能有效治疗乳腺癌。但也有研究发现激素和紫杉醇联用导致紫杉醇的抗癌效果显著降低，该机制可能与 NF-κB 信号通路有关。Fas 受体的转录靶标是紫杉醇激活 NF-κB 后的下游靶标，受紫杉醇和激素的逆向调节，激素通过抑制 Fas 受体的转录对紫杉醇产生拮抗作用。

激素在缓解抗肿瘤药物毒副作用方面的应用日益广泛，在肿瘤临床治疗策略中处于不可或缺的地位。然而激素对于化疗/免疫治疗疗效的影响机制具有多样化和复杂性。一方面，激素对肿瘤细胞增殖、凋亡、转移具有不同影响；另一方面，激素强大的免疫抑制效果可能会对免疫治疗产生不利影响。因此，激素和其他抗癌药物合用时，如何优化给药方案，在降低人体不良反应的同时使药物疗效最大化，将具有非常重要的研究价值和临床应用。

三、抗代谢药物

临床常用抗代谢药物有硫唑嘌呤和霉酚酸衍生物。

硫唑嘌呤：硫唑嘌呤（azathioprine，AZA）是临床上第一个应用的抗增殖代谢药，是 6-巯基嘌呤衍生物，其代谢产物可作为嘌呤类似物，通过假性反馈干扰嘌呤的重新合成，抑制 DNA、RNA 合成，从而抑制 T 淋巴细胞和 B 淋巴细胞的增殖。AZA 还可作为免疫调节剂，发挥抗炎作用并阻滞细胞增殖周期。AZA 可以抑制自身免疫、HVGR、GVHD 和迟发型超敏反应，还可抑制抗体的形成。AZA 不良反应较大，可致骨髓抑制、白细胞减少和肝损伤等。最新的一项研究结果显示，硫唑嘌呤转换霉酚酸的序贯治疗组患者发生皮肤鳞状细胞癌的概率低于硫唑嘌呤组。

霉酚酸的衍生物：霉酚酸类药物是目前器官移植常用的抗代谢药，其主要活性物质为霉酚酸。霉酚酸为可逆的非竞争性 IMPDH 抑制剂，包括吗替麦考酚酯和霉酚酸钠，特异性抑制 T、B 淋巴细胞的增殖。这两种淋巴细胞的增殖均高度依赖于 GTP 的从头合成，而 IMPDH 是该合成过程的限速酶。霉酚酸耗竭淋巴细胞的 GTP 池，影响细胞 DNA 合成，同时影响 G 蛋白介导的信号转导系统及蛋白质的糖基化。霉酚酸还诱导抗原活化的 T 淋巴细胞凋亡，减少抗体的产生以抑制黏附分子的表达，减少白细胞和单核细胞流入炎症部位，并具有抗纤维化特性。霉酚酸体外应用能有效阻断 T、B 淋巴细胞对有丝分裂原的反应和混合淋巴细胞反应及细胞因子产生，抑制巨噬细胞产生 TNF-α 等，抑制血管平滑肌细胞、系膜细胞、成纤维细胞、内皮细胞增殖。

霉酚酸类药物可以降低 CNI 或 mTOR 抑制剂的暴露，用于急性排斥反应的补救免疫抑制治疗。霉酚酸类药物联合他克莫司，优于单用他克莫司，联合应用能诱导移植患者的长期免疫耐受，减少急性排斥反应发生的风险。

在一些人体实体肿瘤和血液恶性肿瘤的实验模型中，发现霉酚酸类药物能够抑制肿瘤细胞的增殖。一项大型前瞻观察性队列研究发现，与未接受霉酚酸类药物治疗的肾移植患者相比，霉酚酸类药物有降低恶性肿瘤风险的趋势。临床证据证明使用霉酚酸类药物与降低肝癌肝移植患者术后肿瘤复发及改善生存率相关。

霉酚酸类药物具有抗肿瘤作用，并通过多种分子途径诱导细胞凋亡。霉酚酸可以上调 p53 基因诱导的两个基因（*TP53I3* 和 *TP53INP1*）以及 p53 蛋白水平。p53 水平升高会导致细胞周期 S 期 DNA 损伤后的细胞生长阻滞或细胞凋亡。补充外源性鸟苷只能在很小程度上抵消霉酚酸对肝癌细胞的抑制作用。虽然鸟嘌呤核苷酸池的消耗是抑制淋巴细胞增殖的主要机制，但这只是霉酚酸抗肝癌的部分作用机制。研究发现霉酚酸浓度与抑制肿瘤细胞增殖并非正相关,考虑降解通路的补救途径可将中间产物合成核苷酸是抵消霉酚酸抑制作用的重要原因。研究表明,高增殖状态肿瘤细胞对霉酚酸治疗敏感,而低增殖状态癌细胞对霉酚酸表现为耐药。一个肝移植队列回顾性分析发现霉酚酸类药物的使用与减少肝癌复发和改善患者生存率之间存在关联。两组患者肿瘤特征没有显著差异。另外,目前在研的 23 种其他的 IMPDH 抑制剂中有 3 种已被发现具有比霉酚酸更强的免疫抑制和抗肿瘤活性,因此可能被认为是器官移植中霉酚酸的潜在替代品。

四、哺乳动物雷帕霉素靶蛋白抑制剂

在临床上应用的 mTOR 抑制剂包括西罗莫司和依维莫司。在 T 淋巴细胞中,mTOR 通路促进细胞周期从 G_1 期向 S 期进展和细胞因子刺激后的 T 淋巴细胞增殖。同时,mTOR 信号不仅存在于淋巴细胞,也存在于单核-巨噬细胞、DC、自然杀伤细胞和内皮细胞。因此,抑制 mTOR 通路可导致与抗增殖、抗病毒、抗炎和抗肿瘤相关的临床效应。

西罗莫司(sirolimus)又称雷帕霉素,是一类大环内酯类抗菌药物。西罗莫司与他克莫司结构相似,但其作用机制却不同,西罗莫司与细胞质基质中 FKBP12 结合,形成西罗莫司-FKBP12 复合物,与 mTOR 相互作用,抑制 mTORCl,影响基因转录和多种代谢通路,起到抗肿瘤、抗增殖和免疫抑制的作用。西罗莫司能使抗凋亡蛋白 bcl-2、bcl-xl 表达降低,促凋亡蛋白 bax 表达上调,线粒体膜电位下降,激活 Caspase-3 酶原,从而诱导细胞凋亡。西罗莫司通过抑制 mTOR 而抑制 *HIF-1α* 的激活,可有效下调 *HIF-1α* 基因的表达,既能抑制 *HIF-1α* 基因的合成,又能增加其降解,并能下调 *HIF-1α* 基因调控的 VEGF 的表达,从而抑制了肿瘤中血管的生成,控制肿瘤增殖和转移。西罗莫司多种抗肿瘤机制的总和效应超过了其抑制免疫的促

肿瘤效应,最终表现为在肝癌患者肝移植术后对肿瘤生长转移的抑制作用。对于肝癌肝移植患者尤其是超米兰标准者,接受以西罗莫司为基础的免疫抑制方案较以 CNI 为主的方案具有较低的肿瘤复发率。

Toso 等通过对美国器官移植受者科学登记系统(Scientific Registry of Transplant Recipients,SRTR)数据库中 2002 年 3 月—2009 年 3 月的 2 491 例肝癌肝移植患者资料进行分析,发现使用西罗莫司为基础的免疫抑制方案可使肝癌肝移植患者术后生存率得到明显改善,而 CNI 为主的免疫抑制方案却不具有这样的效果。

一项前瞻性随机开放多中心研究中,525 例肝癌肝移植受体在接受常规免疫抑制治疗方案 4~6 周后,A 组(264 例)继续传统方案,B 组(261 例)采用联合西罗莫司方案。研究结束时 A 组无复发生存率为 64.5%,B 组为 70.2%(P=0.28)。基于米兰标准的亚组分析显示,低风险患者通过西罗莫司获益最大。此外,较年轻的受者(年龄≤60 岁)以及西罗莫司单药治疗患者也有受益。严重不良事件在两组中相似。该研究认为在肝癌肝移植受者中,西罗莫司不能改善 5 年以上的长期 RFS。然而,西罗莫司可以改善最初的 3~5 年 RFS 和 OS,特别是低风险患者群。

依维莫司(everolimus):依维莫司是西罗莫司衍生物,与西罗莫司结构非常相似,仅引入了 1 个羟乙基,导致其生物半衰期减少 50%(30 小时 vs. 62 小时),生物利用度提高(20% vs.14%),因而能更快地达到稳态。依维莫司既具有免疫抑制特性也具有抗肿瘤特性。

依维莫司是目前唯一被美国 FDA 批准的治疗乳腺癌、乳头状肾细胞癌、胰腺神经内分泌肿瘤、某些类型的与结节性硬化症有关的乳腺癌和室管膜下巨细胞型星形细胞瘤的 mTOR 抑制剂。依维莫司已经在体外和体内实验中被证明,可通过减少以上这些肿瘤细胞的生长达到缓解病情的目

的。依维莫司目前也可用于治疗已使用过两种抑制 VEGF 受体激酶抑制剂舒尼替尼和索拉非尼的晚期肾癌患者。舒尼替尼和索拉非尼是多种激酶抑制剂(作用于多种细胞靶位),而依维莫司则是阻断 mTOR 的专一蛋白质,干扰癌症细胞的生长、分化和代谢。依维莫司与细胞内蛋白质 FKBP-12 结合,形成抑制络合物,作用于 PI3K/AKT/mTOR 通路,抑制 mTOR 激酶活性,同时降低 mTOR 下游效应物 S6 核糖体蛋白激酶(S6K1)和真核延伸因子 4E-BP 的活性。此外,依维莫司还可抑制 HIF-1 和 VEGF 的表达,故具有抑制肿瘤细胞生长、肿瘤细胞代谢及肿瘤血管生成的作用。

依维莫司在治疗肾癌中具有良好的抗肿瘤作用,Ⅰ期临床试验结果显示依维莫司对肾癌组织具有良好的抑制作用。Ⅱ期临床试验研究依维莫司的安全性和有效性,83% 接受过其他治疗并出现肿瘤进展及转移,应用依维莫司后 57% 的患者至少 6 个月病情没有恶化,中位疾病 PFS 为 11.2 个月。

Morrow 等进行一项Ⅰ、Ⅱ期临床研究,对 47 例应用曲妥珠单抗为主的治疗方案后病情进展的 HER2 阳性转移性乳腺癌患者,进行联合依维莫司治疗,结果显示联合治疗是安全、有效的。Bachelot 等对绝经后雌激素受体阳性、HER2 受体阴性的乳腺癌患者进行临床研究,显示依维莫司联合他莫昔芬治疗可提高患者的总体临床治愈率、PFS 及总生存率。

虽然 mTOR 抑制剂的抗肿瘤作用较为引人瞩目,然而,只有约 50% 的肝癌患者在其肿瘤中表现出 mTOR 下游信号元件的激活。实验和临床证据表明,具有不同基因突变的肿瘤对 mTOR 抑制剂的反应不同。

需要警惕的是 mTOR 抑制剂的使用与一些肝移植患者的不良事件有关。与西罗莫司比较,伊维莫司的安全性有所提高,但副作用风险仍然不容忽视。H2024 研究显示接受依维莫司的患者中导致药物停用的不良事件发生率为 25.7%。另一

研究也得到了类似的结果,23.4% 的患者由于不良事件需要减少应用剂量超过 50% 或完全停用伊维莫司。另外一系列研究发现伊维莫司可以显著降低他克莫司的谷浓度,对于两种药物联合应用的方案需要根据药物浓度调整用药剂量。

五、具有免疫抑制效果的抗肿瘤药物

20 世纪 60—70 年代,器官移植的标志性事件之一是将癌症治疗领域的环磷酰胺应用于免疫疾病和器官移植。环磷酰胺作为一类烷化剂,用于临床抗肿瘤治疗已有 50 多年的历史。其主要是通过诱导肿瘤细胞 DNA 交联,从而诱导肿瘤细胞死亡。环磷酰胺依赖肝细胞内的 P450 异构酶转化生成 4-羟基环磷酰胺而发挥毒性作用。在治疗浓度下,增殖旺盛的正常组织细胞和免疫细胞也被杀死。鉴于环磷酰胺对免疫细胞的杀伤作用,环磷酰胺被当作免疫抑制剂用于器官移植和自身免疫病的治疗。20 世纪 80 年代后期,研究发现小剂量的环磷酰胺可以降低免疫抑制细胞的抑制作用,从而增强抗肿瘤免疫。环磷酰胺现已广泛应用到不同肿瘤治疗,如急性白血病、淋巴瘤、实体瘤以及许多自身免疫疾病。环磷酰胺也有一些免疫激活的作用,最先被研究发现的免疫激活作用是能够消除调节性 T 细胞,发现调节性 T 细胞对于环磷酰胺的细胞毒性作用很敏感,低剂量的环磷酰胺不但可以减少其细胞数量还可以减弱其功能。动物实验证实环磷酰胺能够选择性杀灭正常小鼠的 $CD4^+CD25^+FOXP3^+$ 调节性 T 细胞。环磷酰胺除能降低正常小鼠调节性 T 细胞数,还具有直接抑制调节性 T 细胞功能的作用,其具体的作用机制是通过抑制调节性 T 细胞的增殖并且增强其凋亡敏感性而实现的,环磷酰胺抑制调节性 T 细胞具有剂量依赖性,高剂量环磷酰胺能高效清除小鼠的调节性 T 细胞,但同时也杀灭了大部分 $CD4^+$、$CD8^+T$ 淋巴细胞,抑制了有效的免疫应答。而低剂量环磷酰胺则选择性杀灭调节性 T 细胞,

保留了有效数量的效应性 T 淋巴细胞。

环磷酰胺的第二个免疫激活效应是可以通过分泌 I 型 IFN 来增强过继回输 T 淋巴细胞发挥抗肿瘤作用,环磷酰胺可诱导产生各种细胞因子促进回输的 T 淋巴细胞稳态增殖。有报道表明仅仅低剂量的环磷酰胺就可以促使患有淋巴瘤的大鼠体内 Th2/Th1 型细胞的转换,这可能会对抵抗淋巴瘤转移有帮助。这些作用使得环磷酰胺成为了肿瘤免疫治疗过程中有力的协同工具。

5-FU:5-FU 是一种代谢产物,是可以与 DNA、RNA 错误结合抑制胸苷酸合成酶的尿嘧啶类似物,是一种细胞毒性药物,现在已经广泛应用于治疗直肠癌、乳腺癌以及一些呼吸道、消化道癌症。有报道指出,5-FU 能阻止小鼠初始 T 细胞受到抗原刺激后获得的效应功能,如 IFN-γ、颗粒酶和细胞毒功能。而且 5-FU 能影响 CD8$^+$T 淋巴细胞的增殖分裂且阻止初始 CD8$^+$T 淋巴细胞分化为效应性细胞。郑虹等通过 5-FU 的前体药物卡培他滨灌胃大鼠模型及大鼠原位肝移植急性排斥反应模型,证实卡培他滨可杀伤未活化的淋巴细胞且与用药时间和剂量成正相关。他克莫司联合卡培他滨可增强对 T 淋巴细胞的抑制作用。在喂药和移植实验中,IL-2 和 IFN-γ 浓度降低且与用药时间和剂量成正相关,证实卡培他滨可降低相关炎症因子水平产生免疫抑制作用。在该实验中,卡培他滨与他克莫司联合相比于单用他克莫司,可降低急性排斥反应程度,提示卡培他滨具有一定的免疫抑制作用。

移植肿瘤学研究的对象既包括因肿瘤进行器官移植者,也包括移植术后新发肿瘤者,因此所面临的肿瘤因素更为复杂多变。结合传统肿瘤学方法,在免疫抑制剂对不同类型肿瘤的细胞增殖、凋亡、迁移、代谢和免疫微环境等作用特性方面进行了广泛而深入的研究,有助于移植临床工作者对不同免疫抑制剂产生更全面的认识,选择制订更为合理安全有效的免疫抑制与肿瘤抑制相协调的

治疗方案,从而降低移植受者发生排斥反应及肿瘤发生风险,提高生存率。

(滕大洪)

第三节　外科治疗

一、肝癌肝移植术后肿瘤复发流行病学及生物学行为特征

(一)流行病学特点

2020 年全球癌症新发病例中肝癌居全球肿瘤发病率第 6 位,其致死率排名第 3 位。而中国癌症新发病例中肝癌居第 5 位,肝癌死亡病例高居第 2 位。肝移植术后肝癌复发的中位时间多为术后 8~14 个月,大部分不超过 2 年。Volk 等提出 5 年生存率须达到 61% 才不至于影响良性肝病受者的手术获益。毋庸置疑,术前选择标准越苛刻,肿瘤复发率越低。

(二)生物学行为特征

体内任何微小肿瘤都可以在缺乏免疫监视的情况下发生发展。CNI 除了宿主免疫抑制外,它们还通过增强转化生长因子表达相关的非免疫介导途径,促进肿瘤进展。与未进行肝移植的患者相比,肝移植后患者的肝癌复发转移更具侵袭性,且术后复发率稳定在 10%~20%,是这些患者长期生存最重要的限制因素。

移植后复发方式按部位可分为移植肝内或肝外复发;按数目可分为局部寡发性复发和全身播散性复发。移植肝一般是复发的首发部位,肺是肝外复发最常见的部位,其次是骨骼、肾上腺,也易通过淋巴途径扩散到淋巴结,其中腹腔内淋巴结最为常见。

Hellman 和 Weichselbaum 在 1995 年提出了寡发性转移的概念,指患者仅在有限的几个区域内表现出远处复发的状态。对复发部位进行手术、放疗、射频消融等局部治疗可提高患者生存

率。寡发性转移状态（图 11-3-1）代表了一个重要概念，但还有一个困难问题有待解决：即使所有转移部位都进行了彻底的局部治疗，但由于原发部位没有或不能进行局部治疗，也没有达到治愈的目的，原发部位会更快恶化。

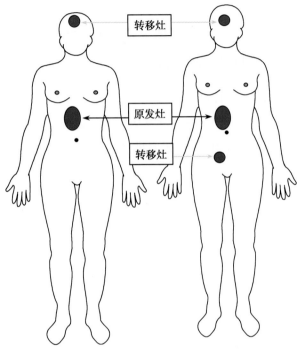

图 11-3-1　寡发性转移

Niibe 等根据临床治疗经验进一步提出了寡发性复发概念：①1 至数个器官（通常为 1 个）出现 1 至数个远处转移/复发（通常为 1 个）；②可控制癌症的原发部位；③1 至数个远处转移/复发可局部治疗；④除第③项外，没有其他远处转移/复发。这种寡发性复发状态如图 11-3-2 所示，寡发性转移和寡发性复发之间的差异如表 11-3-1 所示。在寡发性复发状态下，原发灶、复发或转移部位均可采用局部治疗，这意味着所有肉眼复发或转移部位受控。

表 11-3-1　寡发性转移与寡发性复发概念的差异

	寡发性转移	寡发性复发
原发病灶	不可控制/控制	控制
远处转移/复发数目	1 至数个	1 至数个（最好 1 个）

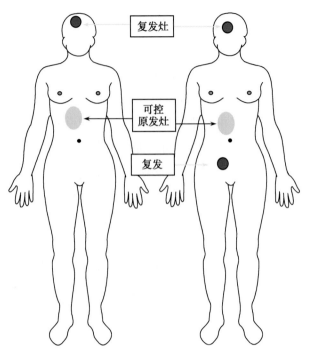

图 11-3-2　寡发性复发

移植后复发需要进行完整的分期评估，以鉴别播散性复发或寡发性复发。在寡发性复发状态下，肿瘤的原发部位得到控制，复发是移植前存在未确诊的远处转移或移植过程中肿瘤细胞溢出。这意味着所有肉眼复发或转移部位都可以采取局部治疗并配合全身化疗。文献显示，通过全身和局部治疗相结合的方法来管理寡发性复发取得了令人振奋的结果。

二、外科治疗的选择

播散性复发主要通过全身系统治疗延长生存期，而不是寻求治愈。而寡发性复发，有限的肉眼转移或复发病灶，从理论上讲可通过可控的局部治疗配合全身治疗获得治愈。Punglia 等报道称，如果系统治疗得到改善，局部治疗的作用将会改善。局部治疗和全身治疗之间关系如图 11-3-3。目前癌症治疗的现状在 0~A 之间，随着全身治疗的发展和进步，局部治疗的作用变得越来越重要。但在未来通过系统治疗的突破性进展，可能依靠药物等全身治疗就会减少癌症发生发展，局部治疗的重要性将会逐渐下降。

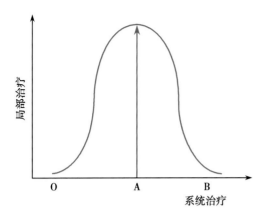

图 11-3-3　局部治疗与系统治疗之间的关系
O~A 之间局部治疗作用与系统治疗作用同样重要；A~B 局部治疗作用降低而系统治疗作用提高。

从历史上看，远处转移复发被认为是肿瘤终末期状态晚期。寡发性复发的新概念已经促进了癌症复发或转移管理的范式发生转变。它允许患者接受策略性的治疗。需要注意的是，根据肿瘤的数量、大小或分布对寡发性复发进行严格的定义是不切实际的，同时临床意义有限甚至负面。对这一概念的一个务实观点，就是在肿瘤负荷有限的患者中合理使用局部治疗，提升复发患者积极治疗的认知度。

对于肝移植术后肿瘤复发患者，即使是孤立的复发或转移，亦代表全身事件的局部表现。考虑到免疫抑制过强会导致肿瘤进展，免疫抑制剂应逐渐减少到防止排斥反应的最低有效剂量。

有文献回顾性报告肝内或肝外寡复发患者的手术切除结果，符合手术治疗条件的患者占 25%~50%，肺和肝是常见转移切除部位。结果显示手术治疗组获得持续生存受益，中位生存时间为 28~65 个月，而仅接受系统治疗组的中位生存时间为 5~15 个月。

外科选择往往是局部性疾病和预后较好者，难以避免选择偏差。并且手术患者肿瘤负荷负担有限，肿瘤生物学更有利，手术获益可能会受到质疑。而回顾目前文献，移植后复发后的长期存活是通过手术切除实现的。在众多报道中，手术治疗仍然是影响复发后生存率的独立预测因子。特

别是当肿瘤生物学状况良好时，手术被认为是可切除复发患者的首选治疗方法。

三、肝内寡发性复发的外科治疗

首先要区分原发性肿瘤的肝内复发和新发肝细胞癌。前者发生在移植后早期，通常在最初的 2 年内，代表原发性肝癌转移到肝移植物中。后者发生较晚，在移植后数年，移植肝因各种慢性损伤诱发新生肿瘤。常见的诱因有原发性肝病的复发、弥漫性缺血性胆管损伤或慢性排斥反应。新发肝细胞癌类似于非移植受者的常见情况，可以推定该病局限于肝脏，其治疗策略与普通患者相同。

移植物肿瘤切除是复发性肝癌的一种可行的治疗方法，为患者提供了长期生存的机会。复发病灶的可切除性更多地取决于肿瘤负荷。移植肝切除的前提是有足够的、无肿瘤的剩余肝体积，而其限制因素主要是并发症。由于广泛的粘连，移植物切除在技术上具有挑战性。免疫抑制的患者容易出现感染性并发症。移植物肿瘤切除治疗肝癌复发已经在几个回顾性研究中报道过，发病率高（60%~80%）。

文献报道，适合手术切除患者和不能切除患者的生存率有显著差异，其报道的 4 例单次肝移植复发的患者中有 2 例接受了肝切除术，术后 67 个月和 15 个月均无瘤生存，5 年生存率分别为 87.5% 和 0。Bodzin 等报道，肝移植后肺、肝、腹腔、骨或脑复发接受手术治疗患者的中位生存时间为 27.8 个月，而非手术治疗患者为 10.6 个月。手术在控制肝癌复发过程中发挥了重要作用。

四、肝外寡发性复发的外科治疗

肝移植术后复发肝癌的特点是进展加快，肝外转移频繁。De Angelis 等对 1 021 例肝移植受者进行了系统回顾，发现 1/3 的患者有肝外转移，总体预后非常差，但最近的报告表明，手术切除可以

提高长期生存率,手术切除可能是比包括化疗在内的其他非手术治疗更有效的选择。

肺转移瘤切除术已成为各种肺部转移性恶性肿瘤的标准治疗方法,肝细胞癌肺转移常累及肺部的多个部位,所以切除有时并不适用。肺转移瘤切除术的限制条件,主要是可行性和术后肺功能的充分性,一般患者最多手术切除三个孤立的肺转移病灶,无须考虑偏侧,可根据肺结节的大小和位置适当放宽病灶数目限制。手术根据肿瘤的数量和位置,通过开胸或胸腔镜辅助手术(电视胸腔镜外科手术,video-assisted thoracic surgery,VATS)切除转移病灶,首选胸腔镜手术楔形切除,必要时行肺叶切除术,目的是获得无肿瘤的切切缘。双侧病变的患者同时或顺序行双侧开胸手术。除非在术前或术中发现淋巴结增殖,否则不会常规清扫淋巴结。Hwang 等报道切除组的5 年生存率为 44.7%,明显高于对照组的 12.8%(P=0.017)。这项回顾性研究的结果表明,肺切术治疗复发是安全的,并为患者提供了长期生存的机会。孤立的肝细胞癌肺转移可以有效切除,

预后良好,重复进行肺转移切除术也可以有效延缓肝细胞癌的复发。在肺切除术后复发的 19 例患者中,13 例接受了进一步的局部治疗(肺和肺外)以加强疾病控制。

肝癌肾上腺转移也较为常见,可以采取切除、局部消融治疗或全身治疗。Teegen 等研究表明,肾上腺切除术后 1 年复发率为 37.5%,2 年复发率为 75%。肾上腺切除后平均生存时间为(112.4±2.5)个月,术后估计总生存期为(77.2±17.4)个月,肾上腺切除术显著延长了生存时间。

肝癌肝移植后淋巴结转移在多数患者中表现为孤立性病变,常发于膈、肝总动脉、下腔静脉、胃等处的淋巴结。淋巴结转移可能与肝癌继发于循环中的肝癌克隆有关,这些克隆在靶器官植入并内留存,甚至在肝移植之前就已经存在不可检测的转移。手术切除是唯一可能治愈的治疗方法。IKEGAMI 等研究表明,接受非手术治疗的 3 例患者在 1.2 年内死亡,但接受手术切除转移淋巴结的患者分别存活了 11.2 年、4.5 年和 0.8 年,无复发迹象(图 11-3-4)。

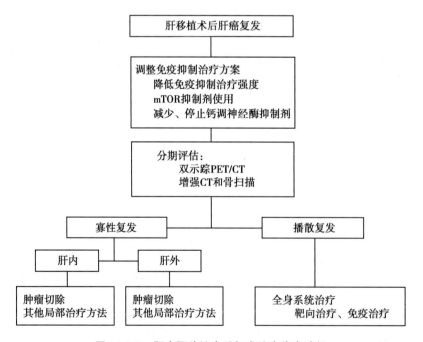

图 11-3-4　肝癌肝移植术后复发治疗临床路径

五、小结

现在肝细胞癌移植后复发的外科治疗经验仍然很有限。寡发性复发数量少、位置局限，因此局部治疗疗效好，可有效控制疾病复发。射频消融、立体定向放疗、TACE、动脉内注射 ^{90} 钇是有效的替代策略。对于肝外少发的患者，手术切除是治疗的有效方法。

到目前为止，高水平证据的缺乏使得系统回顾或 meta 分析较为困难。我们在此提出一种基于中心经验和最佳可用证据系统方法的多学科临床路径（见图 11-3-4）。

肝移植后肝癌复发仍然是一种进展迅速的致命性疾病。然而，随着治疗方式的改进，长期存活的患者更容易被观察到。在肿瘤负荷有限的患者中，更积极的治疗策略似乎比姑息措施获得更有利的结果。

（吴迪）

第四节　化疗与靶向治疗

一、移植术后预防性化疗

肝癌肝移植术后的预防性化疗，即术后辅助化疗，是在接受根治术后或肝移植术后进行的术后化疗，其目的是针对经血液循环或淋巴循环途径发生播散的肿瘤细胞，或可能残存的肉眼不可见的微小肿瘤转移病灶而进行的化疗药物杀伤，从而降低术后复发转移风险，改善无病生存时间及总生存时间，提高治愈率。

对小肝癌或符合米兰标准的肝癌肝移植患者，目前并无术后化疗的推荐，但国内有中心建议对 AFP 超过 700μg/L 者可考虑化疗；对超出米兰标准的肝癌肝移植，建议术后化疗，但目前尚无肝移植术后辅助化疗的研究报道，而肝癌切除术后辅助化疗的部分研究报道可供参考。香港大学玛

丽医院在 20 世纪 90 年代开展了一项 Ⅱ 期随机对照研究，纳入 66 例根治术后患者，均在术后 1 个月经超声和肝脏血管造影检查无明显疾病残留。30 例患者接受盐酸表柔比星静脉化疗（8 次，每次 40mg/m^2，间隔 6 周）和动脉化疗（3 个疗程，每次最大剂量 20mg，间隔 2 个月）。36 例患者未接受辅助治疗。主要观察指标：复发率和无病生存率。30 例患者共接受 138 个疗程静脉注射表柔比星，其中 29 例患者接受了 61 个疗程的经动脉化疗，1 例患者因存在肝动脉血栓未接受肝动脉化疗。6 例患者（20%）有化疗相关并发症，无死亡。治疗组 30 例中有 23 例复发，对照组 36 例中有 17 例复发（$P=0.01$）。接受辅助化疗的患者肝外转移发生率较高（11 例 vs.5 例；$P=0.03$）。治疗组 1 年、2 年和 3 年的无病生存率分别为 50%、36%、18%，对照组为 69%、53%、48%（$P=0.04$）。该研究观察到术后辅助化疗与更频繁的肝外复发和更差的结果相关，因此未能证实表柔比星术后辅助化疗的价值。

氟尿嘧啶类药物作为肝癌术后辅助治疗也有探索。上海东方肝胆医院完成的一项前瞻性 Ⅱ 期随机研究，目的是评估卡培他滨作为术后辅助治疗方案对抑制 HCC 复发的有效性。2003 年 8 月—2005 年 1 月，60 例接受了根治性切除的 HCC 患者被随机分为卡培他滨组（$n=30$）和对照组（$n=30$）。卡培他滨组接受 4~6 周期卡培他滨治疗（口服 2 周，休 1 周）加常规支持治疗；对照组仅接受常规支持治疗。中位随访 47.5 个月，卡培他滨组复发 16 例（53.3%），对照组复发 23 例（76.7%）。卡培他滨组和对照组的中位复发时间分别为 40.0 个月（95% 置信区间为 31.0~49.2 个月）和 20.0 个月（95% 置信区间为 12.8~27.2 个月）（$P=0.046$）。卡培他滨组和对照组 5 年生存率分别为 62.5% 和 39.8%（$P=0.216$）。卡培他滨组的不良反应一般较轻，包括恶心、呕吐、腹泻、白细胞和/或血小板计数下降。研究结果显示卡培他

滨术后辅助治疗耐受性好，可延缓 HCC 复发，降低肿瘤复发风险，提高术后 5 年生存率。而日本报道的三项关于术后口服氟尿嘧啶类药物作为辅助治疗的 II 期研究，均未显示出其术后辅助化疗的优势，仅 1 项研究在当肿瘤组织中胸腺嘧啶合酶（thymidylate synthase，TS）和二氢嘧啶脱氢酶（dihydropyrimidine dehydrogenase，DPD）mRNA 水平较低时，口服 UFT 可能提高 HCC 患者的生存率。

日本曾发表了一项纳入 3 个随机对照研究的 meta 分析：第一个方案是术后 1 个月动脉灌注表柔比星（40mg/m²），然后口服替加氟（300mg/d）1 年；第二个方案是术后 1 个月动脉灌注表柔比星（40mg/m²），每 3 个月静脉注射表柔比星（40mg/m²），同时口服卡莫氟 300mg/d，持续 2 年；第三个方案是术后 1 个月开始，每 2 个月静脉注射表柔比星（40mg/m²），持续 1 年。总共纳入 108 例肝癌根治性切除术患者中，51 例患者仅行手术切除，57 例患者行术后辅助化疗。分析结果显示术后辅助治疗并没有改善总人群的预后，也没有改善任何纳入单独方案患者的无病生存率和总生存率。而肝硬化患者术后化疗显著降低无病生存率（P=0.037 6）和总生存率（P=0.007 7）。表明术后全身化疗未能改善预后，并可导致伴肝硬化 HCC 患者的术后肝内复发和生存不良。

综上所述，迄今为止，肝癌领域尚无明确的肝移植或切除术后辅助化疗循证医学证据，对于接受肝癌肝移植术后的患者，目前不推荐预防性化疗。

二、移植术后预防性靶向治疗

肝癌肝移植术后的预防性靶向治疗，即术后辅助靶向治疗，是在接受根治术后或肝移植术后进行的术后靶向药物治疗，其目的是针对经血液循环或淋巴循环途径发生播散的肿瘤细胞，或可能残存的肉眼不可见的微小肿瘤转移病灶而进行的靶向药物治疗，从而降低术后复发转移风险，改善无病生存时间及总生存时间，提高治愈率。

目前关于肝癌肝移植术后预防性靶向治疗的报道较少，一项研究报道了 30 例超米兰标准的肝癌肝移植患者，平均分为两组，分别予索拉非尼和卡培他滨口服，索拉非尼组患者术后 1 年复发率明显低于卡培他滨组（53.3% vs.86.6%），术后 1 年生存率前者亦明显优于后者（93.3% vs.46.6%）。另外一项研究对 22 例患者进行的回顾性队列研究显示，索拉非尼可以明显延缓超米兰标准的肝癌肝移植患者术后复发，并延长复发后患者总生存期，且不增加急性排斥反应发生率。一项回顾性研究分析了 8 例接受索拉非尼辅助治疗的肝移植术后高危肝细胞肝癌患者，并匹配 8 例未接受索拉非尼治疗的患者作为对照，接受索拉非尼治疗的患者耐受性良好，索拉非尼组和对照组 1 年无病生存率分别为 85.7% 和 57.1%，1 年生存率索拉非尼组和对照组分别为 87.5% 和 62.5%。提示了索拉非尼的安全性和辅助治疗的可能价值，但病例数太少。因此针对肝移植术后的辅助靶向治疗仍缺乏高级别研究证据。

而针对肝癌手术切除术后患者的辅助靶向治疗的 III 期研究，来自于 2015 年发表的 STORM 研究。在肝癌患者辅助治疗尚无标准的背景下开展的一项 III 期随机对照研究，旨在评估肝细胞癌手术切除或局部消融术后索拉非尼与安慰剂辅助治疗的疗效和安全性。全球 28 个国家的 202 个研究中心纳入了对经手术切除（900 例）或局部消融（214 例）后放射学完全缓解的肝癌患者。患者 1:1 随机分配，每天两次接受 400mg 口服索拉非尼或安慰剂，最长 4 年。根据治疗情况、地理位置、Child-Pugh 状况和复发风险对患者进行分层。在 556 例索拉非尼组中，553 例（>99%）接受了研究治疗，471 例（85%）终止治疗。558 例安慰剂组患者中，554 例（99%）接受了研究治疗，447 例（80%）终止治疗。索拉非尼的中位治疗时间和平均每日剂量分别为 12.5 个月和 577mg/d，而安慰剂组分别为 22.2 个月和 778mg/d。最终分析显示，两组之间的中位无复发生存率差异无统计学意义（索拉非尼组为 33.3 个月,安慰剂组为 33.7 个月,HR=0.940,95% 置信区间为 0.780~1.134;*P*=0.26）。最常见的 3 级或 4 级不良事件是手足皮肤反应（索拉非尼组 28%,安慰剂组 <1%）和腹泻（6% vs. <1%）。索拉非尼组有 4 例（<1%）与药物相关的死亡,安慰剂组有 2 例（<1%）。该研究结论未能证实索拉非尼在肝细胞癌切除术或消融后的辅助治疗价值。但国内学者报道的回顾性研究显示索拉非尼作为术后辅助治疗对有复发高危病理因素的患者,如有微血管侵犯（microvascular invasion,MVI）或门静脉癌栓（portal vein tumor thrombus,PVTT）,可能减少术后复发并延长生存时间。但证据水平有限,有待进一步研究证实。

2020 年美国临床肿瘤学会（American Society of Clinical Oncology,ASCO）会议报道了接受肝癌根治术后高危复发患者随机分配仑伐替尼联合肝动脉化疗栓塞（Transcatheter arterial chemoembolization,TACE）对比单纯 TACE 的多中心、前瞻性队列研究（LANCE 研究）的中期结果,HCC 患者术后高危复发标准包括:伴有大血管和胆管侵犯（门静脉、肝静脉或胆管栓塞）,肿瘤破裂或侵犯邻近器官,MVI M2 及下列三种情况之一:①肿瘤数目≥3 个;②肿瘤最大直径≥8cm;③边界不清,包膜不完整。每组各 45 例患者,结果显示:仑伐替尼 +TACE 组 的 中 位 DFS 为 12.0 个 月（95% 置 信 区 间 为 8.0~NA）,较 TACE 组显著延长（8.0 个月,95% 置信 区 间 为 6.0~12.0,*P*=0.035 9）;HR=0.5,95% 置信区间为 0.3~1.0）。显示仑伐替尼联合 TACE 可作为辅助治疗可显著延长术后高危复发患者的 DFS,最终结果值得期待。

三、移植术后复发后化疗

系统化疗是最早尝试用于复发转移性肝癌的方法,包括多柔比星、顺铂、丝裂霉素等药物,但临床总体疗效较差。且绝大多数肝癌患者都有基础肝病存在,包括肝炎、肝硬化、肝功能障碍和相关并发症等,故此类传统化疗药物使用后毒性相对明显,且总体疗效有限。而针对肝移植术后化疗的相关报道非常少。

一项前瞻性随机对照研究显示,相对于无化疗患者,单用多柔比星治疗晚期 HCC 患者仅提高了 3 周的中位生存时间,且在治疗过程中,25% 使用多柔比星的患者出现了败血症、心脏毒性等一些致命的不良反应。

EACH 研究是在亚洲、太平洋地区开展的一线Ⅲ期随机对照研究,主要目的是探索 FOLFOX4（氟尿嘧啶、亚叶酸钙和奥沙利铂）作为姑息性化疗治疗晚期 HCC 的疗效是否优于多柔比星。该研究是在中国、韩国和泰国开展的多中心、开放、随机Ⅲ期研究,共纳入 371 例年龄在 18~75 岁的晚期或转移性 HCC 患者。随机 1∶1 接受 FOLFOX4（*n*=184）或多柔比星（*n*=187）。主要终点为 OS;次要终点包括 PFS、RECIST（response evaluation criteria in solid tumours,实体瘤疗效评价标准,1.0 版本）的有效率（RR）和安全性。2010 年首次报道结果显示:FOLFOX4 组的中位 OS 为 6.40 个月（95% 置信区间为 5.30~7.03）,多柔比星组的中位 OS 为 4.97 个月（95% 置信区间为 4.23~6.03）;*P*=0.07,HR=0.80（95% 置 信 区 间 为 0.63~1.02）。中位 PFS 在 FOLFOX4 组为 2.93 个月（95% 置信区间为 2.43~3.53）,多柔比星组为 1.77 个月（95% 置 信 区 间 为 1.63~2.30）,*P*<0.001;HR=0.62（95% 置 信 区 间 为 0.49~0.79）。FOLFOX4 组 的 RR 为 8.15%,多 柔 比 星 组 的 RR 为 2.67%（*P*=0.02）。在后续随访中,随 FOLFOX4 的增加 OS 的趋势得 以 维 持（*P*=0.04,HR=0.79,95% 置 信 区 间 为 0.63~0.99）。毒性与以往使用 FOLFOX4 的经验一致:3~4 级不良事件的比例在治疗组之间相似。该研究未达到其主要终点,但伴随 PFS 和 *RR* 升高的 FOLFOX4 方案有改善 OS 的趋势,提示该方案可能为亚洲患者带来获益。2013 年 3 月 12 日,

CFDA 批准了含奥沙利铂的 FOLFOX4 方案治疗晚期肝癌的适应证,这是全球首次批准系统化疗应用于治疗肝癌。目前 HCC 的系统化疗总体疗效仍存在一定争议,但奥沙利铂联合 5-FU 的方案得到指南认可,单药化疗方案已经基本不采用。

四、移植术后复发后靶向治疗

(一) 一线治疗

1. 索拉非尼 索拉非尼是一种新型多靶点抗肿瘤药物,它具有双重的抗肿瘤作用:既可通过阻断由 Raf/MEK/ERK 介导的细胞信号转导通路而直接抑制肿瘤细胞的增殖,还可通过抑制 VEGFR 和 PDGF 受体而阻断肿瘤新生血管的形成,间接地抑制肿瘤细胞的生长。2007 年,索拉非尼成为全球首个被批准用于一线治疗晚期 HCC 的分子靶向药物。

2007 年 ASCO 年会上报道了索拉非尼对比安慰剂治疗晚期 HCC 的欧美国家多中心、双盲、安慰剂对照的Ⅲ期临床研究(SHARP 研究)。该研究纳入 602 例晚期未接受过系统治疗的肝细胞肝癌患者,随机接受口服索拉非尼 400mg 每日 2 次,或安慰剂,结果显示中位总生存时间(mOS)索拉非尼组对比安慰剂组分别为 10.7 个月和 7.9 个月(HR=0.69,95% 置信区间为 0.55~0.87,$P<0.001$),中位 PFS 分别为 5.5 个月和 2.8 个月($P<0.001$),两组分别有 7 例(2%)和 2 例(1%)达到部分缓解,无完全缓解病例。索拉非尼组腹泻、消瘦、手足综合征、低磷酸盐血症等不良反应高于安慰剂组。基于该研究的结果,索拉非尼成为首个显著延长晚期 HCC 患者总生存时间的系统性分子靶向治疗药物。Oriental 研究是索拉非尼对比安慰剂用于晚期肝癌一线治疗在亚洲地区进行的多中心、随机对照Ⅲ期临床研究,入组病例来自中国及韩国。2008 年 ASCO 年会上公布了研究结果,研究共纳入 226 例晚期未接受过系统治疗的肝细胞肝癌患者,随机接受索拉非尼或安慰剂治疗。索

拉非尼组显著延长患者的总生存时间,两组的 mOS 分别为 6.5 个月和 4.2 个月,HR=0.68(95% 置信区间为 0.50~0.93,$P=0.014$);索拉非尼组中位疾病进展时间(middle time to progression,mTTP)较安慰剂组延长 1 倍,分别为 2.8 个月和 1.4 个月,HR=0.57(95% 置信区间为 0.42~0.79,$P<0.001$)。手足综合征、腹泻、高胆红素血症、乏力等不良反应索拉非尼组均高于安慰剂组。进一步对年龄、MVI、肝外扩散、ECOG 评分的亚组分析中,索拉非尼治疗的患者都有明显的生存获益。

基于上述两项Ⅲ期随机对照研究的阳性结果,奠定了索拉非尼作为晚期肝细胞肝癌一线标准治疗方案的地位。在随后的十年里,包括舒尼替尼(sunitinib)、布立尼布(brivanib)、利尼伐尼(linifanib)、多韦替尼(dovitinib)、尼达尼布(nintedanib)、tivantinib 等药物在内的对比索拉非尼的Ⅲ期临床试验均为阴性,也因此均未能成为治疗肝癌的新生药物。

但是,索拉非尼用于肝移植术后复发肝细胞肝癌患者的研究报道较少,一项回顾性研究分析 13 例接受了索拉非尼治疗的肝移植术后复发的肝癌患者,10 例可评估患者中有 6 例病情稳定,疾病稳定的中位时间为 3.9 个月(95% 置信区间为 1.6~6.2)。中位进展时间和中位自索拉非尼开始治疗后的总生存时间分别为 2.9 个月(95% 置信区间为 0~6.8)和 5.4 个月(95% 置信区间为 3.7~7.0)。1 例患者出现 3 级中性粒细胞减少,3 例患者出现 3 级手足皮肤反应。另外一项开放的多中心回顾性非干预性队列研究评价了 mTOR 抑制剂与索拉非尼联合使用的疗效,31 例肝移植术后 HCC 复发患者,客观有效率为 3.8%(1/26),疾病稳定率为 50.0%(13/26),中位总生存时间为 19.3 个月(95% 置信区间为 13.4~25.1),中位疾病进展时间为 6.77 个月(95% 置信区间为 2.3~11.1)。2 例发生 3 级高血糖,1 例发生 3 级黏膜炎,与 mTOR 抑制剂有关,可能与索拉非尼相关的最常见

严重不良事件是腹泻（12.9%）。

2. 仑伐替尼　仑伐替尼是一种以 *VEGFR1-3*、*FGFR1-4*、*RET*、*KIT* 和 *PDGFR-β* 基因为靶点的口服 TKI。2017 年 ASCO 会议上，公布了仑伐替尼Ⅲ期临床试验（REFLECT 研究）的结果，该研究是一项仑伐替尼与索拉非尼头对头比较开放标签的Ⅲ期多中心非劣效性试验，在亚太、欧洲和北美地区 20 个国家的 154 个中心招募不能切除的未接受晚期疾病治疗的肝癌患者。主要终点是总生存率。最终共纳入 954 例不可切除的 HCC 患者，按 1:1 分组，仑伐替尼组 478 例，索拉非尼组 476 例，给予仑伐替尼（体重≥60kg，12mg/d；体重 <60kg，8mg/d）或索拉非尼（400mg，每日 2 次）治疗。结果显示，在主要终点 OS 方面，仑伐替尼组与索拉非尼组相似（mOS：13.6 个月 vs. 12.3 个月，HR=0.92）；次要终点方面，仑伐替尼组的中位无进展生存时间（PFS）为 7.4 个月 vs. 3.7 个月（$P<0.000\,01$）、中位至疾病进展时间（TTP）8.9 个月 vs. 3.7 个月（$P<0.000\,01$）、总缓解率（ORR）为 24.1% vs. 9.2%（$P<0.000\,01$），均优于索拉非尼。在不良反应方面两组相似，最常见的副作用为高血压（42%）、腹泻（39%）、食欲降低（34%）、体重减轻（31%）和疲劳（30%）。本研究达到了非劣效终点。亚组分析显示，对于 AFP≥200ng/ml 的患者，仑伐替尼组 OS 显著优于索拉非尼组（10.4 个月 vs. 8.2 个月，HR=0.78；95% 置信区间为 0.63~0.98）。中国亚组数据显示，仑伐替尼组与索拉非尼组相比，OS 显著延长 4.8 个月（15.0 个月 vs. 10.2 个月）；在 PFS（9.2 个月 vs. 3.6 个月）、TTP（11.0 个月 vs. 3.7 个月）和 ORR（21.5% vs. 8.3%）三个次要研究终点上也显著优于索拉非尼组；对于合并 HBV 感染的患者，仑伐替尼组相比索拉非尼组 OS 的优势更显著（14.9 个月 vs. 9.9 个月）。既往索拉非尼研究数据显示欧美地区常见的肝癌（HCV 相关）生存数据较好，对中国地区以 HBV 感染为主型的肝癌患者的生存数据相对较差。中国肝癌患者在病因上

80% 以上与 HBV 病毒感染相关，中国亚组数据分析结果显示：对于中国患者，仑伐替尼可能是更好的选择。REFLECT 研究是继索拉非尼后第一个获得阳性研究结果的临床试验，该药已获得多国药监部门批准，成为晚期肝癌一线治疗新的选择。

3. 多纳非尼　多纳非尼是将索拉非尼分子上的一个甲基替换为三氘代甲基形成的全新的专利药物分子，也是我国自主研发的一种口服多靶点多激酶抑制剂。该药物可抑制 VEGFR、PDGFR 等多种受体酪氨酸激酶的活性，亦可直接抑制各种 Raf 酶，并抑制下游的 *Raf/MEK/ERK* 信号转导通路，抑制肿瘤细胞增殖和肿瘤血管的形成，发挥双重抑制、多靶点阻断的抗肿瘤作用。

2020 年 ASCO 会议上，以口头报告形式报道了一项多纳非尼对比索拉非尼一线治疗晚期肝细胞癌的临床研究（ZGDH3）结果。该研究是一项开放标签的随机多中心Ⅱ/Ⅲ期试验，该研究目的旨在评估多纳非尼对比索拉非尼一线治疗晚期 HCC 的疗效和安全性，在中国 37 家中心完成了病例入组，共纳入 668 例既往未接受过全身化疗和/或分子靶向治疗的不可手术或转移性 HCC 患者，按照 1:1 的比例随机分为多纳非尼组（200mg，每日 2 次）和索拉非尼组（400mg，每日 2 次）。该试验的主要研究终点为 OS，次要研究终点为 PFS、ORR、疾病控制率（disease control rate，DCR）和不良反应。研究结果显示，多纳非尼组和索拉非尼组的中位 OS 为 12.1 个月 vs. 10.3 个月（HR=0.831，$P=0.036\,3$），意向治疗分析人群（intention to treat analysis，ITT）的 OS 为 12.0 个月 vs. 10.1 个月（HR=0.839，$P=0.044\,6$），PFS 为 3.7 个月 vs. 3.6 个月（$P=0.282\,4$），ORR 为 4.6% vs. 2.7%（$P=0.244\,8$），DCR 为 30.8% vs. 28.7%（$P=0.553\,2$）。多纳非尼组常见的不良事件包括手足皮肤反应（50.5%）、谷丙转氨酶升高（40.5%）、胆红素升高（39.0%）、血小板计数降低（37.8%）和腹泻（36.6%），≥3 级治疗相关不良事件在多纳非尼组和索拉非尼组发生率

分别为 37.5% 和 49.7%（$P=0.001\,8$）。多纳非尼是至今为止在晚期 HCC 一线治疗中单药与索拉非尼头对头比较，第一个在总生存时间上超越索拉非尼的分子靶向药物。接受多纳非尼治疗的 HCC 患者显示出更优的 OS 获益（12.1 个月 vs. 10.3 个月）。多纳非尼在 PFS、ORR 和 DCR 方面表现出改善趋势，但无显著差异。与索拉非尼相比，多纳非尼具有良好的安全性和耐受性，是晚期 HCC 一线治疗又一新选择。

（二）二线治疗

1. 瑞戈非尼　瑞戈非尼是一种多靶点激酶抑制剂，其靶点包括 VEGFR 1-3、TIE-2、Raf-1、KIT、RET、BRAF、PDGFR、FGFR、p38-α 以及 CSF1R。

瑞格非尼作为二线治疗药物，在索拉非尼一线治疗失败的晚期 HCC 患者的一项多中心开放 II 期研究中，显示了良好的安全性及疗效，ORR 为 3%，DCR 为 72%，mTTP 为 4.3 个月，mOS 为 13.8 个月。RESORCE 研究是一项随机双盲的平行对照 III 期临床研究，目的是评估瑞戈非尼对在索拉非尼治疗期间进展的晚期 HCC 患者的有效性和安全性。该研究在 21 个国家的 152 个中心筛选了 843 例患者，最终纳入 573 例患者进入研究，按 2:1 比例随机分为瑞戈非尼组（379 例）和安慰剂（194 例）。治疗方案为：最佳支持治疗联合口服瑞戈非尼 160mg 或安慰剂，每天一次，连用 3 周休 1 周，每四周为一个周期。主要终点是总生存率。瑞戈非尼组的中位生存时间为 10.6 个月，而安慰剂组为 7.8 个月；瑞戈非尼改善了总生存率，风险比为 0.63（95% 置信区间为 0.50~0.79；$P<0.000\,1$）。中位 PFS 分别为 3.1 个月和 1.5 个月，TTP 分别为 3.2 个月和 1.5 个月，DCR 分别为 65.2% 和 36.1%，总体缓解率分别为 7.0% 和 3.0%。整体的安全性良好。最常见的 3~4 级治疗相关的不良事件包括：高血压（瑞戈非尼组 15% vs. 安慰剂组 5%），手足综合征（13% vs.1%），疲劳（9% vs.5%），腹泻（3% vs.0）。

基于这一研究结果，瑞戈非尼已于 2017 年 4 月 28 日获得美国 FDA 批准，成为晚期肝细胞肝癌的二线标准治疗。2017 年 12 月被中国 CFDA 批准二线用于索拉非尼治疗失败的晚期肝癌患者。

2. 雷莫芦单抗　雷莫芦单抗是以 VEGFR-2 为靶点的单克隆抗体，通过特异性结合 VEGFR-2 并阻断 VEGF 受体与其配体 VEGF-A、VEGF-C 和 VEGF-D 的结合，从而阻断 VEGFR-2 的激活。

REACH 研究是一项全球多中心随机双盲 III 期研究，比较了雷莫芦单抗对比安慰剂用于既往接受过索拉非尼一线治疗失败的 HCC 患者的疗效。该研究共入组 565 例患者，结果显示，雷莫芦单抗组的中位 OS 为 9.2 个月，而安慰剂组为 7.6 个月（HR=0.866；95% 置信区间为 0.717~1.046；$P=0.139\,1$），未能达到设计终点；但在预先设定的 AFP≥400ng/ml 的亚组患者中，雷莫芦单抗表现出更长的生存期延长，雷莫芦单抗组的中位 OS 为 7.8 个月，而安慰剂组为 4.2 个月（HR=0.674，95% 置信区间为 0.508~0.895；$P=0.005\,9$）。基于 REACH 研究亚组分析结果，启动一项新的 III 期临床研究（REACH-2 研究），旨在评价雷莫芦单抗治疗基线 AFP 升高（≥400ng/ml）的晚期肝癌患者的疗效，主要终点指标为 OS，次要终点指标包括 PFS 和 ORR。该研究共纳入 292 例患者，雷莫芦单抗组 197 例，安慰剂组 95 例。两组的中位 OS 分别为 8.5 个月和 7.3 个月（$P=0.019\,9$）；PFS 分别为 2.8 个月和 1.6 个月（$P<0.000\,1$）；ORR 分别为 4.6% 和 1.1%（$P=0.169\,7$）。雷莫芦单抗组最常见的 3~4 级不良反应有：高血压（13%）、疲劳（5%）、腹水（4%）、外周性水肿（2%）、食欲下降（2%）、腹痛（2%）、蛋白尿（2%）等。基于上述的研究结果，在 2019 年 5 月 10 日被美国 FDA 批准用于治疗 AFP≥400ng/ml 的晚期肝癌患者。同时，REACH-2 研究也是第一个选择人群的晚期肝癌的 III 期试验，是肝癌精准化治疗的开端。

3. 卡博替尼　卡博替尼是一种多靶点的小

分子化合物,其靶点包括 MET、VEGFR1-3、ROS1、RET、AXL、NTRK、KIT 共 9 个,其中 c-MET 是其重要的一个靶点。在一项 II 期研究中观察到卡博替尼在 HCC 患者中具有临床活性。CELESTIAL 研究是随后开展的一项随机(2:1)双盲、安慰剂对照、多中心的临床研究,试验对象是曾接受索拉非尼治疗且 Child-Pugh A 级的 HCC 患者,随机以 2:1 的比例分至卡博替尼组(n=470,60mg,一日一次)和安慰剂组(n=237)。研究的主要终点是 OS,次要终点为 PFS 和 ORR。试验共入组 707 例患者,年龄中位数为 64 岁(22~86 岁),82% 为男性,56% 为白人,34% 为亚洲人。发生 HCC 的病因为 HBV 占 38%,HCV 占 21%。78% 的患者存在血管浸润或肝外转移,41% 的患者 AFP 水平≥400ng/ml。所有患者既往均接受过索拉非尼治疗,27% 的患者既往接受过两种系统治疗方案。结果表明,两组患者的中位 OS 分别为 10.2 个月和 8.0 个月(HR=0.76,95% 置信区间 0.63~0.92,P=0.005)。两组患者的中位 PFS 为 5.2 个月和 1.9 个月(疾病进展或死亡的危险比为 0.44,95% 置信区间为 0.36~0.52,P<0.001),两组的 ORR 分别为 4% 和 0.4%(P=0.009)。卡博替尼组最常见的 3~4 级不良反应为手足综合征(17%)、高血压(16%)、疲劳(10%)、腹泻(10%)、虚弱(7%)、食欲减退(6%)。基于此项研究结果,2019 年 1 月 14 日,美国 FDA 正式批准卡博替尼可用于晚期肝癌患者的二线治疗。

4. 阿帕替尼　阿帕替尼是一种靶向 VEGFR-2 的口服小分子 TKI。既往 II 期研究显示其具有治疗肝细胞肝癌的抗肿瘤潜力,中位 OS 为 9.8 个月,中位 TTP 为 3.3 个月,安全性可耐受。2020 年的 ASCO 会议上,我国学者口头报告了阿帕替尼二线治疗中国晚期 HCC 患者的随机、安慰剂对照、双盲 III 期研究(AHELP)的结果。该研究共纳入 393 例既往接受过至少一线系统性治疗后失败或不可耐受的晚期 HCC 患者,随机分为阿帕

替尼组(n=261,每天口服,750mg/d,28 天为 1 疗程)和安慰剂组(n=132,每天口服,28 天为 1 疗程)。研究结果显示,阿帕替尼组中位 OS 达到 8.7 个月,对比安慰剂组的 6.8 个月显著延长(HR=0.785,95% 置信区间为 0.617~0.998,P=0.047 6)。阿帕替尼组的 6 个月总生存率和 12 个月总生存率分别为 70.0% 和 36.8%,显著高于对照组的 56.1% 和 28.9%。在次要终点方面,阿帕替尼组也显示出明显的优势,PFS 为 4.5 个月,高于安慰剂组的 1.9 个月。阿帕替尼组和安慰剂组的 ORR 分别是 10.7% 和 1.5%,DCR 分别是 61.3% 和 28.8%,均具有显著性差异。阿帕替尼最常见的 3~4 级不良反应是高血压、手足综合征、血小板减少和中性粒细胞减少,与既往报道的不良反应相似。因此,阿帕替尼可能成为晚期 HCC 二线治疗新的可选方案。

五、移植术后化疗与靶向治疗的展望

系统化疗在肝癌的治疗中总体疗效较差,且疗效的确定性仍存在争议。奥沙利铂联合氟尿嘧啶类方案在肝癌术后辅助治疗的价值值得进一步探索,探索化疗获益人群、开发新的有效化疗药物、化疗药物与靶向药物联合、化疗药物与免疫治疗联合是未来的发展方向。

靶向治疗的发展为肝癌治疗带来了质的飞跃,索拉非尼的应用开启了肝癌靶向治疗的大门,瑞戈非尼、仑伐替尼、卡博替尼、雷莫芦单抗、多纳非尼、阿帕替尼等药物在肝癌的一、二线治疗上的成功使得肝癌分子靶向治疗进入了一个崭新的阶段。然而肝癌的靶向治疗依然存在很多未能解决的问题:①多数靶向药物有效率较低,缺少预测疗效的生物标志物,探索疗效预测标志物、筛选有效人群达到个体化精准治疗是需要进一步探索的方向;②各种药物之间如何合理布局以达到疗效最大化仍未明确,如何优化全程管理仍值得进一步探索;③靶向药物与介入治疗及免疫治疗的联合在既往报道的研究中显示出了提高疗效的趋势,

联合治疗必将是今后的发展方向,必将给肝癌的治疗带来更多的进步,但是在联合治疗模式中选择何种靶向药物以及最佳组合模式仍需开展更多的研究去探索。

上述为常规肝癌术后或晚期肝癌治疗的参考方案。对于肝癌肝移植术后的患者,有其特殊性,长期的排异治疗,对全身系统性影响以及肿瘤微环境的改变尚不清楚,且药物对于移植肝的损伤是否与常规一致等方面,有待于进一步积累循证数据,期待前瞻性研究结果。

(巴一)

第五节　放疗

一、肝脏肿瘤移植术后常见复发及转移部位

肝脏肿瘤移植术后存在肿瘤复发及转移的风险:①因为需要常规应用免疫抑制剂控制排异反应,患者普遍免疫水平较低;②另外很多患者接受移植时肿瘤体积较大,分期较晚,有可能在移植前就有循环肿瘤细胞分布在各个脏器;③部分患者的肿瘤侵袭性较强,有高复发转移风险。

临床中常见的移植术后复发转移部位是:①肝内种植及肝静脉-门静脉癌栓;②骨转移(尤其是椎体转移常见);③肺转移,其他转移的部位还有腹膜后淋巴结、脑、纵隔淋巴结等。

二、肝脏肿瘤移植后复发及转移后放疗应用基本原则

因为放疗属于局部治疗手段,只能控制局部或者区域肿瘤,解决局部问题,同时会因为周围正常组织器官受到放射线照射而引起相应的毒性反应。所以在患者出现复发或者转移时,需要充分评估患者整体的肿瘤侵犯情况,以及其身体体质及免疫状态,与其他学科的医师讨论是否要给予

患者放疗。

肝脏肿瘤移植术后复发及转移,采用放疗挽救的原则,与原发性肝脏肿瘤(未行肝移植治疗)复发转移放疗的原则大体一致,对于前者需要多考虑移植后的免疫抑制剂对患者免疫状态和整体体能的影响,尽量不要照射太大的范围,以免对患者淋巴细胞、肝脏、胃肠道、脾脏等正常组织造成明显的损伤。

根据治疗目的的不同,可以将放疗分为根治性放疗与姑息性放疗,如果患者肿瘤比较局限,整体身体和免疫状态还可以耐受,譬如单发的肝内复发、单发的椎体转移、3个以内的肺转移或者脑转移等,都是根治性放疗的适应证;如果患者全身出现广泛的肿瘤播散,通常不太适合接受放疗,但有时候如果这类患者有严重的椎体转移,有骨折风险,有可能造成截瘫严重影响患者生存质量,或者脑转移水肿压迫正常脑组织造成偏瘫,给予局部的放疗可以明显减轻疼痛,缓解肿瘤占位造成的相关严重症状,这些都属于姑息性放疗的范畴。

具体放疗技术的选择,要根据肿瘤的大小、部位、范围、邻近脏器的关系、既往治疗历史综合考虑,外照射治疗是绝大部分临床应用的放疗方式,而调强放射治疗(intensity-modulated radiotherapy,IMRT)是临床目前最为普遍采用的技术,近10年来SRT的快速发展,根治性治疗的可能性越来越多,通过SRT 1~5次大剂量照射,每次20~40分钟,可对肝内及其他部位病灶达到局部放射消融治疗,前瞻性研究显示2~3年局部控制率为80%~90%,回顾性研究显示2年局部控制率为71%~95%,生存率为69%~90%。meta分析的结果显示,与射频治疗相比,SRT对相近的原发性肝癌患者,可以获得更高的局部控制率。近10年开展质子重离子照射技术的单位逐步增加,因为物理学布拉格峰(Bragg perk)特性,以及重离子射线的生物学杀伤优势,针对肝脏大体积肿瘤,部位比较深在如肝门病灶,都有比较明显的技术优势,相关

临床治疗的文献也提示其疗效非常明显,3年局部控制率多在80%以上。

三、肝脏局部复发的放疗

肝移植术后,如果仅出现肝内的复发病灶,数量在1~3个,可以考虑接受根治性放疗。放疗技术的选择一般遵守以下原则:①病灶体积较小(单个病灶最大直径5cm,或者3个病灶,最大直径3cm),可以尽量采用SRT,单次剂量10Gy左右,总剂量40~50Gy;②病灶体积较大(6cm以上),正常肝组织照射低剂量区域较大,选择IMRT,单次剂量1.8~2.5Gy,总剂量45~54Gy。或者有条件地选择质子/重离子外照射;③如果肝脏外也有较多的转移病灶,肝脏局部治疗的价值较低,但病灶正好在肝门区域、对胆道系统有明显压迫梗阻症状时,可以针对该病灶放疗,缓解压迫症状,提高生活质量;④如果病灶数量太多,肝内弥漫性转移、播散,则不适合对肝脏病灶放疗。肝脏病灶体积、位置分布等也会影响相关的治疗技术选择和患者的预后。

肝脏接受放疗相关的毒性主要为肝脏、消化道和血液学毒性,与放疗总剂量、单次剂量、采用的照射技术相关,也与病灶体积、照射范围、病灶位置,患者自身体质状况相关。从文献报告结果来看,因为采用SRT治疗的体积普遍偏小,因此虽然短疗程接受了大剂量的照射,大部分患者的毒性反应都比较轻微,绝大部分患者能完成计划治疗,很少有无法忍受的副作用。Chai Hong Rim系统性地回顾了近10年发表的肝脏SRT的相关临床文献,汇总了32项临床研究,1 950例接受SRT的HCC患者,肿瘤大小的中位数为3.3cm(范围:1.6~8.6),换算成常规分割(2Gy/次)的等效照射剂量范围为48~114.8Gy(中位83.3Gy)。所有患者合并的1年、2年和3年生存率分别为72.6%、57.8%和48.3%,合并的1年、2年和3年局部控制(local control,LC)率分别为85.7%、83.6%和83.9%。亚组分析显示,肿瘤大小显著影响1年和2年OS以及1年、2年

和3年LC率的差异,照射剂量的高低没有明显影响OS,而对1年LC率影响接近统计学意义。≥3级的肝脏及胃肠道并发症发生率分别为4.7%和3.9%,在回归分析中,Child-Pugh分级与3级肝并发症显著相关($P=0.013$)。

对于SRT应用于肝脏病灶治疗,剂量限制要求的相关资料均来自于非肝移植的患者,一般建议肝脏V_{15}低于33%肝脏体积,邻近的胃、十二指肠、小肠等消化道的剂量也要注意小体积(0.1~0.5ml),最大量尽量低于6.5Gy×5次的照射模式。而我国原发性肝癌患者,通常合并病毒性肝炎肝硬化,大部分患者的肝功能存在一定异常,对射线的耐受剂量通常低于肝移植患者,SRT相关治疗的毒性主要是≥3级的消化道毒性及肝脏毒性。有作者汇总了16个临床报道973例接受SRT治疗的肝癌患者,其中没有出现与治疗有关的死亡,171例(17.6%)出现1~2度急性毒性和53(5.4%)例3度急性毒性报告。与SRT治疗相关的最常见的毒性是1度的疲劳和恶心,大部分患者出现轻度疲劳。经典的放射性肝损伤(radiation-induced liver damage,RILD)报告为3例(1.8%)患者,非经典RILD在51例(26%)患者中出现。早期的毒性、≥3级的毒性在所有研究中很少发生。在四项研究中没有观测到3级及以上的急性毒性。有报告3级肝毒性发生在5%~6.5%的患者中。与肝脏SRT有关的晚期毒性不常发生。3度的胆道狭窄,需要内镜治疗的事件发生在2例(1.7%)患者SRT治疗后12个月和20个月,均为肝门位置的肿瘤。另一例胆道狭窄,在1例(1.1%)患者SRT 26个月后发生,肿瘤位于肝脏Ⅳ段。Wahl等报告了两名胆管毒性(3.3%)1年后接受SRT治疗的患者。3例患者病灶邻近胸壁,尤其是体积稍大(20ml以上)者,SRT后1~3年有可能出现肋骨骨折。

对于体积较大的患者,IMRT是临床最常应用的放疗技术,采用的剂量分割为常规剂量,

1.8~2.1Gy/次,如果正常组织能够耐受,根治性剂量通常为54~60Gy。

以下就具体的临床情况举例介绍。

病例一:患者2015年2月因肝癌行肝移植术,后予免疫抑制剂,并行6周期生物治疗及1周期化疗,后于2016年11月起予索拉非尼/阿帕替尼治疗。因肝内复发分别于2016年10月、2017年5月、2018年10月行肝右后叶结节、肝顶叶及肝左叶结节、肝左叶及右叶前段小结节3次射频消融术(图11-5-1)。

病例二:患者因肝癌于2009年8月行肝移植术,术后化疗1周期。患者因肝内复发于2011年

3月行射频消融、TACE,并于2011年5月行射波刀治疗(图11-5-2)。

四、癌栓的放疗

肝脏肿瘤接受肝移植后,一部分患者失败的原因是可能出现癌栓,常见于门静脉的主干和肝左、右静脉,部分患者可能进一步蔓延到下腔静脉,甚至到右心房。门静脉及下腔静脉癌栓可造成静脉压增高,血液回流障碍,继发消化道淤血水肿,而且癌栓容易造成肿瘤沿血液系统全身播散。因此癌栓的存在不仅会严重影响患者生存质量,而且明显缩短生存时间,没有有效治疗的患者大

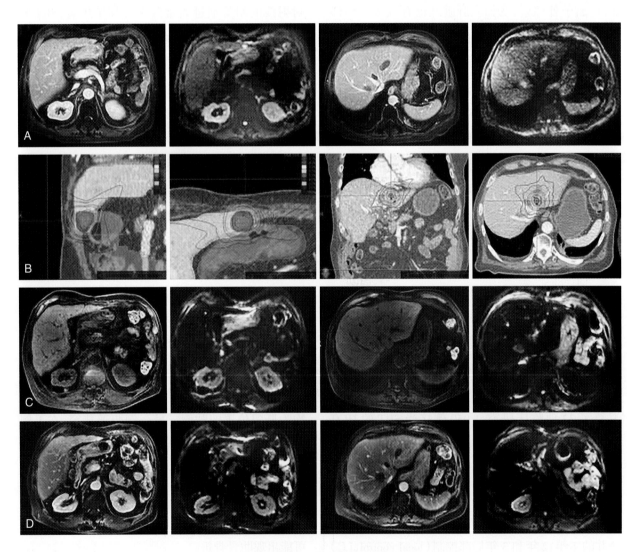

图 11-5-1　肝脏复发病灶

A. 2018年10月MR示左肝外叶、左肝内叶结节;B. 2018年12月予左肝外叶、左肝内叶结节射波刀治疗,剂量均为45gy/3f;C. 2019年2月MRI;D. 2019年5月MRI示结节较前缩小。

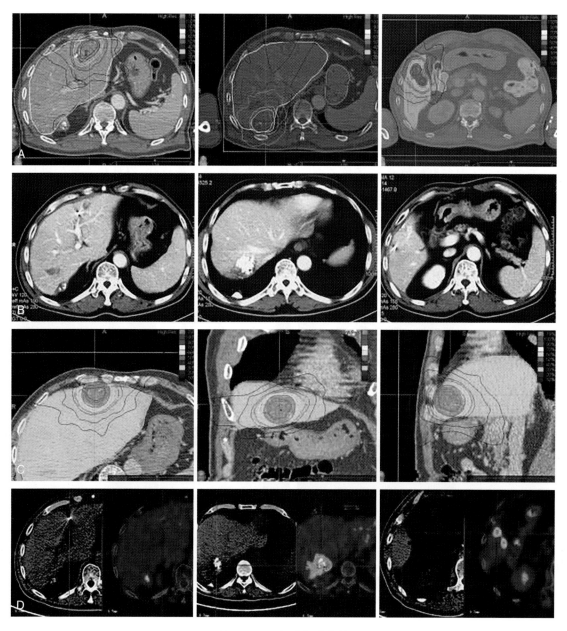

图 11-5-2 肝脏复发病灶

A. GTV1：肝左叶，DT36Gy/3f；GTV2：肝右叶，DT45Gy/5f；GTV3：肝右后叶，DT36Gy/3f；B. 2011.6CT；C. 2011.7 再次予肝左叶 CK 治疗，DT40Gy/5f；D. 2011.10PET-CT 示肝内多低密度区，代谢活性增高，考虑多发转移（肝右叶后上段碘油沉积，周围低密度灶内代谢异常活跃，考虑治疗后仍有显著活性。肝右叶下极多个低密度区，无碘油沉积，代谢活跃）。

部分生存期只有 2~4 个月。对于癌栓，多项指南建议口服靶向药物索拉非尼，然而临床数据显示有效率和获益都很小，其他的治疗如射频治疗、介入治疗疗效都不太理想。

癌栓对于放疗比较敏感，常规分割照射45~50Gy/20~25 次的剂量分割方案可以使大部分肝细胞癌的癌栓控制或逐步吸收消失。对于比较

局限的癌栓病灶（20ml 以下），尤其是周围没有肠道的情况，可以采用 SRT 快速治疗，35~40Gy/5 次左右。对于癌栓已经侵犯右心房的患者，单次剂量尽量不要太大。放疗后肿瘤细胞死亡，需要逐步吸收，因此影像学上癌栓消退常在治疗后 1~3个月。韩国多中心的回顾研究针对 985 例原发性肝细胞癌门静脉主干或者第一级分支癌栓受侵

的患者,给予放疗或者放疗联合 TACE 和肝动脉灌注化疗,治疗有效率为 52.8%,中位生存时间为 10.2 个月。一项倾向配比研究也显示,外照射放疗有效率明显高于索拉非尼(OS10.9 个月 vs. 4.8 个月),而且有 5%~10% 患者存活到 5 年以上。

病例三:患者因确诊右叶肝癌(S8)伴肝内转移(S6)于 2008 年 6 月行肝移植术,后予抗乙型肝炎病毒、免疫抑制剂等药物治疗。2010 年 6 月右侧腰背部疼痛、腹胀(图 11-5-3)。

2011 年 2 月 11 日 PET/CT 示肝内及骨多发转移,无有效治疗手段,2012 年 1 月因多脏器功能衰竭死亡。

五、骨转移的放疗

肝癌移植术后出现转移的部位中,骨转移是最为常见部位之一,其中以椎体、肋骨、骨盆常见,大部分骨转移在 CT 中表现为溶骨性改变,伴随明显的疼痛及其他症状,脊柱稳定性的破坏可能引起相关的运动、感觉障碍,以及大小便功能障碍,严重影响患者的生存质量。

骨转移的放疗有效率非常高,复旦大学中山医院曾昭冲教授团队报道 205 例肝癌骨转移患者,外

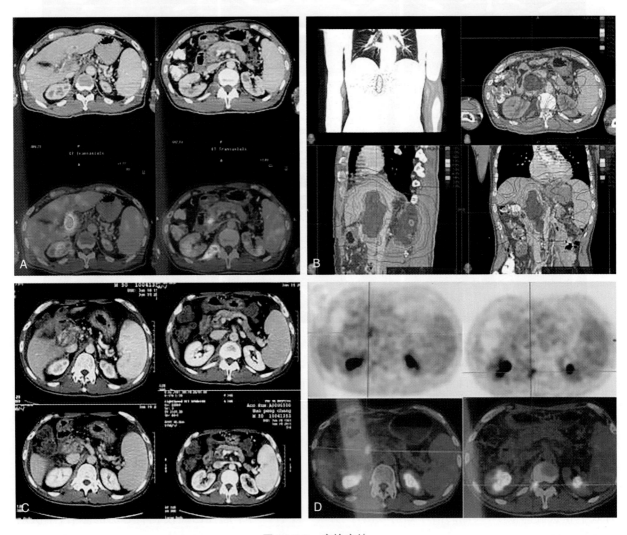

图 11-5-3　癌栓病灶

A. 2010 年 11 月 11 日 PET/CT 示肝门区、胰头区及腹主动脉右旁多发结节及肿块,考虑为淋巴结转移;右侧膈脚及腰方肌增厚,考虑为转移;增强后门静脉内可见充盈缺损,考虑为瘤栓可能性大;B. 2010 年 11 月 22 日予肝门区、胰头区及腹主动脉旁、右侧椎旁转移灶射波刀,DT50Gy/10f;C. 2011 年 1 月 19 日 CT;D. 2011 年 2 月 11 日 PET/CT 示肝门部肿块及右侧膈肌脚、腰方肌病灶治疗后,代谢程度较前减低。

照射放疗的有效率超过 98%,完全缓解率约 30%。

单发的骨转移,或者连续的 2 个椎体转移,体积不是特别大(100ml 以下),非常适合 SRT,一般给予 24~33Gy/3 次,或者 30~35Gy/5 次的照射,可快速控制肿瘤,缓解症状。如果骨转移体积较大,或者累及多个椎体,可以采用 IMRT 照射,30~36Gy/10~12 次,根据患者整体状态决定治疗的目的及剂量,如果预期存活较长(1~2 年),建议给予较高剂量。

病例四:患者因肝细胞癌于 2010 年 12 月行肝移植术,后予免疫抑制剂。2012 年 1 月因肝脏复发

行二次肝移植。2013 年 2 月患者无明显诱因出现轻微腰骶部疼痛,行 PET/CT 示 S_1 椎体转移。患者拒绝射波刀,于外院行转移灶手术切除。术后症状未见缓解,2013 年 5 月 26 日行射波刀,大体肿瘤体积(gross tumor volume,GTV):S_1,DT30Gy/3f。 定期复查,病灶消失,达到完全缓解,未复发(图 11-5-4)。治疗 1 年后,因腰椎转移再次行立体定向放疗,达到完全缓解(图 11-5-5)。之后患者因骶骨翼转移及残存骶骨控制不佳,再行两次立体定向放疗(图 11-5-6)。残存骶骨治疗结束后,予同样出现转移的肱骨进行治疗,控制良好(图 11-5-7)。

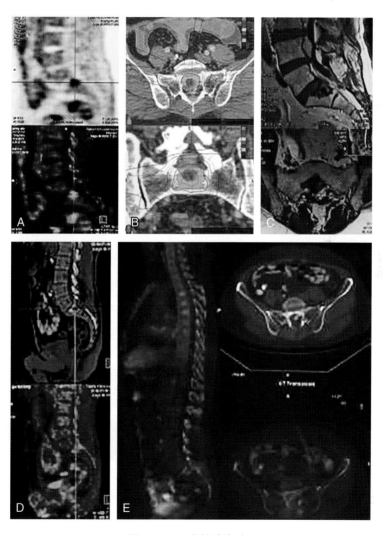

图 11-5-4　骨转移病灶 1

A. 2013 年 4 月 PET/CT 示 S_1 椎体转移灶;B. 2013 年 5 月 26 日射波刀计划截图;C. 2014 年 4 月腰椎 MRI;D. 2014 年 4 月 PET/CT 示椎体局部缺损(术后改变),缺损周边稍代谢升高,S_1 椎体后缘代谢增高灶,程度较前减低;E. 2014 年 10 月 PET/CT 示 S_1 椎体术后放疗后,L_1、L_3、L_4 放疗后,PET/CT 显像未见放射性浓聚,提示病灶活性较低或处于抑制状态。

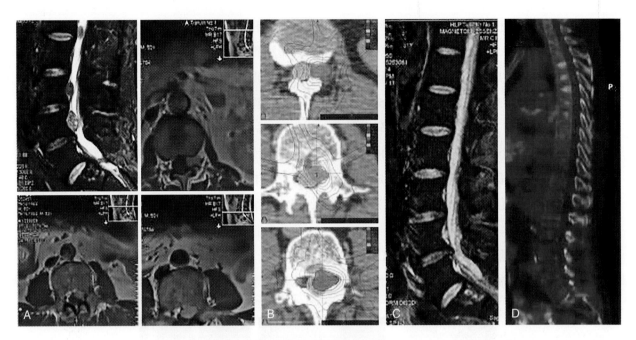

图 11-5-5　骨转移病灶 2

2014 年 3 月出现腰部轻微不适。A. 2014 年 4 月腰椎 MRI 提示：L_{1-2} 左侧椎间孔、L_3、L_4 椎体后缘硬膜外异常信号,考虑转移；B. 2014 年 4 月 21 日行射波刀,GTV_1：L_{1-2} 左侧椎间孔；GTV_2：L_3；GTV_3：L_4,总剂量均为 21Gy/3f,后予腰椎预防性调强放射；C. 2014 年 9 月腰椎 MRI 示异常信号明显缩小；D. 2014 年 10 月 PET/CT 示 L_1、L_3、L_4 放疗后,PET 显像未见放射性浓聚,提示病灶活性较低或处于抑制状态。

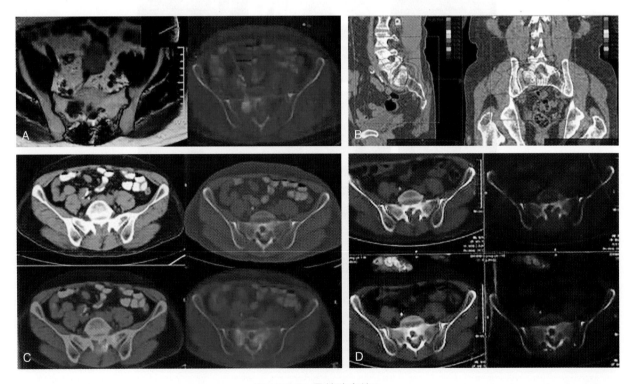

图 11-5-6　骨转移病灶 3

A. 2015 年 4 月 PET/CT 示右侧骶骨翼密度升高,PET 显像略见放射性浓聚略见升高,提示局部代谢较前增高,考虑转移；B. 2015 年 4 月 22 日射波刀计划截图,DT 30Gy/3f。患者 2016 年 1 月出现下肢麻木症状,左侧为著,无明显疼痛；C. 2016 年 3 月 PET/CT 示残存骶骨代谢增高,于 2016 年 4 月 8 日予残存骶骨 CK 治疗,DT 30Gy/6f；D. 2016 年 8 月 PET/CT 未见骶骨放射性浓聚,提示病灶活性较低或处于抑制状态。

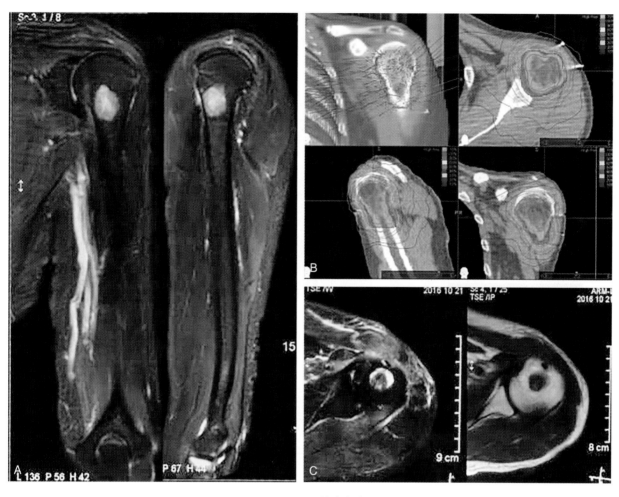

图 11-5-7　骨转移病灶 4

2016 年 3 月 PET/CT 提示左侧肱骨代谢增高。A. 2016 年 4 月肱骨 MRI 示转移病灶;B. 2016 年 4 月 20 日予左侧肱骨射波刀治疗,DT 30Gy/3f;C. 2016 年 8 月 PET/CT 未见肱骨放射性浓聚,2016 年 10 月 MRI 示肱骨病灶。

另外,患者存在肺转移及肝内持续进展,2017 年 12 月因多脏器功能衰竭死亡。

病例五:患者 2012 年 3 月确诊肝细胞癌伴骨转移,2012 年 8 月行肝移植术,后一直予免疫抑制剂、索拉替尼。2012 年 8 月 6 日 PET/CT 示胸骨体下段、左侧第 9 后肋、左侧肩胛骨、双侧股骨多发骨转移,2013 年 2 月 18 日复查示另可见右侧第 11 侧肋、L_2、L_4、右侧髂骨等代谢增高灶,骨转移较前增多(图 11-5-8)。患者治疗 1 月后复查,发现左肩胛骨转移灶,再次行立体定向放疗(图 11-5-9)。

六、肺转移的放疗

肺是肝脏肿瘤移植后,容易出现复发转移的脏器,病灶较小时患者基本无明显症状,通常是复查 CT 发现,或者因血液中 AFP 等肿瘤指标异常,进一步检查发现。部分患者可因转移瘤较大、邻近肺门压迫支气管开口出现憋喘或者因血管侵犯出现咯血症状。弥漫性的肺转移一般没有局部放疗适应证,如果肺转移灶为 5 个以内、全身治疗有效或者稳定的情况下,局部治疗肺部病灶有一定意义,对于肺门转移灶造成相关症状的患者,也可以采用放疗控制肿瘤,缓解症状。复发转移 1~3 个肺内的小转移病灶,可采取 SRT 治疗,30Gy/1 次,或者(45~51)Gy/(3~4)次,大部分能够得到完全缓解。直径 5cm 或者肺门肿瘤,建议给予 IMRT 治疗,(45~50)Gy/(25~30)次。

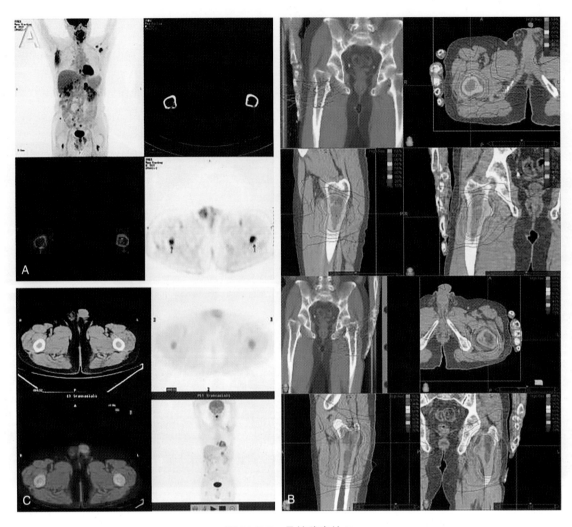

图 11-5-8　骨转移病灶 5

A. 2013 年 2 月 PET/CT 示双侧股骨代谢增高灶；B. 2013 年 5 月 2 日射波刀治疗，GTV$_1$：左股骨上段，DT 35Gy/5f；GTV$_2$：右股骨上段，DT 33Gy/3f；C. 2013 年 6 月 PET/CT 示双侧股骨代谢程度较前减低。

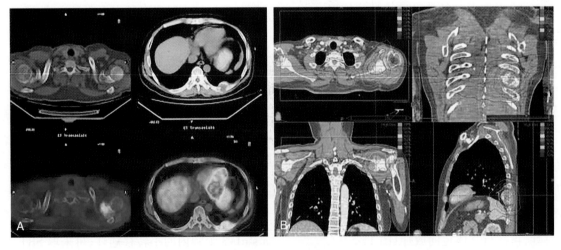

图 11-5-9　骨转移病灶 6

2013 年 4 月患者出现左肩胛骨疼痛不适，行左肩胛骨转移灶手术切除，术后症状未缓解。A. 2013 年 6 月示左侧肩胛骨代谢增高灶（另示左侧肾上腺、右侧小脑转移）；B. 2013 年 6 月 25 日左肩胛骨转移灶+第 9 肋肿物射波刀治疗，DT 40Gy/5f. 未复查。2013 年 12 月死亡。

病例六：患者于 2009 年 6 月因肝细胞癌行肝移植术，后予免疫抑制剂。2010 年 5 月予顺铂单药化疗 1 周期。2011 年 1 月 PET/CT 示移植肝脏右叶高密度影，双肺结节，PET 显像未见放射性浓聚，2011 年 1 月 27 日予顺铂单药化疗。复查肿瘤标志物未见异常，2011 年 2 月 21 日行双肺 4 个结节 CK 治疗，4 个病灶剂量相同，DT 42Gy/2f（图 11-5-10）。

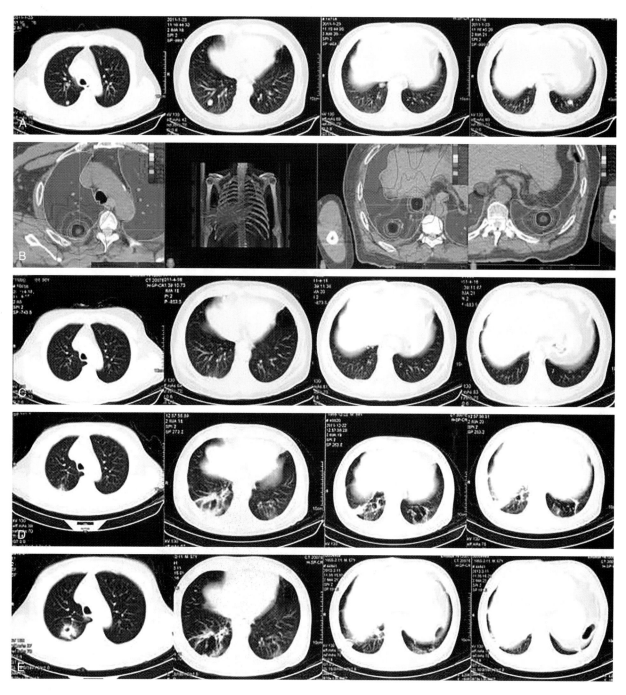

图 11-5-10　肺转移病灶
A. 2011 年 1 月 CT；B. 2011 年 2 月射波刀计划截图；C. 2011 年 4 月 CT；D. 2011 年 12 月 CT；E. 2012 年 2 月 CT。

七、脑转移的放疗

肝脏恶性肿瘤移植后,脑是一个相对较少见的转移部位,而脑转移患者常常伴有严重水肿,1/3 的患者出现瘤内出血,加上肿瘤自身的占位效应,患者通常表现为明显的头痛、恶心、呕吐症状,或者伴有其他脑神经功能受损或肢体的感觉、运动功能障碍,没有积极有效治疗的患者,生存期通常是 1~3 个月。日本 Yushi Yamakawa 对 Shizuoka 癌症中心 15 例肝细胞癌脑转移患者数据进行统计,经支持治疗患者中位生存时间是 2.2 周,11 例进行脑部放疗患者,中位生存时间为 22 周,而且均未出现颅内肿瘤出血。韩国的多中心回顾研究发现,全脑放疗的 HCC 脑转移患者的中位生存时间约为 15 周,预后与 PS、AFP 水平、治疗目的(是否根治性)、肝功能基础状态等相关。

多发脑转移或者大体积脑转移的放疗技术选择通常是 IMRT,2~3Gy/次,总剂量 30~45Gy;1~3 个体积较小(最大径 3cm)病灶可选择 SRT 治疗,总剂量 18~20Gy/1 次或者(24~27)Gy/(2~3)次。

病例七:患者因肝癌于 2015 年 7 月行肝移植术,后予免疫抑制剂(图 11-5-11)。

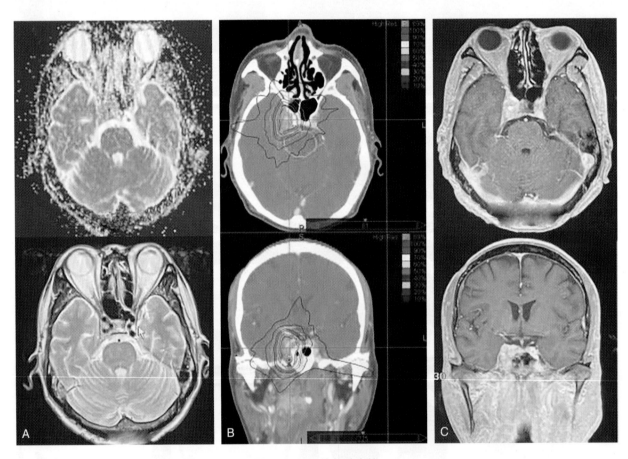

图 11-5-11 脑转移病灶

A. 2017 年 2 月 MRI 示右海绵窦肿物;B. 2017 年 3 月 9 日予射波刀治疗,DT 35Gy/5f;C. 2017 年 5 月 MRI 示肿物较前缩小。后未再复查,2017 年 9 月死亡。

(袁智勇)

第六节　介入治疗

针对伴有严重肝硬化的肝癌,肝移植是理想的治疗方法,因为通过肝移植在达到切除肝癌的同时又有效地治愈了产生肝癌的基础病因——肝硬化。但肝移植术后肝癌复发是困扰肝癌患者进行肝移植的重要原因之一。不论执行现行的任何一种肝癌肝移植标准,即使是公认最严格的米兰标准,文献报道其肝移植术后 4~5 年内肿瘤复发率为 8%~11.5%。而超米兰标准的患者进行肝移植术后,其复发率更高,如符合 Up-to-Seven 标准患者肝移植术后 5 年复发率为 15.8%,UCSF 标准术后复发率约为 20%。

另外肝移植术后一旦发生肿瘤复发,研究报告显示其肿瘤倍增时间明显缩短,进展速度比肝切除术后肝癌复发进展更加迅速,这可能是由于术后使用免疫抑制剂,抑制了患者自身免疫系统对肿瘤的对抗作用。而且一旦复发,移植患者的生存期将受到严重影响,文献显示肝癌肝移植术后发生肝癌复发与未发生复发的患者 5 年生存率分别为 22% 和 64%($P<0.000\ 1$)。肿瘤复发诊断后中位生存时间仅约 9 个月。然而目前对于肝移植术后复发 HCC 的治疗还没有一个统一、有效的方案。虽然文献报道局部复发肿瘤的手术切除治疗效果最佳,其治疗后生存期可达 42 个月,但手术治疗仅局限于寡复发病灶,而移植后复发更多的是弥漫多发的病灶。介入放射学手段虽然在肝癌的治疗中扮演了非常重要的作用,但针对肝移植术后肝癌复发的作用还缺乏令人信服的证据。一些回顾性的文献报道显示了介入放射学手段如 TACE、射频消融等针对某些移植术后复发患者还是具有一定的治疗效果的,对延长患者生存期具有一定的意义。也因此在《中国肝癌肝移植临床实践指南（2014 版）》中强烈推荐对于局限于移植肝内的复发癌可采用 TACE、射频消融治疗。

一、介入放射学治疗方法

文献显示 TACE 及经皮经肝物理消融依然是移植术后复发最常采用的局部介入治疗方法,根据栓塞材料的不同 TACE 可分为传统 TACE（C-TACE）、载药微球 TACE（D-TACE）和微球肝动脉放射栓塞（transarterialradioembolization,TARE）。而对于经皮经肝物理消融治疗文献报道多为射频消融、微波治疗和氩氦刀冷冻治疗。

1. c-TACE　传统 TACE 指在超选择肿瘤供血动脉插管的基础上,首先使用碘油与化疗药物混合后行肿瘤供血动脉的末梢栓塞,之后采用明胶海绵或微球等栓塞材料行肿瘤供血动脉主干的栓塞。其优点是碘油化疗药物混合油滴粒径小,可达到肿瘤末梢,甚至可通过肝窦进入门静脉系统达到双重栓塞效果;另外由于碘油在透视及 CT 上均呈高密度,故可即刻观察栓塞的效果及随访观察。但缺点是化疗药物释放迅速,且碘油及明胶海绵为可吸收栓塞材料,影响栓塞效果。

2. D-TACE　载药微球 TACE 是指利用载有化疗药物的栓塞微球进行肿瘤动脉的栓塞治疗。优点是载药微球加载的化疗药物释放均匀,并可维持较长时间（20~30 天）,而且最大限度地减少了外周血化疗药物浓度,从而有效降低了化疗药物的毒副作用。另外载药微球是永久性栓塞材料,避免了栓塞后血管复通的发生。但缺点是粒径相对较大达不到肝窦水平栓塞、文献报道术后肝脓肿的发生率较 c-TACE 较高以及即刻评估栓塞效果和随访观察相对困难等。

3. TARE　是通过选择性肝动脉插管将放射性材料注入肿瘤内,以达到对肿瘤内放疗的效果。特别是近些年来 90Y 放射微球的出现,使得 TARE 治疗在临床的应用越来越广泛,并且取得了不错的临床效果。但其缺点是治疗流程较为复杂,术前除传统介入化疗栓塞的术前评估内容外,介入内放疗还需要了解肿瘤的体积、非肿瘤肝脏的体积、肝肺的分流情况等。

4. RFA　RFA 的治疗技术原理是利用高频率（200~500kHz）的交流电磁波，通过治疗用的电极针穿刺或导入组织内，使得电极针周围组织中的带电荷离子受电流影响而发生振荡，产生热能，从而引起局部发热。肿瘤细胞对热较为敏感。当周围环境的温度升至 70℃ 以上，可引起肿瘤细胞的 DNA 不可逆损伤，导致肿瘤细胞死亡。

5. 微波消融　微波消融治疗与射频消融同为热消融技术，其治疗癌症的基本原理是利用超高频（300MHz~300GHz）电磁波，通过穿刺针直接穿刺到肿瘤部位，形成微波场，使肿瘤组织中的极性分子在微波场的作用下剧烈运动，互相摩擦产热，癌细胞蛋白质变性凝固，导致不可逆的坏死。微波消融组织加热后不受电阻和传导性的影响与制约，电磁波可在更短的时间内使肿瘤组织达到更高温度，产生更广泛的消融范围。

6. 冷冻消融　冷冻消融（cryoablation）常用的是氩氦刀冷冻消融系统。氩氦刀利用的是焦耳-汤姆逊原理。医用氩氦刀以氩气为冷媒，氦气为热媒，当氩气在针尖内由高压区向低压区急速释放时，可在十几秒内将针尖周围的病变组织冷冻至 -165~-120℃；当氦气在针尖内由高压区向低压区急速释放时，可产生急速复温和升温，快速将冰球解冻，达到消融肿瘤的目的。

7. 放射性粒子植入　近年来放射性粒子植入治疗随着导向设备如超声、CT、三维定向治疗计划系统的发展，以及 ^{125}I 等粒子近距离放射粒子的临床应用而开始在临床治疗肿瘤中大放异彩。其优点在于提高肿瘤局部的放射剂量而减少对周围正常组织的损伤；肿瘤局部持续放射照射治疗而抑制肿瘤的再增殖。

二、疗效

虽然针对肝移植术后复发介入治疗的文献报道证据级别较低，多为个案报道或小样本的回顾分析，但肝移植术后局部介入治疗还是显示了一定的治疗效果。如 Ko 等报道了一组移植后复发 TACE 治疗，共 28 例患者，平均治疗 2.5 次，其有效率达到了 67.86%（19/28），其中 3 例达到完全缓解，11 例达到部分缓解，其治疗后 1 年、3 年和 5 年生存率分别为 71.4%、31.5%、6.0%。而在另一篇报道中，4 例移植术后复发患者采取了 TACE 治疗，所有患者均取得了有效的治疗效果，其 6 个月及 12 个月生存率分别为 75% 和 37.5%。笔者采用 D-TACE 对 22 例肝移植术后复发患者进行了治疗，有效率达到 72.72%（16/22），其中完全缓解 5 例；部分缓解 7 例；病情稳定 4 例。治疗后 1 年、2 年和 3 年生存率分别为 31.82%，5.26%，5.26%。可以看出远期疗效还是不能令人满意，究其原因考虑主要是由于选取 TACE 治疗的患者肝内复发多为弥漫、多发病灶。而外科手术或射频消融治疗多为肝内寡转移病灶。

如文献显示经皮经肝物理消融或内放疗多选取肝内寡转移患者，其结果还是令人满意的。如一组 10 例患者采取经皮经肝 ^{125}I 粒子植入，其中 72% 患者达到了 2 年内完全缓解的治疗目的。而另一项研究 18/57 个患者复发并行治愈性治疗如肝切除和射频消融，移植术后 5 年生存率为 47%。可见针对肝内寡转移病灶，经皮经肝介入治疗可以取得和局部手术切除相近的治疗效果。

三、安全性

无论血管内介入手段还是非血管介入手段，均显示了较好的安全性和患者的耐受性。患者可以通过连续多次治疗而获益，如文献报道 TACE 治疗平均治疗次数为 2.5~8.2 次。其介入治疗后并发症多为恶心、呕吐、右上腹疼痛等轻、中度症状。笔者采用 D-TACE 治疗的病例中除上述症状外，有 2 例患者发生了肝脓肿，但通过采取置管引流治疗均取得了好转。究其原因两例患者均采用了胆肠吻合术式，这和文献报道 TACE 术后肝脓肿发生与患者术前接受胆管手术相关的报道是一致的。也提示对于采取胆肠吻合术式或存在胆道并发症的移植后复发患者应小心出现肝脓肿的并发症。

四、展望

肝癌肝移植术后复发是摆在我们面前的一个棘手的问题，目前国际上还没有一个公认的治疗规范。Toso 等的报道推荐了一种针对肝癌移植术后复发的治疗策略：①将免疫抑制剂调换为 mTOR 或减小免疫抑制剂的剂量；②在可能的情况下尽量采取手术切除治疗；③尽可能采取能获得潜在疗效的积极治疗手段；④全身治疗，如索拉非尼。

从这个策略中不难看出针对肝癌移植术后复发的治疗包含多个方面：免疫抑制剂的调整、局部治疗方法的选择及全身的治疗（靶向药物的治疗）。介入治疗手段仅是整体治疗中的一部分，必须结合其他治疗内容才能发挥更好的治疗效果。这也解释了为什么包括笔者自己经验在内的多个文献报道，均显示介入治疗对肝癌移植术后复发均取得了不错的即刻效果（短期效果），但长期效果欠佳，生存期提高不显著。

因此如何联合介入治疗不同手段，如何联合介入治疗手段与免疫抑制剂调整以及如何配合全身靶向治疗，提高长期疗效是摆在我们面前的一项问题，需要在未来临床实践中不断探寻和总结。

（陈光）

第七节　免疫治疗

一、移植术后复发的免疫治疗

（一）过继性细胞免疫治疗

肝细胞癌作为最常见的肝癌，占原发肝癌的 70%~85%。肝细胞癌通常是在病毒性肝炎及肝硬化的基础上演变发展而来的，对于这类患者，肝移植也就成为了最终挽救患者生命的主要治疗方式。肝移植术后，受应用免疫抑制剂、移植前肝外可能存在游离的肿瘤细胞、移植肝本身就存在微小的肿瘤病灶等多种复杂因素的影响，大多数的肝细胞癌患者在肝移植术后仍有较大的复发风险。而对于肝移植术后肿瘤复发患者的治疗却是临床上的一个巨大难点，由于缺乏有效的治疗手段和策略，无论是局部治疗还是全身治疗，治疗效果都不理想。另外，人体内严重的免疫抑制环境限制了复发患者的治疗效果，所以迫切需要寻找新的治疗手段和方法。

细胞过继免疫治疗是在体外扩增免疫细胞再回输到患者的体内，由于是在体外扩增活化，从而不受体内免疫抑制环境的影响。另外过继回输的 NK 细胞或者细胞因子诱导的杀伤细胞（cytokine-induced killer，CIK）都可以在一定程度上降低 GVHD 的反应，并且有良好的抑制肿瘤生长的能力。日本 Ohdan 教授发起的 I 期临床试验探索了 NK 细胞治疗肝细胞癌的效果，并从部分研究结果看，过继回输的 NK 细胞具有很好的杀伤肿瘤活性，并且不会引起急性免疫排斥反应。在中国的一篇病例报道中也观察到了相同的现象，即过继免疫治疗的低 GVHD 和强抗肿瘤特性。在中国广州，一位 29 岁的年轻肝移植术后复发肝癌患者接受了 I^{125} 联合异体 NK 细胞回输的综合治疗，经临床观察和随访发现，该患者的生活质量得到改善，全身也未出现明显的 GVHD。

CIK 细胞作为过继治疗的免疫细胞，其疗效和安全性也已经得到多项临床研究的证实。Yu 等检索了 Medline、Cochrane、EMBASE 等多个数据库，分析 CIK 免疫疗法辅助治疗肝细胞癌的有效性和安全性，结果显示，CIK 治疗组患者的 OS 和 PFS 明显高于对照组，提示 CIK 疗法可以有效提高患者生存率和降低复发率。笔者团队首次报道了一例中国男性肝移植术后复发肝癌患者接受过继 CIK 治疗的病例。在两周内，笔者团队在体外扩增了大量的 CIK 细胞并回输到患者体内,患者经治疗后并未出现急性的 GVHD,并且输注的 CIK 细胞的活性并未受到免疫抑制剂他克莫司和环孢素的影响,仍然具备较强的抗肿瘤活性。笔者团队的研究发现也为肝移植术后复发患者提供了一种可行的治疗方式和策略,即在现有的免疫抑制治疗方案下,应用过继注射 CIK 细胞治疗移植术后复发的肝癌患者。当然仍需要大量的病例样本来证实该治疗方案的可行性和低毒性。对于肝移植术后复发的肝癌患者,如何找到免疫抑制和抗肿瘤免疫之间的平衡点也许是治疗这类患者的关键问题。而细胞过继免疫治疗就符合这一标准,回输自体或者异体的免疫细胞,既不会引起严重的免疫排斥反应,又拥有较强的抗肿瘤特性,可以有效抑制肿瘤的生长。因此细胞过继免疫治疗作为一种创新性的治疗肝移植术后复发患者的治疗手段,有着广阔的研究前景和研究价值,有待进一步的大量的临床前与临床研究。

(二)免疫检查点抗体

免疫检查点(例如 PD-1/PD-L1、CTLA-4、LAG-3 等)抑制剂在黑色素瘤、肺癌、结直肠癌、肝细胞癌等多种癌种的治疗中都取得了良好的疗效。其中针对 PD-1 的药物,目前常用的有纳武利尤单抗(nivolumab)、帕博利珠单抗(pembrolizumab)、卡瑞利珠单抗(camrelizumab)、信迪利单抗(sintilimab)等,针对 PD-L1 的药物有德瓦鲁单抗(durvalumab)和阿替利珠单抗(atezolizumab)。根据 NCCN 指南,推荐纳武利尤单抗和帕博利珠单抗作为晚期肝细胞癌的二线用药。但是由于肝移植后本来就存在宿主对移植肝脏的排异,应用免疫检查点抑制剂来治疗复发性肝癌具有一定的风险,可能会增强人体效应免疫细胞的功能,从而出现严重的免疫排斥反应,导致移植物丢失。

国内外也有少量文献报道了应用免疫检查点抑制剂治疗肝移植术后肝癌复发的治疗效果和生存预后,不过病例数量十分有限,而且缺乏临床

前研究和临床试验的证据。一位中国中年男性患者,经肝移植术后 4 个月出现肝癌肺转移,应用帕博利珠单抗治疗 5 天后,出现肝功能明显异常,而且经穿刺活检病理提示轻至中度急性排斥反应。另外在美国有两位青少年患者,接受肝移植后复发肝细胞癌,应用纳武利尤单抗治疗后,都出现了急性暴发性肝炎,最终死于肝衰竭。唐的团队对肝移植术后复发肝癌接受过 PD-1 抗体治疗的病例进行了整理,发现在 6 例肝移植术后应用 PD-1 检查点抑制剂治疗的患者中,只有 1 例患者接受治疗后达到肺部转移病灶的完全缓解且治疗期间无明显副反应及免疫排斥反应的发生,其余几例均因治疗效果不佳或者急性重型肝炎去世。对于肝移植术后复发肝癌的患者,使用免疫检查点抑制剂治疗,需要考虑人体增强的免疫功能和移植物所需的免疫抑制环境之间的矛盾关系以及寻找两者的平衡点,同时需要考虑患者的年龄、性别、人体的免疫功能、移植物的情况和给药方案对于免疫检查点抑制剂治疗的影响。免疫检查点抑制剂用于治疗肝移植术后复发的肝癌患者的样本数目太少,其疗效和安全性无法确定,在这样少量的样本中,也很难探究免疫检查点抑制剂的使用剂量、与免疫抑制剂联合应用的方案、适用人群等问题。不过患者在使用该类药物治疗后可能出现自发性的肝炎和严重的免疫排斥反应,甚至导致移植物的丢失,制约了其在肝移植术后复发患者中的应用。因此如何在降低免疫排斥反应的同时,增强人体免疫细胞抗肿瘤的能力,仍是一个亟待解决的问题,需要广大学者的努力和探索。

(三)肿瘤疫苗

肿瘤疫苗在肝细胞癌的治疗中有着广泛的应用,通过诱导效应 T 细胞,特异性地降低肿瘤负荷并诱导免疫记忆,从而可有效地控制肿瘤组织的进展。DC 疫苗作为肿瘤疫苗的主要代表是一种新型的肿瘤免疫治疗方式,具有并发症发生率低、侵袭性小、对大多数患者耐受性好等优点,其疗效

也已在多种动物模型和临床试验中得到广泛证实。基于 DC 所具有的特性,Palmer 的研究团队开展了一项 Ⅱ 期临床试验来评价应用 DC 疫苗治疗晚期肝细胞癌患者的安全性和可行性,研究结果显示在 DC 疫苗回输的 134 例患者中未出现明显的不良反应,同时有 17 例患者的血清肿瘤标志物和肿瘤体积都有明显下降和减小,这一试验结果也显示出了 DC 疫苗在肝细胞癌患者的治疗中是安全、可耐受的。另外一项针对 3 756 例肝细胞癌患者的 meta 分析的结果显示,应用 CIK 细胞联合 DC 治疗或者单独过继 CIK 治疗的患者,OS 明显延长,肝癌的复发率明显降低。Jung 的研究团队发现,在小鼠体内,DC 联合 CIK 细胞过继治疗可以明显抑制肝癌细胞的生长,而单独应用 CIK 细胞或者 DC 治疗组与对照组相比肿瘤组织并没有明显缩小,这一结果也提示了 DC 联合 CIK 细胞治疗是一种有效的抑制肝癌复发和进展方案。

不过目前 DC 疫苗的应用主要是在肝癌患者的治疗方面,在肝移植术后复发患者的治疗方面尚未有文献报道。因此 DC 疫苗在肝移植术后复发患者的疗效和安全性方面,仍需要大量的临床研究进行分析。DC 疫苗能够激活抗肿瘤特异性的 T 细胞和固有免疫的效应成分,有效杀伤肿瘤细胞,同时降低免疫排斥反应。另外 DC 和 CIK 细胞的联合应用在肝癌的治疗中也展示出了良好的优势,为肝移植术后复发患者的治疗提供了一种新的辅助免疫治疗思路。除了 DC 疫苗以外,也有研究者使用来自肿瘤细胞/组织碎片和可生物降解的微粒包裹的 GM-CSF 和 IL-2 一同构建的肿瘤疫苗,并使用结核菌素作为佐剂,用来治疗复发肝细胞癌,取得良好的治疗和预防复发的效果。肿瘤疫苗在移植术后复发肝癌的治疗领域尚有大量的空白,有待进一步临床前和临床研究的探索,以便提高术后复发患者的生存率。

(四) 细胞因子

细胞因子作为人体内重要的调控免疫细胞功能的效应因子,广泛存在于组织器官血液中。目前用于治疗肿瘤的常用细胞因子,包括 IFN、肿瘤坏死因子-α(TNF-α)、GM-CSF、IL-2、IL-12、IL-21 等。其中研究最广的当属 IL 家族,IL 家族在肝癌的发生发展中起着重要的调控作用,不同的家族成员对于肝癌有着不同,甚至截然相反的调控和影响。IL-2 是一种多效细胞因子,它可以有效促进 T 淋巴细胞生长,也可诱导调节性 T 细胞的分化,在抗肿瘤免疫中起到重要的调节作用。Gabeen 团队的研究发现,IL-2 和 IL-12 具有协同作用,可以有效地刺激 T 淋巴细胞的活化,促进人体释放更多的 IFN-γ 和其他的炎性细胞因子,有效抑制肝细胞癌的生长。另外 IL-2 可以与 DC 联合应用或者装载在肿瘤细胞上制备成疫苗来治疗肝细胞癌。IL-7 也被认为可以有效抑制肝细胞癌,通过抑制外周血和肝脏内 CD8$^+$T 淋巴细胞表面的 PD-1 表达,增强效应 T 细胞的功能。而 IL-6 在肝癌中与 IL-2 和 IL-7 有着截然不同的作用,有研究显示 IL-6 在肝癌中是一个重要的调控分子,促进肝细胞的增殖和癌变。在小鼠模型中,阻断 IL-6 信号转导能够有效地降低肝癌发生的风险。因此有学者就提出,阻断 IL-6 可以作为一种新的治疗和预防方案用于移植术后复发肝细胞癌的患者。不过目前针对移植术后复发患者的 IL 治疗的相关案例还很少,大部分都停留在临床前研究阶段。关于不同 IL 家族分子在移植术后肝癌患者的治疗中到底起到什么样的调控作用,有待进一步地研究和探索。

TNF-α 最初被认为是一种肿瘤杀伤因子,但是随着研究的进展,研究人员逐渐发现,TNF-α 在肝癌患者中会促进肿瘤细胞的生长,而应用抗 TNF-α 的抗体(英夫利西单抗)将显著抑制肝癌的进展。另外有研究显示,在肝癌移植瘤小鼠中,英夫利西单抗联合 5-FU 可以有效抑制肝癌增长,延长小鼠的生存期。一例个案报道显示,在肝移植后,应用英夫利西单抗治疗后,GVHD 症状减轻，这一现象的出现也提示抗 TNF-α 治疗也许可以作为一个新的策略用于治疗肝移植术后的肝癌复发。结合目前的研究结果来看，细胞因子相关的生物制剂在移植术后复发患者的治疗中有着很大的研究前景和价值，但有待进一步地开发和探索。

二、移植术后预防性免疫治疗

在肝移植术后，为了防止免疫排斥反应的出现，需要常规服用免疫抑制性的药物，抑制人体免疫细胞的功能。由于人体免疫功能下降，免疫监察能力低下，从而导致在肝移植术后的早期会更容易出现肿瘤组织的肝外转移，特别是肝细胞癌的肿瘤直径大于米兰标准（米兰标准：单个肿瘤直径不超过 5cm；多发肿瘤直径 <3cm 且个数不超过 3 个）或者加州旧金山标准。由于免疫功能的低下，患者再次患肿瘤和感染的风险增大，所以移植术后早期给予预防性的免疫治疗在应对肿瘤的复发和转移上有着重要的作用。因为肝移植术后需要应对免疫排斥反应、预防复发的病毒性肝炎和肝细胞癌等多种问题，所以截至 2022 年，肝细胞癌肝移植术后的辅助治疗和免疫治疗标准仍未建立。

在肝移植术后，患者常规服用免疫抑制剂来抑制免疫排斥反应。由于人体免疫功能受到抑制，导致免疫监视功能低下，不能有效地彻底清除游离在外的肿瘤细胞，从而增加肿瘤复发的风险。因此如何在降低免疫排斥反应的同时，增强免疫细胞的功能，从而有效地杀伤肿瘤细胞就成为预防性免疫治疗的重要研究方向。

以往使用的免疫抑制剂，例如糖皮质激素、CNI（环孢素）等，在抑制人体免疫功能的同时，增加患者肿瘤复发的风险。现在肝移植术后，应用抑制免疫排斥反应同时兼具抗肿瘤特性的药物，作为预防肿瘤复发的主要治疗药物，例如 mTOR 的抑制剂（包括西罗莫司和伊维莫司等）。多项研究数据表明 mTOR 抑制剂通过抑制 VEGF，预防肝移植术后侵袭性肿瘤的进展，从而有效降低肿瘤复发的风险。

另外由于肝移植术后人体长期处于免疫抑制状态，所以针对肿瘤的主动免疫和细胞因子治疗实施难度大。而过继免疫治疗是体外活化和诱导效应细胞，不受体内免疫状态的影响，所以应用过继免疫治疗来预防肿瘤复发是一种可行的策略。NK 细胞在肝脏中有着独特的抗肿瘤作用和功能。与外周血中的 NK 细胞不同，肝脏来源的 NK 细胞可以在 IL-2 的刺激下表达抗肿瘤相关分子，例如 TRAIL。该配体可以使 NK 细胞定向杀伤肿瘤细胞，而不杀伤人体的正常组织细胞。正因为 NK 细胞具有这样的特性和功能，日本的 Hideki Ohdan 团队提出了一种新的预防肝移植术后肝细胞癌复发的预防策略，即将供者肝移植物中提取的 NK 细胞经 IL-2 刺激后过继注射到受者体内来预防肿瘤组织的复发。另外 Ohira 等研究发现在小鼠部分肝切除模型中，过继注射过表达 TRAIL 的 NK 细胞可以有效预防肝癌的复发。接下来 Ohan 教授联合多国教授开展了一项使用供者肝脏来源的 NK 细胞过继治疗肝移植术后肝细胞癌患者的 I 期临床试验（NCT01147380）。就目前的随访结果看（中位随访时间 21 个月），输注 NK 细胞组的患者未见显著的 GVHD，同时未观察到输注 NK 细胞的患者出现肝细胞癌复发的现象。另外在细胞过继免疫治疗中应用较广的 CIK 细胞，在预防肝细胞癌复发上也有着很好的疗效，但是还缺乏大宗病例的研究证实。体外扩增活化自体或者异体的 NK 细胞或者 CIK 细胞，具有低 GVHD 和强肿瘤杀伤的特性，可以有效地降低肿瘤复发的风险。所以应用细胞过继免疫治疗来预防肝细胞癌肝移植术后患者的肿瘤复发和转移有着重要的研究价值和应用前景。

当然除了细胞过继免疫治疗外，肿瘤疫苗在预防肝移植术后肿瘤复发方面也起着重要的作用。已有文献报道肿瘤疫苗或者 DC 疫苗可以用于预防移植术后肿瘤的复发。天津医科大学李强教授团队发现,应用负载癌抗原的 DC 诱导脾细胞过继回输到大鼠体内可以有效地降低术后的肿瘤复发率,抑制复发肿瘤的生长。无独有偶,Kayashima 等发现,瘤内注射 IL-12 和 DC 的联合治疗,具有较强的抗肿瘤作用,可以有效地降低小鼠肿瘤复发和肺转移的风险。也有研究显示,在小鼠的肝脏模型中接种 IL-2 和 B7-1 修饰后的肿瘤疫苗,与其他疫苗相比,会更容易诱发小鼠产生全身的抗肿瘤免疫反应,有效地降低小鼠肝癌复发和转移的风险。不过大部分的肿瘤疫苗在术后肿瘤复发的预防上还都处于临床前的研究阶段,如要进一步评价其安全性和有效性,还需要进行大量的临床研究。总之,虽然目前在肝移植术后预防肿瘤复发和转移的领域尚未建立标准的治疗模式和方案,但是从现有的研究结果显示,免疫治疗也许是一种具有创新性、副作用小、可以有效调动人体免疫监察能力的治疗方案,在预防移植术后患者的复发和转移方面有着重要的研究价值。

三、移植术后免疫治疗的展望

肝移植术后需要服用免疫抑制剂,从而导致人体免疫系统的抑制状态,因此,如何应用免疫治疗来预防和治疗肿瘤复发,尚未有明确的标准治疗方案。在预防肿瘤复发方面,无论是过继性回输 NK 细胞或者 CIK 细胞,还是 DC 疫苗,都展示出了自己的优越性。既很好地避免了免疫抑制剂对于免疫细胞功能的影响,又增强了肿瘤特异性效应细胞的功能,从而有效杀伤肿瘤细胞。

过继注射 NK 细胞或者 CIK 细胞,不仅在预防移植术后患者的复发方面展示出了良好的优势,在移植术后复发患者的治疗上,也体现出了优越性。不过在实际的临床运用方面,由于肝移植术后接受免疫治疗的患者数目较少,大部分的研究还是以个案报道的形式呈现,如要评估过继注射 CIK 细胞或者 NK 细胞的疗效和安全性,仍需要大量的临床样本数据做进一步研究。如何进一

步提升 CIK 细胞和 NK 细胞杀伤肿瘤细胞的功能,寻找个体化治疗和人体免疫状态的平衡,是进一步提升肝移植术后免疫治疗疗效的关键问题。这些问题如果能得到很好的解决,我们相信过继免疫治疗在移植术后预防和治疗肿瘤复发方面,具有广阔的研究价值和前景,并且很有可能成为新的标准性治疗方案。

另外,移植术后患者在应用免疫检查点抗体治疗时,人体会更容易出现急性重型肝炎和肝衰竭,导致移植物的丢失,从而加速了患者疾病的进展。但是也有部分患者在应用 PD-1 抗体治疗时,肿瘤组织明显受到了抑制,并得到了生存的获益。因此应用免疫检查点抑制剂治疗移植术后复发的患者,应当更加慎重和谨慎,需对患者的病情进行全方面评估,并且需要密切观察患者的病情变化,及时调整治疗方案。总之,免疫治疗在肝移植术后的预防和治疗复发患者方面还是一个创新性的治疗方式,有待广大学者和研究人员大力推进临床前和临床研究,最终形成一种标准化的治疗,以提高肝癌肝移植术后患者的生存率和生活质量。

（任秀宝）

参考文献

［1］MAZZAFERRO V, SPOSITO C, ZHOU J, et al. Metroticket 2.0 model for analysis of competing risks of death after liver transplantation for hepatocellular carcinoma［J］. Gastroenterology, 2018, 154（1）: 128-139.

［2］HALAZUN K J, TABRIZIAN P, NAJJAR M, et al. Is it time to abandon the Milan Criteria? Results of a bicoastal US collaboration to Redefine Hepatocellular Carcinoma Liver Transplantation Selection Policies［J］. Ann Surg, 2018, 268（4）: 690-699.

［3］WANG S, ZHENG Y, LIU J, et al. Analysis of circulating tumor cells in patients with hepatocellular carcinoma recurrence following liver transplantation［J］. J Investig Med, 2018, 66（5）: 1-6.

［4］LI F, WANG F, ZHU C, et al. miR-221 suppression through nanoparticle-based miRNA delivery system for hepatocellular carcinoma therapy and its diagnosis as a potential biomarker [J]. Int J Nanomedicine,2018,13：2295-2307.

[5] TONG W G,YI J L,MENG Y O,et al. Efficacy and safety of everolimus treatment on liver transplant recipients：a meta-analysis [J]. Eur J Clin Invest,2019,49：e13179.

[6] CHEN K,SHENG J X,MA B Y,et al. Suppression of hepatocellular carcinoma by mycophenolic acid in experimental models and in patients [J]. Transplantation,2019,103：929-937.

[7] LAI Q,IESARI S,FINKENSTEDT A,et al. Hepatocellular carcinoma recurrence after acute liver allograft rejection treatment：a multicenter European experience [J]. Hepatobiliary Pancreat Dis Int,2019,18（6）：517-524.

[8] GUO Y,ZENG H,CHANG X,et al. Additional dexamethasone in chemotherapies with carboplatin and paclitaxel could reduce the impaired glycometabolism in rat models [J]. BMC Cancer,2018,18（1）：81-86.

[9] RAMBALDI B,KIM H T,REYNOLDS C,et al. Impaired T- and NK-cell reconstitution after haploidentical HCT with posttransplant cyclophosphamide [J]. Blood Advances,2021,5（2）：352-364.

[10] FERNANDEZ-SEVILLA E,ALLARD M A,SELTEN J,et al. Recurrence of hepatocellular carcinoma after liver transplantation：is there a place for resection？ [J]. Liver Transp,2017,23（4）：440-447.

[11] WU Z,WANG Z,ZHANG L,et al. Updated results of the phase Ⅱ ALTER-H004：Anlotinib combined with TACE as adjuvant therapy in hepatocellular carcinoma patients at high risk of recurrence after surgery [J].J Oncol,2022,40（4）：445.

[12] CHENG A L,FINN R S,QIN S K,et al. Lenvatinib versus sorafenib in first-line treatment of patients with unresectable hepatocellular carcinoma：a randomised phase 3 non-inferiority trial [J]. Lancet,2018,391（10126）：1163-1173.

[13] QIN S,BI F,GU S,et al. Donafenib Versus Sorafenib in First-Line Treatment of Unresectable or Metastatic Hepatocellular Carcinoma：A Randomized,Open-Label,Parallel-Controlled Phase Ⅱ-Ⅲ Trial [J].J Clin Oncol,2021,39（27）：3002-3011.

[14] BRUIX J,QIN S,MERLE P,et al. Regorafenib for patients with hepatocellular carcinoma who progressed on sorafenib treatment（RESORCE）：a randomised,double-blind,placebo-controlled,phase 3 trial [J]. Lancet,2017,389（10064）：56-66.

[15] ABOU-ALFA G K,MEYER T,CHENG A-L,et al. Cabozantinib in patients with advanced and progressing hepatocellular carcinoma [J]. New Engl J Med,2018,379（1）：54-63.

[16] QIN S,LI Q,GU S,et al. Apatinib as second-line or later therapy in patients with advanced hepatocellular carcinoma（AHELP）：a multicentre,double-blind,andomized,placebo-controlled,phase 3 trial [J]. Lancet Gastroenterol Hepatol,2021,6（7）：559-568.

[17] DOBRZYCKA M,SPYCHALSKI P,ROSTKOWSKA O,et al. Stereotactic body radiation therapy for early-stage hepatocellular carcinoma-a systematic review on outcome [J]. Acta Oncol,2019,58（12）：1706-1713.

[18] LEE J,SHIN I S,YOON W S,et al. Comparisons between radiofrequency ablation and stereotactic body radiotherapy for liver malignancies：meta-analyses and a systematic review [J]. Radiother Oncol,2020,145：63-70.

[19] KIMURA K,NAKAMURA T,ONO T,et al. Clinical results of proton beam therapy for hepatocellular carcinoma over 5 cm [J]. Hepatol Res,2017,47：1368-1374.

[20] KASUYA G,TSUJII H,KASUYA G,et al. Progressive hypofractionated carbon-ion radiotherapy for hepatocellular carcinoma：combined analyses of 2 prospective trials [J]. Cancer,2017,123（20）：3955-3965.

[21] RIM C H,KIM H J,SEONG J. Clinical feasibility and efficacy of stereotactic body radiotherapy for hepatocellular carcinoma：a systematic review and meta-analysis of observational studies [J]. Radiother Oncol,2019,131：135-144.

[22] JEONG Y,JUNG J,CHO B,et al. Stereotactic body radiation therapy using respiratory-gated volumetric-modulated arc therapy technique for small hepatocellular carcinoma [J]. Liver Cancer,2018,18（1）：416.

[23] OLIGANE H C,XING M,KIM H S,et al. Effect of bridging local-regional therapy on recurrence of hepatocellular carcinoma and survival after orthotopic liver transplantation [J]. Radiology,2017,282（3）：869-879.

[24] YU R,YANG B,CHI X,et al. Efficacy of cytokine-induced killer cell infusion as an adjuvant immunotherapy for hepatocellular carcinoma：a systematic review and meta-analysis [J]. Drug Des Devel Ther,2017,11：851-864.

[25] EL DIKA I,KHALIL D N,ABOU-ALFA G K. Immune checkpoint inhibitors for hepatocellular carcinoma [J]. Cancer,2019,125（19）：3312-3319.

[26] BENSON A B 3RD,D'ANGELICA M I,ABBOTT D E,et al. NCCN guidelines insights：hepatobiliary cancers[J]. J Natl Compr Canc Netw,2017,15（5）：563-573.

第十二章

其他脏器的移植肿瘤学

第一节 肺移植治疗肺脏肿瘤

同种异体肺移植是目前各种原因所致的终末期肺病最后唯一有效的治疗手段。1963 年 James Hardy 尝试进行了历史上第一例人同种异体肺移植手术，受者是一位 58 岁ⅢB 期左肺中央型肺癌男性患者。限于当时的医疗技术，该患者术后仅存活 18 天，死于肾衰竭。此后的 20 年内肺移植发展缓慢，直到 1983 年 Cooper 等改善了吻合口愈合的问题，肺移植术后生存率才得以显著提高，为许多终末期肺病患者带来救治的希望。目前肺移植已成功运用于治疗终末期慢性阻塞性肺疾病、肺纤维化、肺尘埃沉着病、肺血管疾病等。尽管人类历史上首次进行肺移植手术是用于治疗肺癌患者，但是在相当长的时间里，肺脏肿瘤并未能成为肺移植的适应证。相反，由于供肺紧张，肿瘤患者远期预后差，且抗排异的免疫抑制与抗肿瘤治疗之间存在冲突，明确诊断患有肺癌通常为肺移植的禁忌证。

但在临床实践中，对于肿瘤早期诊断存在诸多困难，在各种为非肿瘤的终末期肺病患者进行肺移植手术中，术后对原有病肺的病理检查中可能意外发现肿瘤组织，据报道这一情况的发生率为 0.1%~3%。例如 Svendsen 等在 1997 年就最先报道了两例切除的病肺中存在腺癌的情况。对这些患者的随访资料为研究肺移植治疗肺脏肿瘤的远期疗效提供了依据。Klikovits 等报道了一项单中心的回顾性研究，在 1989 年到 2012 年进行的 1 262 例肺移植手术中有 11 例（1%）术后发现了肿瘤组织，且均在早期（ⅠA、ⅠB 和ⅡA 期），他们调整了术后免疫抑制剂的用量，术后 5 年生存率达到 90.5% 且无复发，引起学界的关注。与之形成对比，另一项跨度 10 年纳入 853 例肺移植患者的研究报告了 13 例恶性肿瘤，其中 9 例死亡且中位生存时间不到一年。Panchabhai 等报道的 1 303 例肺移植中有 25 例诊断为恶性肿瘤，其中有 8 例术后复发，可见目前争议较大。通过综合不同来源的临床报道，深入挖掘不同肿瘤和分期行肺移植的预后结果，临床研究者终于发现细支气管肺泡癌（bronchioloalveolar carcinoma，BAC）及一些早期非小细胞肺癌可能从肺移植中获益。2014 年国际心肺移植协会（The International Society for Heart and Lung Transplantation，ISHLT）在肺移植受者选择专家共识中终于将原发性肺脏肿瘤列为相对适应证，它指出：肺原位腺癌（pulmonary adenocarcinoma in situ，PAIS）和微浸润性腺癌（microinvasive adenocarcinoma，MIA）满足：①弥漫性肿瘤累及肺实质并存在严重呼吸功能障碍；②生活质量严重下降；③常规治疗手段无效时。现在，发现肺脏肿瘤不再成为肺移植的绝对禁忌，通过个体化评估患者的病情，一些中心开始尝试为满足特定条件的肺脏肿瘤患者实施肺移植,部分患者因此受益。

我国肺移植技术起步较晚,但发展迅速。1979年北京医科大学人民医院(现北京大学人民医院)胸外科辛育龄首次行肺移植治疗肺结核未获成功,1995年首都医科大学安贞医院进行了一例单肺移植术,患者术后长期存活。此后多家医院先后开展肺移植手术。2018年,无锡市人民医院和北京中日友好医院两个大型肺移植中心年肺移植手术量分别达到150台和108台,成为全球第三和第八大肺移植中心,患者术后生存率与国际先进水平相当。结合同种异体肺移植的外科技术,我国胸外科医师也成功运用自体肺移植技术治疗难以切除的中央型肺癌,获得满意的疗效。笔者在无锡和北京肺移植中心均进行过多例同种异体肺移植与自体肺移植治疗肺脏肿瘤,本节将结合文献报道和笔者的经验介绍国内外肺移植治疗肺脏肿瘤的进展。

一、原发性肺脏肿瘤的肺移植治疗

在临床实践中,笔者观察到部分非小细胞肺癌(non-small cell lung carcinoma,NSCLC)患者在就诊时常合并严重的呼吸功能障碍,手术切除病灶后呼吸功能更加受限,严重影响生存质量。还有部分患者存在弥漫性肺内病灶,虽然没有可靠的远处转移征象,但行肺脏手术切除已不现实,他们难以获得有效的传统内外科治疗,可尝试进行肺移植。此时肺移植的目的主要是使个体患者获得远期生存的可能并最大限度改善生活质量。

常规肺移植的术前检查应当包括各类常见肿瘤标志物。对于高度怀疑肿瘤的患者,必须进行活检以明确性质。但进行肺移植评估时许多患者呼吸功能已严重衰竭,对肿瘤活检这样侵入性操作耐受度很低,需要胸腹盆腔CT扫描仔细评估肿瘤浸润范围、有无转移。有条件的中心应行全身PET/CT及骨扫描以排除淋巴结转移与肺外转移

的可能,但需注意PET/CT出现假阳性率较高。近年来超声引导下经支气管针吸活检(endobronchial ultrasound-guided trans-bronchial needle aspiration,EBUS-TBNA)等微创技术已广泛推广,检测效果良好,患者更能耐受。既往有过肺癌手术切除史的患者仍可以做移植评估,但需要仔细回顾先前手术的病理结果。ISHLT建议在等待供者期间也应当至少每3个月评估一次,已经发生肺外转移时,应当将患者从等待名单上移除。

如无明确禁忌,肺移植术式应当选择序贯式双肺移植,或在体外循环下行双肺移植,有研究发现单肺移植后保留的一侧肺有6.9%的概率发生癌变,而双肺移植术后几乎不发生肿瘤。对原发肺脏肿瘤进行肺移植需格外注意无瘤原则。切除肺脏严格按照无瘤原则操作,动作应轻柔,完成切肺后行残余气道和胸腔冲洗,及时更换器械和手套,以降低原发肿瘤污染供肺的可能。术后管理总体原则应当避免过度免疫抑制,有时仍需正规放化疗治疗。术后1个月和3个月需复查CT或PET/CT排除肿瘤短期复发,并坚持长期随访。对于复发肿瘤,仍可结合患者个体情况考虑做手术切除,甚至再次移植。

受制于非常有限的病例数,肺移植治疗原发性肺癌的长远疗效仍有待观察。现对肺移植治疗细支气管肺泡癌以及其他类型的早期非小细胞肺癌作具体介绍。

(一)细支气管肺泡癌的肺移植治疗

BAC是非小细胞肺癌中较为少见的一类。现新的肿瘤分期以PAIS和MIA指代仅局限于肺内的BAC,约占所有NSCLC的5%。由于已有文献报道多使用BAC命名,本节介绍时亦沿用。BAC的组织学特点是沿肺泡壁生长而不累及间质,不易发生胸外转移和淋巴结转移,但对患者肺功能影响较大。孤立病灶早期的BAC首选手术切除与放化疗辅助的综合治疗,有一定的复发概率。而双肺弥漫性BAC预后极差,常采用铂类化疗和表

皮生长因子受体酪氨酸激酶抑制剂（EGFR-TKI）治疗，疗效并不确切。双肺弥漫性BAC中位生存时间不到一年。正因为BAC预后不佳，又常局限于肺，所以对无法耐受手术切除尤其是双肺弥漫性BAC患者可以考虑肺移植。

肺移植治疗BAC的报道最早发表于1997年，至该文发表时患者术后已存活5年半且未发现肿瘤复发。此后不少中心开始为符合条件的BAC患者进行移植治疗。无锡肺移植中心曾为一位42岁黏液型肺泡细胞癌（mucinous BAC，现分型改称为侵袭性黏液型腺癌）的男性患者（$T_4N_0M_0$，Ⅲb期）行双肺移植治疗，患者术后66天恢复良好出院并定期随访，存活达5年以上。根据ISHLT 2013年报道BAC患者行肺移植治疗5年生存率达53%，10年生存率也有31%，显著优于非手术治疗。这提示了肺移植治疗BAC确能使患者获得长期生存的可能。

Ahmad等通过对UNOS数据库的研究，纳入美国本土1987—2010年21 553例肺移植手术患者，其中29例术前诊断为BAC（0.13%），他们的术后总体5年生存率达57%，已经与其他肺移植术后5年生存率相当（50%）。值得注意的是在本研究中，仅有14例术后病理证实为单纯BAC，另有11例为BAC合并其他类型腺癌，2例为其他腺癌。术后单纯BAC患者有2例复发死亡。这项研究指出了当前肺移植治疗BAC的困境，随着对BAC认识的加深，以往认知中的BAC部分亚型的生物学特性其实并不符合"局限于肺部"的认知，新版肿瘤分型用PAIS和MIA的描述更加精确，但临床上常需手术切除后的病理才能最终明确分型，术前仅通过局限的活检和影像学资料依旧面临诊断上的困难，因而不便于判断肺移植治疗的预后。

抛开命名和分型的困扰，肺移植治疗BAC仍需克服术后复发问题。由于病例数量极少，不同研究报道的复发率差异也很大，其中Zorn等报道了8例单纯BAC行肺移植治疗，其中6例复发

（75%），de Perrot等报道总体复发率为57%。不少研究也证明了复发的BAC与受者原先的肿瘤同源，淋巴转移或经由气道或胸膜转移均有可能。Paloyan等意识到术中严格的无瘤原则操作有望改善上述问题，他们进行了两例体外循环下肺移植治疗BAC，其中一例为再移植。他们在供者吻合前用生理盐水冲洗残余上支气管，减少经气道转移的可能，术后未见复发，其经验也被多个中心效仿。

总之，目前肺移植治疗BAC在技术上已经可行，但广泛应用前尚需解决术后复发和免疫调节等细节上的难题。目前学界亦有对于将BAC纳入器官分配评价体系的呼声，各中心应当结合器官的紧张程度和等待移植患者的情况来判断是否有条件进行手术。

（二）其他类型非小细胞肺癌的肺移植治疗

当前肺移植的主要适应证为慢性阻塞性肺疾病（chronic obstructive pulmonary disease，COPD）、特发性肺纤维化（idiopathic pulmonary fibrosis，IPF）。临床上不可避免会遇到终末期肺病合并除BAC以外的肺脏肿瘤的情况。由于供者短缺，非BAC的NSCLC远处转移可能性高，对于终末期肺病合并其他非BAC的NSCLC患者往往禁忌做肺移植。

通过肺移植术后病理研究发现约2%切除的病肺中存在恶性肿瘤，最主要的类型为肺腺癌，通过对这些病例的随访，发现早期肺腺癌（Ⅰ期）合并终末期肺病行肺移植治疗5年生存率达51%，仍能保持多年不复发，其生存率与无癌的肺移植患者相当，而Ⅱ期和Ⅲ期的肺癌患者移植后5年生存率仅14%，尤其是发生N_2淋巴结浸润的，肿瘤复发和转移十分常见，故此类患者不宜行肺移植。目前认为低浸润成分、无或低同侧淋巴结浸润的多灶性肺腺癌患者，或局限性鳞状上皮癌患者，排除远处转移可能，且其他内外科治疗无效的终末期肺病患者可以行肺移植评估。无锡市人民医院

曾尝试为一例肺气肿伴右上肺癌的患者实施右单肺移植,患者术前无创呼吸机依赖,PET/CT 未见远处转移。患者术后呼吸功能明显改善,且未有复发,疗效满意。

二、肺转移瘤的肺移植治疗

许多肿瘤容易发生肺转移,当转移仅局限于肺脏而原发灶得到控制或清除时,对肺转移癌行肺移植治疗以挽救呼吸功能衰竭仍是可行的。国内外仅有少数病例报道,现综述如下。

多伦多肺移植中心于 2004 年曾报道一例双肺移植治疗肺转移性平滑肌肉瘤患者,这是首例肺移植治疗转移瘤的报告。患者是一位 43 岁女性,于 1985 年行子宫肌层纤维瘤切除。术后 7 年发现了肺部平滑肌瘤,病理证明与子宫病变同源,属于"良性转移性平滑肌瘤",随后肿瘤在肺内多发转移,肺功能逐渐衰竭,常规内外科治疗均无效。患者评估呼吸衰竭,但连续评估未发现肺外转移,遂行双肺移植。术中见双肺布满平滑肌瘤,最大瘤体直径达 4.5cm。术后患者存活达 5 年以上。本例患者的肺转移瘤虽为良性,但由于肺功能极差,行肺移植可明显改善预后和生存质量。

EHE 是一类罕见的血管内皮来源的肿瘤,好发于女性。其生物学特性和临床表现多样,预后不良。EHE 主要累及肝脏与肺脏,肺脏的 EHE 也曾被命名为血管内支气管肺泡瘤(intravascular bronchioloalveolar tumor,IVBAT)。目前尚无统一的指南规范 EHE 的治疗。研究发现 EHE 发生转移后仍有较好的预后。2015 年比利时 Leuven 大学医院发表了 3 例肺移植治疗转移性 EHE 的病例报告,其中 1 例患者为肝脏首发,行肝移植术后 2 年发现肺转移,最终呼吸衰竭在体外膜氧合器(extracorporeal membrane oxygenator,ECMO)支持下行双肺移植。患者术后 4 年在肝脏发现新发病灶,予 IFN 治疗,肺功能仍保持稳定。最终患者死于心脏与肾衰竭,存活 8 年(肝移植后 10 年)。

其余 2 例患者均行同期肝肺联合移植,截至研究发表分别存活 1 年和 7 年,仍在随访。由此可见,对于转移性 EHE 发生靶器官衰竭的危重患者,依然可以考虑抢救性器官移植治疗。

美国加利福尼亚大学曾报道一例 18 岁甲状腺乳头状癌(papillary carcinoma of the thyroid,PCT)患者。该患者行甲状腺切除术后 3 个月发现了肺部转移灶,随后予放射性 ^{131}I 治疗,一般来说年轻 PCT 患者即使发生转移预后也依然良好,但不幸的是该患者由于放疗诱发了肺纤维化,呼吸功能严重衰竭,不得不依赖气管插管辅助呼吸。经多学科团队评价,患者原发病灶清除,肺外未发现转移病灶,目前呼吸衰竭,符合肺移植的指征,于是行双肺移植治疗。术后病理报告提示:弥漫性肺泡损伤,肺间质纤维化,全肺多发甲状腺乳头状癌转移。患者术后随访两年,生活质量满意。

无锡肺移植中心也曾对一例肝细胞癌行肝移植术后发生双侧肺内转移的濒危患者进行双肺移植,患者术后一年生活质量较好,后因为肝细胞癌复发去世。基于以上案例,笔者认为对于仅发生肺内转移、肺功能差威胁生命的患者,结合肿瘤的生物学特性,经综合评估确能延长患者预期寿命、改善生活质量的可以做肺移植。

三、自体肺移植技术治疗肺脏肿瘤

肺移植手术技术日趋成熟,使得外科医师能够实施肺自体移植(lung autotransplantation)技术来治疗常规手术无法切除的肺脏肿瘤。肺自体移植,顾名思义是将患者自身的病肺切下,在体外完成对肿瘤的完整切除并清扫淋巴结后,再将残肺重新植入患者体内。这种技术不仅能够提供绝佳的手术视野,还能在完整切除肿瘤的前提下最大限度保留患者健康的肺脏组织。

1997 年 5 月北京医科大学人民医院(现北京大学人民医院)胸外科张国良教授首先尝试行双袖状右上、中肺叶联合切除术后行下肺自体移植方法治疗一例Ⅲ期肺癌患者。因为肿瘤累及右主支气管与肺动脉距离较长,切除后残肺吻合张力大,他们将患者右下肺静脉离断,将下肺取出体外,置于室温肝素盐水中修剪后重新植入患者体内,将下肺静脉吻合于上肺静脉残端,从而减小了肺动脉和气管吻合口的张力。患者术后恢复满意,生活质量良好。截至1998年,张国良教授团队又完成1例肺自体移植切除右上中叶中央型肺癌,但患者术后死于气管吻合口破裂张力性气胸。另有两例治疗累及斜裂无法进行袖状肺叶切除术的左上肺癌,患者术后均存活1年以上。此后陆续有多个中心开展肺自体移植技术治疗中央型肺癌的尝试。江苏省肿瘤医院报道了2000—2008年进行的7例肺自体移植治疗中央型肺癌病例,术后没有出现吻合口瘘,其中有一例患者因肺栓塞于术后第二天行手术切除了自体移植的肺叶,两例术后肿瘤复发,总体来看术后患者的肺功能均得到较好的保留。总结以上研究,肺自体移植主要适应证是呼吸功能极差无法耐受全肺切除,或右上中叶或左上叶肿瘤累及气管和肺动脉,切除后下肺静脉牵拉或残肺吻合口张力大的患者。

笔者通过对中央型肺癌患者进行肺自体移植后有如下几点体会:首先,掌握手术技巧非常重要,手术医师需要掌握心脏血管外科的吻合技术,根据实际情况妥善修剪吻合口,只有这样才能避免术后发生吻合口狭窄,或引起肺静动脉血栓。其次,在术中需十分注意无瘤原则,轻柔操作,防止肿瘤组织脱落侵染待重植的肺叶。另外,需注意肺离体的保护并尽可能减少缺血时间,近年来结合同种异体肺移植的供肺保存经验,笔者使用了具有自主知识产权的改良低温低钾灌注保存液,减少缺血再灌注反应,获得了满意的疗效。其他中心也有采用UW液和Euro-Collins灌注液的成功经验,均可参考。总之,肺自体移植技术与同种异体肺移植有诸多共通之处,有望使无法行常规切除手术的患者获益,值

得在临床上进一步推广。

四、肺移植治疗肺脏肿瘤的术后管理

术后管理的主要目标应当是保持移植肺的功能,降低肿瘤复发的概率,使患者长期存活并维持一定的生活质量。临床上肺移植治疗肺脏肿瘤有两种主要的情况:一是术前明确诊断了肺部肿瘤而进行肺移植治疗,如前述的细支气管肺泡癌或一些转移癌。二是术前并未诊断出肺脏肿瘤,而在术后通过病理检查发现。二者都面临肿瘤残留,或在低免疫状态下肿瘤复发的可能,在术后管理上有许多类似之处。由于病例零散,且报道的时间跨度长,目前尚无统一指南规范这类患者的术后管理。目前还有研究报道了一些非肿瘤患者肺移植术后患癌的情况,包括单肺移植患者术后保留一侧肺发生肿瘤;或来源于供者的肿瘤。这些肺移植后发生肿瘤的术后管理经验,尤其是在明确肿瘤发生情况下如何调整免疫抑制剂的使用等方面,非常类似于在肺移植治疗肺癌中遇到的困境,值得学习和借鉴。

Ritchie等报道了一例因终末期间质性肺炎行右侧单肺移植的患者,术后3天病理报告显示切除的肺组织中存在腺癌成分,他们立即停用了吗替麦考酚酯,仅维持环孢素和激素治疗,并进行了一系列CT和PET检查。由于担忧患者保留的左肺中可能仍有病灶,Ritchie等后来将患者左肺切除。左肺的病理报告也证实了肿瘤存在。该患者术后未复发,且单肺功能良好。这里值得注意的是,研究发现肺移植术后患者发生肿瘤的概率较普通人高3~4倍,且单肺移植术后保留侧肺发生肿瘤的概率达6.9%。这与多种因素有关,如本例报道中术前可能漏诊肿瘤,患者本身的肺部疾病如COPD、IPF等好发肺部肿瘤,以及使用免疫抑制剂等。对于具有这些高危因素的患者,术后应当避免过度使用免疫抑制,持续监测免疫指标并动态调整用药。保持密切的随访同样重要,术后1

个月和 3 个月应复查 CT 或 PET,警惕肿瘤在免疫抑制情况下复发。如高度怀疑肿瘤且患者条件允许时,可进行激进的手术干预。

对于术前明确诊断肺癌的患者,应当根据肿瘤的类型及其治疗原则调整术后管理。BAC 治疗首选手术切除,目前非手术治疗效果不明确。1997 年首例行双肺移植治疗 BAC 的患者在术后接受了抗胸腺球蛋白和小剂量的环孢素与硫唑嘌呤免疫抑制治疗,没有另外采取化疗。患者术后出现的并发症包括肺动脉狭窄、急性排斥反应和感染等,分别进行了球囊扩张、激素冲击和抗感染治疗等对症处理,术后随访多年都没有发生肿瘤复发。而在 Paloyan 等的报道中,一位患者在术前接受了顺铂和依托泊苷化疗但效果不佳,行双肺移植后出现了肿瘤复发行再次移植。通过体外循环支持和严格的无瘤原则操作,患者二次移植后长期存活未复发。结合无锡肺移植中心的治疗经验,笔者认为双肺移植治疗 BAC 的术后管理与常规肺移植术后类似,管理原则依然是做好密切随访,出现肿瘤复发仍可以考虑肿瘤切除或评估再次移植。对于其他一些非小细胞肺癌患者,术后仍有行放疗和化疗抗肿瘤的必要,应结合具体病例制订方案。肺移植治疗肺转移癌和肺自体移植治疗肺癌的术后管理应当遵循原发肿瘤的治疗原则,本节不做详述。

五、总结与展望

肺脏肿瘤依旧是威胁人类生命的主要疾病之一,肺移植有望使一些特殊类型的肿瘤患者或终末期肺病合并早期肿瘤患者获益。肺移植的手术技术和术后管理已有成熟经验总结,运用于肺脏肿瘤中的前景非常值得探索,有望造福更多的患者。

但是目前肺移植治疗肺脏肿瘤仍面临着供器官短缺和分配上的伦理困境。已经开展的对 BAC 和一些早期肿瘤的移植治疗仍面临着不确定的复发风险,且控制的方法十分有限。而非肿瘤的终

末期肺病患者移植预后更加明确,因而享有更高的分配优先级。所以目前报道为肿瘤患者行肺移植的情况多是患者肺功能已经严重衰竭,甚至是濒死状态下进行的抢救性移植,这也对这部分患者的预后产生不良影响。

笔者认为改善上述困境的方法有以下两方面:首先,仍是要扩大供者的来源,从根本上改善器官稀缺的现状。具体有以下几点值得努力。①应当加大对公民逝世后器官捐献的宣传,扩大器官移植志愿者行列;②移植外科医师应推广肺移植的供者维护和转运的标准,肺脏本身容易受到各种理化因素打击,需要专业的团队依据规范进行维护,以减少因维护不佳导致供肺的浪费;③发展生物工程技术,开发生物相容性佳的人工肺脏,使其最终能够代替从人身上获取器官,目前已有一些前沿报道获得成功。其次,随着精准医学和大数据时代的到来,对肺脏肿瘤的治疗也要求精准化与循证治疗。通过对更多的肿瘤患者做到早期诊断和早期干预,一方面能使很多患者避免走到不得不移植的境地,另一方面又通过明确适合做肺移植治疗的肿瘤的具体分型和分期,精准指导患者的术后管理,减少肿瘤复发的风险。

移植外科医师应当继续探索肺自体移植技术的应用,并结合同种异体肺移植中的前沿经验,如利用离体肺灌注(ex vivo lung perfusion,EVLP)与一些人工肺支持技术,如 ECMO 或植入式无泵肺辅助系统等,或能使患者的病肺离体接受药物或者靶向治疗,这样能够避免全身用药,而仅作用于肺脏局部以达到精准治疗的目的。这一技术已用于供肺评估与维护,相信再结合肺自体移植技术将有更广阔的应用前景。

(陈静瑜　王梓涛)

第二节　心脏移植治疗心脏肿瘤

心脏肿瘤是一种罕见疾病。从尸检报告推

测,其发病率低于 0.33%。目前,关于心脏肿瘤的治疗尚无定论,其治疗主要涉及心脏肿瘤部分或根治性切除术、心脏自体移植、原位心脏移植、放疗或化疗等方法。本节将总结文献报道并结合笔者经验体会,介绍心脏肿瘤的治疗效果以及心脏移植治疗原发性心脏肿瘤进展。

一、心脏肿瘤的分类与临床表现

2015 年,WHO 更新了心脏肿瘤分类(表 12-2-1),与以往分类相比,新分类变化主要涉及:①去除"恶性非纤维组织细胞瘤"定义;②将 EHE 定义为低度恶性血管肉瘤;③重新引入骨肉瘤和黏液纤维肉瘤亚型。

表 12-2-1　WHO 心脏肿瘤分类

心脏肿瘤分类	ICD-O 代码
良性肿瘤和瘤样病变	
横纹肌瘤	8900/0
组织细胞样心肌病 成熟心肌细胞错构瘤 成人型富于细胞性横纹肌瘤	8904/0
心脏黏液瘤	8840/0
乳头状弹性纤维瘤 血管瘤,非特指型	9120/0
毛细血管瘤	9131/0
海绵状血管瘤	9121/0
动静脉畸形	9123/0
肌内血管瘤	9132/0
心脏纤维瘤	8810/0
脂肪瘤	8850/0
房室结囊性肿瘤	8454/0
颗粒细胞瘤	9580/0
神经鞘瘤	9560/0
生物学行为未明性肿瘤	
炎性肌纤维母细胞瘤	8825/1
副神经节瘤	8680/1
生殖细胞肿瘤	
畸胎瘤,成熟型	9080/0
畸胎瘤,未成熟型	9080/3
卵黄囊瘤	9071/3

续表

心脏肿瘤分类	ICD-O 代码
恶性肿瘤	
血管肉瘤	9120/3
未分化多形性肉瘤	8830/3
骨肉瘤	9180/3
黏液纤维肉瘤	8811/3
平滑肌肉瘤	8890/3
横纹肌肉瘤	8900/3
滑膜肉瘤	9040/3
混杂性肉瘤 心脏淋巴瘤 转移性肿瘤	
心包肿瘤	
孤立性纤维性肿瘤	8815/1
恶性	8815/3
血管肉瘤	9120/3
滑膜肉瘤	9040/3
恶性间皮瘤	9050/3
生殖细胞肿瘤	
成熟畸胎瘤	9080/0
未成熟畸胎瘤	9080/3
卵黄囊瘤	9071/3

注:ICD-O 为国际肿瘤疾病分类。

在成人原发性心脏肿瘤中,良性与恶性的比例为 3∶1。最常见的良性心脏肿瘤为黏液瘤,其次为乳头状弹力纤维瘤。最常见的恶性肿瘤是未分化的多形性肉瘤,其次是血管肉瘤和平滑肌肉瘤。在年龄低于 18 岁的患者中,良性与恶性的比例为 9∶1。横纹肌瘤和畸胎瘤是最常见的良性病变,而横纹肌肉瘤和纤维肉瘤则是较为常见的恶性肿瘤。此外,相对于儿童原发性恶性心脏肿瘤,继发性恶性心脏肿瘤的发病率是其 10~20 倍。

心脏肿瘤的临床表现因位置和大小呈多样性,并缺少特异性。发热、肌痛、寒战、栓塞、心律失常、心搏骤停、晕厥、低血压、肝大和腹水等症状都有可能出现。通常来讲,左心系统的肿瘤多为实体肿瘤,主要表现为血流梗阻和严重的心力衰竭。右心系统的肿瘤多为恶性,具有体积大、浸润性强和高转移性的特点。

二、心脏肿瘤的治疗

以往,尸检研究、病案报道是报道心脏肿瘤的主要形式。近年来,偶有单中心回顾性研究出现。即便如此,由于心脏肿瘤较为罕见,治疗方式的选择及治疗效果仍无定论。目前,心脏移植治疗心脏肿瘤的报道与日俱增,但是关于手术的适应证、与放化疗相关的综合治疗方案以及术后的远期效果等问题,有待深入讨论。

(一) 心脏移植与良性心脏肿瘤

理论上,根治性或部分切除良性心脏肿瘤具有可行性。Boyacıoğlu K 等通过总结 21 例原发性心脏肿瘤数据,认为肿瘤根治性切除是外科治疗良性心脏肿瘤的首选方案。肿瘤根治性切除术治疗心脏黏液瘤的效果较为确切,远期生存率较好。Hoffmeier A 对 108 例接受心脏肿瘤根治性切除术患者的回顾性分析发现,心脏黏液瘤的术后平均生存时间为 12.7 年,其他良性心脏肿瘤的生存时间为 5.6 年,原发性恶性心脏肿瘤为 5.5 年。然而,心脏黏液瘤偶有复发的情况。Kewcharoen J 等报道了一例 3 次切除黏液瘤后复发的病例。患者最终选择原位心脏移植,在术后随访的 6 个月内,患者状态良好,无肿瘤复发的情况。Cho JM 等对 18 例心室纤维瘤患儿进行回顾性分析。1 例年龄为 2 个月的婴儿死于围手术期,其余 17 例的生存良好,中位随访时间为 10.1 年。认为大多数心室纤维瘤,即便肿瘤体积较大,应积极给予根治性肿瘤切除术。Ying L 等回顾性分析了 16 例儿童原发性心脏肿瘤的临床资料,认为根治性切除术是治疗心脏肿瘤的有效方法。

然而,在实际临床工作中,由于肿瘤位置及大小,心脏肿瘤切除术的适用范围常受到限制。是否采用肿瘤切除术,存在争议。以心脏纤维瘤为例,Kobayashi D 等认为当心脏纤维瘤体积巨大时,

根治性切除或部分切除均严重损害心功能,治疗上应选择心脏移植。António MT 等则认为即便是巨大的心脏纤维瘤,仍应尽可能地选择切除术,尽可能地避免对儿童施行心脏移植。Padalino MA 等通过对 8 例心脏肿瘤儿童的总结,认为对于大部分心脏肿瘤患者,肿瘤切除术是安全有效的。当肿瘤体积巨大,侵袭室壁时,心脏移植是唯一的治疗选择。González-López MT 等为一位 6 个月的心脏纤维瘤患儿施行心脏移植,在术后 14 年的随访中,患儿发育良好。Prakash Rajakumar A 等对一名 7 岁的左心室纤维瘤患儿实施心脏移植。在术后随访的 18 个月中,患儿生存状态良好。

如果尚不具备心脏移植条件,可选择心室辅助装置或姑息治疗减轻症状,为心脏移植创造条件。2001 年,Stiller 等总结了 26 例儿童心脏肿瘤病例,其中一例因纤维瘤体积过大,给予部分切除术。由于无法脱离体外循环,在双心室辅助 17 天后,给予心脏移植。在术后随访的 20 个月中,患儿状态良好。2003 年,Waller BR 等发表了一例心脏移植治疗婴儿心脏纤维瘤的个案报道。患儿的产前超声提示右心室肿物。因肿物体积巨大无法切除,患儿出生后先给予单心室矫治,4 个月后行心脏移植。2014 年,Padalino MA 等回顾性分析总结了帕多瓦大学医学院 27 年间 52 例儿童心脏肿瘤的治疗经验,在 11 例接受手术治疗的患儿中,2 例行心脏移植,术后生存时间分别为 3.2 年和 3.5 年。

笔者认为,良性心脏肿瘤的整体治疗效果较好。应针对不同的临床症状给予个体化治疗。肿瘤根治术并不是唯一的选择,在保障手术安全性的前提下,尽可能地保留心功能,最大限度地切除肿瘤。如果不能施行肿瘤切除术,心脏移植同样能够提供良好的远期生存质量。

(二) 心脏移植与恶性心脏肿瘤

恶性心脏肿瘤的分类不同,其治疗方法存在差异。总体上讲,单纯施行肿瘤切除术治疗恶性心脏肿瘤的效果不佳,即便辅助化疗,肿瘤复发导

致死亡的情况仍属常见。Perchinsky MJ 等回顾了40 年中 71 例心脏肿瘤患者的临床资料,在 14 例恶性肿瘤中,仅有 5 例接受肿瘤切除治疗并辅助化疗。然而,3 例术后死亡,2 例出现远处转移。

心脏肿瘤的软组织边缘难以完全切除是造成肿瘤复发的主要原因。Aravot DJ 等认为对于无法切除的良性心脏肿瘤及早期、无转移的恶性心脏肿瘤,应评估心脏移植的可行性。Michler RE 等通过对 6 例心脏移植治疗心脏肿瘤患者的总结,认为心脏移植的效果优于肿瘤切除术。Grandmougin D 等对一例原发性心脏横纹肌肉瘤患者施行原位心脏移植,在术后随访 102 个月中,未出现肿瘤复发及转移等情况,生存良好。Goldstein DJ 等对 8 例心脏恶性肿瘤患者给予心脏移植并长期随访,其中 1 例死亡,死亡时间为术后 6.2 年。Gowadamarajan 与 Michler 对 28 例因心脏肿瘤接受心脏移植的患者进行随访,其中 21 例恶性肿瘤患者的远期生存率仅为 1 年。

心脏肉瘤是临床上较为常见的恶性肿瘤,且伴有肺部转移。即便接受手术治疗,常有肿瘤复发,预后极差。因此,心脏移植能否有效治疗心脏肉瘤仍有争议。Li H 等回顾性分析了 46 例未发生转移心脏肉瘤的临床数据,认为心脏移植不是治疗心脏肉瘤的适应证,且术后辅助放化疗并不能改善移植术后的远期生存率。经术前辅助化疗,Talbot SM 等对 4 例患者给予心肺联合移植,术后的中位数生存时间为 31 个月。然而,患者均出现术后肿瘤复发的情况。Stoica SC 等报道了第一例心房移植治疗心脏肉瘤的病例。1996 年,患者曾接受心脏肉瘤切除术,术后肉瘤复发。1998 年,患者再次接受手术,给予左心房移植。然而,术中发现肿瘤侵袭左、右肺叶,多次尝试脱离体外循环失败,患者术中死亡。恶性心脏粒细胞肉瘤是一种高度分化的肉瘤,临床上十分罕见。一位 46 岁的女性患者,因粒细胞肉瘤侵袭心腔及冠脉,无法行根治性切除术。Gualis J 等为该患者施行原位

心脏移植,在术后随访的 33 个月中,患者生存状态良好。笔者所在的天津市第一中心医院曾对 2 例心脏肉瘤患者分别施行肿瘤切除术、原位心脏移植,2 位患者在术后 6 个月内均因肿瘤复发而死亡。

心脏自体移植适用于复杂的原发性良性和恶性左心肿瘤,手术步骤涉及心脏从胸腔移出,离体肿瘤切除,心脏结构重建和再植入胸腔内。Blackmon SH 等总结了 20 例心脏自体移植辅助化疗治疗左心肿瘤的病例,其中 17 例为心脏肉瘤。3 例因肿瘤肺部转移给予肺叶切除术,术后均因肺水肿、低氧、右心衰竭于住院期间死亡。其余 17 例患者的中位生存时间为 22 个月。Dolenc J 等对一例左心房肉瘤患者给予心脏自体移植。因肉瘤位于左心房后壁,在切除肉瘤后,应用补片重建左房。术后第二天,因心搏骤停,安置永久起搏器。在术后随访的 8 个月中,患者未出现肿瘤复发及远处转移。

原位心脏移植或心脏自体移植并不能彻底控制心脏肉瘤复发。心脏移植或肿瘤切除术联合放化疗的远期治疗效果也有争议。有观点认为即使原发性或继发性恶性心脏肿瘤的整体生存率较差,仍有一些患者具备手术指征。特别是心脏肿瘤切除术辅助化疗能够提供术后生存时间。然而,肿瘤切除辅助化疗治疗心脏肉瘤的效果并不理想。Llombart-Cussac A 等通过总结 15 例心脏肉瘤的治疗经验,认为以多柔比星为基础的化疗方案并不能改善术后治疗效果,需要对心脏肉瘤的治疗提出新方法。Hussain ST 等报道了一例女性患者 3 次切除心脏肉瘤的病例。患者 13 岁时,接受第一次原发性左房肉瘤切除术。3 年后,因肉瘤复发,接受心脏自体移植。术后的 14 年里,生存及生活质量良好。然而,在 30 岁时,心脏肉瘤复发,且出现右上肢及下肢转移。患者第三次切除心脏肿瘤后,辅助放化疗,拟切除转移肉瘤。Vaitiekiene A 等对一例原发性心脏肉瘤患者给予

化疗。经过 7 次化疗，复查结果提示肿瘤消失。在随访的 26 个月中，肿瘤并未出现复发。

治疗心脏肉瘤的最优方案尚无定论。即便联合化疗，心脏移植术后仍有肿瘤复发的情况。不仅如此，心脏移植联合化疗在治疗淋巴瘤、恶性纤维组织细胞瘤（malignant fibrohistiocytic tumor, MFH，现称未分化肉瘤）等恶性心脏肿瘤时，肿瘤复发仍时有发生。Yang J 等对一例原发性心脏淋巴瘤患者实施原位心脏移植，术后给予免疫抑制及化疗。术后 3 个月，发现右侧颈部及下腔静脉处出现肿瘤。继续术后化疗的 12 个月，未发现肿瘤。心脏原发 T 细胞淋巴瘤是极为罕见的。一位 21 岁的女性患者因原发 T 细胞淋巴瘤导致暴发性病毒性心肌炎入院，Ried M 等应用 ECMO 对其给予生命支持。然而，1 天后患者出现心搏骤停。在双心室辅助装置植入后的第 12 天，患者接受心脏移植并辅助化疗，方案为环磷酰胺、多柔比星、长春新碱和泼尼松。在随访的 2 年中，患者仅出现轻度的排异反应，并未出现移植物血管病、肾衰竭等并发症，说明心脏移植联合化疗能够有效治疗原发 T 细胞淋巴瘤。Akhter SA 等报道了一例因恶性纤维组织细胞瘤接受心脏移植、术后肿瘤复发的病例。1995 年，患者因 MFH 行心脏移植，术前及术后均给予化疗。4 年后，患者右上肺出现高度分化的 MFH。在肺叶切除后，接受放疗。20 个月后，患者右心房内再次出现 MFH，病理结果提示 MFH 为受者的残余右心房壁。切除肿瘤后进行化疗，方案为美司钠、多柔比星、异环磷酰胺和达卡巴嗪联合应用。经过 4 个疗程的化疗，目前患者恢复良好。

综上所述，心脏移植治疗恶性心脏肿瘤的远期效果与肿瘤复发有关。如无肿瘤复发，患者可通过心脏移植获得良好的远期生存效果。另外，针对不同类型的心脏肿瘤，治疗方案也存在差异，特别是化疗方案的选择，应结合具体病例制订个性化的治疗方案。

三、展望

心脏肿瘤的发病率较低，且临床表现及预后具有多样性。需要从总结单中心治疗经验向多中心合作转变，尽快对心脏肿瘤的治疗达成共识。尽管心脏移植治疗心脏肿瘤的远期生存率有待进一步改善，但是心脏肿瘤并不是心脏移植的绝对禁忌证。良性肿瘤及部分恶性肿瘤患者均能通过心脏移植获益。随着放化疗技术的进步、基因测序、靶向药物的研发及应用，心脏移植对心脏肿瘤的治疗效果必将取得长足进步。

（孔祥荣）

第三节　肾移植治疗泌尿系统肿瘤

一、自体肾移植治疗泌尿系统肿瘤

1963 年，Hardy 报道了世界上首例自体肾移植术治疗输尿管损伤的病例。对肾单位的保护和避免肾替代治疗的追求，促进了自体肾移植术的发展，且具有无免疫排斥反应以及无须服用免疫抑制剂的优点。随着影像学技术、异体肾移植术、离体低温肾脏保存技术和肾脏血管重建等技术的进步，自体肾移植术的临床应用日益广泛。在泌尿系统肿瘤治疗方面，自体肾移植术在国内外已有较多成功案例的报道。

传统方式不能切除的肾脏肿瘤是自体肾移植术的适应证之一。对于 T_1 期肾脏肿瘤，开放部分肾切除术是治疗的金标准。然而，在有些病例中，由于肿瘤靠近肾门和肾血管，或者肿瘤过于巨大，开放手术甚至机器人部分肾切除术均不可行。对于这些病例，常规方法是进行根治性肾切除术。自体肾移植术可成功用于此类患者。可通过开放和腹腔镜技术（包括机器人辅助技术）摘除肾脏，需要保证热缺血时间尽可能短，而后肾脏用冷保存液灌注冲洗。对于肾癌患者,后台手术包括清除肾周脂肪、最大限度地延长血管,并以最小限度损失正常肾组织的方式切除恶性肿瘤。用 6-0 血管线重建血管,并用 6-0 或 5-0 血管线关闭血管残端。闭合收集系统缺损可用 5-0 聚二氧六环酮缝合线关闭。重建完成后,可将丙泊酚灌注于肾动脉、静脉和输尿管,以辨别动脉/静脉和收集系统泄漏,并进行相应的修补。然后用 3-0 聚二氧六环酮缝合线缝合肾脏缺损,是否使用凝血剂取决于肿瘤切除后产生的腔的大小。对于良性病例,后台手术只需要清除肾周脂肪并使血管长度最大化。肾脏重新植入通常与髂外血管吻合,输尿管再植术使用输尿管膀胱造口术,术中使用双 J 支架管。对于移行细胞癌患者行单层肾盂膀胱吻合术。此外,机器人肾移植术已在全球少数中心开展,国内也有机器人自体肾移植术治疗复杂肾肿瘤的报道。

上尿路尿路上皮癌(urothelial carcinoma)是自体肾移植术的适应证之一。原发性输尿管癌的经典术式是根治性肾输尿管切除术及膀胱袖套状切除术,可降低输尿管残端癌和膀胱癌的发生。对于孤立肾或双侧上尿路尿路上皮癌患者,接受根治性手术意味着患者术后必须进行透析治疗或肾移植,自体肾移植术可作为一种治疗方式。在肾脏摘除后,在后台切除输尿管全长及大部分肾盂,而后行自体移植。将肾盂剩余部分与膀胱直接吻合,肾盂膀胱吻合术能最大限度地切除尿路上皮组织,减少术后肿瘤复发率。

其他自体肾移植术的报道还见于输尿管多发性纤维上皮息肉。

二、罹患肾细胞癌的终末期肾病患者的肾移植问题

癌症在终末期肾病患者中很常见。与一般人群相比,透析患者的肾脏相关恶性肿瘤、内分泌相关恶性肿瘤和实体器官癌症的发病率增加了 2

倍。与年龄匹配的一般人群相比,透析患者癌症相关死亡的风险至少增加了 1.5 倍。肾脏恶性肿瘤病史不是肾移植绝对禁忌,在癌症已经治愈的情况下,可考虑移植。但建议在成功治疗恶性肿瘤和移植之间有一个最短的等待期。根据目前各种指南的建议,对于小的或偶然发现的肾细胞癌患者不需要延迟移植,而对于有症状的肾细胞癌患者或大的或侵袭性肿瘤患者的建议并不一致。KIDGO 推荐肾脏偶发癌(<3cm)无须等待,对于早期肾癌,需要至少 2 年的无瘤等待期,对于肿瘤巨大或有侵袭的肾癌,则无瘤等待期至少需要 5 年。

肾母细胞瘤是儿童常见的实体瘤,占儿童所有癌症的 5%。5% 的病例伴有双侧肾母细胞瘤。双侧肾母细胞瘤(5 期)伴预后不良组织类型的患者,需要综合治疗(扩大手术、综合化疗、放疗)。儿童肾母细胞瘤综合治疗效果良好。第三届美国肾母细胞瘤协作组报告无肿瘤复发的总生存率为 85%~92.4%,双侧肾母细胞瘤患者的 3 年生存率为 82%。对于接受了广泛手术、多化疗和放疗的双侧肾母细胞瘤患者,必须在移植前至少有 2 年的无瘤等待期。此外,肾母细胞瘤还见于德尼-德拉什综合征(Denys-Drash syndrome, DDS)。DDS 是一种较为罕见的先天性疾病,以早发肾病综合征为主要表现,伴男性假两性畸形、肾母细胞瘤,或者二者之一,由 WT1 基因杂合突变所致。肾脏以弥漫性系膜硬化为主要组织学特征,多发生在两岁以内,很快进展至终末期肾衰竭导致死亡。已有多篇肾母细胞瘤患者成功接受肾移植的文献报道。

三、移植肾肿瘤相关的肾移植问题

肾移植是治疗终末期肾病的有效方法,可显著提高患者的长期生存率,提高患者的生活质量。但肾移植受者罹患癌症的风险至少是一般人群的 3~5 倍。移植肾也可发生肿瘤,移植肾肾细胞癌发生率为 0.18%。目前还没有关于移植肾肾细

胞癌的治疗指南。根治性肾脏切除术、经皮射频消融术、部分肾切除术等治疗方式均有良好治疗效果。

2017 年 Ono S 报道了一例采用移植肾的自体肾移植术成功治疗移植肾肾门部新发肾癌的病例。患者为 48 岁男性，活体胰肾联合移植术后 8 年，移植肾肾门部新发多囊性肿物，大小 29mm×27mm×24mm。移植肾切除，后台行肿物切除及移植肾修复，在原部位进行移植肾自体移植。将移植肾静脉端侧与髂外静脉吻合，移植肾肾动脉与左侧髂内动脉端端吻合，移植肾输尿管与患者自身输尿管端端吻合。肿物组织学类型为透明细胞癌，术后移植肾功能稳定。由于移植肾及肾门血管通常与周围组织紧密粘连，因此此类手术难度很高。

因移植肾肿瘤行移植物根治性切除术后，患者需要恢复透析治疗。与透析相比，再次肾移植可显著提高患者的生存质量，但目前同样没有关于此类患者行再次肾移植的治疗指南。Barrou B 等报道了一例肾移植术后 4 个月供者传播的肾癌，活检组织学报告显示为低分化的浸润性肾癌，切除移植肾并停用免疫抑制剂。患者于两年后接受了再次肾移植，第二个供者与第一个供者的 HLA 完全不同。Tydén G 等报道了一例活体供肾移植患者在术后 9 年出现新发移植肾乳头状癌，行移植肾切除术并撤除免疫抑制剂，患者在 7 个月后进行了第二次活体供肾移植。移植肾新发嫌色细胞癌是一种非常罕见的移植肾恶性肿瘤，笔者单位成功为一例移植肾新发嫌色细胞癌患者行再次肾移植。患者为 34 岁男性，在 22 岁时因终末期肾病接受亲体肾移植，供肾由其母亲捐献。移植后 6 年移植肾出现占位，但患者未接受诊治，移植后 7 年 3 个月肿物增大至 10cm×10cm×15cm，伴严重食欲减退、体重下降，行移植肾切除术，病理诊断为嫌色细胞癌。移植肾切除术 2 年后，患者接受 DCD 来源的再次肾移植。目前移植后 2 年余，移植物功能稳定，无嫌色细胞癌复发。患者母亲目前身体健康，捐肾前后均无肿瘤疾患。

（付迎欣）

第四节　骨髓移植治疗血液系统肿瘤

1. 造血干细胞移植治疗的概况　造血干细胞移植（hematopoietic stem cell transplantation，HSCT）技术，包括自体造血干细胞移植（autologous hematopoietic stem cell transplantation，auto-HSCT）和异基因造血干细胞移植（allogeneic hematopoietic stem cell transplantation，allo-HSCT），仍然是多种恶性血液病的唯一根治手段。

随着移植技术的不断进步和成熟，移植相关非复发病死率（transplant-related non-recurrent mortality，NRM）逐年下降。尽管高龄、高危等具有移植合并症患者的比例在增加，但移植后 5 年 NRM 由 20 世纪 90 年代的 39% 下降到近 10 年的 23%。另外，通过移植预处理方案的改进，以及老年综合评估领域的进步，老年患者移植比例在逐年增加。

2. allo-HSCT 中供者来源　人类白细胞抗原（human leucocyte antigen，HLA）与同种异体移植中的排斥反应有密切关系，（HLA 抗原包括 A、B、DR 和 C、DQ 位）。HLA 相合的同胞是 allo-HSCT 的首选供者，次选供者为单倍体相合亲属、非血缘志愿供者和脐血。在没有相合的同胞供者时，供者的选择应结合患者情况、可选供者具体情况及移植单位的经验综合考虑。

造血干细胞移植供者的优先顺序依次从家庭成员、骨髓库、脐带血库中寻找。选择非血缘造血干细胞供者的 HLA，最好为高分辨 9/10 或 10/10 相合，8/10 相合同时满足 A、B 位点，DRB1 中 5/6 相合时也可以考虑。另外，单倍体移植在全世界迅猛发展，绝大多数患者可以找到单倍体相合供者,特别是"北京方案"作为单倍体移植主要方案的不断完善,使得"人人都有移植供者",从供者来源上拓宽 allo-HSCT 的移植范围。

总之,供者选择的原则是:当患者不具备同胞相合的供者时,高复发风险患者首选有血缘关系的供者以利于及时移植和移植后供者淋巴细胞输注,预计移植后不需要细胞治疗的标危患者可选择非血缘供者,儿童患者可以选择脐血移植。

3. 造血干细胞移植治疗血液系统肿瘤的主要疾病范围　急性白血病中,AML 占 allo-HSCT 适应证的首位,其次为 ALL、CML、MDS、恶性淋巴瘤、多发性骨髓瘤等恶性血液病。近年来,随着移植技术的不断成熟,造血干细胞移植的适应证从恶性血液病扩展到非恶性血液病,例如:重型再生障碍性贫血(severe aplastic anemia,SAA)、遗传代谢病等疾病中的应用。

一、白血病的造血干细胞移植治疗

(一)AML 的造血干细胞移植治疗

1. AML 的 HSCT 适应证和移植时机选择 AML 是成人最常见的急性白血病类型,也是造血干细胞移植治疗的主要患者群体。急性早幼粒细胞白血病(acute promyelocytic leukemia,APL)患者一般不需要 allo-HSCT,但在下列情况下有移植指征:①初始诱导失败;②首次复发的 APL 患者,包括分子生物学复发(巩固治疗结束后融合基因 *PML/RAR α* 连续两次阳性按复发处理)、细胞遗传学复发或血液学复发,经再诱导治疗后无论是否达到第二次血液学完全缓解,只要 *PML/RAR α* 融合基因仍阳性,就具有 allo-HSCT 指征。

对于大多数 APL 之外类型的 AML,在 AML 明确诊断后,首先根据细胞遗传学或分子学指标进行危险度分级,指导治疗。年龄 <60 岁而无前驱血液病史的 AML 患者,经过诱导治疗阶段获得完全缓解后,按照细胞遗传学或分子遗传学预后良好组方案,CR 后强化巩固方案的总周期≥6 个

疗程,结束治疗定期复查,或者完全缓解后 1~2 个强化巩固方案后继而行 auto-HSCT 治疗;对于细胞遗传学或分子遗传学预后中等组,完全缓解后 1~2 个强化巩固方案后继而行配型相合供者 allo-HSCT 或 auto-HSCT 治疗,或完全缓解后强化巩固方案的总周期≥6 个疗程;对于细胞遗传学或分子遗传学预后不良组,完全缓解后等待寻找供者期间给予 1~2 个强化巩固方案,进而考虑 allo-HSCT 治疗。对于年龄 <60 岁而有前驱血液病史的 AML 患者,例如由 MDS 转化的 AML 患者,诱导治疗阶段获得完全缓解后,适当巩固治疗后行 allo-HSCT 治疗。年龄≥60 岁的 AML 患者诱导治疗获得完全缓解后,依据患者年龄、临床一般情况,或者强化巩固治疗,或者降低预处理剂量的 allo-HSCT 治疗,部分患者疾病符合上述条件,且身体状况也符合 allo-HSCT 的条件,在有经验的单位可以尝试接受 allo-HSCT 治疗。

对于首次血液学复发的 AML 患者,经诱导治疗或挽救性治疗达到第 2 次完全缓解后,争取尽早进行 allo-HSCT 治疗;超过第 3 次完全缓解的任何类型 AML 患者具有 allo-HSCT 治疗指征。

对于诱导治疗未获得完全缓解的 AML 患者,以及复发、难治性 AML 患者,其诊断标准为:符合完全缓解后外周血重新出现白血病细胞或骨髓原始细胞比例 >5%(除外其他原因,如巩固化疗后骨髓重建等)或出现髓外白血病细胞浸润,为复发性 AML。符合经典方案诱导化疗 2 个疗程未获完全缓解;第 1 次完全缓解后 6 个月内复发者;第 1 次完全缓解后 6 个月后复发、经正规诱导化疗失败者;2 次或 2 次以上复发者;髓外白血病持续存在,为难治性 AML。由于此类 AML 患者生存期短、预后差,因此经联合化疗、新药、新的靶向治疗或生物治疗等获得 CR 后应尽早进行 allo-HSCT 治疗。如果不能获得完全缓解,可以进行挽救性 allo-HSCT,均建议在有经验的单位尝试。通过大剂量预处理杀伤白血病细胞,同时通过移植物抗白血

病效应清除白血病细胞。

2. AML 的造血干细胞移植治疗和预处理方案选择 造血干细胞移植输注供者干细胞前,需要接受预处理治疗。经典预处理方案是以超致死剂量的放疗和化疗,即所谓清髓预处理。移植前预处理首先清除体内的恶性肿瘤细胞;其次是为正常造血干细胞的植入提供生长空间;最后是抑制受者的免疫系统,阻止其排斥移植物而使供者干细胞在受者体内植活。

清髓预处理方案按照剂量和强度可以分为:一般强度、减低强度和加强强度。常用的预处理为一般强度的预处理方案,常用的有经典 BuCy (Bu:白消安,Cy:环磷酰胺)方案及其改良方案,如包含美法仑的方案,因为药物来源问题国内应用比较少。其次为减低强度的预处理方案,其强度保持了一定的清髓作用,并依赖供者造血干细胞重建造血功能,一旦供者细胞遭到患者排斥,患者将长时间处于骨髓抑制状态,造血不能恢复,主要为包括氟达拉滨的方案和/或减少原有组合中细胞毒药物剂量,增加了免疫抑制剂(如 ATG)的方案。再次为加强强度的预处理方案,一般在经典预处理方案基础上增加一些药物,常用阿糖胞苷、依托泊苷、美法仑、氟达拉滨、噻替哌等,常用于难治/复发的 AML 患者,或未达到完全缓解患者的预处理中。

随着单倍体等点位不合供者的 allo-HSCT 治疗的开展,预处理方案随之调整,ATG 一般用于无关供者或者点位不合供者的 allo-HSCT 治疗。此外,为降低 GVHD 的发生,更低剂量 ATG 也尝试用于配型相合的同胞 allo-HSCT 治疗中。

清髓预处理方案的选择,原则上 55 岁以下的患者一般选择常规剂量的预处理方案,年龄 >55 岁或虽然不足 55 岁但同时有重要脏器功能不全的合并症患者,可以考虑选择降低强度的预处理方案,通过免疫抑制剂和细胞治疗降低移植后疾病的复发率,提高患者的耐受性,既扩大了患者

接受 allo-HSCT 治疗的年龄范围,又降低了移植相关病死率,移植后通过调节免疫抑制剂或细胞治疗加强移植物抗白血病(graft versus leukemia, GVL)反应,以提高疗效降低副作用。文献报道,年龄 <50 岁患者,一般强度、减低强度预处理方案的 allo-HSCT 治疗,其移植相关病死率和无疾病进展生存率比较差异均无统计学意义,但后者的复发率明显提高;而年龄 ≥50 岁患者,降低强度预处理方案的 allo-HSCT 治疗,移植相关病死率降低,而复发率和无疾病进展生存率均与一般强度预处理方案的 allo-HSCT 治疗相近。综合考虑,对于年龄较大或体质较弱、合并症较多的患者,选择降低强度预处理方案的 allo-HSCT 治疗可能总体获益。

(二)ALL 的造血干细胞移植治疗

1. ALL 的造血干细胞移植适应证和移植时机选择 ALL 是最常见的成人(>14 岁)急性白血病之一,发病率仅次于 AML。其诱导缓解治疗的完全缓解率为 70%~90%。与 AML 相同,首先对其进行预后分层。标危组符合以下条件:年龄 <35 岁,WBC<30×10^9/L(B-ALL)或 <100×10^9/L(T-ALL),4 周内达完全缓解;高危组符合以下条件:年龄 ≥35 岁,WBC≥30×10^9/L(B-ALL)或 ≥100×10^9/L(T-ALL),免疫分型为 pro B-ALL、早期或成熟 T-ALL,伴 t(9;22)/BCR-ABL1 或 t(4;11)/MLL-AF4,达完全缓解时间超过 4 周的患者。

对于费城染色体(又称 Ph 染色体)阴性成人 ALL,诱导缓解治疗达到完全缓解后,有合适供者的患者建议行 allo-HSCT 治疗。无合适供者的高危组患者(尤其是微小残留病持续阴性者)、标危组患者可以考虑在充分的巩固强化治疗后进行 auto-HSCT 治疗,此部分患者在 auto-HSCT 治疗后应继续给予维持治疗。其原则如下:①年龄 >14 岁患者,在第 1 次完全缓解期具有 allo-HSCT 治疗指征,原则上推荐 14~60 岁所有 ALL 患者在第 1 次完全缓解期进行 allo-HSCT 治疗,特别是高危组

患者、微小残留病监测持续阳性患者以及 >10⁻⁴ 的标危组患者应尽早移植。>60 岁患者,身体状况符合 allo-HSCT 治疗者,可以在有经验的单位尝试在第 1 次完全缓解期接受 allo-HSCT 治疗。②超过第 2 次完全缓解患者均具有 allo-HSCT 治疗指征。③挽救性移植。难治/复发后不能获得完全缓解患者,可尝试性进行 allo-HSCT 治疗。

而对于年龄≤14 岁患者,第 1 次完全缓解期存在以下高危因素患者:诱导治疗 33 天未达到血液学完全缓解;达到完全缓解但 12 周时微小残留病仍≥10⁻³;伴有 *MLL* 基因重排阳性,年龄 <6 个月或起病时 WBC>300×10⁹/L;伴有 Ph 染色体阳性的患者,尤其对泼尼松早期反应不好或 MRD 未达到 4 周和 12 周均为阴性标准,推荐尽早接受 allo-HSCT 治疗。对于很早期复发及早期复发 ALL 患者,建议在第 2 次完全缓解期接受 allo-HSCT 治疗,所有第 3 次完全缓解以上患者均具有 allo-HSCT 治疗的指征。与成人患者相同,对于难治/复发未缓解患者,可以尝试挽救性 allo-HSCT 治疗。

Ph 染色体阳性成人 B-ALL 的治疗,诱导缓解治疗,联合 TKI 达到完全缓解后,应积极寻找供者,在一定的巩固强化治疗后如果有合适供者的患者,及早进行 allo-HSCT 治疗,TKI 持续口服至 allo-HSCT 治疗。无供者、无条件或其他原因不能行 allo-HSCT 治疗者,继续接受巩固强化化疗和 TKI 的联合治疗。分子生物学阴性的患者可选择 auto-HSCT 治疗,auto-HSCT 治疗的患者需要在移植后继续接受伊马替尼维持治疗。TKI 的问世,是 Ph 染色体阳性 ALL 向接受 allo-HSCT 治疗金标准的一个挑战,化疗、TKI、auto-HSCT 治疗以及 allo-HSCT 治疗如何选择? 化疗或 auto-HSCT 联合 TKI 治疗,5 年复发率、无疾病进展生存时间和总生存时间均得到明显改善。有研究表明,儿童 Ph 染色体阳性 ALL 可以采用 TKI 联合化疗,allo-HSCT 治疗并不占优势。但成人 Ph 染色体阳性 ALL 患者不进行 allo-HSCT 者的长期生存结果不理想。第

1 次完全缓解期行匹配的亲缘或无关供者的 allo-HSCT 是治疗 Ph 染色体阳性 ALL 的金标准,并且是治愈成人 Ph 染色体阳性 ALL 的主要方法,而 HLA 配型相合供者以外的 allo-HSCT 应持较审慎的态度,因患者可能从化疗联合 TKI 治疗中获得更好的生存,另外经 TKI 治疗达到分子生物学阴性的患者行 auto-HSCT 治疗亦存在治愈的可能性。

2. ALL 造血干细胞移植治疗的预处理方案选择 原则上是与 AML 一致的,经典预处理方案是以超致死剂量的放疗和化疗,即所谓清髓预处理。除了标准的一般强度预处理方案之外,加强强度预处理方案的 allo-HSCT 治疗,会使 ALL 患者从 allo-HSCT 治疗获益明显。

一般强度的清髓预处理方案,主要为经典全身放疗(total body irradiation,TBI)+Cy 方案及其改良方案,无条件接受 TBI 的单位或地区,可以采用经典 BuCy 代替。对于 ALL 的 allo-HSCT 治疗中加强强度的预处理方案,与 AML 的预处理方案相同,亦在经典预处理方案基础上增加一些药物,常用阿糖胞苷、依托泊苷、氟达拉滨等常用于难治/复发 ALL 治疗的化疗药物。

(三)慢性粒细胞白血病的造血干细胞移植治疗

CML 是骨髓造血干细胞克隆性增殖形成的恶性肿瘤,患者多具有 Ph 染色体和 *BCR-ABL1* 基因重排。以伊马替尼为代表的 TKI 作为一线治疗药物的 CML 患者,其 10 年生存率为 85%~90%,尼洛替尼、达沙替尼等二代 TKI 一线治疗 CML 能够获得更快、更深的分子生物学反应,亦成为 CML 患者的一线治疗药物选择。

CML 患者接受 allo-HSCT 治疗的目标人群包括:①标准伊马替尼治疗失败的慢性期 CML 患者,根据患者的年龄和意愿考虑行 allo-HSCT 治疗;②治疗任何时候出现 *ABL* 基因 T315I 突变的患者,首选 allo-HSCT 治疗;③二代 TKI 治疗反应欠佳、失败或不耐受的所有患者;④更换二代 TKI 6 个

月后仍未获得主要遗传学反应者,其 12 个月获得次要细胞遗传学缓解以及长期生存的可能性明显降低,应尽早考虑 allo-HSCT 治疗;⑤加速期或急变期的患者考虑 allo-HSCT 治疗。对于 CML 的造血干细胞移植供者和预处理方案选择,原则上与 AML 一致。

二、恶性淋巴瘤的造血干细胞移植治疗

恶性淋巴瘤已成为发病率最高的淋巴造血系统恶性肿瘤。近年来单克隆抗体、小分子靶向药物和免疫治疗等新药的应用显著提高了其近期疗效和长期生存,但造血干细胞移植治疗在恶性淋巴瘤的整体治疗中仍然具有重要的地位。

（一）恶性淋巴瘤的造血干细胞移植治疗的适应证

1. 恶性淋巴瘤的 auto-HSCT 治疗　auto-HSCT 治疗适用于对化疗敏感、相对较年轻且体能状态较好、具有不良预后因素的非霍奇金淋巴瘤的一线诱导化疗后的巩固治疗,另外适用于一线治疗失败后挽救治疗敏感患者的巩固治疗。

auto-HSCT 治疗一线巩固治疗可能提高以下患者的无进展生存时间和总生存时间:①对化疗敏感的淋巴母细胞淋巴瘤;②双打击淋巴瘤（double hit lymphoma,DHL）,2016 年 WHO 分类更新为高级别 B 细胞淋巴瘤伴 *MYC* 和 *BCL2* 基因重排;③治疗敏感、残留肿块直径 <2cm 的转化淋巴瘤;④原发中枢神经系统淋巴瘤（primary central nervous system lymphoma,PCNSL）。另外,auto-HSCT 治疗亦用于复发/难治恶性淋巴瘤患者的挽救性巩固治疗。

2. 恶性淋巴瘤的 allo-HSCT 治疗　allo-HSCT 治疗在恶性淋巴瘤治疗中的地位略低于 auto-HSCT 治疗,其适应证主要为:①多次复发、原发耐药和 auto-HSCT 治疗后复发的恶性淋巴瘤;②17p 缺失或 *TP53* 基因异常突变、氟达拉滨或联合免疫化疗治疗失败的慢性淋巴细胞白血病（chronic lymphocytic leukemia,CLL）;③某些高度侵袭性恶性淋巴瘤,如高危淋巴母细胞淋巴瘤（lymphoblastic lymphoma,LBL）、肝脾 T 细胞淋巴瘤（hepatosplenic T cell lymphoma,HSTL）、肠病相关性 T 细胞淋巴瘤（enteropathy associated T-cell lymphoma,EATL）Ⅱ型、侵袭性 NK 细胞白血病（aggressive NK-cell leukemia）和成人 T 细胞白血病/淋巴瘤（adult T-cell leukemia/lymphoma,ATLL）等。

3. 恶性淋巴瘤患者接受造血干细胞移植治疗的标准　除组织学诊断,HSCT 治疗的疗效与接受治疗患者的一般状况、生理学状态和并发症等密切相关。目前无年龄和器官功能评估参数值标准和绝对禁忌证。auto-HSCT 治疗年龄一般为 ≤65 岁,一般状况良好而无明显脏器功能障碍和合并症的老年患者可以拓宽年龄至 75 岁。通常建议 KPS 评分 auto-HSCT 治疗 ≥60 分,清髓性 allo-HSCT 治疗 ≥80 分。

（二）恶性淋巴瘤患者造血干细胞移植治疗预处理方案的选择

恶性淋巴瘤 auto-HSCT 治疗常用的预处理方案包括 BEAM 方案（卡莫司汀+依托泊苷+阿糖胞苷+美法仑）、BEAC 方案（卡莫司汀+依托泊苷+阿糖胞苷+环磷酰胺）、CBV 方案（环磷酰胺+依托泊苷+卡莫司汀）和包含 TBI 的方案,但以 TBI 为基础的预处理方案具有更多的近期和远期毒性,因而不包含 TBI 的预处理方案更为常用。清髓性 allo-HSCT 治疗的预处理方案通常为 BuCy 和 Cy-TBI。

三、多发性骨髓瘤的造血干细胞移植治疗

多发性骨髓瘤是一种高度异质性的血液系统肿瘤,患者生存时间存在较大差异。

首先,对于多发性骨髓瘤的造血干细胞移植治疗,从初始的诱导治疗期间就应该做好充分准备。年龄 ≤65 岁、体能及伴随疾病状况适合造血干细胞移植条件的移植候选患者,应注意尽量不

选用损伤造血干细胞并影响其动员采集的方案，如美法仑治疗。

auto-HSCT 治疗并非肾功能不全及老年 MM 患者的移植禁忌证，对于原发耐药患者，自体干细胞移植（autologous stem cell transplantation，ASCT）可作为挽救治疗措施。另外，采集造血干细胞过程中，建议采集足够 2 次移植所需的干细胞量。若第 1 次移植后获得完全缓解或非常好的部分缓解（very good partial remission，VGPR），可不考虑序贯第 2 次移植；若首次移植后未达 VGPR，可序贯第 2 次移植。高危患者可能更能获益于双次移植，序贯第 2 次移植一般在首次移植后 6 个月内进行。allo-HSCT 治疗适合高危、具有根治愿望的年轻患者，尤其具有高危遗传学染色体核型的患者，如 t（4；14）、t（14；16）、17p–，或初次 auto-HSCT 治疗后疾病进展需要挽救性治疗的患者。

多发性骨髓瘤的造血干细胞移植治疗预处理方案中，美法仑 200mg/m² 是经典预处理方案，美法仑 140mg/m² 联合其他化疗药物或者 TBI 也是常用的预处理方案。

总之，移植的疗效受多个环节影响，与疾病种类、疾病预后、移植预处理强度、供者选择和患者身体状况密切相关，对于群体的处理需要做到规范，对每例患者病情处理应该做到个体化。理想的状况是从诊断开始将患者进行危险度分层，为患者设计总体的治疗方案，有计划地使患者在最恰当的时机接受造血干细胞移植治疗。

（邓琦）

参考文献

[1] GLANVILLE A R, WILSON B E. Lung transplantation for non-small cell lung cancer and multifocal bronchioalveolar cell carcinoma [J]. Lancet Oncol, 2018, 19(7): e351-e358.

[2] KLIKOVITS T, LAMBERS C, GHANIM B, et al. Lung transplantation in patients with incidental early stage lung cancer-institutional experience of a high volume center[J].

Clin Transplant, 2016, 30(8): 912-917.

[3] WU B, HU C, CHEN W, et al. China lung transplantation developing: past, present and future [J]. Ann Transl Med, 2020, 8(3): 41.

[4] ZHOU H, KITANO K, REN X, et al. Bioengineering human lung grafts on porcine matrix [J]. Ann Surg, 2018, 267(3): 590-598.

[5] GALASSO M, FELD J J, WATANABE Y, et al. Inactivating hepatitis C virus in donor lungs using light therapies during normothermic ex vivo lung perfusion [J]. Nat Commun, 2019, 10(1): 481.

[6] BURKE A, TAVORA F. The 2015 WHO classification of tumors of the heart and pericardium [J]. J Thorac Oncol, 2016, 11(4): 441-452.

[7] REN D Y, FULLER N D, GILBERT S A B, et al. Cardiac tumors: clinical perspective and therapeutic considerations [J]. Curr Drug Targets, 2017, 18(15): 1805-1809.

[8] BOYACIOĞLU K, AK A, DÖNMEZ A A, et al. Outcomes after surgical resection of primary non-myxoma cardiac tumors [J]. Braz J Cardiovasc Surg, 2018, 33(2): 162-168.

[9] GONZÁLEZ-LÓPEZ M T, PÉREZ-CABALLERO-MARTÍNEZ R, PITA-FERNÁNDEZ A M, et al. Pediatric heart transplantation with lecompte maneuver owing to extremely oversized donor allograft [J]. Ann Thorac Surg, 2017, 103(4): e345-e347.

[10] PRAKASH RAJAKUMAR A, EJAZ AHMED S, VARGHESE R, et al. Pediatric heart transplant for unresectable primary cardiac tumor [J]. Asian Cardiovasc Thorac Ann, 2017, 25(3): 207-209.

[11] LI H, YANG S, CHEN H, et al. Survival after heart transplantation for non-metastatic primary cardiac sarcoma [J]. J Cardiothorac Surg, 2016, 11(1): 145.

[12] DOLENC J, JELENC M, DIMITROVSKA L, et al. Cardiac autotransplantation and extracellular matrix patch reconstruction for a left atrial sarcoma [J]. J Card Surg, 2017, 32(2): 95-96.

[13] HUSSAIN S T, SEPULVEDA E, DESAI M Y, et al. Successful re-repeat resection of primary left atrial sarcoma after previous tumor resection and cardiac autotransplant procedures [J]. Ann Thorac Surg, 2016, 102(3): e227-e228.

[14] VAITIEKIENE A, VAITIEKUS D, URBONAITE L, et al. Multidisciplinary approach to rare primary cardiac sarcoma: a case report and review [J]. BMC Cancer, 2019, 19(1): 529.

[15] VRAKAS G,SULLIVAN M. Current review of renal autotransplantation in the UK [J]. Curr Urol Rep,2020,21(9):33.

[16] BOURGI A,AOUN R,AYOUB E,et al. Experience with renal autotransplantation typical and atypical indications [J]. AdvUrol,2018,2018:3404587.

[17] CHADBAN S J,AHN C,AXELROD D A,et al. KDIGO clinical practice guideline on the evaluation and management of candidates for kidney transplantation [J]. Transplantation,2020,104(4S1 Suppl 1):S11-S103.

[18] NOVOTNY R,MARADA T,CHLUPAC J,et al. Simultaneous living donor orthotopic renal transplantation and bilateral nephrectomy for recurrent renal cell carcinoma and renal failure-case report and review of literature [J]. Res Rep Urol,2018,10:69-73.

[19] CHENG C,CHEN L,WEN S,et al. Case report:Denys-Drash syndrome with WT1 causative variant presenting as a typical hemolytic uremic syndrome [J]. Front Pediatr,2020,8:605889.

[20] PASSWEG J R,BALDOMERO H,BADER P,et al. Is the use of unrelated donor transplantation leveling off in Europe? [J]. Bone Marrow Transplant,2018,53(9):1139-1148.

[21] ARMITAGE J O,GASCOYNE R D,LUNING M A,et al. Non-Hodgkin lymphoma[J]. Lancet,2017,390(10091):298-310.

[22] BRAMMER J E,KHOURI I,MARIN D,et al. Stem cell transplantation outcomes in lymphoblastic lymphoma[J]. Leuk Lymphoma,2017,58(2):366-371.

[23] FERRERI A J M,CWYNARSKI K,PULCZYNSKI E,et al. Whole-brain radiotherapy or autologous stem-cell transplantation as consolidation strategies after high-dose methotrexate-based chemoimmunotherapy in patients with primary CNS lymphoma:results of the second randomisation of the International Extranodal Lymphoma Study Group-32 phase 2 trial [J]. Lancet Haemato,2017,4(11):e510-e523.

第十三章

器官移植后新发肿瘤

第一节　流行病学特征、危险因素及发病机制

一、流行病学特征

器官移植受者比一般人群患恶性肿瘤的风险增加2~7倍。不同地域、不同种族、不同器官移植类别、不同移植受者年龄群体、供受者感染学背景以及个体化免疫抑制强度等，综合影响着移植后新发恶性肿瘤的发生风险、疾病类别及累及部位。但这种风险的增加不是指所有肿瘤，在一般人群中较常见的肿瘤类型（如肺癌、乳腺癌、结肠癌），在受者中却相对比较少见。受者常见的新发肿瘤，通常与致癌病毒感染有关，如非霍奇金淋巴瘤。新生恶性肿瘤的类型不同，风险也不同，这些肿瘤通常分为三大类，包括 PTLD、皮肤癌和实体器官癌症。大多数新发肿瘤发现时即处于进展期，具有侵袭性生物学行为特征（表13-1-1）。

（一）肝移植

肝移植受者移植后的肿瘤发病率为3.1%~14.4%，癌症相关病死率为0.6%~8.0%。新发恶性肿瘤包括实体肿瘤（如胰腺癌、肺癌、结肠直肠癌、胃癌、食管癌、肾细胞癌、膀胱癌、甲状腺癌、口腔癌、脑肿瘤和喉癌）以及非实体瘤（主要是 PTLD 和白血病）。肝移植后最常见的癌症是皮肤癌，约

表 13-1-1　不同器官移植后常见恶性肿瘤及特点

移植类型	常见恶性肿瘤	特点
肾移植	NMSC PTLD RCC 肛门生殖器癌	早发性 RCC：自体肾伴有获得性囊性肾病 迟发性 RCC：移植肾，发病高峰在4~5年
肝移植	NMSC PTLD HCC 胆管癌	早发性 HCC（移植后前6个月）：肝脏在移植前即存在无法查出的肿瘤 迟发性 HCC：复发或者新发
心脏移植	NMSC、PTLD、肺癌	肺癌：发病率仅次于肺移植术后
肺移植	NMSC、PTLD、肺癌	肺癌：实体器官移植中肺移植术后发病率最高，特别是在对侧自体肺中
胰腺移植	NMSC、PTLD、胰腺癌	胰腺癌特定于移植胰腺

注：NMSC.nonmelanoma skin cancer，非黑色素瘤皮肤癌；PTLD.post transplant lymphoproliferative disorder，移植后淋巴增殖性疾病；RCC.renal cell carcinoma，肾细胞癌。

占新发恶性肿瘤的 41.3%,14.0% 为淋巴造血系统恶性肿瘤,44.7% 为实体器官恶性肿瘤。移植后随着时间的延长,患者恶性肿瘤的发病率增加。在诊断恶性肿瘤后,患者的生存率逐渐降低,其中皮肤癌患者的中位生存时间最长为 10.8 年,淋巴造血系统恶性肿瘤与实体器官恶性肿瘤患者的中位生存时间为 3 年。因原发性硬化性胆管炎(特别是炎症性肠病)和酒精性肝病而接受肝移植的患者,与因其他适应证而接受肝移植的患者相比,恶性肿瘤的发生率较高,这些人群分别面临胃肠道肿瘤和呼吸系统肿瘤的特殊风险。

1. 皮肤癌　肝移植后皮肤癌的发生率为 6%~20%。与非移植状态皮肤癌相比,移植后皮肤癌具有多发性、低龄即发病等特点。非移植患者中基底细胞癌比较常见,肝移植受者术后新发皮肤癌主要是鳞状细胞癌。平均发病时间为肝移植术后 36.4 个月(8.2~75.1 个月)。与接受他克莫司治疗的患者相比,接受环孢素治疗的患者皮肤损伤的累积发生率明显更高。肝移植受者在诊断出皮肤癌后的 1 年生存率为 90.9%。

2. PTLD　PTLD 包括一组以淋巴细胞过度增殖为特征的异质性疾病,通常是由潜伏 EB 病毒(Epstein-Barr virus,EBV)的重新感染或再激活引起的,尤其是在 EBV 血清阴性的受者接受来自 EBV 血清阳性供者器官的情况下。与其他实体器官受者相比,肝脏中的 PTLD 发生率较低,这可能是由于预防肝脏同种异体移植物排斥所需的免疫抑制水平较低,以及移植物中供者淋巴细胞的数量较少。一项关于儿童肝移植受者的回顾性研究提示 PTLD 的平均发病年龄为 9.9 岁,肝移植和 PTLD 诊断之间的平均间隔为 28.7 个月。涉及的器官/区域包括眼眶、皮肤、胃、生殖器、中枢神经系统、脾、肾、呼吸系统、肝、骨髓、小肠和结肠;与成人相比,PTLD 的组织病理学特征明显属于良性。

3. 肺、头颈部癌　肺、头颈部癌症与吸烟和饮酒有关,起源于呼吸道的组织,包括呼吸道和消化道的上部(包括唇、嘴、舌、鼻、咽喉、声带以及食管和气管的一部分)。肺、头颈部癌在肝移植术后人群中比在普通人群中更常见,据报道肺癌平均诊断时间在肝移植后 48.5 个月,1 年的生存率为 37.5%;头颈部癌平均诊断时间在移植术后 34.3~61.2 个月。类似吸烟的普通人群,吸烟增加移植受者肺癌风险,酒精相关肝硬化肝移植受者较因其他疾病接受肝移植的患者患口咽癌的发病率高 25.5 倍,并且肺癌的发病率更高。

4. 食管、胃肠癌　虽然胃癌和食管癌的发病率相对于普通人群而言有所增加,但在大多数肝移植受者中很少报告胃癌和食管癌。实体器官移植受者中最常见的胃肠道肿瘤是结肠癌,有原发性硬化性胆管炎、炎症性肠病和慢性病毒感染的患者具有显著的癌症风险,结肠癌在患有溃疡性结肠炎的肝移植受者,尤其是 40 岁以上的受者中更常见。与普通人群相比,接受肝移植的患者患结直肠癌的年龄更小、预后更差。酒精是食管恶性肿瘤的一个公认的危险因素,在有酒精相关肝病的患者中,这种肿瘤在肝移植后发生率更高。一项研究在 7 000 例移植相关恶性肿瘤中发现了 36 例胃癌,其中 3 例在肝移植受者中观察到。德国的一项研究分析了 1 926 例肝移植受者,发现 9 例(0.5%)患者发展为新发食管癌,1 例(0.05%)患者发展为贲门癌,平均在肝移植后 51 个月诊断,肿瘤的组织学类型为鳞状细胞癌(7/10)和腺癌(3/10),其中 9 例患者因酒精性肝硬化而接受了肝移植。

5. 泌尿生殖系统癌症　肝移植术后除前列腺癌的其他泌尿生殖系统癌症(包括膀胱癌和肾癌)发生率都高于普通人群,平均诊断时间为 20~55.3 个月,而前列腺癌的诊断通常在术后 5.8~18.4 个月,在肝移植受者中,前列腺癌通常在早期诊断,预后良好,而肾癌和膀胱癌则预后不良。

6. 乳腺癌　与普通人群相比,乳腺癌在肝移植术后并没有明显增多。尽管没有统计学意义,肝移植前严格的筛查有助于降低肝移植受者乳腺癌的发病率。然而,其他研究已经证明,在移植人群中乳腺癌的发病率实际上是升高的,然而,由于可以早期诊断,这也导致了在相似诊断的情况下,与普通人群相比,病死率降低。

7. 新发肝细胞癌　肝移植术后新发肝癌相对罕见,但由于扩大标准供肝的使用增加,尤其是来自老年供者、携带 HCV 或 HBV 的供者,移植后新发肝细胞癌的风险可能会增加。新发 HCC 的主要危险因素之一是出现移植肝脏疾病特别是肝硬化的发展。

(二)肾移植

癌症一直是肾移植术后的严重并发症。肾移植受者比普通人群患癌症的风险更高,肾移植受者的恶性肿瘤发生率为 2.4%~21%。对于肾移植受者,在移植前的透析时间长度也是移植后新发肿瘤的危险因素。在终末期肾病的患者中,长期的透析治疗使获得性囊肿性疾病十分常见。而获得性囊肿性疾病有恶性变的风险。肾移植受者比其他器官移植受者更易发生肾癌。NMSC 是西方国家最常见的移植后恶性肿瘤,而胃癌、肾癌和非霍奇金淋巴瘤是亚洲国家常见的移植后恶性肿瘤。此外,肾移植术后也可见呼吸系统、女性生殖系统和血液系统肿瘤。胃肠道肿瘤在肾移植后和普通人群中很常见,结直肠癌是女性第二常见的肿瘤(男性第三),占所有癌症的 26%(男性为 33%)。Rocha 等认为结直肠癌甚至是肾移植后最常见的非皮肤肿瘤。肠癌(主要是结直肠癌)在胃肠道间质瘤中占很大比例,胰腺癌、食管癌和肝癌也是常见的肿瘤。结直肠癌患者的生存率在很大程度上取决于疾病的阶段,但一般来说,结直肠癌患者的生存率很低,与普通人群相比更低。除了胃癌,所有癌症的病死率都很高。肾移植术后泌尿系统恶性肿瘤增加,膀胱和肾细胞癌的发病率显著增加了 3~8 倍。一项研究显示肾移植术后泌尿系统恶性肿瘤的总发病率为 2.2%,包括前列腺癌、肾细胞癌、膀胱移行细胞癌和阴茎癌,肾移植和肿瘤发展之间的中位时间是 84 个月,泌尿系统肿瘤诊断后 5 年的总生存率为 82.8%。然而,前列腺癌的真实发病率很难计算,因为这取决于是否进行了系统筛查(如前列腺特异性抗原、直肠指检),与发病率无关,与前列腺癌相关的死亡是罕见的。肺部和支气管的肿瘤是实体器官移植后常见的恶性肿瘤,尤其是肺移植及肾移植患者,诊断后的患者生存率很差,5 年生存率约为 8%,吸烟是主要的危险因素。女性生殖系统癌症具有性别特异性,主要表现为乳腺癌,而乳腺癌的发病率较普通人群无明显增加,但移植后患有浸润性晚期乳腺癌的女性预后比普通人群中的女性差得多,Ⅲ期乳腺癌的 5 年生存率仅为 28%,而普通人群为 66%。与 HPV 相关癌症(如宫颈癌和阴道癌)的风险是年龄和性别匹配的普通人群的 5~22 倍。非霍奇金淋巴瘤,如 B 细胞淋巴瘤和 PTLD 是常见的恶性肿瘤。PTLD 在移植后的最初几个月或几年发病率较高,然后随着时间的推移逐渐降低,肾移植术后第一年的 PTLD 发病率为 0.2%,与其他实体器官移植相比,肾移植的 PTLD 发生率较低,这可能与肾移植中较低的免疫抑制有关。

(三)心脏移植

心脏移植受者患恶性肿瘤的风险比肾移植受者高 4 倍,一项回顾性研究纳入了 851 例心脏移植受者,平均随访时间为 64 个月,术后 8.5% 的患者出现了新发实体恶性肿瘤,最常见的 3 种癌症是前列腺癌、肺癌和乳腺癌。男性和女性不同癌症发生部位有所不同,在女性中,乳腺癌、宫颈癌、子宫癌和甲状腺癌的比例有所增加,在男性中,肝癌、软组织肿瘤、黑色素瘤、睾丸癌、肾癌、甲状腺癌、前列腺癌和食管癌风险增加;膀胱癌风险降低;胰腺癌、肺、结肠癌、直肠癌、胃癌风险较普通人群未见明显增加。另一项纳入 3 393 例心脏移植受者的回顾性研究发现,50.7% 为皮肤癌、9.7% 为淋巴瘤、39.6% 为淋巴瘤以外的非皮肤实体癌。除皮肤外,最常见的部位为肺(10.1%)、前列腺(3.9%)、肝(2.8%)、膀胱(2.8%)、结肠(2.4%)和胃(2.2%)。最常见的组织病理学类型是鳞状细胞癌(33.5%)、腺癌(5.7%)、基底细胞癌(14.9%)、淋巴增殖性疾病(10%)、移行细胞癌(2.5%)、转移性腺癌(1.8%)、卡波西肉瘤(1.6%)、转移性鳞状细胞癌(1.5%)、黑色素瘤(1.5%)和其他癌(6.2%)。关于发病率随时间的变化,淋巴瘤的表现不同于皮肤癌和其他肿瘤,后者的发病率随时间的推移而增加,尤其是在皮肤癌,而淋巴瘤的发病率不随时间推移而增加。除淋巴瘤之外的其他肿瘤的总发病率随着年龄的增长而增加,男性约为女性的1.6倍;然而,淋巴瘤的发病率并不像皮肤癌和其他肿瘤一样具有年龄和性别依赖性,女性患淋巴瘤的比例与男性一样高。对于所有类型的癌症,在癌症诊断的中位时间内,新发恶性肿瘤患者的生存率明显低于未诊断恶性肿瘤患者的生存率。心脏移植术后皮肤癌诊断后1年、5年和10年的实际生存率分别为93%、74%和61%;淋巴瘤分别为60%、20%和20%,其他肿瘤分别为72%、32%和17%;因此,皮肤肿瘤的预后明显好于淋巴瘤或其他肿瘤。

(四)肺移植

肺移植是一种针对晚期肺部疾病患者的既定治疗选择。随着肺移植后早期结果的改善,慢性疾病已经成为长期生存的重大障碍,其中之一是移植后恶性肿瘤,目前是移植后5~10年第二大常见死亡原因。来自国际心肺移植注册学会的数据显示,癌症死亡的累积发生率在5年存活者中为13%,在10年存活者中为28%。肺移植受者比其他实体器官移植(solid organ transplant,SOT)人群接受更多的免疫抑制,这可能导致该群体患癌症的风险更高。接受肺移植的患者中,最常见的癌症是NMSC,其次是肺癌和PTLD。NMSC是肺移植后最常见的恶性肿瘤。与普通人群相比,NMSC发病年龄更小,表现更具侵袭性,通常发生在多个

部位,局部复发频繁,转移性疾病和病死率更高。肺癌在肺移植受者中比在普通人群中更常见,肺移植受者患肺癌的风险比普通人群增加5倍,发病率为1%~9%。单肺移植受者患肺癌的风险最高。虽然早期肺癌的预后比晚期肺癌好,但美国器官移植受者科学登记系统(SRTR)最近的一份报告发现,肺移植受者的预后通常比普通人群中治疗的肺癌差。移植人群中较差的结果可能反映了免疫抑制对促进侵袭性肿瘤行为和转移的影响。PTLD在肺移植受者中的发病率变化很大,单中心研究显示在1.8%~20%。小肠移植和肺移植受者发生PTLD的风险最大。1988—1999年联合器官共享网络分析显示在肺移植受者中的PTLD发病率为3.7%。PTLD在胸部器官移植受者中比在肝脏和肾移植受者中更常见,分别为0.9%和0.6%。与健康人群相比,肺移植患者的非霍奇金淋巴瘤发生率增加了58.6倍。肺移植术后PTLD与较差的长期生存率和高病死率相关。与普通人群相比,乳腺癌和前列腺癌的发病率较低。这可能是由于在移植前需要对恶性肿瘤移植候选人进行强化筛查,排除不可移植的患者或确定需要治疗的患者。随着移植后生存率的增加,这些癌症的发病率预计会进一步增加。

二、危险因素及发病机制

长期免疫抑制剂暴露、环境因素及受者因素是移植受者肿瘤发生的重要因素。暴露于致癌环境中,如强烈阳光、烟草、乙醇、致癌性饮食等是肿瘤发生的诱发因素。其他重要的危险因素包括高龄受者、肿瘤遗传倾向或者供受者有恶性肿瘤病史。移植受者肿瘤的发病机制:免疫抑制剂的直接致癌作用,对肿瘤细胞的免疫监视受损,病毒相关的恶性肿瘤的发生率升高。

(一)肝移植

1. 危险因素 对于肝移植患者,在一项分析肝移植后实体肿瘤发展的危险因素的研究中,多

变量分析表明原发性硬化性胆管炎、酒精性肝硬化、吸烟和高龄均是危险因素。

高龄是新发恶性肿瘤的一个重要的风险因素。一项研究中,60 岁以上的肝移植受者较年轻的肝移植受者 5 年新发癌症发病率高出 2 倍以上,主要是非皮肤癌,且癌症相关病死率明显较高。因某些适应证接受肝移植的患者更容易患某些恶性肿瘤。在一项美国多中心前瞻性观察研究中,原发性硬化性胆管炎患者在 1 年、5 年和 10 年的非皮肤癌累积发病率最高,分别为 5.5%、10.4% 和 21.9%,有原发性硬化性胆管炎和炎症性肠病且在肝移植时结肠完整的患者患胃肠(结肠)恶性肿瘤的风险增加。许多研究描述了饮酒和吸烟对免疫活性个体的致癌特性,酒精性肝病肝移植后癌症风险增加。

2. 发病机制　免疫抑制在新发肿瘤的发展中起着重要作用,包括降低免疫监视功能、更易感染、诱导胰岛素抵抗和直接致癌作用。

移植受者接受终生免疫抑制,伴有免疫监视的慢性损害,这促进了恶性细胞克隆的增殖和存活。长期免疫抑制使移植受者更容易受到病毒感染,其中一些病毒具有致癌潜力,包括 PTLD、鳞状细胞皮肤癌、卡波西肉瘤、肛门生殖器癌和肝癌。

除了这些间接作用之外,几种免疫抑制剂似乎具有直接的致癌作用,要么通过引起 DNA 损伤,要么通过与免疫抑制无关的其他机制。

(二) 肾移植

多种危险因素可能导致肾移植后肿瘤发病率增加。一个主要因素是免疫抑制治疗期间的免疫抑制。免疫抑制的强度和免疫抑制剂的类型可能与较高的肿瘤风险有关。免疫抑制剂的联合与较高的肿瘤发病率有关;然而,当使用联合治疗时,很难确定每种单独药物对癌症发展的影响。因此,特定免疫抑制剂对移植后癌症发展的影响仍有争议。新加坡的一项研究中,多变量分析显示环孢素的使用是预测肾移植后癌症风险增加的独立危险因素。环孢素通过上调转化生长因子 β1 和 VEGF 的表达来干扰 DNA 损伤,从而促进致癌作用。诱导剂是移植后预防排斥反应的主要手段,然而,研究发现接受抗淋巴细胞抗体诱导或排斥治疗的患者患非霍奇金淋巴瘤的风险增加。在没有接受诱导药物的患者中,接受他克莫司治疗的患者比接受环孢素治疗的患者新发肿瘤的发生率更低。我国肾移植术后泌尿系统肿瘤发生率高,可能原因是有一部分肾移植与马兜铃酸导致间质性肾炎有关。使用新的治疗药物,如增殖信号抑制剂(如西罗莫司和依维莫司),似乎降低了免疫抑制的致癌潜力,可降低移植后新发癌症的发生率。

(三) 心脏移植

心脏移植后 5 年内发生皮肤恶性肿瘤的其他风险因素包括身高增加、使用 IL-2 受体拮抗剂诱导、人类白细胞抗原 DR 不匹配、供者/受者巨细胞病毒不匹配、移植后 1 年使用硫唑嘌呤与吗替麦考酚酯、先天性心脏病或再移植/移植物衰竭及心肌病;与皮肤癌相似,5 年内发展为非皮肤实体癌的危险因素包括年龄、最近的移植、身高;发生新的淋巴增殖性疾病的危险因素包括:在 1 年随访时未使用细胞周期抑制剂,超重,EBV 血清状态阴性,使用抗胸腺细胞球蛋白;此外,几个独特的额外风险因素包括受者吸烟史和药物治疗的全身性高血压。免疫抑制状态可能为恶性肿瘤的出现提供更有利的环境,或者在存在遗传或环境素质的情况下更快地生长。术后管理的两个主要进展是引入抗病毒预防和诱导药物。CD3 单克隆抗体(Orthoclone,OKT3)诱导经常被认为是肿瘤发病率增加的原因,尤其是 PTLD,这种观点导致 OKT3 的使用减少。皮肤鳞状细胞癌的发病率随着免疫抑制的持续时间延长和程度加重而增加,免疫监测的减少、免疫抑制剂的直接致癌作用以及致癌病毒的增殖可能会导致这些患者皮肤癌的发展。Crespo-Leiro 研究表明 OKT3 诱导和 ATG

诱导都是皮肤癌和其他非淋巴瘤肿瘤的风险因素,增加淋巴瘤风险的诱导剂是 ATG,OKT3 不增加淋巴瘤的风险。IL-2 受体抗体不增加任何类型肿瘤的风险,IL-2 受体抗体现在在很大程度上取代了 OKT3。使用阿昔洛韦或更昔洛韦进行抗病毒预防最初主要是为了对抗巨细胞病毒,但可能也是为了预防与移植患者中发病率显著增加的某些肿瘤相关的病毒,如人类疱疹病毒 8 型(human herpes virus 8,HHV-8)(与卡波西肉瘤相关)、EBV(与淋巴增殖性疾病相关)。预防性阿昔洛韦治疗可以将淋巴瘤的风险减半。

(四)肺移植

移植后长期免疫抑制治疗以及由此导致的抗肿瘤免疫监测和抗病毒活性的损害被认为在癌症发展中起着核心作用。特别是抗 T 淋巴细胞的诱导剂与实体器官移植后癌症风险增加有关。在细胞介导的免疫受损的情况下,致癌病毒如 EBV、HPV 和其他病毒已成为癌症发展的主要危险因素。各种免疫抑制方案也可能直接造成癌症风险,这与它们对免疫抑制总体水平的影响无关。

致癌病毒感染可能也起着重要作用,移植受体中的大多数鳞状皮肤癌与 HPV 感染有关。黑色素瘤和 NMSC 的其他风险因素包括男性和高龄。日照暴露和浅色皮肤是 NMSC 的危险因素。COPD 和间质性肺病是肺移植的主要适应证,这两种情况都与肺癌独立相关。与普通人群类似,移植前大量暴露于致癌毒素(如香烟烟雾)、年龄较大和男性在移植后会增加患肺癌的风险,单肺移植受者患肺癌的风险似乎最高,因为这种手术必然会使自体肺暴露在致癌条件下。由于供器官的极度短缺持续存在,移植中心越来越多地使用相对年龄较大且有吸烟史的扩大标准供者。这是否会影响远期同种异体移植物中肺癌的发病率仍有待观察。大多数 PTLD 病例与 EBV 感染有关,肺移植人群中风险较高,这可能与同种异体移植物中含有大量的过客淋巴组织(含有潜伏的 EBV 感

染的供者 B 淋巴细胞)以及移植后免疫抑制剂的相对强度增加有关。移植后的免疫抑制会损害 T 细胞对 EBV 的特异性免疫,并增加患淋巴瘤的可能性。值得注意的是,多项研究表明淋巴瘤发病与不再使用的 OKT3 诱导相关。ATG 和阿仑单抗(抗 CD52)也是淋巴细胞耗竭剂,已在一些研究中显示与淋巴瘤发展有关。非消耗性药物如巴利昔单抗和达珠单抗(IL-2 受体拮抗剂)与 PTLD 病的风险增加无关。

(孙超)

第二节　诊断与治疗

实体器官移植后患癌风险较普通人群增加 2~3 倍。移植后 10 年癌症的累积发病率达到 9%。这种较高的风险与移植的原发病、生活方式、合并症,以及较强和/或长期免疫抑制改变了免疫耐受和抗肿瘤免疫之间的平衡相关。因此,器官移植后新发肿瘤患者的治疗相对困难,因为肿瘤治疗要综合考虑合并症和移植排斥和/或损伤的风险,限制了治疗选择,比如新一代免疫疗法如免疫检查点抑制剂可能导致危及生命的急性移植物排斥反应。

对实体器官移植术后新发肿瘤患者的治疗需要内科医师、放射科专家、肿瘤学专家、外科医师与移植专家进行联合评估。首先应该调整免疫抑制剂方案,停止免疫抑制剂治疗、减少剂量或改用 mTOR 抑制剂,这可能有助于恢复抗肿瘤免疫反应,进而提高生存率。在肿瘤和移植专家的共同参与下,为移植患者建立专门的肿瘤治疗小组可以提高护理质量和患者生存率,同时有助于尽快建立相关临床实践指南。

无论是哪一种器官移植后的新发肿瘤,在肿瘤标准治疗的基础上,一旦确诊为恶性肿瘤,就应该根据风险与获益的评估情况将免疫抑制剂减量或者停用。肿瘤的早期诊断和治疗有助于改善预后。

一、PTLD 及血液系统肿瘤

实体器官移植受者患 PTLD 的风险显著升高。发生率为 1%~20%。类型包括霍奇金淋巴瘤和非霍奇金淋巴瘤。非霍奇金淋巴瘤是实体器官移植受者主要发生的淋巴造血系统肿瘤，是普通人群发病率的 15 倍，发病率由高到低依次是小肠移植、心肺移植、肝移植、肾移植受者。PTLD 如果是受者来源的，通常会多系统发病。如果是供者细胞来源的，通常病变局限在移植物。淋巴瘤通常是 B 淋巴细胞来源的，约占 85%，但也可见到 T 淋巴细胞或者自然杀伤细胞来源的。发生在移植后 1 年内的是早发性 PTLD（占 80%），通常 EBV 阳性；发生在移植后 1 年以上的是迟发性 PTLD，通常发生在移植后 4~10 年，并且大部分病例 EBV 阴性。

免疫抑制剂的种类、使用强度、使用时间长度与 PTLD 有关。OKT3 的使用会增加 PTLD 的发生。贝拉西普的使用会增加 PTLD，特别是中枢神经系统 PTLD 的风险。西罗莫司的使用不能降低 PTLD 的风险。

临床表现多样，可以无症状，也可以有全身症状，如发热、体重减轻、疲劳、淋巴结增大，以及受累器官的功能异常及局部症状。实验室检查可出现无法解释的贫血、血小板减少症、白细胞减少症、血清乳酸脱氢酶升高、高钙血症、高尿酸血症等。CT 和 PET/CT 可以用作疾病的分期及监测治疗的反应。如果中枢神经系统受累，可以通过检查脑脊液分析 EBV 病毒载量。50%~75% 的 PTLD 发生在胃肠道（远端小肠更为常见）并表现为腹部症状。胃肠道 PTLD 的影像学发现包括肠壁不规则增厚，伴有肿物、动脉瘤扩张、腔内溃疡，以及罕见的肠套叠。肝脏是腹部 PTLD 最常累及的实体器官。肝脏 PTLD 可表现为低衰减或低密度的肿块，类似于肝脓肿或浸润性肝门肿块，沿胆管扩散，可导致胆管梗阻。在肝移植中产生的 PTLD 可表现为肝门或肝门处的肿块。肾脏 PTLD 在肾移

植物本身内发展较为常见，也可在移植的肾门处出现浸润性肿块或多灶性实质肿块。罕见的是，可有自体肾脏受累，肾脏肿大。胰腺 PTLD 表现为弥漫性腺体肿大或局灶性胰腺肿块。腹膜后淋巴结受累比肠系膜结节病更常见。心胸 PTLD 比腹腔 PTLD 少见。单个或多发性肺肿块、斑片状空隙合并、弥漫性纵隔淋巴结肿大是常见的影像学特征。PTLD 是潜在的致命性疾病，其病死率为 22%~70%，早期诊断是提高生存率的关键因素。维持较低水平的免疫抑制有助于预防 PTLD。

PTLD 治疗首先要降低免疫抑制剂的使用强度，对于神经系统受累的 PTLD 患者需要给予化疗。CD20+B 细胞 PTLD，建议使用利妥昔单抗。对于病期较晚的 PTLD，需要利妥昔单抗联合 CHOP（环磷酰胺、羟基柔红霉素或者多柔比星、长春碱或者长春新碱、泼尼松）方案。如果出现移植物衰竭可以考虑再次移植。

二、皮肤癌

（一）非黑色素瘤皮肤癌

NMSC 是白种人器官移植受者中最常见的器官移植后恶性肿瘤，发生率接近 50%。鳞状细胞癌和基底细胞癌占所有 NMSC 的 90% 以上。鳞状细胞癌的危险性是普通人群的 65~250 倍，基底细胞癌的危险性是普通人群的 10 倍。梅克尔细胞癌是一种不常见的神经内分泌分化的皮肤癌，由于长期免疫抑制和紫外线暴露，其在器官移植受者中的发病率比普通人群高 24 倍。在年轻的移植受者中，NMSC 的发病年龄较小，发展更为迅速而严重，表现为多发性病变、局部复发和转移性疾病。皮肤白皙、日晒多、HPV 感染、长期免疫抑制都是移植后 NMSC 发病的危险因素。紫外线辐射增加被认为是最重要的风险，因为在阳光照射量大的地区 NMSC 的发病率更高。此外，环孢素和硫唑嘌呤被证明可以直接增加皮肤细胞突变，并加速紫外线辐射的肿瘤发生。在器官接受者的

鳞状细胞癌中,90%检测到致癌性(16型和18型)和非致癌性(6型和11型)HPV DNA,表明HPV具有致癌作用。

NMSC通常通过临床诊断。影像学检查主要用于结节分期、评估远处转移和(如果怀疑深部组织受累)术前规划。原发性皮肤肿块和/或溃疡可在MRI中被识别,它在T_2加权像上呈高信号,在T_1加权像上呈低信号,并且在对比剂使用后可能显示出异质性增强。更换或者减少免疫抑制剂的剂量是治疗的关键;消融和手术切除与辅助放疗和化疗也是常用的方法。减少皮肤暴露、定期进行皮肤病学监测,以及使用维生素A进行预防性治疗,也可降低器官受者中NMSC的发生率。

(二)卡波西肉瘤

卡波西肉瘤是一种与HHV-8感染相关的多灶性血管增生性内皮恶性肿瘤。HHV-8是一种复杂的DNA病毒,可以通过抑制细胞凋亡、破坏抗原处理途径、逃避突变宿主细胞的免疫监视、激活mTOR通路、上调VEGF受体来诱导恶性肿瘤。虽然大多数卡波西肉瘤是由于HHV-8在器官移植受者中因长期的免疫抑制而再活化,但感染也可以从供者传播。实体器官移植受者中卡波西肉瘤的发生率比普通人群高400~500倍。在90%器官移植受者卡波西肉瘤发生在皮肤黏膜,20%的器官移植受者发生在内脏。下肢血管瘤斑块和结节是皮肤黏膜卡波西肉瘤的常见表现。内脏卡波西肉瘤可累及胃肠道、淋巴结和肺。虽然罕见,但病变也可以累及移植物。在影像学检查中,皮肤病变可见到血管结节或肿块,并伴有血管增生的淋巴结。卡波西肉瘤的腹部表现包括结节性肠壁增厚、肝脾内强化的肿块、淋巴结病和血管性肠系膜肿块。主要的治疗方法是减低免疫抑制剂特别是CNI的剂量,可以使病灶消退。西罗莫司治疗对肾移植的卡波西肉瘤有效,并能提供足够的免疫抑制。卡波西肉瘤的预防方法包括定期皮肤科会诊,监测HHV-8病毒载量。

(三)恶性黑色素瘤

恶性黑色素瘤最常见的是供者传播的肿瘤,也可以是复发的恶性肿瘤。恶性黑色素瘤是一种侵袭性恶性肿瘤,5年生存率低于5%。因此,早期诊断对提高生存率至关重要。黑色素瘤是一种免疫抑制相关的恶性肿瘤,因此,肿瘤细胞可能会长期处于休眠状态,但随着免疫抑制的降低而重新激活。影像学检查时,转移性黑色素瘤可表现为多发性软组织肿块,几乎可累及任何器官,且可能与其他恶性肿瘤难以区分。

三、头颈部及口腔肿瘤

(一)头颈部肿瘤

实体器官移植术后新发头颈部肿瘤的风险是普通人群的20倍,并且预后较差。头颈部肿瘤占器官移植后新发肿瘤的3.5%~15%。其进展较快,治疗效果差,并且多数在确诊时病期较晚。主要的风险因素是免疫抑制剂的使用,在使用免疫抑制剂的情况下,罹患HPV或者EBV的风险升高,并可导致肿瘤的发生。另外,有些免疫抑制剂如环孢素可以抑制受损细胞DNA的修复。吸烟、饮酒也会增加患肿瘤的风险。

为了及时发现和处理新发头颈部肿瘤,器官移植团队与耳鼻咽喉科专家之间需要密切的沟通。对于头颈部新生恶性肿瘤的筛查,对0.5cm以下的小的黏膜病变诊断准确率要低很多,并且增加额外费用及放射线暴露。当出现特殊症状和体征时(如声音改变、口咽部感觉改变、触及颈部或面部肿块、口腔病变持续或难治性病变、鼻出血等),必须立即转诊到耳鼻咽喉科专科,由耳鼻咽喉科专科医师进行筛查,应进行全面的耳鼻喉和口腔检查。如发现任何可疑病变(如肿块、溃疡、色素性黏膜、白斑病和红斑病),应考虑及时进行病理确认,以排除存在恶性或恶性前期病变。这类恶性肿瘤的发展并不相同,可能在免疫抑制开始后的很早时期就开始出现,也可能在移植后10~20

年才出现。实体器官移植术后头颈部癌症往往在确诊时就是多发性肿瘤,并会多次复发。

患者器官移植术后应戒烟、戒酒,并调整生活方式,预防口咽部 HPV 感染。确诊头颈部肿瘤后,应按相应规范进行治疗。对于进展期肿瘤,需要辅助化放疗。在规划这些患者的治疗策略时,应考虑到器官移植受者的身体状况特点以及免疫抑制剂的使用,避免治疗相关并发症的风险增加,及时调整辅助治疗强度与时机。

(二)口腔肿瘤

器官移植后口腔肿瘤通常发生在移植术后 10 年以上,并且预后相对较好。其危险因素包括饮食习惯、病毒感染等。对于长期服用免疫抑制剂的患者,任何可疑的口腔内不易愈合的溃疡都需要评估是否是肿瘤的可能。此外,移植患者发生唇癌的风险是普通人的 50 倍。因为口腔肿瘤位于容易发现的表浅位置,通常可以早期诊断、早期治疗。

四、泌尿生殖系统肿瘤

(一)泌尿系统肿瘤

器官移植术后前列腺癌的发生率与普通人群相比差异没有统计学意义。

器官移植术后泌尿系统肿瘤常见于肾移植后,肿瘤以恶性尿路上皮肿瘤最为常见。尿路移行上皮癌可同时并发其他种类恶性肿瘤,包括尿路上皮鳞状细胞癌、肉瘤等。治疗关键是早期诊断、早期手术治疗。对于出现无痛性肉眼血尿和镜下血尿或者萎缩的原肾出现积水,以及有含马兜铃酸的药物使用史的患者需要注意泌尿系统肿瘤。治疗首先需要尽量减少免疫抑制剂的用量,及时给予以手术为主的综合治疗。

约 2% 的移植后恶性肿瘤是肾细胞癌,肾移植受者比肝脏和心脏移植受者的风险更大。肾细胞癌可发生在自体肾脏和移植肾脏中。起源于自体肾脏的移植后新发肾细胞癌,特别是在获得性囊

性肾病患者中很常见,其发生率是普通人群的 100 倍。大多数移植后肾细胞癌在诊断时体积较小,通常被偶然发现,乳头状肾细胞癌是最常见的组织学类型。肾细胞癌的影像学特征取决于肿瘤组织学类型。透明细胞癌在 T_2 加权 MR 图像上轻度增强,并在对比剂给药后显示异质性增强,而乳头状肾细胞癌表现为典型的血管减少。每年超声监测有助于早期发现异体肾和自体肾的肾细胞癌。根治性肾切除术是大多数自体肾肾细胞癌的推荐治疗方法,对于移植肾的肿瘤,经皮射频消融和肾脏切除术是首选。热消融术,包括射频消融术和冷冻消融术,已被证明是治疗移植肾细胞癌的一种安全有效的疗法,且无须改变免疫抑制方案。

(二)肛门及会阴部肿瘤

肛门及会阴部(肛门、肛周皮肤、外阴、会阴、阴茎和阴囊)的恶性肿瘤占所有移植后恶性肿瘤的 3%,总体发病率是普通人群的 30~100 倍。有多个性伴侣、高强度免疫抑制和/或大量吸烟的 HPV 感染女性更易发生肛门及会阴部肿瘤。肾移植受者肛门上皮内瘤的发生率为 20%,肛门癌的风险为普通人群的 10 倍。HPV 的致癌株和非致癌株与肛门生殖道鳞状细胞癌有关。MR 是分期和评价疾病程度的首选检查方式,有助于发现残留或复发的肿瘤。治疗方法取决于疾病累及的深度,原位癌可采用激光治疗,但侵袭性肿瘤需要广泛的手术切除、腹股沟淋巴结切除和辅助治疗。减少免疫抑制剂对移植相关的肛门癌有益,并可能使原位癌得到痊愈。早期发现上皮内瘤和 HPV 感染是降低 HPV 相关肛门肿瘤总发病率的重要预防措施。

五、消化系统肿瘤

(一)肝癌

器官移植术后新发肝癌非常少见,但可以在没有肝炎病毒及肝硬化的基础上出现。主要表现为肝脏肿物、腹痛、食欲减退及发热。终末期可出

现恶病质及黄疸。对于出现肝硬化的患者,或者出现乙型肝炎病毒感染、转氨酶升高等情况者需要每6个月检查肝脏超声。推荐同时监测AFP及CA19-9。

诊断主要是依靠影像学检查,如CT或MRI。AFP不能用于单独诊断肝癌。对于诊断移植后新发肝癌的患者,需要同时检查是否有肝外转移。

预后不佳。以手术切除为主,通常化疗及放疗不敏感。但新辅助化疗及TACE治疗可以提高手术切除的成功率。符合肝移植手术适应证的患者可以考虑肝移植治疗。对于淋巴结转移病灶,可以选择SRT,剂量为30~45Gy,分为3~5次治疗。

(二)胃肠道肿瘤

器官移植术后胃肠道肿瘤比较少见。器官移植术后食管癌的发生率是普通人群的3倍。发生的危险因素主要是免疫抑制剂的使用。环孢素可以直接促进肿瘤的发生。其他危险因素包括移植前长期吸烟饮酒、胃食管反流。但移植术后发生的胃肠道肿瘤有时不能区分是移植之前就存在或者是移植后新发的肿瘤。根据患者的具体状况选择治疗方式。治疗以手术切除为主,可以辅助放化疗。手术切除的预后要优于单纯放化疗。器官移植术后结直肠癌发生率高于普通人群,发病年龄低,预后不良。

六、中枢神经系统肿瘤

器官移植受者中枢神经系统恶性肿瘤的发生率比普通人群高3~4倍。最常见的中枢神经系统肿瘤是淋巴瘤和胶质瘤。27%的移植后淋巴增殖性疾病涉及中枢神经系统和脑膜。接受心肺或小肠移植的患者风险最高(5%),而肝脏、心脏和骨髓异体移植的患者风险较低(1%~2%),肾移植的风险最低(<1%)。临床表现多样,可以有偏瘫、颅内高压表现或者两者都有。疾病早期可以无中枢性高热。一旦出现颅内症状,要考虑肿瘤或者感染可能,并需要进一步检查确定诊断。由于颅

内肿瘤可能和感染同时存在,诊断具有一定难度。诊断依据是影像学检查结果和脑脊液检查,但往往是脑活检才能最终诊断。局部放疗是首选的治疗方法。

七、乳腺癌

器官移植受者新发乳腺癌发生率与正常人群相比并没有明显升高。两组人群乳腺癌患者生存率也没有显著差异。肾移植术后发生乳腺癌的中位时间是移植后7~10年。肾移植术后新发乳腺癌的患者发病年龄比普通人群发生乳腺癌的年龄要小。可能的原因是器官移植受者为调整免疫抑制剂及复查器官功能需要规律到医院随访,使得乳腺癌可以在相对较早的病期得到诊断。免疫抑制剂的使用不影响乳腺癌患者的预后。

八、呼吸系统肿瘤

肺移植受者患肺癌的风险是普通人群的6倍,其他移植受者患肺癌的风险也比普通人群高2~3倍。大多数肺癌发生在有大量吸烟史的患者的原肺。因此,与双侧肺移植相比,单肺移植(即保留一侧肺)显著增加新发肺癌风险。在接受肺移植后的前6个月内风险明显升高。高危受者戒烟和定期监测胸部CT扫描有助于降低肺癌的发病率,并可在早期发现这些癌症。最常见的病理类型是腺癌和鳞状细胞癌,通常在诊断时即为晚期,预后不良。胸部增强CT是肺癌筛查、诊断和分期的首选检查,而定期给予胸部CT检查即可。对于可切除的器官移植术后的肺癌预后较好。

(孙超)

参考文献

[1] 吴迪,张雅敏,沈中阳. 实体器官移植后新发肿瘤发病机制的研究进展[J]. 中华器官移植杂志,2017,38(7):443-445.

[2] BHAT M,MARA K,DIERKHISING R,et al. Gender,race

and disease etiology predict de novo malignancy risk after liver transplantation：insights for future individualized cancer screening guidance［J］. Transplantation，2019，103（1）：91-100.

［3］ BENONI H，ELORANTA S，EKBOM A，et al. Survival among solid organ transplant recipients diagnosed with cancer compared to nontransplanted cancer patients-a nationwide study［J］. Int J Cancer，2020，146（3）：682-691.

［4］ ANTUNES H，TAVARES-DA-SILVA E，OLIVEIRA R，et al. De novo urologic malignancies in renal transplant recipients［J］. Transplant Proc，2018，50（5）：1348-1354.

［5］ NOONE A M，PFEIFFER R M，DORGAN J F，et al. Cancer-attributable mortality among solid organ transplant recipients in the united states：1987 through 2014［J］. Cancer，2019，125（15）：2647-2655.

［6］ ACUNA S A，FERNANDES K A，DALY C，et al. Cancer mortality among recipients of solid-organ transplantation in ontario，canada［J］. JAMA Oncol，2016，2（4）：463-469.

［7］ CHAMBERS D C，CHERIKH W S，HARHAY M O，et al. The international thoracic organ transplant registry of the international society for heart and lung transplantation：thirty-sixth adult lung and heart-lung transplantation report-2019；focus theme：donor and recipient size match［J］. J Heart Lung Transplant，2019，38（10）：1042-1055.

［8］ TRIPLETTE M，CROTHERS K，MAHALE P，et al. Risk of lung cancer in lung transplant recipients in the united states［J］. Am J Transplant，2019，19（5）：1478-1490.

［9］ TEO S H，LEE K G，LIM G H，et al. Incidence，risk factors and outcomes of malignancies after kidney transplantation in singapore：a 12-year experience［J］. Singapore Med J，2019，60（5）：253-259.

［10］ BOUWES BAVINCK J N，FELTKAMP M C W，GREEN A C，et al. Human papillomavirus and posttransplantation cutaneous squamous cell carcinoma：a multicenter，prospective cohort study［J］. Am J Transplant，2018，18（5）：1220-1230.

［11］ GRÄGER N，LEFFLER M，GOTTLIEB J，et al. Risk factors for developing nonmelanoma skin cancer after lung transplantation［J］. J Skin Cancer，2019，2019：7089482.

［12］ CHUNG C L，NADHAN K S，SHAVER C M，et al. Comparison of posttransplant dermatologic diseases by race［J］. JAMA Dermatol，2017，153（6）：552-558.

［13］ SCHWARZ E I，VRUGT B，HUBER L C，et al. Development of allograft cancer after lung transplantation：a case report［J］. Ann Thorac Cardiovasc Surg，2017，23（4）：196-199.

［14］ MULLIGAN M J，SANCHEZ P G，EVANS C F，et al. The use of extended criteria donors decreases one-year survival in high-risk lung recipients：A review of the united network of organ sharing database［J］. J Thorac Cardiovasc Surg，2016，152（3）：891-898.

［15］ CL R A K. Posttransplant malignancy［J］. Surg Clin North Am，2019，99（1）：49-64.

［16］ ŠVORCOVÁ M，HAVLÍN J，VACHTENHEIM J，et al. Malignancy after lung transplantation［J］. Rozhl Chir，2020，99（10）：447-455.

［17］ VENKATA S K，VARAHA S T，MEGHAN G L，et al. Malignancy after solid organ transplantation：Comprehensive imaging review［J］. RadioGraphics，2016，36（5）：1390-1407.

［18］ PARK MJ R J，CHOI S H，NAM S Y，et al. De novo head and neck cancer arising in solid organ transplantation recipients：the asan medical center experience［J］. Auris Nasus Larynx，2018，45（4）：838-845.

［19］ BRYAN N Z A，KALLAKURY B，KAUFMAN S，et al. De novo hepatocellular carcinoma 18 years after liver and small bowel transplantation in a one-year-old pediatric patient［J］. Pediatr Transplant，2021，25（2）：e13820.

［20］ WALBURN T M A，HAYASHI P H，GERBER D，et al. Stereotactic body radiation therapy for recurrent，isolated hepatocellular carcinoma lymph node metastasis with or without prior liver transplantation［J］. Cureus，2020，12（8）：e9988.

［21］ JEONG I J，LEE S G，KIM Y H，et al. Characteristics and prognosis of breast cancer after liver or kidney transplantation［J］. Breast Cancer Res Treat，2018，167（1）：101-106.

第十四章

移植肿瘤学随访管理

第一节 移植肿瘤学随访体系

一、移植肿瘤学随访目的

因恶性肿瘤行器官移植治疗的患者目前主要以肝脏恶性肿瘤为主,所以本章主要以肝移植来叙述。肝移植是治疗肝脏恶性肿瘤的有效方法,但移植后肿瘤复发仍无法完全预防,仍然是恶性肿瘤肝移植受者死亡的重要原因。移植后新发恶性肿瘤也是器官移植后远期死亡的重要因素。建立完善的移植后肿瘤随访体系,加强术后随访监测,对改善移植肿瘤患者的生存率有重要作用。本章中,肝脏恶性肿瘤移植后出现的与肝脏原发肿瘤相关的病灶统称为复发,以与移植后新发肿瘤相区别。

肝移植的米兰标准是目前肝脏恶性肿瘤治疗效果最好的移植受者选择标准,也是最严格的标准,符合此标准的肝癌肝移植,其移植后生存率与良性肝病相似。其基本内容是:单一肿瘤直径<5cm;或3个病灶,且每个直径<3cm,没有大血管浸润。按此标准虽有很好的疗效,但这一标准也使很多肝脏恶性肿瘤患者失去肝移植机会,为缓解这一问题,出现了一些相应扩大的标准,有代表性的有加州大学旧金山分校标准(UCSF),将条件扩大为单一肿瘤直径<6.5cm,或3个肿瘤每个直

径<4.5cm,取得了与米兰标准相近的结果,其在一定程度上扩大了肝癌肝移植受者群体,为更多患者带来治疗的机会,但是仍然有庞大的肝癌患者群体被排除在肝移植治疗之外。对这些进展期肝癌患者,各种探索一直没有停止,进展期肝癌各种降期治疗措施后的肝移植治疗,也取得了相对不错的效果。近年来肝癌肝移植的综合治疗有很大进展,移植术前的TACE、消融治疗以及近年新型抗肿瘤药物治疗的进展也成为移植前降期治疗的有力工具,具有里程碑意义的靶向药物和免疫治疗在肝癌的治疗方面得到了广泛应用,这些疗法在移植前的综合应用给进展期肝癌患者带来希望。但是这些扩大的肝脏恶性肿瘤移植标准和实施降期措施后再移植,资料并不十分充分,仍需更多的临床证据来验证移植后生存率是否有显著性改善,这就需要大量临床随访数据支持,而这些数据的获得需要移植后肿瘤学随访来完成。

无论早期肝癌还是进展期肝癌,都不能完全预防移植后肿瘤复发。早期发现肿瘤复发或新发肿瘤可以确定患者是否能够接受治愈性治疗,是否能够提高长期生存率。为了及时发现并早期治疗肿瘤复发,移植后对肝癌复发的随访监测至关重要。通过大量随访监测资料才能充分掌握恶性肿瘤移植后复发的自然病程,以及多学科综合性积极治疗对复发后生存率的影响。这些资料既是肝移植后随访内容的一部分,也是移植后肿瘤学

随访的主要内容。

移植肿瘤随访不同于一般的肿瘤随访,移植肿瘤随访有其特殊性。移植肿瘤患者既有移植后恶性肿瘤复发和新发肿瘤的风险,还要维持合适的免疫抑制治疗,防止过度免疫抑制引起肿瘤复发和免疫抑制不足导致的排斥。因此移植肿瘤学的随访也包含监测免疫抑制治疗的过程。免疫抑制剂对移植后肿瘤复发有促进作用,尤其是CNI,恶性肿瘤肝移植免疫抑制治疗需要个体化,恶性肿瘤移植后早期免疫抑制水平与良性肝病有所不同,需在免疫抑制和肿瘤复发风险及毒副作用之间寻求最佳平衡点。正确指导移植术后免疫抑制剂合理使用对延缓、抑制肿瘤复发具有积极作用。合理使用免疫抑制剂也是移植肿瘤学随访的重要内容。

移植免疫抑制状态使移植后肿瘤患者疾病转归更复杂,与非移植肿瘤复发明显不同。移植前肿瘤病期对移植后肿瘤复发有明显影响;移植后不同时期复发和新发肿瘤的积极干预治疗效果有无差异,这些问题仍需要积累更多临床资料进一步论证。在当前新的抗肿瘤治疗时代,抗肿瘤新药不断应用于临床,外科技术及各种辅助治疗技术越来越精准和普及,将会对移植肿瘤复发和新发肿瘤的治疗带来较大影响。移植后早期与晚期肿瘤复发率不同,复发后生存率也不同,治疗效果也有很大差异。随着抗肿瘤治疗的进步,这些差异是否有了好的显著改善,这是移植肿瘤学随访所要关注的问题,需要通过大量的随访资料来总结、完善,提出循证证据,用不断更新的循证理论进一步指导临床治疗。

当今,肝癌复发的治疗手段和技术都在进步,治疗肝癌的新药也在不断出现,对移植肿瘤患者的治疗观念也有根本性变化,采取积极的综合治疗措施是基本共识。这些新手段、新技术、新理念、新药物是否能够改善移植后肿瘤复发和新发肿瘤的生存状况,还缺乏足够丰富的循证资料,是需要移植肿瘤学提供循证证据回答的问题。充分的移植肿瘤学随访资料能够为肝移植后不同时期肿瘤复发和新发肿瘤的处理提供循证指导,为积极治疗改善复发后的生存提供理论支持。

移植肿瘤学随访为移植后恶性肿瘤复发和新发肿瘤监测、合理选择治疗措施、治疗效果及预后判断提供基础数据,为制订移植后恶性肿瘤复发及新发肿瘤防治策略提供循证依据。对移植肿瘤患者开展定期随访,还可了解诊疗后的生存状态,为患者提供心理健康疏导、指导合理用药,提高患者对治疗及随访的依从性。依从性是一个可调节因素,良好的依从性对肿瘤复发随访及治疗有积极影响。

二、移植肿瘤学随访体系的建立

肝移植是肝脏恶性肿瘤的主要治疗手段之一。肝移植作为一种治疗手段,除了发挥治疗作用外还有其自身的特殊性。在治疗恶性肿瘤上,移植后免疫抑制状态与肿瘤复发风险是临床医师难以回避的矛盾问题。免疫抑制增加复发风险,移植后肿瘤复发仍是死亡的主要原因。将恶性肿瘤肝移植术后患者纳入一个有效的随访体系,进行及时有效的监测,是保障其术后生存获益、延长生存期、降低病死率的重要环节,也是获取完善随访资料的途径。因异体移植物及免疫抑制因素的存在,移植肿瘤随访有其自身特点。移植肿瘤随访体系应包括如下几个方面。

(一) 建立移植肿瘤患者随访资料库

资料库内容要尽量详细,包括以下内容。

1. 患者的一般状况　姓名、性别、出生日期、联系方式。

2. 患者肝移植前相关病因学资料　如病毒性肝炎史、酒精性肝病史、脂肪性肝病史、肿瘤家族史等。

3. 移植前肝脏疾病的详细诊断　是酒精性肝病、脂肪性肝病、免疫性肝病,还是病毒性肝病,应详细记录。病毒性肝病还要记录病毒复制状况。术前肿瘤标志物水平，如 AFP、异常凝血酶原。术前 AFP 水平对预后有一定的预测意义，也是移植后肿瘤复发的重要标志物，AFP 水平正常的患者 5 年生存率要优于 AFP 异常者。

4. 移植前针对肝脏肿瘤的治疗及对治疗的反应　如肿瘤切除治疗、射频消融、TACE、无水乙醇注射、靶向药物、免疫治疗及化疗等。目前普遍认为移植术前积极治疗对移植术后长期生存有积极作用，应详尽记录。

5. 移植术后的详细病理诊断　包括肿瘤大小及数量、部位，微血管浸润情况，大血管浸润情况，肿瘤细胞分化状况，药物敏感性基因检测结果。肿瘤病理状况对移植术后复发的影响已经是临床共识，是判断预后的重要依据，对每个恶性肿瘤肝移植随访患者，病理结果是必须详细记录的重要内容。肿瘤组织学分级与血管浸润情况对移植后生存有重要影响，肿瘤组织学分化不良患者 5 年生存率显著低于中分化和高分化的患者；有血管浸润的患者 5 年生存率低于无血管浸润的患者，特别是大血管浸润。因此，病理资料对术后随访判断复发风险有重要的指导意义。在其他情况相似的条件下，血管侵犯和肿瘤的分化程度，比肿瘤大小和数目对预后影响更大。

（二）要有一个专业的移植肿瘤随访团队

移植肿瘤患者随访的特殊性在于涉及免疫抑制治疗问题，免疫抑制状态会促进移植后肿瘤复发，不同的免疫抑制剂对肿瘤复发的影响也不同，免疫抑制状态既不能过度也不能不足。因此，团队的主要成员应是精通免疫抑制治疗的移植专业医师，这样才可能把控这种平衡。移植肿瘤随访团队除了定期向移植肿瘤患者发起随访问询和面诊随访邀请，还应利用当今便捷的信息发送渠道，向患者发送移植健康知识和移植肿瘤相关知识。一方面提高患者对移植后自身状况的认识，另一方面也有利于增强患者对随访的依从性，有助于

及早发现移植后肿瘤复发，及时采取干预措施，从而改善复发后生存。

（三）移植肿瘤随访的方式与内容

随访方式可以多种方式结合进行，主要有电话随访、网络随访和门诊面诊随访。电话与网络随访应作为一个普通的随访指导和初步性随访，最重要的是定期门诊面诊随访。通过术前术后资料对肿瘤复发风险进行判断，对患者做出肿瘤复发监测指导计划，通过电话或网络将计划传达给患者指导进一步随访行动。临床随访是移植肿瘤随访的重点，针对具体的患者，除了采集病情相关资料，还会根据随访计划或疾病变化进行具体的检查和治疗，这一点与肿瘤的流行病学随访不同。门诊随访应是移植肿瘤患者随访的核心，可以对移植肿瘤患者术后有无复发或新发肿瘤做出客观的检查诊断，所以患者应定期到门诊随访。电话、网络随访都是为了移植肿瘤患者能按时面诊随访，增加门诊随访率。只有按期及时随访才有可能对肿瘤复发及新发肿瘤做出早期诊断，并积极治疗，提高复发及新发肿瘤患者生存率。

随访内容包括移植物功能情况随访和移植肿瘤复发监测两个方面。

1. 移植物方面　移植物功能是移植肿瘤患者随访中首先考虑的最重要问题，是一切治疗措施的基础。既要维持恰当的免疫抑制使移植物不至于因免疫抑制不足出现急性或慢性排斥而丢失，又不能出现过度免疫抑制增大移植肿瘤复发的风险，二者要维持在一个恰当的平衡，移植专业医师起着重要作用。

2. 移植肿瘤复发监测方面　即使符合米兰标准的肝移植能够取得很理想的治疗效果，肿瘤复发也难以完全避免，肿瘤复发仍是肝脏恶性肿瘤肝移植术后患者死亡的主要原因。不可忽视的现实是，有大量的超米兰标准的进展期肝恶性肿瘤患者进行了肝移植，这些患者的肿瘤复发风险明显要大得多。移植肿瘤随访主要目标是及时发

现复发病灶,及时采取措施,给予综合治疗,提高复发后生存率。肝癌肝移植后首次随访监测非常重要,监测结果作为基线指标,未来的随访监测结果与之对照对肿瘤复发的诊断有很大帮助。因此,首次检查监测项目要尽量全面,不仅有移植肝功能检测及肿瘤标志物检测,还要有腹部超声检测、胸腹部 CT 扫描等。

移植肿瘤学随访的一个特殊内容是免疫抑制剂的使用,免疫抑制强度也是一个移植后肿瘤复发和新发肿瘤的可调节危险因素。因为高 CNI 浓度是移植肿瘤复发的一个重要危险因素,超米兰标准肝癌肝移植受者在第一年就应尽可能降低他克莫司谷浓度水平。理想的免疫抑制方案是个体化的,应合理评估免疫抑制水平兼顾移植物排斥与肿瘤复发的风险。

由于肝恶性肿瘤肝移植标准的把握差异很大,对移植肿瘤的随访也不应采取统一的模式,要差异化对待。对移植肿瘤随访患者应进行个性化的管理,为每个患者制订个性化的随访方案,尤其是随访时间间隔、随访监测项目,根据患者具体病情动态调整,使患者的随访更加科学化。提高移植肿瘤患者对随访的依从性也是随访的一项重要任务,只有这样才能及时发现术后肿瘤复发、及时治疗,提高肿瘤复发后生存率,使患者从随访中充分受益。

(李延钧)

第二节　术后新发肿瘤随访

移植后新发恶性肿瘤的一级预防是移植受者随访的核心关键目标,因此癌症筛查是移植后新发恶性肿瘤随访的战略方法。然而,目前的癌症筛查策略尚未对移植受者进行全面评估,在普通人群中制订的癌症筛查指南可以作为参考,但是必须对其在移植受者中的适用性进行评估,因为这类人群有着更加复杂的医疗和社会影响因素。

制订移植受者癌症筛查的初步研究方案是非常复杂和困难的,因为需要更加有效的试验设计去评估病死率效益、危害、筛查试验准确度和成本-效果比等指标。在缺乏这类研究的情况下,需要使用个体化的筛查随访方案,这主要基于个体的癌症风险、合并症及总体预期寿命来制订(表 14-2-1)。

一、肺癌筛查

2018 年 NCCN 指南显示,不能完全从影像学特征来评估肺癌。美国胸科协会 2017 年对分子检测的肺癌筛查临床应用达成共识,建议采用双筛(CT 与分子检查)的技术路线。《中国肺癌低剂量螺旋 CT 筛查指南(2018 年版)》也指出,分子标志物肺癌抗体与低剂量螺旋 CT(low-dose computed tomography,LDCT)筛查的联合应用是未来全球肺癌筛查的方向。

但是还需进一步提高抗体组合的稳定性和特异性,寻找最佳的早期肺癌抗体组合,并将其与 LDCT 联合,这是肺癌早期筛查的理想模式。因此笔者建议移植受者每年至少一次低剂量螺旋 CT,筛查阳性再进一步结合抗体鉴别。

二、胃结直肠癌筛查

关于胃结直肠癌的筛查还没有标准化。AST 建议在美国每 5 年进行一次粪便隐血试验(fecal occult blood test,FOBT)和灵活的乙状结肠镜检查。在澳大利亚 NHMRC 建议每 2 年进行一次 FOBT 筛查。*European Best Practice Guidelines*(《欧洲最佳实践指南》,EBPG)建议每年使用 FOBT 对所有移植受者进行筛查,筛选试验阳性者需要做结肠镜检查《欧洲肾脏最佳实践指南》(2019 年)。大量高质量研究及 meta 分析提示,结肠镜检查质量、息肉情况、家族史、既往史、个人情况、饮食习惯等均可影响结直肠肿瘤的发生。美国 2020 版及欧洲 2017 版结直肠息肉切除术后指南均依据患者

表 14-2-1　美国癌症协会关于无症状成人普通风险癌症早期筛查的建议（2015）

癌症部位	人群	试验或程序	推荐
乳腺癌	40~54 岁女性	乳腺钼靶	从 45 岁开始,女性应定期接受乳房 X 线片检查;45~54 岁女性应每年进行一次筛查;女性在 40~44 岁有机会也建议年度筛查
	≥55 岁女性	乳腺钼靶	年龄≥55 岁女性应过渡到每两年进行一次检查,或有机会继续每年进行一次检查;只要整体健康状况良好,而且预期寿命为 10 年或更长,就应继续进行乳腺 X 线检查
子宫颈癌	21~29 岁女性	巴氏试验	宫颈癌筛查应在 21 岁开始;对于 21~29 岁女性,应每 3 年进行一次常规或液体巴氏试验
	30~65 岁女性	Pap 试验和 HPV-DNA 检测	对于年龄为 30~65 岁的女性,应每 5 年进行一次 HPV 检测和 Pap 检测(首选),或每 3 年单独进行一次 Pap 检测(可接受)
	>65 岁女性	Pap 试验和 HPV-DNA 检测	年龄 >65 岁女性,如果在过去 10 年内连续 3 次巴氏试验阴性或≥2 次连续阴性 HPV 和 Pap 试验,最近一次试验发生在最近 5 年,则应停止宫颈癌筛查
	子宫全切除术女性		做过子宫全切术的女性应该停止宫颈癌筛查
结直肠癌	男性和女性,45~75 岁,对于列出的所有测试	粪便免疫化学检查(每年),或高灵敏度愈创木酚基粪便隐血试验(每年),或多目标粪便 DNA 检测(每 3 年),或结肠镜检查(每 10 年),或 CT 结肠造影(每 5 年),或软性乙状结肠镜检查(每 5 年)	45 岁及以上的成人应定期接受高灵敏度粪便检查或结构(视觉)检查的筛查,这取决于患者的偏好和可用性;作为筛选过程的一部分,所有非结肠镜检查阳性结果应及时进行结肠镜检查;成人健康状况良好预期寿命 >75 岁的健康筛查应继续进行
	76~85 岁的男性和女性		筛查决定应根据患者的偏好、预期寿命、健康状况和先前的筛查历史进行个性化;如果决定继续筛查,则应向患者提供上述选项
	年龄 >85 岁的男性和女性		不鼓励个人继续筛查
子宫内膜癌	女性,更年期		更年期时,应告知女性子宫内膜癌的风险和症状,并强烈鼓励其向医师报告任何意外出血或斑点
肺癌	年龄在 55~74 岁的当前或以前的吸烟者健康状况良好,至少每年 30 包的吸烟史	低剂量螺旋 CT	成人年度筛查: • 目前吸烟或在过去 15 年内戒烟 • 至少每年 30 包烟的吸烟史 • 接受循证戒烟咨询,目前正在吸烟者 • 经历了一个知情/共享决策过程,包括关于低剂量 CT 筛查的潜在益处、限制和危害的信息 • 拥有高容量、高质量的肺癌筛查和治疗中心
前列腺癌	≥50 岁男性	前列腺特异性抗原检测加或不加直肠指检	预期寿命至少为 10 年的男性在收到前列腺癌筛查的潜在益处、风险和不确定性的信息后,应该有机会与他们的医疗保健提供者就是否进行前列腺癌筛查做出明智的决定;前列腺癌筛查不应该在没有知情决策的情况下进行

既往肠镜检查发现的息肉数目、大小、病理等情况制订随访周期。肠镜检查结果普遍被认为是影响结直肠肿瘤随访最重要的因素。由于相关因素众多，目前尚缺乏科学、有效、个体化的结直肠息肉内镜切除术后评估及随访方案。结合移植受者群体特殊性，笔者建议每年一次 FOBT，每 3 年一次食管胃十二指肠镜和乙状结肠镜检查。

三、肝癌筛查

目前国内外均无独立的肝癌筛查指南，只有临床实践指南中简要提到筛查推荐意见。各国肝癌 CPG 仅推荐对乙型肝炎、丙型肝炎、肝硬化等肝癌高危人群进行筛查。大部分 CPG 推荐筛查间隔为 6 个月；欧美最新指南均推荐使用超声进行筛查，而亚洲则推荐 US 和 AFP 联合使用。日本肝癌诊疗指南将肝癌筛查人群分为肝癌高危人群和超高危人群，既往乙型肝炎、丙型肝炎、肝硬化人群为高危人群，既往病毒性肝炎又患有肝硬化的人群为超高危人群。建议 US 和 AFP 联合使用每隔 6 个月对高危人群进行筛查，使用 CT 或 MRI 每隔 3~4 个月对超高危人群进行筛查。

已知危险因素包括免疫抑制、患者高龄、酒精性肝病或原发性硬化性胆管炎、吸烟和致癌病毒感染。因此对于原发病为酒精性肝病、原发性硬化性胆管炎、肝硬化，以及具有吸烟史的移植受者，笔者建议采取超高危人群筛查方案。

四、宫颈癌筛查

宫颈癌是一种可防可治的肿瘤，筛查和 HPV 疫苗接种可以大幅度降低宫颈癌的发病率和死亡率。目前建议对 9~45 岁的女性提供 HPV 疫苗接种，对 30~45 岁的女性提供 HPV 疫苗接种与 HPV 筛查相结合方案。筛查检出的 HPV 阳性女性将进入分流和随访，直到 HPV 清除或如果确定为中度及以上宫颈上皮内瘤变将永久治疗和随访。HPV DNA 检测和液基细胞学检查是最有效的宫

颈癌筛查手段；醋酸/碘染色是欠发达地区宫颈癌初筛的替代手段。美国预防服务工作小组（U.S. Preventive Services Task Force，USPSTF）建议在 21~29 岁女性中，每 3 年进行一次宫颈细胞学检查。对于 30~65 岁的女性，USPSTF 建议每 3 年单独用宫颈细胞学检查，每 5 年单独进行 hrHPV 检测，或每 5 年结合细胞学检查进行 hrHPV 检测（联合检测）。个别研究指出女性移植前，HPV 疫苗接种和筛查计划必须接种总计 1 000 株 HPV 核酸疫苗才可以降低术后宫颈癌发生率。在免疫抑制的个体中接种 HPV 疫苗仍然缺乏试验数据证实其免疫原性和有效性。因此笔者对 HPV 疫苗接种没有明确建议。

五、乳腺癌筛查

两年一次乳腺 X 线检查是普通人群的筛查方案。美国癌症协会（ACS）于 2007 年发布的一项指南，要求在高危患病群体中使用 MRI 筛查。建议患有已知 *BRCA* 基因突变、未经测试但与 *BRCA* 基因突变有一级亲属关系的女性，每年进行一次 MRI 和乳腺 X 线检查。2015 年，ACS 强烈建议 45 岁及以上的平均风险女性应定期接受乳腺 X 线检查，并建议 40~44 岁的女性有机会在 45 岁之前开始筛查（见表 14-2-1）。

美国移植学会以及 EBPG 建议对所有 50~69 岁的女性移植受者进行筛查，40~49 岁女性移植受者每年或每两年进行一次乳腺钼靶检查。接受筛查的移植女性还应注意潜在的假阳性发现，尤其是因长期使用环孢素而患大、密、多发良性乳腺腺瘤的女性。

六、PTLD 和淋巴瘤筛查

流行病学数据显示 PTLD 和淋巴瘤主要发生风险周期在移植术后 1 年以内，且发生率与免疫抑制剂剂量密切相关，因此随访重点除密切监测 EBV 核酸水平外，还要使免疫抑制剂维持在相对

低的水平,同时避免使用 OKT3 或抗胸腺免疫球蛋白和协同共刺激信号阻断剂贝拉西普。目前尚无指南推荐,临床实践主要是个体化监测和用药方案的调整。笔者建议移植术后早期应用更昔洛韦等抗病毒药物预防淋巴瘤等并发症的发病风险。

七、卡波西肉瘤筛查

移植后卡波西肉瘤的发生为病毒再激活的结果,发生率是普通人群的 500 倍。由于卡波西肉瘤的进展取决于免疫抑制水平,因此随访重点是降低免疫抑制剂剂量,直至能够使肿瘤逆转的水平。

八、皮肤癌筛查

我国的文献罕有移植术后皮肤癌的报道。随访重点一是指导患者注重防晒,二是定期进行皮肤的自查和专科检查,三是调整免疫抑制剂等。既往研究表明,环孢素对所有类型皮肤癌的发生都有促进作用,硫唑嘌呤增加鳞状细胞癌的发病风险,而服用吗替麦考酚酯却能降低这种风险。虽然 mTOR 抑制剂能够降低恶性肿瘤的发生率,但是在皮肤癌中尚无报道。有研究建议阿维 A 或小剂量卡培他滨进行皮肤癌二级预防可有效降低鳞状细胞癌和基底细胞癌发生率,但其药效仍然是有个体差异的。因此推荐低剂量 CNI 联合吗替麦考酚酯免疫抑制方案更加合理。

九、免疫抑制治疗的随访管理

移植后发生肿瘤性疾病的风险是可以成功地通过对免疫抑制剂的仔细管理而减少的。

首先,部分病毒感染,如 EBV、卡波西肉瘤相关疱疹病毒、HHV-8、HPV、HBV 及 HCV 都被证实与肿瘤发生密切相关。对于存在此类病毒感染的移植受者,笔者建议首先避免使用生物制剂,如兔抗人胸腺细胞免疫球蛋白和贝拉西普,它们会增加致癌病毒相关肿瘤的发生。其次,在权衡排

斥反应和肿瘤发生风险的基础上,尽量建议使用 mTOR 替代 CNI。对于有多发 NMSC 的临床病史,有 PTLD 病史的二次移植受者,特别是卡波西肉瘤,原发病为肝细胞癌或移植前有肿瘤疾病史的患者建议使用 mTOR 低恶性风险为特征的免疫抑制方案。对于高免疫风险的移植受者推荐 mTOR 联合 CNI 方案来减少肿瘤发生风险。

对于出现移植后新发肿瘤并且进行外科治疗后的随访也是具有挑战性的。这部分需要遵循专业肿瘤外科医师的随访方案进行。

以下结合一般人群癌症筛查指南中的建议和移植受者特殊患者群体中最常见恶性肿瘤的流行病学信息,总结了移植后新发肿瘤的筛查随访建议方案(表 14-2-2)。

表 14-2-2 移植后新发肿瘤筛查建议

肿瘤类型	建议
乳腺癌	每年或每两年对所有女性进行乳房 X 线片检查
胃癌和结直肠癌	50 岁以上及有家族史患者: 每年一次 FOBT 每 3 年一次食管胃十二指肠镜和乙状结肠镜检查
子宫颈癌	每年一次宫颈细胞学筛查和盆腔检查
前列腺癌	40 岁以上移植受者每年一次直肠指检与 PSA 检测
肝细胞癌	高危人群每 6 个月进行一次 AFP 和超声检查
皮肤癌	每月一次自我皮肤检查 每年一次由专家医师和皮肤科医师进行全身皮肤检查 减少阳光照射(戴帽子,穿长袖衣服和裤子)使用遮阳板
肾癌	每 6~12 个月一次肾脏超声检查
PTLD-病毒相关	移植后 6 个月内每月一次病毒核酸检测 移植后 6 个月以后每 6~12 个月一次病毒核酸检测
肺癌	每年一次低剂量 CT 胸片检查 戒烟和烟草制品
口咽癌和喉癌	每年一次耳鼻喉专科检查 戒烟和烟草制品

总之,合理且具有个体化特征的随访系统将更有利于节约医疗资源、提高患者依从性及早期诊治率。

(李姗霓)

参考文献

[1] SAPI SOCHIN G,GOLDARACENA N,ASTETE S,et al. Benefit of treating hepatocellular carcinoma recurrence after liver transplantation and analysis of prognostic factors for survival in a large Euro-American series [J]. Ann Surg Oncol,2015,22(7):2286-2294.

[2] ALSHAHRANI A A,HA S M,HWANG S,et al. Clinical features and surveillance of very late hepatocellular carcinoma recurrence after liver transplantation [J]. Ann Transplant,2018,23:659-665.

[3] ALSHAHRANI A A,HWANG S,SONG G W,et al. Management of very late peritoneal metastasis of hepatocellular carcinoma 10 years after liver transplantation:lessons from two cases [J]. Ann Hepatobiliary Pancreat Surg,2018,22(2):136-143.

[4] GIOVANNI S,BARBARA I,GIUSEPPE G. Management and prevention of post-transplant malignancies in kidney transplant recipients [J]. Clin Kidney J,2015,8(5):637-644.

[5] 杨继春,于树青,高乐,等. 全球肝癌筛查指南制订现状的系统综述[J]. 中华流行病学杂志,2020,41(7):1126-1137.

[6] SMITH R A,ANDREWS K S,BROOKS D,et al. Cancer screening in the United States,2019:a review of current American Cancer Society guidelines and current issues in cancer screening [J]. CA Cancer J Clin,2019,69(3):184-210.

[7] SHTRAICHMAN O,AHYA V N. Malignancy after lung transplantation [J]. Ann Transl Med,2020,8(6):416.

[8] SINGH A,DE A,SINGH V. Post-transplant malignancies in alcoholic liver disease [J]. Transl Gastroenterol Hepatol,2020,5:30.

[9] NEUBERGER J M,BECHSTEIN W O,KUYPERS D R,et al. Practical recommendations for long-term management of modifiable risks in kidney and liver transplant recipients:a guidance report and clinical checklist by the Consensus on Managing Modifiable Risk in Transplantation(COMMIT)group [J]. Transplantation,2017,101(4S Suppl 2):S1-S56.

Transplant Oncology
移植肿瘤学

索引